Tretter

Suchtmedizin

Suchtmedizin

Der suchtkranke Patient in Klinik und Praxis

Felix Tretter

Mit 108 Abbildungen und 195 Tabellen

Schattauer Stuttgart New York

Priv.-Doz. Dr. med. Dr. phil. Dr. rer. pol. Felix Tretter
Leitender Arzt der Suchtabteilung
Bezirkskrankenhaus Haar
85529 Haar

Die Deutsche Bibliothek – CIP-Einheitsaufnahme
Ein Titeldatensatz für diese Publikation ist bei
Der Deutschen Bibliothek erhältlich

Internet http://www.schattauer.de
Printed in Germany

Planung und Lektorat:
Dr. med. Thomas Wolffgram, Stuttgart
Redaktion: Dr. med. Beatrix Spitzer, Ulm;
Tillmann Kleinau, Stuttgart
Umschlagabbildung: Frank Heller,
Bergisch-Gladbach
Layout und Umschlaggestaltung: Bernd Burkart,
Stuttgart
Satz: Fotosatz Sauter, 73072 Donzdorf
Druck und Einband:
Mayr Miesbach GmbH, 83714 Miesbach

Gedruckt auf chlor- und säurefrei gebleichtem
Papier.

ISBN 3-7945-1996-5

Besonderer Hinweis:
Die Medizin unterliegt einem fortwährenden Entwicklungsprozeß, so daß alle Angaben, insbesondere zu diagnostischen und therapeutischen Verfahren, immer nur dem Wissensstand zum Zeitpunkt der Drucklegung des Buches entsprechen können. Hinsichtlich der angegebenen Therapieempfehlungen und Dosierungen von Medikamenten wurde die größtmögliche Sorgfalt beachtet. Gleichwohl werden die Benutzer aufgefordert, die Beipackzettel und Fachinformationen der Hersteller zur Kontrolle heranzuziehen und im Zweifel einen Spezialisten zu konsultieren. Eventuell auffallende Unstimmigkeiten sollten bitte im allgemeinen Interesse dem Verlag mitgeteilt werden. Der Benutzer selbst bleibt verantwortlich für jede diagnostische oder therapeutische Applikation, Medikation und Dosierung.

In diesem Buch sind eingetragene Warenzeichen (geschützte Warennamen) nicht besonders kenntlich gemacht. Es kann also aus dem Fehlen eines entsprechenden Hinweises nicht geschlossen werden, daß die Bezeichnung ein freier Warenname ist.

Den lebenden Süchtigen zugedacht,
den an der Sucht vorzeitig Verstorbenen gewidmet.

Vorwort

Dieses Buch soll einen realistischen Einblick in die Arbeit mit Suchtkranken ermöglichen und das notwendige praktische Rüstzeug vermitteln. Es entstand gleichsam als Protokoll reflektierter klinischer Arbeit unter Einbindung wissenschaftlicher Erkenntnisse im Laufe einer rund 20jährigen Arbeit mit Suchtkranken.

Angesichts des neuen Faches „Suchtmedizin" (Curriculum siehe Anhang), für das hier ein Plädoyer gehalten wird, erscheint es mir wichtig, vorab die Institutionen und Personen zu würdigen, denen ich Grundlagen der hier dargelegten Informationen verdanke.

Meine ersten Kenntnisse über Suchtkrankheiten nahm ich Anfang der 70er Jahre quasi nebenbei am Max-Planck-Institut für Psychiatrie (MPI) mit, „nebenbei" deswegen, weil ich dort in der neurobiologischen Grundlagenforschung arbeitete, aber durch Beobachtungen der aktuellen gesellschaftlichen Prozesse von der Schärfe der Suchtprobleme beeindruckt war und mich dafür zu interessieren begann. So lernte ich die wissenschaftlichen Grundlagen des Alkoholismus kennen. Leitfaden war das Buch „Alkoholismus" von Herrn Prof. Wilhelm Feuerlein, mit dem ich am MPI lose Kontakte hatte. So kam ich auch in die Bekanntschaft mit Herrn Dr. Heinrich Küfner, von dem ich viel lernen konnte. Bei den damaligen Mitarbeitern von Herrn Prof. Johannes Brengelmann, insbesondere bei Herrn Dr. Franz-Josef Feldhege und bei Herrn Dr. Gerhard Bühringer, konnte ich Forschungsergebnisse zur Drogenhilfe kennenlernen. In der Praxis war ich zu jener Zeit tätig bei der Organisation von Rehabilitationswohngemeinschaften in einer Kontaktstelle des Drogenhilfevereins Condrobs e.V. Damals wollte ich aber noch nicht praktisch in der medizinischen Suchthilfe arbeiten.

Als ich dann Anfang der 80er Jahre als Arzt im klinischen Bereich tätig war, wurden die Alkoholiker, die sich als Obdachlose in Parks mit der Doppelliterflasche Rotwein aufhielten und bewußtlos, mit Verletzungen oder mit Infektionen, nach einem Krampfanfall oder mit einem Delirium tremens in die innere Abteilung als Notfälle eingeliefert wurden, mehr oder weniger mitleidvoll sozusagen als „endfertige" Menschen angesehen. Man behandelte den rein medizinischen Part und konnte zur Behandlung des Alkoholismus keine sinnvolle Empfehlung aussprechen. Ich arbeitete anschließend im Bezirkskrankenhaus Parsberg in einer Drogenklinik des Maßregelvollzugs und lernte dort die praktische Arbeit mit Drogenabhängigen kennen.

Dabei interessierte mich sehr früh die Prävention durch das Medium Film, wobei ich mit der Drogenberatungsstelle München, insbesondere Herrn Dr. Rolf Wille, der leider bereits verstorben ist, und mit Herrn Dr. Axel Seifert und Frau Dipl.Psych. Theresia Ernst einige Publikationen dazu erstellen konnte. Herr Dr. Helmut Kolitzus arbeitete ebenfalls in dieser Initiativgruppe mit. In diesem Zusammenhang interessierte mich auch der Bereich Sucht und Literatur, wobei mir mit Frau Dipl.Soz.Päd. Christa Merfert-Diete, Dr. Karl Aurin, Dr. Klaus Schneider und Dipl.Soz.Päd. Andreas Lehmann, der leider bereits verstorben ist, eine erste Buchproduktion gelang.

Gegen Ende meiner Assistenzarzttätigkeit wurde ich 1987 dann Abteilungsarzt in einer der Suchtabteilungen des Bezirkskrankenhauses Haar. 1992 übernahm ich die Leitung der neu zu schaffenden Abteilung für Suchtkrankheiten. Nun konnte ich mit Unterstützung meiner beiden Oberärzte, Frau Sabine Bussello-Spieth und Herrn Dr. Dirk Burkhardt, die bisherigen klinischen Erfahrungen und Erkenntnisse aufarbeiten. Mit Frau Bussello-Spieth und unserem Klinikdirektor, Herrn Prof. Wolfram Bender, wurde zunächst ein Buch zur Entzugstherapie gemacht. Mit Herrn Dr. Burkhardt habe ich den Bereich der ambulanten Methadonsubstitutionsbehandlung erschlossen, und mit beiden Oberärzten haben wir in Kooperation mit Herrn Dr. Jürgen Reiss (Neurologie, Leitung: PD Dr. Wolfgang Büchele) und mit Herrn Stefan Walcher (niedergelassener Anästhesist, Suchtmediziner) den antagonisteninduzierten Opiatentzug unter Narkose praktiziert und ausgewertet.

Diese in den letzten Jahren gemachten Erfahrungen werden nun im vorliegenden Buch dargelegt. All die Autorenarbeit war natürlich nur durch die zuverlässige und engagierte Unterstützung des Behandlungsteams meiner Abteilung möglich, dem hier zu danken ist.

Neben meinen beiden Oberärzten haben noch andere Mitarbeiter meiner Abteilung wichtige Erfahrungen in dieses Buch eingebracht: Frau Dipl. Psych. Stefanie Kuhn hat das Einführungskapitel korrigiert und Frau Dr. Petra Werner hat das Kapitel über Alkoholfolgekrankheiten überarbeitet. Herr Maximilian Federmann hat den Abschnitt Neurobiologie der Sucht überprüft und Frau Dipl. Psych. Angelica Müller hat den Beitrag zur Psychologie der Sucht optimiert. Herr Dr. Andreas Meissner und Herr Dr. Christoph Schwejda haben die Arbeit unserer Methadonsubstitutionsambulanzen wissenschaftlich aufgearbeitet, die pharmakologischen Abschnitte hat Frau Birgit Immler aktualisiert. Herr Dr. Thomas Lukowski und Frau Dr. Corinna Bystron haben das Kapitel Substitution mit ausgearbeitet. Herr Michael Kragler und Herr Dr. Hans Weiland waren an inhaltlichen Korrekturen beteiligt. Frau Petra Döbler hat Korrekturen am Manuskript durchgeführt.

Zu danken ist schließlich noch meiner Sekretärin, Frau Monika Rohland, für ihre langjährige geduldige Hilfe bei der Erstellung und Korrektur des Manuskriptes.

Nicht zuletzt ist Herrn Dr.med. Dipl. psych. Wulf Bertram vom F.K. Schattauer Verlag zu danken, daß er bereit war, dieses Buch in das Verlagsprogramm aufzunehmen. Herrn Dr. med. Thomas Wolffgram danke ich für die freundlichen und konstruktiven Gestaltungsvorschläge, das äußerst sorgfältige Lektorat und das zügige Projektmanagement.

Felix Tretter
München, im Frühjahr 2000

Inhalt

Hinweis: Ausführlichere Inhaltsverzeichnisse sind den Kapiteln jeweils vorangestellt.

Suchtentwicklung

Definitionen des Phänomens „Sucht"

Grundsätzlich kann *jedes Verhalten des Menschen*, vor allem wenn es bereits zur *Gewohnheit* wurde, *süchtig „entgleisen"*. Daher ist die Grenze vom unproblematischen zum pathologischen, d.h. zum funktionsstörenden, also problematischen Konsum (z.B. Leberzirrhose bei Alkoholkonsum) zu bestimmen. Dies ist aber äußerst schwierig, da der Übergang fließend ist. Davon wird noch später bei der Diagnostik ausführlich die Rede sein. In neutrale Begrifflichkeit übersetzt bedeutet „Sucht" soviel wie *(psychische) „Abhängigkeit"*.

Für den Umgang mit und für das Verstehen von suchtkranken Menschen in der klinischen Praxis kann es sinnvoll sein, zunächst allgemein von süchtigem Verhalten im Alltag auszugehen: Umgangssprachlich gibt es die *Arbeitssucht*, die *Geltungssucht*, die *Habsucht*, die *Spielsucht*, die *Kaufsucht* etc., wobei nur einige Süchte, wie die Spielsucht, anerkannten Krankheitscharakter haben (s. Abb.A-1).

Der Ausdruck „Sucht" bezeichnet dabei zwei Merkmale menschlichen Verhaltens:

- Es handelt sich um ein *übermäßiges Verhalten* im Hinblick auf *Menge, Dauer* und/oder *Häufigkeit des Verhaltens*. Kennzeichen dieses extremen Verhaltens ist die Unfähigkeit, sich dem Verhalten gegenüber enthalten zu können (Minderung der Abstinenzfähigkeit) und/oder das Verhalten jederzeit stoppen zu können (Minderung der spezifischen Verhaltenskontrolle).
- Es handelt sich um ein *krankheitswertiges Geschehen*, womit die das Verhalten aufrechterhaltende *Eigengesetzlichkeit* der süchtigen Entwicklung gemeint ist, die auf psychische, körperliche und soziale Funktionen störend und daher krankhaft wirkt („Sucht" kommt begriffsgeschichtlich von „Siechen").

Bereits bei dieser Betrachtung der Alltagssüchte wird sofort deutlich, daß ein fließender Übergang vom, vielleicht bereits gewohnheitsmäßigen, *Konsum* über den den bestimmungsgemäßen Gebrauch überschreitenden *Mißbrauch* (z.B. Schlafmittel als Beruhigungsmittel nutzen) und über den *schädlichen Gebrauch* (Folgeschäden) bis zur *Abhängigkeit* (nicht mehr anders können) besteht. Der Aspekt der Intensität der Einbindung dieses Verhaltens in das allgemeine Verhalten der Person gegenüber Drogen kann allgemein und abstrakt mit dem Begriff der *Bindung* (oder übermäßigen Beziehung) der Person in Hinblick auf dieses Verhalten (oder Objekt) gekennzeichnet werden. Dies kann man gut erkennen, wenn die Person an der Ausübung dieses Verhaltens gehindert wird und dann den Bestand des Verhaltens verteidigt. Es liegt somit eine hohe (affektive) Bindung der Person gegenüber ihrem Verhalten vor. Man kann auch von „Affinität" gegenüber Drogen oder von „Appetenz" sprechen. Dennoch bestehen in der Praxis erhebliche begriffliche Abgrenzungsprobleme.

„Alkoholismus" als übermäßige „Beziehung zu alkoholischen Getränken":
Die klinische Erfahrung zeigt, daß sich auch Laienmeinungen von krankheitswertigem Alkoholkonsum implizit auf eine übermäßige Menge bzw. Häufigkeit und/oder Situationsinadäquatheit des Alkoholkonsums beziehen. Der Mißbrauch besteht erfahrungsgemäß nach öffentlicher Meinung dann, wenn jemand beispielsweise bezüglich

- der Art des alkoholischen Getränks (Schnaps)
- der Menge (mehr als 4–5 „Halbe" Bier pro Tag)
- der Zeitpunkte (vor dem Frühstück)
- der Häufigkeit (täglich oder mehrmals täglich) und
- dem Personenkreis, mit dem konsumiert wird (am Kiosk mit Obdachlosen trinkender Manager)

von dem, was als „Norm" empfunden wird, abweicht.

Diese Merkmale reichen aber nicht aus, eine klinische Diagnose zu stellen.

Aus medizinischer Sicht empfiehlt es sich, zunächst allgemein, im Umgang mit dem Betroffenen, selbst wenn diagnostisch „Mißbrauch" vorliegt, von „riskantem" oder besser von „schädlichem" Gebrauch (bzw. Konsum) zu sprechen, vor allem wenn nach dem Konsum Folgestörungen auftreten:

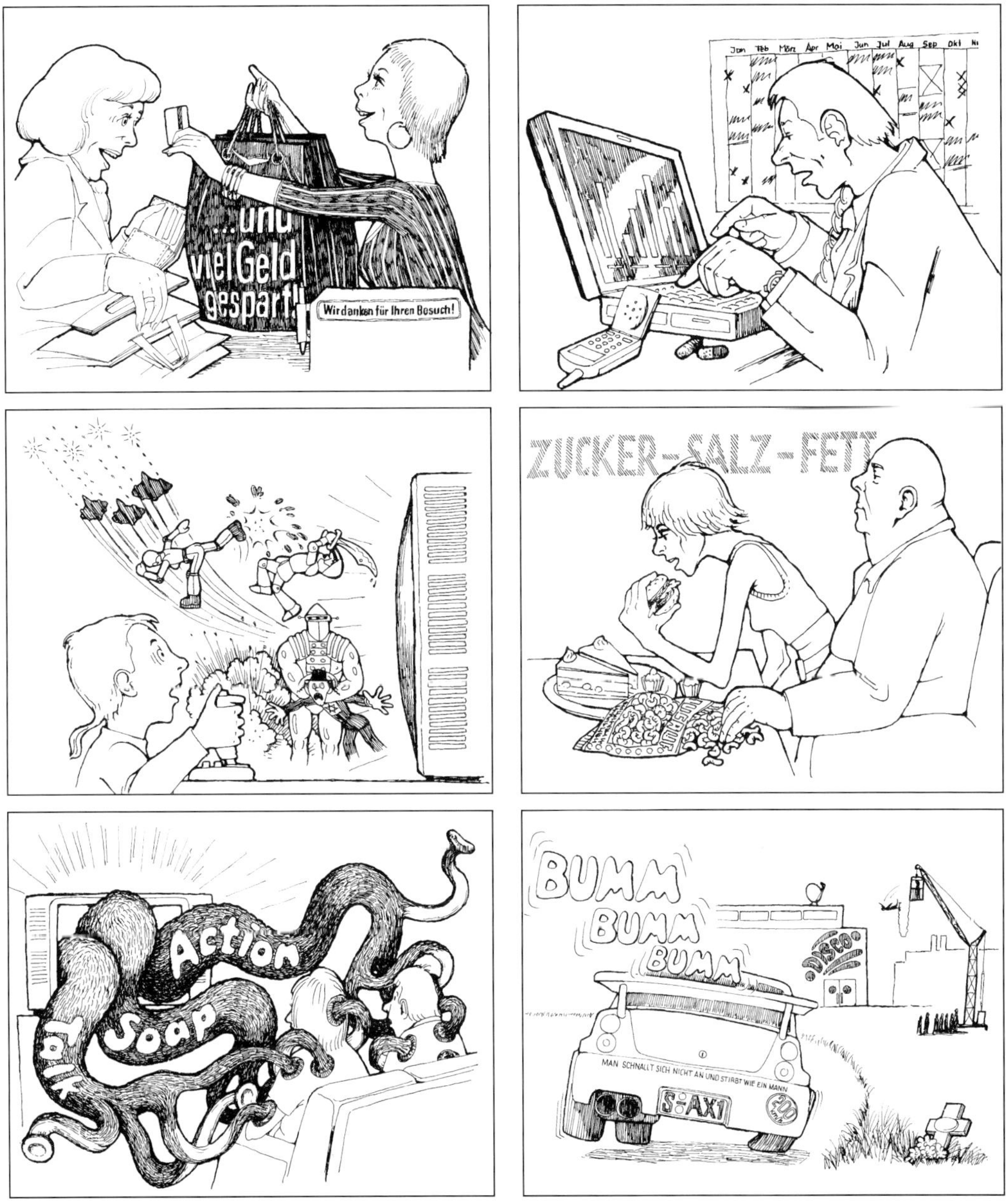
...und viel Geld gespart!
Wir danken für Ihren Besuch!
ZUCKER – SALZ – FETT
Action
Soap
Talk
BUMM
BUMM
BUMM
DISCO
MAN SCHNALLT SICH NICHT AN UND STIRBT WIE EIN MANN
S-AX1

Abb. A-1: Alltagsräusche und Alltagssüchte. Lustvolle Alltagsräusche mit Suchtpotential (nach Bundeszentrale für gesundheitliche Aufklärung 1985).

- im *körperlichen Bereich* (Erbrechen, Sturz),
- im *seelischen Bereich* (Gedächtnisstörungen, affektive Entgleisungen, Verlust an anderen Interessen) oder
- im *sozialen Bereich* (Konflikte, finanzielle Einbußen, Verkehrsunfälle)

Man kann praktisch-diagnostisch zwischen *akutem* und chronischem Mißbrauch unterscheiden. Der Ausdruck „Mißbrauch", wie er beispielweise noch in dem Diagnosesystem DSM-III-R bzw. DSM-IV verwendet wird, hat etwas Normatives, das im Gespräch mit Suchtmittelkonsumenten schnell zu Abwehrhaltungen führt, weswegen es Zeichen einer guten therapeutischen Kommunikationskultur ist, im direkten Gespräch mit dem Patienten vom *riskanten* oder - bei bereits eingetretenen Schäden - vom *schädlichen Gebrauch* zu sprechen. Der Ausdruck „schädlicher Gebrauch (Konsum)" wird in der ICD-10 gegenüber dem Ausdruck „Mißbrauch" bevorzugt. Dort allerdings reicht ein schwerer Rausch für die Diagnosestellung auch nicht aus. Ob der Rausch mit Folge eines Blackouts, also einem kurzzeitigen Gedächtnisverlust, einem Patienten gegenüber bereits als „schädlich" eingestuft werden kann, ist zweifelhaft - der Funktionsausfall des Gedächtnisses wird eher als reversibler Schaden, d.h. als Störung, begriffen. Die Kategorie „riskanter" Konsum, die allerdings in den erwähnten Diagnoseschemata nicht vorkommt, ist hier besser vertretbar. Unter Umständen kann man hier auch von „Mißbrauch", also von „nicht bestimmungsgemäßem Gebrauch", sprechen.

Abhängigkeit liegt schließlich vor, wenn das betreffende Verhalten (z.B. Alkoholkonsum) *trotz wiederholter negativer Konsequenzen* erneut auftritt und/oder wenn der Konsum erst gestoppt werden kann, wenn negative Konsequenzen auftreten. Für die klinische Diagnostik werden diese Klassifikationsprobleme später im Kapitel „Klinische Grundlagen", S. 47, präzisiert.

Für die Praxis ist zunächst folgende Unterscheidung sinnvoll:

- (unproblematischer) Konsum
- gefährlicher Konsum
- schädlicher Konsum
- Abhängigkeit.

Praktische Unterscheidung: Mißbrauch und schädlicher Gebrauch

In neueren Diagnosesystematiken ist statt von „Mißbrauch" (DSM-IV) von „schädlichem Gebrauch" (ICD-10) die Rede. Dies klärt einiges, macht es objektiver, dennoch sind pädagogisch im Umgang mit Patienten folgende Regeln sinnvoll:

1. „Mißbrauch" (DSM-IV) ist nicht-bestimmungsgemäßer Gebrauch. Das Auftreten von Störungen oder Schäden ist dabei keine notwendige Bedingung. Ein Alkoholrausch ohne Komplikationen ist allgemein betrachtet nur eine *Veränderung des Bewußtseins*, aber - zumindest aus der Sicht des Konsumenten - nicht schon eine „Störung". Es bestehen bestenfalls „Risiken der Entgleisung".
2. „Risikoreicher Konsum" ist eine weitere (nicht systematisch-diagnostische) Kategorie, die hilft, Stoffkonsum zu problematisieren - der Konsum von 2 Halben Bier mit anschließender Autofahrt ist zwar kein „Schaden" und keine „Störung", aber ein „Risiko" (Wahrscheinlichkeit einer Störung bzw. eines Schadens), verkehrsauffällig zu werden (ca. 1:800). Der Begriff Mißbrauch paßt hier nicht.
3. „Schädlicher Gebrauch" (ICD-10) bedeutet Konsum mit nachweisbaren Schäden (oder Störungen) als Folge. „Störungen" (z.B. Gedächtnisverlust für einige Stunden) sind aber eigentlich keine „Schäden" (= bleibende Störungen), Störungen sind (z.T. vorübergehende) „negative Folgen".
4. „Konsum mit negativen Folgen" umfaßt Störungen und Schäden. Dies ist der allgemeinste Oberbegriff und daher im klinischen Gespräch mit dem Patienten am günstigsten.

„Sucht" wird oft als Mißbrauch und als Abhängigkeit verstanden, betrifft aber im wesentlichen die *Abhängigkeit*. Es kann *psychische Abhängigkeit* von *physischer* (körperlicher) *Abhängigkeit* unterschieden werden.

Die konkreten Merkmale von Abhängigkeit bestehen vor allem darin, daß beim *Absetzen* oder bei *Minderung* der Menge oder Frequenz des Stoffkonsums (oder des Verhaltens) *Entzugserscheinungen* auftreten. Die Charakteristik

Tab. A-1: Kurze Übersicht über verschiedene Süchte

Süchte	Problembereiche	klinisch bedeutend
Nikotinsucht	körperlich	ja
Alkoholsucht	körperlich u. psychisch	ja
Drogensucht	körperlich u. psychisch	ja
Medikamentensucht	körperlich u. psychisch	ja
Eßsucht	körperlich	ja
Kaufsucht	Finanzen	wenig
Arbeitssucht	familiäre Folgen	wenig
Spielsucht	Finanzen	ja

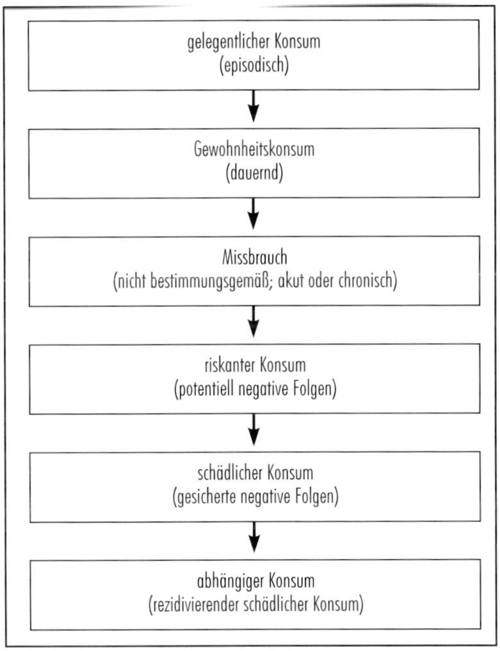

Abb. A-2: Quantitatives und qualitatives Spektrum des stoffbezogenen Konsumverhaltens – vom gelegentlichen Konsum bis zur Abhängigkeit.

der Entzugserscheinungen sind meist die „Gegenzustände“ der typischen Stoffwirkung, d.h. bei *erregenden Substanzen* sind es *Dämpfungsphänomene* (Müdigkeit, Schlaf, Bradykardie usw.), während bei *beruhigenden Stoffen Erregungssymptome* (Unruhezustände in vielerlei Form, wie Zittern, Ängstlichkeit, Reizbarkeit, Herzjagen, Bluthochdruck usw.) auftreten.

Auf einer allgemeineren psychologischen Ebene kann dem süchtigen Verhalten auch eine *Disposition zum Suchen* (nach einer anderen Welt, nach dem Stoff; Sucht/Suche) zugeordnet werden (Tretter 1994a). Aber auch die Bedeutungsassoziation von „Sucht und Flucht“ kann fruchtbar im therapeutischen Gespräch genutzt werden. Viele Suchtkranke wirken so, als wären sie irgendwie „innerlich unterwegs“ (klinisch: innere Unruhe und Unstetigkeit im Verhalten), aber sie können nicht angeben, wohin (klinisch: innere Leere). Man kann das als unspezifische Sehnsucht begreifen.

Sucht als eine Art Besessenheit durch das Suchtmittel hat mit dem Zustand des Verliebtseins viel Ähnlichkeit, Sucht könnte so als unbewußter Ersatz für Lieben und Geliebtwerden dienen.

> *Definition von Sucht:*
> Sucht ist ein unabweisbares Verlangen nach einem bestimmten Erlebniszustand, dem die Kräfte des Verstandes untergeordnet werden. Es verhindert die freie Entfaltung der Persönlichkeit und mindert die sozialen Chancen des Individuums (Wanke 1985).

Grundlegend können *stoffgebundene* und *nichtstoffgebundene Süchte* unterschieden werden (Tab. A-1, Abb. A-1).

Als Beispiel einer nichtstoffgebundenen Sucht kann die in Deutschland noch als randständig eingestufte Arbeitssucht dienen, bei der sich viele Merkmale auch der stoffgebundenen Sucht finden lassen (Tab. A-2). In letzter Zeit ist auch sexuelles Verhalten als Form von Sucht zur Diskussion gestellt worden, es ist jedoch noch keine offizielle Diagnose (vgl. Mäulen u. Irons 1998; s. Tab. A-3).

Tab. A-2: Merkmale und Hilfen bei Arbeitssucht (vgl. Schochow 1999)

Die folgend aufgeführten Merkmale ähneln jenen des Alkoholismus, sie zeigen aber, daß Arbeitssucht eine sozial hochgradig akzeptierte und integrierte Verhaltensweise ist. Dennoch kann es erhebliche individuelle Probleme geben, die sich im körperlichen, seelischen und sozialen Bereich (Familie) manifestieren:

- Auftreten von gelegentlichen Arbeitsexzessen (z.B. es werden zunehmend Überstunden geleistet)
- Berufliche Erfolge als Ergebnis intensiven Arbeitens erfreuen nicht
- Überschreiten des üblichen Rahmens der Arbeitszeit (nachts u. Wochenende)
- Geringe Fähigkeit, bei Aufforderung, weitere Arbeit anzunehmen, abzulehnen
- Nach-Hause-Nehmen oder ständiges Dabei-Haben von Arbeit
- Minderung von Freizeitinteressen mit Gefühl der Langeweile ohne Arbeit
- Heimliches Arbeiten
- Konflikte mit der Familie wegen geringer Zeit
- Unruhe, wenn Arbeitsunterlagen auch außerhalb der Arbeitszeit und des Arbeitsorts nicht verfügbar sind
- Fehlender Ausgleich auf finanzieller Ebene wird trotz Mehrarbeit in Kauf genommen
- Arbeiten bis zur psychischen Erschöpfung
- Psychische Funktionsminderung durch das Arbeiten
- Soziale Komplikationen
- Exzessives Weiterarbeiten trotz negativer Konsequenzen

Hilfen gegen Arbeitssucht:

- Feste Freizeit einplanen
- Arbeitsfreie Zeiten bewußt einplanen
- Dezentrierte statt konzentrierte Arbeit
- Ziellosigkeit einplanen
- Dialektik von Anspannung und Entspannung bewußt gestalten
- Zeiten für Beziehungspflege planen
- Lernen, Aufgaben zu delegieren
- „Arbeitsangebote" ablehnen lernen

Anm.: Abstinenz als Veränderungsziel ist hier schwierig zu definieren.

Tab. A-3: „Sexsucht" – eine neue Sucht? (nach Mäulen u. Irons 1998)

A. Exzessive sexuelle gedankliche und/oder verhaltensmäßige Aktivität

B. Auftreten negativer psychischer, körperlicher oder sozialer Konsequenzen (Schäden)

C. Sexuelles Verhalten trotz B weiterhin exzessiv

Hilfemöglichkeiten:

- Selbsthilfegruppen (z.B. Sexaholics Anonymous, Karlsruhe 76002, Postfach 1262)
- Psychotherapie

Anm.: Abstinenz als Veränderungsziel ist hier schwierig zu fordern und zu realisieren.

Kritisch anzumerken ist also, daß süchtige Störungen (abhängiges Verhalten) bezüglich ihrer Einstufung stark kulturabhängig sind und mit der Normativität einer bestimmten Gesellschaft zu tun haben, die Abweichungen von einer bestimmten Norm mehr oder weniger intensiv verfolgt oder aber sogar toleriert.

Der Rausch und das Subjektive

Hinter jedem süchtigen Verhalten verbirgt sich mehr oder weniger deutlich eine Absicht oder ein Wunsch, eine intensivere Beziehung zu dem Objekt oder zu dem Verhalten zu haben, weil es einen bestimmten, ungewöhnlich *angenehmen Erlebniszustand* vermittelt. Dabei kann es sich auch um eine Minderung von einem *unangenehmen Erlebniszustand* handeln. Dieser subjektiv angenehme Erlebniszustand kann als *Rausch* (Intoxikation) bezeichnet werden. Nach Zutt (1958) ist der *Rausch der Motor der Sucht.*

Der Ausdruck „Rausch" ist hier medizinisch gemeint – nach einem halben Liter Bier ist das Befinden der meisten Menschen subjektiv verändert, es lassen sich leichte Veränderungen in der Reaktionszeit feststellen. Diese Personen werden aber umgangssprachlich noch nicht als

„berauscht“ bezeichnet und begreifen sich selbst auch nicht so. Es ist also hier die Intoxikation, d.h. bereits die Einwirkung eines Rauschstoffes (psychotrope Substanz) gemeint, sofern überhaupt eine Zustandsänderung auftritt. Diese Terminologie wird hier weitgehend beibehalten.

Die jeweilige Rauschqualität kann als die Gesamtheit der einzelnen Funktionsveränderungen wie Wahrnehmung, Denken, Gefühle, Antrieb, Motorik usw. in ihrem Verhältnis zueinander (beschleunigt oder gemindert) verstanden werden.

Zentrales methodisches Problem beim Verstehen der subjektiven Welt des Berauschten ist es aber, daß der Beobachter des Berauschten nur äußerlich feststellbare Verhaltensauffälligkeiten, wie beispielsweise einen apathischen Blick, registrieren kann, während der Berauschte in den süßesten Träumen schwelgt. Auf allen Hauptbahnhöfen kann man sie sehen, diese verlorenen, bedauernswerten Existenzen, äußerlich grob vernachlässigt, die einsam vor ihren Bieren sitzen und angetrunken mit leicht verklärtem Blick ihren verlorenen Träumen nachhängen, ein Milieu, das Joseph Roth in seiner „Legende vom Heiligen Trinker“ (Roth 1983) eindrucksvoll beschrieben hat. Dieses auch therapeutisch zentrale Problem, das die in der Medizin vernachlässigte, doch philosophisch so bedeutsame Objekt-Subjekt-Differenz anzeigt, wurde in der Belletristik bei Charles Baudelaire, Jack London, Josef Roth und vielen anderen Literaten fast zelebriert (vgl. Tretter et al. 1989).

Einige literarische Rauschbeschreibungen:

Eine Art „ozeanisches Lebensgefühl“ schildert Hermann Hesse (1927) im „Steppenwolf“, im Rahmen einer Festbeschreibung, die heutigen Berichten von Rave-Parties oder einer „Love Parade“ mit Ecstasy-Konsum ähneln:

„Ein Erlebnis, das mir in fünzig Jahren unbekannt geblieben war (...), wurde mir in dieser Ballnacht zuteil: das Erlebnis des Festes, der Rausch der Festgemeinschaft, das Geheimnis vom Untergang der Person in der Menge, von der Unio mystica der Freude (...). (...) schwamm ich selbst in diesem tiefen, kindhaften, märchenhaften Glück, atmete ich selbst diesen süßen Traum und Rausch aus Gemeinschaft Musik, Rhythmus, Wein und Geschlechtslust (...). Ich war nicht mehr ich, meine Persönlichkeit war aufgelöst im Festrausch wie Salz im Wasser. Ich tanzte mit dieser oder jener Frau, aber nicht nur sie war es, die ich im Arm hielt (...), sondern all die anderen Frauen mit, die im selben Saal, im selben Tanz, in derselben Musik wie ich schwammen (...), alle gehörten mir, allen gehörte ich, alle hatten wir aneinander teil.“

Jack London (o.J.), Alkoholiker, erzählt beispielsweise in seinem Buch „König Alkohol“ aus seiner Jugend im Hafen von San Francisco vom Rauscherleben mit anderen, älteren Jugendlichen:

„Wir waren drei berauschte, junge Götter, unglaublich weise, herrlich genial und unsere Macht hatte keine Grenzen. Wir wurden offener. Unsere Hemmungen und die schweigsamen Augenblicke schwanden. Es war, als kennten wir uns schon seit Jahren, und wir gelobten uns, in Zukunft zusammen zu fahren (...). Die ganze Welt war mein, alle ihre Wege lagen vor meinen Füßen, und König Alkohol verwirrte meine Einbildungskraft und setzte mich instand, dem abenteuerlichen Leben, nach dem ich mich sehnte, vorzugreifen.“

Bezogen auf ein späteres Stadium schildert er folgendes:

„Noch ein paar Glas, und er fühlte, wie der Rausch sein Hirn in Bewegung setzte. Ah, das war Leben – der erste Hauch von Leben, den er seit drei Wochen spürte. Seine Träume erwachten wieder. Die Phantasie trat aus ihrer dunklen Kammer und lockte ihn mit flammender Klarheit. Der Spiegel seiner inneren Geschichte war silberblank (...). Wunder und Schönheit wanderten wieder Hand in Hand mit ihm, und er fühlte, alle Macht war sein.“

Die Macht der subjektiven Seite des Süchtigen wird auch in der Praxis häufig sehr deutlich, wenn sich die hochgradig gefährdeten Patienten völlig kritiklos verhalten (s.u.).

Die subjektive Welt des Berauschten und der „Eigensinn des Süchtigen“

Besonders deutlich wird die Subjekt-Objekt-Differenz zum Thema „Rausch“ im Umgang mit den I.v.-Heroinabhängigen in der Reanimationssituation: Kaum ist der Patient nach Verabreichung des Gegenmittels Naloxon (Narcanti®) aufgeklärt, möchte er wieder das klinische Setting verlassen. Wenig später ist er wieder auf der Drogenszene, besorgt sich

den Stoff und konsumiert ihn wieder, nun vielleicht aber etwas vorsichtiger. Er kann aber auch durch das rasche Abklingen des Gegenmittels auf der Szene sterben, oder eine erneute notärztliche Intervention ist erforderlich.
Eine Umkehr aus der Heroinsucht erfordert Vernunft, die dem Erlebnis des „Kicks" zuwiderläuft. Nun ist man versucht, die Zwangsunterbringung zu veranlassen, was aber ordnungsrechtlich nach den Landesunterbringungsgesetzen und auch grundrechtlich im Hinblick auf die Freiheitsrechte problematisch ist sowie aus ethischer Sicht Nachdenklichkeit erfordert. Nur akute Selbst- und/oder Fremdgefährdung im Rahmen einer Folgestörung der Sucht sind Rechtsgrundlage einer Zwangsunterbringung. Die Abhängigen kämpfen mit allen Mitteln gegen die Freiheitseinschränkung.

Bemerkenswert ist auch das doppelte Verhältnis von *Abhängigkeit* und *Freiheit* in der Suchtentwicklung: Einerseits hat der Zustand, der mit der Intoxikation angestrebt wird, viel mit Freiheit zu tun (Flucht aus der beengenden Alltagswelt). Andererseits ist das Bedürfnis nach dieser Freiheit, die im Rausch erlebt wird, eine Obsession, die wiederum Abhängigkeitscharakter besitzt (s. Abb. A-3).

Entscheidend für die Suchtentwicklung bei stoffgebundenen Süchten ist also das *Verhältnis* des *Erlebniszustands unter Rauschstoffeinfluß* im Hinblick auf den *Erlebniszustand im Nüchternzustand.*

Klinisch bedeutsam ist es, der subjektiven Bedeutung des Rauschmittelkonsums, d.h. seiner individuellen Funktion, hinreichend Aufmerksamkeit zu widmen und nicht nur die objektiven negativen Konsequenzen in den Raum zu stellen. Häufig prägen Größenerlebnisse in den Anfangsstadien der Sucht den Charakter des Rausches, auch Verschmelzungserlebnisse treten auf. Schematisch, in Sinne der Transaktionsanalyse gesprochen, kann man sagen: „Im Rausch bin ich o.k., und die Welt ist o.k." . Psychoanalytiker, die häufig mit solchen Konzepten arbeiten, sehen hier ein „regressives Grandiositätserleben" und ein „symbiotisches Erleben".

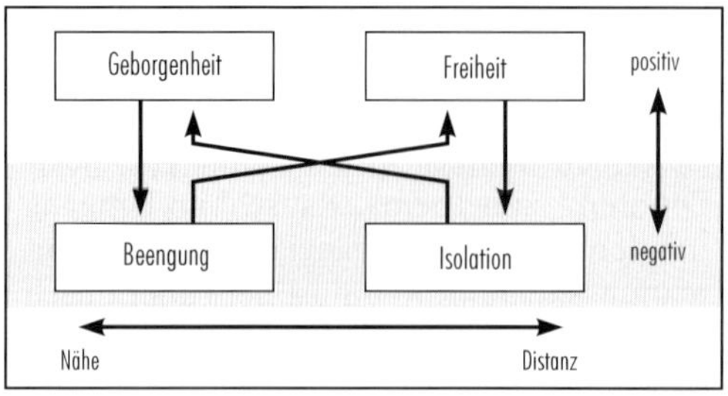

Abb. A-3: Das Wechselspiel zwischen Bedürfnissen nach Nähe und Distanz mit den jeweiligen positiven und negativen Aspekten.

Der literarischen und psychologischen Rauschbeschreibung ist schließlich der nüchterne juristische Rauschbegriff gegenüber zu stellen.

Juristische Rauschdefinition (Schuldfähigkeit):
„Ein Rausch ist ein durch alkoholische Getränke oder (und) andere berauschende Mittel verursachter erheblicher akuter Intoxikationszustand, der für sich allein (oder durch zusätzliche Faktoren) die Einsichts- oder Steuerungsfähigkeit (bezüglich der in diesem Zustand begangenen Tat) zumindest erheblich vermindert" (Forster u. Rengier 1986).
Kritik: Für Alkohol gibt es genauere Abstufungen, für Cannabis wird dies häufig pauschal angenommen. Das bedeutet eine Bagatellisierung der Intoxikation durch legale Drogen, da erst bei „erheblicher" akuter Intoxikation vom Rausch die Rede ist.

Psychoaktive Substanzen als „Drogen"

Wenn nun von psychoaktiven Stoffen die Rede ist, dann ist hier die *Terminologie* grundlegend zu klären: Stoffe, deren Hauptwirkung in der *Veränderung psychischer Zustände und Prozesse* besteht, werden medizinisch korrekt als *psychoaktive Stoffe (Substanzen)* bezeichnet. In Kurzform können psychoaktive Stoffe auch als „*Drogen*" bezeichnet werden, was vor allem durch die konsequente terminologische Anlehnung an die amerikanische Literatur erfolgt.

Dabei hat sich in Fachkreisen die Unterscheidung zwischen „*legalen*" und „*illegalen*" Drogen eingebürgert, wenngleich dies umgangssprachlich Probleme bereitet, denn kaum jemand akzeptiert beispielsweise, daß Bier eine Droge ist.

Hier wird jeweils von „Drogen im weiteren Sinne" die Rede sein. Gelegentlich wird im Kontext erkennbar sein, daß es um Alkohol und Drogen geht, wobei dann unter „Drogen" illegale Drogen verstanden werden. Manchmal wird auch von „*Rauschmitteln*" bzw. „*Rauschstoffen*" die Rede sein, wenn Alkohol, illegale Drogen oder mißbrauchte Medikamente gemeint sind.

„Bier ist auch eine Droge!":
Bier als Droge zu bezeichnen, ist fachlich korrekt, aber „politisch nicht korrekt". Es ist erklärungsbedürftig. In der Umgangssprache werden psychoaktive Substanzen, wie etwa Bier in Bayern, zu den Nahrungsmitteln oder vielleicht zu den Genußmitteln, aber keinesfalls primär zu den Rauschmitteln gerechnet, obwohl aus pharmakologischer Sicht von der „Droge Bier" die Rede sein kann.

Das Oktoberfest in München wäre dann aus fachlicher Sicht eine „legale Drogenszene" mit Millionenpublikum. Bereits bei diesem Beispiel wird die enorme Kulturgebundenheit der Bewertung von Drogen deutlich.

Eine Eröffnung durch den „Anstich" eines Fasses des Oktoberfestes mit alkoholfreiem Bier - so wünschenswert dies aus suchtpräventiver Sicht auch sein mag - würde dem Ziel des Festes als kollektives Berauschungsritual zuwiderlaufen.

Eine weitere Unterscheidung betrifft die „*weichen*" und die „*harten*" Drogen:

- *Alkohol* wird traditionell zu den weichen Drogen gerechnet; Spirituosen eventuell zu den harten Getränken, aber nicht zu den harten Drogen. Das ist eine Unterschätzung von Spirituosen bezüglich ihrer Gesundheitsrisiken beim akuten Konsum. Im Dauergebrauch kann auch niedrigprozentiger Alkohol zu Gesundheitsschäden und zu einer erhöhten Mortalität führen, so daß unter diesen Gesichtspunkten Alkohol eine harte Droge wäre.

Tab. A-4: Kurzübersicht zu Drogeneffekten und geschätzten Ausgaben (vgl. „Drogenlexikon")

Droge	Wirkung	Nebenwirkung	Folgen	Umsatz/J (DM)
Nikotin	Entspannung u. Anregung	Durchblutungsminderung	Abhängigkeit, Lungentumoren, Gefäßverengungen	30 Mrd.
Alkohol	Entspannung u. Anregung	Leistungsminderung	Abhängigkeit, multiple körperliche und psychische Folgeschäden	40 Mrd.
Psychoaktive Medikamente	Stimulation Dämpfung Schmerzminderung Schlafanstoß	Vielfältige Neben-Effekte im Sinne der Hauptwirkung	Abhängigkeit	1 Mrd.
Cannabis	Entspannung	Leistungsminderung, Psychose	Gehirnveränderungen, Leberschäden, Abhängigkeit	2 Mrd.
Ecstasy	Anregung, Kontakt zu Gefühlen	Psychose, vielfältige körperliche Störungen und Schäden	Abhängigkeit; fragl. hirnorgan. Psychosyndrome	1 Mrd.
LSD	Halluzinationen	Psychose		3 Mio.
Heroin	Entspannung	Infektionen bei i.v. Konsum	Abhängigkeit, Überdosierung, Infektionen mit HIV, HBV, HCV	7 Mrd.
Kokain	Anregung	Psychose, Herz-Kreislauf-Probleme		600 Mio.

Anm.: Die weltweiten Umsatzzahlen sind grobe Schätzungen, ihre Grundlagen werden im Kapitel „Theorie der Sucht", Abschnitt „Ökonomie der Sucht", S. 300, erläutert.

- *Haschisch* wird ebenso zu den weichen Drogen gerechnet, doch könnte es im Hinblick auf seine potentiell psychoseinduzierenden akuten Effekte auch als harte Droge eingestuft werden. Die anderen Schäden, die beim mehr- bis langjährigen Konsum festgestellt wurden, sind möglicherweise bis auf die Entwicklung psychischer Abhängigkeit auch Einzelfälle oder Sonderbedingungen. Man weiß vor allem bei illegalen Drogen wenig über das relative Risiko (bezogen auf 100.000 Konsumenten). Dennoch sollen diese Schäden in der Aufklärung bedacht werden.

Es gibt allerdings keine anerkannten Kriterien bezüglich der Unterscheidung von „harten" und „weichen" Drogen.

Für eine erste Orientierung, die eher den gesellschaftlichen Stellenwert der jeweiligen Drogen widerspiegelt, erfolgt eine Kurzdarstellung suchtrelevanter Drogen und Medikamente (Tab. A-4; vgl. Kapitel „Theorie der Sucht", S. 230).

Epidemiologie

Die Beantwortung der Frage, die sich die *Suchtepidemiologie* als *Wissenschaft* von der *Verbreitung süchtiger Störungen in der Bevölkerung* stellt, ist von erheblichen Unsicherheiten geprägt. Es bestehen besondere methodische Schwierigkeiten, die Anzahl der Suchtkranken in der Bevölkerung zu ermitteln:

- Bei Umfragen zeigt sich eine *Verheimlichung* des wahren Konsums vor allem bei illegalen Drogen.
- *Auch werden Suchtkranke bei repräsentativen Umfragen möglicherweise gar nicht erfaßt*, weil sie obdachlos sind oder bei Freunden untergekommen sind usw.
- Angaben zum Suchtmittelkonsum sind häufig *Untertreibungen*. Es fragt sich auch, ab wann von „Mißbrauch" und ab wann von „Abhängigkeit" zu sprechen ist, was nur durch (international) akzeptierte Kriterien der Klassifikation nach Diagnosesystematiken möglich ist.

Durch Zusammenführungen von Statistiken der Polizei, von Kliniken und Beratungsstellen können Hochrechnungen erfolgen, die zu *Schätzzahlen* führen, die jährlich die Grundlagen der offiziellen Statistiken ausmachen (vgl. Simon et al. 1997). Bundesweite Zahlen werden von der Deutschen Hauptstelle gegen die Suchtgefahren bekannt gegeben (Deutsche Hauptstelle gegen die Suchtgefahren 1997).

Auf der Basis dieser Schätzzahlen kann man sich die Größenverhältnisse klarmachen. Das Suchtproblem ist von umfassender gesellschaftlicher Bedeutung, denn die Gesamtzahl der Menschen mit *Konsum von psychoaktiven Substanzen* wird in der Bundesrepublik auf ca. 9 *Mio. Personen* geschätzt (vgl. Welz 1987, Lelbach 1995, Batra 1996; vgl. Tab. A-5 u. Tab. A-6):

- 5 Mio. Nikotinabhängige, bezogen auf ca. 30 Mio. Konsumenten (d. h. ca. 16%, die das Rauchen trotz Bemühungen nicht abstellen können).
- 2,5 Mio. Menschen, die alkoholabhängig sind, bezogen auf ca. 60 Mio. Konsumenten (ca. 4% Abhängige).
- 800.000 Menschen mit einer Medikamentenabhängigkeit (Rate der Abhängigen wegen schwer ermittelbarer Zahl aller Konsumenten nicht anzugeben).
- 100.000 Konsumenten und Abhängige (dies ist praktisch schwer zu trennen) von Opiaten. Hinzu kommen etwa 250.000 von Cannabis Abhängige, bei ca. 3 Mio. Cannabis-Konsumenten (ca. 8%) und ca. 350.000 Ecstasy-Konsumenten mit einer unklaren Anzahl der Abhängigen.

Zum Vergleich der Absolutzahlen: Die Anzahl der schizophren Erkrankten liegt bei knapp 800.000 Personen, die der schwer depressiv Erkrankten bei etwa 1 Mio. Personen (Weyerer 1995). Damit zeigt sich das mehr als vierfach größere volksgesundheitliche Problem, das von Suchtmitteln verursacht wird.

Es ist auch sinnvoll, die Suchtkranken „Bindungsstadien-spezifisch" in Untergruppen einzuteilen: Bei Drogenabhängigen kann man beispielsweise folgende „Bindungsstärken" (Drogenaffinität) feststellen (Abb. A-4):

Tab. A-5: Einige wichtige epidemiologische Schätzzahlen zur Sucht, bezogen auf die Bundesrepublik (Deutsche Hauptstelle gegen die Suchtgefahren 1998)

5 Mio.	Nikotinabhängige (7 Mio. rauchen mehr als 20 Zigaretten/d)
2,5 Mio.	Alkoholabhängige (7 Mio. trinken mehr als 40 g/d, Achtung: Risikogrenze bei Frauen ab 20 g/d)
800.000	Medikamentenabhängige
100.000	Heroinabhängige
250.000	Personen mit längerwährendem oder regelmäßigem Cannabiskonsum
500.000	Ecstasykonsumenten (1996: ca. 20 Tote)
Summe = ca. 9 Mio. abhängige Personen	

Tab. A-6: Das „Suchtpotential" einiger Drogen als Quote der Abhängigen bezogen auf die geschätzten Substanzerfahrenen in den USA (veränd. nach O'Brien 1998)

	Konsumenten/ Bevölkerung	Abhängige/ Bevölkerung	Abhängige/ Konsumenten
Nikotin	75%	25%	33%
Alkohol	91%	7%	8%
Cannabis	4,5%	0,5%	10%
Heroin	1,5%	0,4%	27%

- *Drogenfixierte* (Einsteiger, Drogenkonsum als „lässiger"/„geiler" Lebensstil, auch in der Abbauphase), also Konsumenten, die, selbst wenn sie wenig konsumieren, die Droge deutlich positiv besetzen.
- *Ambivalente*, die bereits negative Erfahrungen mit Drogen machten und zwiespältig ihnen gegenüber sind, aber bereits abhängig sind, und
- *Aussteiger*, bei denen die negativen Drogenerfahrungen überwiegen und die unter dem Zwang, Drogen zu nehmen, bereits erheblich leiden.

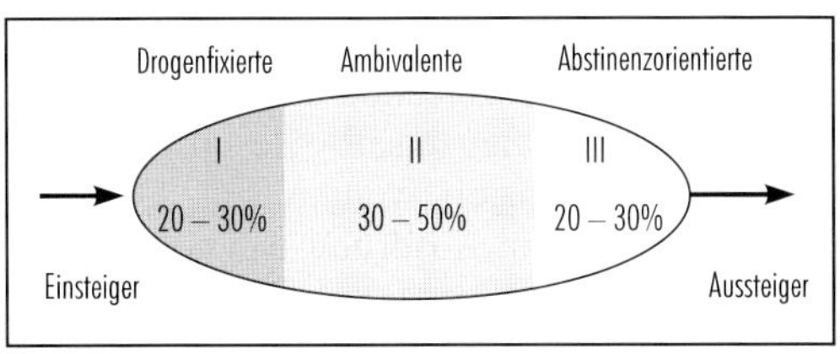

Abb. A-4: Struktur der Drogenszene nach Ausmaß der Drogenbindung (nach Tretter 1996b). Personen mit hoher Drogenaffinität (I, „Drogenfixierte"), mit mittlerer Drogenaffinität (II, „Ambivalente") und niedriger Drogenaffinität (III, abstinenzorientierte „Aussteiger").

Aus dieser Gliederung ergibt sich bereits, daß es bei der drogenpolitischen Frage nach der passenden Therapie keine einfache Antwort gibt (z. B. „Heroinprogramme"), sondern nur *phasenspezifisch adäquate Interventionskonzepte.*

Ursachen

Die wissenschaftlichen Erklärungen des Auftretens von süchtigen Störungen beruhen auf verschiedenen empirischen Untersuchungen, die das gehäufte Auftreten von bestimmten Merkmalen bei *Suchtkranken*, bei *Drogen* selbst und im *sozialen Umfeld* aufzeigen. Daraus entwickelt sich die grundlegende Hypothese, daß diese *drei Faktoren* (Person, Droge, Umwelt) die Entwicklung der Sucht begünstigen (Abb. A-5). Heute haben wir bereits so vielfältige Erkenntnisse über die Suchtentstehung, daß wir beinahe einen „Park" von *Erklärungsmodellen* zur Verfügung haben, wobei je nach Erklärungsinteresse (Beschreibung oder Erklärung) das eine oder andere Modell bevorzugt wird. Die Modelle sind aber miteinander konzeptuell verknüpft. Grundsätzlich wird von *biologi-*

schen, psychologischen und *soziologischen* Ursachen der Suchtentstehung gesprochen. Daraus resultiert letztlich das sogenannte „biopsychosoziale Entstehungsmodell" der Sucht (vgl. Engel 1977).

Die konkreten individuellen Ursachen der Sucht, d. h. warum der Konsument A abhängig wird und der Konsument B nicht, können nur indirekt und retrospektiv ermittelt werden: Wenn jemand etwa durch eine Klinikaufnahme als Süchtiger identifiziert wird, dann zeigt er konkrete Merkmale, die zunächst nur als *Korrelate* (d. h. es besteht eine korrelative Beziehung zur Sucht) gelten können, d.h. diese Merkmale können entweder Ursachen oder Folgen der Sucht sein. Nur inhaltliche Überlegungen und Langzeitstudien können hier sichere Auskunft geben, was Ursache und was Wirkung der Sucht ist.

Faktoren (statistisch genauer: Variablen), die mit einem hohen Grad an Wahrscheinlichkeit mit Suchtproblemen einhergehen, sind dann potentiell „*Risikofaktoren*", während Faktoren, die mit einem niedrigen Grad an Wahrscheinlichkeit mit Suchtproblemen verbunden sind, als „Protektiv-Faktoren" (protektive Faktoren, *Schutzfaktoren*) eingestuft werden können. Das bedeutet beispielsweise, daß exzessiver sozialer Streß einen Biertrinker allein nicht süchtig macht, sondern daß geminderte Möglichkeiten, sich anderweitig zu entspannen und zu belohnen oder mit dem Streß umzugehen, erst die Gesamtsituation zu einer Risikokonstellation ausarten lassen, bei der der Alkoholkonsum süchtig entgleist.

Schematisch gesprochen ergibt sich dann das Suchtrisiko im gesamten Beziehungsgefüge der Person als die *Summe von Risikofaktoren minus der Summe der Schutzfaktoren.*

Die besondere Bedeutung von Erklärungsmodellen, die die Ursachenfaktoren darstellen, liegt darin, daß sie auch die theoretische Grundlage für die Prävention bilden. Einige Modelle sollen hier kurz dargestellt werden.

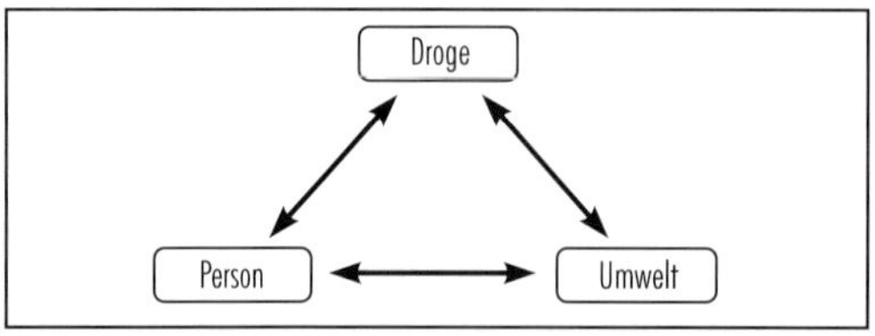

Abb. A-5: Das „Ursachendreieck" der Sucht (nach Feuerlein 1989).

Sozialwissenschaftliche Erklärungsmodelle

Für die Untersuchung der Wirkung sozialer Statusaspekte (Handlungsregeln) bzw. kultureller Faktoren (Normen, Werte usw.) auf die Entstehung der Süchte ist es wichtig, zwischen *spezifischen drogenbezogenen Faktoren* und *unspezifischen Faktoren* zu unterscheiden. Auch eine Untergliederung in die *Makroebene* der umfassenden *Gesellschaft*, in die *Mesoebene* der *Gemeinde* und in die *Mikroebene* der *Familie* ist dabei zweckmäßig.

Viele empirische kulturvergleichende Studien zeigen für manche Länder eine übermäßige Häufigkeit an Suchtproblemen (z.B. hohe Konsumprävalenz von illegalen Drogen in den südlichen Ländern), für andere Länder jedoch eine äußerst geringgradige Manifestation süchtigen Verhaltens (z. B. Alkoholismus in Japan).

Dies ist Ausdruck kulturspezifischer Haltungen gegenüber einzelnen Drogen: Zwischen den beiden Polen der „permissiven" (z. B. Rauschexzesse duldende Kulturen) und der „repressiven" (z. B. Todesstrafe bei Heroinkonsum) Haltungen gegenüber Rauschmitteln lassen sich die Kulturen kennzeichnen.

Makroebene

Als unspezifischer Hintergrund in Form einer „Makroebene" zeigt unsere *Gesellschaft* als Handlungssystem Risiko- und Schutzfaktoren bezüglich einer Suchtentwicklung. Beispielsweise wird unsere Gesellschaft als Handlungssystem der Industrieländer gern als „Konsumgesellschaft", „Erlebnisgesellschaft" oder „Risikogesellschaft". bezeichnet. Einigkeit besteht darüber nicht, wie unsere Gesellschaft am besten charakterisiert werden soll. Dennoch kommt damit zum Ausdruck, daß das vorherrschende Handlungsprogramm unserer Gesellschaft „Konsum", „Leistung", „Wettbewerb" usw. ist, wodurch sich unter bestimmten Bedingungen besondere Risiken für Menschen ergeben, von Rauschmitteln abhängig zu werden:

- Im Leistungsbereich „Sport" gibt es die Gefahr des Doping.

- Im Bereich des Konsums gibt es das Risiko, „kaufsüchtig" zu werden.
- Im Erlebnisbereich gibt es das Risiko, Drogen als bewußtseinsverändernde Stoffe zu verwenden.

Kultur ist aber nicht nur ein unspezifischer *Risikofaktor*, sondern auch ein *Schutzfaktor*. So ist auch zu bedenken, daß die Einbindung von Drogen in die Kultur (Alltagskultur, Religion usw.) durch die Ritualisierung einen Schutzfaktor gegen die süchtige Entgleisung bei Drogenkonsum darstellt. „Legale" Drogen sind daher im Hinblick auf Abhängigkeitsentwicklungen tendentiell ungefährlicher.

Andererseits ist die spezifische Einordnung einer Droge als „legal" oder „illegal" ein sozialer Faktor, der epidemiologische Konsequenzen für die Bevölkerung hat: Medizinische Probleme mit legalen Drogen sind 20–50fach häufiger als Probleme mit illegalen Drogen. Das liegt aber nicht an der „Harmlosigkeit" der illegalen Drogen, sondern an der etwa 20fach geringeren Konsumentenzahl. Auch Wirtschaftsfaktoren haben Einfluß auf die Existenz von Drogen, was sich beispielsweise besonders deutlich in der traditionellen Koka-Ökonomie Südamerikas ausdrückt, die den Industrieländern Probleme bereitet (vgl. Kapitel „Theorie der Sucht", S. 300).

Mesoebene

Die Bedeutung der mittleren sozialen Ebene (Mesoebene), nämlich der Gemeinde bzw. Stadt oder Region, wird deutlich, wenn man das verhältnismäßig geringe Drogenproblem in München mit jenem von Hamburg vergleicht, was aber einer differenzierten Betrachtung bedarf. (vgl. Abschnitt „Epidemiologie" im Kapitel „Theorie der Sucht", S. 282).

Mikroebene

An der Schnittstelle zwischen zukünftiger Arbeitswelt und Familie kann das *mikrosoziale System Schule* einen wichtigen Einfluß auf die Entstehung einer Sucht ausüben. Nicht nur allgemeine Milieufaktoren der Schule, sondern auch die „Leistungskultur" der Schule, also beispielsweise die Erzeugung von Leistungsstreß ohne ausreichende Regulationsmöglichkeiten, sind wichtige Aspekte. Ein empirischer Wirkungsnachweis der Bedeutung des Schulmilieus für die Suchtentwicklung fehlt aber noch.

Eine besonders wichtige Bedeutung hat als *mikrosoziales System* die *Familie*. Sie kann Träger von Risikofaktoren der Suchtentwicklung sein, sie ist aber auch Träger von Schutzfaktoren gegen die Süchte. Eine einfache Schuldzuweisung an die Familie ist falsch – schließlich muß die Familie in der heutigen Gesellschaft eine Vielfalt von Funktionen ausüben, die sie an die Grenze ihrer strukturellen und funktionellen Möglichkeiten bringt. Dennoch wurde vor allem bei der Therapie Suchtkranker festgestellt, daß bestimmte Milieufaktoren der Familie Suchtrisiken mit sich bringen (vgl. Feselmeir u. Beiglböck 1990a, b):

1. Zunächst ist der allgemeine *Erziehungsstil* bzw. das Beziehungsverhältnis der Eltern zu den Kindern relevant.

- Ein risikoreicher Erziehungsstil ist der *zu sehr zulassende Erziehungsstil* (permissiver Erziehungsstil), der zu einer Verwöhnungssituation führt – die Kinder entwickeln eine passive Anspruchshaltung, weil ihnen jeder Wunsch erfüllt wird. Die Eltern erfüllen aber diese Wünsche vielleicht nur so prompt, weil sie selber mit Schuldgefühlen kämpfen, die Kinder vernachlässigt zu haben. Nicht zu vergessen ist der Einfluß der Großeltern, die nicht selten in der Güte des „weisen Alters" verzeihend die Enkel unterstützen.
- Ein anderer problematischer Erziehungsstil ist ein *zu sehr zurückweisender Erziehungsstil* – hier bekommen die Kinder zu wenig Anerkennung, die besten Schulnoten sind gerade gut genug! Die Eltern verhalten sich häufig so, weil sie Angst haben, daß es ihre Kinder in der Leistungsgesellschaft nicht schaffen, wenn sie nicht maximale Leistungen vollbringen. Diese Kinder zeigen später häufig eine übermäßige Leistungsorientierung, wobei sie mit den erreichten Leistungen nie glücklich sind. Drogenkonsum kompensiert diese „seelische Lücke". Das kann neben einer häufigen Alkoholsucht auch einmal in eine Arbeitssucht münden.

2. Nicht zuletzt ist eine *harmonische Beziehung zwischen den Eltern* ein wichtiger Schutzfaktor. Häufig sind Broken-home-Situationen ein Risikofaktor für Suchtentwicklungen. Der abwesende (oder abgewiesene) Vater ist ein Risikofaktor („Der Vater ist eine Null").

3. Der *modellhafte, vorbildliche Umgang* der Eltern mit psychoaktiven Stoffen jeder Art ist ein spezifischer Schutzfaktor. Nicht nur die Imitation des Drogenkonsumverhaltens, sondern auch das Leiden unter dem inkonsistenten Verhalten der einmal nüchternen und dann wieder sich unter Intoxikation ganz anders verhaltenden Eltern (Prügel durch den alkoholisierten Vater oder Scham wegen öffentlichem Fehlverhalten der intoxikierten Eltern) sind Risikofaktoren für die Kinder.

Weitere Befunde zeigen sich in der *Familientherapie*: Bei vielen Suchtkranken scheint es so zu sein, daß bestimmte Wünsche und „Aufträge", die die Eltern den Kindern über scheinbar belanglose, aber immer wieder geäußerte Sätze „mitgeben", sich oft über Generationen fortpflanzen:

- „Du sollst es besser haben als wir!" (Verwöhnungssituation oder übermäßige Leistungsmotivierung)
- „Du mußt ein richtiger Mann sein." (Überforderung und Zurückweisung emotionaler Bedürfnisse) oder
- „Wir sind etwas besseres." (Überhöhtes Selbstwertgefühl)

Diese „imperativen Mandate" der Eltern können bei den Kindern zu Grundprogrammen werden, über deren Wirksamkeit sich die Kinder lange keine Gedanken machen und wo es sich u.U. erst in der Therapie des süchtigen Erwachsenen zeigt, welches grundlegende Handlungsprogramm hier angelegt ist.

Hier ist noch zu erwähnen, daß natürlich auch Kinder von Suchtkranken ein erhöhtes Risiko haben, selbst suchtkrank zu werden und zwar nicht nur aufgrund spezifischer und unspezifischer Milieufaktoren, sondern auch vermutlich in einem größeren Maß als bisher angenommen aufgrund von *angeborenen neurobiologischen Risikofaktoren*.

Ein wesentlicher Einfluß des sozialen Umfelds auf die Suchtentwicklung tritt in Form der *Co-Abhängigkeit* der Bezugspersonen in der Familie, in der Arbeit und Freizeit auf. Sie wirken – vor allem die Angehörigen aus dem familiären Bereich – als Verstärkungs- und Stabilisierungsfaktoren der Sucht. Dabei lassen sich auch mehrere Phasen erkennen (vgl. Kolitzus 1997):

Tab. A-7: Hypothetische Umweltfaktoren der Alkoholgefährdung im Arbeitsbereich nach mehreren empirischen Studien (nach Feuerlein 1989)

1. Beruf
• alkoholnahe Berufe (Berufe, die mit der Produktion und dem Vertrieb alkoholischer Getränke zu tun haben)
• an- und ungelernte Arbeiter
• „Durstberufe" (z. B. Gießer, Köche, Heizer, Glasbläser)
• Bau- und Metallberufe
• Arbeiter im Hafenbereich
• Kontaktberufe (Vertreter, Journalisten)
• Unternehmer, Freiberufliche, Ärzte
2. Arbeitsbedingungen
• instrumentelle Belastung (Arbeitsanfall, Arbeitstempo)
• sozioemotionale Belastung (Kontrolle, Konkurrenz, Eintönigkeit)
• frustrierende Belastung (geringer Verdienst, schlechte Aufstiegschancen)
• zu enge oder zu weite „Dispositionsspielräume" bei der Arbeit
• zu viele oder zu wenige soziale Kontakte bei der Arbeit
• relativ niedriges Niveau der Qualifikation bzw. Technisierung
• traditioneller Alkoholkonsum während der Arbeit
• hohes Maß an Selbstkontrolle bzw. Verhaltensautonomie
• Rollenunterlastung
• Kontrollinkompetenz von Komplementärrollenpartnern
• Schichtarbeit (besonders bei minimal belasteten Arbeitsplätzen)
• soziale Kontaktmöglichkeiten am Arbeitsplatz (bei isoliertem Arbeitsplatz weniger Alkoholkonsum)
• Belastungen am Arbeitsplatz: Alkohol wird im Sinne des Stress-Coping-Modells zur Streß-Bewältigung eingesetzt

1. *Unterstützungsphase:* Der Betroffene wird geschützt, unterstützt, verstanden. Sein Drogenkonsum wird als verständliche Reaktion auf widrige Lebensumstände gewertet. Es wird geholfen, negative Folgen des Drogenkonsums zu kompensieren.
2. *Kontrollphase:* Hierbei versucht der Co-Abhängige, den Drogenkonsumenten zu kontrollieren, er spioniert Drogenverstecke aus usw.
3. *Anklagephase:* Nun wird laute Kritik am Drogenkonsum geäußert, gravierende Konflikte treten auf. Der Co-Abhängige sucht vielleicht nun bereits seinerseits Hilfe (z.B. Ehefrauen von Alkoholikern gehen in Psychotherapie wegen Ängsten oder latenten Depressionen).
4. *Resignationsphase:* Es erfolgt der Rückzug, depressive Symptome beim Co-abhängigen werden deutlicher. Distanzierungsversuche treten auf.

In allen Phasen reagiert der Drogenkonsument mit verstärktem Konsum. Es entsteht ein „Teufelskreis", wovon noch die Rede sein wird.

Auch im Bereich *Arbeit* existieren spezifische und unspezifische Risikofaktoren (Tab. A-7).

Generell muß man allerdings bei der Betrachtung der Einflußstärke einzelner soziokultureller Faktoren auf die Suchtentwicklung zugeben, daß die Forschungslage in diesem Bereich noch äußerst defizient ist. Eine Möglichkeit zur Präzisierung der Analyse bietet der stadtbezogene und regionalisierte Ländervergleich in Europa (vgl. Kapitel „Theorie", S. 310).

Psychologische Modelle

Bezugspunkt der psychologischen Theorie der Suchtentwicklung ist der „Rausch", verstanden als psychische Zustandsänderung, die auf die Einwirkung einer psychotropen Substanz folgt. Verhaltensrelevant dabei ist die „Positivierung" des Erlebens, egal ob es sich um einen besonders angenehmen Zustand handelt oder ob nur eine Minderung eines negativen Zustands auftritt. Dieser Zustand wird immer wieder angestrebt, es besteht ein Verlangen nach diesem „absoluten" Zustand. Es ist oft so, als suchten Suchtkranke etwas, was sie nicht kennen und nicht verloren haben, aber doch nie bekommen haben (Liebe?). Das ist wohl bei vielen Menschen der Kern der Sucht (vgl. Kolitzus 1997).

Die folgenden Ansätze sind nach der Stufung von der Ebene des *manifesten*, d.h. vom Betroffenen relativ unmittelbar nachvollziehbaren Verhaltens und Erlebens (Kognition und Emotion), bis zu mehr *latenten* psychologischen *Wirkgrößen* (Schemastörungen, Objektbeziehungsdefizite) gestaffelt dargestellt.

Lernpsychologisches Modell

Das wichtigste psychologische Modell der Suchtentwicklung in therapeutischer Hinsicht ist das *lerntheoretische Modell* der Sucht. Es gründet vor allem auf dem Prinzip *Lernen am Erfolg* (operantes Konditionieren): Verhalten mit unmittelbaren positiven Effekten wird wiederholt, Verhalten mit unmittelbaren negativen Effekten wird vermieden

Nach dem Grundmodell der modernen Verhaltensanalyse nach Kanfer und Saslow (1965) beruht die Suchtentwicklung auf dem Gefüge von situativen Bedingungen (S), organismischen Zuständen (O), Reaktionen (R), Kontingenzen (K) und Konsequenzen (K; englisch: C). Sind die Konsequenzen (C) des Verhaltens kontingent (K) mit dem Verhalten, dann tritt eine Verstärkung (oder eine Bestrafung) des Verhaltens auf, wodurch die Auftrittswahrscheinlichkeit des Verhaltens verändert wird (Schneider 1983, 1985; vgl. Abb. A-6). Man spricht kurz vom SORKC-Modell.

Wenn also eine sozial etwas gehemmte Person beispielsweise Alkohol konsumiert und dann entspannter wird und somit leichter auf andere Menschen zugehen kann, die sich nun dem Trinker zuwenden, dann bestehen folgende Verhältnisse: die mit dem Alkoholkonsum „kontingente" (K) positive Konsequenz (C+) reduziert den in der sozialen Situation S bestehenden negativen organismischen Zustand O der Person. So entsteht die Tendenz, bald wieder Alkohol zu trinken, die Sucht wird angebahnt (Abb. A-6).

Das Modell des operanten Konditionierens (Lernen am Erfolg) erklärt vor allem die Entwicklung des geselligen Gewohnheitstrinkens am besten – der Alkoholabhängige vom Delta-Typ ist nicht notwendigerweise psychisch gestört oder stammt aus einer gestörten Fami-

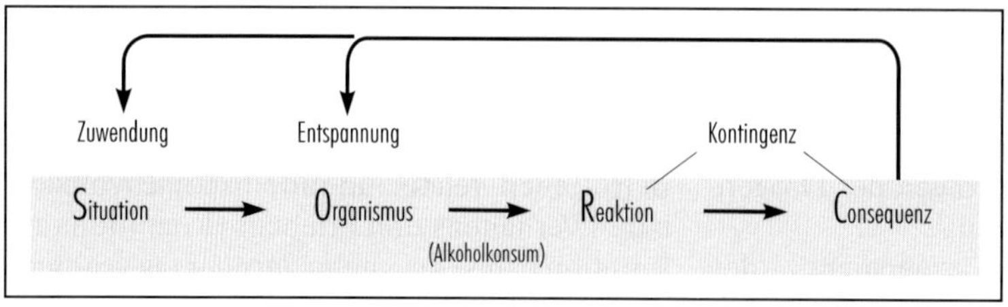

Abb. A-6: Das SORKC-Modell der Sucht (Erläuterungen s. Text).

lie. Er erfährt vielmehr durch das Trinken im Freundeskreis eine langsame Konditionierung seines Trinkens durch die soziale Verstärkung etwa in Form von Zu-Prosten, besonders „intensiven" Gesprächen usw.

Mit diesem Modell läßt sich in der Therapie gut arbeiten, ohne einen Abhängigen von vornherein als krank einzustufen.

Ein Fall des *klassischen Konditionierens*, also des „Signallernens", ist die Gewohnheitsbildung, ein bestimmtes Getränk zu einem bestimmten Essen zu sich zu nehmen, etwa ein Bier zum Schweinebraten. Auch bei Heroinabhängigen kann das Hören von Drogen-bezogener Musik oder der Anblick einer Spritze süchtiges Verlangen auslösen.

Außer durch Lernen am Erfolg und durch die klassische Konditionierung kann sich Sucht auch durch *Lernen am Modell* entwickeln. Bereits Kinder können elterlichen Alkoholkonsum nachahmen – 1% der männlichen Bevölkerung haben bereits vor dem 6. Lebensjahr Erfahrungen mit Alkohol gemacht (Feuerlein 1989).

Zusammenfassend erklärt diese lernpsychologische, verhaltensanalytische Konzeption die Suchtentwicklung mit einem selbstverstärkenden Bedingungsgefüge der Trinkeffekte und betont die zunehmende *Automatik der Suchtentwicklung*.

Demgegenüber steht bei den kognitiven Theorien intentionales Handeln bzw. die gedankliche Handlungsprogrammierung im Vordergrund.

Lerntheorie:
Drogenabhängigkeit ist ein erlerntes Verhalten. Die Hauptfaktoren der Suchtentwicklung sind

- Das *Lernen am Erfolg*: die Steigerung positiver Zustände und Situationen sowie die Minderung aversiver Zustände und Situationen steigern das Konsumverhalten.
- Das *Lernen am Modell* bahnt Suchtverhalten.
- Durch Mechanismen der *klassischen Konditionierung* werden auch ursprünglich neutrale Reize (z. B. Schweinebraten) zu Auslösern des Drogenkonsums (z. B. Bier zum Schweinebraten).

Kognitive Modelle

Kognitive Modelle betonen die Rolle von *Wahrnehmung, Erwartung, automatisierten Denkabläufen, Bewertungsprozessen* und *intentionalem Handeln* (Handlungspläne) bei der Entwicklung der Drogensucht. Durch Beeinflussung von Kognitionen kann der sich selbst verstärkende Prozeß der Suchtentwicklung therapeutisch unterbrochen werden. Die Bedeutung von kognitiven Faktoren (z. B. Erwartung) auf das Gesamterleben wurde experimentalpsychologisch untersucht. So zeigte sich, daß die erwartete Alkoholwirkung auch erlebt wird, wenn Versuchspersonen zwar glauben, Alkohol zu konsumieren, aber ohne ihr Wissen ein alkoholfreies Getränk verabreicht bekommen. Auch ist die Gefühlsqualität, die der Alkoholwirkung zugeschrieben wird, intra- und interindividuell unterschiedlich. Physiologische und psychologische Faktoren tragen somit zur erlebten Alkoholwirkung gleichermaßen bei.

Mehrere Modelle der Suchtentwicklung widmen diesen kognitiven Prozessen spezielle Aufmerksamkeit; sie sind vor allem für das Verständnis des Gesundungsprozesses bedeutsam.

Eines der zentralen Modelle beruht auf dem Konzept der *Selbstwirksamkeitserwartung* nach Bandura (1977). Die Selbstwirksamkeitserwartung des Alkoholikers beim Versuch, eine Situation oder einen Zustand selbst (und nüchtern) zu bewältigen, ist geringer als der erlebte

Handlungseffekt unter Alkohol. Alkohol steigert zunächst die positiven Selbstwirksamkeitserwartungen in lustvollen und unlustvollen Situationen.

Weitere kognitive Mechanismen sind die sogenannten *internalen* oder *externalen Attributionsprozesse*: Wird beispielsweise einem Alkoholiker gekündigt, dann sieht er häufig die Ursache in dem intoleranten Arbeitgeber, nicht jedoch in seinem eigenen Trinken (externale Attribuierung).

Nach dem Sucht-Modell von Beck et al. (1997) gibt es kognitive *Grundannahmen*, die beispielsweise das Selbstbild betreffen („Ich tauge nichts.“) und die ihre besondere funktionelle Bedeutung durch *Soll-Regeln* bekommen, insofern sie durch ihr Nichterreichen emotional belasten („Die anderen sollen mich akzeptieren.“) oder weniger belasten („Ich kann nicht jedem gefallen.“). Es gibt dann *konditionale Annahmen* („Wenn ich mich perfekt verhalte, dann finde ich Anerkennung.“), gemäß denen versucht wird zu handeln. Die einzelnen Erfahrungen bzw. Ereignisse werden nun von *automatischen Gedanken* begleitet, die bei typischen Ereignissen, also auch bei Scheitern, auftreten („Es ist egal, was ich mache, es funktioniert doch nicht.“). *Kompensatorische Strategien* (z. B. zum emotionalen Ausgleich Alkohol trinken) werden realisiert, wobei bei entsprechenden Vorerfahrungen zunächst *spezifische Gedanken* auftreten („Ein Bier wäre jetzt gut.“). Diese spezifischen Gedanken erzeugen das *Verlangen,* und nach dem Auftreten von *erlaubenden Gedanken* („Einmal kannst Du ruhig was trinken.“) kann die *instrumentelle Handlung* (Konsum) realisiert werden. Dies führt wiederum zu Konsequenzen für die ursprüngliche Situation (vgl. Abb. A-7).

Nach den Modellen der kognitiven Psychologie steigt die Wahrscheinlichkeit für den Alkoholismus (nach Schneider 1982):

- mit dem Grad der wahrgenommenen Streßbelastung in einer Situation (Risikosituation): *„Der Zustand ist unerträglich.“*
- mit dem Grad der wahrgenommenen persönlichen Unfähigkeit zur Kontrolle der Situation im Sinne von Selbstunwirksamkeitserwartungen: *„Ich kann nichts machen.“*
- mit dem Mangel an adäquaten Bewältigungsstrategien: *„Es hilft nichts.“*
- mit den Wirksamkeitserwartungen des Alkoholtrinkens als alternative Bewältigungsstrategie: *„Trinken tut gut.“*
- mit der Verfügbarkeit des Alkohols und den Trinkzwängen: *„Da gibt es was zu trinken.“*

Abb. A-7: Die affektiv-kognitiven Prozesse beim Rückfall wegen sozialer Isolation (nach Beck et al. 1997).
□ = Affekte
□ = Kognitiven

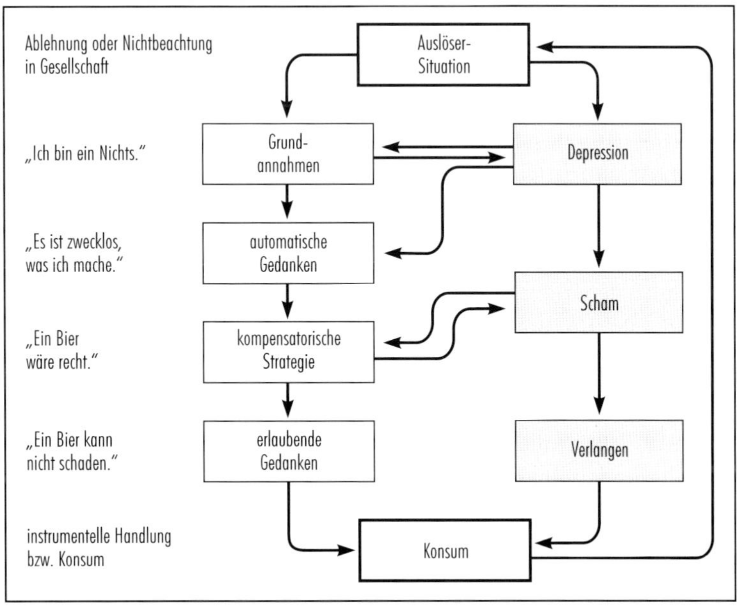

Auch das *Rückfallgeschehen* läßt sich mit diesem Modell gut beschreiben, wenn Konzepte wie Pläne, Absichten, Handlungspläne u. dgl. verwendet werden (Petry 1985, Körkel 1988, Marlatt u. Gordon 1985, Schneider 1985, Prochaska u. Di Clemente 1985). Steht beispielsweise in einer Risikosituation (Alkoholangebot) einem einsichtigen Alkoholiker mit Abstinenzabsichten keine geeignete alternative Bewältigungsstrategie zur Verfügung (Ablehnen), dann trinkt er. So entsteht zwischen Einstellung und Handeln eine kognitive Dissonanz. Das Trinken wird daraufhin in einer internalen Attribuierung einem persönlichen Versagen zugeschrieben (Selbstunwirksamkeit), so daß nun erst recht getrunken wird. Dieser selbstverstärkende Prozeß wird nach Marlatt u. Gordon (1985) als „Abstinenzverletzungseffekt“ bezeichnet („Jetzt ist sowieso alles egal“).

Die dargestellten kognitiven Ansätze beschreiben jeweils einige Aspekte der Suchtentwicklung, erlauben jedoch noch kein geschlossenes Bild.

Psychoanalytische Modellvorstellungen

Dem lerntheoretischen und dem kognitiven Modell gegenübergestellt sind Konzepte der Psychoanalyse. Verkürzt man die Ideengeschichte der Psychoanalyse auf besonders markante Begriffe (vgl. Kapitel „Theorie“), dann spielt sich seelisches Geschehen im wesentlichen im z.T. unbewußten Kräftefeld zwischen den psychischen Instanzen *Es, Ich* und *Über-Ich* ab:

- das *Ich* als zentraler Organisator der Erfahrungen und Erlebnisse muß ein Gleichgewicht herstellen zwischen der äußeren Realität,
- dem *Es* als weitgehend unbewußtem Bereich der Triebe bzw. Gefühle und
- dem *Über-Ich*, das durch soziokulturell vermittelte Sollwerte eine drückend-drängende Gewissensfunktion ausübt.

In dieser Sicht ist die Droge ein Hilfsmittel für das Ich, die (verdrängten) Bedürfnisse des Es gegenüber dem Über-Ich durchzusetzen.

Eine weitere Konzeption ist bedeutsam: Die Erfahrungen der Person mit sich selbst sind in Form von affektiv-kognitiven Schematisierungen als *„Selbstrepräsentanzen“* und die Erfahrungen mit der Umwelt als *„Objektrepräsentanzen“* gespeichert. Für die psychische Stabilität ist sowohl die Qualität der Selbstrepräsentanz (Selbstbild) als auch die Qualität der Objektrepräsentanz (Bilder von der Umwelt), vor allem im Sinne der zu engen, zu diffusen oder mangelnden Objektbeziehungen (z. B. Beziehung zur Mutter) mit ihren libidinösen und aggressiven Anteilen (Gut und Böse), bedeutsam. Störungen in der frühkindlichen psychosozialen Entwicklung der Person führen zu defekten Objekt- und Selbstrepräsentanzen.

So soll bei Suchtkranken aufgrund frühkindlicher Störungen der Mutter-Kind-Interaktion eine Spaltung der Objektrepräsentanzen und der Selbstrepräsentanzen in gute und böse Anteile einerseits und eine Verschmelzung von Objekt (Umwelt) und Selbst mit dem Ergebnis mangelnder Autonomie und persistierender Abhängigkeit vorliegen. Auch Phantasie-Wirklichkeits-Beziehungen können entwicklungsbedingt mangelhaft sein (Anspruchsdenken, überhöhte Erwartungen).

Aufgrund dieser Konfiguration des Selbstbildes und des Umweltbildes sind „Selbstwert-Regulationskrisen“ (narzißtische Krisen) häufig. Diese drücken sich in Beziehungsstörungen aus mit der exzessiven Suche nach Anerkennung oder einer Abgrenzung gegenüber der Umwelt („Abhängigkeits-Autonomie-Konflikt“; Heigl-Evers 1985).

Durch die strukturellen Defizite der Objekt- und Selbstrepräsentanzen ist das Ich bei der Regulation der aktuellen psychischen Prozesse oft überfordert („Ich-Schwäche“). Abwehrmechanismen wie Projektion, Externalisierung, Verleugnung oder Rationalisierung werden zwar eingesetzt, reichen aber oft nicht aus. So entsteht eine Reizüberflutung mit nichtidentifizierbaren und schwer steuerbaren Unlustgefühlen – man spricht von *Affektintoleranz*. Der Zusammenbruch der Regulierungssysteme erzeugt Angst, die das gesamte Erleben ungerichtet durchdringt. Hinzu kommen Gefühle des Gescheitert-, Mißachtet- und Verlassenseins, der Verzweiflung und Ohnmacht oder diffuse infantile Wut. Reale Belastungen führen daher auch oft zu unverständlich intensiven Enttäuschungsreaktionen, d. h. zu *Frustrationsintoleranz* (Rost 1986).

Durch Zufuhr von Rauschmitteln gelingt es, in dieser gestörten Informationsverarbeitung die positiven Anteile des Selbst anzuregen. Solche im Rauscherleben erfolgenden Verklärungen des Selbst und der Umwelt verschärfen aber die realen Beziehungsstörungen mit der Umwelt im nüchternen Erleben.

Die unangenehmen Nüchternerfahrungen fördern in der Folge wiederum Bedürfnisse nach Verschmelzung und Harmonie, die im Rausch fiktiv möglich sind. Ein destruktiv strenges Über-Ich führt jedoch bald zu unerträglichen Schamgefühlen, die zur Verleugnung des Rauschmittelkonsums führen. Darüber hinaus führt die Drogenwirkung wiederum zur angenehmen Auflösung und Inaktivierung des Über-Ichs, das Ich kann den Impulsen des Es nachgeben. Dem Bedürfnis nach Berauschung wird daher zunehmend stattgegeben, und der Kreis ist geschlossen (Lürssen 1976).

In der Entwöhnungstherapie ist die Psychoanalyse für das Verständnis von grundlegenden Beziehungsproblemen hilfreich. Das gilt besonders für die Gruppentherapie, die oft mehr als die Einzelanalyse geeignet ist, Abwehrstrategien zu erkennen und therapeutisch anzusprechen (Burian 1984).

Wie bereits erkennbar ist, verwendet die Psychoanalyse in großem Maße implizit regeltheoretische bzw. kybernetische Vorstellungen zur Beschreibung der bei der Sucht relevanten inneren psychischen Mechanismen und ihrer Störungen. Dies ergänzt sich gut mit der „äußeren" Dynamik psychischer Mechanismen, wie sie die Verhaltenspsychologie betont. Somit zeichnet die Psychoanalyse der Sucht ein äußerst vielschichtiges Bild dieser Störung (Tab. A-8).

Tab. A-8: Kurzformeln der Psychoanalyse der Sucht (nach Lürssen 1976)

Sucht ist eine Form der Onanie (Freud).
Das Über-Ich des Süchtigen ist alkohollöslich (Fenichel).
Das Es verbindet sich im Rausch mit dem Ich im Kampf gegen das Über-Ich (Solms).
Die Sucht ist eine Flucht vor dem Gewissen (Wurmser).
Der Süchtige ist narzißtisch gestört (Kohut).
Symbiotisch organisierte Selbst- und Objektrepräsentanzen sind die Basis der Drogensuszeptibilität (Kernberg).

Nicht direkt dem psychoanalytischen Bereich zuzuordnen, aber dennoch auf einem theoretischen Konstrukt einer latenten psychologischen Wirkgröße aufbauend ist das *Machtmodell* (McClelland et al. 1972), das auf dem Bedürfnis nach Einfluß oder Wirkung beruht: Im Rausch ist Machterleben möglich, im Nüchternzustand dominiert ein Ohnmachtsgefühl.

Ein integratives kybernetisch-psychologisches Funktionsmodell

Die Integration der bisher vorgestellten psychologischen Modelle in ein zweckmäßiges Modell für die klinische Arbeit läßt sich so gestalten, daß süchtiges Verhalten als ein dysfunktionales Zusammenspiel von Regulationsstörungen in folgenden miteinander verschränkten Bereichen begriffen wird (vgl. Heigl-Evers et al. 1991):

- *Selbst-Umwelt-Beziehungen* als konkreter Handlungs- und Erfahrungsbereich (z. B. zu dominantes oder zu subordinantes Sozialverhalten)
- *Wunsch-Wirklichkeits-Beziehungen* als Bereich von Antrieben (z. B. Soll-Selbstbild vs. Ist-Selbstbild)
- *Lust-Unlust-Balance* als Bereich der aktuellen Affekte.

Es handelt sich also um Störungen regulativer Prozesse, die jeweils ein Gleichgewicht der Selbst-bezogenen oder Umwelt-bezogenen Aktivitäten, der Lustzustände oder der Unlustzustände usw. erzielen sollen (vgl. Tretter 1985, s. auch Abb. A-8). Vor allem das Gleichgewicht zwischen Phantasien und der gegebenen Wirklichkeit (d. h. dessen, was als Wirklichkeit erlebt wird) erfordert regulative Prozesse. Diese regulativen Prozesse sind durch kognitive oder verhaltensmäßige Anpassungsprozesse gekennzeichnet. Es werden beispielsweise Pläne gemacht, wie Wünsche verwirklicht werden können. Beim Suchtkranken scheint im Sinne der oben genannten Symptome eine Störung der Wunsch-Wirklichkeits-Beziehungen vorzuliegen, und zwar in Form überhöhter Wünsche, die eine Unlustspannung erzeugen, die nur durch den Rauschmittelkonsum umgangen werden kann. Sowohl die *Verhaltenspläne*, wie auch die *Erwartungen* gegenüber der Umwelt, also die „Sollwerte“, sind im Vergleich zu den Gegebenheiten („Istwerte“) *überhöht*. Dadurch entstehen affektive Spannungen (Unlust, Streß, Frustration). Zusätzlich sind die Regulationskompetenzen im affektiven, behavioralen wie auch kognitiven Bereich insuffizient. Drogenkonsum dient dann als aktuell wirksame, mittelfristig jedoch schädliche Regulationshilfe. *Therapeutisch* wird daher in diesen Bereichen gezielt gearbeitet.

Konkreter gesagt ist bei Suchtkranken häufig eine überhöhte Erwartungshaltung bei zu geringem Leistungseinsatz festzustellen, wodurch sich die geringe Frustrationstoleranz erklären läßt. Diese Frustrationsintoleranz läßt sich auch global gesehen als *„Streß“* (negative Affekte) bezeichnen, die Patienten fühlen sich überbeansprucht, was theoretisch aber auf die Spannung infolge überhöhter Sollwerte zurückzuführen ist. Somit läßt sich auch ein Streßmodell der Sucht auf ein Regelkreismodell beziehen. Aber auch bei maximalem Leistungseinsatz können die Ziele zu hoch gesteckt sein. Hoher Leistungseinsatz beruht anderweitig auch auf mangelnder Zuwendung durch die Eltern. Hier ist therapeutisch an den überhöhten Zielen zu arbeiten.

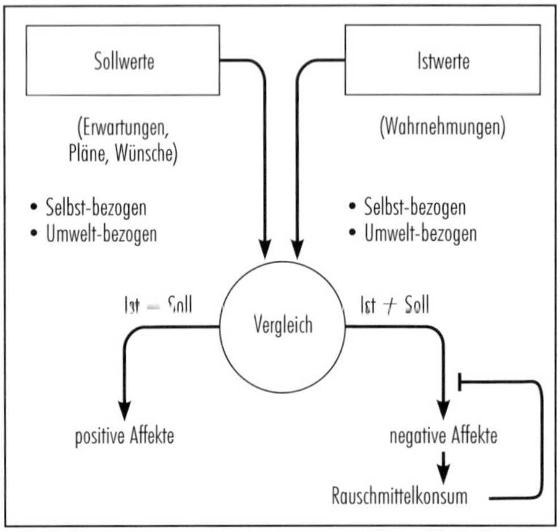

Abb. A-8: Psychische Dysregulation bei Suchtkranken: Die Disposition zum positiv erlebten Suchtmittelkonsum beruht auf chronisch überhöhten Sollwerten mit der Folge der anhaltenden Dysphorie (negative Affekte), die durch Rauschmittelkonsum reduziert werden kann. Positive Affekte treten selten direkt auf. Durch den Rauschmittelkonsum fallen die negativen Affekte weg und die Person fühlt sich gut.

Bei anderen Suchtkranken führt zu hohe Geborgenheit zu einem im sozialen Vergleich überhöhten Risikoverhalten, wobei die eigene Auseinandersetzung mit dem Scheitern fehlt. Aber auch zu geringer Schutz vor traumatischen Reizen kann die Angst vor der Auseinandersetzung mit der Umwelt erhöhen und Isolationssituationen und -gefühle erzeugen.

Es sind weitere psychische Aspekte zu beachten, die vor allem die *Komorbidität* betreffen. Für einen Kreis der Abhängigkeitskranken, je nach Suchtmittel, Altersgruppe, Geschlecht usw. zwischen 40–60%, lassen sich *psychoneurotische Störungen (* aber auch *Psychosen)* ausmachen, die in Form von Depressionen, Ängsten und daneben auch Aggressionsstörungen auftreten. Bei diesen Menschen wirkt die Droge als Therapie. Hier hilft für das Verständnis der Problematik vor allem ein psychoanalytisches Erklärungsmodell, das von verdrängten Gefühlen und Konflikten ausgeht. Auf diese Weise kann therapeutisch gut begründet gehandelt werden.

Grundlegend handelt es sich bei diesen Patienten um Menschen mit einer Ko-Morbidität („Doppeldiagnosen“).

Persönlichkeitstheoretische Modelle

Nachdem nun *Funktionsmodelle* angesprochen wurden, sind psychologische *Strukturmodelle* zu erwähnen. Mit Strukturmodell ist gemeint, daß es gewissermaßen „neurochemische Verdrahtungen“ geben könnte, die „transsituative Verhaltensdispositionen“ bedingen, die man als *„Persönlichkeit“* bezeichen kann. Im Hinblick auf die Sucht heißt das ungefähr folgendes: Wenn der Rausch gegenüber dem Nüchternzustand ein besonders attraktiver Zustand ist, dann wird er immer wieder angestrebt und somit bahnt sich die Sucht (psychische Abhängigkeit) an.

Es drängt sich die Frage auf, welche besonderen Merkmale die Nüchternpersönlichkeit aufweist, daß sie gegenüber dem Rauschmittel so „vulnerabel“ (oder: suszeptibel) ist. Das Konstrukt „Persönlichkeit“ bedeutet zunächst nur, daß es charakteristische situationsübergreifende Verhaltens- und Erlebensmerkmale gibt. Diese Merkmale scheinen im hohen Maße nicht erlernt, sondern eher angeboren zu sein.

Die klassifizierende Beschreibung dieser Merkmale erfolgt häufig durch Kategorien wie „Extraversion" bzw. „Introversion" oder „Erregbarkeit" bzw. „emotionale Stabilität" usw. Auch klinische Beurteilungen stützen sich auf das Konstrukt Persönlichkeit.

Besonders aussagekräftig in dieser Hinsicht ist die *Selbstbeschreibung der Anonymen Alkoholiker*: Diese Selbsthilfegruppe beschreibt sich selbst als Kreis von Personen, der gequält ist von Isolationsgefühlen, Einsamkeit, Zurückweisung und Ablehnung. Diesem Grundgefühl, nicht geliebt zu werden, steht Selbstmitleid bei Zuwendung, Ablehnung der Hilfe anderer, Launenhaftigkeit und leichtes Beleidigtsein entgegen. Auch eine ausgeprägte Selbstüberschätzung und die Neigung zum Übertreiben schreiben sie sich zu (Neuendorf u. Schiel 1982). In den klassischen psychiatrischen Beschreibungen werden Alkoholiker als willens- und charakterschwache Personen beschrieben, die hyperthym, dysthym, ängstlich, hysterisch, erregbar, willensschwach, weichlich oder haltlos seien.

Alkoholiker sind gemäß einer Beurteilung ihrer *Persönlichkeitsstörungen* nach den klinischen Beurteilungssystematiken wie ICD-10 oder DSM-III-R (oder DSM-IV) vor allem von den Persönlichkeitsstörungen der Gruppe B geprägt (hier nach DSM-III-R). Aber auch andere Störungsbilder kommen vor:

Gruppe A (sonderbar, exzentrisch):
- Schizoide, schizotypische oder paranoide Persönlichkeitsstörung

Gruppe B (dramatisch, emotional, launisch):
- histrionische, narzißtische, antisoziale oder Borderline-Persönlichkeitsstörung

Gruppe C (ängstlich):
- selbstunsichere, dependente (abhängige), zwanghafte und passiv-aggressive Persönlichkeit

In *testpsychologischen Untersuchungen* (vgl. Küfner 1981) zeigten sich bei Alkoholikern erhöhte Werte auf der Psychopathieskala und eine Erhöhung der Werte der Depressionsskala im MMPI (Minnesota Multiphasic Personality Inventory). Im FPI (Freiburger Persönlichkeitsinventar) sind Alkoholiker erregbar, gehemmt und kontaktscheu. Anhand projektiver Tests fand Battegay (1978), daß Alkoholiker eine unreflektierte, passive Affektlabililät, Aversionen gegen emotional ansprechende Situationen und eine zentrale orale Fixierung aufweisen. Kennzeichnend sei auch das Schwanken zwischen ungesteuerter Befriedigung der durchbrechenden Es-Impulse und einseitiger Erfüllung versagender Über-Ich-Forderungen.

Obwohl Suchtkranke von Normalprofilen abweichende Persönlichkeitsmerkmale haben, sind diese jedoch nicht einheitlich. Vermutlich gibt es mehrere Untergruppen von Persönlichkeitsvarianten (Grünberger 1977). Ungeklärt bleibt dabei, ob diese Eigenschaften prämorbid vor der Entwicklung der Suchtkrankheit bestehen oder ob die krankheitsbedingten psychischen Veränderungen Folgeerscheinungen sind. Längsschnittstudien zeigen, daß „hyperaktive" Jugendliche eher alkoholgefährdet zu sein scheinen (Vaillant 1983). Es gibt noch die Befunde von Cloninger et al. (1988), die bei Kindern fanden, daß eine ausgeprägte Neugierde („novelty seeking"), „Belohnungsabhängigkeit" („reward dependence") und „Schadensvermeidung" („harm avoidance") Risikofaktoren für späteren Alkoholismus sind.

Mit diesen Verhaltensmerkmalen werden Aspekte dessen, was auch als „Temperament" bezeichnet wird, beschrieben.

> *Persönlichkeit:*
> Es gibt eine spezifische Vulnerabilität (Suszeptibilität) gegenüber Alkohol in Form von besonders ausgeprägter „Neugierde", „Belohnungsabhängigkeit" und „Schadensvermeidung" (Cloninger et al. 1988).
>
> Ähnliches dürfte für illegale Drogen gelten.

Mit der Kritik am Konstrukt Persönlichkeit als situationsunabhängige Verhaltenscharakteristika entwickelten sich neuere Ansätze zur Persönlichkeitsforschung im Rahmen der kognitiven Psychologie. Untersuchungen zu „Kontrollüberzeugungen" oder „Attributionsstilen" zeigen z. B., daß Alkoholiker häufig externale Kontrollüberzeugungen aufweisen, daß sie feldabhängig sind und durch spezifische Muster kognitiver Reizverarbeitung charakterisiert sind.

Das Konstrukt Persönlichkeit (oder Temperament) leitet über in den Bereich der Neurobiologie. Denn möglicherweise beruht die Bereitschaft, z. B. süchtig Alkohol zu trinken, auf einer angeborenen physischen und/oder psychischen Unfähigkeit, sich zu entspannen oder sich zu belohnen.

Neurobiologische Modellvorstellungen

Neurobiologische Erklärungsmodelle beruhen zunächst auf der einfachen Tatsache, daß es eben chemische Stoffe sind, die den Rausch und die Sucht erzeugen. Es geht dabei um die „Chemie der Lust und der Unlust". Durch die neurobiologische Analyse der Wirkweise der Drogen sind wichtige Erkenntnisse gewonnen worden, die bereits stellenweise zu neuen Möglichkeiten der medikamentösen Suchttherapie (z. B. Acamprosat®) geführt haben. Die Details zur „Neurobiologie der Sucht" sind dem gleichnamigen Abschnitt im Kapitel „Theorie" (S. 230) zu entnehmen.

Die eigentlich banale Erkenntnis, daß Drogen eine Befindensänderung auslösen, zeigt, wie stark die neurochemischen Effekte dieser Stoffe sind. Wenngleich auch Placebo-Effekte bei verschiedenen Drogen bekannt sind, so ist dennoch im Regelfall von unmittelbaren Veränderungen der Aktivität der Neurotransmitter auszugehen. Im Laufe der tierexperimentellen Forschung hat sich gezeigt, daß Stoffe wie Noradrenalin, Dopamin, GABA, Glutamat u.a. eine wesentliche Funktion bei der Intoxikation und bei der Sucht, aber auch bei den Entzugssymptomen haben.

Die gegenwärtige neurobiologische Suchtforschung konzentriert sich in chemischer Hinsicht auf die Rolle des Dopamins, das vereinfachend als „Lustsubstanz" bezeichnet wird, da es bei der neuroanatomisch als „Lustsystem" bezeichneten Region im Übergangsbereich zwischen *Hypothalamaus* und *limbischem System* besonders häufig vorkommt: Es handelt sich um die Projektion von Neuronen aus dem *ventralen Tegmentum* in den *Nucleus accumbens* im limbischen System. Dieses Faserbündel ist dopaminerg gesteuert.

Eine weitere wichtige Rolle spielt der Hirnstamm im Bereich des *Locus coeruleus*, dessen *noradrenerges* neuronales Netz von opioidergen Neuronen gehemmt wird. Auch hemmt das *opioiderge System* die *GABA-ergen Neurone* im *ventralen Tegmentum*, die ihrerseits wieder die dopaminergen Neurone hemmen. Somit wirkten Opiate bzw. Opioide durch Hemmung der Hemmung aktivierend auf dieses dopaminerge System (Abb. A-9).

Grundlegend wirken Drogen auf die Rezeptoren, die Membranen sowie auf Rücktransporter oder direkt auf Ionenkanäle. Durch Inaktivierung oder Aktivierung dieser Strukturen nach dem Ankoppeln der Drogen wird die Funktionsweise der Zelle verändert (s. Tab A-9). Diese molekularen Mechanismen stehen derzeit im Zentrum der Forschung. Die den Rezeptoren nachgeschalteten Molekülstrukturen wie G-Proteine, Adenylatzyklase, Proteinkinase C usw. greifen schließlich in die Expression genetischer Information ein, die u. a. den Aufbau oder Abbau von Rezeptoren regelt (Abb. A-10, vgl. Kapitel „Theorie", S. 230). Alle Transmittersysteme werden direkt oder indirekt von psychoaktiven Substanzen beeinflußt (Tab. A-10).

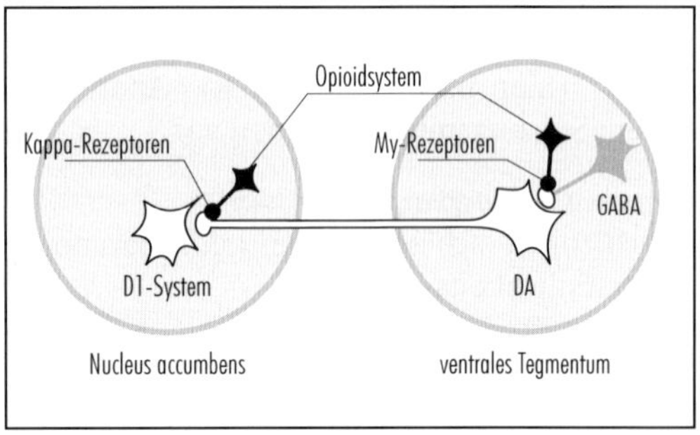

Abb. A-9: Modulation der Aktivität des Dopamin D1 Systems im Nucleus accumbens: das My-System als Teil des Opioidsystems hemmt das hemmende GABA-System, wodurch das Dopamin-D1-System enthemmt und daher aktiviert wird. Das Kappa-System hemmt präsynaptisch die dopaminergen Neurone mit dem Effekt der Minderung der Aktivität des D1-Systems. Das antagonistische Verhältnis des Kappa- und des My-Systems könnte die Momente der Spannung und Entspannung ausmachen: Die hohe Aktivierung des Dopamin-Systems, die durch die My-System-bedingte Hemmung des hemmenden GABA-Systems zustande kommt bei zugleich vorliegender Hemmung der Dopamin-Terminalen durch eine Kappa-System-bedingte Hemmung, könnte dem psychisch-phänomenalen Spannungszustand entsprechen (veränd. nach Herz 1995, S. 9, nach Tretter 1998a).

Tab. A-9: Neurobiologische Drogeneffekte

Droge	Molekulare Effekte
Alkohol	hemmt Glutamat-Rezeptoren und Ca-Ionenkanäle, verstärkt GABA-Mechanismen
Heroin	aktiviert Endorphinsystem, dieses hemmt die Folgesysteme
Kokain	hemmt Rücktransporter von Dopaminneuronen
Cannabis	aktiviert den Cannabis-Rezeptor, hemmt Folgezellen, jedoch noch weitgehend unklare Physiologie
Ecstasy	hemmt Serotonin-Rücktransporter

Tab. A-10: Wichtige Drogeneffekte auf Transmittersysteme

Transmitter	Wirksubstanzen
GABA	Benzodiazepine, Alkohol (aktivierend)
Glutamat	Alkohol (hemmend)
Endorphin	Opiode (aktivierend)
Noradrenalin	Alkohol (hemmend)
Dopamin	Kokain (aktivierend)
Acetylcholin	Belladonna (hemmend)
Serotonin	Ecstasy (aktivierend)

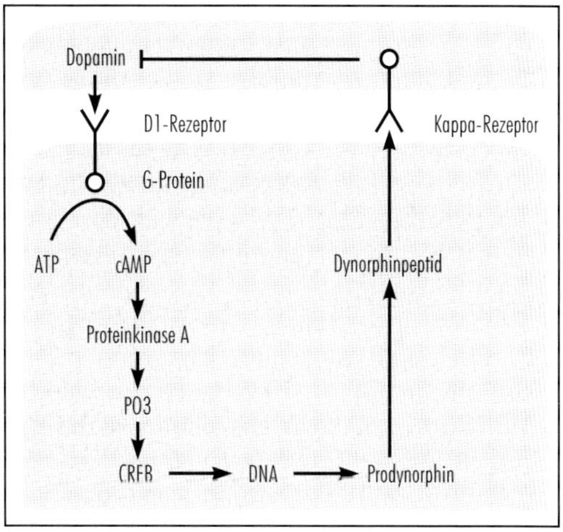

Abb. A-10: Intra- und interzelluläre Mechanismen der Drogenwirkung: Chronische Applikation von Drogen führt über eine Dopamin-D1-Rezeptor-Aktivierung (bzw. über eine My-Opiatrezeptor-Aktivierung) zu einer Erhöhung von cAMP. Über eine Proteinkinase kommt es dann zur Phosphorylierung des Transskriptionsfaktors CREB (cAMP-responsive element-binding protein), der an die DNA bindet. Auf diese Weise wird der Polymerase-II-Komplex aktiviert, so daß Prodynorphin transkribiert wird, aus dem sich im Cytosol das Dynorphinpeptid bildet. Diese Substanz wird aus der Zelle ausgeschüttet und an den postsynaptischen Kappa-Opiatrezeptoren gebunden, was die Erregbarkeit des betreffenden Neurons mindert und somit die Dopamin-Freisetzung dämpft.

Für das Verständnis von Drogeneffekten ist wegen der vielfältigen Verschaltung der Zellen nicht nur die Betrachtung der zellulären Prozesse, sondern auch der *systemischen Prozesse* der neuronalen Schaltkreise relevant.

> *Zynische Nachfrage: Volkswirtschaftlicher Nutzen der Gentechnologie?*
> Möglicherweise haben etwa 20% der Menschen in Asien ein Allel, das eine insuffiziente Azetaldehyddehydrogenase II exprimiert mit der Folge von unmittelbaren aversiven Konsequenzen beim Alkoholkonsum. Die gentechnische Veränderung des Gens zur Herstellung einer metabolisch suffizienten Azetaldehyddehydrogenase würde einen potentiellen Zuwachs von etwa 1 Mrd. neuen Alkoholkonsumenten erlauben.

Systemisches Verständnis der Neurobiologie der Sucht

Die Notwendigkeit eines „anderen Denkens" in der theoretischen Neurobiologie wird angesichts dieser komplexen Prozeßstrukturen rasch deutlich (vgl. Kapitel „Theorie", Abschnitt „Neurobiologie", S. 230):

- Die vielfältigen neurochemischen Effekte von Drogen lassen sich schwerlich in einem Gesamtkonzept verstehen, wenn nicht davon ausgegangen wird, daß das Gehirn ein operationell weitgehend geschlossenes System ist mit vielfältigen Koppelungen einzelner neurochemischer Systeme.
- Geht man von nur sechs (oder sieben) für die Sucht relevanten oben genannten Neurotransmittersystemen aus, dann ist es theoretisch kaum möglich, die Wechselwirkung zwischen diesen Systemen als Folge der Einwirkung einer Droge zu begreifen: selbst

wenn man eine Droge wie Kokain betrachtet, die hauptsächlich eine Dopamin-Systemaktivierung durch eine Reuptake-Mechanismus-Blockade auslöst, dann ist dabei weder die Intensität noch die Geschwindigkeit der Reaktionen auf der Ebene der Synapse und zwar weder im Einzelsystem noch in der gesamten Systemmatrix des Hirnstamms oder des limbischen Systems zu verstehen. Dieses theoretische Problem wird im Kapitel „Theorie" (S. 230) vertieft.

- Man muß auch davon ausgehen, daß die einzelnen Drogen durch die engmaschige Verschaltung ihrer Zielneurone, also durch relativ kleine Schaltkreise von etwa 3–4 Neuronen, das gesamte System der neurochemischen Transmitter beeinflussen. Es ist daher erforderlich, sich auf ein systemisches Gesamtmodell des Gehirns zu stützen, da „alles mit allem zusammenhängt".

Für diese theoretisch enorm intellektuelle Herausforderung, sich Vorstellungen von den Abläufen im Gehirn als neuronalem Netzwerk zu machen, ist es früher oder später unabdingbar, die Techniken der mathematischen Systemanalyse zu nutzen und die Probleme in mathematische Computermodelle zu übersetzen und zu testen. Dies wird im Kapitel „Theorie" (S. 230) genauer erläutert.

Hier soll daher zur Veranschaulichung nur ein schematisches Modell vorgestellt werden, das diese Dynamik und Interaktion der einzelnen neurochemischen Systeme berücksichtigt. In ein einfaches Bild übertragen läßt sich dieses Wirkungsgefüge nämlich als „neurochemisches Mobile" begreifen. Damit ist ein Modell gemeint, das davon ausgeht, daß die einzelnen neurochemischen Substanzen im Rahmen eines Gefüges von Waagebalken auf verschiedenen Waagschalen gelagert sind. Die Einwirkung einer Droge bedeutet dann die Steigerung oder Minderung des Gewichts der jeweiligen Waagschale, je nachdem ob die Droge eher eine funktionelle Verstärkung der Aktivität des jeweiligen Neurotransmitters bewirkt oder seine Abschwächung.

Am Beispiel Alkohol kann man sich das gut verdeutlichen:

- Wenn auf dieses Waagesystem beispielsweise im Sinne einer akuten Alkoholeinwirkung „Alkohol gegossen" wird, dann wird dadurch aufgrund verschiedener, molekularer Prozesse das Dopamin-D1–System und das GABA-System (direkt oder indirekt durch Hemmung des Glutamat-Systems) in seiner Wirkung verstärkt (vgl. Abb. A-11). Nach der Alkoholeinwirkung pendelt sich das System wieder ein und schlägt vielleicht ein wenig und kurzfristig in die andere Richtung aus.
- Wenn anhaltend Alkohol konsumiert wird, dann mindern diese Systeme gemäß einer systemischen Theorie ihre eigene Produktion der Überträgerstoffe. Die Gegenspieler von Dopamin und GABA steigern ebenfalls ein wenig ihre Grundaktivität, so daß eine Art „schräger" Gleichgewichtszustand entsteht. Insgesamt entsteht ein nach außen unauffälliges Bild, denn der inzwischen schon körperlich Abhängige hält ein künstliches neurochemisches Gleichgewicht aufrecht, ohne dies allerdings selbst zu merken.
- Mit zunehmender Abhängigkeit und Anpassung der neurochemischen Systeme auf die anhaltende Alkoholzufuhr besteht Gefahr, beim *Absetzen* des Alkohols oder bei der *Minderung* der Stoffzufuhr das künstliche neurochemische Gleichgewicht im Gehirn zu stören – es entsteht eine *Entzugssymptomatik* mit Zittern, Schwitzen, Herzjagen und Hochdruck bis hin zu epileptischen Entzugskrampfanfällen oder einem Delirium tremens (Rommelspacher et al. 1991, Rommelspacher u. Schmidt 1994). Wird der Alkohol plötzlich abgesetzt, dann entwickelt sich nämlich ein neurochemisches Ungleichgewicht: durch das Übergewicht von Noradrenalin und Glutamat entwickeln sich Erregungszustände, durch das starke, aber dann rasch absinkende Gewicht von Acetylcholin gibt es Verwirrtheitszustände, und das Übergewicht von Serotonin erzeugt Ängste, so daß schlimmstenfalls ein Delirium tremens auftreten kann. Der Mangel von GABA kann zusätzlich zu epileptischen Entzugskrampfanfällen führen (s. Abb. A-12).

Die neurobiologischen Details sind im Kapitel „Theorie" (S. 230) noch genauer dargestellt.

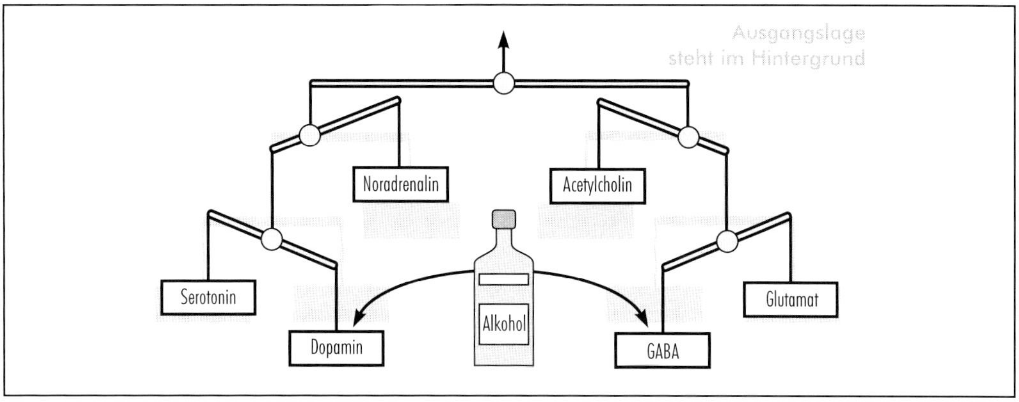

Abb. A-11: Das „neurochemische Mobile": Es besteht ein fein abgestimmtes Gleichgewicht zwischen verschiedenen neurochemischen Systemen, das ein ähnlich feines Zusammenspiel zeigt, wie ein System gekoppelter Waagschalen oder ein „Mobile". Durch akute oder anhaltend-chronische Einwirkung von Drogen wird das Gleichgewicht kurzzeitig oder anhaltend verändert. Beispielsweise wird durch Alkoholkonsum das aktivierende Dopamin-System und das hemmende GABA-System indirekt oder direkt verstärkt. Nach dem Alkoholkonsum schwingt sich das System wieder in die alte Gleichgewichtslage ein (nach Tretter 1998a). (Schattierte Linie = Gleichgewichtslage der Waagschalen als Kästchen; schattierte Linien u. schattierte Kästchen und Waagebalken = Normallage.)

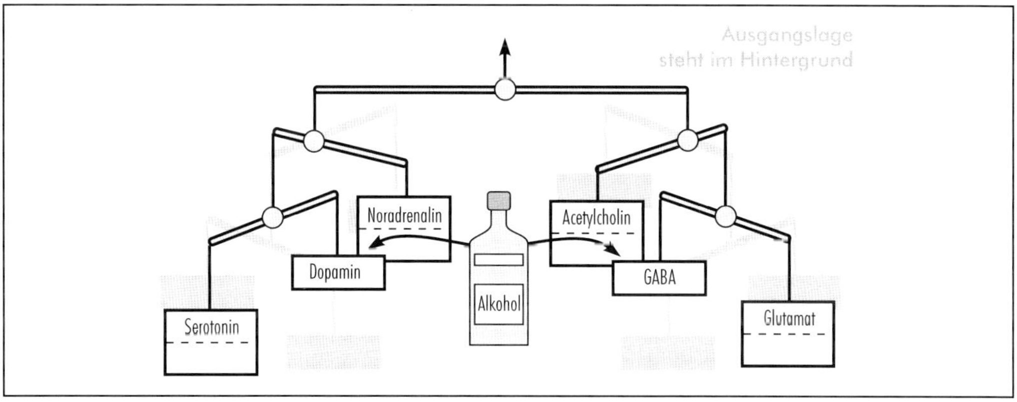

Abb. A-12: Die Anpassung des „neurochemischen Mobiles" des Gehirns auf anhaltende Alkoholzufuhr: Aktivierte Systeme reduzieren die Eigenproduktion der Transmitter. Die Folge ist ein labiles Gleichgewicht, das bei Absetzen des Alkohols zu einer Entgleisung der Aktivitäten der Systeme führt (schattierte Lage der Waagebalken).
Anm.: Eine Vergrößerung der Waagschalen bedeutet nicht, daß das absolute Gewicht (Rezeptorsensitivität, Stoffwechsel, Transmitterausschüttung) größer geworden ist, sondern nur, daß in Einzelfällen das funktionelle Gleichgewicht verändert ist. Dies ist v. a. beim Serotonin-System zu beobachten, bei dem keine konsistenten biochemischen Änderungen feststellbar sind.

Integrative Ursachenmodelle für die Praxis

Für die klinische Arbeit ist es nützlich, von einem allgemeinen Modell auszugehen, das alle Aspekte, d. h. die biologischen, die psychologischen und die sozialen Faktoren gemeinsam berücksichtigt: Bei einem Patienten ist die Konstellation eher biologisch geprägt, bei einem anderen wieder psychisch, beim Dritten sind es soziale Umstände, die die Sucht aufrechterhalten usw.
Zentraler Ausgangspunkt der in diesem Buch dargelegten Konzeption der Sucht ist daher, wie bereits erwähnt, ein *mehrdimensionales*

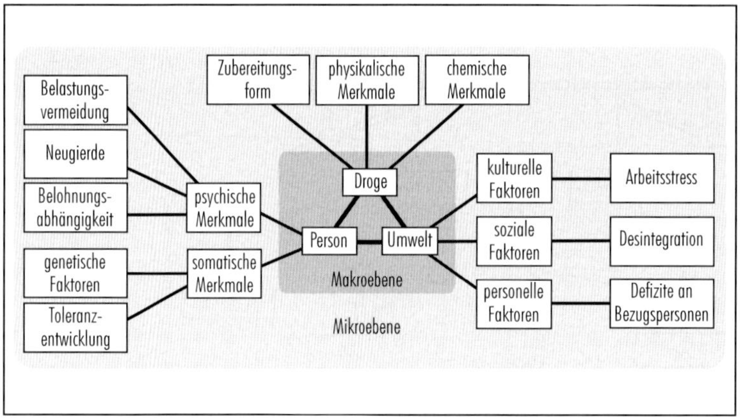

Abb. A-13: Eine Differenzierung des „Drei-Faktoren-Modells" der Suchtentstehung (nach Feuerlein 1989). Die Konstellation von risikoreichen Merkmalen der Person und der Umwelt in bezug auf Merkmale der Droge bestimmen das Ausmaß der Bindung der Person gegenüber der Droge. Bei der Betrachtung des Problems werden meist nur Aspekte der Mikroebene genutzt, wodurch der Gesamtüberblick (Makroebene) verloren geht.

Krankheitsmodell, das „biopsychosoziale Ursachenmodell" (Engel 1977, Feuerlein 1989; s. Abb. A-13):
Sucht ist in dieser Sicht das Ergebnis einer längerwährenden Wechselwirkung von Merkmalen

- der *Person* (z.B. genetische Risikofaktoren oder psychische Risikofaktoren wie Belohnungsabhängigkeit, Belastungsvermeidung, Neugierde),
- der *Umwelt* (Risikokonstellation im sozialen Umfeld) und
- der *Droge* (Stoffe mit hohem bzw. adäquatem Suchtpotential).

Dieses Modell wird hier vereinfachend als „Drei-Faktoren-Modell" bezeichnet. Es beruht auf unzähligen statistisch belegten empirischen Forschungsergebnissen und hilft auch als Orientierungsrahmen in der individuellen Betreuung der Suchtgefährdeten oder bereits Suchtkranken.

Bei einer weiteren Differenzierung dieses Modells entsteht allmählich ein äußerst komplexes Bild von Wirkfaktoren. Es ist Ziel neuerer Theorien, diese Komplexität der Realität in Modellen abzubilden, wobei es „ökologische" und „systemische" Modelle gibt.

„Ökologische" Modelle

Selbst komplexe Ursache-Wirkungs-Modelle sind, so zeigt es die Forschung wie auch die klinische Arbeit, unzulänglich für das Verständnis der Entstehung der Sucht, da sie nur *unidirektionale* Wirkungsflüsse betrachten. Sucht ist aber nicht nur ein Ergebnis der Einwirkung vielfältiger Umweltfaktoren auf das Verhalten und auf die Person, sondern sie ist auch bedingt durch die Umgehensweisen des Menschen mit seiner Umwelt. Es müssen daher die *Wechselbeziehungen* (Interaktionen) zwischen Person und Umwelt und nicht nur die Umwelteinwirkungen auf die Person betrachtet werden.

Solche „interaktionistischen" Modelle sind „humanökologische Modelle". Sie betrachten das Geben-Nehmen-Verhältnis der Person zu ihrer Arbeit, ihrer Wohnung sowie ihrer Freizeit- und Familienumwelt.
Auf einer Ebene der Betrachtung, die im Rahmen eines Prozeßmodells die Person in den Mittelpunkt stellt, können vier einflußreiche Faktoren unterschieden werden (Abb. A-14):

- *Lebensbedingungen* als konkrete Konstellation der Umweltfaktoren, die als Istwerte wirken,
- *Lebenskonzept (Lebensplan)* als Gefüge von Sollwerten, die die Handlungsplanung ausmachen,
- *Lebensgefühl* als zentrale aus diesen Verhältnissen resultierende psychische Variable und
- *Lebensstil* als ein wichtiges äußeres Merkmal des Lebensgefühls.

Dieses Modell ist sehr hilfreich, das Problem der jugendlichen Drogenkonsumenten zu verstehen. Es läßt sich beispielsweise auch sehr gut auf bestimmte Lebensphasen (z.B. ältere Menschen und Sucht) und auch auf geschlechtsspe-

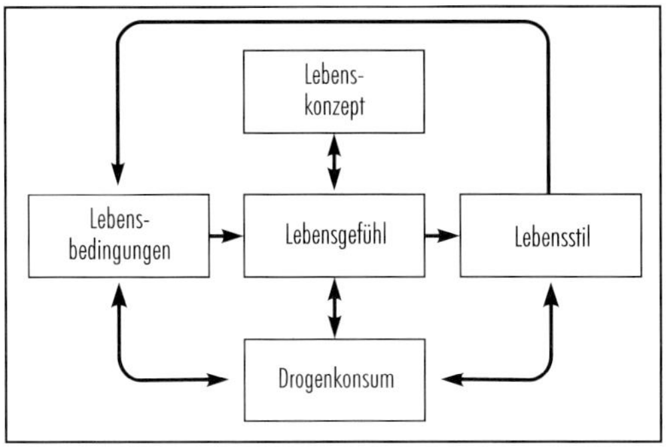

Abb. A-14: Das humanökologische Lebensmodell: Das Verhältnis von Lebenskonzept (Ziele der Lebensführung und -gestaltung usw.) und Lebenssituation (aktuelle Lebensbedingungen) spiegelt teilweise das Lebensgefühl, das wiederum den Lebensstil bestimmt, wobei mehrfache Rückkopplungen bestehen, die letztlich die Disposition zum Drogenkonsum beeinflussen (nach Tretter 1998a).

zifische Lebenssituationen (z.B. Frauen und Sucht) anwenden.

Auf einer differenzierteren Ebene der Betrachtung, die mehr den Einfluß der *Lebensbereiche der Person* im Gesamtzusammenhang berücksichtigt und eher zu einem Strukturmodell führt, kann der Bereich Umwelt aufgegliedert werden in Lebensbereiche wie *Arbeit, Familie, Freizeit, Wohnung* usw. (Abb. A-15). Im Rahmen dieser Betrachtungsweise wird deutlicher, daß jede Person in einem komplexen Gefüge von Beziehungen zu ihren Lebensbereichen steht – sie muß z. B. im Arbeitsbereich Leistungen und Durchhaltevermögen bieten, im Bereich Familie muß sie Zuneigung und

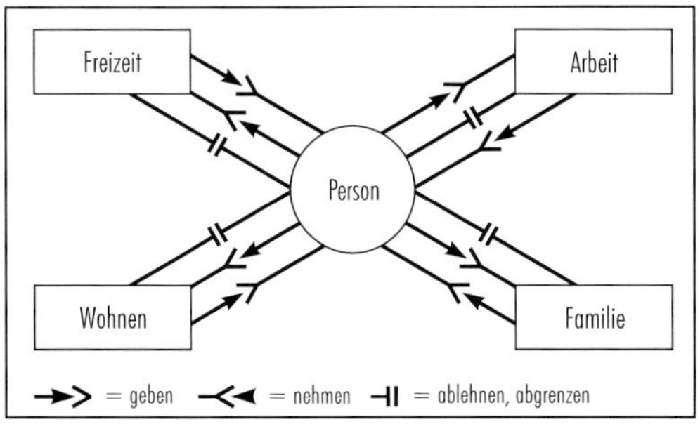

Abb. A-15: Der Beziehungshaushalt der Person im Hinblick auf das Geben-Nehmen-Verhältnis bezogen auf die einzelnen Lebensbereiche. Die Lebensqualität ist ein Produkt der erlebten Bilanz der einzelnen Geben-Nehmen-Beziehungen und der Abgrenzungsmöglichkeiten (nach Tretter 1998a).

Sicherheit bringen. Jeder Mensch muß für einige Zeit den einen oder anderen Bereich aus dem Auge lassen, um sich einem bestimmten Bereich besonders zu widmen. Auf diese Weise entstehen Einseitigkeiten, die als schuldhaft erlebt werden und Konflikte mit sich bringen. Aus dieser Spannungssituation heraus entsteht die Gefahr, daß bei gleichzeitigem Konsum von Drogen eine Ausblendung der problematischen Lebensbereiche erfolgt und ein Entspannungseffekt auftritt, der so angenehm ist, daß er immer wieder angestrebt wird („Alles ist gut").

Bei der Erörterung dieser Modelle ist bereits einiges klar geworden: Das Bedingungsgefüge der Sucht ist komplex und zeigt Rückkoppelungen. Um in dieser Hinsicht das Kausalverständnis zu vertiefen, muß das systemische Denken beansprucht werden.

Systemische Modelle

Wie bereits bei der Erörterung der Neurobiologie, aber auch der Psychologie deutlich wurde, ist es schwierig, die eindeutige Kausalität in einer Wirkrichtung nachzuweisen. In der Realität gibt es vielmehr rückgekoppelte Wirkungsflüsse, mit sogar nichtlinearem Verlauf, so daß es nötig ist, diesen Umstand ausdrücklicher zu beachten.

In der kybernetisch-systemanalytischen Betrachtungsweise sprechen wir, wenn diese Bedingungsfaktoren der Sucht eine Rückkoppelung aufweisen, von „positiven (steigernden) Rückkopplungen" (Teufelskreise) wenn die Rückkoppelung die Sucht steigert, und von „negativen (dämpfenden) Rückkopplungen" (Regelkreise), wenn die Sucht gemindert wird.

Es gibt intrapsychische Teufelskreise wie das Auftreten des Trinkbedürfnisses mit der Folge, daß Scham nach dem Trinken auftritt, mit dem erneuten Trinkbedürfnis, um sich zu betäuben, mit der dadurch eintretenden Verstärkungswirkung weiterer Trinkimpulse usw. (vgl. Abb. A-16).

Wie im Abschnitt „Soziale Ursachenfaktoren" (S. 14) zum Thema der „Co-Abhängigkeit" dargestellt wurde, sind auch im interpersonellen Bereich solche Teufelskreise aufgedeckt worden: Partner verhalten sich oft so, daß der Drogenkonsum verstärkt wird. In diesem Fall

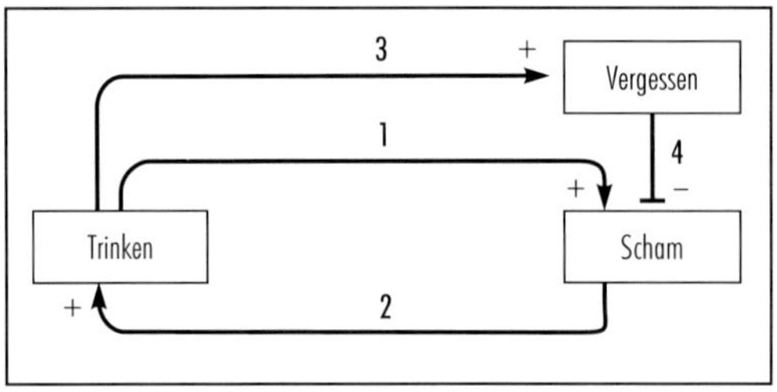

Abb. A-16: Der intrapsychische Teufelskreis des Trinkers im „Kleinen Prinzen". Trinken bewirkt Schamgefühle, die das Trinken steigern, bis Vergessenheitseffekte die Scham mindern.

sagt beispielweise der Trinker im Partnergespräch in der Therapie:

„Ich trinke, weil meine Frau so böse (so liebevoll/verwöhnend) zu mir ist".

Die Frau hingegen sagt: „Ich bin so böse (so liebevoll/verwöhnend), weil mein Mann trinkt" (Abb. A-17).

Man spricht also auch hier von der „Co-Abhängigkeit" des Partners, weil es sich um *suchtverstärkende Verhaltensmuster* handelt. Das System kann eskalieren bis zum Zusammenbruch (Notaufnahme in Klinik) und sich dann wieder aufbauen (z.B. Rückfall nach

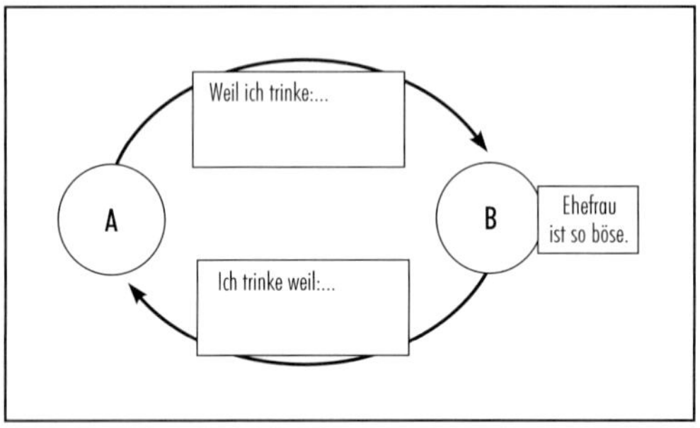

Abb. A-17: Sozialer Teufelskreis der Sucht: Der Alkoholiker A schiebt die Trinkursache auf die böse Ehefrau B, die Ehefrau jedoch sieht das Trinken als Ursache ihres Ärgers an. Mit anderen Worten: Je böser die Ehefrau ist, desto mehr wird getrunken; je mehr getrunken wird, desto böser wird die Ehefrau.

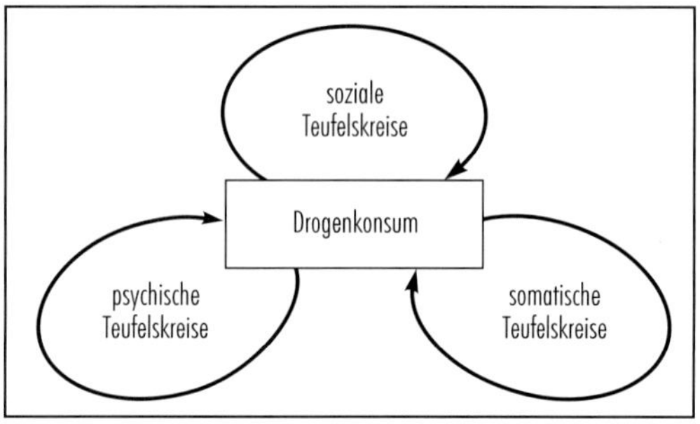

Abb. A-18: Die drei Teufelskreise der Sucht – somatische, psychische und soziale Teufelskreise (veränd. nach Küfner 1981).
Somatischer Teufelskreis: „Viel trinken ⟷ viel vertragen"
Psychischer Teufelskreis: „Viel Streß ⟷ viel trinken"
Sozialer Teufelskreis: „Viel trinken ⟷ viele Konflikte"

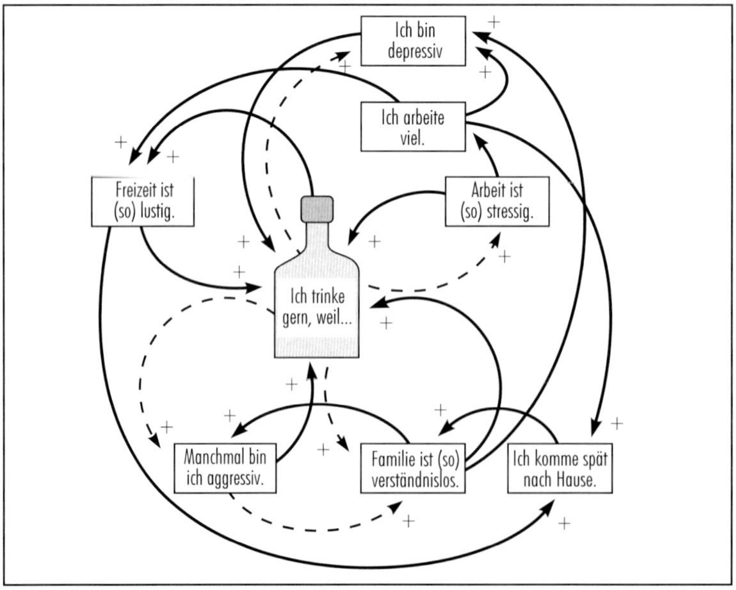

Abb. A-19: Konstrukte der Bedingungen des Trinkens eines Klienten mit Alkoholproblemen. Manifeste Bedingungen (durchgezogene Linien) als subjektive Begründungen und objektive (indirekte latente) Bedingungen (gestrichelte Linien) der jeweiligen subjektiven Ursache des Trinkens, die auch als Folgen des Trinkens angesehen werden können, sind aufeinander zu beziehen. Dadurch lassen sich selbstverstärkende „Teufelskreise" finden, die das Symptom stabilisieren und sogar steigern können (Tretter 1998a).

Klinikaufenthalt), wenn psychologisch keine Änderung eingeleitet worden ist.

In jedem der verschiedenen Bereiche, die als Bedingungsgefüge der Sucht wirksam sind, kommen solche Teufelskreise vor. Für das diagnostisch-analytische Vorgehen beim Einzelfall ist es günstig, auch in der Sichtweise der Regelkreise und vor allem der Teufelskreise das Funktionsgefüge der Sucht bei dem einzelnen Patienten zu betrachten. Dabei ist also im Sinne des vorher genannten „biopsychosozialen Ursachenmodells der Sucht“ insbesondere an die Teufelskreise im körperlichen, im psychischen und im sozialen Bereich zu denken (Abb. A-18).

Bei jedem einzelnen Menschen läßt sich ein individuelles Bedingungsgefüge des süchtigen Verhaltens ausfindig machen. Dies ist im Rahmen des „idiographischen Modellierens“ (vgl. Schiepek 1991) möglich. Dabei werden einzelne Faktoren unabhängig von der eben dargestellten Taxonomie – beispielsweise so wie sie vom Klienten expliziert werden – in ihren Wechselbeziehungen dargestellt (vgl. Abb. A-19).

Die Erörterung einiger komplexer Beschreibungs- und Erklärungsmodelle der Sucht sollte zeigen, wie wichtig die Beachtung der Vernetztheit – das Systemhafte – der körperlichen, psychischen und sozialen Bedingungen der Entstehung, der Verstärkung und der Minderung (oder gar Beseitigung) des Suchtproblems ist. Das muß dem jeweiligen Akteur im Hilfesystem klar sein, damit er nicht mittelfristig frustriert die Betreuung des Suchtgefährdeten oder von bereits süchtigen Menschen aufgibt.

Spezielle Bedingungen der Suchtentwicklung

Sucht und Jugend

Dieser Bereich betrifft vor allem die Abhängigkeit von illegalen Drogen. Es sind seit den späten 60er Jahren zunehmend veränderte Bedingungen für Jugendliche gegeben mit mehr Selbständigkeit und mehr finanziellen Möglichkeiten. Damit hat die Selbstbestimmung zugenommen – mit ihren positiven und ihren negativen Seiten wie dem Drogenkonsum. In armen Regionen ist allerdings das Drogenproblem ebenso bei Jugendlichen verbreitet. Die therapeutische Betrachtung des Drogenproblems bei Jugendlichen erfordert daher die besondere Berücksichtigung der Entwicklungspsychologie (vgl. Oerter u. Montada 1982) und der Jugendsoziologie (z. B. Baacke 1993, Jugendwerk der Deutschen Shell 1992). Diese Problematik wird vor allem in den Kapiteln „Drogenabhängigkeit“, S. 131, und „Humanökologie“, S. 269, behandelt.

Sucht und Alter

Der Problemkreis Sucht und Alter ist ein von der Suchtforschung stark vernachlässigter Bereich (vgl. jedoch Havemann-Reinecke et al. 1998). Es sind dabei zwei Grundformen zu unterscheiden, die allerdings Überlappungen zeigen:

- Süchtige im Alter
- Alte Menschen, die süchtig werden.

Für die erste Gruppe von Personen wird in diesem Buch auf die jeweiligen somatischen und psychischen Probleme in Spätstadien hingewiesen. Was die spezifisch hoffnungsarme Lebenslage des Kreises der älteren Menschen betrifft, muß hier auf das bereits angesprochene Konzept der „Ökologie der Person“ (S. 269) als Referenzkonzept verwiesen werden, insofern hier die therapeutische Räson relativiert wird und Entscheidungen subjektbezogen stattfinden (z. B. Unterbringung in einem Heim nicht gegen den ausdrücklichen Willen des Betroffenen).

Frauen und Sucht

Auch diese Konstellation ist ein spezielles Gebiet, das das Suchtproblem in einem besonderen Licht erscheinen läßt. Hier kann nur auf einschlägige Publikationen hingewiesen werden (Deutsche Hauptstelle gegen die Suchtgefahren 1990) und auch das Kapitel „Medikamentenabhängkeit“ (S. 183) erwähnt werden, wo kurz die besondere Lebenslage der Frauen angesprochen wird.

Sucht und Psychose

Die besonders schwerwiegende Problematik, daß ein Mensch ein Suchtleiden hat und zusätzlich unter einer Psychose oder einer sonstigen schweren psychischen Störung leidet (Komorbidität) hat in den letzten Jahren zunehmende Aufmerksamkeit gewonnen (vgl. Krausz u. Müller-Thomsen 1994). Auch bei diesem Problemkreis ist häufig unklar, ob die psychische Störung zuerst da war oder die Sucht. Fest steht jedenfalls, daß die Behandlung dieser Patienten ein Sonderproblem darstellt. In der Regel ist eine enge Kooperation zwischen psychiatrischen und suchttherapeutischen Einrichtungen angezeigt. Häufig ist zunächst die psychiatrische Problematik effektiv zu behandeln, damit die Suchtproblematik zusätzlich behandelt werden kann.

Ausstieg aus der Sucht

Veränderungen der Suchtentwicklung bis zur Umkehr sind aus psychologischer Sicht auf zwei Ebenen auslösbar:

- auf der *affektiven Ebene* wegen zunehmender negativer Effekte z. B. des Trinkens bzw. wegen der allgemein immer schlechter werdenden Lebenslage,
- auf der *kognitiven Ebene,* insofern die Einsicht besteht, daß es so nicht mehr weitergeht und die Notwendigkeit der Veränderung eingesehen wird.

„Therapiemotivation“ praktisch gesehen:
Die Motivation, eine Entwöhnungstherapie zu machen, schilderten einige Patienten auf einem Diskussionspodium, für Therapeuten ernüchternd, einmal so: „Ich mußte zwischen der Pest des Weitertrinkens und der Cholera der Therapie entscheiden. Ich entschied mich für die Cholera, weil ich dachte, hier kann es vielleicht besser werden, was beim Trinken herauskommt, wußte ich ja schon“.

Für das klinische Grundverständnis ist es nun wichtig zu beachten, daß der jeweilige Patient bezüglich seines Problems eine bestimmte Resonanzfähigkeit, was Kritik betrifft, zeigen kann.

Dieser Prozeß der Veränderung des Suchtkranken wird am besten nach einem Modell von Prohaska u. DiClemente (1985) dargestellt, das hier in leicht veränderter Form gezeigt wird (s. Abb. A-20): Es handelt sich um ein zirkuläres Modell der Entwicklung mit mehreren Stufen der psychischen Organisation des Bewußtseins, was das Problemverhalten, also den Rauschstoffkonsum, betrifft, mit vielen Rückschritten (Rückfällen) in ältere Verhaltensphasen. Dieses Modell hilft in der Praxis besser zu verstehen, welche Intervention nötig ist.

Zunächst befindet sich der Patient also in der Phase, in der er nur das Problemverhalten zeigt. Durch mehrere negative Rückkopplungen über die Umwelt gelangt er in eine „Vorbesinnungsphase“, in der er zwar diffus merkt, daß etwas mit seinem Rauschstoffkonsum

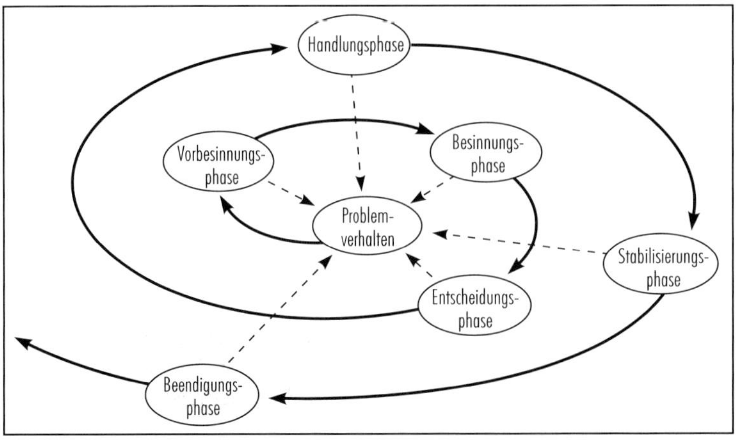

Abb. A-20: Phasenmodell der Veränderungsprozesse nach Prohaska u. DiClemente (1985) (Erl. s. Text)

nicht in Ordnung ist, aber er nimmt dies nicht einmal bewußt und klar wahr. Anschließend, durch direktere Konfrontationen mit dem problematischen Verhalten, besinnt sich der Konsument („Besinnungsphase"), aber er zeigt eher Abwehrstrategien und zeigt noch keine Veränderungsbereitschaft. Erst allmählich fällt der Abhängige die „Entscheidung", daß er etwas gegen die Sucht unternehmen wird, und setzt dies in der anschließenden „Handlungsphase" um. Er macht beispielsweise eine Therapie oder verhält sich abstinent. Diese Verhaltensweise wird nun über längere Zeit stabilisiert („Stabilisierungsphase"), und schließlich wird das Verhalten beendet („Beendigungsphase"). Dabei kann es auch wieder zum Rückfall kommen, wie es überhaupt immer wieder aus jeder Phase heraus zu Rückfällen kommen kann (gestrichelte Pfeile).

Es ist nun wichtig, für alle Interventionen die jeweilige Phase des Patienten zu erkennen und dieser Phase gemäß die bisherigen Bemühungen des Patienten zur Veränderung zu würdigen.

Prävention

Prävention von Suchtkrankheiten (Suchtprävention) ist ein vorrangiges gesundheitspolitisches Ziel und dabei auch eine gesamtgesellschaftliche Aufgabe. Jeder einzelne in der Gesellschaft muß sich mehr diesen Aufgaben widmen, ebenso Ämter, Kindergärten, Schulen, Medien, die Justiz usw.
Man unterscheidet nach den Entwicklungsphasen der Sucht:

- *Primärprävention* zur eigentlichen Vermeidung der Sucht
- *Sekundärprävention* zur Intervention bei Vorphasen der Sucht, also vorliegendem Konsum von psychoaktiven Substanzen ohne Abhängigkeit
- *Tertiärprävention* zur Schadensminderung bei Vorliegen der Suchtstörung, wie beispielsweise Rückfallprophylaxe.

Grundaufgaben der Prävention sind:

- *Minderung des Angebots*
- *Minderung der Nachfrage.*

Nach den *Zielbereichen* werden gemäß dem bereits vorgestellten Dreifaktoren-Modell die *unspezifische Prävention*, insbesondere im Bereich der Stärkung der Person in ihren Kompetenzen der Lebensführung, und die *spezifische Prävention* in Hinblick auf den Umgang mit den psychoaktiven Substanzen unterschieden.

Die *spezifische Prävention*, deren Ziel die drogenbezogene Aufklärung ist, hat in den letzten Jahren an Bedeutung verloren, da sich zeigte, daß der informative Teil solcher Aktionen, der negative Folgen ansprach, von Risikopersonen nicht als Abschreckung, sondern als „Anmache" erlebt wurde. Dennoch ist eine drogenbezogene Risikoinformation nötig (z.B. bei Ecstasy).

Tab. A-11: Globale Ziele der unspezifischen Prävention

Soziale Kompetenz heben
Selbstsicherheit heben
Selbstbewußtsein heben
Stabilisierung des familiären Umfelds

Tab. A-12: Detailziele der unspezifischen Prävention

• Alltagskonflikte bewältigen
• Umgang mit Hindernissen üben
• Belastungen aushalten
• Entspannen lernen
• Genießen lernen
• Verantwortung für sich übernehmen
• Selbstbehauptung unter Anfechtungen zustande bringen
• Ziele sehen, die erreichbar sind
• Umgang mit Erwartungsenttäuschung und Scheitern üben
• Bewußtsein für eigene Lage und Person entwickeln
• zwischenmenschlichen Bereich gestalten mit Achtung, Teilnahme, Solidarität und Abbau sozialer Ängste
• sinnliche Erfahrungen und ihre Regulation fördern
• schöpferische Impulse erkennen
Wichtige Wirkungsbereiche:
Kindergarten, Schule, Freizeiteinrichtungen, Sportvereine (dort jedoch häufig wenig Interesse)

In der *unspezifischen Prävention* geht es bereits bei Kindern darum, ihre Anfälligkeit („Vulnerabilität") bzw. ihre Empfänglichkeit („Suszeptibilität") für Drogeneffekte zu mindern, indem ihre Kompetenz zur Selbstregulation ihres Innenlebens (z. B. Affektregulation) und ihres Außenlebens (z. B. Beziehungsregulation) gefördert wird. Dies geht Hand in Hand mit den Prinzipien der Gesundheitsförderung als gesamtgesellschaftliches gesundheitspolitisches Ziel.

Suchtvorbeugung besteht daher in der Förderung von Lebenskompetenz (Tab. A-11 u. Tab. A-12).

Prävention muß zeitlich weit vor der Zeit des Drogenkonsums anfangen.

Sachliche Information und Hintergrundsinformation sollen in der Prävention betont werden. Der Bezug zum alltäglichen Lebenszusammenhang ist wichtig („Kinder stark machen").

Im Rahmen der Sekundärprävention ist beispielsweise der risikoärmere Umgang mit Alkohol und Medikamenten zu erzielen (vgl. Tab. A-13 u. Tab. A-14).

Geht man in der Suchtprävention davon aus, daß individuelle Entscheidungen über den Konsum psychoaktiver Substanzen und die Abstinenz die jeweiligen Risiken und den Nutzen berücksichtigen, dann ist die Aufklärung über Risiken bedeutsam. Dies kann man als „Risikokommunikation" bezeichnen.

Tab. A-13: Risikoarmes Alkohol-Konsum-Verhalten

• *alkoholarme* Getränke trinken
• zum *Durstlöschen keine* alkoholhaltigen Getränke
• *nicht tagsüber* Alkohol trinken
• *nicht* auf *nüchternen Magen* trinken
• *nicht zur Entspannung* trinken
• *alkoholfreie Tage* einführen, mind. 2 Tage/Woche
• bei geselligen, trinkfreudigen Runden (bei Wein) *jede 2. Runde Wasser* bestellen
• *nicht gedankenlos* oder aus *Langeweile* trinken
• *nicht regelmäßig* in derselben Situation trinken
• als Gastgeber *Gäste nicht zum Alkoholtrinken* auffordern, Alkoholfreies anbieten
• *kein Alkohol mit Medikamenten* gemeinsam einnehmen
• *nicht Trinken und Autofahren*
• *Trinkmenge über mehrere Stunden* verteilen
• *Nie* Alkohol trinken *zur Stimmungsbeeinflussung*
• *Nicht „Kippen", sondern Schluck für Schluck*
• Scheuen Sie sich nicht, *alkoholische Getränke abzulehnen*
• *Kein Alkohol in der Schwangerschaft*
TEST: Trinken Sie 4 Wochen keinen Alkohol, vermeiden Sie Likörbohnen usw.
→ WIE GEHT ES ???

Tab. A-14: Risikoarmer Gebrauch von Medikamenten

Nicht länger als einige Tage „bedarfsweiser" Gebrauch
Keine Kombination von Medikamenten mit Alkohol
Ärztliche Anweisungen befolgen
Keine Nutzung der Medikamente zu anderen Zwecken, als es die Verordnung vorsieht
Bei „angenehmen" Nebeneffekten mit dem Arzt sprechen
Keine eigenmächtige Dosissteigerung (auch nicht bei Wirkungsminderung!)

Risikokommunikation

Aus der Risikoforschung ist bekannt, daß die subjektive Einschätzung von Risiken geringer ausfällt, wenn es um persönlich verhaltensbedingte Risiken geht, während umweltbedingte Risiken überschätzt werden. Folgende Merkmale von Risiken steigern beispielsweise bei der Kommunikation über Gesundheitsrisiken von Ecstasy die Risikowahrnehmung:

- Katastrophenpotential (z. B. Schwere und Breite des potentiellen Schadensbildes)
- Schrecklichkeit (z. B. Dauer des Schadens, etwa Lähmung)
- Unbekanntheit (z. B. geringes medizinisches Wissen)
- Betroffenheit (z. B. individuelle Risikofaktoren)
- Unkontrollierbarkeit (z. B. geringe Aussagekraft von Pillentesten)
- Unfreiwilligkeit (z. B. Gruppendruck bei der Einnahme)

Dennoch ist eine angsterzeugende Information über Gesundheitsrisiken zu vermeiden.

Wesentlich ist, daß der Informant, also beispielsweise der aufklärende Arzt, glaubwürdig ist. Auch muß über den subjektiven Nutzen des Konsums gesprochen werden.

Ecstasy-Prävention

Hauptziel der Prävention bei dieser Substanz ist die Primär- und vor allem die Sekundärprävention. Dabei steht der „Safer use" im Vordergrund. Die Aufklärung über die unerwünschten Schadeffekte gehört unbedingt dazu (vgl. Tab. A-15). Dies läuft der aktuellen Konzeption von Prävention zuwider, die von der „Zeigefinger-Pädagogik" schon seit den späten 70er Jahren abgekommen ist, da die nur Widerstand auslöst. Es gibt aber Studien, die zeigen, daß Ecstasy-Konsumenten aufgrund erlebter negativer Effekte und auch wegen Befürchtungen, doch noch stärkere Schäden davon zu tragen, aufhören. Die besten Multiplikatoren sind die Jugendlichen selbst (Peer-Gruppen-Prävention). „Eve and Rave" führt bei Parties auch Pillen-Tests durch, was in vielerlei Hinsicht problematisch ist.

Tab. A-15: Infoblatt für Rave-Party-Teilnehmer (Quelle: „ecstasy project", network prevention Hamburg)

Ravekunde
Parties machen Spaß. Du lernst viele interessante Leute kennen, kannst mal so richtig abfeiern und den Alltag vergessen. Für manche gehören auch Drogen (z. B. Cannabis, Ecstasy, Speed) dazu. Wer Drogen nimmt, geht Risiken ein, der sicherste Weg ist, auf Drogen zu verzichten. Die Risiken lassen sich aber verringern.
Während des Raves:
Wenn Ihr zusammen losgeht und zusammen Drogen nehmt, achtet aufeinander und auf andere, die vielleicht Hilfe brauchen. Einer sollte nüchtern bleiben.
Falls Du Drogen kaufst, kauf niemals Drogen von Leuten, die Du noch nie gesehen hast.
Nimm keine Drogen, die Du nicht einschätzen kannst. Erkundige Dich vorher über deren Risiken und Zusammensetzungen. Weniger ist mehr.
Ausreichend Trinken – immer mal Mineralwasser anbieten kann auch neue Kontakte knüpfen.
Chill-out tut gut. Laßt die Party gemeinsam ausklingen. Das vertieft Freundschaften und schützt vor Einsamkeit beim Runterkommen.
Und danach:
Nimm Dir am Tag danach nichts Wichtiges vor und erhole Dich. Fruchtsäfte und Obst sind jetzt das Richtige.
Sprich mit Deinen Freunden über Deine Gefühle und ggf. auch über Eure Erfahrungen mit Drogen. Fehler anderer muß man nicht selbst wiederholen.
Du willst Spaß, kein Mensch will mit Drogen Probleme bekommen. Aber die Grenzen sieht man oft selbst erst zu spät. Sprich Freunde an, wenn Du der Meinung bist, daß sie die Kontrolle verloren haben, und hör zu, wenn Dich jemand auf Deinen Konsum anspricht.
Nach einer Zeit der Parties zähle, ob Du Freunde gefunden hast, mit denen Du auch sonst etwas anfangen kannst, und ob Du Erfahrungen gemacht hast, die Dich bereichern können.

Drogenpolitik als Rahmenbedingung der Suchtmedizin

Das konkrete ärztliche und psychologische Handeln im Suchtbereich ist eingebettet in eine äußerst kontroverse Situation der parteipolitischen Diskussion um die „richtige" Drogenpolitik. Im Zentrum der Debatte steht der Umgang mit den illegalen Drogen wie Heroin. Dies beruht einerseits auf der Tragik der ca. 1800 jungen Drogentoten, die pro Jahr in Deutschland anfallen, wie auch auf der ordnungspolitisch relevanten Ebene der Störung der öffentlichen Sicherheit und Ordnung (Public Health versus Public Order). Politische Programmformeln wie „Heroinprogramme für alle" oder „Zwangstherapie für Heroinabhängige" sind immer wieder in der öffentlichen Debatte auszumachen. Demgemäß ist es für Ärzte schwer, im Einzelfall die geeignete Therapie mit Augenmaß zu konzipieren. Es gibt sicher Fälle, in denen eine kurzfristige Zwangsunterbringung hilft, eine schwere, vital bedrohliche Krise aufzufangen, ebenso wie es Fälle gibt, bei denen die ärztlich kontrollierte Abgabe von Heroin eine Hilfe darstellen kann.

Auf der anderen Seite ist die relative Inaktivität und Machtlosigkeit der Politik im Bereich der legalen Drogen zu sehen. Dieser Widerspruch zwischen legalen Drogen und illegalen Drogen wird auch gerne von Jugendlichen kritisiert, wobei nicht selten damit der eigene Cannabiskonsum gerechtfertigt wird.

Es ist daher nötig, daß sich die Suchttherapeuten diesen Bereich von Gesundheitspolitik aus der Domäne der Parteien wieder zurückerobern und versuchen, eine sachlich begründete Drogenpolitik aufzubauen, die auch den legalen Drogen Alkohol, Medikamente und Nikotin genügend Aufmerksamkeit widmet (s. Kapitel „Theorie der Sucht", Abschnitt „Soziologie", S. 292).

Suchthilfesystem

Einführung in das Suchthilfesystem

Prinzipiell sind die *Versorgungsstrukturen* für Alkohol-, Medikamenten- und Drogenabhängige und für gefährdete Konsumenten dieser Stoffgruppen ähnlich aufgebaut: Für *bestimmte Phasen der Betreuung* sind spezielle Einrichtungen bereitgestellt (Tab. B-1, Abb. B-1). In Deutschland existiert ein im internationalen Vergleich sehr gut ausgebautes Suchthilfesystem. Die vorrangigen Aufgaben der Suchthilfe liegen hier in der *Repression* (Justiz), der *Prävention* und der *Therapie*. In der Schweiz gibt es für Drogenabhängige ausdrücklich eine vierte Säule: die *Überlebenshilfe*. Der Kontakt des Betroffenen mit dem Suchthilfesystem kann an verschiedenen Stellen erfolgen: in *Beratungsstellen*, *Entzugseinrichtungen*, *Entwöhnungseinrichtungen*, in manchen *Wiedereingliederungseinrichtungen* sowie, als besonders wichtige Anlaufstellen, in *Selbsthilfeeinrichtungen*.

Tab. B-1: Das Suchthilfesystem mit seinen Funktionen und seinen Einrichtungen (nach Tretter 1994b)

	Ambulante Einrichtungen	Stationäre Einrichtungen
Kontaktphase	Suchtberatungsstellen Klinikambulanzen Fachärzte Hausärzte Selbsthilfegruppen Gesundheitsämter Fachambulanzen	
Entgiftungsphase	Hausärzte Fachambulanzen	Psychiatrische Kliniken Internistische Kliniken Neurologische Kliniken
Entwöhnungsphase	Fachambulanzen Selbsthilfegruppen	Psychiatische Kliniken Fachkliniken Tageskliniken
Rehabilitationsphase	Suchtberatungsstellen Fachambulanzen Alkoholfreie Freizeitclubs Werkstätten Wohngemeinschaften Selbsthilfegruppen Hausärzte Gesundheitsämter Wohnheime	

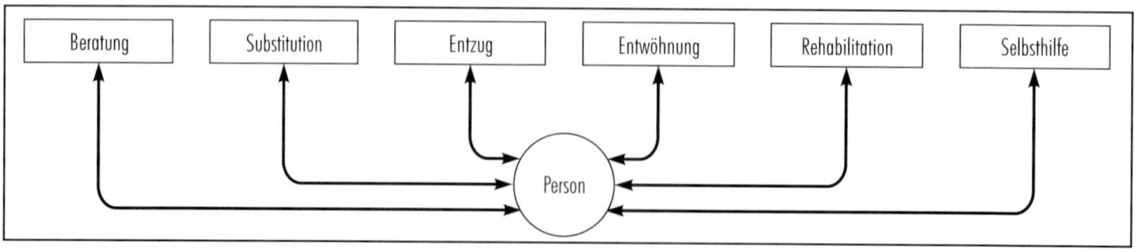

Abb. B-1: Das Drogenhilfesystem: Beratungsstellen, Substitution für Drogenabhängige, Entzugseinrichtungen, Entwöhnung, Rehabilitation und Selbsthilfe sind Elemente der Suchthilfe, die der drogenkonsumierenden Person zur Verhaltensänderung zur Verfügung stehen.

Der Suchtmittelkonsument ist damit einem hochkomplexen System an Hilfeeinrichtungen ausgesetzt, das sein Entscheidungsvermögen, gerade als Abhängiger, stark beansprucht oder gar überfordert.

Grundproblem des Versorgungssystems ist, daß die *soziale Realität des Drogenkonsums* der Suchthilfe immer um mehrere Jahre voraus ist. Die Suchthilfe muß sich erst organisieren und Konzepte aufbauen, nachdem sie mit neuen Phänomenen konfrontiert wurde. Erst allmählich werden in repräsentativen epidemiologischen Untersuchungen *Ursachenforschung* betrieben, Drogeneffekte studiert und klinische *Suchtverläufe* beobachtet, und noch wesentlich später tritt die *Therapieevaluationsforschung* auf den Plan. Erst dann hat die Praxis ein Korrektiv zur Verfügung (Tab. B-2).

Für die Suchthilfe stellen sich noch weitere Probleme im *konzeptionell-wissenschaftlichen*, *organisatorischen*, *professionellen* und *politischen* Bereich: Grundsätzlich ist das Suchthilfesystem *multiprofessionell* (Psychologen, Ärzte, Sozialpädagogen, Beschäftigungstherapeuten usw.), *multiinstitutionell* (kommunale Träger, freie Träger; ambulante Stellen, stationäre Einrichtungen) und *multikonzeptionell* (verhaltenstherapeutisch orientiert, psychoanalytisch orientiert, Selbsthilfe-orientiert) gestaltet. Daher besteht hoher Abstimmungsbedarf der konkreten Leistungen des Hilfesystems.

Das Grundproblem der Betreuung Suchtkranker besteht daher in der humanökologischen Frage nach der geeigneten „Patient-Therapie-Passung":

Tab. B-2: Aktuelle drogenpolitische Diskussion zur Versorgung Heroinabhängiger

Nach dem Ausbau der abstinenzorientierten „Cleanprogramme" und der Qualifizierung der Substitutionsbehandlung stehen in Deutschland Erweiterungen im Bereich der „Überlebenshilfe" der niedrigmotivierten Konsumenten an.
Vor allem die hohe Zahl an Drogentoten (ca. 1.800/J), das Persistieren des Heroinproblems und das Hinzukommen des Ecstasyproblems sind Hinweise für die Notwendigkeit von Veränderungen oder zumindest Ergänzungen der Drogenpolitik. Je nach lokaler Problemlage und jeweils bereits realisierter Lösungsstrategie sind folgende Maßnahmen der Überlebenshilfe für Heroinabhängige in der Diskussion und vereinzelt bereits installiert:

- Aufenthaltsräume (Rückzugsräume)
- Spritzenautomaten
- Spritzentauschprogramme (gebraucht gegen neu)
- Spritzräume (Fixerstuben, Schweiz: Gassenstuben)
- Heroinabgabe
- Heroinabgabeprogramme.

Die Umsetzung dieser Programmpunkte zukünftiger Drogenpolitik ist regional unterschiedlich weit vorangeschritten. Dies hängt vor allem vom lokalen Problemdruck ab. Jede der Maßnahmen hat auch unerwünschte Nebenwirkungen, weswegen bei drogenpolitischen Entscheidungen das jeweilige Pro und Contra betrachtet werden muß.

- Der *Berater* fragt sich, welches Programm am besten für welche Patienten paßt.
- Der *Patient* fragt sich, welches Programm ihm am besten paßt.

Abb. B-2: Das Netzwerk der Beziehungen des Suchtpatienten, der Therapeuten und der Kontexte.

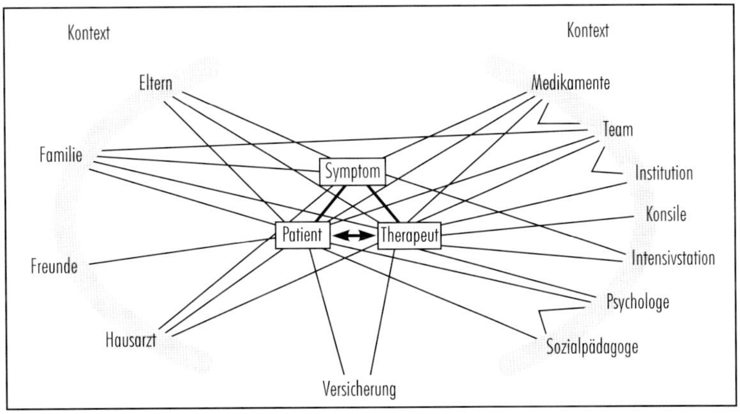

Von der Abstimmung der jeweiligen Antworten zu diesen beiden Fragen hängt bereits zu einem gewissen Anteil das Ergebnis der Therapie ab!

Die gestaffelte Wahl von Therapieeinrichtungen vom ambulanten bis zum vollstationären Angebot entspricht sowohl der Schwere des Störungsbildes wie auch der Umweltsituation des Suchtkranken (Fehlen oder Vorhandensein von Arbeit, Familie, Wohnen, Freizeit).

Der jeweilige Suchthelfer, ob Berater oder Therapeut, ist bei seinen Interventionen ein *Hilfs-Regulator* des Beziehungshaushaltes der Person. Er stellt neue (virtuelle) Beziehungen zwischen dem Patienten und seiner Umwelt her und stellt andererseits selbst jeweils eine neue Beziehung und ein neues Element in der Umwelt des Süchtigen dar. Darüber hinaus ist der Suchthelfer ebenfalls ein Element im Suchthilfesystem mit unterschiedlichen Kooperationsformen. Insgesamt erweitert sich das Netzwerk (Abb. B-2).

Struktur des Versorgungssystems und Phasen der Intervention

Bei der Betreuung Suchtkranker oder -gefährdeter sind daher folgende Phasen der Intervention bedeutsam, was mit unterschiedlichen Person-Einrichtungs-Beziehungen (Kontinuität, Intensität) einhergeht:

Beratungsphase

Die Beratungsphase beginnt genau genommen bereits im Laiensystem, wenn Angehörige und Freunde den Betroffenen beraten. Anzumerken ist hier, daß häufig Angehörige von Suchtkranken aufgrund dieser Problematik bereits selbst in Psychotherapie sind. Erst wenn der Kontakt des Suchtbetroffenen mit einem professionellen Berater zustande kommt, wird das eigentliche Stadium der Beratung erreicht. Die zuständigen Einrichtungen für die Beratung sind *Suchtberatungsstellen*. Auch Erstkontakte mit Teilnehmern an *Selbsthilfegruppen* sind wichtige Formen der Beratung.

Diese Phase ist eine *Kontaktphase*. In diesem Stadium des Veränderungsprozesses des Abhängigen ist es besonders wichtig, daß eine tragfähige Beziehung entsteht. Ein großer Prozentsatz der Patienten kommt nämlich nach der Erstkonsultation nicht mehr wieder in die Beratungsstelle. Dies liegt vor allem daran, daß nicht sie selbst, sondern die Angehörigen die „Initiatoren" der Kontaktaufnahme waren. Der Berater sollte daher bei einer unfreiwilligen Kontaktaufnahme auf die individuelle Disposition des Suchtkranken hin fein abgestimmt und abgestuft die Krankheitseinsicht und Behandlungsbereitschaft wecken. Genauer betrachtet werden in der Kontaktphase das *Krankheitsbewußtsein*, die *Veränderungsmotivation*, die *Abstinenzbereitschaft* und die *Therapiemotivation* geklärt und aufgebaut. Es werden die versicherungsrechtlichen Voraussetzungen zur Finanzierung einer Therapie geklärt. Auf Patientenseite muß die Bereitschaft zur Kontaktaufnahme mit Hilfeeinrichtungen gegeben sein.

Diese Gespräche finden nicht nur in Beratungsstellen statt, sondern sie können auch im Rahmen von akuten medizinischen Komplikationen, wie beispielsweise bei einer Intoxikation, in der Klinik stattfinden. Veranlasser dieser Kontaktgespräche sind neben Angehörigen auch Arbeitgeber. In Kliniken stehen meist klinikeigene Sozialpädagogen oder Mitarbeiter von Beratungsstellen als Ansprechpartner zur Verfügung.

Bemerkenswert ist, daß in Suchtberatungsstellen die Betroffenen als „Klienten" bezeichnet werden. Neuerdings wird auch schon ernsthaft von „Kunden" gesprochen.

Diese Ausdrücke dienen dazu, die Beziehung zum Suchtkranken anders zu definieren und seine Selbstbestimmung klarer herauszustellen, während die Medizin häufiger autoritativ vorgeht und den Suchtkranken als Patienten, d.h. als Objekt, begreift.

Im Rahmen dieser Gespräche stellt sich allerdings für den Suchtkranken die zur Diskussion gestellte „Therapie" häufig als ein unübersehbarer Kontext dar. Der Suchtkranke weiß nicht, was auf ihn zukommt. „Therapie" bedeutet zunächst vor allem viele neue Personen als *Mitpatienten*, eine Gruppe von *Therapeuten*, eine bestimmte Örtlichkeit mit *Gebäuden* und *Räumen* und bestimmten Wirkungen auf den

Patienten und vor allem ein *Gefüge von Regeln*, die die Situation und das Verhalten des Süchtigen neu definieren bzw. programmieren sollen. In bezug auf diese antizipierten Kontextbedingungen fühlt sich der Patient daher häufig ausgeliefert, potentiell überwältigt und ohnmächtig. Er wird daher alle Strategien der Abwehr des Bedrohlichen aktivieren, um sein labiles Selbst zu schützen. Dies ist auch der Fall, wenn der Patient sich zunächst äußerlich „therapiemotiviert" zeigt.

Entzugsphase

Bei längerem Konsum von psychoaktiven Stoffen kann sich eine körperliche Abhängigkeit einstellen. Wenn dann der Stoff abgesetzt wird, können schwerwiegende Entzugserscheinungen auftreten, weshalb ein Absetzen unter stationärer Behandlung erfolgen sollte. Spezialisierte Entzugseinrichtungen gibt es in psychiatrischen Kliniken. In der Regel wird von den Betroffenen jedoch der körperliche Entzug auf internistischen oder neurologischen Krankenstationen gegenüber psychiatrischen Suchtstationen bevorzugt. Auf diese Weise wird das Stigma vermieden, „in der Psychiatrie" zu sein. Internistischen und neurologischen Stationen stehen allerdings aufgrund der anders gelagerten Aufgabenstellung in der Regel keine Psychologen und Sozialpädagogen zur Verfügung. Der Schwerpunkt der Betreuung liegt daher auf der körperlichen Ebene, was zur Folge hat, daß die Patienten relativ oft schlecht auf Sinn und Zweck und auf die Funktionsweise der Entwöhnungstherapie vorbereitet sind.

Viele Alkoholiker, die zu einer Entgiftung bereit sind, haben eine derartige Ablehnung gegenüber einem Klinikaufenthalt, daß sie versuchen, sich selbst zu Hause zu entziehen, wobei nicht selten Delire auftreten. Die Patienten sehen allerdings die Problematik des Entzugs zu Hause selten ein. Aus ärztlicher Sicht besteht das Problem, daß zu Hause noch Suchtstoffe deponiert sind, die riskanterweise gemeinsam mit den entzugsdämpfenden Medikamenten eingenommen werden. Die gegenwärtige Tendenz zur Ökonomisierung des Gesundheitswesens verführt zu verstärkten Versuchen eines *ambulanten Entzugs*.

Dieser Entzug kann nur ausnahmsweise bei geringen Risiken von Entzugskomplikationen, bei geringer Ausprägung der körperlichen Abhängigkeit, bei guter Compliance des Patienten und bei spezifischer Kompetenz des Arztes mit langsam gestuftem Herabdosieren mit „homologen" Medikamenten empfohlen werden. Darauf wird anschließend noch näher eingegangen.

Auch für Drogenabhängige wird neuerdings die *teilstationäre* und *ambulante Entgiftung* mit der methadongestützten Entzugstherapie angeboten, wobei letzteres nichts Neues ist, da auch substituierende Hausärzte ihre Patienten im Laufe der Zeit entgiften.

Wenngleich wesentlich mehr Alkoholiker zur Entgiftung anstehen, werden für Drogenabhängige unzählige Spezialeinrichtungen und Verfahren eingefordert. So sollen für Mütter mit Kindern, für Paare, für Minderjährige usw. spezielle Entgiftungseinrichtungen geschaffen werden.

Derzeit versucht man in spezialisierten Drogenentzugsstationen auch diese Sonderfälle zu integrieren.

Entwöhnungsphase

Nach Abschluß der körperlichen Entzugsphase sollte sich die Entwöhnungsphase anschließen. Die Entwöhnung umfaßt gewissermaßen den *psychischen Entzug* von der Substanz. Diese Phase ist der Kern der Suchtkrankenbehandlung, die mindestens 6 Wochen bis zu 18 Monate, meistens jedoch 6 Monate, dauert. Sie findet heute in Fachkliniken statt, zunehmend werden aber auch *ambulante Programme* angeboten. Behandlungsstandard sind vollstationäre Einrichtungen, bei denen der Patient 24stündig in der Einrichtung bleibt. Inzwischen gibt es im Bereich der Alkoholiker-Behandlung und auch bei der Therapie von Drogenabhängigen *halbstationäre* und *ambulante Entwöhnungsprogramme*. So wird das Prinzip der *gemeindenahen Behandlung* umgesetzt.

Auch wird zunehmend das Angebot der ambulanten Psycho- und Soziotherapie für sozial noch weitgehend integrierte Suchtkranke ausgebaut.

Das Ziel der Entwöhnung ist es, tragfähige Voraussetzungen für eine anhaltende Abstinenz zu entwickeln. Informationen über die Sucht und ihre individuellen Hintergründe sowie die Vertiefung der Krankheitseinsicht stehen hier im Vordergrund. Weitere Inhalte der Entwöhnungstherapie sind der Aufbau einer stabilen Abstinenzhaltung, die Aufdeckung psychischer Funktionen des Suchtmittels (z. B. Streßbekämpfung) und das Erlernen eines besseren Umgangs mit Affekten und ihren Bedingungen. Das Setting in der Therapie besteht somit aus einem komplexen Gefüge von Verhaltens- und Erwartungserwartungen (z. B.: Patient erwartet, daß der Arzt erwartet . . .). Genauer betrachtet ist der Patient mit verschiedenen Handlungsimperativen konfrontiert. Im einzelnen bestehen diese Ziele darin, nach der Therapie abstinent zu sein und sich an der Nachsorge zu beteiligen.

Auch werden Angehörige in die Entwöhnungstherapie mit einbezogen, um ihnen verständlich zu machen, welche Veränderungen mit dem Suchtkranken in der Therapie ablaufen. Die Therapieprogramme sind stark auf dem Prinzip der *Gruppentherapie* aufgebaut, es gibt aber auch zunehmend Einzeltherapiestunden. Darüber hinaus werden *Beschäftigungstherapie* mit kreativen Arbeiten, *Arbeitstherapie* für das kontinuierliche Tätigsein, *Entspannungstechniken*, *Sport* u. a. mehr therapeutisch angeboten.

Die Erfahrung zeigt, daß Absolventen einer Entwöhnungstherapie nicht unbedingt glücklicher sind, sie fühlen sich jedoch „lebendiger".

Neuerdings werden auch *medikamentöse Entwöhnungstherapien* angeboten. Dabei werden Hemmstoffe gegen die Drogeneffekte wie Naltrexon bei Opiatabhängigen (aber auch bei Alkoholabhängigen) verabreicht. Für Alkoholiker steht nun auch mit Acamprosat ein Mittel zur Verfügung, das es erlaubt, das süchtige Verlangen nach dem Alkohol zu unterdrücken (Soyka 1996). Dennoch ist auch bei diesen Mitteln ohne geeignete Psychotherapie Zurückhaltung in der Anwendung zu empfehlen, da sie den abhängigkeitskranken Patienten eigentlich wieder von einem Stoff, zwar nur symbolisch-psychisch, abhängig machen und ihm zugleich eine falsche Sicherheit vortäuschen.

Wiedereingliederungsphase

Ziele der Wiedereingliederung (Rehabilitation) sind die Integration in das soziale Leben, das Finden von neuen Freunden und einem neuen Arbeitgeber, das Erschließen von neuen Freizeitmöglichkeiten und die Stabilisierung neu erlernter Verhaltensweisen.

Nach einer Therapie kann im Idealfall die Entlassung nach Hause erfolgen. Ist dies nicht möglich, so kann eine Unterbringung in einem Wohnheim, in einer Wohngemeinschaft oder auch die Teilnahme an einer Einrichtung zur Arbeitsrehabilitation erfolgen. Es gibt alkoholfreie Freizeitkreise und alkoholfreie Gaststätten.

Träger der Rehabilitation sind meist Suchtberatungsstellen.

Die Wiedereingliederungsphase ist zunächst von einer hohen Vulnerabilität gekennzeichnet. Der Patient braucht daher eine umfassende Unterstützung, um sein weiteres Leben neu und abstinent aufbauen zu können. Der Rehabilitationserfolg hängt stark vom sozialen Umfeld ab (Becker et al. 1986).

Selbsthilfegruppen

Eine Sonderstellung nehmen Selbsthilfegruppen ein (s. auch Anhang Adressen). Sie sind nicht professionell geleitet und sind dennoch unverzichtbarer Bestandteil der Suchthilfe. Die Selbsthilfegruppen leisten nachweislich einen wichtigen Beitrag zur Suchtkrankenbetreuung. Sie senken die Rückfallraten deutlich.

In diesen Gruppen (z. B. Anonyme Alkoholiker, Blaues Kreuz, Kreuzbund), die sich etwa einmal wöchentlich, prinzipiell jedoch täglich abends treffen, wird ein mehrstufiges Programm der Selbstanalyse des süchtigen Verhaltens und der Neuorientierung im abstinenten Leben verwirklicht. Eine beträchtliche Anzahl von Alkoholikern hat durch diese Gruppen zur Abstinenz gefunden, ohne die vorher genannten Instanzen durchlaufen zu haben. Es gibt auch Angehörigengruppen (z. B. Al-Anon). In München gibt es etwa 70 Gruppen der Anonymen Alkoholiker (AA), so daß für Interessierte täglich mehrere Gruppen zur Auswahl stehen.

Bei den AA-Mitgliedern ist das Bilanzieren, das Sich-Öffnen und das Eingestehen des Negativen ein zentrales Veränderungsziel: „Wir sind bereit, unsere Fehler Gott und anderen einzugestehen" (5. Schritt). Und: „Wir sind bereit, gewissenhaft und furchtlos Inventur im Inneren zu machen" (6. Schritt). Damit lernen die Alkoholiker den offenen Umgang mit Problemen, sie haben weniger Schuld- und Schamgefühle und entlasten ihre suchtmittelbezogenen Abwehrmechanismen.

Angehörigengruppen

Eine weitere Gruppierung sind die Angehörigengruppen, die teilweise mit Selbsthilfegruppen der Abhängigen verbunden sind, häufig aber – z. B. bei Drogenabhängigen – als eigenständige *Elternkreise* bestimmte Anliegen ihrer kranken Angehörigen auch praktisch umsetzen wollen. Ein zentrales Ziel der Angehörigengruppen ist es, die psychosozialen Folgen und die Frage nach den „richtigen Umgehensweisen" mit dem Suchtproblem des Angehörigen zu besprechen und nach diesen Einsichten zu handeln.

Adressen erfährt man von den örtlichen Drogenberatungsstellen (s. auch Anhang).

Kooperation und Koordination der Helfer

Die *Träger* der verschiedenen Einrichtungen im Bereich der Beratungsstellen und der Wiedereingliederungseinrichtungen kommen überwiegend aus der Wohlfahrtspflege (z. B. Caritas oder Diakonie). Kliniken haben kommunale, kirchliche oder gemeinnützige Träger. Entwöhnungstherapieeinrichtungen werden häufig von gemeinnützigen GmbHs betrieben.

In den verschiedenen Betreuungsphasen sind unterschiedliche *Berufsgruppen* wie hauptsächlich Sozialpädagogen, Ärzte und Psychologen zuständig. Die Behandlung eines Suchtkranken ist ohne spezielle Ausbildung nicht möglich. Spezialeinrichtungen sollten frühestmöglich eingeschaltet werden. In Zusammenarbeit mit den Angehörigen muß beispielsweise der Hausarzt den Suchtkranken zur Nutzung der Betreuungs- und Behandlungsangebote motivieren. Trotz dieser *Notwendigkeit zur Delegation* ist der Hausarzt eine wichtige Bezugsperson für den Suchtkranken.

Diese Situation ergibt häufig *Probleme der Kooperation* und *Koordination* in den verschiedenen Phasen zwischen den Trägern der Behandlung und Betreuung. Im Vordergrund steht die Terminkoordination der Gesamtplanung, der Umgang mit den Kostenübernahme-Anträgen und die Planung der Aufnahmetermine für die Therapie. Die Koordination der Dienste der Suchtkrankenhilfe ist daher ein vorrangiges gesundheitspolitisches Thema. Aus diesem Grund werden in zunehmendem Maße in verschiedenen kommunalen und staatlichen Verwaltungsebenen *Sucht-* bzw. *Drogenhilfekoordinatoren* bestellt. Diese Suchtreferenten dienen als Ansprechpartner für strukturelle Koordinationsprobleme.

Die *Finanzierung* der einzelnen Maßnahmen wird meist von den Krankenkassen oder von der Sozialhilfe getragen. Für die Entwöhnungstherapie kommen in der Regel die Träger der Rentenversicherung (BfA, LVA) in Betracht. Vor jeder Therapiephase soll die Zustimmung des jeweiligen Kostenträgers zur Kostenübernahme vorliegen.

Die Kostenübernahme (Rentenversicherungsträger oder bei Ablehnungsbescheid die Kasse oder überörtlicher Sozialhilfeträger) ist vor Beginn des jeweiligen Behandlungsschrittes zu klären. Derzeit ist mit einer mehrwöchigen Bearbeitungszeit und mit einer Wartezeit für die Aufnahme von ca. 6 Wochen bis 6 Monaten zu rechnen.

Die Qualität der gesamten Behandlung hängt in hohem Maß von der Kooperation und der Kompatibilität der beteiligten Einrichtungen ab. Die „Unternehmens-Philosophie" der Träger der Einrichtungen, die Interventionsprogramme, die Organisationsstrukturen, das Personal und seine Qualifikation, die Lage der Einrichtung usw. sind also Faktoren, die als „externe Variable" das Gelingen der Betreuung direkt oder indirekt mit beeinflussen. Ein Kontaktabbruch ist noch kein Hinweis, daß der Patient noch zu wenig motiviert ist, sondern es fließt dabei auch der Anteil der für den Patienten aversiven Momente der jeweiligen Einrichtung ein. Man spricht heute bereits von der „Haltekraft" der Einrichtungen. Auch im Rahmen der *Patientenzufriedenheitsforschung* werden diese Faktoren erfaßt. Wie oben erwähnt, nennt man Patienten bereits „Kunden", um das neue Verständnis der Einrichtungen als Dienstleister zu charakterisieren. Diese neue Beziehungsdefinition („Der Kunde ist König") ist allerdings bei den häufig etwas anspruchsvollen Suchtkranken relativ kontraindiziert (z. B.: Rauchen im Bett!).

Für die Praxis bedeutsam ist eine angemessene Therapieplanung, die die Besonderheiten, die Möglichkeiten und Grenzen der Leistungen der Einrichtungen differenziert berücksichtigt.

Qualitätsmanagement

Die Qualtiätssicherung in der Suchtkrankenbetreuung hat seit den frühen 90er Jahren immer stärkeres Gewicht bekommen. Es sind Aspekte der *Struktur-, Prozeß-* und *Ergebnisqualitiät* zu beachten und geeignete Maßnahmen der Qualtiätsentwicklung zu treffen (vgl. Selbmann 1996).

- *Strukturqualität:* z. B. Personalschlüssel, Qualifikation des Personals,
- *Prozeßqualität:* z. B. Organisationsabläufe, Rückfallmanagement, Aufnahmeverfahren,
- *Ergebnisqualität:* z. B. Rate der Therapieabbrüche, Abstinenzraten, Wiederaufnahmen.

Die Maßnahmen des Qualitätsmanagements können in Form von internen *Qualitätszirkeln* ablaufen.

Es gibt auch die „externe" Qualtitätssicherung, die beispielsweise durch die Berichterstattung an die Kostenträger erfolgt, indem bestimmte Indikatoren abgefragt werden wie „Wartezeiten" und „Verweildauer".

Die Einrichtungen müssen nun ihre Betriebsdokumentation ausweiten, um mit den Kostenträgern bei den Budgetverhandlungen bessere Entscheidungsgrundlagen zu haben. Grundprinzip ist „gleiche Leistung zum niedrigsten Preis". Es herrscht nun zunehmend das Konkurrenzprinzip zwischen den Einrichtungen der Suchtkrankenhilfe, insbesondere im stationären und teilstationären Bereich. Im ambulanten Bereich, vor allem bei Beratungsstellen, fehlen derartige Bemühungen noch weitgehend.

Es stellt sich nun die Frage, wie diese Elemente der Qualitätssicherung gewichtet werden sollen und welche Maßnahmen der Problemlösung der Koordination gefunden werden können. Letztlich kommt die Frage auf, welches übergreifende theoretische Konzept die gemeinsame ideelle Basis für die Behandlungsorganisation ausmachen könnte. Es erhebt sich damit auch die Frage nach der Qualität der von den einzelnen Einrichtungen vorgebrachten Problemdefinitionen und -lösungen.

Die Konkurrenzverhältnisse bei Förderungsanträgen bei Kostenträgern können zu einer Verklärung von Therapiekonzepten führen. Das wiederum bewirkt suchtpolitische Fehlentscheidungen, da auch politische Kontakte besser wirksam sind als gute Konzepte an sich: Hier besteht Besserungsbedarf durch ein unabhängiges Evaluationsgremium, etwa in Form eines Fachbeirats der lokalen Drogenhilfe.

Bemerkenswert ist, daß diese strukturelle Defizit-Situation, von lokalen Ausnahmen abgesehen, bereits seit beinahe 20 Jahren besteht (vgl. Tretter 1978).

Es ist daher verständlich, wenn Hilfeeinrichtungen schließlich wegen der insuffizienten Einschätzung der Marktlage Auslastungsprobleme bekommen und/oder die Betreuungs- und Behandlungsprogramme erheblich geändert oder die Einrichtungen gar stillgelegt werden müssen.

Bisher verlief die Installation von Einrichtungen der Suchthilfe, wie bereits erwähnt, überwiegend auf „Zuruf"; das bedeutet, durch politisch und öffentlich-massenmedial manifestierten Druck auf Kostenträger. Die von den Einrichtungsträgern beigebrachten Konzepte bestanden häufig aus allgemeinen Standardfloskeln der Suchthilfe, daß es ein „Zuwenig" an Plätzen gäbe. Selbst wenn man davon ausgeht, daß sich die gesellschaftlichen Entscheidungen nur im dialektischen Aushandeln zwischen übertriebenem Fordern und übertriebenem Negieren konstituieren, dann besteht aus fachlicher Sicht dennoch Präzisierungsbedarf durch epidemiologische und betriebswirtschaftliche Analysen.

Therapieeffektivität und Versorgungssystemforschung

Gegenwärtig erst kommen Fragen zur *Effektivität* und *Effizienz* des gesamten *Suchthilfesystems* auf.

Zunächst ist festzustellen, daß die Zieleffektivität der Entwöhnungstherapie unter maximalem Einsatz etwa 65% Abstinente (Alkoholismus) 6 Monate nach Absolvieren einer Therapie ausmacht. Bei Nichtteilnahme an Selbsthilfegruppen in der Nachsorge sinkt die Effektivität auf 50% Abstinente (vgl. Küfner et al. 1988). Bei Drogenabhängigen liegen die respektiven Zahlen bei 40% bzw. 30%. Nach 5 Jahren sind etwa noch 15% abstinent, dasselbe gilt für Absolventen von Methadonprogrammen (Finkbeiner et al. 1997). Die Effektivität der Selbsthilfegruppen bei Opiatabhängigen erscheint jedoch zweifelhaft.

Diese Zahlen – vor allem jene der Drogenabhängigen – werden noch stärker relativiert, wenn man einen größeren Zeithorizont betrachtet und die gesamte Population der Konsumenten einbezieht. Bei Drogenabhängigen läßt sich dann die Effektivität des genannten regionalen Versorgungssystems grob kalkuliert so darstellen:

Generell brechen durchschnittlich 30% der Patienten, die eine Hilfe beanspruchten, die Teilnahme an einem der Hilfeangebote jährlich ab. Von einem derartigen Stufenmodell ausgehend kann man eine *Patientenstromanalyse* vornehmen und sieht dann, daß das Endziel, nämlich die Abstinenz, von nur 10% der Opiatabhängigen jährlich angestrebt wird, wobei davon etwa wieder nur ein Drittel nach einem weiteren Jahr nach der hier modellhaft angenommenen einjährigen Katamnese „clean" werden. Das bedeutet, daß das Hilfesystem bezüglich des Endziels der Intervention, nämlich nachhaltige Abstinenz herzustellen, nur zu etwa 3% effektiv ist (vgl. Abb. B-3). Es wäre nun fatal, die ca. 600 Mio. Mark, die in der Bundesrepublik für die Suchthilfe (speziell für die Drogenhilfe) aufgewendet werden, hier gegenzurechnen. Man muß sich nur die Zunahme der Drogenszene beim Unterlassen dieser Maßnahmen vor Augen führen. Außerdem gebietet die therapeutische Ethik, die Behandlungsmöglichkeiten gesellschaftlich einzufordern. Dazu ist aber gegenwärtig der Konsens bereits wieder im Schwinden.

Nicht nur die Effizienz der einzelnen Einrichtungen, sondern auch die Effizienz der *Kooperation* ist gefragt. Vor allem durch die Verknappung finanzieller Ressourcen wird die Effizienz hinterfragt. Kernfrage ist die Feststellung des Bedarfs, der Nachfrage (Inanspruchnahme) von suchtspezifischen Dienstleistungen und ihre Wirksamkeit. Entsprechende Variablen sind Anzahl der Nachfragen im Verhältnis zu Vermittlungen, Wartezeiten, Abbruchraten, Prozentsatz der Mehrfachanfragen eines Klienten bei unterschiedlichen Einrichtungen usw.

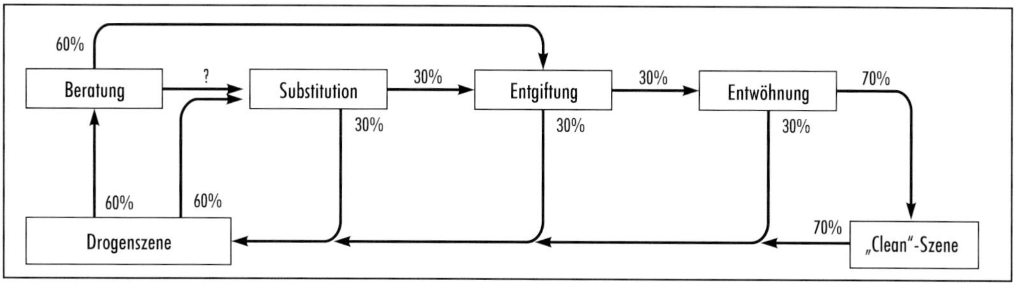

Abb. B-3: Geschätzter jährlicher Patientenstrom der Drogenkonsumenten. Aus der Münchener Drogenszene (N = ca. 3.500 Personen) konsultieren etwa 60% (z. B. n = ca. 2100) die Beratungsstellen. Parallel dazu nutzen zugleich nur teilweise andere 60% (z. B. n = 2.100) Möglichkeiten zur Substitution mit Ersatzmitteln. Aus den Beratungsstellen treten etwa 60% (n = ca. 1.300) den Entzug an. Davon brechen etwa 30% (n = ca. 400) ab. 30% der Entzugspatienten (n = ca.400) treten eine Entwöhnungstherapie an, davon brechen wieder 30% (n = ca. 130) ab. Nur 70% (n = ca. 270) beenden die Therapie. Nach einem Jahr sind etwa 30% der Absolventen noch „clean" (n = ca. 90). Das heißt, daß sich auf diesem Wege nach 2 Jahren nur etwa 3% der lokalen Drogenszene in einem zielgerechten Zustand befinden.

Neu in Deutschland sind Versuche, bei Drogenabhängigen die Akzeptanz von Hilfeangeboten empirisch zu untersuchen. Gegenwärtig bemüht man sich auch, Licht in das Dunkel der Entzugssituation zu bekommen.

Es ist davon auszugehen, daß diese Art der Versorgungssystemforschung in den nächsten Jahren anläuft. Sie wird vermutlich in einem weiteren Schritt gravierende Konsequenzen in der Umgestaltung des Suchthilfesystems zur Folge haben.

Gesundheitsökonomie der Sucht

In den letzten Jahren wird bekanntlich die ökonomische Dimension des gesamten Gesundheitswesens immer stärker diskutiert. Das betrifft auch die Therapie von Suchtkranken. Ohne hier näher ins Detail gehen zu können, sollen nur zwei Aspekte hervorgehoben werden: die *Ökonomie der Behandlung* 1. von Alkoholkranken und 2. der Heroinabhängigkeit.

1. Die Frage nach der ökonomischen Strategie der *Behandlung von Alkoholkranken* führt zur Frage nach der Kosten-Wirksamkeits-Relation. Dazu folgende Überlegungen: Es ist so gut wie aussichtslos, eine 100 Prozent Erfolgsrate mit irgendeinem konkreten Verfahren zu erwarten, also daß etwa 100% der Absolventen einer Entwöhnungstherapie nach 6 Monaten noch abstinent sind. Dies ist vielleicht nach einem mehrjährigen Aufenthalt in einer Enklave zu erwarten, aber therapeutisch unrealistisch. Andererseits gibt es 6 Monate nach einer Entzugstherapie auch ohne weitere Behandlung etwa 10% Abstinente.

Konkret steht daher die *Optimierung der Therapiedauer* zur Diskussion. Nicht die absolute Rate der abstinenten Alkoholiker nach einer Entwöhnungstherapie, sondern die Relation dieser Rate zu den Kosten muß betrachtet werden. Es ist nun möglich, daß es einen linearen Verlauf der Kosten-Wirksamkeits-Kurve gibt, die von einer spontanen Abstinenzrate nach einer körperlichen Entgiftung, die nach 1 Jahr in der Höhe von ungefähr 10% liegen dürfte (0,00 DM Abstinenztherapiekosten), über eine Abstinenzrate von etwa 30% nach einer Kurzzeittherapie (ca. 10.000,– DM Therapiekosten) bis zu einer Abstinenzrate von etwa 60% nach einer Langzeittherapie von etwa 5 Monaten (ca. 30.000,– DM Abstinenztherapiekosten) geht.

Das bedeutet, daß durch eine Verdreifachung des Kostenaufwands der Therapieeffekt nur verdoppelt wird. Es kann aber auch sein, daß es einen Kosten-Wirksamkeitszusammenhang gibt, der eine Art Wachstumsfunktion darstellt: Im unteren Aufwandsbereich ergibt sich zunächst nur ein geringer Zuwachs an therapeutischer Effektivität, dann nimmt die Effektstärke zu und wird schließlich gedämpft, so daß ein großer Aufwand nur wenig mehr Effekte hat (Abb. B-4). Diese in den USA schon länger bekannten, aber bei uns erst seit kurzem vorhandenen Bestrebungen der monetarisierten Therapieevaluation (vgl. Holder 1987) sind problematisch (s. Kapitel „Theorie der Sucht").

2. Im Bereich der Behandlung der *Heroinabhängigkeit* gibt es ebenfalls Fragen nach der Effizienz des gegenwärtigen Ansatzes. Es ist zwar noch keineswegs ein erforderliches mul-

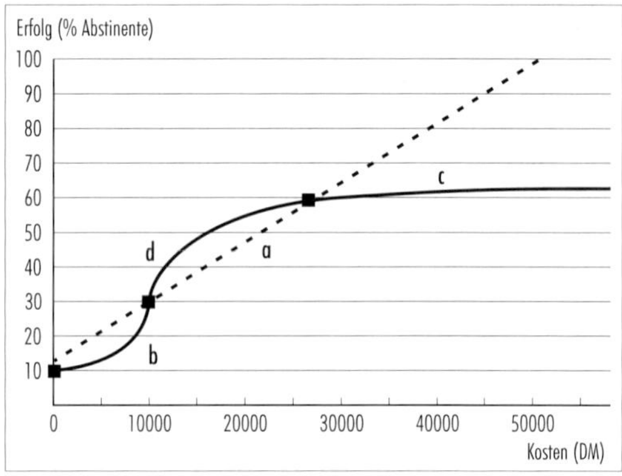

Abb. B-4: Theoretische Möglichkeiten des Zusammenhangs von Kosten und Wirksamkeit der Entwöhnungstherapie bei Alkoholismus.

a: empirischer Verlauf bei linearer Extrapolation

b: vermuteter Verlauf bei kürzerer Therapiezeit (z. B. vollstationäre Kurzzeittherapie kürzer als 50 d, ambulante oder teilstationäre Therapie vollstationär) bis zur Spontanremission ohne therapeutische Intervention

c: vermuteter Verlauf bei längerer stationärer Therapiedauer (z. B. länger als 150 d = ca. 5 M)

d: theoretisch mögliche Kosten-Wirksamkeits-Kurve als Wachstumsfunktion

Anmerkung: Der Tagespflegesatz wurde mit ca. 200,– DM veranschlagt und gerundet, ca. 10.000,– DM für 50 d, ca. 30.000,– DM für 150 d.

tidimensionales Bewertungsschema entwickelt worden, aber bereits einige ökonomische Überlegungen werfen hier grundlegende Fragen auf:

Der geschätzte jährliche Heroin-Umsatz beträgt je nach geschätztem Grammpreis von Heroin in der Bundesrepublik insgesamt bis zu etwa 7,2 Mrd. DM. Es stellt sich daher die Frage, ob eine medizinisch indizierte und adäquate breite Substitution der Drogenabhängigen mit Methadon, was - bei qualifizierter Substitution einen Aufwand von etwa 700 Mio. DM an Therapiekosten (ca. 7000.- DM/Person/Jahr * 100.000 Abhängige) ausmacht, nicht doch günstiger wäre, da auf diese Weise der illegale Finanzfluß auf vielleicht 20% nicht zugänglicher Konsumenten (entspricht ca. 1,5 Mrd. DM) reduziert werden könnte und mit dieser Therapiemethode fast 80% der Drogenkonsumenten erreichbar wären. Das zusätzliche psychosoziale Begleitprogramm würde ebenfalls etwa 400 Mio. DM betragen (1 Sozialpädagoge auf 20 Substituierte = 5.000 Sozialpädagogen mit je ca. 80.000 DM Bruttogehalt). Daher würden die Gesamtkosten einer konsequenten Methadonsubstitution nach dieser großzügigen Schätzung bei etwa 1 Mrd. DM liegen, es könnte jedoch auch mit 700 Mio. DM bereits viel erreicht werden.

Zu den Behandlungskosten kommen noch die Kriminalitätskosten von etwa 7 Mrd. DM (Hartwig u. Pies 1995) hinzu, die sich deutlich reduzieren ließen. Es ist somit zum Heroinproblem eine interessante Frage aufgekommen, inwieweit die Bevölkerung und die von ihr gewählten und gestalteten Institutionen 15% des unkontrollierten Heroin-Geldflusses (also 1 Mrd. DM bezogen auf 7,2 Mrd. DM) aufwenden will oder einen Teil der Justizkosten einsparen will, um das Heroinproblem zu stabilisieren. Beseitigt werden kann es ja zunächst nicht.

Viele Autoren kommen bei solchen volkswirtschaftlich orientierten Kalkulationen daher zu dem Schluß, daß die Legalisierung von Drogen wie Heroin zu geringeren Gesamtschäden führt und daher nationalökonomisch günstiger ist (vgl. Hartwig u. Pies 1995).

Zukunftsperspektiven

Die Entwicklung der Leistungen des Suchthilfesystems geht in Richtung *Frühintervention, Gemeindenähe, Individualisierung der Konzepte, Abbau stationärer Dienste, Einbezug medikamentöser Hilfen, Schadensbegrenzung, Überlebenshilfe, Ausbau komplementärer Einrichtungen, Bereitstellung spezieller Programme für Abhängige in besonderen Lebensfragen* und *Aufbau geschlechtsspezifischer Programme.* Diese Trends hängen jedoch im wesentlichen von der gesamtgesellschaftlichen Akzeptanz des Suchtproblems und von der gesamtwirtschaftlichen Situation ab. Gerade in letzterer Hinsicht ist das Ziel der Kostendämpfung unübersehbar. Im Bereich der Ökonomie der Suchthilfe ist vorrangiger Diskussionsbedarf (vgl. Kapitel „Theorie", Abschnitt „Ökonomie der Sucht", S. 300) gegeben.

Die weitere Gestaltung der Suchthilfe muß sich daher am Spannungsfeld zwischen Kosten und Wirksamkeit orientieren. Diese Bewertungen müssen durch Wirtschafts-, Organisations- und Sozialexperten unter Einbeziehung von Suchtexperten erfolgen. Da die wirtschaftlichen Rahmenbedingungen durch Marktmechanismen geprägt sind, geht es um die Konkurrenzfähigkeit der Betriebe im globalen Wettbewerb mit der Notwendigkeit der Reduktion der Sozialabgaben mit zwei polaren Konsequenzen:

- Reduktion der kassentechnisch finanzierten medizinischen Leistungen
- Eigenfinanzierung dieser Leistungen durch die Erkrankten.

In beiden Fällen läuft die Suchthilfe Gefahr, kostenbedingt ihre Leistungen einschränken zu müssen. Das geht nur durch das Auffinden von Optima der Kosten-Wirksamkeits-Kurven. Man kann aufgrund der derzeitigen Verhältnisse davon ausgehen, daß eine zunehmende Eigenbeteiligung der Betroffenen bei einzelnen Erkrankungen zu erwarten ist.

Klinische Grundlagen

Umgang mit Suchtkranken

Rahmenbedingungen

Wenn bei der Begegnung mit einem Patienten in Klinik, Praxis oder Beratung der erste *Verdacht auf das Vorliegen einer Suchtkrankheit* besteht, ist es wichtig, sich einige psychologische Grundregeln für den Umgang mit dem Patienten klar zu machen. Dabei ist es ratsam, zu allererst den jeweiligen *Kontext der Intervention* zu klären:

1. Unter welchen Bedingungen lebt der Patient?
Diese Frage betrifft vor allem das soziale Umfeld in Hinblick auf die Faktoren, die die anstehenden therapeutischen Veränderungen fördern und hemmen, wie z. B. soziale Integration oder Desintegration, Rolle der Angehörigen usw.

2. Unter welchen Bedingungen arbeitet der Berater/Therapeut?
Diese Frage betrifft die Optionen und Grenzen der Betreuungssituation wie z. B. Vorhandensein eines intensivmedizinischen Hintergrunds für den Entzug, Einbettung in ein Team bei der Methadonsubstitution, Supervision usw.

Grundsätzlich sind nämlich die einzelnen Therapeut-Klient-Interaktionen von der *Autonomie-Abhängigkeits-Spannung* des Patienten unterlagert (Küfner 1989): Der Patient strebt Autonomie an oder fühlt sich bereits autonom. Er kann daher die Abhängigkeit vom Therapeuten, seine Einflußnahme, schlecht akzeptieren und wehrt sie sogar ab. Wenn ein einigermaßen motivierter Patient sich zu sehr kontrolliert und abhängig vom Therapeuten fühlt, wird er die Therapie innerlich ablehnen oder gar abbrechen.

Betreuer und Behandler des Suchtkranken, aber auch problembewußte Angehörige, müssen immer bedenken, daß der Betroffene in einem in sich geschlossenen „toxischen Ökosystem“ lebt. Das bedeutet, daß der Suchtkranke jedem neuen Eingriff von außen äußerst zwiespältig begegnen wird. Besonders die Diagnose „Alkoholismus“ und die Forderung einer Alkoholabstinenz stört den Beziehungshaushalt zu sich und der Umwelt.

Empfehlungen zum Umgang mit dem Suchtkranken zielen sowohl auf den Kontext des Patienten wie auch auf den Kontext des Therapeuten: es stellt sich die Frage, wer will was und welche Ressourcen (z. B. Zeit) stehen dafür zur Verfügung? Diese Fragen sind bedeutsam und daher genau abzuklären.
Im einzelnen betrachtet ist der Patient in ein Feld von „doppelten Botschaften“, also eigentlich nicht erfüllbaren konflikthaften Aufträgen, eingebettet: Eltern, Freunde und Partnerin erwarten beispielsweise, daß er sich ändert, aber so bleibt, wie er ist, usw. (Abb. C-1).

Ebenso ist auch der Therapeut in einen Komplex von Umwelterwartungen mit z. T. wider-

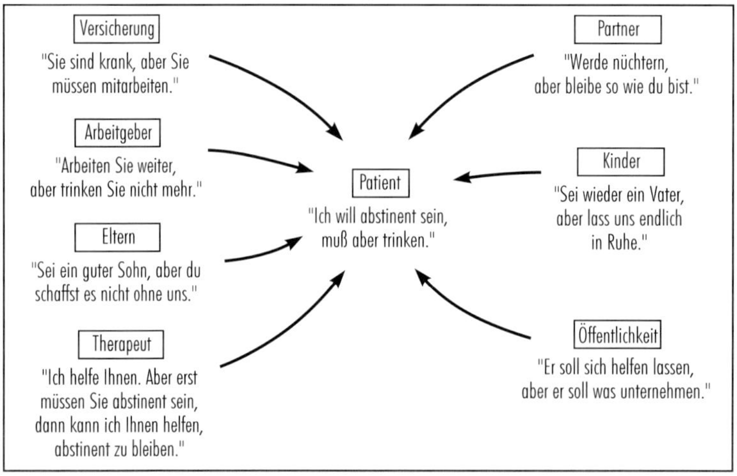

Abb. C-1: Auftragskontext des Patienten.

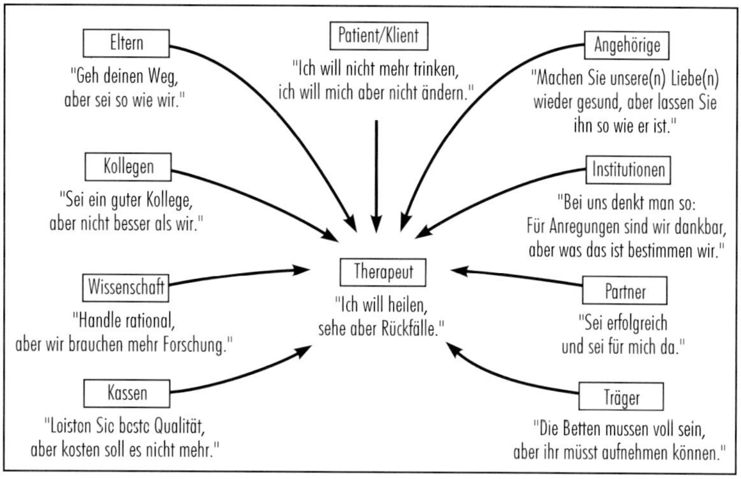

Abb. C-2: Auftragskontext des Therapeuten.

sprüchlichen, doppelten Botschaften eingebunden: Aus der Sicht der Kollegen soll er ein guter Therapeut sein, aber nicht besser als sie selbst usw. (Abb. C-2).

Es ist daher bereits vor der Therapie darauf zu achten, daß dieser Rahmen transparent wird.

Psychologische Aspekte

Wie im Abschnitt „Suchtentwicklung" (S. 18) bereits ausgeführt wurde, zeigt die psychische Verarbeitungsweise Suchtkranker aus klinischer Sicht Auffälligkeiten, die *nach psychoanalytischem Verständnis* am besten als Ausdruck von *Abwehrmechanismen* begriffen werden können. Dahinter steht das Problem, daß der *Suchtkranke Schwierigkeiten mit Grenzen und mit Bewertungen* hat:

Es besteht objektiv eine übergroße Diskrepanz zwischen *Wunsch und Wirklichkeit*. Die Grenze zwischen diesen Bereichen ist im Erleben der Suchtkranken hingegen häufig unscharf: Die Wirklichkeit wird daher oft übermäßig idealisiert oder abgewertet und abgehobene, realitätsferne Wünsche werden als realisierbar eingestuft oder als die „wirkliche Wirklichkeit" erlebt. Der Süchtige ist daher leicht enttäuschbar und entwertet die Realität oder die Ziele.

Manche Suchtkranke können sich schwer *von anderen abgrenzen*. Andere können sich *selbst schlecht eingrenzen* (Thema: „Ich und die Umwelt"). Suchtkranke neigen also dazu, andere für sich zu vereinnahmen, dies passiert ihnen selbst aber ebenso. Sie wehren den Konflikt zwischen Abhängigkeit und Autonomie ab, weichen ihm aus.

Die Erfahrungen werden häufig *pauschal und polarisiert verarbeitet* – „alles ist schlecht" *oder* „alles ist gut". Selten ist die differenzierte affektive Verarbeitung nach dem Modus „Die Umwelt ist gut *und* schlecht" möglich, die das betreffende Objekt (und das Selbst) abwägend zu betrachten erlaubt. Die zweite Seite wird verleugnet.

Die verhaltensrelevante Resultante dieses gestörten innerpsychischen Beziehungsgefüges sind auffallende Affekte: rasche Kränkbarkeit, Verärgerung und Aggression, Rückzug, Abwehr, Angst vor offener Konfrontation, depressiv-resignative Reaktionen, Angst vor dem Leben ohne die Droge usw.

Für alle Phasen der Betreuung und Behandlung ist daher dem Betreuer, Behandler und der Bezugsperson zu empfehlen, den Patienten als Person zu akzeptieren und ihm *Empathie*, *Echtheit*, *Anteilnahme* und *Kongruenz* im Sinne der gesprächspsychotherapeutischen Grundhaltung entgegenzubringen. Der suchtkranke Patient muß im Idealfall zunächst nur angenommen werden. Damit muß aber andererseits auch eine konsequente Reaktionsweise verbunden sein, die vermittelt, daß die *negativen Konsequenzen* des Suchtmittelgebrauchs vom Suchtkranken *selbst getragen* werden müssen, daß er also für sein Verhalten selbst verantwortlich ist (Feldhege 1980).

Wie im Kapitel „Ursachen“ (S. 14 f.) ausgeführt, müssen auch Angehörige lernen, eine solche anhaltend konsequente Haltung einzunehmen, da sie sonst im Hin- und Hergerissensein zwischen äußerstem Leid, Verzweiflung, Ärger und Hoffnung alle Vorsätze aufgeben oder selbst unbewußt zum Komplizen (z.B. Co-Alkoholiker) werden (Kaufmann u. Kaufmann 1983). In diesem Zusammenhang sind auch die „Spiele“ von Süchtigen (Berne 1967) zu sehen, die beispielsweise der Alkoholiker inszeniert. Es geht dabei vor allem um „Opfer-Täter-Retter-Spiele“, bei denen etwa der Alkoholiker als Opfer seiner „bösen“ Ehefrau sich beim Kellner an der Bar, der den Retter darstellt, mit einigen Bieren scheinbar berechtigt trösten läßt.

Die Annahme, daß hinter jeder Sucht ein primäres psychologisches Defizit steht, ist falsch und vor allem nicht an den Patienten vermittelbar. Die Funktionalisierung des Suchtmittels (z.B. Streßbewältigung, Belohnungsfunktion, Entspannungsmittel) ist ebenfalls noch kein pathologisches Merkmal im engeren Sinne. Es empfiehlt sich daher, zunächst am *Problemangebot des Patienten* zu arbeiten und dann erst die tieferen psychologischen Ebenen und biographischen Bereiche zu betrachten. Bei vielen Patienten läßt sich beim besten Willen keine gravierende psychische Hintergrundsstörung ausmachen (vgl. „Suchtentwicklung“, S. 15 f.).

Es ist daher nötig, den Suchtkranken grundlegend an seiner Problematik arbeiten zu lassen und klar definierte Therapiesituationen anzustreben, die nach Wenn-Dann-Regeln strukturiert sind. Auch ein Rückfall soll nicht als Katastrophe gelten, sondern nach kritischer Betrachtung als Gelegenheit gelten, mehr über die Abhängigkeit zu lernen.

Tab. C-1: Beziehungsorientierte psychoanalytische Diagnostik (nach Heigl-Evers 1977, Heigl-Evers u. Standke 1991)

Wichtige Fragen zur Beziehungsanalyse
• Welche Erlebnisse löst der Patient bei mir aus (Gefühle, Vorstellungen, Phantasien, Körperzustände)
• Was soll ich als Therapeut für den Patienten sein oder tun?
• Was bedeutet das Wahrgenommene für mich? (unbewußtes Beziehungsangebot)

Fragetechnik bei der Exploration und Anamnese

Wegen der defensiven Haltung des Suchtkranken ist es auch wichtig, bei der Exploration die Fragen relativierend und vermittelnd zu stellen. Beim Erstkontakt sind einige typische Fragen zu stellen, die jedoch bereits verfänglich sein können (s. Tab. C-2). Der Suchtkranke will eine möglichst positive Atmosphäre vorfinden und Vertrauen entwickeln können.

Nach der Frage, warum der Patient gekommen ist, geht es um den Einstieg in das Thema Suchtstoff, falls es nicht bereits allseits offensichtliche Komplikationen gibt: „Es ist möglich, daß der Konsum der Droge/von Alkohol zu Schwierigkeiten führt? Haben Sie den Eindruck, daß dies bei Ihnen der Fall sein könnte?“ oder „Was wissen Sie, welche Schwierigkeiten als Folge des Konsums der Droge/des Alkohols auftreten können?“, „Könnte Sie das auch treffen?“ Dann sollten gleich die Vorteile der Droge/des Alkohols angesprochen werden: „Welche angenehmen Seiten hat die Substanz?“ Diese Frage kann aber auch als weitere Frage gestellt werden, wenn der Patient offensichtlich Widerstände in der Kommunikation entwickelt. Erst danach soll über negative Folgen geredet werden.

Aufgrund ihrer Abwehrstruktur zeigen Suchtkranke bei der Exploration häufig ein provokativ anmutendes Antwortverhalten, das vom Arzt neutral zu behandeln ist.

Die Frage „Wieviel Alkohol trinken Sie?“ oder „Haben Sie Probleme durch das Trinken bekommen?“ beantwortet er vielleicht so:

„Ich trinke nur ab und zu ein Bier, alles andere wird mir angedichtet“.

Dies ist eine typische Bagatellisierung, der man wie folgt entlastend und entgegenkommend antworten kann:

„Es kann sein, daß Sie befürchten, daß Sie als Trinker eingestuft werden könnten, es ist jedoch so, daß Alkohokonsum ganz allgemein bestimmte, allgemein unterschätzte Risiken mit sich bringt, wie etwa bei der Teilnahme am Straßenverkehr usw. Es wäre daher sehr sinnvoll, wenn Sie diese Risiken hier einmal ganz genau betrachten.“

Auch folgende Antwort des Patienten kommt häufig vor:

„Ich trinke nur, weil ich bei der Arbeit solche Problem habe/die Ehefrau fremdgeht".

Hierbei handelt es sich um eine Rationalisierung, die etwa so beantwortet werden kann:

„Genau bei diesem Punkt können wir Ihnen helfen, denn das könnte der Kernpunkt der Therapie sein, daß Sie Ihre Schwierigkeiten anders bewältigen können als mit Alkohol."

Bei besonders ablehnenden Kommentaren zur Therapie („Ich brauche keine Therapie, ich schaffe das alleine") kann man einen neuen Termin nach 4 bis 6 Wochen vereinbaren, bei dem man über die mit dieser Haltung gemachten Erfahrungen sprechen will. Der Arzt soll den Entschluß des Patienten loben, jedoch seine eigenen Erfahrungen gegenüberstellen, daß dies ein sehr schwer erreichbares Ziel ist, und mit der neuen Terminvergabe sein wohlwollendes Interesse an der weiteren Entwicklung des Patienten signalisieren.

Viele andere Abwehrstrategien lassen sich im Umgang mit dem Suchtkranken erkennen, häufig wird auch intellektualisiert, über die Kulturgeschichte des Drogenkonsums geredet, der Wert für die Kreativität betont usw. Hier ist es wichtig, immer wieder vom allgemeinen auf den speziellen Fall zu kommen und *Relativierungen* (Pro und Contra) aufzubauen.

Tab. C-2: Sechs Fragenkomplexe beim diagnostischen Screening am Beispiel Alkohol

Frequenz und Menge:
Wie sieht es bei Ihnen mit Alkohol aus, trinken Sie gelegentlich ein Gläschen Wein oder Bier?
Positive Effekte:
Wie vertragen Sie den Alkohol, tut er Ihnen gut? Was ist das Angenehme daran? Wieviel können Sie vertragen?
Negative Effekte:
Haben Sie auch einmal schlechte Erfahrungen mit Alkohol gehabt? Haben Sie andere Menschen kritisiert, haben Sie sich daneben benommen, hatten Sie Ausfälle, ging es Ihnen körperlich schlecht?
Kontrollfähigkeit/Abhängigkeit:
Haben Sie das Gefühl, daß Sie vorsichtiger mit Alkohol umgehen sollten? Gelingt es Ihnen immer, nicht mehr zu trinken, als Sie wollen? Gab es Situationen wo sie sich zu mehr Trinken verführen ließen? Gibt es Tage oder Situationen, wo Sie keinen Alkohol trinken?
Körperliche Abhängigkeit:
Gab es schon Situationen, bei denen Sie morgens oder vormittags Alkohol tranken, um „in die Gänge" zu kommen?
Kritikfähigkeit/Änderungsmotivation:
Kann es sein, daß Sie durch Alkohol Probleme bekommen könnten? Wollen Sie Ihren Konsum ändern?

Typische Kommunikationsmuster von Suchtkranken

Aus psychoanalytischer Sicht läßt sich, wie erwähnt, das Grundverhältnis zwischen dem Suchtkranken und seiner Umwelt am besten als Abhängigkeits-Autonomie-Konflikt begreifen (Küfner 1989). Dörner u. Plog (1984) umschrieben dieses Verhältnis treffend als „der sich und andere versuchende Mensch", d.h. daß der Suchtkranke immer wieder seine Grenzen und die der Umwelt erfahren und überwinden will. Diese Beziehungsstörung ist konkret mit dem Problem verbunden, zwischen *Kontrolle und Vertrauen* den richtigen Mittelweg zu finden. So sind z.B. Suchtmittelkonsumkontrollen (Urinproben, Alkoholtest) zwar nach Vereinbarung mit dem Patienten unumgänglich, führen aber bald zu einem Spiel, mit dem Ziel zu testen, wer besser verstecken und wer besser finden kann. Dabei besteht die Gefahr, daß der Behandler entweder zu hart oder zu weich ist. Im ersten Fall fühlt sich der Patient total abgelehnt, im zweiten Fall wird er zu wenig gefordert oder nimmt den Behandler nicht ernst. Das Beziehungsverhältnis wird noch komplizierter: Trat ein Rückfall auf, der zunächst verheimlicht wurde, läuft der Therapeut Gefahr, enttäuscht zu sein. War der Patient abstinent und wird diese Leistung nicht genügend vom Therapeuten gewürdigt, dann kann der Patient auch enttäuscht sein. Burian (1994) spricht daher auch von den „Ritualen der Enttäuschung“ als einem charakteristischen Beziehungsmuster zwischen dem Süchtigen und seiner Umwelt, also auch seiner therapeutischen Umwelt.

Im Kontaktverhalten zeigt der Suchtkranke, wie bereits ausgeführt, fast immer typische *Abwehrmechanismen* wie

- *Verleugnung* („Ich habe nichts getrunken“)
- *Bagatellisierung* („Die anderen haben mich zum Trinken verführt“)
- *Rationalisierung* („Das bißchen Alkohol schadet nicht, mein Großvater, der 2 Liter Wein täglich trank, wurde 95“).

Diese Abwehrmechanismen gilt es zu erkennen und in der Interaktion psychologisch sinnvoll aufzufangen. Eine wichtige Strategie ist es, dem Patienten den Drogenkonsum nicht zu „verbieten“, sondern an seine *Eigenverantwortlichkeit* zu appellieren: Drogenkonsum und Abstinenz sind jeweils mit subjektiven und objektiven Vorteilen und Nachteilen verbunden. Mit anderen Worten: Im Gespräch mit dem Patienten soll bei ihm ein individuelles Risiko-Nutzen-Kalkül des Rauschmittelkonsums aufgebaut werden, es soll an seine Vernunft, an seine Fähigkeit, rational abwägend zu entscheiden, appelliert werden. Der Patient soll womöglich selbst eine Vorteile-Nachteile-Liste des Drogenkonsums erstellen.

Auch diagnostisch ist diese Gegenüberstellung ergiebig – der affektive Umgang des Patienten mit der Vorteile-Nachteile-Diskussion des Konsums und des Nicht-Konsums zeigt beispielsweise in Form eines Verteidigungsverhaltens einen hohen Grad der inneren Rauschmittelabhängigkeit. Diese Strategie baut darauf auf, daß der Patient möglichst stark eigene Entscheidungsspielräume vermittelt bekommt. Imperative Therapie ist bei Suchtkranken nur äußerst begrenzt wirksam. Im Gegenteil: Er soll so früh wie möglich wieder ein kompetenter „Kapitän seiner Seele“ werden (vgl. Bateson 1981).

Bei der Entzugsbehandlung ist das Reduzieren der Medikamentendosis ein weiterer Bereich, in dem der Patient mit Abwehr reagiert – er will zusätzliche Medikamente, wenn eines reduziert wird usw.

Ziel der richtigen Umgehensweise mit dem Suchtkranken ist es, die *Selbstbestimmungsfähigkeit*, die ja fast definitorisch beim Abhängigkeitskranken schwer gestört ist, wieder zu erhöhen. Das bedeutet, daß jederzeit die (u. U. nur minimale) Eigenverantwortlichkeit des Suchtkranken angesprochen werden soll, aber auch die Konsequenzen von „Fehlverhalten“ (z. B. Rückfall) geklärt und dann umgesetzt werden müssen (z. B. Einschränkung des Freiraums). Dennoch sind phasenweise einige Grenzen zu setzen.

Idealerweise soll jeder Behandler von Suchtkranken eine psychotherapeutische Ausbildung und damit eine Menge analysierter *Selbsterfahrung* haben. Dies ermöglicht eine gefühlvolle, von eigenen affektiven Anteilen („Gegenübertragung“) weitgehend bereinigte Interaktionserfahrung. Andererseits müssen Prinzipien der Interaktion auch in Büchern zur Suchtkrankenbehandlung vermittelt werden. Es sollen daher an dieser Stelle einige Interaktionen schematisch dargestellt werden, um die Prinzipien zu verdeutlichen. Die Darstellungen sollen aber nicht als technische Handlungsanweisungen verstanden werden – die Äußerung des Therapeuten als Reaktion auf die Äußerungen des Patienten muß vom momentanen Gefühl des Therapeuten getragen sein. Daher ergibt sich die Empfehlung für Therapeuten, sich in einer therapeutischen Interaktion nach der persönlichen „Echtheit“ und der „inneren Kongruenz“ in dieser Situation zu orientieren. Das Ziel der mittelfristigen Beziehungsdefinition liegt im dynamischen Mittelwert zwischen maximaler Akzeptanz und nötiger Abgrenzung. Die angeführten Beispiele sind nur unter dieser Einschränkung anwendbar (verändert nach Tretter 1994).

Beispiel 1

Der Patient sagt beispielsweise:
„Ich verspreche Ihnen, keinen Alkohol mehr zu trinken!“
Aus kommunikationstheoretischer Sicht (vgl. Watzlawick u. a. 1971) drückt dies zunächst eine tiefe Verbindlichkeit der *Abstinenzabsicht* aus (Appell: glauben Sie mir bitte!). Es zeigt sich auch eine *Verbindlichkeit* gegenüber dem Therapeuten (Beziehungsaspekt: Ihnen – und nicht anderen – verspreche ich etwas!). Zusätzlich äußert sich ein *Totalanspruch an sich selbst*, nie mehr fehlzugehen (Ausdrucksaspekt).

Folgende Reaktionsmöglichkeiten für den erfahrenen Therapeuten bestehen dann:

- „Das müssen Sie sich selbst versprechen".
  Mit dieser Antwort wird das Beziehungsangebot an den Patienten zurückdelegiert. Das ist ehrlich vom Therapeuten, denn wie soll er die Wahrheit dieser Aussage des Patienten überprüfen können? Andererseits kann es Situationen und Menschen geben, für die ein Eingehen in dieses Versprechen durch den Arzt wenigstens für eine kurze Zeitspanne (etwa bis zum Antritt einer Entwöhnungstherapie) eine Hilfe sein kann.
- „Sie schieben mir da eine große Verantwortung zu."
  Mit diesem Satz wird die Delegation von Verantwortung und damit die Entlastung von der Selbstverantwortlichkeit therapeutisch angesprochen.
- „Mir ist das eigentlich egal, von mir aus können Sie trinken."
  Dieser sehr zurückweisende Satz, der zunächst unfreundlich klingt und konfrontierend wirkt, macht sehr deutlich, wer für den Alkoholkonsum verantwortlich ist. Es handelt sich hier um die Ablehnung des Beziehungsangebots des Patienten.
- „Da nehmen Sie sich aber viel vor."
  Mit dieser Äußerung wird die Selbstüberlastung des Patienten angesprochen und die dem Therapeuten zugeschriebene Verantwortung konkret zurückdelegiert.

Beispiel 2

Häufig treten bestimmte Äußerungen nach einem Rückfall auf, der vom Patienten erst geleugnet wird, da er Scham und Schuldgefühle hat und auch den Abbruch der therapeutischen Beziehung befürchten muß:

„Ich habe den Rückfall verschwiegen, weil ich Sie nicht enttäuschen wollte."

Mögliche Reaktionen sind:

- „Sie glauben, daß Sie mich enttäuscht haben."
  Mit dieser Reaktion wird der Patient vorsichtig auf sich zurückverwiesen.
- „Sie haben sich selbst enttäuscht!"
  Diese Äußerung bezieht sich deutlich auf die eigentliche Selbstbezüglichkeit des Enttäuschtseins.
- „Ich habe damit gerechnet, daß Sie rückfällig werden können."
  Hiermit soll die Möglichkeit des Rückfalls betont werden, obwohl mit dieser Formulierung Gefahr besteht, daß der Patient sich abgewertet fühlt.
- „Ich finde es aber wichtig, daß Sie und ich über Ihren Rückfall sprechen."
  Damit wird die Notwendigkeit der Offenheit im Umgang mit den die therapeutische Beziehung belastenden Problemen angesprochen.

Mit diesen Beispielen soll verdeutlicht werden, daß aus psychologisch-psychotherapeutischer Sicht der qualifizierte therapeutische Umgang mit dem Suchtkranken ein äußerst diffiziler Prozeß ist. Jede Begegnung mit dem Suchtkranken, egal ob im Notfall, in der Beratungssituation, bei der spezifischen Diagnostik oder während der Therapie, ist von diesen psychologischen Mechanismen unterlagert, die im wesentlichen die Nähe (bzw. Distanz) zwischen Patient und Therapeut regeln helfen.

Diagnostik

„Biopsychosoziale" Diagnostik

Vor jeder Therapie steht die Diagnose. Da die Suchtentwicklung am besten auf der Basis des vorher eingeführten „biopsychosozialen" Krankheitsmodells (S. 26) zu verstehen ist, sollte auch eine entsprechend umfassende „biopsychosoziale" Diagnostik durchgeführt werden. Dies geschieht durch eine geeignete mehrdimensionale („multiaxiale") Exploration und klinische Untersuchung, welche die Vorgeschichte, die Ursachen und die Folgen der Suchtentwicklung herausarbeitet.

Elemente der „biopsychosozialen Diagnostik"

- körperliche Folgen und Ursachen
- psychische Folgen und Ursachen
- soziale Folgen und Ursachen

Zunächst ist die Eruierung der individuellen Geschichte des Suchtmittelkonsums ein wichti-

Tab. C-3: Beispiel für ein ausführliches klinisches Erstinterview bei geplanter Psychotherapie, wobei der gesamte Vorstellungskomplex des Patienten zum Suchtproblem exploriert wird

A. Problemdefinition

- Wollen Sie sich kurz mit mir bekannt machen/vorstellen? Erzählen Sie mir bitte etwas über sich.
- Welches Problem (bzw. Probleme, z. B. Suchtprobleme) führt Sie zu uns?
- Für wie schwer schätzen Sie das Suchtproblem ein?
- Warum kommen Sie gerade jetzt zu uns?
- Wer ist am meisten durch Ihr Suchtproblem betroffen?
- Wie zeigt sich das Suchtproblem im Alltag? Können Sie mir bitte ein Beispiel geben?
- Hindert Sie das Suchtproblem, etwas zu tun, was Sie gern tun möchten?

B. Bedingungsfaktoren und Begleitreaktionen

- Wann trat dieses Verhalten zuerst auf, und was geschah gerade zu diesem Zeitpunkt? Wie fühlten Sie sich? Was waren Ihre Gedanken?
- Hatten Sie schon einmal ähnliche Gefühle und Gedanken in anderen Situationen?
- Durch welche Faktoren verschlechtert bzw. verbessert sich Ihr Suchtproblem? Was geschieht unter Streß oder bei Langeweile?
- Wie haben Sie versucht, Ihr Suchtproblem zu bewältigen? Wie lange tun sie dies schon?

C. Veränderungsperspektive

- Wie möchten Sie sich ändern?
- Was für neue Perspektiven hätten Sie, wenn das Suchtproblem weg wäre? Was würde sich ändern?
- Was erwarten Sie als Minimalergebnis von der Therapie? Wovon hängt der Therapieerfolg ab? Was könnte den Therapieerfolg beeinträchtigen?
- Wo sehen Sie erste Ansatzpunkte, um Ihr Suchtproblem zu verringern? – Was braucht es für eine Veränderung?
- Was hält Sie nach Ihrer Ansicht davon ab, so zu handeln, wie Sie möchten?
- Kennen Sie jemanden,der in einer ähnlichen Situation ist oder war? Wie ging dies für diese Person aus?
- Welchen Rat würden Sie jemandem geben, der Ihr Suchtproblem hat?
- Was sollte nach Ihrem Wunsch nun geschehen? Was soll meine (d. h. des Therapeuten) Aufgabe sein?

Anm.: Diese Fragensammlung beruht auf mehreren Seminaren zur Psychotherapie und Verhaltenstherapie und orientiert sich an verhaltenstherapeutischen Konzepten. Die Fragen können weiter aufgegliedert oder noch stärker komprimiert werden.

ger erster Schritt im Verständnis der Suchtmittelproblematik. Dabei sind Angaben über erste Rauscherfahrungen, erste Komplikationen, Verlauf der Dosierung, über Art der Anwendung und Art des Suchtmittels, Phasen maximalen und minimalen Konsums, Anlässe zur Veränderung usw. nötig.

Tab. C-4: Exploration und Anamnese

- aktuelle Situation der Störung
- Suchtanamnese
- medizinische Beurteilung mit Untersuchung und Anamnese
- psychiatrische Beurteilung mit Untersuchung und Anamnese
- aktuelle soziale Situation
- allgemeine Biographie
- Familienanamnese

Exploration, Anamnese und Untersuchung

Es lassen sich verschiedene Fragestrategien beim Erstkontakt anwenden (Tab. C-3), die schließlich zu einem Datenraster führen sollen, das ein Gesamtbild des Patienten zu zeichnen gestattet und die strukturierte Dokumentation ausmachen soll (vgl. Tab. C-4). Dazu ist ein auf etwa 2 bis 3 DIN-A4-Seiten ausgedehntes Dokumentationsraster zweckmäßig, in das bei der wie bisher strukturierten Exploration die relevanten Aussagen jeweils unter die interessierende Kategorie eingetragen werden.

Die *aktuelle Situation* soll die unmittelbar zur Klinikaufnahme führenden Prozesse darstellen (*Aufnahmeanlaß*) und beim Patienten sowie fremdanamnestisch (z. B. Polizeibericht, Angehörige) erhoben werden. Daraus ergibt sich ein Bild von der Dynamik des akuten Geschehens und den inneren und äußeren Anlässen der Kontaktaufnahme des Patienten. Die *Suchtanamnese* soll folgende Aspekte ansprechen:

- das aktuelle Konsummuster rückblickend auf die letzten 4 Wochen
- erster Rauschmittelkonsum (Alter, Art des Suchtmittels, Anlaß)
- erlebte Veränderungen durch Konsum
- Konsummuster in der Adoleszenz (Wochenendintoxikationen?)
- erster Rausch (Konsumanlaß)
- Veränderung des Konsummusters (Tageszeit, Wochenprofil, Konsumziele)
- soziale Komplikationen (Konflikte in der Familie, Auffälligkeiten bei der Arbeit, in der Schule oder im Verkehr; Schulden, Straffälligkeit)
- körperliche Komplikationen (morgendliches Zittern, zerebrale Anfälle)
- psychische Komplikationen („Filmriß", Aggressionen, Depressionen, paranoid-halluzinatorische Reaktionen, Suizidalität)
- Abstinenzperioden (Bedingungen)
- Rückfälle (Auslöser, Vorzeichen, Verlauf)

Das Hauptgewicht der medizinischen Beurteilung liegt in der *biomedizinischen Diagnostik*. Sie beruht auf der typischen allgemeinmedizinischen Anamnese, der klinischen Untersuchung und der Labordiagnostik (s. spezielle Kapitel).

Bei der medizinischen Beurteilung geht es auch um das Erkennen der typischen Begleiterkrankungen bzw. -syndrome (vgl. Tretter 1994a, vgl. Tab. C-5).

Nach speziellen Begleiterkrankungen und -syndromen muß gezielt gesucht werden (vgl. Tab. C-6 u. C-7):

Tab. C-5: Typische Begleitsyndrome/-krankheiten bei Suchtkranken (nach Tretter et al. 1994a)

reduzierter Allgemeinzustand (z. B. durch Malnutrition)
Traumata
Parasitosen
Persönlichkeitsstörungen
Psychosen
zerebrale Krampfanfälle
kardiovaskuläre Störungen
gastrointestinale Störungen
Geschlechtskrankheiten
HIV-Infektion
Hepatitis

Tab. C-6: Typische Begleitsyndrome/-erkrankungen bei Alkoholismus (vgl. Feuerlein 1989)

Delirium tremens
hirnorganisches Psychosyndrom
zerebelläre Ataxie
Hyponatriämie, Hypokaliämie
Anämie
Leukopenie
Thrombopenie
Hypertonie
Hypovitaminose
Ösophagusvarizen
Tachykardie
obstruktive Lungenerkrankung
Pneumonie
Lungentuberkulose
Gastritis, Ulzera
Pankreatitis
Cholezystitis
Hepatopathie
Aszites
Polyneuropathie

Tab. C-7: Typische Begleitsymptome/-erkrankungen bei Polytoxikomanie (vgl. Tretter 1996a)

Spritzenabszesse
Hepatitis A,B,C
Hypotonie
HIV-Infektion
Endokarditis

Als nächster Schritt ist die *psychiatrische Exploration* vorzunehmen, die zunächst den pathologischen Status klärt:

Psychologische Merkmale werden mit der typischen psychiatrisch-psychopathologischen Exploration erhoben und durch verhaltenspsy-

Tab. C-8: Befundbogen (nach Wetterling u. Veltrup 1998)

	Nicht vorhanden	Vorhanden	Beeinträchtigt durch	Erheblich beeinträchtigt durch
Psychische Störungen				
Verlangen nach Alkohol				
Kontrollverlust				
Alkoholtoleranz				
Verhalten auf Alkoholtrinken eingeengt				
Depressive Verstimmung				
Angst				
Nervosität/Reizbarkeit				
Anspannung/Aggressivität				
Merkfähigkeitsstörung				
Konzentrationsstörung				
Verlangsamung				
Konfabulationen				
Schlafstörungen				
Körperliche Störungen				
Vegetative Entzugssymptome: • Tremor • Schwitzen • Hypertonie				
Organschädigungen: • Leberschäden • Pankreasentzündungen • Gastrointestinale Schäden • Kardiovaskuläre Schäden • Polyneuropathie				
Gangstörung, Ataxie				
Krampfanfälle				
Zusätzlicher Mißbrauch				
Nikotin				
Medikamente				
Illegale Drogen				
Hyperalimentation (Adipositas)				

Tab. C-8 (Fortsetzung)

	Nicht vorhanden	Vorhanden	Beeinträchtigt durch	Erheblich beeinträchtigt durch
Störungen im familiären Bereich				
Vater Alkoholiker				
Mutter Alkoholikerin				
Alkoholtrinkende Partner				
Trennung vom Partner				
Lebt in Scheidung				
Scheidung				
Keine feste Beziehung				
Alleinstehend				
Finanzielle Sorgen • Überschuldung • Pfändung				
Wohnverhältnisse • sehr beengt • Alkohol-Milieu • Wohnungslos/Räumung				
Störungen im beruflichen Bereich etc.				
Arbeitslosigkeit				
Abmahnung				
Führerscheinverlust				
Lange körperliche Erkrankung				

chologische und psychodynamische Aspekte ergänzt: Persönlichkeitseigenschaften (objektiv und in der Selbstbeschreibung), intellektuelle Funktionen, affektive Verfassung, Antriebslage, Konsummotive, Ausstiegsmotive, Streßbelastbarkeit, Abwehrstruktur (Beziehungsdiagnostik während der Exploration), Funktion des Rauschmittelkonsums u.a. Aspekte interessieren hier.

Im Hinblick auf den *sozialen Bereich* interessieren allgemeine Fragen und jeweils auch der Zusammenhang mit dem Rauschmittelkonsum:

- *Familiäre Situation* (Familienstand, Kinder, Beziehungsqualität, Kontakt zur Herkunftsfamilie)
- *Arbeitssituation* (Probleme, Position, Art der Tätigkeit, Stellensicherheit)
- *Wohnsituation* (Kündigung? Nachbarschaft)
- *Freizeitinteressen* (drogenfreie Milieus?)
- *weiteres soziales Umfeld* (Freunde, Verwandte)
- *finanzielle Situation* (Einkommen? Schulden?)
- *Straffälligkeit* (Verkehrsdelikte, Beschaffungskriminalität)

Die *allgemeine Biographie,* die Kindheit und die Jugend, das Verhältnis zu den Eltern in jener Zeit, die Zeit des jungen Erwachsenen, die Schulzeit, die ersten Berufsjahre, der Bereich privater Kontakte, Liebesleben, Ehe, Hobbies usw. sind Themen dieses Bereichs.

Die *Familienanamnese* rundet die Informationserhebung ab und konzentriert sich auf die Krankheiten der Eltern und Geschwister, respektive auf den Umgang mit Suchtmitteln.

Diese Informationen sollten unbedingt in einem Befundbogen dokumentiert werden (Tab. C-8).

Auf der Basis dieser Informationen ist schließlich die differenzierte spezifische psychiatrische Diagnostik anzugehen. Dazu stehen die verschiedenen psychiatrischen Diagnosesystematiken wie die ICD-10 (vgl. Dilling u. a. 1991) oder das DSM-III-R bzw. DSM-IV (vgl. Wittchen u. a. 1988, Sass et al. 1998) zur Verfügung. Es soll dabei neben der Suchtdiagnostik auch auf psychiatrische Begleiterkrankungen geachtet werden: Psychosen, Neurosen und Persönlichkeitsstörungen können mit dem Suchtmittelkonsum vergesellschaftet sein.

Suchtdiagnose

Systematische Diagnose

Die Diagnosestellung „Mißbrauch" oder „Abhängigkeit" von psychoaktiven Substanzen erfolgt am besten nach Diagnoseschemata wie der ICD-10 oder dem DSM-III-R bzw. DSM-IV (vgl. Tab. C-9 bis C-12). Beide Systeme zeigen eine praxisnahe Darlegung der Diagnosekriterien. Allerdings haben diese beiden Schemata zueinander nur eine geringe diagnostische Korrespondenz (vgl. Kraemer 1991).

Nach diesen Schemata müssen mehrere Kriterien für die Diagnose eines *Mißbrauchs* (bzw.

Tab. C-9: DSM-IV: Definition *Substanzmißbrauch* (verkürzt)

A. Ein unangepaßter Substanzkonsum mit klinisch bedeutsamen Beeinträchtigungen, mit mindestens einem der folgenden Kriterien in den letzten 12 Monaten:

1. Wiederholter Substanzgebrauch, mit der Folge des Versagens bei Verpflichtungen bei Arbeit, Schule oder zu Hause.
2. Wiederholter Substanzgebrauch in Situationen, mit der Folge der körperlichen Gefährdung (z. B. Straßenverkehr).
3. Wiederholte Probleme mit dem Gesetz als Folge des Substanzgebrauchs.
4. Fortgesetzter Substanzgebrauch trotz ständiger oder wiederholter sozialer Probleme als Folge des Substanzkonsums (z. B. Ehekonflikte).

B. Die Symptome haben nie die Kriterien der Substanzabhängigkeit erfüllt.

Tab. C-10: ICD-10: Definition *Schädlicher Gebrauch* (F1x.1)

Darunter ist ein Konsumverhalten zu verstehen, das zu einer Gesundheitsschädigung führt. Diese kann eine körperliche Störung, etwa in Form einer Hepatitis durch Selbstinjektion von Substanzen sein, oder eine psychische Störung, z. B. eine depressive Episode durch massiven Alkoholkonsum.

Tab. C-11: DSM-IV: Definition *Substanzabhängigkeit* (verkürzt)

Ein unangepaßtes Muster von Substanzgebrauch mit klinisch bedeutsamen Beeinträchtigungen mit mindestens einem der folgenden Kriterien in den letzten 12 Monaten:

1. Toleranzentwicklung mit einem der folgenden Kriterien:
   - Verlangen nach ausgeprägter Dosissteigerung, um einen Intoxikationszustand oder erwünschten Effekt herbeizuführen,
   - deutlich verminderte Wirkung bei fortgesetzter Einnahme derselben Dosis.
2. Entzugssymptome mit einem der folgenden Kriterjen:
   - charakteristisches Entzugssymptom für die jeweilige Substanz
   - diesselbe Substanz wird eingenommen, um die Entzugssymptome zu lindern oder zu vermeiden.
3. Substanz wird häufig in größeren Mengen oder länger als beabsichtigt eingenommen.
4. Anhaltender Wunsch oder erfolglose Versuche, den Substanzgebrauch zu verringern oder zu kontrollieren.
5. Viel Zeit für Aktivitäten, um die Substanz zu beschaffen, zu sich zu nehmen oder sich von ihren Wirkungen zu erholen.
6. Einschränkung wichtiger sozialer, beruflicher und Freizeitaktivitäten durch Substanzgebrauch.
7. Fortgesetzter Substanzgebrauch trotz Kenntnis eines anhaltenden oder wiederkehrenden Problems, das wahrscheinlich durch die Substanz verursacht oder verstärkt wurde (z. B. Ulkus-Verschlechterung durch Alkoholkonsum).

Achtung Spezifikation: mit oder ohne körperliche Abhängigkeit; früh vollremittiert oder früh teilremittiert, anhaltend vollremittiert, anhaltend teilremittiert, bei agonistischer Therapie, in geschützter Umgebung.

schädlichen Gebrauchs) bzw. einer *Abhängigkeit* von psychoaktiven Stoffen erfüllt sein (verkürzt nach DSM-III-R, Wittchen et al. 1988).

Für eine präzisere Einstufung der Schwere der Abhängigkeit gibt es vor allem für die Alkoholabhängigkeit spezielle Beurteilungsskalen (S. 94 f.).

Tab. C-12: ICD-10: Definition *Abhängigkeit von psychoaktiven Substanzen* (Dilling u. a. 1991)

Es sollen 3 aus den folgenden Kriterien im Laufe des letzten Jahres gegeben sein:
• Ein starker Wunsch oder eine Art Zwang, Substanzen oder Alkohol zu konsumieren.
• Verminderte Kontrollfähigkeit bzgl. des Beginns, der Beendigung und der Menge des Substanz- oder Alkoholkonsums.
• Substanzgebrauch mit dem Ziel, Entzugssymptome zu mildern, und der entsprechenden positiven Erfahrung.
• Ein körperliches Entzugssyndrom (siehe F1x4 und F1x5).
• Nachweis einer Toleranz. Um die ursprünglich durch niedrige Dosen erreichten Wirkungen der Substanz hervorzurufen, sind zunehmend höhere Dosen erforderlich (eindeutige Beispiele hierfür sind die Tagesdosen von Alkoholikern und Opiatabhängigen, die Konsumenten ohne Toleranzentwicklung schwer beeinträchtigen würden oder sogar zum Tode führten).
• Ein eingeengtes Verhaltensmuster im Umgang mit Alkohol oder der Substanz, wie z. B. die Tendenz, Alkohol an Werktagen wie an Wochenenden zu trinken und die Regeln eines gesellschaftlich üblichen Trinkverhaltens außer acht zu lassen.
• Fortschreitende Vernachlässigung anderer Vergnügen oder Interessen zugunsten des Substanzkonsums.
• Anhaltender Substanz- oder Alkoholkonsum trotz des Nachweises eindeutiger schädlicher Folgen. Die schädlichen Folgen können körperlicher Art sein, wie Arbeitsplatzverlust durch eine substanzbedingte Leistungseinbuße, oder psychisch, wie bei depressiven Zuständen nach massivem Substanzkonsum.
Die Diagnose erfordert eine tatsächliche Schädigung der psychischen oder physischen Gesundheit des Konsumenten. Eine akute Intoxikation oder ein Kater beweisen allein noch nicht „Gesundheitsschaden", der für die Diagnose „schädlicher Gebrauch" erforderlich ist.

Bei der Suchtdiagnostik können auch *Typologien* hilfreich sein (Tab. C-13). Es sind vielfältige Typisierungen süchtigen Verhaltens entwickelt worden. Sie werden jedoch wegen der mangelnden Trennschärfe kritisiert. In der klinischen Praxis bewährt sich die in Anlehnung an die bei Alkoholikern vorgenommene Typologie von Jellinek (Jellinek 1960; zit. nach Feuerlein 1989), siehe Tabelle C-13.

Ein weiterer Punkt der Untersuchung betrifft das *Stadium der Sucht*.
Beim Alkoholismus sind durch Jellinek (1960) typische *Stadien* mit charakteristischen Merkmalen abgegrenzt worden, die sich in modifizierter Form auch bei anderen Abhängigkeiten anwenden lassen (Tab. C-14).

Bei Drogenabhängigen ist häufig von der „Probierphase" als erster Konsumphase die Rede.

Stadienbezogene Merkmale können beim Patienten mit einer speziellen Fragenliste erhoben werden, die Ausfälle abfragt wie „Filmrisse", Dosissteigerung, Entzugserscheinungen, suchtmittelbedingter Verlust sozialer Bindungen usw., wodurch die Einstufung der Abhängigkeit genauer erfolgen kann (vgl. Abschnitt Alkoholabhängigkeit, Tab. D-7, S. 93). Solche

Tab. C-13: Typologie der Suchtformen nach Jellinek

„Konfliktkonsument" (Alpha-Typ) mit Exzessen in Belastungssituationen
„Gelegenheitskonsument" (Beta-Typ) mit gelegentlichem oder häufigem Konsum in der Freizeit oder bei sozialen Anlässen, wenn die Substanz angeboten wird
„episodischer Konsument" (Epsilon-Typ) mit zeitweiligen Konsumexzessen, z. T. auch mit Ausfällen
„Gewohnheitskonsument" (Delta-Typ) mit täglichem Konsum in hohen Mengen, häufig ohne Verhaltensauffälligkeiten
„süchtiger Konsument" (Gamma-Typ) mit Verlust der Kontrolle über den Konsum

Tab. C-14: Stadieneinteilung der Sucht nach Jellinek (1960)

Anfangsstadium mit Gelegenheitskonsum, (Einstiegs-/Probierphase)
kritisches Stadium mit Gewohnheitskonsum
Abhängigkeitsstadium
Abbaustadium mit Defekten

Listen eignen sich auch gut zur „motivationalen Intervention“, d.h. zum Aufbau der anschließend besprochenen „Veränderungsmotivation“ (s. S. 61).

Psychiatrische Komorbidität

Psychische Störungen sind eng assoziiert mit Suchtmittelkonsum. Der Suchtmittelkonsum bekommt ja häufig eine harmonisierende Funktion etwa in Form der Minderung von Ängsten oder depressiven Zuständen. Das Ausmaß der jeweiligen psychischen Störung kann dabei aus dem Bereich der Alltagspsychopathie heraustreten und den Charakter von Neurosen, Psychosen oder Persönlichkeitsstörungen aufweisen. Der Bereich der Neurosen (z.B. Angstneurose, depressive Neurose) wird bei Suchtkranken häufig vorgefunden. Dies läßt sich auch im Rahmen von Suchttherapie behandeln. Seltener sind psychotische Störungen wie die Schizophrenie oder die Zyklothymie zu finden. Bei Schizophrenen besteht die Funktion der Suchtmittel, das Stimmenhören zu intensivieren (z.B. bei zusätzlichem Größenwahn), in manchen Fällen auch zu dämpfen (z.B. bei zusätzlichem Verfolgungswahn). Bei zyklothymen Depressionen resultiert der Versuch, diesen Zustand zu bekämpfen, manchmal im gegenteiligen Effekt bis zum Suizidversuch. Bei manischen Phasen wird gerne Alkohol getrunken, um das gute Gefühl zu verstärken.

Die *Persönlichkeitsstörungen* machen besonders große therapeutische Schwierigkeiten, da sie in der Regel nicht suffizient medikamentös bekämpft werden können und bei Psychotherapien lange Zeiträume der Intervention erfordern. Gehäuft kommt insbesondere die narzißtische Persönlichkeitsstörung vor (in der ICD 10-Systematik nicht mehr als Hauptform angeführt; vgl. Tab. C-15).

Tab. C-15: Persönlichkeitsstörungen (nach ICD 10)

• Paranoide Persönlichkeitsstörung (F60.0)
• Schizoide Persönlichkeitsstörung (F60.1) • Schizotype Störung (F 21)
• Dissoziale Persönlichkeitsstörung (F60.2)
• Emotional instabile Persönlichkeitsstörung – impulsiver Typ (F60.30) – Borderline-Typ (F60.31)
• Histrionische Persönlichkeitsstörung (F60.4)
• Anankastische Persönlichkeitsstörung (F60.5)
• Ängstliche (vermeidende) Persönlichkeitsstörung (F60.6)
• Abhängige (asthenische) Persönlichkeitsstörung (F60.7)
• Andere spezifische Persönlichkeitsstörungen: – Narzißtisch – Exzentrisch – Haltlos – Unreif – Passiv-aggressiv – (Pseudo)neurotisch

„Hypothetische Diagnose im Diskurs“

Nachdem die objektive diagnostische Einstufung erfolgt ist, wird die Diagnose von ärztlicher Seite als eine Art Arbeitshypothese dem Patienten mitgeteilt. Dabei muß diese Diagnose anhand der erhobenen Befunde erläutert werden. Ziel ist die Abgrenzung von problematischem Konsum, Mißbrauch und Abhängigkeit. Aus therapeutischer Sicht ist nicht viel gewonnen, wenn der Arzt eine Diagnose stellt, der Patient diese aber nicht annimmt. Hier muß auch unterschieden werden zwischen den kassentechnisch erforderlichen Standards und der in der Patient-Therapeuten-Beziehung bedeutsamen Problemdefinition. An dieser Stelle muß der Patient über die Suchtkrankheit aufgeklärt werden. Informationen dazu findet der Leser vor allem in Abschnitt A dieses Buchs (Definition von Sucht, S. 2).

Ein erster Schritt im Rahmen der Diagnosemitteilung kann eine Vorteile-Nachteile-Erörterung des Weiterkonsums und des Aufhörens sein. Der dabei beobachtbare vereinfachende affektive Umgang des Patienten bei der Konfrontation mit Schäden und Risiken des Suchtmittels, insbesondere in Form von Abwehrreaktionen, bestätigt außerdem die Abhängigkeitsdiagnose: Er wird die Droge evtl. idealisieren. Hier muß vorsichtig entgegengearbeitet werden („Motivationale Intervention“; Tab. C-16).

Am besten ist es, wenn der Patient beim Abschluß der Untersuchungs- und Erhebungsphase die Diagnose selbst stellt und anschließend der Arzt seine Diagnose angibt und eine evtl. Diskrepanz erläutert.

Diagnostik der Therapiemotivation

Durch den Diskurs zur hypothetischen Diagnose läßt sich auch die Therapiemotivation abschätzen. Diese ist begründet durch die Breite und Tiefe der Problemeinsicht des Patienten. Eine tiefe Problemeinsicht ist durch Betroffenheit bei der bilanzierenden Gegenüberstellung der subjektiven Annehmlichkeiten und der negativen Konsequenzen des Suchtmittelkonsums gegeben (s. o.). Abwehr-Argumente (z. B. Rationalisierungen) ergeben Hinweise auf eine geringe Therapiemotivation. Eine Vorstufe der Therapiemotivation ist die Veränderungsmotivation.

Nach Feuerlein (1989, S. 177) können beim Alkoholiker 6 Stufen der Veränderungs- und Therapiemotivation unterschieden werden, die sich als Modifikationen der Beziehung zum Suchtmittel deuten lassen:

1. Die Einsicht *„So geht es nicht mehr weiter"* steht am Anfang der Bereitschaft zum therapeutischen Kontakt. Diese Stufe entspricht etwa dem 1. Schritt des 12-Schritte-Programms der Anonymen Alkoholiker (AA): „Wir sind gegenüber dem Alkohol machtlos". Die Kapitulation bedeutet eine indirekte Krankheitseinsicht und geht mit dem Akzeptieren der Abhängigkeit und der damit verbundenen Lebensproblematik einher. Der Patient ist von den negativen Folgen seines Rauschmittelkonsums betroffen und zu Veränderungen bereit. Der Arzt oder Berater muß in dieser ersten Phase versuchen, die Problemaufarbeitung in Gang zu bringen, um das Gespräch und den Kontakt aufrechtzuerhalten. Aus systemtheoretisch-ökologischer Sicht hat Bateson (1981) gerade diese Phase als „kopernikanische Wende" in der „kognitiven Ökologie" des Süchtigen herausgearbeitet: Der Süchtige hört auf, sich in einer symmetrisch-eskalatorischen Beziehung, d.h. mit einer gegenseitigen Hochschaukelung in bezug auf seine Umwelt zu verhalten. Es stellt sich vielmehr ein Anerkennen der *relativen Übermacht der Umwelt* der Person (bzw. der *Droge*) ein. Der Person ist grundlegend klar, daß sie einem destruktiven System ausgeliefert ist.
2. Die Einsicht *„Ich schaffe es nicht alleine"* beruht auf dem Durcharbeiten der eigenen Versuche, sich selbst zu behandeln und abstinent zu leben. Sie führt allerdings manchmal zu einer völlig unrealistisch hohen Erwartung an die Hilfemöglichkeiten. Diese Stufe der Selbsterkenntnis wird

Tab. C-16: Patientenbezogene Vorteile-Nachteile-Bilanzierung des Drogenkonsums und der Abstinenz

Drogenkonsum	
Vorteile	Nachteile
• Entspannung	• Entgleisungen
• Lockerung im sozialen Rahmen	• Minderung der geistigen Funktionen
• Anregung	• Gefahren im Straßenverkehr
• Kreativitätssteigerung	• Fehler im beruflichen Bereich
• Soziale Anerkennung	• Konflikte, Aggressionen, Katerzustände, verlorene Zeit
Abstinenz	
Vorteile	Nachteile
• keine sozialen Komplikationen	• Veränderungsstreß
• klarer Kopf	• kein „Feiern" mehr möglich
• Schäden kommen zum Stillstand	• Erklärungsbedürftigkeit der Abstinenz
• Körper regeneriert sich	
• sozialer Aufbau ist möglich	
• keine Schuld- und Schamgefühle	

bei den Anonymen Alkoholikern so formuliert: „Die geistige Gesundheit bekommen wir nur von einer Macht, die größer ist als wir selbst". Hier tritt die Überzeugung ein, daß eine Heilung möglich ist, die aber nur unter der Aufgabe der Größenvorstellung erfolgen kann, sich selbst ohne Hilfe in den Griff bekommen zu können. Diese mentale Selbstbegrenzung ergibt die tragfähige Voraussetzung dafür, daß das Zulassen von Hilfe möglich ist. Der Abhängige muß *sich zurücknehmen.*

3. Die komplementäre Unterwerfung gegenüber den Umständen, deren Bewältigung bisher erfolglos versucht wurde, ist der nächste Schritt auf dem Weg zur stabilen Abstinenz. Dies geht mit der Einsicht *„Ich lasse mir helfen"* einher. Sie gestattet einen konkreten und kontinuierlichen Kontakt mit den Helfern. Die Anonymen Alkoholiker sagen: „Wir entschließen uns, unseren Willen und unser Leben der Sorge Gottes - wie wir ihn verstehen - anzuvertrauen". Damit ist keinesfalls gemeint, daß der Therapeut Gott ist oder sein soll. Diese Position öffnet jedoch den Patienten für Hilfe von außen. Er kann *Hilfe annehmen* und fügt sich der Situation, mit dem Suchtmittel nicht allein fertig zu werden. Er wehrt die Hilfeangebote nicht mehr ab. In diesem Stadium der Veränderung ist die Vorbereitung einer Entwöhnungstherapie erfolgversprechend.
4. Mit der Einsicht *„Ich bin suchtkrank"* ist die beste Grundvoraussetzung für eine Entwöhnungstherapie gegeben. Damit wird beim Patienten zwar zunächst ein Defizitbild aufgebaut, doch kann er durch die weiteren Schritte etwas aktiv unternehmen, um ein Fortschreiten seiner Erkrankung zu unterbinden.
5. *„Ich darf überhaupt keinen Alkohol/keine Droge mehr konsumieren"* ist ein weiterer wesentlicher Schritt. Diese Einstellung findet sich zumindest als Absichtsäußerung schon in frühen Phasen. Mit dieser „Beziehungsdefinition" gegenüber dem Suchtmittel wird eine Neuorganisation des umweltbezogenen Verhaltens der Person erforderlich. Die Person muß soziale Räume meiden, in denen der Stoff angeboten wird, sie muß eigene Stoffdepots beseitigen usw.
6. *„Ich muß mein Leben ändern"* ist die tiefgreifendste Einsicht beim Versuch, die Krankheit zum Stillstand zu bringen. Sie hat weitreichende Folgen und bedeutet für den Suchtkranken eine mehrjährige Arbeit an sich und seinen Lebensverhältnissen. Diese Einsicht leitet sich aus dem bisher Gesagten ab: Die Person muß das Gesamtgefüge ihrer Umweltbeziehungen in Hinblick auf ihre „Suchtmittelvulnerabilität" umorganisieren. Sie baut sich gewissermaßen ein „Abstinenz-Ökosystem" auf, das in allen Lebensbereichen den Suchtstoff und Beziehungen zum Suchtstoff ausgrenzt und Ressourcen für die Abstinenz beinhaltet.

Besonders praktisch bei der Einschätzung der Veränderungs- bzw. Therapiemotivation ist das im Kapitel „Suchtentwicklung" bereits dargestellte Stufenmodell der Verhaltensänderung nach Prochaska u. DiClemente (1985). Eine Einstufung in folgende Phasen ist nützlich:

- Stadium der *Vorbesinnung* (Vorstadium)
- Stadium der *Besinnung*
- Stadium der *Entscheidung*
- Stadium der *Planung* (der Veränderung)
- Stadium der *Handlung* (konkrete Handlungsgestaltung in Richtung Konsumreduktion oder Abstinenz)
- Stadium der *Stabilisierung*
- Stadium der *Beendigung* (nur der Vollständigkeit halber angeführt, da es dann häufig als Rückfall auftritt).

Durch eine der Therapiemotivation entsprechende Therapieplanung ist das Risiko einer Fehlüberweisung in ein „überdimensioniertes" Therapiesetting gering. Es ist zu klären, ob der Patient so weitermacht wie bisher, sich aus eigener Kraft ändern will, Hilfe akzeptiert oder sich ganz einem Therapieprogramm unterziehen möchte.

Auf dieser Stufe der Begegnung mit dem Patienten soll die Diagnose festgelegt, der Therapievorschlag formuliert und eine entsprechende Dokumentation vorgenommen werden.

Therapie als Programm

Therapieprinzipien

Der nach erfolgter Diagnostik zu erstellende Therapieplan muß 2 Schwerpunkte betrachten:
1. Zunächst ist die *körperliche Entgiftung* (Entzug) zu realisieren, damit der Patient grundlegend fähig ist,
2. die *psychische Entwöhnung* anzugehen.

Die Planung einer Entzugsbehandlung ohne anschließende Entwöhnungstherapie ist vertretbar, aber nicht sehr aussichtsreich, was die Abstinenz betrifft. Entscheidungskriterium ist die Vorgeschichte und die Therapiemotivation des Patienten. Übermäßiger Druck auf den Patienten, eine Entwöhnungstherapie durchzuführen, kann zu vorzeitiger Therapiebeendigung führen.

Ist der Patient nicht einmal zur Entgiftung motiviert, so ist eine „Stabilisierungsstrategie" zu entwickeln, die in Zielen wie „gesundes Überleben", „Konsumreduktion" usw. bestehen kann (Abb. C-3). In diesem Zusammenhang ist vor allem beim Opiatabhängigen auch an die Therapie mit Substitutionsmitteln zu denken, wobei diese Therapie in gewisser Weise einen palliativen Charakter hat, d. h. auf schadensbegrenzende Effekte abzielt. Das Kausalleiden, das süchtige Syndrom, wird zunächst jedoch nicht zentral angegangen.

Grundsätzlich ist die Therapie nach der Schwere der Störung zu planen. Dabei spielen folgende Faktoren eine zusätzliche Rolle:
- die Persönlichkeit
- das Umfeld
- die Wünsche des Patienten.

Wenn man fiktiv alle Suchtkranken eines Ortes betrachtet, haben schätzungsweise, aber erfahrungsgemäß ca. 30% keine Motivation, ihr Suchtverhalten zu ändern, ca. 30–40% sind ambivalent und etwa weitere 30% sind wirklich motiviert, ihr Verhalten zu ändern und sogar wenigstens eine Entzugstherapie in Angriff zu nehmen. Dies gilt es zu beachten.

Bei der Therapieplanung ist auch zu beachten, daß der eigene Einsatz des Therapeuten, also beispielsweise als Hausarzt, genau bedacht wird, da es bei Suchttherapeuten besonders häufig ein *Burn-out-Syndrom* geben kann. Dieses Syndrom erkennt man an:
- einer leicht auftretenden Aggressivität des Therapeuten gegenüber den Patienten
- Zynismus im Team
- Fehltage in der Einrichtung
- depressive Symptome
- Gefühl der Sinnlosigkeit

Dieses Syndrom kann zeitweise sogar ganze Teams erfassen. Deshalb ist eine etwa 14tägige Supervision in den meisten stationären Einrichtungen sogar zum Standard geworden, um das Burn-out-Syndrom zu verhindern und anlaufende Mitarbeiterprobleme im Vorfeld anzugehen.

Interventionsziele

Das Handeln von Suchtkrankenhelfern wird häufig allgemein als „Intervention" bezeichnet. Hauptziel der Intervention ist die Distanzierung von der Droge. Dies kann häufig nur gestuft ablaufen. Demgemäß sind ganz grundlegend folgende allgemeine Interventionsziele zu definieren und anzustreben, die sich auf das Beziehungsgefüge von Störung, Person und Therapie beziehen, und die ihrerseits wieder Unterziele haben:

A) Anfangsphase
   1. Problemeinsicht
   2. Veränderungsmotivation
   3. Therapiemotivation
B) Therapiephase
   4. Stabilisierung auf körperlicher, psychischer und sozialer Ebene
   5. Entzug im stationären oder ambulanten Setting
   6. Entwöhung
C) Wiedereingliederungsphase
   7. soziale Rehabilitation

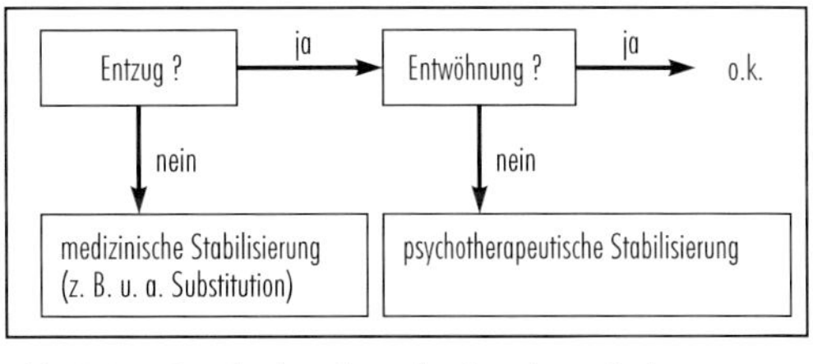

Abb. C-3: Entscheidungsbaum bei Kontakt mit Suchtpatienten.

Was die Entwöhnung betrifft, besteht unter Therapeuten Einigkeit, daß die obersten, zwar relativierten und relativierenden Therapieziele „Bescheidenheit“ und „Verzichtbereitschaft“ sehr zentral sind (vgl. Programme der Anonymen Alkoholiker). Das kann jedoch auch tendenziell zu einer Unterdrückung der individuellen Interessen des Patienten führen, der aber andererseits wegen seiner potentiell überhöhten Anspruchshaltung auch nicht als Kunde des Gesundheitsdienstes der König der Verhältnisse sein kann. Der Patient lernt insgesamt in der Therapie, seine Beziehung zum Suchtstoff intensativ („weniger“) oder qualitativ („Abstinenz“) zu verändern.

Therapie als Beziehung besteht dann im Detail in unterschiedlichen Inhalten des Austauschs (z. B. Vertrauen geben/annehmen), die auf die Grundebene der Patient-Therapeut-Beziehung einwirken und umgekehrt – erst die grundlegende Komplementarität der Patient-Therapeut-Beziehung gestattet den adäquaten Umgang mit den einzelnen Therapieelementen. Diese tragende Makroebene der therapeutischen Beziehung wird durch das Erschließen und Umsetzen einzelner Therapieziele moduliert.

Die Psychoanalyse der Sucht hat in dieser Hinsicht sehr einprägsame Kriterien der Beziehungsgestaltung erarbeitet (Tab. C-17).

Im suchtspezifischen Bereich gilt die *Totalabstinenz* zunächst generell als Ideal-und Fernziel des Verhaltens des Patienten. Die Einigung auf ein gemeinsames Therapieziel sollte in entspannter Atmosphäre vorgenommen werden. Je nach Stadium und Art der Abhängigkeit kann als Therapieziel die lebenslange Abstinenz (z. B. Zustand nach langjährigem Alkoholismus) oder aber der „kontrollierte Konsum“ (z. B. Startphase der Methadonsubstitution) definiert werden. Die Zieldefinition ist von therapeutischer Seite in Relation zur Schwere der Erkrankung zu entwickeln, da der Kontakt zum Patienten Vorrang hat gegenüber einer „Prinzipientreue“, etwa im Sinne der Forderung zur Totalabstinenz. In der Praxis wird in der Kontaktphase eine zeitlich strukturierte Zielsetzung zweckmäßig sein. Kontrollierter Konsum kann passageres Ziel beim Süchtigen sein, beim Scheitern ist dann das Ziel die Abstinenz. Man spricht auch von der „Therapiezielehierarchie“ (Abb. C-4). Die einmal geklärten Therapieziele (z. B. zu Beginn des Entzugs) müssen immer wieder überprüft werden.

Tab. C-17: Beziehungsorientierte psychoanalytische Intervention (nach Heigl-Evers 1977, Heigl-Evers u. Standke 1991)

Ziel der Therapie ist die Internalisierung eines differenzierten Objektbildes und die Auseinandersetzung damit zur Ausdifferenzierung der Selbst-Repräsentanzen.

Wichtige Aspekte des therapeutischen Handelns:

- Die Lockerung psychanalytisch-therapeutischer Grundhaltungen ist möglich (Abstinenz, Neutralität und Anonymität des Therapeuten kann begrenzt durchbrochen werden).
- Der Therapeut fungiert als Hilfs-Ich/Übergangsobjekt.
- Die Spaltung in Gut oder Böse wird gemindert.
- Die Antworten des Therapeuten können als realer Interaktionspartner gegeben werden (Modifikation des klassischen analytischen Settings).
- Selektive Therapeutenäußerungen von authentischen Affekten sind zulässig.
- Die Wahrung der Frustrationstoleranz des Patienten ist essentiell.
- Mitfühlende verstehende Zuwendung ist Grundvoraussetzung der Therapie (innere Auseinandersetzung mit aversiven Affekten, antizipierende Würdigung der Lebensleistung des Patienten).
- Interventionen sind bezogen auf das Hier und Jetzt zu gestalten.

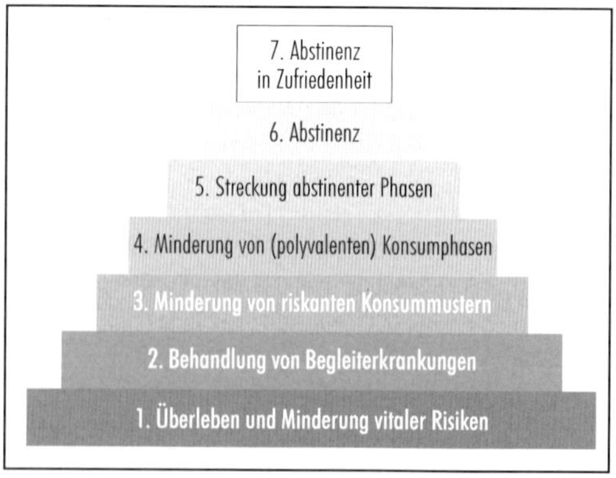

Abb. C-4: Therapiezielehierarchie (nach Körkel 1988)

Zu beachten ist, daß bei jeder Intervention die therapeutische Beziehung die Grundlage ist und daß diese Beziehung durch die Interaktion auch wieder modifiziert wird.

Stabilisierungsphase

Als erste Phase der Veränderung ist in der Praxis häufig nur eine Stabilisierung möglich. Es werden gemäß der Therapiezielehierarchie ein Handlungsziel vereinbart, eine Umsetzungsstrategie besprochen und Ergebniskontrollen durchgeführt. Insbesondere bei Drogenabhängigen ist dies eine wichtige Phase, die vor allem in der Substitution vorkommt. Die Ziele sind:

1. gesünderes Konsumverhalten (kein Hochdosiskonsum, weniger polyvalenter Konsum)
2. kontrolliertes Konsumverhalten
3. kontrollierter Niedrigdosiskonsum
4. Konsum in kontrollierten Kontexten
5. Abstinenzphasen
6. zufriedene Lebensführung in Abstinenz.

Problematisch bei diesen Zielen ist deren mangelnde Kontrollierbarkeit. Es gibt immer gute Gründe, statt z. B. 2 Halbe Bier doch noch einen doppelten „Klaren" dazu zu trinken, weil es eben 10 °C minus hat oder aber 3 Halbe Bier, weil es 30 °C plus Außentemperatur hat. Oder: Bei methadonsubstituierten Patienten wird z. B. gern eine Kokain-Party abgefeiert.

„Motivationstherapie" als Kern der frühen Intervention und der Entzugstherapie

Auf psychologischer Ebene wird eine Motivationstherapie verfolgt, die im Detail im Kapitel „Alkoholabhängigkeit" (S. 102) beschrieben ist. Diese Interventionen müssen auf das Entwicklungsstadium des Patienten in Hinblick auf seine Problemeinsicht und Veränderungsbereitschaft angepaßt werden. Hier werden nur kurz einige Kernpunkte angeführt:

Das Grundprinzip der „motivationalen Intervention" besteht in einem Gefüge von 5 Bezugspunkten, die zu beachten sind und die von Hester u. Miller (1997) mit dem Ausdruck „FRAME" zusammengefaßt wurden:

F = Feedback
Hierbei sollen Alkoholmengen, soziale Folgeprobleme, medizinische Alkoholschäden usw. durch ein persönliches Gespräch rückgespiegelt werden.

R = Responsibility, Verantwortlichkeit
Dieser Aspekt betrifft die Zuständigkeit des Patienten für die Probleme und den diese Probleme bearbeitenden Veränderungsprozeß.

A = Advice, „Anweisungen"
Bei diesem Bereich handelt es sich um empathische Empfehlungen zur Veränderung und um Hinweise, wie dies geschehen kann.

M = Menue, Menü
Mit diesem Punkt soll beachtet werden, daß dem Patienten der Bereich der Möglichkeiten aufgezeigt werden soll, wenn noch eine große Ambivalenz vorliegt („Ja, aber . . ."-Antworten des Patienten).

E = Empathy, Empathie
Empathie, im Sinne der gesprächspsychotherapeutischen Grundhaltung, ist in allen Bereichen der Intervention wichtig.

Entzugsphase

Von Anfang an ist bei der stationären Entzugstherapie auf ein integratives Therapiekonzept zu achten. Soziale Umweltfaktoren (Wohnungsverlust, Probleme am Arbeitsplatz) ebenso wie psychische Faktoren (Depressivität, Suchtverleugnung) sind Zielbereiche sozialpädagogischer und psychologischer Intervention während des Entzugs. Die Prinzipien der Intervention richten sich nach der Lösung aktueller Probleme, die den medizinischen Entzugserfolg gefährden können. Im übrigen werden in zustandsangepaßter Form die Elemente und Prinzipien der Entwöhnungstherapie ausgeführt. In der Regel wird dem Patienten auf der psychiatrischen Entzugsstation ein ganztägiges Programm mit Beschäftigungstherapie, Kunsttherapie, Bewegungstherapie und Gruppentherapie angeboten, das allerdings im Vergleich zu stationären Programmen der Entwöhnungstherapie nur mit niedriger Intensität und Frequenz abgewickelt wird. Ziel ist es, den Patienten ganzheitlich zu betreuen und ihm Anreize zur Veränderung zu geben.

Diagnostik der Entzugssyndrome

Für eine effiziente Planung der Entzugstherapie ist es wichtig, die prospektive Schwere der aktuellen Entzugssyndrome und ihre Verlaufsdynamik einzuschätzen. Das geht prinzipiell nur durch die Nutzung von Indikatoren mit prädiktiver Valenz. Derzeit gibt es aber noch kaum zuverlässige Prädiktoren des Entzugsverlaufs. Es gibt nicht einmal gut brauchbare deskriptive Skalen zur Quantifizierung der Entzugssyndrome. Ein guter Prädiktor für Entzugssyndrome müßte auch ein guter Indikator für die Abhängigkeit sein und umgekehrt. Es gibt jedoch nicht einmal beim Alkoholismus gute Indikatoren für Abhängigkeitsgrade (von Alkohol). Es ist zu hoffen, daß neue biologische Marker gefunden werden.

Aus klinischer Sicht kann grob auf somatische, neurologische und psychiatrische Parameter als Indikatoren für den Schweregrad des Entzugszustands geachtet werden:

- An *somatischen (vegetativen) Parametern* sind vor allem Blutdruck (RR) und Herzfrequenz (HF) gute Maße, die eine Übererregung als ablaufendes Entzugssyndrom anzeigen. Vor allem die konkordante Zunahme beider Parameter im Verlauf des Entzugs ist aussagekräftig. Magen- und Darmbeschwerden sind bei den verschiedenen Substanzen unterschiedlich zu gewichten.
- *Neurologische Parameter* sind Pupillengröße, Pupillenreagibilität, Koordinationsfunktionen, Reagibilität der Muskeleigenreflexe und motorische Spontanaktivität wie Tremor.
- *Psychische Parameter* sind Intensivierung der Wahrnehmung (z.B. beim Benzodiazepinentzug) bis hin zu Halluzinationen, Orientierungsstörungen (Situationsverkennungen), Denkstörungen, Suggestibilität bis hin zur Paranoia, psychomotorische Unruhe, Euphorie und Antriebssteigerung.

Die klinische Schwere des Entzugssyndroms ergibt sich aus dem summarischen Urteil des Untersuchers (vgl. Tretter 1991). Formalisiert gesprochen setzt sich dieser globale klinische Eindruck von der Schwere des Entzugssyndroms aus dem intuitiv gewichteten Eindruck vom Ausprägungsgrad der einzelnen Symptome, wie den somatischen, den neurologischen und psychischen Symptomen, zusammen.

Beurteilungsskalen zur Schwere von Entzugssyndromen müßten aus klinischer Sicht diese 3 Variablengruppen gut abbilden. Das erscheint aber noch nicht gesichert.

Alkoholentzugssyndrom

Das Alkoholentzugssyndrom ist durch motorische Unruhe, Tremor, Hyperhidrosis, Tachykardie und Hypertonie gekennzeichnet. Zerebrale Krampfanfälle können auftreten, und ein Delirium tremens mit Halluzinationen und z.T. lebensbedrohlichen Zuständen kann vorkommen.

Indikatoren der Schwere der Abhängigkeit können Risikoprädiktoren sein. Als Abhängigkeitsindikatoren kommen folgende Variablen in Frage:

- erhöhte Gamma-GT (GGT)
- erhöhte MCV
- Trinkdauer
- Art des Getränks
- erniedrigtes Magnesium
- erhöhte Alkoholabbaurate/h
- erniedrigtes Kalium
- erhöhter MALT-Summenscore usw. (vgl. Feuerlein 1994).

Diese Indikatoren müßten auch als Prädiktoren für die Schwere des Entzugs nützlich sein, was sich leider bisher noch nicht bestätigen ließ. Nach unserer Erfahrung tritt bei einem Alkoholabbau von $> 0{,}25$ ‰/h, gemessen nach der Atemgasanalyse (AGA), äußerst häufig ein delirantes Syndrom auf (pers. Beob.). Komplikationen in der Anamnese (Krampfanfälle, Delir, Enzephalitis, Schädel-Hirn-Trauma, usw.) sind wichtige Hinweise auf Risiken beim Entzug.

Klar abgrenzbare Stadien des Alkoholentzugs, d.h. die Symptomfolge im Verlauf, sind nicht gegeben, dennoch sind häufig

- zunächst eine somatische Phase mit vegetativen Störungen (vegetative Phase),
- dann eine Phase mit überlagerten, starken neurologischen Symptomen und
- schließlich eine Phase mit zusätzlichen psychischen Störungen abgrenzbar.

Für die praktische Verlaufsprognostik der Entzugssymptome und für die Entzugstherapieplanung sollen mehrere anamnestische Aspekte und klinische Befunde berücksichtigt werden (Tab. C-18). Nach diesem Merkmalsprofil richtet sich die therapeutische Strategie.

Opiatentzugssyndrom

Die wichtigsten Symptome sind gastrointestinale Beschwerden, Muskel- und Gliederschmerzen, Schlafstörungen, Unruhe, Kälteschauer und Schwitzen im Wechsel und „Craving" nach Opiaten. Die Schlafstörungen sind besonders hartnäckig.

Benzodiazepin- bzw. Barbituratentzugssyndrom

Die wichtigsten Symptome beim Absetzen der Benzodiazepine bei Gewöhnung bestehen in Störungen der Wahrnehmung (Lichtempfindlichkeit), Angststörungen, Depressionen, Unruhe, Herzklopfen, Schlafstörungen und seltener Schwitzen. Komplikationen sind ein Delirium mit geringer vegetativer Beteiligung und auch Krampfanfälle.

Bei der klinischen Untersuchung eines Patienten mit vermutlichem Substanzmißbrauch, der aber vom Patienten verleugnet wird, muß man auf die erhobenen Befunde achten (Tab. C-19).

Strategien der Entzugstherapie

Die Planung und Umsetzung einer bestimmten therapeutischen Strategie bei dem Entzug bei vorliegender Stoffabhängigkeit muß nicht nur *den Zustand* und *die Situation des Patienten,* sondern auch die geforderte *multidisziplinäre Kompetenz des Behandlers* im Hinblick auf das Team und den medizinischen Hintergrund berücksichtigen. In der einschlägigen Literatur sind jedoch oft unvertretbare Verabsolutierungen der Medikationsstrategie festzustellen. Wir plädieren im Gegensatz dazu für eine „differentielle" Therapie, deren Gestaltung auf komplexeren differentialdiagnostischen Überlegungen beruht und Aspekte der Kontextfaktoren des Patienten und des therapeutischen Settings ausdrücklich einbezieht. Die Verwendung von Medikamenten mit kardialen und vaskulären Nebeneffekten ist beispielsweise für Internisten weniger ein Problem als für Psychiater. Neuroleptika hingegen sind in Hinblick auf ihre Risiken in der Hand des Psychiaters gut aufgehoben. In anderen Fachgruppen besteht aber, was Früh- und Spätdyskinesien betrifft, eher die Gefahr der unkritischen Verabreichung. Auch besteht auf internistischen Stationen häufig die Möglichkeit zum Beigebrauch, weswegen dort die Entgiftung von Drogenabhängigen äußerst problematisch werden kann.

Besonders komplikationsreich ist der Entzug im *ambulanten Bereich.* Zwar erscheinen bei-

Tab. C-18: Risikofaktoren für komplizierten Alkoholentzug

Delirrisiko	Krampfrisiko
• in den letzten 4 Wochen mehr als 10 Halbe Bier/die (äquiv.)	• Krampfanfälle in der Anamnese
• schlechter Allgemeinzustand	• Schädel-Hirn-Trauma, Commotio cerebri
• Delir in der Anamnese	• Hyperreflexie
• hochprozentiger Alkohol	• Benzodiazepinanamnese
• Hypokaliämie	• Tremor
• Hyponatriämie	
• Tremor	
• Abbaurate von mehr als 0,25 ‰/h	
• Suggestibilität	
• Desorientiertheit	
• Sinnestäuschungen	

Tab. C-19: Übersicht zur Differentialdiagnose der typischen Entzugssymptome

Symptom	Alkoholentzug	Opiatentzug	Benzodiazepin-/Barbituratentzug
Zerebraler Krampfanfall	+	-	+
Dysphorie	+	+	+
Mydriasis	+	+	-
Nasenlaufen	-	+	-
Wahrnehmungsstörungen	+	-	+
Innere Unruhe	+	+	+
Tachykardie	+	-	-
Hypertonus	+	-	-
Tremor	+	(+)	(+)
Äußere Unruhe	+	-	-
Erbrechen	+	+	-
Magen-/Darmkoliken	(-)	+	-
Durchfall	(+)	+	-
Muskel-/Gliederschmerzen	-	+	-

+ = [meist] vorhanden, - nicht/selten vorhanden

spielsweise gerade Drogenabhängige häufig früh in ihrer Karriere, etwa wegen Abszessen, zunächst beim Hausarzt, bevor sie zu Drogenberatungsstellen Kontakt haben. Dabei täuschen diese polytoxikomanen Patienten den niedergelassenen Ärzten häufig Entzugsabsichten vor („Ich will herunterdosieren") und verlangen vom Arzt entzugssymptomdämpfende Medikamente, wie beispielsweise Codeinsaft. Meist spielt der niedergelassene Allgemeinarzt dann wochen- bis monatelang als gutgläubiger, ungewollter Medikamentenverabreicher eine zentrale Rolle. Ohne sich über den besonders „protrahierten Entzug" zu wundern, ist er rasch einer von vielen Dauerverordnern von Medikamenten für den gleichen Patienten geworden. Er wird ausgenutzt, ohne es zu merken. Manche Ärzte begründen ihr Handeln so: „Wenn ich ihm die Medikamente nicht gebe, dann kriegt er sie anderswo; zu mir kommt er wenigstens regelmäßig." Daß der Patient den gutgläubigen Arzt als ungewollten Dealer mißbraucht, merkt der Arzt erst spät. Es gibt allerdings auch einige Ärzte und Apotheker, die dies aus vielerlei Motiven bewußt praktizieren. Ein Folgeproblem dieser Praxis sind „Saftstraßen", also Örtlichkeiten in der Drogenszene, auf denen die Medikamente (z.B. Methadon oder Codeinsaft) in Umlauf gesetzt werden. Die lockere Verordnungspraxis führt auch dazu, daß Patienten bei der Klinikaufnahme zur Entgiftung häufig vollgepackt mit Medikamenten antreten. Sogar bei niederschwelligen Einrichtungen nehmen sie kurz vor der Aufnahme noch eine Handvoll Medikamente ein, manchmal, um sich noch „ein letztes Mal etwas Gutes" zu tun. Die Folge sind oft lebensbedrohliche Intoxikationszustände kurz nach der Klinikaufnahme.

Es gibt aus diesen Gründen vor allem in der ambulanten Betreuungssituation von Suchtkranken Probleme, die es dringend angeraten erscheinen lassen, regulär einen stationären Entzug anzustreben: Unkontrollierbarer Beigebrauch anderer psychoaktiver Substanzen und akut auftretende problematische Entzugssymptome machen es auch Spezialisten schwer, ambulante Entzüge durchzuführen.

Ambulante Entzüge sind daher zunächst nur in Sondersituationen vertretbar:

- Auf *seiten des Patienten* müssen dringende Gründe vorliegen, wie beispielsweise der Mangel an einer rechtzeitig verfügbaren stationären Entgiftung. Wichtig ist dann ein

hohes soziales, psychisches und körperliches Funktionsniveau, eine gute Kooperationsfähigkeit und langer therapeutischer Kontakt mit dem Arzt. Täglicher Kontakt des Patienten mit Angehörigen ist obligat.
- Auf *seiten des Arztes* sollten im Umgang mit Suchtkranken Spezialerfahrungen vorliegen. Auch sollen Möglichkeiten zur engmaschigen Betreuung und womöglich ein institutioneller Hintergrund gegeben sein, um die Risiken zu minimieren. Auch sollte eine Absprache mit beteiligten Beratungsstellen erfolgen. Täglicher Kontakt und Kontrollmöglichkeiten sollten vorgesehen sein. Aufklärung von Angehörigen für den Notfall ist nötig. Der Entzug ist zeitlich über einige Wochen zu veranschlagen.

Alkoholentzugstherapie

Verglichen mit anderen Suchtstoffen ist beim ambulanten Alkoholentzug besonders auf rapide auftretende Entzugssymtome zu achten, wobei die Gabe von symptomdämpfenden Medikamenten durch den möglichen Weiterkonsum von Alkohol äußerst problematisch ist. Darüber hinaus besteht in dieser Situation die Gefahr der Suchtverlagerung auf dämpfende Medikamente („Von der Pulle zur Pille“).

Opiatentzugstherapie

Die Opiatentzugssymptome beim jungen „Monotoxikomanen“ sind symptomatisch häufig ähnlich einer Grippe und daher verhältnismäßig unproblematisch. Der Entzug kann häufig mit Salben, Wärmflaschen und dgl. auch ohne weitere Medikation durchgeführt werden, wenn der Patient dazu bereit ist. Bei methadonsubstituierten Patienten ist jeweils nach einigen Wochen die Dosisreduktion anzustreben. Meist gibt es Probleme beim Absetzen der „letzten Tropfen“. Möglichkeiten zum langsamen stationären Methadonentzug, deren Setting von den Patienten akzeptiert wird, sind noch rar.

Benzodiazepin- bzw. Barbituratentzugstherapie

Der Entzug von hochdosiert süchtig konsumierten Benzodiazepinen ist hingegen wieder äußerst problematisch, da ein Herunterdosieren bei diesen Patienten praktisch nicht möglich ist. Benzodiazepinentzüge bei langjähriger Gewöhnung an niedrig dosierte Präparate erfordern beim ambulanten Entzug auch bei sehr kooperativen Patienten einen besonders lang gestreckten Zeitraum für die Dosisreduktion.

Bei polyvalentem Drogenkonsum (Polytoxikomanie) ist erfahrungsgemäß ein ambulanter Entzug kaum möglich und dabei extrem riskant.

Wir empfehlen daher allgemein, bei diesen Patienten einen stationären Entzug durchzuführen. Die folgenden therapeutischen Empfehlungen beziehen sich daher auf den stationären Behandlungskontext. In den weiteren Ausführungen konzentrieren wir uns auch auf die medikamentöse Therapie. Die psychosozialen Aspekte der Behandlung werden anschließend dargestellt.

Grundsätze der medikamentösen Entzugstherapie

Bei der Entzugstherapie ist zu entscheiden, ob man
1. Medikamente gibt („warmer Entzug“) oder
2. keine Medikamente („kalter Entzug“) gibt!

Die Gestaltung der zu bevorzugenden medikamentösen Behandlung des Suchtkranken muß von einem komplexen Risiko-Nutzen-Kalkül getragen werden (Tab. C-20).

Entscheidungsgrundlagen für den Arzt sind häufig Gewohnheit, Erfahrung, wissenschaftliche Basis, Teamkompetenz, Kontext usw.

Grundlegend ist davon auszugehen, daß sich die Entzugssymptome vor allem beim Alkoholentzug binnen weniger Stunden dramatisch verändern können – sie können sowohl zunehmen wie auch abnehmen. Im ersten Fall kann dann ein Patient ins Delir entgleisen, im zweiten Fall kann er – bis zum Atemstillstand – zu stark sediert sein. Behandler, die nicht auf Entzugssyndrome spezialisiert sind, können hier Fehleinschätzungen unterliegen. Daher ist

Tab. C-20: Eine komplexe Vorteile-/Nachteile-Abwägung zur Medikation im Entzug

Vorteile	Nachteile
Medikamente geben	
• Prophylaxe von Komplikationen ist möglich • Krankheitsbewußtsein entsteht durch „Behandlung" • Compliance nimmt zu	• Nebenwirkungsrisiko (kardial, RR, Blutbild, Lunge, Leber) • Suchtverlangen wird gesteigert • subjektives Krankheitsbewußtsein wird gemindert durch verminderte Entzugssymptome
Medikamente nicht geben	
• Keine Überlagerungen von Symptomen und Medikamentennebenwirkungen • Eigene aktive Zustandsbewältigung • Keine Suchtmittelbelastung • Durchleben der Entzugssymptome • Rascherer Ablauf	• Komplikationen (Krampfanfälle, Delir) • Überforderung des Patienten mit Therapieabbruch als Folge

eine schematische Therapie nicht möglich. Aus diesem Grund sollte möglichst zweimal täglich die Medikation ärztlich überprüft werden.

Praktische Pharmakologie

Die therapeutische Effektivität und die Nebenwirkungen einzelner Medikamente zur Prophylaxe und Therapie von Entzugssyndromen bei Abhängigkeitskranken werden im Kapitel „Medikamentenliste" (S. 337) diskutiert. Für die Auswahl der Medikamente ist es zweckmäßig, die Entscheidungen nach folgenden Kriterien auszurichten:

Applikationsformen

Geklärt werden muß zunächst, ob die Medikation i.v. oder oral erfolgen soll. Häufig muß im klinischen Kontext bei protrahierten Entzugssyndromen von der oralen Applikation auf die parenterale Verabreichung umgestiegen werden, da die Kooperation des Patienten zu schlecht ist oder der Patient so stark sediert werden muß, daß eine orale Verabreichung aufgrund der Aspirationsgefahr zumindest ohne Magensonde oder gar wegen Intubationspflicht nicht mehr zu vertreten ist.

Für die Praxis bedeutsam ist, daß starker Brechreiz bei einem auch sonst stark ausgeprägten Entzugssyndrom mit Delirgefahr beispielsweise die rektale, i.m. oder i.v. Applikation sedierender Substanzen nahelegt (z. B. Diazepam).

Ebenso kritisch ist der Übergang von einer intravenösen Behandlung bei dem zunehmend mobilen Patienten zur oralen Verabreichung. Vor allem nach einem Delir ist eine gute Anpassung der oralen Dosis zum Ausschleichen erforderlich. Bei der Clomethiazoltherapie ist beispielsweise eine orale Umstellung auf etwa 4 x 2 Kapseln Clomethiazol (Distraneurin®) adäquat, wenn in den letzten 24 Stunden nur mehr etwa 500 ml 0,8 %ige Clomethiazolinfusion gebraucht wurden und der Patient wach ist. Bei zu niedriger Dosierung tritt nicht selten ein „Re-Delir" auf.

Halbwertszeit

Für die Entzugsbehandlung vor allem bei Alkoholabhängigkeit sind Medikamente mit kurzer Halbwertszeit wegen der raschen Eigendynamik der Entzugssyndrome vorteilhaft. Besonders zu beachten sind daher die Metabolisierungswege (Leber) und die Verlängerung der Halbwertszeit durch Begleiterkrankungen. Eine schematische Verabreichung der Medikamente kann zu einer gefährlichen Kumulation führen. Beispielsweise sind parenterale Therapieschemata, wie sie in der Akuttherapie in der Psychiatrie üblich sind („Spritzenkuren"), wegen der anders gearteten Dynamik von Entzugssyndromen nicht angezeigt bzw. erfordern eine Ergebniskontrolle mehrmals am Tag.

Bei der Behandlung ist insbesondere die Leberfunktion zu beachten. Unserer Erfahrung nach gibt es beispielsweise ab einer Gamma-GT von etwa 200 U/l eine Verdopplung der Halbwertszeit von Clomethiazol, was etwa am 3. Behandlungstag zu extrem starken Sedierungseffekten führen kann. Die dann komatösen Patienten sind trotz Absetzen der Medikation oft 15 Stunden lang nicht weckbar. Normalerweise ist ca. 5 Stunden nach Absetzen der Medikation beim stark sedierten Patienten eine anhaltende Wachheit erreichbar.

Nebenwirkungen

Nebenwirkungen der Medikamente sind bei multimorbiden Patienten (Asthma bronchiale, Hepatopathien, Hypertonus, Diabetes mellitus, Z. n. Schädel-Hirn-Trauma usw.) zu bedenken.

Auswirkungen der Medikamente auf Blutdruck, Herzfrequenz, Atmung, Atemwege, Leber und Niere sind ausdrücklich zu beachten. Beispielsweise sind Beta-Blocker günstig zur Behandlung einer Tachykardie. Bei entsprechend disponierten Patienten besteht aber ein Risiko für die Auslösung eines Asthmaanfalls. Auch hochdosiertes Clonidin birgt ein gewisses Risiko von Bradykardien und Hypotonien. Bei Clomethiazol sind hypersekretorische Atemwegseffekte vor allem bei Patienten mit Atemwegsproblemen zu beachten.

Wechselwirkungen

Bei der Vergabe von mehreren Medikamenten - z. B. Clonidin mit Benzodiazepinen oder Clomethiazol mit Butyrophenonen - sind gegenseitig verstärkende Wirkungen wie kardiale Effekte, Blutdrucksenkung, Minderung des Atemantriebs und ähnliche vital relevante Veränderungen kritisch zu bedenken.

Risikokonstellationen

Besondere Vorsicht ist bei einem reduzierten Allgemeinzustand, in der Schwangerschaft, bei perioperativen Situationen oder bei schweren Begleiterkrankungen (z. B. Diabetes mellitus) angebracht.

Kontraindikationen

Die absoluten und relativen Kontraindikationen sind zustands- und situationsbezogen zu beachten.

Biochemische Mechanismen

Bei komplizierten Situationen bieten biochemische Überlegungen zum Entzugssyndrom eine vertretbare Entscheidungsgrundlage.

Indikationen und spezielle Probleme einiger Medikamente

Grundsätzlich ist eine *Monotherapie* anzustreben, da Nebenwirkungen von Entzugssymptomen nicht gut unterschieden werden können und zusätzliche Schädigungen vermieden werden müssen. Andererseits ist eine konsequente Krampf- und Delirprophylaxe wichtig, vor allem bei Schwierigkeiten, beispielsweise eine unmittelbare chirurgische Versorgung sicherstellen zu können.

Eine konsequente medikamentöse Therapie ist daher sinnvoll, auch wenn es dabei zu einer potenziellen kurzzeitigen Suchtverstärkung durch Medikamente mit Suchtpotential kommt. Die folgende Kurzdarstellung soll lediglich der Orientierung dienen. Eine ausführliche Darstellung gibt es am Ende des Buches im Kapitel „Medikamentenliste" (S. 337).

Clomethiazol (Distraneurin®)

Indikationen sind das Alkoholentzugssyndrom, das Delirium tremens, evtl. auch ein Status epilepticus. Zunächst erfolgt die orale Applikation mit durchschnittlich bis zu 5 x 2 Kapseln oder 5 x 10 ml Mixtur. Bei stärkerem Sedierungsbedarf erfolgt, wenn der Patient nicht mehr schluckt, eine Infusionsbehandlung auf der Intensivstation.

Bei diesem Medikament sind vor allem die *Atemwegsverschleimung*, die *Dämpfung des Atemantriebs* bei hohen Dosierungen und das *Suchtpotential* zu beachten sowie bei der Infusionstherapie die Atemdepression.

Die *Vorteile* einer Entzugsbehandlung mit Clomethiazol sind:

- sehr guter sedierender Effekt
- sehr guter antideliranter Effekt
- sehr guter antikonvulsiver Effekt
- sehr gute vegetative Stabilisierung (HF und RR)
- gute Steuerbarkeit wegen kurzer Halbwertszeit
- unterschiedliche Verabreichungsformen
- geringe Nebenwirkungsrate.

Die *Nachteile* des Mittels sind:

- Mißbrauchspotential
- Abhängigkeitspotenial
- hypersekretorische Effekte in den Atemwegen
- Hypotonie bei hohen Dosen
- Bradykardie bei hohen Dosen.

Benzodiazepine (z. B. Valium Roche®, Diazepam Desitin®, Tranxilium®)

Die Hauptindikation ist das Ausschleichen bei Benzodiazepin-Abhängigkeit zur Krampf- und Delirprophylaxe. Auch werden Benzodiazepine als Alternative zu Clomethiazol beim Alkoholentzugssyndrom gegeben. Die Dosierung beträgt z. B. bei Diazepam 3–4 x 5–10 mg oral; auch die Tropfenform und Suppositorien sind günstig. Bei der i.v. Anwendung sollte eher in 5-mg-Portionen fraktioniert gespritzt werden, da in seltenen Fällen wegen einer breiten individuellen Reagibilität ein unvermuteter Atemstillstand auftreten kann. Bei Intoxikationen kann der Benzodiazepinantagonist Flumazenil (Anexate®) eingesetzt werden.

Benzodiazepine haben eine *große therapeutische Breite*, zeigen aber in Hinblick auf die stundenweise variable Dynamik der Entzugssyndrome eine *verhältnismäßig schlechte Steuerbarkeit*, die vor allem durch die Halbwertszeit (HWZ) bestimmt ist. Häufig ist auch die Sedierung erst im Bereich höchster Dosierungen möglich (vgl. Caspari et al 1991).

Vorteile von Benzodiazepinen in der Entzugsbehandlung sind:

- stark sedierende Wirkung
- ausgeprägte antikonvulsive Wirkung
- antidelirante Wirkung
- große therapeutische Breite und geringe Toxizität
- Verfügbarkeit in allen Applikationsformen
- rascher Wirkungseintritt.

Nachteile von Benzodiazepinen in der Entzugsbehandlung sind:

- kein ausreichend antihalluzinatorischer Effekt
- Abhängigkeitspotential
- Potenzierung der Wirkung anderer sedierender und atemdepressiver Substanzen
- hohe interindividuelle Unterschiede in der Wirksamkeit
- schlechte Steuerbarkeit.

Carbamazepin (z. B. Tegretal®, Timonil®)

Als Indikation gilt die Krampfprophylaxe im Entzug. In der flüssigen Form von 3 x 10 ml (600 mg) Tegretal® bestehen rasch einsetzende krampfprophylaktische Effekte (vgl. Burkhard 1989), mit kaum zu beobachtenden Nebenwirkungen im Vergleich zu psychiatrischen oder neurologischen Indikationen (vgl. Tretter 1992).

Bei dieser Substanz ist vor allem auf *toxisch-allergische Effekte* zu achten, wobei allerdings die Nebenwirkungsrate bei Kurzzeitapplikationen geringer zu sein scheint (vgl. Tretter 1992).

Vorteile von Carbamazepin in der Entzugsbehandlung sind:

- zuverlässige antikonvulsive Wirkung
- gute Steuerbarkeit
- fehlendes Suchtpotential
- Förderung der Schlafqualität
- geringere Vigilanzminderung als z. B. Clomethiazol
- bei Kurzzeitanwendung geringe Nebenwirkungsrate.

Nachteile von Carbamazepin in der Entzugsbehandlung sind:

- kein ausreichend antideliranter Effekt
- kein ausreichend antipsychotischer Effekt

- kein ausreichend sedierender Effekt
- keine parenteralen Darreichungsformen
- nur mäßiggradige Dämpfung der vegetativen Symptomatik.

Clonidin (z. B. Catapresan®, Paracefan®)

Das Indikationsgebiet umfaßt das Alkoholentzugssyndrom bis zum Delirium tremens und das Opiatentzugssyndrom.

Eine kritische *Blutdrucksenkung* und *Bradykardie* sind bei der hochdosierten Clonidintherapie seltene problematische Nebeneffekte (vgl. Wrobel et al 1991).

Vorteile von Clonidin in der Entzugsbehandlung sind:

- fehlendes Suchtpotential
- keine bronchiale Hypersekretion
- keine Atemdepression
- keine stark sedierende Wirkung.

Nachteile von Clonidin in der Entzugsbehandlung sind:

- kein antikonvulsiver Effekt
- keine ausreichende antipsychotische Wirkung
- kardiodepressive, blutdrucksenkende Wirkung.

Neuroleptika

Haloperidol (z. B. Haldol-Janssen®)

Haloperidol wird eingesetzt bei paranoid-halluzinatorischen Syndromen, die nicht delirant sind. Es dient auch als Adjuvans beim Alkoholentzug zum Einsparen von Clomethiazol. Die Applikation erfolgt möglichst oral in Tropfenform (3–4x 30–80 Tropfen). Auch ist bei ausgeprägteren Störungen die i.v. oder i.m. Gabe von 3x 1–2 Ampullen (3x 5–10 mg) möglich. Die Dosierung sollte nicht überschritten werden, da kardiovaskuläre Beeinträchtigungen bei den im Entzug meist kreislaufmäßig bereits belasteten Patienten zu befürchten sind. Außerdem besteht ein erhöhtes Krampfrisiko bei i.v. Applikationen. Bei jungen Drogenpatienten tritt besonders häufig eine extrapyramidale Symptomatik (EPM-Symptomatik) auf. Anschließend ist nur mehr eine geringe Compliance gegeben. Als Gegenmittel wirkt Biperiden, das jedoch delirogen wirkt. Daher sollte dieses Präparat im Entzug nur kurz und möglichst nicht i.v. angewendet werden, außer bei starker Beeinträchtigung des Patienten mit Zungen-/Schlundkrämpfen oder Halsdystonien. Biperiden wirkt auch euphorisierend, so daß es auch gern mißbraucht und gehandelt wird.

Phenothiazine (z. B. Atosil®, Melleril®, Taxilan®)

Indikationen sind paranoide Tönungen der Entzugssyndrome und Sedierung (zu Indikation, Dosierung und Diagnostik s. auch Hippius u. Benkert 1992). In allen Fällen ist bei niederpotenten Neuroleptika besonders auf kardiovaskuläre Nebenwirkungen zu achten. Vor Therapiebeginn sollte ein EKG angefertigt werden. Die Herzkreislaufsituation sollte kontrolliert werden.

- *Perazin* (Taxilan®) ist bei psychotischen Episoden bei Drogenabhängigen hilfreich, da wenig extrapyramidale Symptome beobachtet werden. Die Dosierung beträgt z.B.: 3 x 25–100 mg je nach körperlichen Zustand.
- *Promethazin* (Atosil®), und als stärkeres Präparat Levomepromazin (Neurocil®), zur Sedierung etwa 3 x 25–100 mg.
- *Thioridazin* (Melleril®) ist bei affektiv akzentuierter und leicht paranoider Symptomatik hilfreich. Die Dosierung beträgt ca. 3 x 25–75 mg. AV-Überleitungsstörungen sind zu beachten, Rhythmusstörungen können auftreten.

Bei beiden Stoffgruppen kann auch selten ein vital bedrohliches *malignes neuroleptisches* Syndrom auftreten (vgl. Möller 1991).

Antidepressiva

Als Indikation gelten der milde Alkoholentzug und der Opiatentzug.

Bei diesen Substanzen bestehen Risiken für kardiovaskuläre Komplikationen und Überdosierungsdelire.

Tab. C-21: Pharmakotherapie nach Zielsymptomen

Erregungszustand bei einer Substanzintoxikation:
Man sollte möglichst versuchen, den Patienten mit Worten zu beruhigen. Dies sollte bis etwa 20 Minuten seit der letzten Substanzaufnahme andauern. Sollte keine Beruhigung möglich sein, dann helfen unter Notfallaspekten 1–2 Ampullen Haloperidol oder 5–10 mg Midazolam i.v. (Dormicum®; cave: Atemdepression).

In der Entzugsphase bei *psychomotorischer Unruhe:* Clomethiazol (Distraneurin®) ist effektiv und wie beim Alkoholentzugssyndrom zu dosieren.

Bei *Halluzinationen und/oder Wahn* ist Haloperidol (Haldol Jansen®) das Mittel der Wahl.

Bei *Magenreizungen* sollten Antazida (z. B. Maalox® 3–4 x 1–2 Beutel) nach Nahrungsaufnahme verabreicht werden. Auch Ranitidin (Sostril®) 2 x 150 mg oral oder 3 x 50 mg i.v. oder Cimetidin (Tagamet®) 400–800 mg/d können erforderlich sein.

Bei *Erbrechen* ist die Gabe von Metoclopramid (Gastrosil® z. B. 2 x 10 mg i.v.) erfolgreich (cave: Krampfrisiko!).

Durchfall wird mit 4 x 2 Kohlekompretten oder 2 Kapseln Loperamid (Immodium®, dann nach jedem ungeformten Stuhl 1 Kapsel bis zu 6 Kapseln/d) behandelt. Eine Elektrolytsubstitution (z. B. Elotrans®) ist zu erwägen.

Bei *Hypotonie* helfen 3 x 20 Tropfen Dihydroergotamin (Dihydergot®), die Wirkung ist allerdings umstritten, u. E. bei Drogenabhängigen aber als Sicherheitsfaktor zu werten.

Bauchkoliken werden gut mit Wärmflaschen und evtl. mit Butylscopolamin (Buscopan® Supp.) behandelt.

Bei *Muskel- u. Gelenkschmerzen* wirken Salben mit Hydroxyethylsalicylat und Benzylnicotinat (z. B. Stadasan® Thermo Salbe) und evtl. kurzfristig bis zu 3 x 25–50 mg Diclofenac (Voltaren®).

Hypovitaminosen können prophylaktisch mit 3 x 1 BVK® behandelt werden, was meist jedoch zu unspezifisch ist. Vor allem für die *Korsakow-Prophylaxe* des Alkoholikers empfiehlt sich Thiamin (=Vitamin B_1; z. B. Betabion®) z. B. 100 mg i.m./d. Wegen Anaphylaxie-Gefahr möglichst für 1 Woche oral 300–1000 mg/d (Resorption ist nachgewiesen) verabreichen. Neuerdings gibt es hochdosierte Medikamente (Aneurin-AS®) mit Dosierungsempfehlungen von ca. 1500–3000 mg/d (= 3 x 1–2 Oblongtabletten/d). Die Basis der Vitamin-B_1-Defizit-Hypothese ist nicht so gut gesichert, wie allgemein angenommen wird, da man auch ein alkoholbedingtes Korsakow-Syndrom ohne B_1-Mangel beobachten kann. Zuverlässige klinische Studien dazu stehen noch aus.

Bei neurologischer Symptomatik (*Wernicke-Enzephalopathie*), d. h. bei Augenbewegungsstörungen, Gangstörungen usw., ist die parenterale Therapie dringlich indiziert, bespielsweise 50 mg i.v. + 50 mg i.m., dann i.m. 50 mg/d (nach Thier 1988).

Zur *Pneumonie-Prophylaxe* sind Atemgymnastik, Abklatschen, Luftbefeuchten usw. angezeigt. Bei der *manifesten Pneumonie* soll nach internistischen Empfehlungen therapiert werden. Antibiotika werden nach Erregersicherung verabreicht. Häufig sind Vibramycin, ggf. Cephalosporine hilfreich. Gegen die *Verschleimung* hilft häufige Lagerung, Absaugen, physikalische Maßnahmen, Ambroxol (Mucosolvan-Saft®) 3 x 10 ml und auch 3 x 200 mg N-Acetylcystein (Fluimucil®).
Zur *Bronchodilatation* (z. B. spastische Bronchitis) Fenoterol Dosier-Aerosol (z. B. Berotec®) 3 x 1–2 Hübe/Tag und/oder z. B. 2 x 250 mg Tabletten Theophyllin (Euphyllin® CR 250).

Thrombose-Prophylaxe: Krankengymnastik, Strümpfe, Heparin 7500 i.E.s.c. 1-0-1.

Tachykardie (HF > 100/Min.): Betablocker (z. B. Visken® 3 x 5 mg Tabl).

Zum Ausgleich der *Elektrolyte* (Spiegel):

- Kalium: Kalinor® Brausetabletten 1–3 x 1; ggf. Kalium i.v. 20–40 mmol/d
- Kalzium: Calcium Sandoz® forte Brausetabletten 1–3 x 1
- Magnesium: fragliche Relevanz einer Hypomagnesiämie bei Entzugssyndromen, evtl. Loesmag® 3 x 1 Tablette!
- Natrium: Bei forcierter Substition besteht die Gefahr der Induktion einer zentralen pontinen Myelinolyse! Daher vorzugsweise oral am besten 4 x 2 Schweden-Tabletten geben. Ggf. 1000–1500 ml/Tag 0,9 % NaCl-Infusion für etwa 24 Stunden.

Zerebraler Krampfanfall: Lagerung beachten, beobachten (Atmung!) und abwarten. Evtl. 10 mg Diazepam (Valium®) als Rektiole oder i.v. Auch Phenytoin (Phenhydan® 250 mg) i.v., sehr langsam injiziert (5 Min. wegen Herz-Rhythmus-Störungen), ist gut wirksam. Phenytoin ist vor allem wegen des fehlenden sedierenden Effekts für differentialdiagnostische Überlegungen günstig. Bei stabilem Zugang kann die 750-mg-Infusion angewendet werden. Phenytoininjektionen sollen möglichst nicht über den Infusionsschlauch verabreicht werden, da die Gefahr der Ausflockung besteht: daher 10 ml Kochsalz vor- und nachspritzen und das Flüssigkeitsverhalten im Schlauch beobachten oder besser noch Applikation über eigene Braunüle.

Doxepin (z. B: Aponal®)
Doxepin wird vor allem als Adjuvans beim Opiatentzug eingesetzt (vgl. Täschner 1986). Auch beim Alkoholentzug ist diese Substanz hilfreich, ebenso bei depressiv-unruhigen Zuständen nach der Entzugsphase. Die optimale Dosierung beträgt 3 x 25–75 mg. Bei höheren Dosierungen (z. B. 3 x 100 mg) treten häufig kardiovaskuläre Komplikationen auf, ansonsten wird Doxepin relativ gut vertragen. Es wird von den Drogenabhängigen unterschiedlich bewertet, diesbezüglich sind auch Plazeboeffekte zu diskutieren. Mißbrauch wird beobachtet.

Symptomatische Medikation

Neben den erwähnten zentralnervös wirksamen Medikamenten, die mit dem Ziel gegeben werden, in die derangierte Neurochemie des Entzugs mildernd einzugreifen, gibt es auch bewährte Strategien der nur an den peripheren Symptomen orientierten Therapie (Tab. C-21).

Infusionsbehandlung

Nicht selten ist bei Suchtpatienten eine i.v. Therapie erforderlich. Neben der spezifischen Therapie sind Elektrolytsubstitionen, Flüssigkeitsersatz, Antibiotikatherapie, parenterale Ernährung, usw. wichtigste Ziele der Infusionsbehandlung. Zur Flüssigkeitssubstitution beim Delirium tremens kann beispielsweise Ionosteril® 500 ml und 500 ml Laevulose® im Wechsel gegeben werden, mit einer Gesamtmenge von etwa 2500 ml pro Tag und einer Positiv-Bilanz von etwa 500 ml. Bei Temperaturerhöhung pro 1 °C werden 500 ml mehr verabreicht, was beim Vollbild des Delirium tremens bis zu 3500 ml Positiv-Bilanz erforderlich machen kann (vgl. Einhäupl 1988). Eine genaue Bilanzierung ist erforderlich.

Für die einzelnen therapeutischen Empfehlungen ist hier auch auf die einschlägigen Therapieempfehlungen zu verweisen (z. B. Leuwer et al. 1999, Wolff u. Weihrauch 1996).

Entwöhnungstherapie

Die psychische Entwöhnung vom süchtigen Verlangen und Verhalten ist der Kernpunkt der Suchttherapie. Sucht ist daher im wesentlichen Gegenstand der *Verhaltensmedizin* und der (ärztlichen wie auch psychologischen) *Psychotherapie* oder auch in Zukunft der *psychotherapeutischen Medizin*. Wie im Abschnitt zur Suchtentwicklung (S. 15 f.) dargelegt wurde, ist die effektivste Vorgehensweise, sich auf der vom Patienten selbst anerkannten Problemebene (Verhaltensebene) zu bewegen und nicht zu insistieren, daß es biographisch zurückliegende psychosoziale Traumata als Basis des süchtigen Verhaltens gibt (Psychoanalyse). Es ist daher sinnvoll, zunächst pragmatisch mit einem *verhaltenstherapeutischen Arbeitsansatz* auf die Entwöhnungsbehandlung abzuzielen. Eine *gesprächspsychotherapeutische Grundhaltung* mit Empathie, Echtheit und Akzeptanz ist zweckmäßig. Ebenso können bei einer schon länger laufenden Therapie *gestalttherapeutische Elemente* nützlich sein. Als grundlegender interpretativer Ansatz kann die *Psychoanalyse* fungieren. Insgesamt ist die adäquate Suchttherapie eine atypische *pragmatische Psychotherapie*, die quer durch die Schulen läuft und je nach Schwerpunkt des individuellen Problems in der einen oder anderen Richtung ausgebaut wird.

Grundlage der Therapie ist ein individuelles Störungsmodell (z. B. S-O-R-K-C-Modell, s. S. 15), aus dem das therapeutische Konzept abgeleitet wird.

Die *Rolle des Therapeuten* wird unterschiedlich definiert, am ehesten wirkt er als Katalysator von Umstrukturierungsprozessen beim Patienten. Auch in einem vom Konzept her affektneutral gehaltenen Setting bekommt der Therapeut eine hervorgehobene Bedeutung. Dies macht sich die Psychoanalyse zunutze und sieht mehrere Funktionen des Therapeuten.

Gegenwärtig besteht ein Trend zur *Differenzierung der Therapieziele*, vor allem wird das (im Prinzip unangetastete) Abstinenzziel relativiert und flexibler gehandhabt. Tendenzen sind:

- *Medikamentöse Stützung* der Therapie (Anti-Craving-Substanzen)
- *Individualisierung* der Therapiegestaltung

- *Kurzzeit-Entwöhnungstherapie* zur Minderung der sozialen Desintegration
- *ambulante Therapie* zur Erhaltung gegebener sozialer Integration.

Grundsätzlich kann von zwei psychischen Ebenen der therapeutischen Arbeit ausgegangen werden:

- die manifeste Ebene des *Verhaltens* und der *Einstellungen* (Instruktionsebene; Verhaltenstherapie) und
- die latente Ebene *unbewußter Programmierungen* (Beziehungsebene; Psychoanalyse).

Beide Ebenen sind psychologisch miteinander gekoppelt.

Verhaltenstherapeutisches Modell

Gemäß dem lerntheoretischen Modell, das situative und organismische Faktoren auf das Suchtverhalten bezieht (S-O-R-K-C-Modell), sollen in der Entwöhnungsbehandlung die verschiedenen verhaltensbedingenden Bereiche bearbeitet werden, die hier stellvertretend für Alkoholiker angeführt werden (nach Schneider 1982, Petry 1985; vgl. Tab. C-22):

Veränderung der situativen Bedingungen (S)

Es geht dabei therapeutisch um den Aufbau von Veränderungen im Bekanntenkreis oder um Vermeidungsverhalten gegenüber Lokalen mit schweren Trinkern. Der Patient soll lernen, Situationen herstellen zu können, in denen Alkoholtrinken unwahrscheinlich ist. Er soll auch seine Bekannten und Kollegen über die Abstinenzabsicht informieren, um entsprechende Konfliktsituationen zu vermeiden.

Veränderung der personalen Bedingungen (O)

Kognitive Bedingungen

Kritische Informationen über den Alkoholismus, seine Folgen und die persönliche Bedeutung sollen zum sicheren Begleitwissen aufgebaut werden. Durch den Aufbau von Argumenten für die Abstinenz kann die Einstellung „Es gibt keinen Grund, warum ich trinken muß“ entwickelt werden. Der Patient soll auch persönliche Vermeidungsstrategien kennenlernen (Selbsttäuschungen). Nicht zuletzt soll eine positive Einstellung gegenüber dem Besuch von Selbsthilfegruppen aufgebaut werden.

Der Patient soll die Einstellung „Ich bin Alkoholiker“ aufbauen und festigen. Das Akzeptieren der eigenen Schwäche gegenüber Suchtmitteln soll erzielt werden.

Ein anderer Bereich betrifft die irrationalen Gedanken. Sie kommentieren das Verhalten und die aktuelle situative Perspektive oder die Situationsverarbeitung und erzeugen dysfunktionale Verhaltensweisen.

- *Der Patient soll vorrangig die eigene Suchtmittelabhängigkeit akzeptieren:* Informationen, wie das Suchtmittel kurzfristig auf Denken, Fühlen und Handeln wirkt und welche langfristigen Schadwirkungen auftreten, werden angeboten. Dieses Wissen muß auf die eigene Person angewendet werden können und soll zum Durchschauen der Selbsttäuschungsstrategien führen.
- *Erkennen* des *Zusammenhangs zwischen Suchtmittelgebrauch und allgemeiner Lebensführung*: Die Patienten erfahren, wodurch ihr Verhalten beeinflußt wird und wie es analysiert werden kann. Sie lernen, Auslöser und Konsequenzen des Trinkens zu erkennen, eine selbstkritische Lebensbilanz aufzustellen und Anwendungsziele der Therapie zu bestimmen. Bei diesem Therapieziel steht die Übung von Selbstkontrolle und Selbstbeobachtung im Vordergrund. Es wird darauf hingearbeitet, die Zusammenhänge zwischen dem inneren Dialog und dem Verhalten zu erkennen. Es wird gelernt, das Vermeidungsverhalten gegenüber dem Suchtmittel konkret zu realisieren (z. B. Gedankenstopptraining, Ablehnen von Suchtmittelangeboten durch Rollenspiel, Selbstbehauptungstraining, Tagesplanung).

Affektive Bedingungen

In diesem Bereich sollen verdeckte Gefühle erkannt und verbalisiert werden. Das „Aufbrausen“, die Eskalation von Gefühlen, soll abgebaut werden. Dazu hilft die Früherkennung der Aktivierung und der rechtzeitige Eingriff in die Situation. Dies kann gut in der Therapiegruppe entwickelt werden. So kann die „Affekttoleranz“ gehoben werden, der Patient wird von den Gefühlen weniger überschwemmt.

Ein wesentlicher Zielbereich der therapeutischen Intervention ist die Stärkung bzw. Stabilisierung des Selbstwertgefühls, das bei Suchtkranken ohne Suchtmittel äußerst labil ist. Dies ist auch durch das Akzeptieren-Lernen von eigenen Schwächen möglich, sozusagen als Gegentendenz zum „Externalisieren des Negativen".

Somatische Bedingungen

Der Patient soll erfahren, daß Nüchternheit ein normales und positives Körpergefühl ausmacht. Auch die Konzentration und Aufmerksamkeitsleistung verbessern sich und können trainiert werden (Tretter et al. 1994c). Die körperliche Funktionstüchtigkeit kann aufgebaut werden. Schließlich soll der Patient einen suchtmittelfreien Umgang mit Schmerzen und Krankheit lernen.

Veränderungen des (äußeren) Verhaltensbereichs (R)

Es geht dabei um das Vergrößern der Entfaltungsmöglichkeiten: Darunter fällt die Fähigkeit, Kontakte zu anderen aufzunehmen, sich so mitzuteilen, daß man verstanden wird, persönliche Rechte wahrnehmen zu lernen, Gefühle anderer wahrnehmen und damit umgehen lernen, usw.

Weiteres Ziel ist die *Aneignung von alternativen Verhaltensmöglichkeiten*:

- Lernen, sich ohne Suchtmittel zu entspannen (z. B. Progressive Muskelrelaxation),
- etwas Gutes für den Körper zu tun,
- Freizeit vielseitig und sinnvoll zu gestalten,
- alkoholfreies Essen und Trinken genießen lernen,
- das Leben bewußt und selbständig planen, usw.

Diese globalen Therapieziele lassen sich in einer detaillierten Programmatik ausarbeiten. Dazu wird an dieser Stelle jedoch auf die einschlägige Fachliteratur verwiesen (vgl. Arend 1994, Schneider 1982, 1996, Petry 1985), denn hier sollte nur auf Prinzipien eingegangen werden (vgl. jedoch Abb. C-4). Wichtig erscheint allerdings die Betrachtung einzelner Interaktionen, um die Angelpunkte der Psychotherapie bei Suchtkranken zu demonstrieren.

Tab. C-22: Analyse der Bedingungen und Konsequenzen des Alkoholkonsums (nach Schneider 1982, Arend 1994)

Alkoholkonsum	
Bedingungen	**Konsequenzen**
Soziale Faktoren	Soziale Konsequenzen
• Gruppendruck • Nicht-nein-sagen-Können • Akzeptiert werden • Einsamkeit • Interpersonelle Konflikte u. Streß	• kK: „Verbesserung" der sozialen Fertigkeiten, Erleben von Akzeptanz • lK: Isolation, Einsamkeit
Situative Faktoren	
• eigene Wohnung • Abendessen • Geschäftliches Essengehen • Gastwirtschaft • Werbung	
Kognitive Faktoren	Kognitive Konsequenzen
• negative, selbstentwertende Gedanken • Schuldzuschreibungen • Alkoholeffekterwartungen	• kK: Zunahme positiver Gedanken, Wegfall negativer Gedanken • lK: negative Gedanken nehmen zu, kognitive Defizite
Emotionale Faktoren	Emotionale Konsequenzen
• Mißstimmungen • Anspannung/Streß/Angst • Niedergeschlagenheit • Scham- und Schuldgefühle	• kK: euphorische Wirkung, Wegfallen negativer Zustände • lK: negative Gedanken, Schuldgefühle, Abbau
Physiologische Faktoren	Physiologische Konsequenzen
• Entzugserscheinungen • körperliches Unbehagen • Schlafprobleme	• kK: Beseitigung körperlichen Mißempfindens • lK: Körperliche Schäden

Anm.:
kK = kurzfristige Konsequenz
lK = langfristige Konsequenz

Gruppentherapie

Die Therapieziele werden in Form von verschiedenen Methoden der *Gruppentherapie* (verhaltenstherapeutisch, tiefenpsychologisch, psychodramatisch, gestalttherapeutisch) und auch in Kombination mit Einzelsitzungen in kleinen Schritten angesteuert. Dabei wird vom Patienten möglichst viel Eigeninitiative erwartet. Die Gruppentherapie hat als Setting Vorrang gegenüber der Einzeltherapie. Dies zieht sich über alle Therapiemodalitäten hindurch. Das liegt daran, daß die Gruppe und ihre Dynamik vielfältige Wirkfaktoren für die Therapie mit sich bringt (Tab. C-23).

In den einzelnen Teilphasen der Behandlung werden die Patienten zunächst allgemein vorbereitet. Dann erst wird eine Klärung der individuellen Problematik angestrebt. Schließlich soll in der Übertragungsphase das Gelernte in der Realität erprobt werden. Anschließend erfolgt die Wiedereingliederung bzw. die Entlassung aus dem therapeutischen Setting und damit die Umsetzungsphase.

Es bleibt noch anzumerken, daß die meisten Entwöhungstherapieeinrichtungen wegen der vielfältigen Wirkweise der Gruppe das Prinzip „Gruppe" als *therapeutische Gemeinschaft* nutzen, was auch als Form der „Soziotherapie" verstanden werden kann.

Tab. C-23: Gruppentherapie: Ziele und Wirkmechanismen (nach Yalom 1974)

• Aufbau von Hoffnung
• Universalität der Störung erkennen lernen, (d.h. nicht nur der Betroffene selbst hat die Störung, sondern viele andere auch), damit auch Abbau von Schamgefühlen
• Altruismus entwickeln mit der Einsicht, auch von anderen gebraucht zu werden.
• korrigierende Wiederholung der Familiensituation als Primärgruppe
• Entwicklung sozialer Kompetenz: Minderung sozialer Ängste, Gefühl, daß andere den Betroffenen ernst nehmen, Reden in der Gruppe
• Lernen am Modell: Einbringen von erfolgreichem Handeln
• interpersonelles Lernen: Umgang mit Konflikten, Üben von Solidarität wird gestützt
• Gruppenkohäsion: Das Gefühl einer weiterführenden Gruppenidentität kann entstehen.
Aber: Vorsicht bei Ich-schwachen Menschen (z. B. Psychotiker), dazu ist die Einzeltherapie oft besser geeignet bzw. „weiche", wenig konfrontative Gruppenführung.

Fallbeispiel: Therapeutischer Gruppenprozeß

Ein Patient sagt in der Gruppensitzung, daß er Abbruchgedanken hätte. Er führt dabei in überheblich-abwehrender Weise an, er sei über die Unkollegialität der Mitpatienten empört. Er habe Küchendienst und die anderen würden ihr Geschirr einfach am Tisch stehen lassen, statt es in die Küche zu bringen und überhaupt, usw. Bei der verbalen Darstellung wird seine Enttäuschung klar spürbar.

Der Therapeut erkennt, daß hier ein Ungleichgewicht zwischen Leistung und Belohnung, Geben und Nehmen, Erwarten und Bekommen für den Patienten vorliegt: Er übernimmt eine Aufgabe für die Gruppe, sie zeigt ihm die Anerkennung dafür nicht, kann diese Erwartung gar nicht erkennen oder der Patient sieht dies nicht. So bittet der Therapeut den Patienten in die Mitte der Gruppe, er soll die Augen schließen und die anderen Patienten sollen nun nonverbal ihre Gefühle ausdrücken, ihm die Hand auf die Schulter legen oder dgl. Wenige Sekunden später kommt ein weiterer Patient in die Mitte, legt dem Patienten die Hand auf die Schulter, andere folgen.

Der Patient ist überwältigt und kann nun allmählich über seine eigenen Gefühle sprechen und sein Problem erkennen, sich nur wertvoll zu fühlen, wenn er etwas mache. Er bekomme aber weniger zurück, dieses Bilanz-Minus würde er im Bier ertränken.

Folgende methodische Therapiebausteine sind Bestandteil einer Entwöhnungstherapie (vgl. Tab. C-24):

- *Gesprächsgruppen:* Es werden z. B. zweimal oder dreimal wöchentlich themenbezogene Gruppen abgehalten, die dem Aufdecken der Mechanismen der Sucht dienen. Andere Gruppen haben das Zusammenleben in der Therapieeinrichtung zum Thema. Häufig wird in der Frühe eine „Morgenrunde" durchgeführt, in der das aktuelle Befinden der Patienten erkundet wird und das Programm für den Tag aufgebaut wird. Auch eine Abendrunde kann dazu dienen, den Tagesrückblick vorzunehmen und für den Abend und die Nacht vorzubereiten. Es ist nicht selten, daß Patienten Schlafstörungen haben oder auch von schrecklichen Träumen geplagt werden, so daß diese nur kurzdauernden Gruppentreffen auch gut stabilisieren können.

- *Training sozialer Kompetenzen (z.B. 2 x pro Woche):* Hier wird im Rollenspiel unter Video geübt, seine Interessen durchzusetzen, vor allem auf Ämtern seine Anliegen klar hinüber zu bringen. Auch das Training von Ablehneverhalten, was Drogen betrifft, wird hier geübt.
- *Entspannungstraining (täglich):* Es werden vor allem autogenes Training bzw. die progressive Muskelrelaxation nach Jacobson geübt.
- *Sporttherapie (ca. 2–3 x/Woche)*: In diesem Bereich geht es um die Wiederentdeckung des Körpers. Darüber hinaus soll die Selbstkontrolle entwickelt werden, man soll den „inneren Schweinehund" überwinden, siegen und verlieren und die Kräfte einteilen lernen.
- *Gestaltungstherapie (ca. 2–3 x/Woche):* Mit diesen Therapiesitzungen wird das kreative Tun gefördert, manchmal ist es nur produktorientiert (Beschäftigungstherapie), manchmal auch prozeßorientiert (Kunsttherapie).
- *Münzbelohnungstechniken* werden nur bei depravierten Suchtkranken angewendet, bei denen die Selbstkontrolle gesteigert werden muß, im Sinne einer Selbstfürsorge. Diese Patienten bekommen Vergünstigungen, wenn sie eine bestimmte Anzahl von Münzen bzw. Punkten erreicht haben für Pünktlichkeit, Zimmerordnung, Reinlichkeit, aktiver Mitarbeit während der Therapiesitzungen usw.
- *Therapeutische Gemeinschaft* ist, wie erwähnt, ein Prinzip, das praktisch alle Lebensbereiche in die Gruppentherapie miteinbezieht (Haushalt, Kochen, Freizeit, Gemeinschaftsordnung, Hausordnung usw.), zumindest was die aktuelle stationäre Behandlungssituation betrifft.

Tab. C-24: Übersicht über das Therapieprogramm einer Entwöhnungstherapiestation

Zeit	Montag	Dienstag	Mittwoch	Donnerstag	Freitag	Samstag	Sonntag
7.00 7.30	Wecken Frühsport/ Entspannung	Wecken Frühsport/ Entspannung	Wecken Frühsport/ Entspannung	Wecken Frühsport/ Entspannung	Wecken Frühsport/ Entspannung	Wecken	Wecken
8.15	Frühstück	Frühstück	Frühstück	Frühstück	Frühstück	Frühstück	Frühstück
9.15	Morgenrunde	Morgenrunde	Morgenrunde	Morgenrunde	Morgenrunde		
9.45	Visite	Beschäftigungs-therapie	Visite	Beschäftigungs-therapie	Gesprächs-gruppe		
11.00	Gesprächsgruppe	Einzelgespräche/ Beratung	Einzelgespräche/ Beratung	Einzelgespräche/ Beratung	Rollenspiel		
12.30	Mittagessen	Mittagessen	Mittagessen	Mittagessen	Mittagessen	Mittagessen	Mittagessen
13.30	Bewegungs-therapie	Freizeitgruppe	Bewegungs-therapie	Gesprächsgruppe	Sport/Gemeinsame Freizeit-aktivitäten	Kunsttherapie	
15.00	Einzelgespräche	Einzelgespräche	Einzelgespräche	Einzelgespräche	Einzelgespräche		
17.30	Abendessen	Abendessen	Abendessen	Abendessen	Abendessen	Abendessen	Abendessen
19.00	Freizeit	Selbsthilfe-gruppe	Freizeit	Selbsthilfe-gruppe	Freizeit		
22.30	Nachtruhe	Nachtruhe	Nachtruhe	Nachtruhe	Nachtruhe	Nachtruhe	Nachtruhe

Kognitive Therapie

Die kognitive Therapie setzt an verabsolutierenden „irrationalen Gedanken“ an und versucht, sie zu hinterfragen und Alternativen dagegen zu setzen. Die Störung wird als Fehlprogrammierung des Verhaltens des Patienten aufgefaßt.

Der Patient fühlt sich beispielsweise einsam (automatischer Gedanke), sieht mit Neid, daß eben andere Menschen glücklich sind, glaubt dann, überhaupt ein Versager zu sein (Grundüberzeugung) mit der Folge, daß die negativen Affekte immer schwerer erträglich werden. Dabei wird der Drang, ein Rauschmittel zu nehmen, immer größer. Therapeutisch muß nun versucht werden, die einzelnen Komponenten der passiven Einsamkeit auseinander zu nehmen und praktisch im Umkehrschluß die aktiven Möglichkeiten, die Einsamkeit zu unterbrechen und auch letztlich ihre Ursachen, aufzudecken (Tab. C-25, C-26).

Jemand kann beispielsweise einsam sein, weil er glaubt, oft Fehler zu machen, und sich

Tab. C-25: Irrationale Gedanken (aus Schneider 1996)

- Wenn mich jemand nicht mag, werde ich mich schlecht fühlen.
- Fehler zu machen ist schrecklich.
- Wer sich falsch verhält, gehört dafür bestraft.
- Es ist fürchterlich, wenn etwas anders läuft, als ich es will.
- Ich kann meine Gefühle nicht beeinflussen.
- Man sollte stets auf der Hut vor möglichen Schrecknissen sein.
- Selbstdisziplin ist zu schwer für mich.
- Ich muß immer zuerst Rücksicht auf andere nehmen.
- Meine Kindheit ist absolut bestimmend für mein weiteres Leben.
- Ich halte es nicht aus, wie andere sich benehmen.
- Es gibt eine perfekte Lösung.
- Ich muß besser als die anderen sein.
- Wenn andere mich kritisieren, habe ich etwas falsch gemacht.
- Ich kann mein Denken nicht ändern.
- Ich sollte jedem helfen, der es braucht.
- Ich darf niemals irgendeine Schwäche zeigen.
- Ein seelisch gesunder Mensch regt sich über nichts auf.
- Es gibt nur die eine wahre Liebe.
- Ich darf niemals jemanden verletzen.
- Es gibt eine Wunderheilung.
- Der Therapeut muß mir helfen, es ist ja sein Beruf.
- Starke Menschen bitten nicht um Hilfe.
- Ich kann nur dann etwas tun, wenn ich in Stimmung dazu bin.
- Möglich ist das gleiche wie wahrscheinlich.
- Ich bin minderwertig.
- Immer bin ich schuld.
- Man muß tun, was ich möchte.
- Der Klügere gibt nach.
- Bevor ich mich entscheide muß ich ganz sicher sein.
- Man muß Garantien haben.
- Änderung ist unnatürlich.
- Das Wissen um das „Warum" ist das wahrhaft Wesentliche.
- Man muß mir doch vertrauen.
- Ich sollte immer glücklich sein.
- In mir gibt es einen unheilvollen, gefährlichen Teil.
- Die Arbeit an meinen Problemen könnte mir weh tun.
- In der Welt sollte es gerecht zugehen.
- Ich bin für mein Verhalten nicht verantwortlich.
- Es ist immer besser, (nicht) völlig aufrichtig zu sein.
- Ich habe keine Probleme.
- Angst ist gefährlich.
- Man kann mir nichts über mich erzählen, was ich nicht schon weiß.
- Die Leute sollten sich anders verhalten, als sie es tun.
- Ich sollte fähig sein, das Verhalten meiner Kinder (oder meines Partners) im Griff zu haben.
- Willenskraft allein kann alle meine Probleme lösen.
- Ich kann nicht ohne meine Droge leben.

Wenn Sie innerlich der einen oder anderen Einstellung beipflichten oder gar nicht verstehen, wieso sie irrational bzw. lebensfeindlich sein soll, überlegen Sie: Wie wird der Betreffende sich fühlen, wie handeln, und was sind die langfristigen Konsequenzen, wenn er wirklich die jeweilige Einstellung ernsthaft und konsequent vertritt?

Tab. C-26: Kognitive Umstrukturierung – „ICH BIN EINSAM" (nach Schneider 1996)

• Keiner besucht mich. *Wer würde sich über meinen Besuch freuen?*
• Keiner schreibt mir. *Wer freut sich über ein paar Zeilen von mir?*
• Keiner hört mir zu. *Wer würde sich freuen, wenn ich ihm zuhöre?*
• Keiner fährt mit mir in Urlaub. *Wen könnte ich mit in Urlaub nehmen?*
• Keiner will meine Hilfe. *Von wem würde ich Hilfe annehmen?*
• Keiner hat eine Aufgabe für mich. *Was würde mir Spaß machen?*
• Keiner fragt mich um Rat. *Wen versuche ich zu verstehen?*
• Keiner vermißt mich. *An wen denke ich?*
• Keiner nimmt mich in den Arm. *Wem vertraue ich mich an?*
• Keiner lacht mich an. *Wem schenke ich mein Lachen?*

deswegen schämt und zu der Grundüberzeugung kommt „Ich tauge nichts". Diese Grundüberzeugung leitet sich jedoch von einer „konditionalen Überzeugung" ab, die besagt „Nur wenn ich alles o.k. mache, werde ich akzeptiert".

Systemische Therapie

Neuerdings wird in zunehmenden Ausmaß als Konzept und Technik die „systemische Therapie" angewandt (Tab. C-27). Sie geht von dem Konzept aus, daß der Therapeut nur Kommunikationsexperte ist, der gewissermaßen nur eine

Tab. C-27: Vorgehensweise der systemischen Therapie

• *Ressourcenorientiert* vorgehen: nicht Probleme stehen im Mittelpunkt, sondern die (Lösungs-)Fähigkeiten der Patienten.
• *Subjektzentriert*, nicht expertenzentriert, wird der Therapieprozeß gestaltet.
• *Selbstorganisation* des Patienten geht vor Fremdorganisation durch den Therapeuten.
• *Zukunftsorientiert*, nicht vergangenheitsorientiert werden Probleme angegangen.
• *Kooperation steht im Vordergrund, der Patient ist der Kunde.*

Katalysatorfunktion für die Probleme des Patienten, der als Kunde angesehen wird, hat. Als Technik gilt vor allem das „rekursive Fragen", bei dem Vorstellungen des Patienten von Vorstellungen von anderen udgl. erfragt werden (s. Theorieabschnitt, S. 205 f.).

Rückfallmanagement

Ein wichtiges spezifisches Therapiethema ist der Rückfall, seine Vorbeugung und der Umgang damit im Falle seines Eintritts. Wie im Abschnitt zu den Grundlagen (S. 28) bereits ausgeführt wurde, ist der Rückfall ein Prozeß, der sehr stark von gedanklichen Prozessen gesteuert ist. Im Rahmen des hier grundlegenden Reiz-Reaktions-Modells der Verhaltenstherapie ist davon auszugehen, daß zunächst die gesamte Lebenssituation der Person in ein Ungleichgewicht geraten ist. Der Patient hat bestimmte Lebensbereiche (z. B. Arbeit) zu sehr beachtet, andere (z. B. Familie) zu sehr vernachlässigt. Er gerät nun in eine Spannung. Durch bestimmte kognitive Prozesse gerät er nun schließlich in die Versuchungssituation und wird schließlich rückfällig (Abb. C-5).

Es gibt mehrere Faktoren, die das Rückfallrisiko steigern. Sie sind in Tab. C-28 dargestellt.

Es gibt aber auch Schutzfaktoren vor Rückfällen. Solche „Rückfallhemmer" sind:

- regelmäßige Teilnahme an Selbsthilfegruppen-, Beratungs- oder Therapiegesprächen
- Alkoholpräventionsprogramme im Betrieb
- soziale Beziehungen („Netzwerke"), in die man eingebettet ist, die die abstinente Lebensweise unterstützen und die nicht zuletzt in Krisensituationen für einen da sind.

Für die Rückfallprophylaxe sollen mehrere Ergebnisse der empirischen Rückfallforschung dem Patienten – hier auf den Alkoholkonsum bezogen – vermittelt werden (veränd. nach Körkel 1991a):

- Rückfälle sind nicht die Ausnahme, sondern treten bei ca. der Hälfte der Absolventen einer Entwöhnungstherapie auf.
- Es gibt nicht „den Rückfall", sondern einen trockenen (gedanklichen) Rückfall, einen Ausrutscher, eine Konsumepisode, einen Zusammenbruch usw.

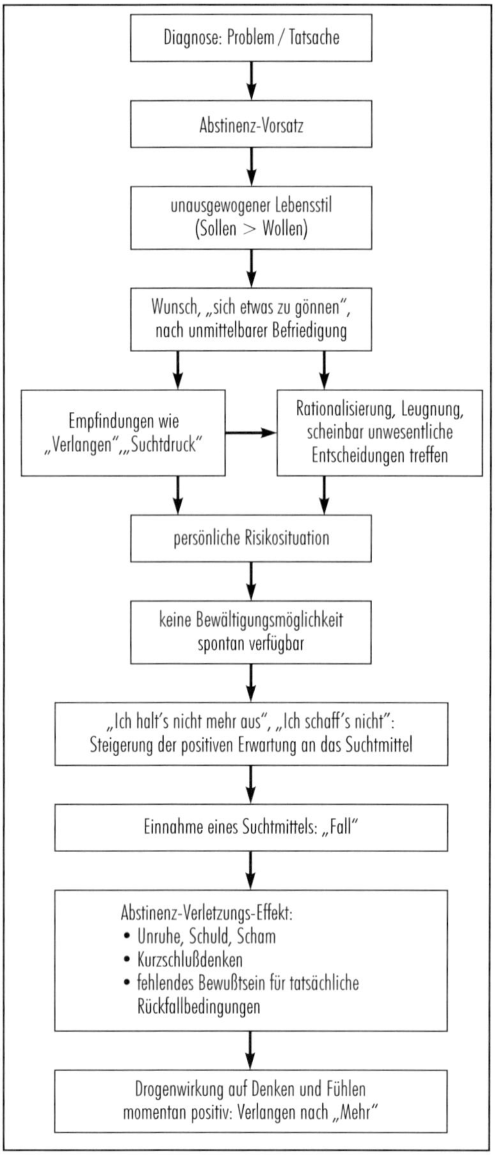

Abb. C-5: Die Prozeßstruktur des Rückfalls als Leitlinie für die Analyse und Intervention (nach Schneider 1996).

- Ein Rückfall mit einem Glas Alkohol geht nicht zwangsläufig in den nächsten Stunden oder Tagen in das vorherige Trinkmuster über. Es kann Monate dauern. Diese Zeit soll aber nicht als Phase mit „kontrolliertem Trinken“ überbewertet werden.
- Frauen werden schneller rückfällig, sollten daher Selbsthilfegruppen besonders intensiv aufsuchen.
- Rückfälle sind multifaktoriell bedingt, „große Katastrophen“ als Ursachen sind selten, häufiger ist das Zusammenwirken scheinbar unwesentlicher Ereignisse.
- Willensschwäche oder ein tiefsitzender Trinktrieb sind im Regelfall nicht die wesentlichen Ursachen.
- Rückfälle sind Antworten auf eine Störung des gesamten Beziehungshaushaltes der Person („Ökologie der Person“).
- Letztlich muß der Rückfall wertneutral als „Vorfall“ gesehen werden, denn „Rückfälle“ sind Entwicklungschancen.
- Der heimliche Wunsch nach dem kontrollierten Trinken soll mit dem Therapeuten offen besprochen werden: Das Risiko, wieder alkoholbedingte Probleme zu bekommen, ist, wenn man kontrolliert trinkt, gegeben, bei Abstinenz nicht.
- Strategien beim Rückfall sollen eingeübt werden – Anrufen von Freunden oder Mitgliedern der Selbsthilfegruppe, Strategie des „Trockenlegens“ planen (z. B. kurzer Aufenthalt in der Klinik, in der die Entgiftung durchgeführt wurde).

Tritt innerhalb der Therapie ein Rückfall auf, dann steht die Entlassung zur Diskussion. Vor wenigen Jahren sah man im Rückfall ein Motivationsdefizit. Heute versucht man, damit umzugehen und innerhalb des stationären Aufenthalts die Aufarbeitung in mehreren Schritten vorzunehmen (Körkel 1991b):

- Zunächst *Einzelgespräch mit dem Betroffenen* mit Würdigung der Umstände und Eruierung der Lösungsmöglichkeiten – Wie kam es zustande, warum wurde nicht gleich mitgeteilt (mußte erst vom Team detektivisch gearbeitet werden?), was ist nun neues Ziel?
- *Teamgespräch* zur Klärung der Strategie – will man mit dem Patienten noch zusammenarbeiten, welche Verantwortung besteht?
- *Patientengruppengespräch* – wie sehen die anderen den Rückfall?
- *Endgültige Entscheidung* – die Entscheidung muß als individuelle Entscheidung, was den Patienten wie auch die Situation betrifft, allseits akzeptiert werden.
- ggf. *Gruppentherapie* mit dem Rückfallthema.

Tab. C-28: Risikofaktoren für einen Alkohol-Rückfall – Aspekte für die Rückfallprophylaxe und für die Rückfallanalyse (nach Körkel 1991a)

1. Massiver Alkoholkonsum über Jahre erhöht das Risiko, bei kleineren Unaufmerksamkeiten in die alte Trink-. routine zurückzufallen.
2. Ein Lebensstil, der von Überforderung, zuviel Arbeit, wenig Ausgleich, wenig Erholung und wenig Entspannungsphasen geprägt ist.
3. Das Auftreten von kritischen Lebensereignissen, wie Tod oder Trennung von einer nahestehenden Person, neue Verliebtheit, Kündigung, eine nicht abgesprochene berufliche Versetzung eines alkoholabhängigen Arbeitnehmers nach Rückkehr aus stationärer Therapie usw.
4. Die Art der Gedanken bzgl. Alkohol. Dazu gehören z. B. die Überzeugung, kontrolliert trinken zu können; die Erwartung, durch Alkohol den eigenen Gefühlszustand positiv beeinflussen zu können; die Erwartung bzw. Überzeugung, Trinkgelegenheiten schlecht widerstehen zu können; die Zurückführung des „ersten Schlucks" auf Willensschwäche oder eigene Unfähigkeit zur Abstinenz.
5. Gefühlszustände, wie etwa Gekränktheit, Ängste, Gereiztheit, diffuse Verstimmungen, Stimmungsschwankungen, Gefühle der Euphorie, Grandiosität, Leere oder Sinnlosigkeit; Schuldgefühle nach dem „ersten Schluck" usw.
6. Unzureichende soziale Fertigkeiten. Darunter fallen solche Schwierigkeiten wie: zu anderen Menschen keine befriedigenden Kontakte aufnehmen und aufrechterhalten zu können (was zu sozialer Isolation und Einsamkeit führen kann); sich anderen gegenüber nicht abgrenzen zu können, also etwa dann nicht „nein" zu sagen, wenn man etwas nicht möchte (z. B. mittrinken).
7. Anhaltende unangenehme körperliche Zustände (z. B. starke Schmerzen).
8. Situative Faktoren. Dazu gehören z. B. Trinkaufforderungen durch andere („Nun hab' dich nicht so und trinke einen mit!"), „feuchtfröhliche Feiern" (z. B. im Betrieb), ein generell hoher Alkoholkonsum am Arbeitsplatz u. a.
9. Das fest ausgebildete psychische System des Abhängigen. In diese Kategorie fallen z. B.: ein generell niedriges Selbstwertgefühl; Schwierigkeiten, nach Enttäuschungen oder Kränkungen zu einem ausgeglichenen Selbstwertgefühl zurückzufinden.
10. Soziale Belastungen oder Isolation: dauerhafte Spannungen in der Familie; eine durch starke gegenseitige Abhängigkeiten geprägte Familienstruktur, die (auch) die Ablösung oder Eigenständigkeit des abhängigen Familienmitglieds erschwert; eine sozial isolierte Lebensweise.
11. Die generellen Arbeits- und Lebensbedingungen: permanente Über- oder Unterforderung am Arbeitsplatz, anhaltende Arbeitslosigkeit, Wohnsitzlosigkeit u. a.
12. Im Einzelfall ist als Rückfallhintergrund auch die Art der zuvor stattgefundenen Behandlung in Erwägung zu ziehen. Gemeint sind damit z. B. eine zu kurze oder vom Therapieangebot her unzureichende Alkoholentwöhnungsbehandlung, eine vorzeitige Entlassung aus der Therapie während einer persönlichen Krisensituation u. a.

Ein Rückfall tritt nicht automatisch bei Vorliegen von mehreren dieser Umstände auf, denn es können andere Bereiche besonders günstige Konstellationen aufweisen, so daß die Rückfallschwelle nicht überschritten wird.

Das Weiterbehandeln von Rückfälligen kann auch abstinente Patienten verärgern. Eine klare Empfehlung, ob nach einem Rückfall entlassen werden soll oder nicht, kann daher nicht ausgesprochen werden.

Globalziel „Modifikation der individuellen Lebensphilosophie"

In den Therapien hat sich immer wieder gezeigt, daß Suchtkranke sehr empfänglich sind für Lebensweisheiten, die die Gestaltung der gesamten Lebensführung betreffen. Es geht um Grundprogramme des Entscheidens und Handelns, letztlich um eine existenzielle „Selbstverantwortung" im Leben. Die Praxis lehrt jedoch, daß auch diese Ebene die Gefahr birgt, von persönlichen Erfahrungen und Orientierungen des Therapeuten und/oder der Institution verzerrt zu werden, so daß Suchtkranke in ihrer Bedürftigkeit beispielsweise von Sekten mißbraucht werden können. Therapiegeschichtlich ist allerdings bemerkenswert, daß Bill und Bob, die Begründer der Anonymen Alkoholiker, zwar an einer Psychotherapie teilgenommen hatten, aber damit nicht sehr weit voran kamen. Als sie C. G. Jung von ihrem spirituell ausgerichteten Selbsthilfeprojekt berichteten, stimmte dieser ihnen zu und sagte, daß er schon lange der Meinung gewesen sei, daß Alkoholikern das Spirituelle fehle, daß sie sozusagen einen Durst nach dem Geist, dem Spirituellen, hätten. Wie immer man dazu stehen mag, so ist es dennoch erfahrungsgemäß sehr fruchtbar, die Existenz des Menschen, seine Eingebundenheit in den Kosmos und seine Nichtigkeit im Vergleich zum unendlichen Universum in der Therapie als Thema anzubieten. Ohne dabei in Frömmelei abzugleiten, kann daraus eine gewisse Erhabenheit über das Aktuelle entstehen, die mit der Weisheit des erfahrenen Menschen oder gar des (praktischen) Philosophen zu tun hat. Die Achtung vor dem Leben kann gesteigert werden, was ein grundlegender Anlaß sein kann, den schädigenden Suchtmittelkonsum aufzugeben. Beliebt bei Therapeuten sind dabei Themen aus dem Buddhismus, dem Taoismus, aus dem arabischen Kulturraum, aber auch aus der christlichen Tradition. Hierbei wird der Gottesbegriff tangiert, wobei erfahrungsgemäß bei Suchtkranken hier häufig eine Abwehr besteht. Andererseits zeigen viele langjährige Abstinente so etwas wie Gottesachtung. Diese ist nicht konfessionell orientiert, sondern mutet häufig wie ein pantheistisches Konzept an, wie eine Ehrfurcht vor der Schöpfung, vor den letzten Ursachen usw. Diese Menschen haben oft eine unglaubliche Stärke, mit den Wechselfällen des Lebens fertig zu werden, ohne rückfällig zu werden.

Die langjährigen Erfahrungen mit Suchtkranken zeigen, daß vor allem in Selbsthilfegruppen solche Entwicklungsprozesse ablau-

Tab. C-29: „Stoische" Lebensphilosophie als Entwicklungsziel in der Suchttherapie? (Desiderata, aus der St. Pauls Kirche, Baltimore; vgl. Lebensphilosophie der AA)

- Gehe gelassen inmitten von Lärm und Hast und denke daran, wie ruhig es sein kann in der Stille.
- So weit als möglich – ohne Dich aufzugeben – sei auf gutem Fuß mit jedermann. Das, was Du zu sagen hast, sprich ruhig und klar aus und höre Andere an, auch wenn sie langweilig oder töricht sind, denn auch sie haben an ihrem Schicksal zu tragen. Meide die Lauten und Streitsüchtigen, sie verwirren den Geist.
- Vergleichst Du Dich mit Anderen, kannst Du hochmütig oder verbittert werden, denn immer wird es Menschen geben, die bedeutender und besser sind als Du. Erfreue Dich am Erreichten und an Deinen Plänen.
- Bemühe Dich um Deinen eigenen Beruf, wie bescheiden er auch sein mag; er ist ein fester Besitz im Wechsel der Zeit.
- Sei vorsichtig bei Deinen Geschäften, denn die Welt ist voller Betrüger. Aber laß deswegen das Gute nicht aus den Augen, denn Tugend ist auch vorhanden. Viele streben nach Idealen, und überall im Leben gibt es Helden.
- Sei Du selbst. Täusche vor allem keine falschen Gefühle vor. Sei auch nicht zynisch, wenn es um Liebe geht. Denn trotz der Öde und Enttäuschung verdorrt sie nicht, sondern wächst weiter wie Gras.
- Höre freundlich auf den Ratschlag des Alters und verzichte mit Anmut auf Dinge der Jugend.
- Stärke die Kräfte Deines Geistes, um Dich bei plötzlichem Unglück dadurch zu schützen.
- Quäle Dich nicht mit Wahnbildern. Viele Ängste werden durch die Müdigkeit und Einsamkeit geweckt.
- Bei aller angemessenen Disziplin – sei freundlich mit Dir selbst. Genau wie Bäume und Sterne, so bist Du ein Kind der Schöpfung. Du hast ein Recht auf Deine Existenz.
- Und auch wenn Du das nicht verstehst, entfaltet sich die Welt gewiß nach Gottes Plan. Bleibe also im Frieden mit Gott, was auch immer er für Dich bedeutet und was immer Deine Sehnsüchte und Mühen in der lärmenden Verworrenheit des Lebens seien – bewahre den Frieden in Deiner Seele. Bei allen Enttäuschungen, Plackereien und zerronnenen Träumen ist es dennoch eine schöne Welt.
- Sei vorsichtig.
- Strebe danach, glücklich zu sein.

Anm: Diese Regeln weiser Lebensführung finden sich in verschiedenster Form, beispielsweise auch in Märchen. Sie ähneln auch dem Bild, das Gregory Bateson in der „Ökologie des Geistes" zum Ausdruck brachte und das, moderner gesagt, einer „systemischen Ökologie des Menschen" entspricht. Psychotherapie, abgesehen von der analytischen Schule, verzichtet häufig auf solche Texte. Sie können eine Therapiestunde jedoch sehr bereichern.

fen. Sie können aber bereits in der Therapie angestoßen werden. Es ist ernsthaft zu prüfen, inwieweit solche Therapieinhalte eine Art „Moralisierung" der Suchtkranken bedeuten, die Suchtproblematik im Kern treffen oder gar das Sinndefizit unserer Gegenwartskultur zentral ansprechen und damit für andere Störungen ähnlich hilfreich sind, wenn nicht gar der Weiterentwicklung jedes Menschen zur „Weisheit" dienen.

Auch die Philosphie der Stoa hat wichtige Anregungen für die „Neuprogrammierung" des Suchtkranken. Dazu einige Textbeispiele, die in Therapiestunden mit Gewinn bearbeitet werden können, wobei die Teilnehmer aufgefordert sind, die abstrakten Sätze in konkreten Zusammenhang mit eigenen Lebenserfahrungen zu bringen (Tab. C-29, C-30, C-31).

Aversionstherapie

In immer selteneren Fällen wird die Aversionstherapie, und zwar bei Alkoholikern, durchgeführt. Dies erfolgt mit Disulfiram (Antabus®) 1–2 x 0,5 g Tbl. am 1. Tag, 2 x 0,5 g Tbl. am 2. Tag, 1 Tbl. am 3. Tag, dann 0,2 g Tbl./Tag unter Aufsicht.

Der Effekt ist eine Unverträglichkeitsreaktion auf Alkohol wegen der Blockade der Acetaldehyddehydrogenase mit hohen Acetaldehydspiegeln. Es treten Tachykardien, Hypertonus, Übelkeit, Schwitzen u. a. Symptome auf. Lebensbedrohliche Symptome können vorkommen. Die Genese von Leberkarzinomen wird diskutiert. Neben den akuten und Langzeiteffekten ist der therapeutische Effekt nicht sicher bewiesen (vgl. Soyka 1997). Es ist nur bei älteren Alkoholikern ein Nutzen möglich. Auch ist die therapeutische Philosophie der

Tab. C-30: „Gelassenheitsspruch", ähnlich wie ihn die AAs verstehen (nach Epiktet)

Gott gebe mir:

die *Gelassenheit*,
Dinge hinzunehmen,
die ich nicht ändern kann,
den *Mut*,
die Dinge zu ändern,
die sich ändern lassen,
und die *Weisheit*,
das eine vom anderen
zu unterscheiden.

Tab. C-31: Zur unspezifischen „Rückfallprävention" ein Gebet von Saint-Exupery

Ich bitte nicht um Wunder und Visionen, Herr, sondern um Kraft für den Alltag:

- Mach mich findig und erfinderisch, um im täglichen Vielerlei und Allerlei rechtzeitig meine Erkenntnisse und Erfahrungen zu notieren, von denen ich betroffen bin.
- Mach mich griffsicher in der richtigen Zeiteinteilung. Schenke mir das Fingerspitzengefühl, um herauszufinden, was erstrangig und was zweitrangig ist.
- Laß mich erkennen, daß Träume nicht weiterhelfen, weder über die Vergangenheit noch über die Zukunft. Hilf mir, das Nächste so gut wie möglich zu tun und die jetzige Stunde als richtigste zu erkennen.
- Bewahre mich vor dem naiven Glauben, es müßte im Leben alles glattgehen. Schenke mir die nüchterne Erkenntnis, daß Schwierigkeiten, Niederlagen, Mißerfolge, Rückschläge eine selbstverständliche Zugabe sind, durch die wir wachsen und reifen.
- Erinnere mich daran, daß das Herz oft gegen den Verstand streikt.
- Schick mir im rechten Augenblick jemand, der den Mut hat, mir die Wahrheit zu sagen.
- Ich möchte Dich und die anderen immer aussprechen lassen.
- Die Wahrheit sagt man nicht sich selbst, sie wird einem gesagt.
- Du weißt, wie sehr wir der Freundschaft bedürfen. Gib, daß ich diesem schönsten, schwierigsten, riskantesten und zartesten Geschäft des Lebens gewachsen bin.
- Verleihe mir die nötige Phantasie, im rechten Augenblick ein Päckchen Güte, mit oder ohne Worte, an der richtigen Stelle abzugeben.
- Mach aus mir einen Menschen, der einem Schiff mit Tiefgang gleicht, um auch die zu erreichen, die „unten" sind.
- Bewahre mich vor der Angst, ich könnte das Leben versäumen.
- Gib mir nicht, was ich mir wünsche, sondern was ich brauche.
- Lehre mich die Kunst der kleinen Schritte.

Aversionsbehandlung heute absolet geworden. Bei Drogen- und Medikamentenabhängigen wurden solche Therapieprinzipien kaum angewendet.

Spezielle Therapien für Jugendliche, Frauen und süchtige Eltern mit Kindern

In den letzten Jahren sind für unterschiedliche Personengruppen spezielle Therapieeinrichtungen geschaffen und Therapieprogramme erstellt worden. Leitgedanke ist, daß der Therapieeffekt und die Akzeptanz maximiert werden können, wenn die Therapieprogramme altersspezifische und geschlechtsspezifische Schwerpunkte aufweisen. Unsere Klinik bietet drogenabhängigen Eltern mit Kindern einen Entzug an. Dennoch ist in allerletzter Zeit wieder ein leichter Rückgang dieser Entwicklung zu beobachten, spezialisierte Einrichtungen können unter dem zunehmenden Kostendruck kaum existieren.

Die aktuellen Einrichtungen erfragen Sie am besten bei den lokalen Drogenberatungsstellen oder dem Gesundheitsamt (s. auch Anhang Adressen).

Tab. C-32: Fragenbogen für „Co-Abhängige" (nach Schneider 1996)

Sind Sie in letzter Zeit häufiger deprimiert und verzweifelt, sind Sie Co-Alkoholiker/Co-Alkoholikerin?

(Die folgenden Fragen können mit dem Satzteil „. . . mit dem Abhängigen . . ." ergänzt werden, die offene Frageform ist bei weniger Problembewußten gut geeignet.)

1. Haben Sie schon häufiger zu Hause mit ihm/mit ihr getrunken, damit er/sie nicht in der Wirtschaft versackt?
2. Fühlen Sie sich stark, wenn der/die Abhängige sich schwach fühlt?
3. Werden Sie von der Verwandtschaft/Nachbarschaft gelobt, weil Sie so tapfer sind?
4. Fühlen Sie sich zum Lügen und Decken von Unregelmäßigkeiten gezwungen, weil Sie ihren Partner nicht ausliefern wollen?
5. Hängen Ihre Gefühle sehr stark von der Situation des Partners ab?
6. Kümmern Sie sich um alles, weil der Partner/die Partnerin es nicht mehr kann?
7. Haben Sie Angst, der Abhängige könnte aggressiv werden, wenn Sie mit ihm/ihr über Alkohol sprechen?
8. Vermeiden Sie es, mit anderen Leuten über das Trinkproblem ihres Partners zu sprechen?
9. Haben Sie Ihrem Partner schon einmal mit Scheidung gedroht, weil er soviel trinkt?
10. Ärgern Sie sich, weil Ihr Partner Ihre Ermahnungen nicht ernst nimmt?
11. Wünschen Sie sich manchmal den Tod des Partners?
12. Haben Sie häufiger das Gefühl, daß Sie gegen den alkoholabhängigen Partner machtlos sind?
13. Haben Sie häufiger schon Drohungen, die Sie dem Betroffenen gegenüber ausgesprochen haben, nicht wahrgemacht und vergessen?
14. Haben Sie das Gefühl, daß der Alkohol eine immer wichtigere Rolle in ihrer Partnerschaft spielt?
15. Übernehmen Sie zunehmend Aufgaben, die eigentlich Ihr Partner noch ausführen könnte?
16. Nehmen die Trennungsgedanken zu oder feste Formen an, weil sich am Trinkverhalten des Partners nichts ändert?
17. Sind Sie wegen psychosomatischer Beschwerden in ärztlicher Behandlung?
18. Wissen Sie manchmal nicht, woher Sie das Geld für den Haushalt nehmen sollen?
19. Wechseln Ihre Gefühle für den Partner häufiger zwischen tiefem Haß und großer Liebe?
20. Haben Sie das Gefühl, daß ihr Partner noch tiefer abrutscht, wenn Sie ihn verlassen?
21. Wissen Sie nicht mehr, wie es weitergehen soll, weil Sie so verzweifelt sind?

Auswertung: Jede mit „Ja" beantwortete Frage erhält einen Punkt. Wenn Sie mehr als 8 Punkte erreichen, sollten Sie eine Selbsthilfe- bzw. Angehörigengruppe oder Suchtberatungsstelle aufsuchen!

Psychiatrische Komorbidität

Therapeutisch ist die Psychopharmakotherapie grundlegend. Es sind spezielle Gruppen-Settings (z. B. weniger konfrontativ) in speziellen Einrichtungen erforderlich. Detaillierte Hinweise finden sich in Schwoon und Krausz (1992).

Therapeutische Arbeit mit Angehörigen

Die Zusammenarbeit mit Angehörigen ist in jeder Phase der Therapie von Suchtkranken essentiell. Dies entspricht auch einem ökosystemischen Grundverständnis von Krankheit und Gesundheit, wie es hier immer wieder nahegelegt wird. Es ist für den Verlauf der Therapie wichtig, wie die Angehörigen sich verhalten. Sie selbst können sich mehr oder weniger engagieren, den Prozeß begleiten oder aber auch ignorieren. In einigen Fällen sind sie sogar dagegen und meinen, daß der Partner vor der Therapie „besser" war. Nicht selten werden beispielsweise suchtkranke Frauen im Verlauf der Therapie selbstbewußter und stellen somit das Selbstverständnis ihres Ehemannes in Frage. Dieser sagt: „Als sie noch was getrunken hatte, da war sie angenehmer. Die Therapie verdirbt mir noch meine Frau."

Als Grundlage der Angehörigenarbeit kann eine Situationsanalyse gelten, die man den Angehörigen etwa in der Art des unten abgebildeten Fragebogens anbieten kann (Tab. C-32).

Es ist dann zu klären, in welcher Form der Angehörige beim therapeutischen Geschehen

Tab. C-33: Die 12 Schritte der Anonymen Alkoholiker (nach Anonyme Alkoholiker 1980)

1\. Schritt:

Wir gaben zu, daß wir dem *Alkohol gegenüber machtlos* sind und unser Leben nicht mehr meistern können.

2\. Schritt:

Wir kamen zu dem Glauben, daß *eine Macht, großer als wir selbst,* uns unsere geistige Gesundheit wiedergeben kann.

3\. Schritt:

Wir faßten den Entschluß, unseren Willen und unser Leben der Sorge Gottes – wie wir ihn verstanden – *anzuvertrauen.*

4\. Schritt:

Wir machten eine gründliche und furchtlose *Inventur* in unserem Inneren.

5\. Schritt:

Wir gaben Gott, uns selbst und einem anderen Menschen gegenüber *unverhüllt unsere Fehler* zu.

6\. Schritt:

Wir waren völlig bereit, all diese *Charakterfehler* von Gott *beseitigen* zu lassen.

7\. Schritt:

Demütig baten wir, unsere Mängel von uns zu nehmen.

8\. Schritt:

Wir machten eine *Liste aller Personen*, denen wir *Schaden zugefügt hatten* und wurden willig, ihn bei allen wieder gutzumachen.

9\. Schritt:

Wir *machten* bei diesen Menschen *alles wieder gut* – wo immer es möglich war –, es sei denn, wir hätten dadurch andere verletzt.

10\. Schritt:

Wir setzten die *Inventur* bei uns fort, und wenn wir Unrecht hatten, gaben wir es sofort zu.

11\. Schritt:

Wir suchten durch Gebet und Besinnung *die bewußte Verbindung zu Gott* – wie wir ihn verstanden – zu vertiefen. Wir baten ihn nur, uns *seinen Willen erkennbar werden zu lassen* und uns *die Kraft zu geben, ihn auszuführen.*

12\. Schritt:

Nachdem wir durch diese Schritte ein geistiges Erwachen hatten, versuchten wir, *diese Botschaft an Alkoholiker weiterzugeben* und unser tägliches Leben nach diesen Grundsätzen auszurichten.

teilnehmen will. Entscheidend für den Therapieerfolg ist nur die Klärung, weniger die tatsächliche Form. Manche Partner warten auf das Ergebnis der Therapie, andere wollen mit dabei sein. Beide Formen haben ihre Vorteile. Im übrigen muß der Therapeut offen für Eingriffe von Angehörigen in den Therapieprozeß sein.

Konzepte von Selbsthilfegruppen

Die inhaltlichen Ziele von Selbsthilfegruppen (s. auch Anhang) sind auf die Abstinenz und die Bereinigung der Gefühlswelt ausgerichtet. Hier sollen nur die Schritte der Anonymen Alkoholiker (AA) dargestellt werden (Tab. C-33). Sie haben gewisse Ähnlichkeiten mit den Zielen der Entwöhnungstherapie. Historisch gesehen stellen Therapieprogramme Verfeinerungen des AA-Programms dar, da dieses bereits früher entwickelt wurde.

Alkoholabhängigkeit

Definition

Beim kritischen Gespräch mit Alkoholkonsumenten ist ein klarer Sprachgebrauch wichtig.

Unter *Alkoholismus* kann man *Mißbrauch* (bzw. schädlichen Gebrauch) und *Abhängigkeit* von Alkohol subsumieren. Die Intensität der Beziehung der Person zum Alkohol, die Häufigkeit, Menge und Dauer des Konsums, ist die Grundlage der klassifikatorischen Entscheidung darüber, ob der Betreffende Konsument, Mißbraucher, schädlicher Gebraucher oder Abhängiger von Alkohol ist (Tab. D-1, D-2). Grundlegend kann beim Vorliegen von Entzugssymptomen von (körperlicher) Abhängigkeit gesprochen werden. Der unwiderstehliche Drang nach Alkohol kann als psychische Abhängigkeit begriffen werden.

Tab. D-1: Nomenklatur und Probleme der Verständigung in der Praxis

• *Normaler Gebrauch:* gelegentlich zum Essen/Genuß 1–2 Gläser (20–40 g Männer, 10–20 g Frauen)
• *Mißbrauch:* Rauschtrinken → noch kein Schaden (Kater?), überwiegt subjektiver Nutzen?
• *Gefährlicher Gebrauch:* mit dem Konsummuster sind deutliche Risiken verbunden
• *Schädlicher Gebrauch:* Sturz, Verkehrsdelikt → negative Konsequenzen objektivierbar
• *Abhängigkeit:* trotz negativer Konsequenzen weiterer Konsum

Tab. D-2: Allgemein in der Fachliteratur übliche Trinkeinheiten

Drink = „1 Gläschen" (= kleines Glas) = ca. 10 g Alkohol
0,002 l Korn = 0,1 l Wein = 0,1 l Sekt = 0,25 l Bier

Tab. D-3: Formel zur Berechnung der Blutalkoholkonzentration

$$\text{BAK} = \frac{\text{Alkohol (g)}}{\text{KG} \times \text{r}}$$

Beispiel: 20 g : 70 kg × 0,7 = 20 g : 49 kg = 20 g : 4900 g = 0,0004 = **0,4 ‰**

Pharmakologisch-toxikologische Aspekte

Alkohol kann innerhalb von 15 Minuten zu 50% und nach 30 Minuten zu 60% absorbiert werden. Nach etwa 90 Minuten ist die *Absorption* abgeschlossen. 20% werden im Magen, 80% im Dünndarm absorbiert. Die Geschwindigkeit nimmt zu bei Trinken auf nüchternen Magen sowie bei warmen, süßen und kohlesäurehaltigen Getränken. Das Maximum der Blutalkoholkonzentration (BAK) ist nach etwa 60–90 Minuten erreicht.

Alkohol wird überwiegend in der Leber *abgebaut*. Als Abbaumechanismen stehen die Alkoholdehydrogenase, das mikrosomale ethanoloxidierende System (MEOS), die Katalase und die Bindung an Glucuronsäure zur Verfügung. Durch das Enzym Alkoholdehydrogenase (ADH) entsteht Acetaldehyd, der von der Acetaldehyddehydrogenase (ALDH) zu Acetat abgebaut wird. Therapeutisch kann dieses Enzym geblockt werden, um eine chemische Aversionstherapie (Disulfiram) durchzuführen. An oxidativen Abbaumechanismen gibt es die Oxidation zu Acetaldehyd (Leber), weiter zu Acetat und Acetyl-CoA (durch ALDH) und von Acetyl-CoA im Tricarbonsäurezyklus zu Kohlensäure bzw. Wasser. Hierbei sind Nicotinamid-Adenin-Dinucleotid (NAD^+) und seine Verbindung NADH beteiligt, das in den Mitochondrien weiter zu cAMP verarbeitet wird.

Der durchschnittliche Stundenabfallwert (Beta-60-Wert) beträgt ca. 0,15‰ (0,1–0,2‰).

Es werden auch temporär wesentlich raschere Abbauraten beobachtet – der „soft increase in alcohol metabolism" (SIAM). Dafür sollen Stoffe wie Noradrenalin, Adrenalin, Cortisol und andere Korrelate der Streßchemie verantwortlich sein. Dies könnte das „plötzliche Ausnüchtern" von extrem erregten Alkoholisierten erklären.

Die aktuelle *Blutalkoholkonzentration* (BAK) läßt sich nach der Widmark-Formel berechnen, wobei r ein Verteilungsfaktor ist, der für Männer 0,7 und für Frauen 0,6 beträgt (KG = Körpergewicht in kg).

Eine Alkoholaufnahme von 20 g, also von etwa ½ Liter Bier, führt bei einem 70 kg schweren Mann zu einer BAK von 0,4‰, was an die

Grenze der nur erlaubten 0,5‰ als Autofahrer führt. Eine 60 kg schwere Frau hat mit dieser Alkoholmenge bereits fast 0,6‰ erreicht und damit die zulässige Grenze überschritten.

Die akute physiologische Alkoholwirkung besteht darin, daß die Zellfunktion verändert wird, weil Alkohol (offensichtlich) wegen seiner Lipophilie die Lipoproteine der Zellmembran direkt oder indirekt in ihrer Struktur und damit in ihrer Funktion verändert. Dadurch werden auch die Membrankanäle für die verschiedenen, das zelluläre Erregungsgeschehen beeinflussenden Ionen verändert.

Besonders wichtig sind daher die akuten Effekte auf die Aktivität *neurochemischer Systeme* im Gehirn:

- Steigerung der Funktionen des *Dopaminsystems*
- Steigerung der *GABA-Systemaktivität*
- Minderung der *Glutamatsystemaktivität.*

In dieser Weise werden die hier für das Verständnis des Rausches wichtigen neuronalen Mechanismen alteriert. Nach akutem Alkoholkonsum wird das normale Aktivitätsniveau dieser Systeme wiederhergestellt. Bei anhaltendem Alkoholkonsum bleiben die Systeme zunächst in diesem Zustand, sie passen sich jedoch auf die anhaltende Einwirkung des Alkohols an: falls der Alkohol funktionsverstärkend wirkt, mindern sie die Eigenaktivität (Dopamin, Gaba) oder, falls Alkohol funktionsmindernd wirkt, steigern sie die Eigenaktivität (Glutamat).

Die einzelnen biochemischen Details dieser Mechanismen werden hier nicht angeführt (s. Kapitel Theorie, Abschnitt „Neurobiologie der Sucht", S. 230; vgl. Rommelspacher u. Schmidt 1994). Auch die regulativen Mechanismen des Gehirns werden im Kapitel „Theorie" im Abschnitt „Neurobiologie der Sucht" (S. 230) behandelt.

Akute Folgestörungen des Alkoholkonsums

Die stärkste vital bedrohliche Folgestörung des akuten Alkoholkonsums ist der tödliche Ausgang eines Rausches durch die Suppression von Vitalfunktionen, die durch eine hohe akute Blutalkoholkonzentration (BAK) eintritt.

Allgemein hängen die Schadwirkungen des akuten Alkoholkonsums zunächst von der BAK ab. In der Praxis kann dieser Wert recht gut durch die elektronischen Meßverfahren (Alkomat) über die Atemalkoholkonzentration (AAK) ermittelt werden (Gilg et al. 1995). Darüber hinaus ist auch die *Alkoholtoleranz* eine wichtige Variable, die die Schadwirkung nach dem Ausmaß und der Art bestimmt. Ab einem Blutalkoholspiegel von etwa 3‰ wirken die meisten Menschen klinisch hochgradig intoxikiert und zeigen schwere Gangstörungen sowie eine verwaschene Sprache. Manche Autofahrer, als „fahrende Trinker", sind jedoch motorisch unauffällig, wie Polizeiberichte zeigen. Tödliche Blutalkoholkonzentrationen wurden bei 5–8‰ berichtet. In diesem Promillebereich sterben mehr als 90% der Intoxikierten. In der Regel besteht bereits ab 4‰ eine vitale Gefährdung. Häufig findet sich eine vermehrte Blutfülle des Gehirns, die vor allem durch eine Erweiterung der Kapillaren und des venösen Bereichs hervorgerufen wird. Experimentell konnten auch Ateminsuffizienz und Herzinsuffizienz als pathologisch relevante Mechanismen festgestellt werden (Pollaczek-Konecki et al. 1972). Dabei ist daran zu denken, daß bereits nach etwa 15 Minuten 50% des konsumierten Alkohols absorbiert sein können und daher Magenspülungen in diesen Fällen nur noch geringen therapeutischen Nutzen haben.

Alkoholrausch

Zeichen des Alkoholrauschs sind Veränderungen der sensorischen, motorischen, kognitiven, affektiven und attentionalen Funktionen. Auch im EEG finden sich bei Zunahme der Berauschung Veränderungen: Man findet eine Verminderung des Alpha-Anteils und eine Zunahme von Theta- und Betawellen. Mit zunehmender BAK tritt eine Verlangsamung der Frequenzen auf. Eine einheitliche Einteilung der Formen und Stadien des Alkoholrauschs liegt nicht vor. Die praktische Bedeutung im klinischen Kontext liegt darin, daß im forensischen Bereich Räusche in Hinblick auf die Straf- und Schuldfähigkeit eingeordnet werden müssen. Darüber hinaus ist auch in der Notfallmedizin nicht selten der Alkoholisierte ein Problemfall, insofern er medizinisch zumindest beobachtungsbedürftig ist, sich aber solchen Maßnahmen häufig widersetzt. Nach einem abendlichen Vollrausch ist man erst am übernächsten Tag wieder voll leistungsfähig. Eine allgemein gängige Einteilung unterscheidet drei Stadien des Alkoholrausches (Witter 1972).

Leichter Rausch (BAK bis 1,5 ‰)

Symptome eines leichten Rauschs sind
- Herabsetzung der psychomotorischen Funktionsfähigkeit
- Enthemmung
- gesteigerter Rede- und Handlungsdrang
- Minderung der Selbstkontrolle
- gesteigertes soziales Kontaktverhalten
- Gefühl erhöhter Leistungsfähigkeit.

Das unmittelbare Entspannungserleben etwa 20 Minuten nach dem Konsum eines halben Liters Bier ist, psychopharmakologisch gesehen, bereits ein psychotroper Effekt (Affektmodulation) und damit, fachlich korrekt (umgangssprachlich aber kaum akzeptabel formuliert) ein (milder) Rauschzustand. Die einhergehende Veränderung der intellektuellen Funktionen, vor allem der Reaktionszeit, ist ein Grund, daß Haftptflichtversicherer bereits der Meinung sind, daß bei Schadensfällen haftungsrechtlich ein gewisser Anteil an Eigenverschulden anzunehmen ist und damit eine Begrenzung der Versicherungsleistungen begründet ist. Vergleichbar restriktiv sind Luftfahrtgesellschaften wie die Lufthansa für das fliegende Personal. Informationen über Konsumrisiken sind in präventiver oder motivationeller Hinsicht allerdings auch dem Durchschnittskonsumenten zu vermitteln.

Mittelgradiger Rausch (BAK 1,5 bis 2,5 ‰)

In diesem Stadium sind folgende Symptome zu beobachten:
- euphorische Glücksstimmung und aggressive Gereiztheit
- deutlich verminderte Selbstkritik
- Sprunghaftigkeit
- Hemmungs- und Distanzlosigkeit
- sexuelle Enthemmung
- inkonsistente Willensbildung und Handlungsabläufe
- Willensstarrheit und Penetranz der Handlungen
- Neigung zu impulsiven Reaktionen.

Das soziale Umfeld kann mit dem Alkoholisierten nicht mehr gut zurechtkommen, muß ihm „gut zureden“. In der Alltagssprache wird dieser Zustand auch als „Schwips“ bezeichnet, wenn sich prosoziales, aber leicht derangiertes Verhalten (z.B. anhaltendes lautes Lachen, anstößige Witze, provokatives Verhalten) beobachten lassen (wie zu später Stunde in Lokalen). Wenn sich allerdings jemand mit dem gleichen Grad an Alkoholisierung aggressiv, d.h. antisozial oder dissozial, benimmt, wird er eher als „berauscht“ bezeichnet.

Schwerer Rausch (BAK über 2,5 ‰)

Dieser Zustand ist gekennzeichnet von
- Bewußtseinsstörungen
- dem Verlust des realen Situationsbezugs
- illusionärer situativer Verkennung

Tab. D-4: Kriterien für eine Alkoholintoxikation (nach ICD 10, leicht modifiziert)

A1.	Nachweis eines hohen Alkoholkonsums, der für die vorliegende Intoxikation ausreichend ist.
A2.	Symptomatik ist mit den bei einer Alkoholintoxikation bekannten Störungen (s. u.) vereinbar.
A3.	Das Zustandsbild ist nicht durch eine Erkrankung bzw. Verletzung (z. B. Schädel-Hirn-Trauma) oder eine andere psychische Störung zu erklären.
B.	Auffälliges Verhalten mit mindestens einem der folgenden Symptome: Enthemmung – Streitbarkeit – Aggressivität – veränderte Affekt-/Stimmungslage – Aufmerksamkeitsstörungen – Einschränkung der Urteilsfähigkeit – Beeinträchtigung der persönlichen Leistungsfähigkeit.
C.	Mindestens eines der folgenden Symptome: Gangunsicherheit – Standunsicherheit – verwaschene Sprache – Nystagmus – Bewußtseinsstörung (Somnolenz → Koma) – Gesichtsröte – konjunktivale Injektion

Tab. D-5: Therapie der akuten Alkoholvergiftung (nach Wolff u. Weihrauch 1996)

Die Therapie ist analog zu Schlafmittelvergiftungen nach dem Allgemeinzustand des Patienten zu richten:
• sorgfältige körperliche und neurologische Untersuchung (Pupillen etc.) • sofortige Blutabnahme und Bestimmung der Leberwerte, des Bilirubins, der Nieren- und Pankreaswerte, des Blutzuckers, der Elektrolyte, des Blutbildes, ggf. Bestimmung des Ammoniaks, bei regelmäßiger Einnahme von Medikamenten nach Möglichkeit auch Blutspiegelbestimmung der Medikamente wie Carbamazepin, Digoxin, Digitoxin etc.
• sachgemäße Lagerung, nach Möglichkeit Monitorüberwachung der Herzfrequenz, des Blutdrucks und der Sauerstoffsättigung, evtl. Fixierung, aber cave: Erbrechen
• i.v. Zugang ggf. ZVK, Ringer-Lösung
• ggf. Blasenkatheter zur Bilanzierung
• regelmäßige Kontrollen des Alkoholspiegels (mittels Alkomat oder notfalls durch Blutabnahme) zur Beurteilung der Abbaugeschwindigkeit
• eine Magenspülung ist eher nicht indiziert, da Alkohol sehr rasch absorbiert wird
• bei aggressivem Erregungszustand: 5–10 mg Haloperidol (1–2 Amp.) i. v. bzw. i.m.
• O_2-Sättigung anstreben
Wichtig:
• Vorsicht mit der Gabe von Benzodiazepinen bei starker Erregung des stark alkoholisierten Patienten, Gabe von ca. 10 mg Valium i.m. oder i.v. möglichst erst unter 1 Promille, weitere Überwachung (Atemdepression!) nötig. Beim erregten Patienten tritt häufig ein maligner Synergieeffekt auf: wenn sedierende Wirkung der Substanzen und Erschöpfung nach der Erregung zusammenfallen, dann kann plötzlich eine Beatmung erforderlich werden.
• Clomethiazol (Distraneurin®) sollte ebenfalls nicht beim stark alkoholisierten Patienten gegeben werden, da es sowohl atem- als auch kreislaufdepressiv wirken kann. Bei Patienten, in deren Vorgeschichte bereits Delirien im Entzug bekannt sind, sollte allerdings bei Entzugssymptomatik ab 1,5–1 ‰ vorsichtig mit der Gabe von Clomethiazol begonnen werden.

- diffuser Angst und Erregung
- deutlichen Gleichgewichtsstörungen bis zur Ataxie
- Dysarthrie und Schwindel.

Bei Bewußtlosigkeit spricht man auch vom „Vollrausch".

Spezielle Formen *psychischer Funktionsstörungen* als Folge des Alkoholkonsums sind pathologische Rauschzustände, bei denen schwerste Ausfälle des Bewußtseins, der Motorik, der Orientierung oder Wahnvorstellungen, Halluzinationen und vor allem eine Amnesie festzustellen sind. In letzter Zeit werden diese Zustande klinisch seltener beobachtet.

Im klinischen Bereich sind folgende *Differentialdiagnosen* besonders wichtig und daher rasch abzuklären:

- intrakranielle Blutung als Folge eines Schädeltraumas (z.B. epidurales oder akutes -subdurales Hämatom)
- Vergiftung mit Schlafmitteln, Psychopharmaka oder illegalen Drogen
- Elektrolytentgleisung (z.B. Hypo- oder Hyperkaliämie, Hyponatriämie)
- urämisches Koma
- Hyper-/hypoglykämisches Koma.

Diagnostik des Alkoholismus

Auch in klinischer Hinsicht ist die Einordnung von pathologischem, also krankheitswertigem Alkoholkonsum nach den Kategorien *Mißbrauch, schädlicher Gebrauch* und *Abhängigkeit* zu treffen. Diese Kategorien werden allerdings in verschiedenen diagnostischen Klassifikationssystemen unterschiedlich gebraucht.

Einen wesentlichen Teil der Diagnostik machen die Folgekrankheiten aus, nach denen sich der Therapieplan richtet.

Exploration

Es wird die alkoholspezifische, aber sonst typische Suchtanamnese und Exploration durchgeführt (s. Kapitel „Klinische Grundlagen", S. 54). Wichtig ist die Frage, warum der Patient sich gerade hier und jetzt in die Behandlung begibt.

Der Patient nennt evtl. Gründe, die nicht mit der inneren Überzeugung zu tun haben, das Trinkverhalten ändern zu müssen, z.B. Druck vom Arbeitgeber, Konflikte in der Familie usw.

Beurteilungsskalen

Für die standardisierte Erhebung der spezifischen Befunde empfiehlt es sich, an die hier angeführten Beurteilungsskalen angelehnt evtl. einen eigenen Erhebungs- und Befundbogen zu verwenden, ähnlich wie er im Abschnitt „Grundlagen der Klinik" dargestellt wurde (s. dort).

Für die erste Orientierung bei der spezifischen Exploration (Screening) können die Fragen des CAGE hilfreich sein (Tab. D-6). Der CASE erlaubt es, die Schwere der Abhängigkeit einzustufen (Tab. D-7). Bei der Befragung des Patienten ist auch der Merkmalskatalog der verschiedenen Stadien der Alkoholabhängigkeit nach Jellinek (1960) sehr hilfreich (Tab. D-8). Der Selbstbeurteilungsbogen des Konsummusters (AUDIT) ist ebenfalls nützlich (Tab. D-9). Der Münchner Alkoholismus-Fragebogen (MALT) ist weltweit eingeführt, so z.B. in den USA, in Lateinamerika und sogar in Japan (Tab. D-10). Über die SOKRATES-Skala, die später noch genauer dargestellt wird, kann die Veränderungsmotivation genauer festgehalten werden. Weitere Skalen sind in Wetterling u. Veltrup (1998) und in Richter (1998) dargestellt.

Tab. D-6: Spezielle Fragen nach dem CAGE (vgl. Eving 1984)

- *Körperliche Abhängigkeit:* Haben Sie bei sich ein Zittern am Morgen beim Aufstehen beobachtet, das besser wird, wenn Sie Alkohol trinken?
- *Schuldgefühle:* Haben Sie sich einmal schlecht oder schuldig gefühlt wegen Ihres Alkoholkonsums?
- *Abwehrmechanismen:* Haben Sie sich jemals darüber geärgert, daß Ihr Alkoholkonsum kritisiert wurde?
- *Selbstkritik:* Haben Sie jemals das Gefühl gehabt, daß Sie Ihren Alkoholkonsum reduzieren sollten?

Anm.: Jede dieser Fragen ist ein Hinweis auf Alkoholprobleme. Werden alle vier Fragen mit Ja beantwortet, dann ist eine stationäre Therapie dringlich angezeigt.

Tab. D-7: Checkliste zur Abschätzung der Schwere einer Alkoholabhängigkeit (CASE) und Behandlungsindikation (CASE-B; nach Wetterling u. Veltrup 1997)

	ja = 1	nein = 0
1. Dauer der Abhängigkeit (Jahre)		-
2. Anzahl der stationären Entgiftungen		-
3. Anzahl der ambulanten Entgiftungen mit medikamentöser Unterstützung		-
4. Craving im Entzug	○	○
5. Anzahl der stationären Entwöhnungsbehandlungen		-
6. Anzahl der ambulanten Entwöhnungsbehandlungen		-
7. Anzahl der Therapieabbrüche		-
8. Anzahl der Rückfälle während einer Therapie		-
9. Leberschädigung	○	○
10. sonstige körperliche Alkoholfolgeschäden	○	○
11. neurologische Folgeschäden	○	○
12. psychische Folgeschäden	○	○
13. arbeitslos	○	○
14. wohnungslos	○	○
15. alleinstehend	○	○
16. Alter < 40	○	○
17. Kontrollverlust	○	○
18. morgendliches Trinken	○	○
19. positive Erwartungen an Alkohol	○	○
20. Abstinenzmotivation fehlt	○	○
Summe (CASE)	○	○
B1. behandlungsbedürftig	○	○
B2. kognitive Störung oder Minderbegabung	○	○
B3. Mißbrauch von Drogen oder Medikamenten	○	○
B4. lebt in alkoholgefährdetem Milieu	○	○
CASE-B		

Auswertung:
CASE > 15 Punkte: stationäre Entwöhnungstherapie sinnvoll;
CASE-B > 0 Punkte: stationäre Entwöhnungstherapie erforderlich.

Tab. D-8: Merkmale der Entwicklung des Alkoholismus nach Jellinek (1960)

Einstiegsphase:

1. Gelegentliches Erleichterungstrinken
2. Beginn des regelmäßigen Erleichterungstrinkens

Kritische Phase:

3. Erhöhung der Alkoholtoleranz
4. Gedächtnislücken treten auf
5. Heimliches Trinken

Abhängigkeitsphase:

6. Zunehmende Abhängigkeit vom Alkohol
7. Das Erleichterungstrinken wird zum Reflex
8. Schuldgefühle wegen des Trinkens
9. Gespräche über Alkohol werden vermieden
10. Erinnerungslücken werden häufiger
11. Fähigkeit, mit dem Trinken aufzuhören wie andere, nimmt ab (Kontrollverlust)
12. eine Erklärung des Trinkverhaltens wird nötig
13. renommistisches, aggressives Imponiergehabe
14. laufende Gewissensbisse
15. Rückfälle nach Perioden völliger Abstinenz
16. gute Vorsätze schlagen fehl
17. gedankliche und geographische Flucht
18. Verlust von anderen Interessen
19. Freunde und Familie werden fallengelassen
20. Sorgen am Arbeitsplatz und Geldsorgen
21. grundloser Unwille
22. Vernachlässigung der Ernährung
23. Verlust der allgemeinen Willensstärke
24. Zittern und morgendliches Trinken

Abbauphase:

25. Abnahme der Alkoholtoleranz
26. Verschlechterung des Körperzustandes
27. Verlängerte Rauschzustände
28. bemerkbarer ethischer Abbau
29. Beeinträchtigung des Denkens
30. Trinken mit Personen unter dem eigenen Stand
31. undefinierbare Ängste
32. Unfähigkeit, eine Tätigkeit zu beginnen
33. Das Trinken nimmt den Charakter der Besessenheit an
34. Verschwommene religiöse Wünsche
35. Alkoholalibis und das Erklärungssystem brechen zusammen
36. Die Unfähigkeit, kontrolliert zu konsumieren wird zugegeben

Anmerkung: Diese Liste kann bei der Exploration des Suchtkranken (z. B. des Alkoholikers) helfen, die Stadienidentifikation herbeizuführen; die Reihenfolge der Merkmale ist allerdings nicht empirisch gesichert und dient lediglich der groben Orientierung.

Tab. D-9: Selbstbeurteilungsfragebögen AUDIT (modifiziert für den Gebrauch in deutschsprachigen Ländern, nach Wetterling u. Veltrup 1997)

Sehr geehrte Patientin, sehr geehrter Patient!

Da Alkohol vielfach zu gesundheitlichen Schäden führt, werden Sie in diesem Fragebogen nach Ihren Trinkgewohnheiten gefragt – bitte beantworten Sie die Fragen so genau wie möglich, da sie Grundlage für ein ärztliches Gespräch sind.

Beachten Sie bitte, daß auch Bier ein alkoholisches Getränk ist.

Als Maßeinheit gilt 1 Drink = 1 Glas/Dose Bier oder 1 Glas Wein/Sekt oder 1 Glas Korn, Rum, Schnaps, Weinbrand, – Whisky oder ähnliches.

	0	1	2	3	4
Wie oft haben Sie alkoholische Getränke getrunken?	Nie	1mal im Monat oder seltener	2mal im Monat	3mal im Monat	4 oder mehrmals im Monat
Wieviele Drinks trinken Sie pro Tag?	1–2	3–4	5–6	7–9	10 oder mehr
Wie oft trinken Sie 6 oder mehr Drinks pro Tag?	Nie	Weniger als einmal im Monat	Einmal im Monat	Einmal in der Woche	Fast täglich
Wie oft hatten Sie im letzten Jahr das Gefühl, Sie könnten nicht aufhören zu trinken, wenn Sie angefangen haben?	Nie	Weniger als einmal im Monat	Einmal im Monat	Einmal in der Woche	Fast täglich
Wie oft konnten Sie im letzten Jahr nicht das tun, was von Ihnen erwartet wurde, weil Sie Alkohol getrunken hatten?	Nie	Weniger als einmal im Monat	Einmal in der Woche	Fast täglich	
Wie oft brauchten Sie schon morgens ein alkoholisches Getränk, weil Sie vorher stark getrunken hatten?	Nie	Weniger als einmal im Monat	Einmal im Monat	Einmal in der Woche	Fast täglich
Wie oft haben Sie im letzten Jahr nach dem Alkoholtrinken Gewissensbisse gehabt oder sich schuldig gefühlt?	Nie	Weniger als einmal im Monat	Einmal im Monat	Einmal in der Woche	Fast täglich
Wie oft haben Sie sich nicht an die Ereignisse der Nacht zuvor erinnern können, weil Sie Alkohol getrunken hatten?	Nie	Weniger als einmal im Monat	Einmal im Monat	Einmal in der Woche	Fast täglich
Haben Sie sich oder einen anderen schon einmal verletzt, weil Sie Alkohol getrunken hatten?	Nein	Ja, aber nicht im letzten Jahr			Ja, im letzten Jahr
Hat Ihnen ein Verwandter, Freund oder Arzt geraten, Ihren Alkoholkonsum zu verringern?	Nein	Ja, aber nicht im letzten Jahr			Ja, im letzten Jahr

Über 8 Punkte: Alkoholabhängigkeit wahrscheinlich

Tab. D-10: Merkmalskatalog des Münchener Alkoholismus-Tests (MALT; nach Feuerlein et al. 1977); Bezugsquelle: Testzentrale Göttingen, Robert-Bosch-Breite 25, 37079 Göttingen

Antworten: ja bzw. nein

1. Vom Arzt zu beurteilen (MALT-F)

1. Lebererkrankung: mindestens ein klinisches Symptom (z. B. vermehrte Konsistenz, Vergrößerung, Druckdolenz o. ä.) und mindestens ein pathologischer Laborwert (z. B. GOT, GPT oder GGT) sind notwendig.
2. Polyneuropathie (trifft nur zu, wenn keine anderen Ursachen bekannt sind, z. B. Diabetes mellitus oder eindeutige chronische Vergiftungen)
3. Delirium tremens (jetzt oder in der Vorgeschichte)
4. Alkoholkonsum von mehr als 150 ml (bei Frauen 120 ml) reinem Alkohol ein- oder mehrmals im Monat
5. Alkoholkonsum von mehr als 300 ml (bei Frauen 240 ml) reinem Alkohol ein- oder mehrmals im Monat
6. Foetor alcoholicus (zur Zeit der ärztlichen Untersuchung)
7. Familienangehörige oder engere Bezugspersonen haben schon einmal Rat gesucht wegen Alkoholproblemen des Patienten (z. B. beim Arzt, dem Sozialdienst oder anderen entsprechenden Einrichtungen)

2. Vom Patienten selbst zu beurteilen (MALT-S)

1. In der letzten Zeit leide ich häufiger an Zittern der Hände.
2. Ich hatte zeitweilig, besonders morgens, Würgegefühl oder Brechreiz.
3. Ich habe schon einmal versucht, Zittern oder morgendlichen Brechreiz mit Alkohol zu kurieren.
4. Zur Zeit fühle ich mich verbittert wegen meiner Probleme und Schwierigkeiten.
5. Es kommt nicht selten vor, daß ich vor dem Mittagessen bzw. beim zweiten Frühstück Alkohol trinke.
6. Nach den ersten Gläsern Alkohol habe ich ein unwiderstehliches Verlangen, weiter zu trinken.
7. Ich denke häufig an Alkohol.
8. Ich habe manchmal auch dann Alkohol getrunken, wenn es vom Arzt verboten wurde.
9. In Zeiten erhöhten Alkoholkonsums habe ich weniger gegessen.
10. An der Arbeitsstelle hat man mir schon einmal Vorhaltungen wegen meines Alkoholtrinkens gemacht.
11. Ich trinke Alkohol lieber, wenn ich allein bin.
12. Seitdem ich mehr Alkohol trinke, bin ich weniger tüchtig.
13. Ich habe nach dem Trinken von Alkohol schon öfters Gewissensbisse (Schuldgefühle) gehabt.
14. Ich habe ein Trinksystem versucht (z. B. nicht vor bestimmten Zeiten zu trinken).
15. Ich glaube, ich sollte mein Trinken einschränken.
16. Ohne Alkohol hätte ich nicht so viele Probleme.
17. Wenn ich aufgeregt bin, trinke ich Alkohol, um mich zu beruhigen.
18. Ich glaube, der Alkohol zerstört mein Leben.
19. Einmal möchte ich aufhören mit dem Trinken, dann wieder nicht.
20. Andere Leute können es nicht verstehen, warum ich trinke.
21. Wenn ich nicht trinken würde, käme ich mit meinem Partner besser zurecht.
22. Ich habe schon versucht, ohne Alkohol zu leben.
23. Wenn ich nicht trinken würde, wäre ich mit mir zufrieden.
24. Man hat mich schon wiederholt auf meine „Alkoholfahne" angesprochen.

Auswertung: 4 × MALT-F + MALT-S

Summe > 8: Verdacht auf Alkoholismus;
Summe > 11: Alkoholismus ist wahrscheinlich.

Tab. D-11: Differentialdiagnose bei Erhöhung der Gamma-GT (GGT) außer Alkoholabusus (nach Weiss 1976)

Verschlußikterus	+
Cholestase mit nekrotischem Schub	+
Cholangitis	+
Cholangiohepatitis	+
Akute Cholezystitis	+
Gallenkolik	(+)*
chron. persistierende Hepatitis	+
akute Virushepatitis	++
Leberzirrhose	+
dekompensierte Leberzirrhose	++
Fettleber	+
Fettleberhepatitis	+
Alkoholhepatitis	+
toxisch nutritiver Leberschaden	(+)
akut toxischer Leberschaden	+
akute Leberdystrophie	+
Metastasenleber	+
primäres Leberkarzinom	+
progressive Histiozytose	+
Colitis ulcerosa	(+)
Nierenkarzinom	+
chron. Niereninsuffizienz	(+)
Lipoidnephrose	+*
Rechtsherzinsuffizienz	+
akute Perikarditis	+
Pankarditis	+
Herzrhythmusstörungen	+
Lungeninfarkt	++
Infarktpneumonie	+
Lobärpneumonie	+
Asthma bronchiale	(+)
Bronchitis/Bronchiektasen	+
Pleuritis exsudativa	+
Bronchial-Ca.	+
Malabsorptationssyndrom	+
Pankreatitis chron.	+*
Pankreatitis akut	++
Pankreaskopfkarzinom	++
Beinvenenthrombose	+

Labordiagnostik

Alkoholspezifische Untersuchungen betreffen vor allem das Blutbild (MCV, Lymphopenie, Thrombopenie), die Leberenzyme (GOT, GPT, GGT) und die CDT (Carbohydrat-defizientes Transferrin)

Der wichtigste Wert ist die GGT. Dieses Enzym ist alleine aber, außer bei anhaltend hohem Alkoholkonsum, nicht aussagekräftig. Liegt es im Normalbereich, dann schließt dies kurzfristige Exzesse und „normalen" niedrigdosierten Dauerkonsum nicht aus, ist es erhöht, gibt es noch andere differentialdiagnostisch wichtige Umstände, wie beispielsweise Lebererkrankungen anderer Genese (Tab. D-11). Erst eine tägliche Alkoholbelastung von 60 g über 3 Wochen kann zu einer sicheren Erhöhung der GGT führen (Gilg 1995 et al.).

Am aussagekräftigsten ist die Kombination von GGT, GOT, GPT, evt. auch Kreatinin und Harnstoff (Tab. D-12). CDT ist sensitiv, aber etwas teurer.

Eine genauere, aber auch teurere Labordiagnostik schlägt Agarwal (1995) vor. Ist eine möglichst genaue Labordiagnostik erforderlich, dann sind noch weitere Parameter zu beachten (Tab. D-13).

Tab. D-12: Ausgewählte biologische Marker für Alkoholmißbrauch (Stamm et al.; zit. n. Küfner 1989)

Männer			**Frauen**		
Kenngröße	**Entscheidungs-Grenze optimal**		**Kenngröße**	**Entscheidungs-Grenze (optimal)**	
Gamma-GT (2–28)	U/l	26	Gamma-GT (4–18)	U/l	25
GOT (2–20)	U/l	10	GOT (2–20)	U/l	8
GPT (2–20)	U/l	9	Erythrozyten	10/ml	49
MCV (80–96)	fl	93	Kreatinin (0.5–1.1)	mg/dl	0.59
Harnstoff	mg/dl	18			
Kreatinin	mg/dl	0.76			
Alkoholmißbrauch bei mind. 4 positiven Befunden			Alkoholmißbrauch bei mind. 3 positiven Befunden		

Tab. D-13: Übersicht über eine Auswahl klinisch-chemischer und hämatologischer Parameter zur Diagnose von Alkoholmißbrauch bzw. Alkoholismus (nach Gilg et al. 1995)

	Normal-Werte	Überschreitung von Normgrenze	Reaktion nach Kurzzeit-belastung	Diagnostische Sensitivität (%)	Diagnostische Spezifität (%)	Praktika-bilität	Normalisierung nach Entzug
Leberenzyme							
GGT	< 28 U/l	6 W.	-	50–90	ca. 70	++++	2–5 W.
GOT (ASAT)	< 18 U/l	-	-	30–50	ca. 90	++++	1–3 W.
GPT (ALAT)	< 22 U/l	-	-	20–45	ca. 70	++++	1–4 W.
GLDH	< 4 U/l	-	-	5–60	?	+++	?
β-Hexosaminidase	< 6,2 U/l	-	+	Hoch	?	+	2–4 d
Hämatol. Parameter							
MCV	< 92/100 fl	8 W.	-	40/70–96	ca. 60–90	++++	1–3 Mon.
CDT	< 20/26 U/l	3 W.	-	ca.50–90	90–100	(++)	ca. 2 W.
HDL-Chol.	< 50 mg/dl	4 W.	-	ca.50–90	Hoch	+++	1–4 W.
Apolipro-Prot A 1/2		-	-	> 45	Hoch	++	ca. 2 W.
Metaboliten							
Acetaldehyd			(+)	-	-	+	
Acotat	0,75 mM		?	-	-	(++)	?
Isopropanol	< 2 mg/l		(+)	-	?	(++)	h
Aceton	< 7 mg/l		-	-	-	(++)	h
Methanol	< 10 mg/l	< 1 W.	(++)	(ca. 80)	Hoch	(++)	h-1 d
Urin							
5-HTOL/ 5-HIAA	< 20		+	60 %	Hoch	+	Std.
Dolichol	< 4,7 ng/ml		+	Gering	?	+	Tage-W.
TIQ (Salsolinol)						+	

+ Speziallabor
++ spez. Methodik außerhalb Klinikroutine
+++ Sonderuntersuchung im Routinelabor
++++ einfache Klinikroutine
Sensitivität: Prozentualer Anteil positiver Befunde bei Alkoholikern
Spezifität: Prozentualer Anteil negativer Befunde bei Nichtalkoholikern

Für die Diagnostik des Alkoholismus werden nicht nur Statemarker (Tab. D-14), sondern auch Traitmarker, also Indikatoren für eine biologische Disposition zum Alkoholismus, vorgeschlagen, die neurochemische Aspekte berücksichtigen (Tab. D-15).

Weitere genetische *Assoziationsmarker* für Alkoholabhängigkeit sind Blutgruppen (ABO, Rh, MNS), HLA-Antigene, C3-Komplement, α_1-Antitrypsin, α_1-saures Glykoprotein, gruppenspezifische Komponente, Glykoxalase 1, Esterase D, Thrombozytenmonoaminoxidase (MAO-B), Transketolase, Erythrozytenaldehyddehydrogenase, Geschmacksempfindlichkeit für Phenylthiocarbamid sowie Farbenblindheit. Ihre klinische Relevanz ist derzeit jedoch noch zweifelhaft.

Tab. D-14: Biologische und genetische Statemarker für Alkoholabhängigkeit (nach Agarwal 1995)

• Blutalkohol
• Mittleres korpuskuläres Volumen (MCV)
• γ-Glutamyltransferase (γ-GT)
• SGPT (Alanin-Aminotransferase ALAT), SGOT (Aspartat-Aminotransferase)
• HDL-Cholesterin, VLDL-Cholesterin
• CD-Transferrin
• 5-HIAA-5-HTOL-Ratio
• AANB, Acetat, Dolichol
• Kondensationsprodukte (Tetrahydroisochinoline, Tetrahydropapaverolin, β-Carboline)
• Acetaldehyd-Protein-Addukte

Tab. D-15: Biologische und genetische Traitmarker für Alkoholabhängigkeit (nach Agarval 1995)

• evozierte Potentiale (EEG und ERP)
• Monoaminoxidase (MAO-B)
• Adenylatcyclase (AC)
• Dopaminrezeptorgene (DR-D_2)
• Dopamin-β-hydroxylase (DBH)
• Endokrine Parameter (Kortisol, ACTH, Prolaktin)
• Alkoholdehydrogenase (ADH_2-, ADH_3-Genotypen)
• Aldehyddehydrogenase ($ALDH_1$-, $ALDH_2$-Genotypen)

Diagnosekategorien

Es stehen mehrere Diagnose-Kategorien nach unterschiedlichen Diagnosesystemen (ICD-10 bzw. DSM III-R oder DSM IV) zur Verfügung (Tab. D-16, D-17, D-18, D-19, D-20).

Neben der diagnostischen Einordnung nach der ICD-10 (oder dem DSM-III-R bzw. DSM-IV) ist die Typisierung des Störungsbildes nach der Typologie von Jellinek (1960) von klinisch-praktischer Relevanz, wobei verschiedene Konsumtypen vorkommen (Tab. D-20).

Es gibt auch andere Typologien, die sich meist am frühen Auftreten von Alkoholexzessen und familiären Belastungen orientieren, also *primären* und *sekundären Alkoholismus* bzw. *genetischen* oder *umweltbedingten Alkoholismus* unterscheiden.

Welche dieser Typologien sich durchsetzen wird, ist noch unklar, die Typologie von Cloninger hat bereits eine gute Akzeptanz (Tab. D-21).

Tab. D-16: Mißbrauch Psychotroper Substanzen (gemäß DSM-III-R bzw. DSM-IV)

Diagnostische Kriterien
A) Ein unangepaßtes Konsummuster psychotroper Substanzen, bestehend aus wenigstens einem der folgenden Kriterien: (1) Fortgesetzter Gebrauch trotz Wissens um ein ständiges oder wiederholtes soziales, berufliches, psychisches oder körperliches Problem, das durch den Gebrauch der psychotropen Substanzen verursacht oder verstärkt wird. (2) Wiederholter Gebrauch in Situationen, in denen der Gebrauch eine körperliche Gefährdung darstellt (z. B. Alkohol am Steuer).
B) Einige Symptome der Störung bestehen seit mindestens einem Monat oder sind über eine längere Zeit hinweg wiederholt aufgetreten.
C) Die Kriterien für eine Abhängigkeit von der psychotropen Substanz wurden zu keinem Zeitpunkt erfüllt.

Tab. D-17: Diagnostische Kriterien für einen schädlichen Alkoholgebrauch (in Anlehnung an das DSM-IV)

1. Eine Art des Alkoholkonsums, die zu einer Gesundheitsschädigung oder einer psychischen Störung führt, die gekennzeichnet ist durch das Auftreten von
   - wiederholtem Alkoholkonsum, der zu schwerwiegenden Beeinträchtigungen bei Arbeit, Haushalt oder Schule (gehäufte Abwesenheit, verminderte Leistungsfähigkeit, Vernachlässigung wesentlicher Interessen) führt
   - wiederholtem Alkoholkonsum in Situationen, die mit besonderen Gefahren bei Alkoholkonsum verbunden sind (z. B. Autofahren, Arbeit an laufenden Maschinen)
   - wiederholten Problemen mit Polizei und Gesetz wegen durch Alkoholkonsum verursachter Vergehen
   - fortgesetztem Alkoholkonsum trotz wiederholter sozialer oder interpersoneller Probleme, die durch den Alkoholkonsum verursacht werden

   Die Diagnose sollte gestellt werden, wenn in den letzten 12 Monaten das Konsumverhalten zu einer dieser Folgen geführt hat

2. Die Kriterien für eine Abhängigkeit sind noch nicht erfüllt.

Tab. D-18: Diagnostische Kriterien für eine Alkoholabhängigkeit (nach ICD-10, etwas verkürzt)

Die Diagnose Abhängigkeit sollte nur gestellt werden, wenn irgendwann während des letzten Jahres drei oder mehr der folgenden Kriterien vorhanden waren:

1. ein starker Wunsch oder eine Art Zwang, Substanzen oder Alkohol zu konsumieren („Craving")
2. verminderte Kontrollfähigkeit bezüglich des Beginns, der Beendigung und der Menge des Alkoholkonsums
3. ein körperliches Entzugssyndrom
4. Nachweis einer Toleranz (um den gleichen vom Konsumenten erwünschten Effekt zu erreichen, werden deutlich erhöhte Alkoholmengen benötigt)
5. fortschreitende Vernachlässigung anderer Vergnügen oder Interessen zugunsten des Alkoholkonsums
6. anhaltender Substanz- oder Alkoholkonsum trotz Nachweises eindeutiger schädlicher Folgen

Tab. D-19: DSM-IV-Kriterien Substanzabhängigkeit (z. B. Alkoholabhängigkeit)

Ein unangepaßtes Muster von Substanzgebrauch (z. B. Alkoholkonsum) führt in klinisch bedeutsamer Weise zu Beeinträchtigungen oder Leiden, wobei sich mindestens drei der folgenden Kriterien manifestieren, die zu irgendeiner Zeit in demselben 12-Monats-Zeitraum auftreten:

1. Toleranzentwicklung, definiert durch eines der folgenden Kriterien:
   (a) Verlangen nach ausgeprägter Dosissteigerung, um einen Intoxikationszustand oder erwünschten Effekt herbeizuführen
   (b) deutlich verminderte Wirkung bei fortgesetzter Einnahme derselben Dosis.
2. Entzugssymptome, die sich durch eines der folgenden Kriterien äußern:
   (a) Charakteristisches Entzugssyndrom der jeweiligen Substanz
   (b) Dieselbe (oder eine sehr ähnliche Substanz) wird eingenommen, um Entzugssymptome zu lindern oder zu vermeiden.
3. Die Substanz wird häufig in größeren Mengen oder länger als beabsichtigt eingenommen.
4. Anhaltender Wunsch oder erfolglose Versuche, den Substanzgebrauch zu verringern oder zu kontrollieren.
5. Viel Zeit für Aktivitäten, um die Substanz zu beschaffen
6. Wichtige soziale, berufliche oder Freizeitaktivitäten werden aufgrund des Substanzmißbrauchs aufgegeben oder eingeschränkt.
7. Fortgesetzter Substanzmißbrauch trotz Kenntnis eines anhaltenden oder wiederkehrenden körperlichen und psychischen Problems, das wahrscheinlich durch den Substanzmißbrauch verursacht oder verstärkt wurde.

Tab. D-20: Typologie nach Jellinek (1960)

α-Typ	β-Typ	γ-Typ	δ-Typ	ε-Typ
Problemerleichterungs-, Konflikttrinker	Gelegenheits-trinker	Süchtiger Trinker	Rauscharmer, kontinuierlicher Alkoholkonsum	Episodischer Trinker
Abhängigkeit nur psychisch	Weder psychische noch körperliche Abhängigkeit	Zuerst psychische, dann körperliche Abhängigkeit	körperliche Abhängigkeit	Psychische Abhängigkeit
Kein Kontrollverlust, aber undiszipliniertes Trinken mit Fähigkeit zur Abstinenz	Kein Kontrollverlust	Kontrollverlust mit Phasen von Abstinenz	Keine Abstinenz, kein Kontrollverlust	Kontrollverlust, jedoch Fähigkeit zur Abstinenz

Tab. D-21: Typologie nach Cloninger (1981)

Typ I:	Typ II:
eher von Umweltfaktoren abhängig	eher von hereditären Faktoren abhängig
später Beginn	früher Beginn
(nach dem 25. Lebensjahr)	(vor dem 25. Lebensjahr)
bei beiden Geschlechtern vorkommend	auf das männliche Geschlecht begrenzt
eher milder Verlauf des Alkoholabusus	eher schwerer Verlauf des Alkoholabusus
hohe „reward dependence"	niedrige „reward dependence"
hohe „harm avoidance"	niedrige „harm avoidance"
niedriges „sensation seeking"	hohes „sensation seeking"

Therapieprinzipien

Grundlegend soll ein *biopsychosozialer Behandlungsansatz* verfolgt werden. Im folgenden werden aber zunächst die somatischen Therapieaspekte betont und schließlich die Entwöhnungstherapie dargestellt. Wichtig ist dabei die anhaltende Motivierung des Abhängigen, seine Einstellung zum Alkohol zu verändern.

Motivationstherapie

Nach der Diagnostik ist beim Alkoholiker wie bei allen Suchtkranken gemeinsam ein Therapieplan zu entwickeln, der parallel mit einer *Motivierungstherapie* („Motivationale Intervention") einhergehen muß – es nutzt wenig, wenn der Arzt die Indikation zur Therapie stellt, der Patient dies aber nicht akzeptiert.
Die Widerstände und zum Teil auch realen Begründungen für die Nichtteilnahme am Therapieprogramm müssen sukzessive abgearbeitet werden. Einzelne Strategien, wie das FRAME-Konzept, wurden im Abschnitt „Klinische Grundlagen" (S. 65) bereits dargestellt.
Besonders wichtig ist die Berücksichtigung des sozialen Umfeldes, insbesondere der Angehörigen. Ihre Haltung zum Suchtproblem und zur betroffenen Person ist äußerst einflußreich für den Verlauf und die Wirksamkeit therapeutischer Interventionen. Manche Angehörigen sind allerdings nicht an Kontakten mit dem Therapeuten interessiert.

Die *Motivationstherapie* bedeutet eine Intervention, deren Ziel es ist, eine Veränderung des Verhaltens bis zur Therapiebereitschaft zu erzeugen. Diese Phase ist vorbereitend für die längerfristige mehrmonatige Therapie.

In der praktischen Vorgehensweise bedeutet die Motivationstherapie für den Therapeuten:

- Akzeptieren des subjektiven Nutzens des Alkohols
- sachliche Information über Risiken des Alkohols
- Aufzeigen realistischer Veränderungsschritte
- Vorbereiten auf tiefergreifende psychotherapeutische Behandlung (Entwöhnungstherapie).

Programmpunkte zur Motivierung zur Therapie. Die den Alkoholkonsumenten betreffenden Motivierungsstrategien müssen im Dialog ablaufen. Für den Arzt ist es wichtig, gut zuzuhören, Informationen zu geben, die Abwehr zu erkennen und Punkte der Bereitschaft zur Veränderung zu erkennen. Dazu kann auch ein Erhebungsbogen angewandt werden (z.B. SOCRATES, Tab. D-22). In der Regel sind wesentliche Bestandteile des Informationsteils:

- Alkoholinformation
- Therapieinformation.

Wichtig ist es auch, die Angehörigen zu einer adäquaten Problemsicht zu bringen und Veränderungen in ihrem Verhalten anzuregen (Tab. D-23)

Tab. D-22: Beurteilungsskala zur Veränderungs- bzw. Therapiemotivation SOCRATES (Miller et al. 1996)

	Stimme voll zu	Stimme zu	Bin unsicher	Stimme nicht zu	Stimme überhaupt nicht zu
1. Ich will mein Trinken wirklich verändern.					
2. Manchmal frage ich mich, ob ich tatsächlich Alkoholiker bin.					
3. Wenn ich mein Trinkverhalten nicht bald ändere, werden meine Probleme noch schwerwiegender					
4. Ich habe bereits begonnen, mein Trinkverhalten zu ändern.					
5. Früher habe ich zu viel auf einmal getrunken, aber jetzt habe ich es schon geschafft, mein Trinkverhalten zu verändern.					
6. Manchmal frage ich mich, ob mein Trinken anderen Menschen tatsächlich schadet.					
7. Ich bin ein Problemtrinker.					
8. Ich habe mein Trinken bereits geändert und suche nach Möglichkeiten, um zu verhindern, in alte Verhaltensweisen zurückzufallen.					
9. Ich habe ernste Schwierigkeiten mit dem Trinken.					
10. Manchmal frage ich mich, ob ich nicht doch die Kontrolle über mein Trinken habe.					
11. Ich kümmere mich aktiv darum, mein Trinken zu reduzieren oder zu beenden.					
12. Ich möchte Hilfe, um meine Trinkprobleme, die ich hatte, zu bewältigen.					

Tab. D-23: Angehörigen-Informationen (nach Angehörigengruppe 1994)

Folgende Punkte sind wichtig:

1. Information über die *Alkoholproblematik:* z. B. körperliche und psychische Folgen des Alkoholismus einschließlich Gefahrenzeichen wie z. B. grobes Zittern, Schwitzen, Herzrasen, Bluterbrechen und Krampfanfälle.

2. Information über *Hilfemöglichkeiten:* der Angehörige kann mit Unterstützung des Arztes, von Beratungsstellen oder durch Teilnahme an einer Selbsthilfegruppe (z. B. ALANON) seinem alkoholkranken Angehörigen helfen, abstinent zu werden und zu bleiben.

3. Informationen für den Fall einer *Bedrohung* durch den Alkoholiker: der Angehörige soll sich dann rechtzeitig um entsprechende Hilfe (z. B. Polizei, Gesundheitsamt) kümmern.

4. Aufklärung darüber, daß der Angehörige *keine Verantwortung oder Schuld* an der Abhängigkeit des anderen trägt.

5. *Information* darüber, daß bei Phasen vermehrten Trinkens darauf geachtet wird, daß der Alkoholiker sich regelmäßig gesund ernährt und möglichst viele nichtalkoholische Getränke zu sich nimmt. Der Angehörige soll zunächst beim Trinken des Betroffenen anwesend sein. Er soll ihm immer wieder mitteilen, wie sehr er ihn schätzt, wenn er nicht trinkt.

6. Information über mit vermehrtem Trinken *unvereinbare Verhaltensweisen.* Diese Verhaltensweisen sollen vermehrt vorgeschlagen werden, z. B. Planen gemeinsamer Aktivitäten (z. B. Ausflug mit Kindern). Der Angehörige soll versuchen, seine Nähe zum Betroffenen auszudrücken und konkret zu schildern, wie der zu hohe Alkoholkonsum zu einer Zerstörung der Beziehung führt, und gleichzeitig Veränderungswünsche äußern. Dabei sollten Abwertungen und Vorwürfe vermieden werden.

7. In diesem Rahmen können die Angehörigen ihre Betroffenheit und Sorge über das Trinkverhalten ihres Partners, Elternteils usw. zunächst *für sich selbst schriftlich formulieren.* In einer Angehörigengruppe können anhand dieser Schreiben geprüft werden, welche Ausführungen am hilfreichsten und bedeutsamsten erscheinen. Abschließend wird der Alkoholmißbraucher in einem persönlichen Gespräch mit diesen Aussagen konfrontiert.

8. Bei unverändertem Trinkverhalten soll im nächsten Schritt der Angehörige jegliche *Zuwendung und Unterstützung einstellen,* wenn der Alkoholkranke zu viel Alkohol konsumiert.

9. Falls immer noch keine Verbesserung der Trinksymptomatik stattfindet, wird der Angehörige aufgefordert, das *Verhalten* des Betroffenen völlig zu *ignorieren* und nur noch bei einer unmittelbaren Gefahr für das Leben des Angehörigen einzugreifen. Es findet keine weitere Unterstützung mehr statt.

10. Angehörige von Alkoholikern sollen in den *alkoholfreien Phasen positive Rückmeldung* geben und gemeinsame Aktivitäten planen, die mit einem Alkoholkonsum unvereinbar sind. Die Angehörigen sollen solche Aktivitäten einsetzen, um eine langfristige Änderung zu verstärken oder die Behandlungsmotivation zu fördern.

11. Darüber hinaus sollen die Angehörigen ermuntert werden, eigene *Freizeitinteressen* neu zu entdecken. Auch hier ist es wichtig, dem Angehörigen zu vermitteln, daß dieser sich Zeit für seine Interessen nehmen kann, ohne dadurch für die Abhängigkeit mitverantwortlich zu sein oder den Alkoholkranken zu vernachlässigen.

Entzugstherapie

Die erste Stufe, um einen Alkoholiker dem Genesungsprozeß zuzuführen, ist die Entzugstherapie, die im Regelfall stationär und in Sonderfällen ambulant suffizient durchgeführt werden kann.

Alkoholentzugssyndrom (AES)

Aus klinischer Erfahrung ist bekannt, daß bei gewohnheitsmäßiger langanhaltender mittelgradiger und bei relativ kurzzeitiger hochgradiger Alkoholzufuhr eine Alkoholabhängigkeit entstehen kann. Wenn in dieser Situation die Alkoholzufuhr reduziert oder plötzlich abgesetzt wird, entstehen *Entzugssymptome* (Abb. D-1). Diese Symptomatik wird auch bei Neugeborenen von Alkoholikerinnen beobachtet.

Die einzelnen Entzugssymptome lassen sich nach verschiedenen Organ- bzw. Funktionsebenen ordnen:

1. Psychische Störungen: Gesteigerte Angst, Erregbarkeit, Depressionen, Gedächtnisstörungen, Halluzinationen, qualitative und/oder intensativ (quantitativ) veränderte Bewußtseinslage, Wahnvorstellungen.

2. Neurologische Symptome: Tremor, Artikulationsstörungen, Ataxie, Parästhesien, Hyperreflexie, epileptische Anfälle.

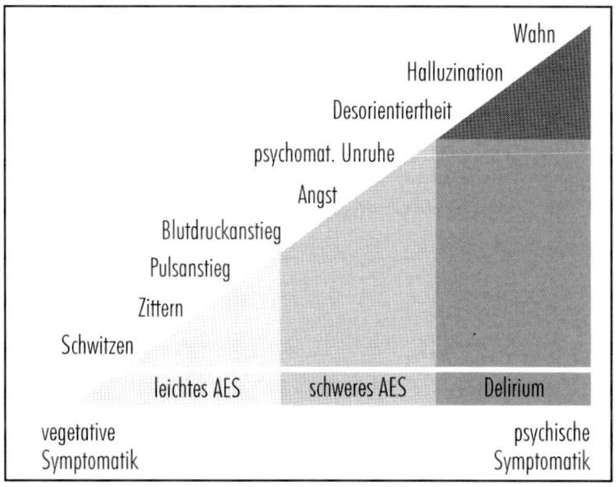

Abb. D-1: Phasen des Alkoholentzungssyndroms (AES; nach Wetterling u. Veltrup 1997).

Tab. D-24: Risikoabschätzung für einen komplizierten Alkoholentzug (Lübecker Alkoholentzugs-Risiko-Skala, LARS; aus Wetterling u. Veltrup 1997)

Anamnese:	
1.	Anzahl der stationären Entgiftungsbehandlungen (mit medikamentöser Behandlung) in der Vorgeschichte (Anzahl)
2.	Anzahl der ambulanten Entgiftungsbehandlungen (mit medikamentöser Behandlung) in der Vorgeschichte (Anzahl)
3.	Entzugsdelir(e) in der Vorgeschichte (Anzahl)
4.	Krampfanfälle im Entzug in der Vorgeschichte (Anzahl)
5.	gleichzeitiger Medikamentenmißbrauch: ja = 1; nein = 0 • Benzodiazepine • Barbiturate • Clomethiazol (Distraneurin)
6.	regelmäßiger Alkoholkonsum in letzten 4 Wochen ja = 1; nein = 0
7.	Spiegeltrinker, vor allem in letzten 4 Wochen ja = 1; nein = 0
8.	häufige Schlafstörungen in der letzten Woche ja = 1; nein = 0
9.	häufige Alpträume in der letzten Woche ja = 1; nein = 0
10.	unregelmäßige Ernährung in letzter Woche (vorwiegend alkoholisches Getränk, kaum feste Nahrung) ja = 1; nein = 0
11.	mehrfaches Erbrechen in letzter Woche ja = 1; nein = 0
Untersuchungsbefunde:	
	Alkoholspiegel (bei Aufnahme) Für alle weiteren Fragen: ja = 1; nein = 0
12.	trotz Alkoholkonsum (bei > 1 Promille) Zittern – erhöhte Schweißneigung – Pulsfrequenz > 100
13.	Krampfanfall (unmittelbar vor Aufnahme bzw. bei Untersuchung) (Anzahl) – Polyneuropathie
14.	Elektrolytstörungen: Natrium (< 136 mmol/l) Kalium (< 3,6 mmol/l) Kalzium (< 2,2 mmol/l) Chlorid (< 96 mmol/l)
Summe:	

Erste Erfahrungen haben gezeigt, daß bei Werten über 5 ein erhöhtes Risiko für ein schweres Entzugssyndrom besteht.

3. Internistische Symptome: Magen-Darm-Störungen (Appetitminderung, Erbrechen, Durchfälle, Magen-Darm-Krämpfe), Tachykardie, Hypertonie, Hypokaliämie, Hyperglykämie, vegetative Störungen (vermehrte Schweißneigung, Schlafstörungen).

Diese Symptome treten rasch auf und dauern etwa 3 bis 5 Tage, wobei auch wochenlange Nachschwankungen (protrahierter Entzug) zu beobachten sind. Für die quantitative Erhebung der Symptome gibt es unterschiedliche Skalen wie die CIWA (vgl. Busch u. Schröder-Rosenstock 1994, Feuerlein 1994) oder die AES (s. Tab. D-25). Auf der Grundlage solcher Messungen lassen sich beim Entzugssyndrom durch Faktorenanalysen der Symptomprofile und ihrer Verläufe mehrere *Stadien* und *Formen* unterscheiden (vgl. Gross et al. 1974, Tretter 1991):

- *vegetatives Stadium* mit Hyperaktivität der einzelnen Organfunktionen inklusive der psychischen Funktionen
- *prädelirantes Stadium* mit deutlicher affektiver und kognitiver Auffälligkeit und mit neurologischen Störungen
- *Delirium tremens* mit Desorientierung, Suggestibilität, optischen Halluzinationen und ausgeprägter motorischer Unruhe (z.B. Nesteln).

Praktisch ist es wichtig, aus der Diagnostik der Abhängigkeit heraus eine Prognose zum Ent-

Tab. D-25: Alkohol-Entzugssyndrom-Skala (AES-Skala) (nach Veltrup und Wetterling 1997)

A. Vegetative Symptomatik					
Pulsfrequenz	0: <100	1: 101–110	2: 111–120	3: >120	4: Herzrhythmusstörungen
Diastolischer Blutdruck	0: <95	1: 95–100	2:100–105	3: >105	
Temperatur	0: <37,0	1: <37,5	2: <38,0	3: >38,0	
Atemfrequenz	0: <20	1: 20–24	2: >24		
Schwitzen	0: kein	1: leicht (feuchte Hände)	2: deutlich (Stirm + Gesicht)	3: massiv (profuses Schwitzen)	
Tremor	0: kein	1: leicht (Arm vorhalten + Finger spreizen)	2: deutlich (Finger spreizen)	3: schwer (spontan)	
Teilscore Veg. Symptomatik V =					
B. Psychische Symptomatik					
1. psychomotorische Unruhe	0: keine	1: Nesteln	2: Wälzen	3: will im Bett aufstehen	4: erregt
2. Kontakt	0: kann kurzem Gespräch folgen	1: leicht ablenkbar	2: schweift andauernd ab	3: geordnetes Gespräch unmöglich	
3. Orientierung (Zeit, Ort, Person)	0: voll orientiert	1: eine Qualität gestört	2: zwei Qualitäten gestört	3: geordnetes Gespräch unmöglich	
4. Halluzinationen (optisch, akustisch, taktil)	0: keine	1: suggestibel (liest vom leeren Blatt)	2: eine Qualität (z. B. optisch)	3: zwei Qualitäten (opt. + taktil)	
5. Angst	0: keine	1: leicht	2: stark		
Teilscore psychische Störung P =					
Gesamtscore S = V + P					

zugsverlauf abzuleiten. Als solche Risikoprädiktoren können einige der erwähnten Laborwerte dienen.

Da das Alkoholentzugssyndrom offensichtlich auf einer relativen GABA-Insuffizienz und Noradrenalin-Dominanz beruht (vgl. Rommelspacher u. Schmidt 1994), können als effektive medikamentöse Therapie Verstärker der GABAergen (Clomethiazol, Benzodiazepine) bzw. Blocker der noradrenergen (Clonidin) Mechanismen fungieren (vgl. Tretter et al. 1994b).

Tab. D-26: Therapieschema für den Alkoholentzug mit Clomethiazol

Clomethiazol 4–6 x 2 Kps, mit täglicher Dosisreduktion von 1–2 Kapseln:	
1.-3. Tag:	2-2-2-2-2 Kps
4. Tag	2-0-2-2-2 Kps
5. Tag	2-0-0-2-2 Kps
6. Tag	1-0-0-1-2 Kps
7. Tag	0-0-0-0-2 Kps
8. Tag	0-0-0-0-0 Kps

Tab. D-27: Dosierung verschiedener Benzodiazepine beim Alkoholentzug

Substanz	
Alprazolam	2–8 mg/d
Chlordiazepoxid	100–400 mg/d
Diazepam	20–80 mg/d
Dikaliumclorazepat	20–80 mg/d
Oxazepam	60–240
Schema (Diazepam 3–4 x 5–10 mg/d):	
z. B.:	
1.-3. Tag:	10 - 10 - 10 - 10 mg
4. Tag:	10 - 5 - 5 - 10 mg
5. Tag:	5 - 5 - 5 - 5 mg
6. Tag:	5 - 0 - 0 - 5 mg
7. Tag:	0 - 0 - 0 - 5 mg
8. Tag:	0 - 0 - 0 - 0 mg

Tab. D-28: Therapieschema beim Alkoholentzug mit Clonidin (4 x 150 μg/d)

1.-3. Tag:	150 - 150 - 150 - 150 μg
4. Tag:	150 - 0 - 150 - 150 μg
5. Tag:	150 - 0 - 150 - 0 μg
6. Tag:	150 - 0 - 0 - 0 μg
7. Tag:	0 - 0 - 0 - 0 μg

Tab. D-29: Therapieschema beim Alkoholentzug mit Carbamazepin (800 mg/d)

1. -3. Tag:	200 - 200 - 200 - 200 mg
4. Tag:	200 - 100 - 100 - 100 mg
5. Tag:	200 - 100 - 0 - 200 mg
6. Tag:	100 - 100 - 0 - 100 mg
7. Tag:	100 - 0 - 0 - 100 mg
8. Tag:	0 - 0 - 0 - 100 mg
9. Tag:	0 - 0 - 0 - 0 mg

Inwieweit die Zunahme der Schwere der Entzugssymptome im Laufe der Alkoholikerkarriere eine Folge von Lerneffekten im Sinne eines Kindling-Phänomens ist (geringfügige Reize erzeugen zunehmend stärkere Effekte; Ballinger u. Post 1978), bleibt offen. Es ist auch durchwegs denkbar, daß hemmende Strukturen (z. B. negative Feedbackschleifen) insuffizienter werden.

Therapeutisch ist die Gabe von sedierenden Substanzen angezeigt. Im Vordergrund steht Clomethiazol (Tab. D-26), es können auch Benzodiazepine (Tab. D-27) gegeben werden. Auch Clonidin (Tab. D-28) und Carbamazepin (Tab. D-29) sind in der Entzugstherapie hilfreich.

Alkoholentzugsdelir

Etwa 5 % der Alkoholiker entwickeln dieses halluzinatorische Erregtheitssyndrom als Folge einer Dosisreduktion oder eines Absetzversuchs von Alkohol.

Symptomatik

- Desorientiertheit in örtlicher, zeitlicher und situativer Hinsicht
- Auffassungsstörungen

- illusionäre Verkennung
- Halluzinationen, insbesondere optisch. Die Halluzinationen sind lebhaft, haben meist szenischen Charakter mit bewegten Objekten. Die Wahrnehmungsstörungen und die Minderung der Kritikfähigkeit können sich auch zur Suggestibilität und zu Konfabulationen entwickeln.
- Schwankende Stimmungslage, teilweise Angst und Reizbarkeit, aber auch häufig Euphorie und Galgenhumor ist zu beobachten.
- Psychomotorische Unruhe/Agitiertheit äußert sich in nestelnden Bewegungen und in Bettflüchtigkeit.

Tab. D-30: Praktische Differentialdiagnose des Alkoholdelirs nach Pathogenese (erweitert nach Vogl 1978)

A. Symptomatisches Delir (d. h. Unruhe und produktive Symptomatik)
• Substanzinduziertes Delir (Pharmaka, Drogen im normalen Dosierungsbereich etc.)
• Intoxikationsbedingtes Delir (Überdosierungen)
• Toxisch bedingtes Delir (Giftstoffe)
• Infektionsbedingtes Delir (Enzephalitis, etc.)
• Traumatisch bedingtes Delir
• Zerebrovaskulär bedingtes Delir (Hirninfarkte, Hirnblutungen etc.)
• Metabolisch bedingtes Delir (Blutzuckerentgleisungen, etc.)
• Elektrolyt- bzw. Wasserhaushaltsbedingtes Delir (Wasserintoxikation, Exsikose, etc.)
• Hyperthermiebedingtes Delir
• Zerebrale Hypoxie mit Delir
• Delir bei extra- und intrakraniellen Tumoren/Karzinomen
B. Andere Grundkrankheiten (symptomatisch vom Delir abgrenzbar)
• Wernicke-Korsakow-Syndrom (Amnestische Störungen, ruhiger)
• Demenz (Auffassungsstörungen, ruhiger)
• Z. n. zerebralem Krampfanfall (postiktaler Verwirrtheitszustand)
• Traumata

- vegetative Störungen wie Schlaflosigkeit, vermehrte Schweißneigung, Tachykardien und Fieber liegen vor. Der grobschlägige Tremor ist auffällig.
- Krampfanfälle treten bei 10–20% der Delirien initial auf (Grand Mal).

Diagnostik

- Labor: Zeichen des schweren chronischen Alkoholismus gehen meist mit einer Erhöhung von Transaminasen einher. Hämoglobin und Hämatokrit sind häufig niedriger als normal, ebenso Natrium und Kalium. Auch Erniedrigung des Magnesiums und Ketonurie treten bei Delirien auf. Veränderungen des Blutbildes im Sinne einer Leukopenie, Erythrozytopenie und besonders Thrombozytopenie können häufiger beobachtet werden. Besonders bei Thrombozytopenie sollten die anderen Gerinnungsparameter wie Quick und PTT beachtet werden.
- Im EEG finden sich in den Vortagen häufig zunehmende REM-Schlafanteile.

Differentialdiagnostisch ist bei deliranten Syndromen die Durchführung eines CCTs sinnvoll, um beispielsweise ein chronisches subdurales Hämatom oder eine Subarachnoidalblutung auszuschließen. Evtl. Ableitung eines EEGs zur Abklärung einer Enzephalitis oder einer Anfallsaktivität (Tab. D-30).

Im *Drogenscreening* können sich Hinweise auf ein medikamenteninduziertes Delir ergeben. Besonders bei älteren Menschen können fieberhafte Infekte oder Leber- und Nierenfunktionsstörungen delirähnliche Symptome erzeugen. Blutzucker und Schilddrüsenwerte sollten ebenfalls überprüft werden.

Verlauf. Das Delir dauert etwa 5–10 Tage und endet dann häufig mit einem Terminalschlaf. Die Letalität des unbehandelten Delirs beträgt etwa 20%.

Pathologie. Die Entstehungsmechanismen des Deliriums sind nicht genau bekannt. Es handelt sich am ehesten um eine Entgleisung des labilen neurochemischen Gleichgewichts der Neurotransmitter mit einer Dominanz der erregenden Transmitter (Noradrenalin, Glutamat) im Verhältnis zu den dämpfenden Transmittern (GABA).

Therapie

- Clomethiazol: 4–6 x 2 Kps./Tag im Abstand von 3–4 h bzw. bei gravierender Symptomatik bis zu 2stündlich oder
- Benzodiazepine: z.B. 3–4 x 10 mg Diazepam (bis zu 100 mg/d),
- Clonidin: z.B. 6 x 150 µg,
- bei schweren Halluzinationen Haloperidol: 3–6 x 3–5 mg (ca. 30–50 Tropfen).

Gegebenenfalls kann auch die Gabe von Haloperidol und Clomethiazol im Wechsel erforderlich werden, um die Gabe von Clomethiazol etwas zu verringern (falls die Gabe von Distraneurin® wegen deutlicher Unruhe, Entzugssymptomatik z.T. häufiger als 2stündlich erforderlich wäre). Die adjuvante Gabe von Acetylcystein ist sinnvoll bei Clomethiazolgaben von über 10–12 Kapseln in 24 Stunden, um einer Verschleimung der Atemwege vorzubeugen (Nebenwirkung des Clomethiazols).

Allgemeine Maßnahmen sind in Abhängigkeit vom Allgemeinzustand durchzuführen:

- EKG-Monitoring
- Thiamingabe
- venöser Zugang (ZVK)
- Magensonde und parenterale Ernährung
- Bilanzierung und Flüssigkeitsgabe
- Pneumonieprophylaxe
- Low-Dose-Heparinisierung bei längerer Immobilität
- Kontrolle der Elektrolyte.

Unter Durchführung der oben genannten Überwachungsmaßnahmen (besonders EKG-Monitoring) ist die Therapie des deliranten Patienten auf einer Normalstation möglich. Sollte jedoch die Gabe von Clomethiazol nur noch intravenös möglich und erforderlich sein, sollte der Patient auf eine Intensivstation bzw. spezielle Überwachungsstation mit Möglichkeit der maschinellen Beatmung verlegt werden.

Entwöhnungstherapie des Alkoholismus

Wie bereits im Kapitel „Klinische Grundlagen" (S. 75) ausgeführt wurde, ist die adäquate Therapie des Alkoholikers die *stationäre Entwöhnungstherapie*. Ist jedoch das Umfeld intakt, so kann eine *halbstationäre* oder auch *ambulante Therapie* geplant werden.

Die Entwöhnung von Alkoholabhängigen ist ein mehrjähriger Prozeß, bei dem die vollstationäre Therapie selbst beispielsweise nur ca. 6 Monate dauert. Der anschließende Teil besteht in einer adäquaten Nachsorge, die psychotherapeutisch getragen ist und/oder im Rahmen von Selbsthilfegruppen erfolgen kann.

Zu Beginn jeder Entwöhungstherapie ist auch die *Therapieerwartung des Alkoholikers* zu klären. Dazu können Selbstbeurteilungsskalen bzw. daraus entnommene Fragen verwendet werden (Tab. D-31).

Die Grundprinzipien der *Entwöhnungstherapie* wurden im Kapitel „Klinische Grundlagen" bereits ausgeführt und werden daher hier nur

Tab. D-31: Therapieerwartungen von Alkoholtrinkern (TAT) (Antworten z. B. nach Ja/nein-Muster; nach Wetterling u. Veltrup 1997)

1.	Ratschläge für ein Leben ohne Alkohol
2.	Abstand zu alkoholtrinkenden Freunden und Umgebung oder Familie
3.	Lernen, Probleme zu vergessen
4.	Stärkung des Selbstbewußtseins
5.	Ruhe und Geborgenheit
6.	Alkoholfreies Leben
7.	Besprechen des Alkoholproblems
8.	Besprechen familiärer oder beruflicher Probleme
9.	Hilfe bei der Wohnungssuche und/oder Arbeitsplatzsuche
10.	Grund für die Alkoholabhängigkeit finden
11.	Unterstützung bei Bewältigung der Alkoholproblematik
12.	Als Alkoholiker akzeptiert zu werden
13.	Lernen, besser mit Ängsten umgehen zu können
14.	Bearbeitung von Rückfallsituationen
15.	Lernen, Streß besser zu bewältigen
16.	Lernen von anderen Betroffenen
17.	Lernen, das Leben besser zu gestalten und zu planen
18.	Lernen, Entscheidungen selbst zu treffen
19.	Neue Menschen kennenzulernen
20.	Durch Selbsterfahrung bessere Wege zu einem alkoholfreien Leben zu finden

Auswertung der Checkliste (TAT): Wenn überwiegend die Punkte 1–10 als wichtig erachtet werden, besteht eine hohe Erwartungshaltung und wenig Änderungsmotivation.

kurz erwähnt. Sie bestehen zunächst in einem *multimodalen Interventionsansatz*, der Beschäftigungstherapie, Kunsttherapie, Entspannungstherapie, Bewegungstherapie und Gesprächsgruppen umfaßt.

Weitere Aspekte:

- In der Regel erfolgt die Therapie in Gruppen.
- Das Programm ist ganztags.
- Ziele sind, die suchtantreibenden Hintergrundsfaktoren ausfindig zu machen und Verhaltensalternativen zu finden (z. B. Streßbewältigung, Durchsetzungsvermögen zeigen).
- Zunächst sind die alkoholspezifischen Probleme (z. B. Suchtdruck, Ablehnverhalten) zu behandeln.
- Darüber hinaus erfolgt die Regulierung somatischer und psychischer Folgeschäden des Alkoholismus.
- Ein individuelles Störungsmodell ist zu entwickeln, dementsprechend der Therapieverlauf zu planen und zu gestalten ist.
- In Zwischengesprächen ist zu überprüfen, inwieweit der Patient die anfangs vereinbarten Therapieziele und seine Therapieerwartungen erfüllen konnte.
- Weitere Entwicklungsschritte für die Endphase sind zu klären.

Tab. D-32: Checkliste für eine erfolgversprechende Behandlung mit „Anti-Craving-Medikamenten" (in Anlehnung an Wetterling et al. 1996, nach Wetterling u. Veltrup 1997)

1. Ist die Diagnose Alkoholabhängigkeit gesichert? (z. B. nach ICD-10)
2. Besteht beim Patienten ein eigener Wunsch, abstinent zu bleiben? (Befindet sich der Patient in der Handlungsphase?)
4. Ist der Entzug erfolgreich absolviert?
5. Ist Craving wiederholt bei Rückfall aufgetreten?
6. Werden mit erneutem Trinken keine besonderen positiven Erwartungen verbunden?
7. Ist eine regelmäßige Tabletteneinnahme gewährleistet?
8. Ist eine regelmäßige Wiedervorstellung zur Therapiekontrolle gewährleistet?
9. Ist eine Teilnahme an Selbsthilfe-Gruppen oder an therapeutisch geführten Gruppen für Alkoholiker gewährleistet?

- Am Ende der Therapie steht die *soziale Integration* (Familie, Arbeit) im Vordergrund.
- Zugleich ist die *Nachsorge* vorzubereiten, entweder als ambulante Therapie (vor allem bei weiterem psychotherapeutischem Bedarf) und/oder in *Selbsthilfegruppen*.
- *Krisenprophylaxe* und *Rückfallbewältigungsstrategien* sind zu klären und fest einzuprägen. Der Patient soll den verläßlichen Eindruck haben, daß er auch bei einem Rückfall nicht degradiert wird.

Medikamentöse Entwöhnungstherapie (Anti-Craving-Substanzen)

In den letzten Jahren sind mehrere Substanzen in Hinblick auf ihr Potential, das Alkoholverlangen zu unterdrücken, untersucht worden. Theoretisch ist in dieser Hinsicht der Begriff des „Craving", d. h. des süchtigen Verlangens, zentral. Für das *Acamprosat* (Campral®) wurde nachgewiesen, daß dieses Mittel im Vergleich zu Plazebos die Menge konsumierten Alkohols reduzieren hilft und die Rückfallraten signifikant mindert. Bei genauerer psychologischer Betrachtung ist dabei aber eher zu erwarten, daß der Belohnungseffekt des Alkohols gemindert wird und weniger das süchtige Verlangen an sich. Vielleicht wird der Lerneffekt, daß Alkoholkonsum affektiv lohnend ist, sowohl aktuell unterdrückt wie auch nach mehrmonatiger Anwendung aus dem Gedächtnis teilweise gelöscht. Der psychologische Effekt dieser Substanz ist daher weniger geklärt als der neurobiologische Wirkmechanismus. Dieser besteht insbesondere in der relativen Inaktivierung des Glutamat-Systems (s. Anhang „Medikamente").

Die Indikationsstellung sollte vor allem bei gut veränderungsmotivierten und sozial integrierten Patienten erfolgen. Eine adäquate und suchtspezifische begleitende Psychotherapie ist obligat. Damit fallen auch Frühinterventionen in den Indikationsbereich.

Acamprosat wird in Form von 3 x 2 Tabl. (< 60 KG: 2-1-1 Tbl.) täglich verordnet, was etwa 6 bis 9 oder gar 12 Monate erfolgen soll.

Inzwischen ist man auf der Suche nach weiteren Substanzen, die den „Alkohol-Trinkantrieb" reduzieren helfen (Tab. D-33).

Tab. D-33: Medikamentöse Therapiemöglichkeiten bei Alkoholismus (nach Soyka 1997)

	Substanz	Bemerkungen
Glutamatmodulatoren	Acamprosat	Effekt gesichert
Glutamatantagonisten	Ibogain z. B. Memantine, Amantadine	mögliche Wirkung bei verschiedenen Suchterkrankungen bislang keine Studien verfügbar
Opiatantagonisten	Naltrexon Nalmefen	Effekt wahrscheinlich bislang nur Pilotuntersuchungen
Dopaminagonisten	Lisurid Bromocriptin	wahrscheinlich nicht effektiv fraglicher Effekt, nicht ausreichend
Dopaminantagonisten	Tiaprid Flupentixol	wahrscheinlich nicht effektiv laufende Untersuchungen einzige Substanz, die als Depot gegeben werden kann
Serotoninwieder-aufnahmehemmer	Fluvoxamin Fluoxetin Citalopram und andere	wahrscheinlich nicht effektiv, mögliche Wirksamkeit bei Subgruppe
Serotoninagonisten	Buspiron Ipsapiron	einige positive, eine negative Studie, Wirksamkeit vor allem bei Alkoholikern mit Angststörung belegt Effekte denkbar, bislang keine Studien verfügbar
Serotoninantagonisten	Ritanserin Ondansetron	wahrscheinlich nicht wirksam mögliche Anti-Craving-Substanz, noch nicht ausreichend untersucht
MAO-Hemmer	Moclobemid	bislang nur bei Rauchern untersucht möglicher Anti-Craving-Effekt

Tab. D-34: Prädiktoren für den Therapieverlauf bei Alkoholismus (nach Soyka 1997)

Prädiktoren für einen günstigen Verlauf bei Männern

- Zusammenleben mit Partner
- Heimatstadt mit Einwohnerzahl unter 100 000
- Kein Arbeitsplatzwechsel in den zurückliegenden 2 Jahren
- Nicht arbeitslos
- Hausbesitzer
- Nicht im Heim lebend oder obdachlos
- Kein alkoholbezogener Arbeitsplatzverlust
- Keine Suizidversuche
- Keine bisherigen Behandlungen in einer Suchtabteilung

Prädiktoren für einen günstigen Verlauf bei Frauen

- Nicht mehr als ein Suizidversuch
- Weniger als 625 g reiner Alkohol/Woche
- Niedrige Werte in Subskala „Forderungen machen" im Unsicherheits-Fragebogen
- Hohe Werte in Subskala „Anständigkeit" („soziale Überangepaßtheit" im Unsicherheits-Fragebogen)
- Keine bisherigen Behandlungen in einer Suchtabteilung

Prädiktoren für einen ungünstigen Verlauf bei Männern

- Therapieabbruch
- Rückfall mit Alkohol während Behandlung
- Schlechte oder zweifelhafte klinische Prognose (durch Therapeut gestellt)
- Geringes Engagement von Bezugspersonen

Prädiktoren für einen ungünstigen Verlauf bei Frauen

- Therapieabbruch
- Niedrige Werte in Beschwerdeliste

Therapieprognose

Es ist zwar eher nur von theoretischem Interesse, welche Merkmale des Patienten statistisch gesichert eine gute Prognose erlauben, doch sollen hier einige Befunde erwähnt werden (Tab. D-34). Im Einzelfall ist allerdings immer die Therapiemotivation entscheidend. Aus der Tabelle ist aber auch zu entnehmen, daß ein „sozialer Absturz" offensichtlich keine besonders gute Prognose hat. Dies spricht gegen die Strategie des Abwartens, bis der Abhängige hinreichend viel verloren hat, um dann die ausreichende Motivation für eine Abstinenztherapie aufzubringen.

Therapeutisch günstig bei Männern sind gute soziale Integration (Partnerschaft, stabiles Arbeitsverhältnis) und auch psychische Stabilität (kein Suizidversuch in der Vorgeschichte).

Folgekrankheiten bei chronischem Alkoholkonsum

Ca. 75% der Alkoholiker, die in einer Entwöhnungseinrichtung zur Therapie erscheinen, weisen Alkoholfolgekrankheiten auf. Folgende Häufigkeiten einzelner Erkrankungen verschiedener Organsysteme wurden bei chronischem Alkoholkonsum in einer Population von Patienten von Entzugseinrichtungen beobachtet (Tab. D-35; vgl. Ashley et al. 1977, zit n. Feuerlein 1989, S. 107): Am häufigsten treten Leberschädigungen auf, dann kommen in absteigender Häufigkeit Lungenerkrankungen, Traumata, Bluthochdruck, Ernährungsstörungen und Störungen des Gastrointestinaltrakts vor (vgl. auch Lelbach 1995). Bemerkenswert ist dabei die Beeinträchtigung der pulmonalen Funktion, die vor allem in der klinischen Behandlung wichtige Komplikationen mit sich bringen kann. Beispielsweise ist ein hypersekretorisches bzw. obstruktives Syndrom der Atemwege eine relative Kontraindikation bei der intravenösen Intensivtherapie des Delirium tremens mit Clomethiazol.

Die einzelnen Funktionsstörungen der wichtigsten Organe werden im folgenden nach der Abfolge der systematischen klinischen Untersuchung in der Reihenfolge von „Kopf bis Fuß" behandelt.

Die Beschreibungen stützen sich auf eigene klinische Erfahrungen und die Beobachtungen von Feuerlein (1989), Bode (1995), Seitz und Mitarbeiter (1995), Wolf u. Weihrauch (1997) sowie Überarbeitungen eigener Darstellungen (Tretter 1998c).

Tab. D-35: Wichtige Folgekrankheiten des Alkoholismus (Ashley et al. 1977, nach Tretter 1998)

	Männer	Frauen
Fettleber	47,7%	27,4%
chronisch-obstruktive Lungenerkrankung	12,1%	5,9%
Traumata	11,4%	7,4%
Bluthochdruck	8,7%	6,7%
Mangelernährung	7,7%	8,8%
Anämie	4,2%	13,3%
Gastritis	6,1%	3,0%
Knochenbrüche	5,7%	3,7%
Hiatushernie	5,7%	5,9%
periphere Neuritis	4,6%	2,2%
Leberzirrhose	4,4%	3,0%
Magen-Darm-Geschwüre	4,1%	3,7%
chronischer Hirnschaden	3,7%	3,0%
Fettsucht	3,1%	5,9%
Kardiomyopathie	3,7%	4,4%
ischämische Herzkrankheiten	3,1%	0,0%
Lungenentzündung	2,6%	2,2%
gastrointestinale Blutungen	2,3%	2,2%
epileptische Anfälle	2,6%	0,7%
Diabetes	2,4%	0,7%
Harnwegsinfekte	1,6%	3,0%
akutes Hirnsyndrom	1,6%	0,7%
Pankreatitis	0,8%	0,7%

Psychiatrische Störungen

Alkoholhalluzinose

Diese Störung ist eine chronisch verlaufende Psychose bei schwerem Alkoholismus. Die Psychose beginnt akut oder allmählich, meist zwischen dem 40. und 50. Lebensjahr.

Klinik
Überwiegend treten akustische (und zum Teil optische) Halluzinationen auf. Der Inhalt der Halluzinationen besteht aus Vorwürfen und Bedrohungen, auch wahnhafte Interpretationen mit Beziehungsideen und Verfolgungsideen fallen auf. Im Affekt ist der Patient depressiv und durch Ratlosigkeit und Angst gekennzeichnet, die sich bis zur Panik steigern kann. Bewußtseinslage und Orientierung sind nicht gestört. Es treten selten Ich-Störungen auf, was die Abgrenzung zur Schizophrenie erleichtert (vgl. Soyka 1996, Tab. D-36).

Pathogenese (vgl. Soyka 1997)
- Störungen des dopaminergen Systems (gesteigerte Dopaminausschüttung und Erhöhung der Empfindlichkeit der Rezeptoren)
- Veränderung der Membranstruktur bei Zellen des ZNS
- Anstieg der Norharmankonzentration im Blutplasma
- Schädigung der peripheren und zentralen Hörbahn
- genetische Faktoren.

Therapie
Neuroleptika, vorzugsweise Haloperidol 3–4 x 3–5 mg/Tag. Meist genügt eine mittlere Dosierung (ca. 10 mg/Tag) über wenige Tage, da die Patienten rasch auf Neuroleptika ansprechen.

Eifersuchtswahn

Diese Form einer chronisch wahnhaften Alkoholfolgestörung wird immer seltener beobachtet (vgl. jedoch Soyka et al. 1991). Die Eifersuchtsideen der Trinker haben keine einheit-

Tab. D-36: Differentialdiagnostische Kriterien zur Abgrenzung der Alkoholhalluzinose von paranoiden Schizophrenien (nach Soyka 1996)

Kriterium	Alkoholhalluzinose	Schizophrenie
Beginn	akut	oft schleichend
Alter bei Erstmanifestation	ca. 40–50 Jahre	meist vor dem 30. Lebensjahr, selten nach dem 40. Lebensjahr
Prognose	meist gut (80–90 %)	öfter chronische Verläufe
Alkoholanamnese	langjährig positiv	kann positiv sein
Familiäre Belastung mit Schizophrenien	nicht erhöht	deutlich erhöht
Familiäre Belastung mit Alkoholismus	deutlich erhöht	nicht erhöht
Psychopathologie		
Stimmenhören	obligat	häufig
Optische Halluzinationen	manchmal	selten
Denkstörungen	sehr selten	Denkzerfahrenheit
Affektstörungen	ängstlich depressiv, keine Parathymie	Parathymie
Ich-Störungen	sehr selten	sehr häufig
neurologische Störungen	möglich z. B. Tremor, Polyneuropathie	sehr selten

lichen Entstehungsgrundlagen und zeigen keine konsistente Krankheitseinheit. Häufig sind absurde Konstruktionen über die vermeintliche Untreue der Ehefrauen der Trinker. Es wird angenommen, daß hierbei psychodynamische Prozesse der Verarbeitung der eigenen alkoholbedingten Impotenz wirksam werden.

Therapie
Alkoholkarenz; Neuroleptika, z. B. Haloperidol 3 x 2–5 mg/Tag.

Alkoholparanoia

Diese Störung umfaßt andere Wahnthemen, wie Verfolgungs- und Beziehungswahn.

Therapie
Neuroleptika, wie beispielsweise 3 x 3–8 mg Haloperidol/Tag.

Alkoholdemenz

Nach der ICD-10 unterscheidet sich die Alkoholdemenz in ihren Kriterien nicht spezifisch von anderen Formen von Demenzen.
Bei einem dementiellen Syndrom handelt es sich um die meist chronische oder fortschreitende Beeinträchtigung

- der höheren kortikalen Funktionen, einschließlich des Gedächtnisses, des Denkens und der Orientierung
- der Auffassungsfähigkeit, der Lernfähigkeit
- der Rechenfähigkeit
- der Sprache
- der Kritik- und Urteilsfähigkeit.

Qualitative Bewußtseinsstörungen liegen nicht vor.

Die kognitiven Beeinträchtigungen werden häufig begleitet von Störungen des Affekts und des Antriebs sowie einer Störung des Sozialverhaltens.

Laut ICD-10 (Dilling et al. 1991) „ist die wesentliche Voraussetzung für die Diagnose der Nachweis einer Abnahme des Gedächtnisses und des Denkvermögens mit beträchtlicher Beeinträchtigung der Aktivitäten des täglichen Lebens. Die Störung des Gedächtnisses beeinträchtigt typischerweise Aufnahme, Speichern und Wiedergabe neuer Information. Früher gelerntes und vertrautes Material kann besonders in den späteren Stadien ebenfalls verloren gehen. Demenz ist mehr als eine Gedächtnisstörung: Es besteht auch eine Beeinträchtigung des Denkvermögens, der Fähigkeit zu vernünftigem Urteilen und eine Verminderung des Ideenflusses. Die Informationsverarbeitung ist beeinträchtigt."

Diagnostik
Zum Ausschluß anderer Ursachen der Demenz sollte unbedingt ein CCT und evtl. EEG durchgeführt werden. Zur Einschätzung des Schweregrades und zur Verlaufsbeobachtung empfiehlt sich eine möglichst umfangreiche psychologische Testung.

Therapie

- Mehrmonatige Alkoholkarenz, am besten bei geschlossener Unterbringung in psychiatrischer Klinik
- allgemeine medikamentöse Optimierung von zerebralen Funktionen (z. B. Vitamine aus der B-Gruppe)
- kognitives Training.

Hepatische Enzephalopathie

Bei dieser Störung steht eine ausgeprägte Bewußtseinsstörung im Vordergrund (Schläfrigkeit, Antriebslosigkeit). Psychomotorische Auffälligkeiten sind häufig zu beobachten. „Flapping tremor" der ausgestreckten Hände ist kennzeichnend. Neurologische Auffälligkeiten kommen vor.

Ätiopathogenese
Durch Störung der Entgiftungsfunktion der Leber kommt es u. a. zu einem Anstieg der Ammoniakkonzentration im Blut. Die deutlich erhöhte Konzentration dieses Zellgiftes führt zu Störungen im Gehirn durch Störung der Membranfunktionen und des Energiestoffwechsels (vgl. Wolff u. Weihrauch 1996, S. 575 f.).

Therapie
Allgemeine Maßnahmen wie Überwachung der Herz-Kreislauffunktion, Korrektur von Elektrolytverlusten etc.

Spezielle Maßnahmen:
- eiweißarme Kost, Ernährung evtl. über ZVK (Zentralen Venenkatheter)
- Entleerung des Darms mit Hilfe von Einläufen oder Laxanzien
- Verringerung der bakteriellen Darmflora durch z. B. Gabe von Laktulose (3 x 10 ml bis 3 x 50 ml pro Tag), Neomycin (initial 6 g/Tag, dann 2–4 g/Tag oral/Magensonde)
- Alkalisierung durch parenterale Gabe von Aminosäurengemischen mit hohem Anteil an verzweigtkettigen aliphatischen Aminosäuren und geringen oder fehlenden Anteilen an aromatischen Aminosäuren (Tagesdosis etwa 40 g Aminosäuren).

Neurologische Störungen

Im EEG findet sich bei 50% der Alkoholiker kein normgerechter Befund, meist sind es allerdings nur uncharakteristische Veränderungen. Beta- und Deltawellen sind häufig, akut ausgeprägte Alpharhythmen treten selten auf. Das visuell evozierte Potential (VEP) zeigt bei etwa 20% der untersuchten Alkoholiker pathologische Veränderungen. Beim akustisch evozierten Potential (AEP) finden sich deutliche Erhöhungen der Mittelwerte und Zentralwerte der Interpeak-Latenz.

Morphologisch wurden atrophische Veränderungen des Gehirns, nämlich des Frontal- und Parietalhirns, Erweiterungen der inneren Liquorräume sowie des periventrikulären Graus beobachtet. Die Befunde werden durch bildgebende Verfahren bestätigt. Nur relativ wenige Alkoholiker haben überhaupt ein normales CCT (16%). Diese Veränderungen bilden sich teilweise nach mehrmonatiger Alkoholkarenz zurück (vgl. Mann 1991).

Die Hirndurchblutungsmessungen ergaben, besonders bei Alkoholikern jenseits des 50. Lebensjahres, eine deutliche Verminderung der Hirndurchblutung, vor allem in den frontalen Regionen und zwar in Abhängigkeit von der Höhe des Alkoholmißbrauchs. Es bestehen aber keine Unterschiede zwischen beiden Hirnhemisphären.

Es ist daher verständlich, daß viele alkoholbedingte neurologische Störungen bestehen (vgl. Thier 1992, Schuchardt u. Hacke 1995).

Wernicke-Korsakow-Syndrom

Die von Wernicke als Polioenzephalopathia hämorrhagica superior bezeichnete neurologische Störung und das amnestische Syndrom von Korsakow sind aus klinischer Erfahrung eher unterschiedliche Krankheiten und nicht nur verschiedene Stadien der gleichen Krankheit, wie es von Adams und Viktor (vgl. Victor et al 1971) angenommen wurde. Es werden in der Klinik viele Korsakow-Patienten ohne neurologische Manifestationen beobachtet, wie auch entsprechende neurologische Störungen ohne gravierende mnestische Störungen vorkommen.

Etwa 3–5% aller Alkoholiker sollen von diesem Störungsbild befallen werden, meist im 5.–6. Lebensjahrzehnt. Bei 20% der Autopsiefälle fanden sich neuropathologische Zeichen des Wernicke-Korsakow-Syndroms. Allerdings bestanden bei nur 14% von ihnen klinische Manifestationen.

Pathologie

Es finden sich Läsionen der paraventrikulären Anteile des mediodorsalen und anteromedialen Kerns des Thalamus und des Pulvinars, der Mamillarkörper, der Gegend des Aquädukts und des Bodens des 4. Ventrikels (insbesondere der motorischen Vaguskerne und der Vestibulariskerne), des Vorderlappens des Kleinhirns, ferner im basalen Vorderhirn. *Histologisch* findet man eine Vakuolisierung des Gewebes und eine Zerstörung der parenchymatösen Elemente. Außerdem finden sich reaktive Veränderungen der gliösen und vaskulären Anteile des Gewebes. Die pathologischen Veränderungen sind in den akuten Stadien der Wernicke-Krankheit von ähnlicher Form und vergleichbarem Ausmaß wie im chronischen Stadium der Korsakow-Psychose. Eine entscheidende Rolle spielt nach gegenwärtigem Wissen der Mangel an Vitaminen der B-Gruppe, insbesondere des Thiamins.

Wernicke-Syndrom

Es treten häufig zunächst Augenmuskellähmungen auf, mit konjugierten Blicklähmungen, Pupillenstörungen, Nystagmus und Gang- und Standunsicherheit. In 90% der Fälle sind auch polyneuritische Zeichen festzustellen. Als Vorboten sind relativ häufig Magen-Darm-Störungen und Fieber beobachtet worden. In 50%

der Fälle weist der Liquor eine Erhöhung des Gesamteiweißes auf. Psychische Störungen sind am Anfang sehr häufig, z.B. mit leichten deliranten Symptomen und mit Teilnahmslosigkeit.

Korsakow-Psychose

Die Korsakow-Psychose (nach ICD-10: Amnestisches Syndrom) ist durch folgende Störungen gekennzeichnet:

Die deutlichen Defizite des Altgedächtnisses werden von der Unfähigkeit überlagert, sich neue Gedächtnisinhalte einzuprägen oder zu lernen. Die verminderte Reproduktion von Gedächtnisinhalten geht mit einer Verschlechterung des Perzeptionsvermögens und der Auffassungsfähigkeit einher. Die Minderung der Spontaneität und der Initiative fällt auf. Konfabulationen sind nicht essentieller Bestandteil der Störung: Sie fehlen manchmal ganz, wenn sie auftreten, kann auch gerade ein Delirium tremens beginnen. Störungen der Konzentrationsfähigkeit und der räumlichen Orientierung sind häufig.

Zur Diagnosestellung sollten die Leitlinien des ICD-10 herangezogen werden:

- Störungen des Kurzzeitgedächtnisses, Störungen des Zeitgefühls (Zeitgitterstörungen, Zusammenziehen verschiedener Ereignisse zu einem, usw.)
- fehlende Störung des Immediatgedächtnisses, des Wachbewußtseins und fehlende allgemeine Beeinträchtigung kognitiver Funktionen.
- amnestische oder objektive Beweise für einen chronischen und besonders hochdosierten Mißbrauch von Alkohol oder psychotropen Substanzen.

Therapie

Vitamin B_1 hochdosiert ist indiziert, computerunterstütztes kognitives Training kann hilfreich sein (vgl. Tretter et al. 1993). Etwa 20% der Patienten restituieren, 20% bleiben ungebessert.

Alkoholische Kleinhirnatrophie

Diese Störung tritt am häufigsten zwischen dem 35. und 65. Lebensjahr auf. Ähnlich der Nonne-Marie'schen Form der Heredoataxie ist eine lokomotorische Ataxie mit Gangstörungen, Rumpfataxie und geringer Beteiligung der Arme zu beobachten. Reflexsteigerung und Tremor lassen sich feststellen. Der Tremor befällt vorwiegend die Hände, die Arme und auch den Kopf. Verstärkt wird der Tremor bei intendierten Bewegungen. Es besteht ein Blickrichtungsnystagmus, die Sprache ist im späteren Stadium dysarthrisch verwaschen, lallend, die Muskelkraft ist herabgesetzt.

Technische Untersuchungen

Das EEG ist normal. Im Pneumoenzephalogramm und im CCT finden sich Vegrößerungen der Cysterna magna mit Erweiterung des 3.Ventrikels sowie vertiefte Sulci und Fissuren.

Pathologie

Es handelt sich um eine Degeneration und Atrophie des Vorderwurms und der paramedianen Anteile des Vorderlappens sowie der Kleinhirnrinde. Mikroskopisch finden sich Degenerationen der Purkinje-Zellen.

Therapie

Alkoholkarenz, Krankengymnastik, Vitamine der B-Gruppe (ohne sichere therapeutische Relevanz).

Alkoholische Polyneuropathie

Diese langsam, aber progredient auftretende motorische und sensible Störung kommt bei etwa 30% aller Alkoholiker vor.

Klinik

Zunächst bestehen meist schmerzhafte Mißempfindungen, Kribbeln, Parästhesien und Taubheitsgefühl, vor allem distal betont in den unteren Extremitäten. Es treten auch Schmerzen auf, die ziehend, brennend oder stechend sein können. Das Vibrationsempfinden ist eingeschränkt (Stimmgabeltest). Muskelkrämpfe und Muskelschwäche kommen in fast der Hälfte der Fälle vor. Hinzu kommt noch Gangunsicherheit. Als häufiges, nahezu typisches Symptom besteht eine Druckempfindlichkeit der langen Nervenstämme, wie beispielsweise des Nervus peronaeus oder des Nervus tibialis. Das häufigste Symptom ist die Störung der Tiefensensibilität, die in 80–90%

der Fälle beobachtet wird. In abnehmender Häufigkeit treten Störungen der Lageempfindung, der Oberflächenempfindung (Zahlenschreiben, Spitz/Stumpf-Unterscheidung) und schließlich der Schmerz- und Temperaturempfindung auf. Diese Störungen sind in den unteren Extremitäten ausgeprägter als in den oberen Extremitäten.

Die Muskulatur ist häufig paretisch, gelegentlich etwas atrophisch. Die Paresen sind ebenfalls meist distal betont und betreffen vor allem die unteren Extremitäten. Die Zehen- und Fußextensoren können von diesem Prozeß befallen sein. Nicht selten sind die kleinen Handmuskeln betroffen. Eine Abschwächung der Eigenreflexe findet sich vor allem bei den unteren Extremitäten. Der Achillessehnenreflex ist in etwa 90% der Fälle nicht auslösbar. In etwa 50% der Fälle fehlen die Patellarsehnenreflexe. Selten fallen jedoch die Armeigenreflexe aus. Es bestehen starke Veränderungen des Geh- und Stehvermögens in Form einer Ataxie.

Labor
Das Labor ist häufig unauffällig bis auf Zeichen des chronischen Alkoholkonsums (Erhöhung der Gamma-GT, des MCV usw.).

Technische Untersuchungen
Im EMG bestehen pathologische Befunde als Störungen des zweiten Neurons mit pathologischer Spontanaktivität, gelichteten Aktivitätsmustern bei maximaler Willkürinnervation und verlängerten oder vermehrten polyphasischen Aktionspotentialen. Die Nervenleitgeschwindigkeit ist häufig vermindert.

Es tritt eine axonale Degeneration auf. Dünne Nervenfasern sind häufiger betroffen als dicke.

Es liegt somit eine Demyelinisierung vor, die auf nutritiv-toxischen Einflüssen beruht.

Therapie
Bei Alkoholkarenz ist die Prognose günstig. Bei Schmerzen etwa 1g Acetylsalicylsäure/d geben. Die Substitution mit Vitamin-B-Komplex wird empfohlen. Krankengymnastik ist essentiell. Nach 2–6 Monaten kann häufig bei konsequenter Therapie ein ausreichendes motorisches Funktionsniveau erreicht werden mit nur geringen Residualsymptomen.

Alkoholischer Tremor

Diese Störung beginnt als feinschlägiger Tremor, der später grobschlägig wird (8–9 Schläge/Sek.). Der alkoholische Tremor ist schneller als der Parkinson-Tremor. Er beginnt an den Händen und breitet sich auch auf Zunge, Lippen, Augenlider, Kopf und Füße aus. In Ruhe ist der Tremor weniger deutlich als bei einer Tätigkeit.

Pathologie
Schädigungen im Putamen und im Kleinhirn lassen sich feststellen.

Therapie
Beta-Blocker und Calciumantagonisten können den Tremor dämpfen.

Marchiafava-Bignami-Syndrom

Es ist ein seltenes Syndrom, tritt aber häufig bei Rotweintrinkern auf.

Klinik
Charakteristische pseudopsychopathische Erscheinungen mit Affektlabilität, Reizbarkeit, sexueller Enthemmung sowie Zeichen der Demenz und flüchtigen Verwirrtheit treten auf. Zerebrale Anfälle und apoplektische Attacken mit reversiblen Halbseitenlähmungen werden beobachtet.

Technische Untersuchungen
Im EEG finden sich asymmetrische unregelmäßige Beta- und Deltapotentiale.

Im CCT findet sich eine verminderte Dichte im Corpus callosum.

Pathologie
Das organische Korrelat dieser Störung sind Degenerationsherde im Corpus callosum. Auch das Kleinhirn und die Großhirnhemisphären können von Degenerationsherden betroffen sein. Eine Myelindegeneration mit geringen mesenchymal-vaskulären und gliösen Reaktionen liegt vor.

Therapie
Alkoholkarenz. Eine effektive Therapie ist bis heute nicht bekannt. Je nach neurologischem Störungsbild kann eine spezifische bzw. sym-

ptomatische Therapie, z.B. mit Vitaminen aus der B-Gruppe etc., versucht werden.

Zentrale pontine Myelinolyse

Diese Störung tritt selten auf, nimmt aber dann häufig einen malignen Verlauf, z.T. auch mit tödlichem Ausgang. Eine initiale Hyponatriämie wird häufig beobachtet, wobei eine zu rasche Verabreichung von Kochsalz, vor allem von hochkonzentrierten Infusionen, diese Störung auszulösen scheint.

Klinik
Schlechter Allgemeinzustand mit bulbären und ataktischen Störungen, Pyramidenzeichen und motorische Störungen der Arme und Beine. Psychische Störungen treten in Form von Verwirrtheit, Desorientiertheit und Koma auf. Im Liquor läßt sich manchmal eine Zellvermehrung und Xanthochromie nachweisen.

Technische Untersuchungen
Im CCT ist ein hypodenser Herd in der Brücke nachweisbar.

Pathologie
Schmetterlingsförmige symmetrische Herde am Brückenfuß, selektive Entmarkung, Fettabbau, Schädigung der Oligodendroglia und diffuse Proliferation der Astroglia im gesamten Brückengrau kennzeichnen das pathoanatomische Bild.

Therapie
Bei Hyponatriämie je nach klinischem Status langsame Substitution (Anstieg des täglichen Natriums in den ersten 24 Stunden um 12 mmol/l bzw. 20 mmol/l in den ersten 48 Stunden, vgl. Laureno u. Karp [1988]), womöglich in oraler Form (ca. 10 g NaCl/3 l Flüssigkeit pro Tag). Somit ist nur eine symptomatische Therapie möglich.

Zerebrale Krampfanfälle

Es gibt verschiedene Konstellationen des Bedingungsgefüges von zerebralen Anfallsleiden bei Alkoholikern:

- Bereits vor Beginn des Alkoholabusus können erste zerebrale Anfälle, beispielsweise in der Kindheit, aufgetreten sein.
- Eine latente Krampfbereitschaft, die sich bisher höchstens in Form von Prodromi zeigte, wird durch Alkoholabusus manifestiert.
- Eine zufällige Koexistenz von Alkoholmißbrauch und epileptischen Anfällen existiert.
- Anfälle treten als Zeichen eines Entzugssyndroms auf.
- Epileptische Anfälle bei chronischen Alkoholikern, die vorher keine Krampfbereitschaft hatten.

Typischerweise treten primär generalisierte Grand-mal-Anfälle in den ersten 24 bis 48 h des Entzugs bzw. nach dem letzten Alkoholkonsum auf, selten später. Mitunter treten sie rezidivierend auf, es gibt keine tageszeitliche Bindung. Ein Grand-mal-Status ist selten. Sie treten meist erstmalig im mittleren Erwachsenenalter (30 bis 40 Jahre) auf. Jeder andere Anfallstyp (z.B. psychomotorische Anfälle) ist verdächtig auf eine andere Genese.

Soforttherapie
Man sollte darauf achten, daß der Patient sich nicht verletzt, sowie seine Atmung beobachten. Ggf. Clonazepam 0,5–4 mg i.v. oder Diazepam 2–20 mg i.v. oder Gabe von einer Diazepam Rectiole (10 mg), vor allem nach 2. Anfall; bei Status epilepticus Phenytoin-Infusion, ca. 750 mg als Kurzinfusion unter EKG-Monitoring.

Anstelle von Phenytoin in den darauffolgenden 3–4 Tagen evtl. Gabe von Carbamazepin, z.B. 3 x 200 mg/Tag, dann Ausschleichen der Dosis mit täglich 100 mg Carbamazepin zur Prophylaxe weiterer epileptischer Anfälle während der Entgiftungsphase.

Nach einem anfallbedingten Sturz sollte eine sorgfältige körperliche Untersuchung erfolgen. Röntgen z.B. des Schädels und ggf. ein CCT zum Ausschluß von Frakturen und Blutungen sind erforderlich.

Diagnostische Maßnahmen bei Z. n. zerebralem Krampfanfall:

- Röntgenaufnahme Schädel (Ausschluß Fraktur)
- Ausschluß epileptischer Fokus bzw. paroxymale Störungen
- differentialdiagnostische Abklärung der Anfälle
- evtl. CCT (Ausschluß subdurales Hämatom, Hygrome, Tumor, Mißbildung etc.)
- Blutzucker (Hypoglykämie)
- Elektrolyte,
- GGT, MCV, CDT
- evtl. Blutalkohol
- evtl. Urin (Toxikologie – Ausschluß Medikamenten-/Drogenmißbrauch).

Schlaganfall

Bei einem Alkoholkonsum von mehr als 60 g pro Tag ist das Risiko, einen zerebralen Insult zu erleiden, etwa vierfach höher als bei geringerem Konsum.

Therapie
Spezifische neurologische Therapie je nach Fallkonstellation.

Weitere seltene neurologische Komplikationen

1. Nikotinsäuremangel-Enzephalopathie
2. alkoholische Myelopathie
3. Retrobulbärneuritis

Störungen des Muskelsystems

Der Umfang der alkoholbedingten Störungen des muskulären Systems wird erst in letzter Zeit deutlich. Klinisch bedeutsam sind vor allem die akute Myopathie, die subakute chronische Myopathie und die Rhabdomyolyse.

Akute Myopathie

Diese Störung ist durch das Auftreten von Schmerzen in verschiedenen Muskeln und größeren Muskelbezirken mit Schwellungen der Muskulatur und des subkutanen Gewebes gekennzeichnet. Die Muskeln sind stark druckempfindlich. Das EMG ist immer pathologisch mit niedrigen, kurzdauernden Potentialen und einer Zunahme der niedrigen, kurzen polyphasischen Aktivitäten. Dabei bleiben Interferenzmuster erhalten. Im Labor findet sich eine Myoglobinurie (brauner Urin), die zu einem akuten Nierenversagen führen kann. Ein leichter Anstieg des Kreatinspiegels sowie der Muskelfermente läßt sich im Plasma nachweisen, insbesondere der Kreatinin-Phosphor-Kinasen (CPK, LDH, Aldolase, GOT).

Pathologie
Es besteht eine Schwellung und Fragmentation der Muskelfasern, verbunden mit myeliner und granulärer Degeneration. Die Typ II-Fasern scheinen am stärksten betroffen zu sein.

Therapie
Bei Alkoholkarenz bilden sich die Symptome zurück.

Subakute und chronische Myopathie

Eine langsame Entwicklung von Muskelschwäche und Muskelschwund kennzeichnet die Myopathie. Vor allem die proximalen Muskeln der unteren Extremitäten sind betroffen. Muskelkrämpfe treten häufig auf, Schmerzen sind relativ selten.

Technische Untersuchungen
EMG-Befunde mit inselförmigen, typisch myopathischen Mustern mit und ohne geringe Lichtungen von Aktivitätsmustern und niedergespannten Potentialen sind charakteristisch. Im EMG findet sich nicht selten ein Hinweis auf gleichzeitiges Bestehen einer Neuropathie.

Im Labor findet sich eine Erhöhung von CPK (persistierend) und GOT.

Therapie
Alkoholkarenz, Mobilisierung und krankengymnastische Übungen; keine spezifische Therapie erforderlich.

Rhabdomyolyse

Bei dieser Störung gibt es maligne Verläufe bis zu schwerstem Nierenversagen, zur Ateminsuffizienz und zum irreversiblen Schock. Muskelschmerzen, Muskelschwellungen und Färbung des Urins treten sehr selten auf.

Die klinisch-chemischen Befunde zeigen massive Anstiege der Kreatinkinase sowie des Myoglobins im Serum und im Urin, ferner Hyperkaliämie, Hypophosphatämie und Hyperkalzämie. Die Pathogenese ist multifaktoriell.

Therapie
Elektrolytsubstitution, je nach Nierenschädigung forcierte Diurese, Hämodialyse.

Störungen des Endokriniums

Schilddrüse

Bei Leberzirrhose-Patienten ist die TSH-Antwort auf Stimulation von TRH verringert, was eine Veränderung der Funktionsweise der Hypothalamus-Hypophysen-Schilddrüsenachse vermuten läßt. Es ist unklar, ob bei Alkoholikern häufiger Hyperthyreoidismus vorkommt.

Therapie
Je nach Befund, TSH-Werten und TRH-Test adäquate endokrinologische Therapie.

Adrenaler Regelkreis

Die Nebennierenrinde wird durch anhaltenden Alkoholkonsum im Bereich der Zona fasciculata vermindert und in der Zona glomerulosa verbreitert. Damit geht auch eine verminderte Kortisolproduktion einher. Bei Leberzirrhose gibt es einen Anstieg an freiem Kortisol, was auf einen auf der Leberfunktionsstörung beruhenden Mangel an Bindungsprotein zurückgeführt wird. Bei Alkoholikern fehlt oft der Anstieg von Kortisol unter ACTH-Einwirkung. Bei Alkoholentzug steigt aber Kortisol an. Diese Reaktion wird durch erneute Alkoholgabe verhindert. Klinisch kann sich ein Cushing-Syndrom entwickeln.

Therapie
Spezifische endokrinologische Diagnostik und Therapie.

Gonadaler Regelkreis

Die Wirkung des Alkohols auf den gonadalen Regelkreis führt zu einer Suppression der Testosteronausschüttung und zu einem verminderten Testosteronspiegel. In klinischer Hinsicht kommt es zu Hyperöstrogenismus, Gynäkomastie sowie weiblichem Behaarungstyp, Palmar-Erythem und zur Minderung des Sexualverhaltens. Diese Symptome finden sich bei etwa 50% der männlichen Alkoholiker.

Therapie
Alkoholkarenz.

Oberer Verdauungstrakt

Parotitis

Bei Alkoholikern wird oft eine unspezifische Entzündung der Ohrspeicheldrüse mit hochgradig seröser Durchtränkung der Drüsen-Acini und weitgehendem Verlust der Enzymgranulierung beobachtet.

Therapie
Antibiotika, Mundspülungen, Antiphlogistika, ggf. chirurgische Drainage.

Cheilosis

Bei diesen Veränderungen („Lacklippen") handelt es sich um eine aufgrund der Schleimhautatrophie kräftig gerötete Zungenoberfläche mit Veränderung der Schleimhäute der Zunge, des Hypopharynx und des Larynx.

Veränderungen von Pharynx und Ösophagus

Entzündliche Veränderungen und Ulzerationen treten auf und führen zu zirkulären Stenosen. Ursache können Schleimhautschädigungen durch Säurereflux, beispielweise bei schweren Wein- und Schnapstrinkern, sein.

Karzinome, auch das Barrett-Syndrom, treten bei Alkoholikern vermehrt auf.

Ösophagus-Varizen sind gefährliche Komplikationen bei Leberzirrhose.

Kardiovaskuläres System

Kardiomyopathie

Bei dieser Störung handelt es sich um eine chronische Insuffizienz eines global dilatierten Herzen, wobei sich als einzige plausible Ursache ein längerer Alkoholkonsum findet. Die Kardiomyopathie findet sich bei ca. 1% der Alkoholiker, die Häufigkeit unter Herzkranken beträgt 30–80% (vgl. Strasser et al. 1995).

Klinik
Schwindel, niedriges Minutenvolumen, Tachykardie, ausgeprägte Links- und Rechtsherzinsuffizienz mit Lungenstau, pektanginöse Beschwerden, Dyspnoe und Ödemen.

Technische Untersuchungen
Im EKG finden sich Zeichen der Linkshypertrophie, Q-Zacken, T-Negativierung, Rhythmusstörungen, Extrasystolen, anfallsweise auftretendes Vorhofflimmern, Verlängerung der QT-Dauer.

Die Echokardiographie zeigt häufig eine Septumhypertrophie, systolische Anteriorbewegungen des Mitralklappenapparates (SAM-Phänomen) und vorzeitigen Aortenklappenschluß.

Im Röntgen-Thorax ist das Herz ausgeweitet.

Pathologie
Es liegt eine Dilatation des Herzens ohne wesentliche Hypertrophie vor, mit einem schlaffen, manchmal deutlich fibrösen Myokard, wobei häufig wandständige Thromben bestehen. Eine ausgeprägte interstitielle Fibrose, Hypertrophie der Muskelfasern, diffuse Lipoidablagerungen und Glykogenanhäufungen mit Verlust der kontraktilen Elemente sowie eine Schwellung der Mitochondrien und des sarkoplasmatischen Retikulums sind feststellbar. Im Verlauf kommt es häufig zu arteriellen Embolien und Lungenembolien. Bei bis zu 20% der Fälle kann es bei völliger Alkoholabstinenz zu einer Remission kommen.

Therapie
Schonung, Ausgleich und Prophylaxe von Elektrolytstörungen (besonders Hyponatriämien), Beta-Blocker oder Kalziumantagonisten (cave: kein Digitalis), evtl. Herzchirurgie.

Unter dem „Holiday-Heart-Syndrom“ versteht man Herzrhythmusstörungen (Tachykardien und AV-Blockierungen) nach akutem Alkoholkonsum. Diese Rhythmusstörungen werden häufig zum Wochenbeginn nach erhöhtem Alkoholkonsum am Wochenende beobachtet und bedürfen zum Teil einer symptomatischen Therapie sowie einer Kontrolle und Substitution der eventuell entgleisten Elektrolyte.

Bemerkenswert ist allerdings, daß die Häufigkeit von Herzinfarkten bei Alkoholikern geringer ist als bei der Normalbevölkerung. Es ist davon auszugehen, daß Alkohol in geringen Mengen (bis ca. 50 g/d) kardioprotektive Effekte hat. Dies darf jedoch nicht überinterpretiert werden, da die Mortalität an anderen Erkrankungen bei diesen Mengen bereits deutlich erhöht ist und daher die Gesamtmortalität bereits ansteigt.

Arterielle Hypertension

Bei regelmäßigem Konsum von etwa 100 g Alkohol täglich werden beständige systolische Blutdrucksteigerungen (über 160 mm Hg) festgestellt. In der Notaufnahme von Entgiftungsstationen werden immer wieder als „Hochdruckkranke“ verkannte Alkoholiker beobachtet, die antihypertensiv behandelt werden, statt daß der Entzug und die Entwöhnung angestrebt werden.

Therapie
Alkoholentzug, evtl. gestützt mit der bedarfsweisen Gabe von Clonidin (150 µg bis zu 4–5 x tgl. bei Werten von über 160/95 mmHg), Alkoholkarenz; später ggf. Beta-Blocker, Diuretika, Kalzium-Antagonisten oder ACE-Hemmer.

Bei antihypertensiver Vormedikation empfiehlt sich eine genaue Beobachtung der Blutdruckwerte im Verlauf, da nach der akuten Entgiftungsphase die Fortführung dieser Medikation oft nicht erforderlich ist.

Hämatologische Störungen

Als alkoholbedingte Veränderungen des Knochenmarks lassen sich eine megaloplastische Erythropoese sowie eine Vakuolisierung roter Vorstufen nachweisen. Folgende Blutbildveränderungen treten häufig auf:

- erhöhtes MCV
- Thrombozytendepression
- Veränderung der Granulozytenfunktion
- Verminderung der Lymphozytenzahl
- Störungen der Immunregulationsfähigkeit der Lymphozyten
- Megaloblastenanämie
- Sideroblastenanämie.

Therapie
Alkoholkarenz, spezifische Therapie, je nach Störungsbild.

Bei Thrombozytopenie und Störung des Gerinnungssystems (Veränderung von Quick und PTT) sollte eine gleichzeitige Gabe von Acetylsalicylsäure oder Heparinderivaten möglichst vermieden werden.

Respiratorisches System

Häufig sind wegen des begleitenden Tabakabusus die Luftwege geschädigt. Dadurch entstehen zahlreiche Lungenerkrankungen.

Pneumonie

Die bei Alkoholismus am häufigsten auftretende Lungenerkrankung ist die Pneumonie. Überdurchschnittlich häufig finden sich im Sputum gramnegative Erreger.

Pathologie
Verminderung der Atemwegsreinigung infolge alkoholbedingter Störung des ziliären Transports und Dämpfung des Hustenreflexes. Es liegt eine mangelnde Surfactantproduktion und eine Störung der zellulären und humoralen Immunabwehr vor. Darüber hinaus neigen Alkoholiker zur Ausbildung von Bronchiektasen.

Therapie
Nichtraucherprogramm, Mobilisierung so früh wie möglich, Atemgymnastik, je nach Diagnose symptomatische oder spezifische Therapie.

Gastrointestinaltrakt

Magenschädigungen

Etwa 15% der Alkoholiker leiden unter Magengeschwüren. Der hohe Anteil von Magenresezierten unter den Alkoholikern fällt auf.

Alkohol ist ein starker Stimulator der Magensäuresekretion und der Gastrinliberation. Die Magenschädigung tritt als akute erosive Gastritis auf, mit Übersekretion von Säure und Veränderungen der Schleimhaut. Fleckförmige Hyperämien, Petechien und Erosionen werden beobachtet. Es können lebensbedrohliche Blutungen aus multiplen Erosionen oder auch aus arteriellen Schädigungen auftreten.

Klinik
Die klinisch relevante Symptomatik ist uncharakteristisch und besteht vor allem in Übelkeit und Druckgefühl im Oberbauch. Bei Alkoholisierten ist sie häufig nicht eruierbar. Bei bestimmten Risikokonstellationen (z. B. gestörte Gerinnung) ist eine engmaschige Blutdruckkontrolle erforderlich.

Therapie
H_2-Blocker, H^+/K^+-ATPase-Inhibitoren (Protonenpumpenhemmer), bei Blutung endoskopische Unterspritzung oder Laserapplikation, ggf. chirurgische Teilresektion.

Das *Mallory-Weiss-Syndrom* tritt als Hämatemesis als Folge von bedrohlichen Einrissen der Schleimhaut auf, die durch schweres Erbrechen entstehen.

Als *Boerhaave-Syndrom* wird eine komplette Ruptur der Speiseröhre verstanden, ebenfalls ausgelöst durch starkes Erbrechen oder starke intraabdominelle Druckerhöhungen. *Therapeutisch* wird beim Mallory-Weiss-Syndrom die Gabe von Antazida, H_2-Blockern im Sinne einer Ulkustherapie empfohlen. Die Ruptur des Ösphagus bedarf einer möglichst sofortigen chirurgischen Intervention.

Schädigungen des Duodenums

Eine alkoholbedingte Duodenitis führt zu Ernährungsstörungen, die zu Mangelsituationen, vor allem bei Vitaminen führen.

Therapie wie bei Magenschädigungen.

Leberfunktionsstörungen und Leberschäden

Die Leberschädigung läßt sich als gestufter Prozeß begreifen. Zunächst kommt es zu einer Proliferation des endoplasmatischen Retikulums, anschließend zu einer mikrosomalen Enzyminduktion, wobei jeweils das Alkohol-oxidierende System (MEOS), die Fremdstoff-abbauenden Enzyme und die Kanzerogen-aktivierenden Enzyme aktiviert werden. Über die Achse des Alkohol-oxidierenden Systems wird ein gesteigerter Abbau von Alkohol zu Acetaldehyd bewirkt, mit der Folge evtl. Mitochondrienschädigungen. Durch die Fremdstoff-abbauenden Enzyme kann eine gesteigerte Bildung von Toxinen mit der Folge der Leberzellschädigung auftreten oder ein gesteigerter Abbau von Arzneimitteln mit der Verringerung der Halbwertzeiten für Arzneimittel. Die Kanzerogen-aktivierenden Enzyme können über eine gesteigerte Entstehung kanzerogener Substanzen schließlich zu einer Kanzerogenese führen.

Folgende Störungs- und Schädigungsbilder lassen sich unterscheiden:

Alkoholfettleber

Die Alkoholfettleber ist der häufigste alkoholbedingte Leberschaden. Bereits ab 30 g/d Alkohol kann eine Fettleber auftreten (Bode 1995); histologisch imponieren verfettete Leberzellen.

Klinik
Die subjektiven Beschwerden sind gering. Es bestehen nur geringfügige gastrointestinale Störungen. Völlegefühl und Übelkeit dominieren. Palpatorisch, perkutorisch und sonographisch stellt sich die Leber als vergrößert dar und ist von erhöhter Konsistenz. Die Laborbefunde können noch normal sein, sie liegen aber häufig im Grenzbereich. Am häufigsten ist die Gamma-GT auffällig, auch die GOT ist erhöht, meist stärker als die GPT.

Aufgrund von Laborbefunden und durch die körperliche Untersuchung läßt sich eine Verdachtsdiagnose und mit Hilfe der Sonographie eine begründete Diagnose stellen. Diagnosesicherheit gibt es nur durch eine Leberbiopsie.

Pathologie
Die Leber ist makroskopisch vergrößert. Mikroskopisch findet sich vor allem zentrilobulär ein großer Prozentsatz von Leberzellen, die durch Fettropfen ausgefüllt sind. Die Zellkerne sind randständig. Die Proliferation des endoplasmatischen Retikulums läßt sich nachweisen. Große, sogenannte „Megamitochondrien“ (Riesenmitochondrien) treten kurz nach dem Alkoholkonsum auf. Ein Übergang zur Leberzirrhose über die Alkoholhepatitis ist möglich.

Therapie
Am effektivsten ist eine mehrmonatige absolute Alkoholkarenz. Die Wirksamkeit von „Leberpräparaten“ ist nicht nachgewiesen.

Alkoholhepatitis

Ein weiteres Stadium der Leberschädigung ist die „Alkoholhepatitis“, eine entzündlich-nekrotisierende Leberschädigung. Bei dieser Leberveränderung wird von manchen Autoren eine chronisch persistierende und eine chronisch aggressive Hepatitis unterschieden.

Klinik
Die subjektiven Beschwerden sind unspezifisch mit Völlegefühl, Gewichtsabnahme, Ikterus, Verdauungsbeschwerden und dergleichen, Fieber und Leukozytose sind möglich. Bei der Untersuchung ist die Leber deutlich vergrößert, laborchemisch fallen die erhöhte GOT und GPT auf. Wenn in dieser Konstellation die GOT größer als die GPT ist, dann ist die Diagnose nahezu sicher. Ebenso sind die alkalische Phosphatase und die Gamma-GT pathologisch erhöht. Eine Hypoalbuminämie und eine Gamma-Globulinämie mit Erhöhung der IgA sind häufig. Neben der Sonographie ist die endoskopisch-retrograde Choledochopankreographie (ERCP) diagnostisch weiterführend (Tab. D-37).

Chronisch persistierende Alkoholhepatitis

Pathologie

Es treten neben nekrotisierten Hepatozyten häufig zusätzlich Mitochondrienschwellungen („Riesenmitochondrien") und Mallorysche Hyalinkörperchen („Mallory-Körperchen") als Zeichen der Leberzelldegeneration auf. Diese Befunde sind zunächst läppchenzentral. Es gibt auch proliferierte Sternzellen, Eisenablagerungen und polymorphkernige Infiltrate. Eine periportale Infiltration bei erhaltener Läppchenstruktur und eine Fibrose sind möglich.

Chronisch aggressive Hepatitis

Es finden sich zentrolobuläre Leberzellnekrosen, Granulozyteninfiltrate und Mallory-Hyalin.

Bei der chronisch aggressiven Hepatitis, die in bis zu 20% der Fälle von Alkoholhepatitis auftritt, ist oft ein Alkoholexzeß der Auslöser. Die gastrointestinalen Beschwerden sind stärker. Appetitlosigkeit, Erbrechen und Durchfälle treten auf. Die Leber ist druckempfindlich und vergrößert.

Das *Labor* zeigt deutliche Erhöhungen der GOT und GPT, der alkalischen Phosphatase, der Gamma-GT sowie des *Bilirubins*.

Eine Pankreopathie kann sich anschließen.

Tab. D-37: Diagnostik der akuten Alkoholhepatitis (nach Wolff u. Weihrauch 1996)

Klinik	Laborwerte
Alkoholabusus (> 100 g/d)	γ-GT, IgA, MCV_{Ery} erhöht
(Sub)febrile Temperatur	Leukozytose
Hepatomegalie (dolent)	SGOT erhöht
Spider naevi	GLDH und LDH erhöht
Ikterus, Aszites	Quickwert < 50%, Albumin < 3,2 g/dl
Enzephalopathie	Bilirubin
Übelkeit, Erbrechen	

Tab. D-38: Therapie der akuten Alkoholhepatitis (nach Wolff u. Weihrauch 1996)

1. Prednisolon 40–80 mg/d für vier Wochen bei schwerem Verlauf mit Ikterus, Quick-Abfall oder Enzephalopathie
2. Substitution von Mangelzuständen, insbesondere Vitamen; z. B. Thiamin initial 500–1000 mg, dann 100 mg/d; Folsäure 1 mg/d

Pathologie

Es besteht eine chronisch-entzündliche Infiltration der periportalen Felder mit Übergreifen auf die angrenzenden Bezirke. Es findet sich eine „Mottenfraßnekrose", mit der Bildung von intralobulären Zellen mit Zerstörung der Läppchenarchitektur.

Therapie

Im Vordergrund stehen nutritive Maßnahmen und Kortikoid-Therapie (Tab. D-38).

- Alkoholkarenz
- Ernährung: möglichst orale Ernährung, mindestens 2500 kcal täglich
- Glukokortikoide: bei schwerer Hepatitis mit Ikterus, Abfall des Quick-Wertes oder hepatischer Enzephalopathie können Glukokortikoide über einen Zeitraum von 4 Wochen (initial 40–80 mg Prednisolon mit anschließender schrittweiser Dosisreduktion) gegeben werden.
- hochdosierte Gabe von Vitamin B_1, zunächst 300 (–1000) mg täglich mit einer Erhaltungstherapie von ca. 100 mg täglich (vgl. Wolff u. Weihrauch, 1996, S. 581)

Prognose

Die chronisch aggressive Hepatitis hat eine ungünstige Prognose.

Leberzirrhose

Die Leberzirrhose ist ein diffuser Vernarbungsprozeß. 30–50% aller beobachtbaren Leberzirrhosen sind auf den Alkoholmißbrauch zurückzuführen. Andererseits leiden aber nur ca. 20% der Alkoholiker unter Leberzirrhose. Allerdings werden, wie Autopsien zeigen, bis zu 40% der Leberzirrhosen klinisch übersehen. Man kann klinisch 2 Formen der Leberzirrhose unterscheiden:

1. die kompensierte Leberzirrhose
2. die dekompensierte Leberzirrhose

1. Kompensierte (inaktive) Leberzirrhose. Bei dieser Form der Zirrhose liegt eine mittelgradige Leberzellinsuffizienz vor. Es besteht Appetitlosigkeit, Antriebsarmut, Meteorismus, Müdigkeit und Depressivität. Die Leber ist groß, hart und scharfkantig, ohne Milzvergrößerung. Es kommt gelegentlich zu Hautveränderungen. Die Haut ist dünn, es finden sich Gefäßerweiterungen mit Gefäßsternchen (Spider naevi) und weiße Flecken. Auch die Finger- und Fußnägel weisen zahlreiche helle Flecken auf. Palmar- und Plantarerythem sowie Rötung der Zunge sind typisch, die Körperbehaarung und Schambehaarung ist reduziert. Gynäkomastie tritt bei Männern auf. Potenz und Libido sind eingeschränkt. Es besteht eine Hodenatrophie.

Die *Laborbefunde* sind ähnlich wie bei der progressiven Alkoholhepatitis: Vermehrung der Gammaglobuline, Verminderung der Albumine im Serum, das IgA ist erhöht, ebenso das Serum-Eisen. Der Anstieg der Transaminasen von GOT und GPT ist relativ gering. Die Blutgerinnungsstörungen entsprechen dem Schweregrad der Erkrankung.

Pathologie

Bei portaler Zirrhose gibt es Bindegewebssepten und -straßen mit Regenerationsknoten. Die primäre Zirrhose verursacht bei der postnekrotischen Zirrhose verschieden dichte Bindegewebswucherungen und Regenerationsknoten, aufgelockert durch gesunde Bezirke. Mallory-Hyalin-Körperchen sind nachweisbar.

Therapie

Alkoholabstinenz, alpha-Interferongabe noch umstritten. Lebertransplantation bei nachgewiesener Alkoholkarenz diskutabel.

2. Dekompensierte Leberzirrhose. Es tritt Pfortaderhochdruck auf, der zu Aszites und Ösophagusvarizen, manchmal auch zu Hämorrhoiden, Caput medusae und Splenomegalie führt.

Gelegentlich treten auch akute dystrophische Schübe mit Transaminasenanstieg, Bilirubinämie und Ikterus auf. In der Folge können auch toxische Schäden, Infektionen und Gefäßverschluß auftreten. Leberinsuffizienz mit Präkoma oder Koma kommt in schweren Fällen vor.

Bei Ikterus mit schweren Gerinnungsstörungen, Bluteiweißveränderungen, starkem Anstieg der Transaminasen sowie Sturz der Cholinesterasen begleiten schwere gastrointestinale Beschwerden, Meteorismus, Appetitlosigkeit, Erbrechen, Durchfall, Veränderungen des Hautkolorit und Hämorrhagie die Erkrankung. Die Leber ist hart und derb, die Milz vergrößert, Komplikationen können durch Blutungen, Ösophagusvarizen, schwerste Leberinsuffizienz, Mineralstoffwechselstörungen, Nierenversagen, hepatische Enzephalopathie und Endotoxämie auftreten. Im terminalen Stadium der Leberzirrhose gibt es einen Anstieg des Harnstoffspiegels und Nierenversagen.

Das mit dem Leberfunktionsversagen einhergehende enzephalopathische Syndrom äußert sich in Form von Tremor, Hyperreflexie, Bewußtseinsstörung, leichter Euphorie, Depression und Apathie. Die Patienten sind in der Regel verwirrt, dösig und zeigen den Flattertremor der Finger. Eine Abgrenzung zum Delirium tremens gelingt durch das Fehlen von Hyperhidrosis, Unruhe, Tachykardie, Hypertonie und Halluzinationen. Im EEG finden sich Veränderungen mit hochgespannten Deltawellen, tiefe Bewußtseinstrübung bis zum Koma kann vorkommen.

Verlauf

Der Verlauf mancher Formen der Leberzirrhose ist progredient. Allerdings sind lange Rekompensationsphasen möglich.

Therapie

- Aussschaltung der lebertoxischen Substanzen, vor allem Alkoholabstinenz
- Vermeidung einer körperlichen Überanstrengung
- Diät: bei Patienten mit Enzephalopathie Einschränkung der Eiweißzufuhr, sonst Gewährleistung einer ausreichenden täglichen Kalorienaufnahme, vielseitige Kost, möglichst leicht verdaulich
- bei Aszites Flüssigkeitsreduktion und kochsalzarme Kost
- Medikamente: Substanzen wie Colchicin, Silymarin, Malotilat, Vitamin E, essentielle Phospholipide u. a. sind in ihrer Wirksamkeit bisher nicht ausreichend belegt.

- Substitutionstherapie: Gabe der fettlöslichen Vitamine A, D, E und K, bei Störung der Resorption ggf. auch parenteral je nach Ausprägung des Krankheitsbildes. Bei Erniedrigung des Prothrombinspiegels unter 50% ggf. parenterale Gabe von Vitamin K.
- Muskelkrämpfe bei Patienten mit Leberzirrhose können evtl. durch Chinidin (2 x 200 mg/Tag) gebessert werden. (vgl. Wolff u. Weihrauch, 1996/1997, S.562).

Zieve-Syndrom

Dieses Syndrom besteht bei einer Alkoholhepatitis und ist charakterisiert durch die Trias der hämolytischen Anämie, Hypercholesterinämie und des Ikterus. Diese Störung ist bei Männern seltener als bei Frauen.

Klinik
Es treten kolikartige Schmerzen im rechten Oberbauch mit Übelkeit und Erbrechen auf. Durchfälle, sonstige gastrointestinale Beschwerden, auch Anorexie prägen die klinische Symptomatik. Die Leber und die Milz sind hart. Es besteht eine normochrome Anämie und ein Ikterus. Zusätzlich zu den erwähnten pathologisch entgleisten Werten sind die Retikulozyten erhöht. Im Serum findet sich eine Erhöhung des unkonjugierten Bilirubins sowie der Transaminasen, des Gesamteiweißes und des Albumins mit einer Erhöhung der Gesamtlipide, der Cholesterine, der Neutralfette und Phospholipide, besonders der Lysolezithine und Lysokephaline. Die Lipidämie kann man bereits an der Trübung des Serums erkennen.

Pathologie
Histologisch sind Zeichen der Fettleber und der Fibrose mit Zeichen der intrahepatischen Cholestase nachweisbar. Die Überlebenszeit der Erythrozyten ist erheblich vermindert. Im Sternalmark findet sich eine gesteigerte Erythropoese mit megaloblastärem Einschlag, außerdem vermehrte Fettspeicherzellen mit eisenpositiven Pigmenten und Zeichen einer Erythrophagozytose.

Pankreasschäden

Die Alkoholiker sind besonders häufig in der Gruppe der Pankreatitispatienten vertreten. Frauen reagieren empfindlicher bzw. sind häufiger betroffen. Es gibt regionale Unterschiede der Häufigkeit, so dominiert die alkoholbedingte Pankreasschädigung in den USA, in Südafrika, in Mittel- und Südfrankreich. Sie kommt seltener in Mitteleuropa und England vor. Bei etwa 25% der Alkoholiker finden sich pathologisch zu wertende Pankreasveränderungen. Ernährungsfaktoren und auch genetische Dispositionen spielen eine wichtige Rolle für die Manifestation der Pankreatitis (vgl. Chari u. Singer 1995, Johnson u. Bernard 1995).

Es werden allgemein zwei Formen unterschieden:
- akute Pankreatitis
- chronische Pankreatitis

Eine Pankreatitis läßt sich auch in verschiedene Stadien der Funktionsstörungen einteilen:
- reversible Insuffizienz
- sekretorische Insuffizienz
- digestive Insuffizienz.

Klinik
Typisch ist die ringförmige Schmerzsymptomatik mit plötzlich einsetzenden, intermittierenden Oberbauchbeschwerden vorwiegend nach links, aber auch nach rechts ausstrahlend und mit Fortsetzung in den Rücken nach unten. Übelkeit und Erbrechen treten auf. Bei einem Drittel der Patienten ist Steatorrhö zu beobachten. Häufig sind auch internistische Leiden vorhanden wie Diabetes mellitus, Adipositas und Pseudozysten der Leber.

Das *Labor* zeigt eine Leukozytose, eine Erhöhung der Pankreasenzyme (Amylase und/oder Lipase z.B. > 500 IE/l), des Kreatinins, des Harnstoffs und auch des Blutzuckers. Das Hb und der Hämatokrit sind erniedrigt.

Sonographisch ist der Pankreas in etwa 60% der Fälle vergrößert. Für die Diagnose ist die endoskopisch-retrograde Choledochopankreographie (ERCP) manchmal entscheidend.

Pathologie
Man findet typische Befunde einer Pankreatitis mit intralobulären sklerotischen Veränderungen der Läppchenstruktur, ferner Eiweißnieder-

schläge im Gangsystem, die häufig verkalken, sowie peri- und intralobuläre Bindegewebsvermehrung. Es entstehen auch intrazelluläre Ödeme mit entzündlichen Infiltrationen oder Zellnekrosen. Eine Komplikation stellt das Pankreaskarzinom dar.

Tab. D-39: Therapie bei akuter Pankreatitis (Wolff u. Weihrauch 1996, 585–92)

• Intensivüberwachung, Nulldiät und zentraler Venenkatheter
• Schmerzbekämpfung: **keine** Gabe von Opioiden wegen Gefahr des Papillenspasmus, bei mäßigen Schmerzen Pentazocin, bei schweren Schmerzen Procain als Basis und evtl. zusätzlich bei Bedarf Pethidin
• Volumensubstitution: ca. 3 l Flüssigkeit pro Tag (1,5 l NaCl 0,9 %ige Lösung und 1,5 l 5 %ige Glukoselösung, je nach Kaliumwert Substitution des Kaliums), Ernährung parenteral mit Glukose, Elektrolyten und Aminosäuren, **keine** Fettinfusionen, ca. 1500–2000 Kalorien/T.
• Gabe von Omeprazol 2 x 40 mg i.v. oder H_2-Blocker zur Hemmung der Magensäuresekretion
• bei auftretenden Temperaturen von über 38,5 °C Gabe eines Antibiotikums z. B. Ampicillin 3 x 1–2 g/T, Mezlocillin 3 x 2–4 g/T oder Ceftazidim 3 x 1–2 g/T empfohlen. **Keine** Gabe von Tetrazyklinen!
• bei anhaltenden Blutzuckerwerten über 250 mg/dl Gabe von Normalinsulin je nach Blutzucker
• regelmäßige Laborkontrollen (Amylase, Blutzucker, Kreatinin, Elektrolyte, Blutbild, pO_2), körperliche Untersuchung, Abdomonsonographio und ggf. CT

Tab. D-40: Therapie bei chronischer Pankreatitis (Wolff u. Weihrauch 1996, 585–92)

• absolute Alkoholkarenz
• Diät: keine schwer verdaulichen Speisen, reichlicher Kohlenhydrat-, hoher Eiweißgehalt, Fett soviel, wie ohne Steatorrhö vertragen wird.
• Fermentsubstitution: ca. 100 000–200 000 FIP-Einheiten Lipase/Tag bei Steatorrhö, Schmerzen, Gewichtsverlust, Diarrhö
• Vitamin- und Kalziumsubstitution bei Bedarf
• Schmerzbekämpfung mit Spasmoanalgetika, Paracetamol, evtl. Kombination mit einem Neuroleptikum
• Einstellung des Diabetes mellitus, fast immer insulinbedürftig
• ggf. Operation

Pathophysiologie
Alkohol hemmt die Synthese des Bikarbonats und der Proteine. Im Verlauf des chronischen Alkoholismus wird die Hemmung durch vermehrte Sekretion von Protein abgelöst, die zu Eiweißniederschlägen in den kleinen und mittleren Pankreasgängen führt. Diese Obstruktion löst Veränderungen mit begleitender Entzündung und Sklerose aus.

Therapie
Nahrungskarenz und ggfs. Antibiotika stehen im Vordergrund (Tab. D-39, Tab. D-40).

Im klinischen Alltag finden sich bei Alkoholikern häufig z.T. deutliche Erhöhungen der Lipase und Amylase ohne weitere klinische Symptome. In diesem Fall können unter normaler Kost und ggf. Abdomensonographie zunächst nur engmaschige Kontrollen der Laborwerte durchgeführt werden und nur bei auftretender Schmerzsymptomatik oder bei weiterem Anstieg der Werte weitere Maßnahmen ergriffen werden.

Stoffwechselstörungen

Bei diesen Störungen ist therapeutisch generell entsprechend der spezifischen Laborergebnisse zu reagieren.

Fettstoffwechsel

Bei Alkoholikern werden in der Pathologie häufig zarte sklerosefreie Arterien vorgefunden. Daher kann Alkohol in niedriger Dosierung eine gefäßprotektive Wirkung haben. Bei Alkoholkonsum steigt der Spiegel des HDL-Cholesterols an, während die LDL-Cholesterole abnehmen.

Der Cholesterinserumspiegel ist meist erniedrigt, die Hauptstörung des Fettstoffwechsels bei Alkoholismus ist die Hypertriglyceridämie.

Therapie
Alkoholkarenz, ggf. Lipidsenker.

Mineralstoffwechsel

Bei Leberzirrhose nimmt der Eisengehalt in vielen Organen zu: In Leber, Pankreas, Nebennieren, Schilddrüse, Hypophyse, Myokard lassen sich ein erhöhtes Speichereisen finden. Alkoholiker zeigen häufig eine Hypomagnesiämie.

Tab. D-41: Differentialdiagnose Vitamin B_{12}-bedingter Mangelzustände nach Hauptursachen (nach Wolff u. Weihrauch 1996)

Verminderte Zufuhr:
• fleischfreie, streng vegetarische Diät.
Verminderte Resorption:
• bei unzureichender Produktion an Intrinsic-Faktor (IF) bei atrophischer Gastritis (Perniziosa = Biermersche Erkrankung)
• bei angeborenem IF-Mangel, Gastrektomie, Zerstörung der Magenschleimhaut; Anti-IF-Antikörper im Magensaft
• bei Darmerkrankungen: Malabsorptionssyndromen, Ileitis, Sprue, Dünndarmresektion
• bei Therapie mit Para-Aminosalicylsäure
• infolge kompetitiven Verbrauchs durch Parasiten: Fischbandwurm, pathologische Besiedlung des Dünndarms mit Bakterien, z. B. bei Divertikeln oder in Blindsäcken (Blind-loop-Syndrom).
Vermehrter Verbrauch:
• in der Schwangerschaft
• bei neoplastischen Erkrankungen.

Tab. D-42: Untersuchungen zur differentialdiagnostischen Abklärung von Vitamin B_{12}-Mangel

Blutbild: Makro- oder megalozytäre Anämie?
Vitamin-B_{12}-Spiegel im Serum: Verminderung unter 150 pg/ml?
Folsäurespiegel im Serum
Schilling-Test: Mangel an Intrinsicfactor?
Malabsorption?
Ganzkörperretentionstest
Magendiagnostik: Histaminrefraktäre Anazidität? chronisch-atrophische Corpusgastritis?
Autoantikörper gegen Intrinsic Factor und gegen Belegzellen des Magens?

Porphyrinstoffwechsel

Alkohol stört die hepatische Porphyrin- und Hämsynthese und kann somit zu Porphyrinstoffwechselstörungen bei Gesunden sowie zur biochemischen und klinischen Manifestation einer akuten und chronischen hepatischen Porphyrie führen. Alkohol induziert die Synthese der Delta-Aminolävulinsäure (ALS) in der Leber und hemmt Enzyme der Hämsynthesekette.

Hypovitaminosen

Aufgrund des Alkoholkonsums besteht häufig eine Malnutrition mit Mangel an verschiedenen Vitaminen, insbesondere Vitamin B_1 (Thiamin) und Vitamin B_{12}. Bei Vitamin-B_{12}-Mangel ist auch an verschiedene andere Erkrankungen zu denken (Tab. D-41).

Dermatologische Folgekrankheiten

Die Hautveränderungen sind Folgen der Lebererkrankungen und des Vitaminmangels: Gesichtsödem, Weiterstellung der Gefäße mit Hyperämie, Teleangiektasien, Acne rosacea, Rhinophym, Palmar- und Plantarerythem, Gefäßsterne (Spider naevi), Veränderungen an den Nägeln und Weißflecken der Haut werden beobachtet. Porphyria cutanea tarda wird durch Alkohol mit ausgelöst.

Therapie
Entsprechend dermatologischem Konsil.

Bewegungsapparat

Folgende Krankheiten treten bei chronischem erhöhten Alkoholkonsum vermehrt auf:

Dupuytren-Kontraktur

Diese fibroplastischen Veränderungen der Palmaraponeurose der Hand beruhen vermutlich auf Leberfunktionsstörungen und kommen häufig gemeinsam mit Leberzirrhosen vor.

Idiopathische Hüftkopfnekrose

Bei dieser Störung treten Infarzierungen des Femurkopfes auf.

Osteopenie

Hierbei handelt es sich um eine Minderung der Kalzifikation der Knochen, möglicherweise durch alkoholbedingten Vitamin-D-Mangel.

Gynäkologische und neonatologische Krankheiten

Mammakarzinom

Aus noch ungeklärter Ursache ist das Mammakarzinom bei Alkoholikerinnen häufiger.

Alkoholembryopathie

In den letzten Jahren wurde zunehmend erkannt, daß mütterlicher Alkoholkonsum teratogene Schädigungen des Embryos bzw. des

Abb. D-2: Übersicht über die wichtigsten Folgesyndrome des chronischen Alkoholkonsums als Patienteninformation (nach Tretter 1998)

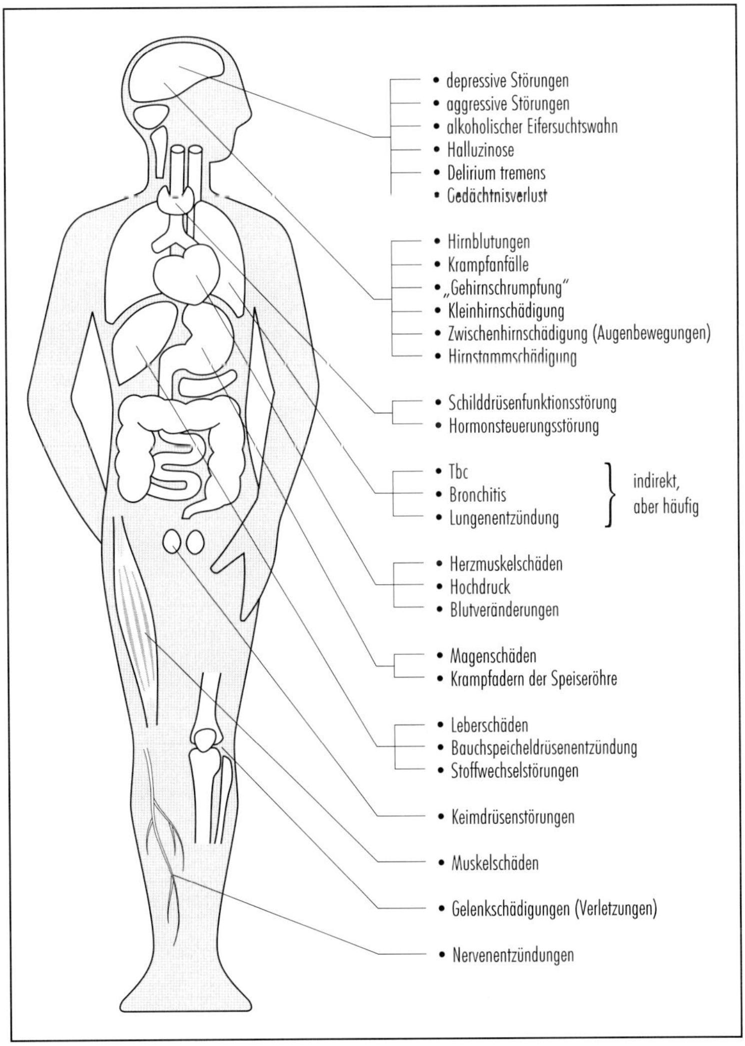

Fötus während der Schwangerschaft erzeugt. Die Alkoholembryopathie betrifft etwa 1 Promille aller Lebendgeborenen. Folgende Störungen bestehen:

- pränatales Wachstumsdefizit
- postnataler Minderwuchs und Untergewicht
- Mikrozephalus
- statomotorische und geistige Minderung
- Hyperaktivität
- Muskelhypotonie
- typische Fazies mit gerundeter Stirn, gekürztem Nasenrücken, Ptosis, verstärkten Nasolabialfalten, schmalem Lippenrot

Bei stärker ausgeprägter Alkoholembryopathie bestehen mehrere Mißbildungen zugleich.

Eine Übersicht über die wichtigsten Folgesyndrome des chronischen Alkohokonsums, die auch für Informationsgruppen mit Alkoholikern nützliche Dienste leisten kann, zeigt die Abbildung D-2.

Drogenabhängigkeit

Definition

„Drogenabhängigkeit" kann zunächst als der *abhängige Konsum* von *illegalen Drogen* definiert werden. Damit verbunden ist der *Mißbrauch* von illegalen Drogen. Der Begriff „Mißbrauch" ist allerdings bei illegalen Drogen im engeren Sinn nicht zweckmäßig, weil sie verboten sind und man sie nicht gebrauchen dürfte. Hier zeigt sich, wie im Einführungsabschnitt erwähnt, die kulturgebundene Festlegung dieser Kategorien. Wissenschaftlich-neutral sollte man am besten von „Drogenkonsum" sprechen und nur im diagnostisch gesicherten Fall (der allerdings statistisch häufig ist) vom „abhängigen" Konsum. Die Illegalität des Konsums an sich ist bereits ein Grund, an eine therapeutische Intervention (z. B. motivationale Intervention) zu denken, bei der Nutzen und Risiken des Konsums angesprochen werden. Bereits hier sei angemerkt, daß „harte" Drogen wie Kokain und Heroin schon nach wenigen Wochen täglichen Gebrauchs zu Toleranz- und Abhängigkeitsentwicklungen führen können, wie tierexperimentell nachgewiesen werden konnte. Daher kann bei harten Drogen der Übergang vom „Drogenkonsum" zur „Drogenabhängigkeit" sehr kurz sein.

Dazu ist noch anzumerken, daß zumeist *mehrere* Drogen *zugleich konsumiert* werden. Man spricht dann von *„polyvalentem Konsum"* oder bei Abhängigkeit von *„Polytoxikomanie"*.

Drogen

Was die hier interessierenden *Drogen* betrifft, werden im folgenden nur einige aus klinischer Sicht wichtige Substanzen dargestellt (weitere Details sind im „Drogenlexikon" angeführt):

- Cannabis
- Ecstasy/Amphetamine und Derivate
- LSD
- Benzodiazepine und Barbiturate (Schlaf- und Beruhigungsmittel)
- Kokain
- Heroin und andere Opiate bzw. Opioide (= synthetische Opiate)
- (Alkohol)
- (Nikotin)

Die beiden legalen Drogen Alkohol und Nikotin werden in gesonderten Kapiteln behandelt. Sie spielen aber unserer Erfahrung nach bei Drogenabhängigen eine große Rolle: ca. 95% rauchen Tabak, ca. 40% betreiben problematischen Alkoholkonsum (Meissner et al. 1997).

Was die Wirkweise und damit auch das Konsumziel betrifft, lassen sich die Drogen zunächst einfach nach *dämpfenden*, *erregenden* und *„psychodysleptischen"* (also die psychischen Funktionen qualitativ verändernden, d. h. „bewußtseinsverändernden") Drogen einteilen. „Ecstasy" stellt möglicherweise einen eigenen neuen Drogentyp dar, es zeigt eine *„entaktogene"* (= Kontakt zum Selbst steigernde) Wirkung (Tab. E-1).

Tab. E-1: Wirkweise häufig konsumierter Drogen

Droge	Stimulierend	Sedierend	„Psychodysleptisch"
Cannabis		++	++
Ecstasy	++		++
LSD	+		+++
Benzodiazepine		++	
Kokain	++		++
Heroin		++	+

Anm.: Die „psychodysleptischen" Drogen werden auch als „psycholytische" bzw. „psychotomimetische" Drogen bezeichnet, da sie Psychose-induzierend wirken können.

Diagnostik

Die Prinzipien der *qualifizierten Diagnostik* sind, wie im Kapitel „Grundlagen der Klinik" beschrieben, auch bei Drogenpatienten zu beachten. Die „dreidimensionale" Diagnostik bildet die Grundlage der Therapie. Sie berücksichtigt

- biologisch-medizinische,
- psychologisch-psychiatrische und
- soziale Aspekte.

Dabei sind die psychischen und somatischen Begleiterkrankungen für den Arzt besonders bedeutsam.

Der Umgang mit den Patienten ist bereits in der Diagnostikphase besonders schwierig, da viele Kontrollen (z. B. Urin) erforderlich sind. Das Beziehungsverhältnis ist daher besonders angespannt und vom Ringen des Patienten um Verheimlichung des unerlaubten Drogenkonsums einerseits und des ärztlichen Entdeckens andererseits geprägt. Das Spannungsfeld von Vertrauen und Mißtrauen unterlagert die Diagnose und die Behandlung. Das ist von vornherein zu beachten.

Für das Ermitteln der Diagnose sind mehrere Schritte, wie sie bereits im Kaptiel „Grundlagen der Klinik" aufgeführt wurden, nötig. Sie werden hier nur kurz wiedergegeben (Tab. E-2).

- Die *Suchtanamnese* und die *Exploration* sind unspezifisch. Beurteilungsskalen können nach dem Muster wie bei der Diagnostik des Alkoholikers erstellt werden. Einen weithin akzeptierten Standard gibt es nicht. Einstufungen der Schwere der Abhängigkeit werden nach dem groben klinischen Eindruck vorgenommen, auch hier fehlen noch allgemein akzeptierte Standards. Dauer des Konsums, Art und Anzahl anderer Drogen und Folgestörungen sind Kriterien für die Schwere der abhängigen Störung.
- Die *ärztliche Untersuchung* hat einen erheblichen eigenen Stellenwert, da bei Drogenabhängigen die Wahrscheinlichkeit der Diagnose einer behandlungsbedürftigen, somatischen und/oder psychiatrischen Erkrankung groß ist. Sie ist auch zur Prüfung der Indikation einer Substitution bedeutsam.

Tab. E-2: Übersicht zur klinischen Untersuchung

• *Anamnese:* erster Konsum psychoaktiver Stoffe, erste Intoxikation, weiterer Verlauf des Konsummusters, subjektiv „positive" Effekte, bisher erfahrene negative Effekte (Justiz, Intensivstation, Delir, zerebrale Krampfanfälle), zielgerichteter Konsum (z. B. Streßreduktion), Kontextfaktoren (z. B. Familie, soziales Umfeld, Bewährungsauflage)
• *Exploration:* Erheben eines psychopathologischen Befundes bzw. einer psychiatrischen Erkrankung, Abklärung der Veränderungsmotivation (externe vs. interne Motivation), Therapiemotivation
• *körperliche Untersuchung:* insbesondere internistischer und neurologischer Status
• *Labor:* GOT,GPT, GGT, LDH, BSG, BB, HK, Hepatitis-/Lues-Serologie, HIV-Test, ggf. Immunstatus, usw.
• *apparative Untersuchungen:* EKG, Röntgen-Thorax, Leber-Sono, EEG, ggf. CCT usw.

Fast jedes Symptom, das ein Patient mit der Diagnose „Polytoxikomanie inklusive Heroinabhängigkeit" vorbringt, kann Folge oder Ausdruck einer Intoxikation oder eines Entzugs sein, was im Folgenden genauer besprochen wird.

Laboruntersuchungen, Urintests und apparative Untersuchungen sind zum Erkennen des vorliegenden Typs von Drogenabhängigkeit und der Begleiterkrankungen wichtig.

Grundsätzlich soll nach der Anamnese, Exploration, Untersuchung, dem Labor und der Urinkontrolle eine genaue *Diagnose* der Abhängigkeit nach Form und Stadium unter Bezug auf die ICD-10 oder das DSM-III-R (bzw. DSM-IV) gestellt werden.

Exploration und Anamneseerhebung

Zu Beginn der Behandlung eines Drogenabhängigen müssen genaue Angaben zur Vorgeschichte und zur aktuellen Lebenssituation des Patienten erhoben werden. Bei diesem Erstgespräch sind vor allem in Hinblick auf eine Substitutionsbehandlung folgende Punkte besonders zu berücksichtigen (nach BAS 1998):

Suchtanamnese

- Konsumverhalten in den letzten Wochen (Art und Menge der Suchtstoffe)
- Konsumbeginn und -art (ab wann, welche Suchtstoffe, Applikationsform)
- durch Konsum erfahrene positive und negative Effekte
- Veränderungsversuche
- bisherige Entgiftungs- und Entwöhnungstherapien (ambulant, stationär, ggf. Art der Einweisung und Entlassung)
- Komplikationen bei Entgiftung (Krampfanfälle?)
- frühere Substitutionsbehandlungen.
- andere Süchte (Eßverhalten, Spielsucht usw.).

Somatische Anamnese

- dermatologische und venerologische Erkrankungen
- infektiöse Erkrankungen von Leber, Lunge, Herz und anderen Organen
- häufige Verletzungen und Frakturen
- Unfälle
- Krampfanfälle
- Schlafstörungen.

Psychiatrische Anamnese

- Angststörungen
- Depressionen
- paranoide Psychosen
- Persönlichkeitsstörungen (z. B. Borderline)
- Suizidversuche in der Vorgeschichte
- lebensgefährliche Intoxikationen
- Krankenhausaufenthalte.

Familienanamnese

- Somatische, psychiatrische und suchtspezifische Erkrankungen in der Familie.

Soziale Situation

- Wohnen, Schule/Ausbildung, Arbeitssituation, Finanzen/Schulden, Sozialhilfe, Berentung, vormundschaftsgerichtliche Betreuung.
- Partnerschaft, Ehe, Kinder und deren Versorgung. Beziehung zur (Herkunfts-)Familie, soziale Situation der Eltern, Umfeld-Erwartungen an den Patienten, subkulturelle Einbettung, Religionsgemeinschaft, Szenekontakte, Peergroup-Szene.

Legalverhalten

- Stehlen, Hehlerei, Dealen, Prostitution, Vorstrafen, Gefängnisaufenthalte, offene Strafen etc., § 35 StGb (Therapie als Auflage).

Sexualität

- Promiskuität, Prostitution, Potenzstörungen, Menstruationszyklus, Schwangerschaften/Schwangerschaftsabbrüche, Gewalterfahrungen, sexueller Mißbrauch.

Allgemeine Biographie

- Besonderheiten bei der Geburt
- (frühkindliche) Entwicklung
- schulischer Werdegang
- Lebensgewohnheiten
- Werte.

Zukunftspläne

- aktuelle Motivation, das Leben und Abhängigkeitsprobleme anzupacken.

Erhebung und Dokumentation des psychopathologischen Befundes

Die Erhebung des psychopathologischen Befundes kann parallel zur Anamnese erfolgen, indem Hinweise auf das psychische Funktionsniveau, also Verlangsamung bzw. Minderung, abnorme Steigerung oder qualitative Änderungen folgender Funktionen beachtet werden: Wachheit, Konzentration u. Aufmerksamkeit, Gedächtnis, formales und inhaltliches Denken, Wahrnehmung (Halluzinationen), Affekt- und Antriebslage (Suizidalität), Psychomotorik und vegetative Störungen. Wachheit und Intoxikationszeichen sind besonders aufmerksam zu registrieren. Nach Suizidalitätsindizien muß ausdrücklich gefragt werden.

Körperliche Untersuchung

Insbesondere wegen häufig auftretender entzündlicher Hautveränderungen durch infizierte Einstichstellen empfiehlt es sich, den Patienten vollständig entkleidet zu untersuchen (inklusive aller Pflaster und leichter Verbände).

Die Untersuchung sollte folgende Punkte beinhalten: Gewicht, Größe, AZ, EZ, RR, Puls, Temperatur, Lymphknotenstatus, Gebiß (Karies), Rachen (Soor, Herpes), Hauterscheinungen (Einstichstellen, Entzündungen, Abszesse, Narben, Schwellungen), Ödeme, Herz, Lunge, Abdomen, neurologische Ausfälle, sonstige pathologische Befunde.

Gegebenenfalls sind *Konsile* anzustreben:

- *Internist:* z.B. EKG, Ultraschall von Abdomen u. Nieren, Röntgenuntersuchung der Lunge, Hepatitis/HIV-Diagnostik und -Therapie
- *Gynäkologe:* z.B. Amenorrhoe, Gravidität, Infektionen, Kontrazeptiva
- *Chirurg:* z.B. Abszeßspaltung
- *Zahnarzt/Kieferchirurg:* z.B. Karies, Kieferabszesse, Zahnprothesen
- *Psychiater/Arzt für Psychotherapeutische Medizin/Psychotherapeut:* z.B. Psychosen, De-

Tab. E-3: Empfehlungen für die Labordiagnostik mit besonderer Berücksichtigung der Substitutionsbehandlung (aus BAS 1998, modifiz. nach Seidenberg 1998, S. 265)

Empfohlene Laboruntersuchungen	Untersuchung auf:	Bei Substitutionsbeginn	Verlaufsuntersuchungen
Urinstix	Protein, Glucose, Hb, Leukozyten (bei Auffälligkeiten im Urinstix: Urinsediment)	+	bei Beschwerden
Drogen im Urin (Abnahme möglichst unter Sicht)	Methadon, Opiate, Kokain, Benzodiazepine, Barbiturate (Amphetamine)	+	3–4/Monat, individuell
Hämatologie	BB, ggf. Diff.-BB	+	halbjährlich individuell
Serumwerte	GPT, GOT, γGT, Bilirubin ges., alkalische Phosphatase, TSH, Kreatinin, Harnstoff, Elektrolyte, evtl. CDT	+ + (+)	halbjährlich halbjährlich individuell
Schwangerschaftstest	β-HCG falls positiv → SS-Routinelabor (falls kein HIV/Hepatitis-Test bekannt, auf Testung drängen)	+	bei Verdacht
Tuberkulintest	Tuberkulintest nach Mendel/Mantoux (nach 48–72 h ablesen)	+ **falls positiv →**	jährlich **nicht wiederholen**
Lues-Serologie	TPHA falls TPHA positiv → VDRL falls VDRL neg. →FTA falls FTA pos. (Seronarbe)	+ →	halbjährlich nicht wiederholen
Hepatitis- und HIV-Serologie	Hepatitis Suchtests, ggf. Hepatitis-C-PCR, Suchtest auf HIV 1 und HIV 2	+	Einzelheiten siehe Ende des Kapitels

Depressionen, Persönlichkeitsstörungen, Eßstörungen, Angsterkrankungen, psychosomatische Erkrankungen
- *Neurologe:* z. B. Abklärung von epileptischen Anfällen, Polyneuropathie.

Labordiagnostik

Eine umfangreiche Labordiagnostik ist bei Drogenabhängigen unumgänglich. Die folgende Aufstellung zielt vor allem auf eine längerwährende Behandlungsperspektive, wie sie beispielsweise bei der Substitution gegeben ist (Tab. E-3).

Aktuelle klinische Symptomatik

Für die Praxis ist es besonders bedeutsam, das psychopathologische Erscheinungsbild zu betrachten, um zwischen den verschiedenen Zuständen und den in Frage kommenden Drogen differenzieren zu können. Grundlegend ist es wichtig, zwischen
- Zustandsbildern mit hoher Aktivierung (Exzitation)
- Zustandsbildern mit reduzierter Aktivierung (Sedierung) und
- Zustandsbildern mit qualitativen kognitiven Störungen (z. B. Halluzinationen, Wahn)

zu unterscheiden (Tab. E-4).

Tab. E-4: Differentielle Symptomprofile bei Intoxikationen bzw. Entzugssyndromen

1. Intoxikations-Symptomprofile (Einteilung hier aus Praktikabilitätsgründen vereinfacht; vgl. ICD-10)	**2. Entzugs-Symptomprofile (vgl. Ladewig u. Stohler 1994, Ladewig 1994, Feuerlein 1994)**
• bei *Sedativa (z. B. Benzodiazepine):* Verlangsamung der Ausdrucksmotorik und des Denkens bzw. des Sprachflusses, hängende Augenlieder, verwaschene Sprache, ggf. Miosis, Reflexe abgeschwächt etc.	• *Opiatentzugssyndrom:* Mydriasis, Kälte-/Wärmeschauer, Durchfall, Darmkoliken, Erbrechen, Gänsehaut, Gliederschmerzen, Muskelschmerzen etc. → am stärksten etwa 2.–4. Tag nach starker Dosisreduktion
• bei *Stimulanzien (z. B. Amphetamine):* Beschleunigung der Ausdrucksmotorik und des Denkens bzw. des Sprachflusses, eher weite Lidspalten, evtl. Tremor, häufig Mydriasis, Tachykardie, Hypertonie, Reflexe gesteigert etc.	• *Benzodiazepinentzugssyndrom* : Unruhe, Ängstlichkeit, Wahrnehmungsstörungen bis zu Halluzinationen und Delirium, Krampfanfälle, Schlafstörungen, Kopfschmerzen (Barbituratentzugssyndrom praktisch gleich, aber schwerer) → am stärksten etwa 4.–7. Tag nach starker Dosisreduktion
• bei *„Psychodysleptika"* (z. B. LSD, Ecstasy): Halluzinationen und Wahnvorstellungen; beachte auch exogene Psychose bei Anticholinergika (z. B. Biperiden) und Antihistaminika (z. B. Diphenhydramin) oder Antidepressiva (z. B. Doxepin). Cave: Bei Mischintoxikation evtl. Symptomarmut, da sich äußere Effekte aufheben; kann häufig nur bei persönlich gut bekannten Patienten sicher festgestellt werden (z. B. Amphetamine + Barbiturate: „Gas u. Bremse zugleich", „Tiger hinter dem Stacheldraht")	• *Alkoholentzugssyndrom* (Feuerlein 1994): Unruhe, Tremor, Tachykardie, Hypertonie, Hyperhidrosis, Suggestibilität, leichte (optische) Wahrnehmungsstörungen bis zu Halluzinationen, Krampfanfälle → am stärksten etwa 3. Tag nach starker Dosisreduktion
• Intoxikation mit Sedativa prinzipiell gefährlicher bei Methadon-Substitution (Verstärkung der opiatbedingten Atemdepression) → Pat. evtl. 1–2 h vor Methadongabe in Praxis warten lassen u. erneute Untersuchung durchführen	• *Stimulanzienentzugssyndrom:* Apathie, Schwäche, Antriebslosigkeit, Depressivität, Bradykardie, Hypotonie → am stärksten etwa 3–5 Tage nach Absetzen Cave: Cannabis und LSD machen kaum Entzugssymptome. Ecstasy zeigt am ehesten Stimulanzienentzugseffekte, wird aber in der Psychiatrie bisher kaum klinisch beobachtet, da häufig nur episodischer exzessiver Gebrauch mit eher internistischen Problemen gegeben ist. Dabei tritt häufig eine Art „Post-Intoxikations-Erschöpfungssyndrom" auf.

Dazu sind folgende drogenspezifische Überlegungen anzustellen, die durch einen Drogenschnelltest im Urin und durch die Messung der Atemluftalakoholkonzentration präzisiert werden können:

1. Ein *Exzitationszustand* (im weiteren Sinne) kann bedingt sein durch:
- *Entzug* von sedierenden Drogen (z.B. Benzodiazepine, Alkohol)
- *Intoxikation* mit einer stimulierenden Substanz (z.B. Amphetamine, Ecstasy)
- paradoxe Reaktion auf Sedativa (z.B. Flunitrazepam-Rausch)

2. Ein *Sedierungszustand* (i.w.S.) kann bedingt sein durch:
- *Intoxikation* mit Benzodiazepinen, Barbituraten, Alkohol (Atemluftalkoholkontrolle), Opiaten
- *Entzug* von stimulierenden Substanzen (z.B. Kokain)
- Zustand nach Stimulanzienrausch

3. Ein *„psychodysleptisches Syndrom“* (einfacher und üblicher: psychotisches Syndrom), bei dem nicht die abnorme Aktivierungslage (zu hoch oder zu niedrig), sondern die qualitativen kognitiven Störungen (Halluzinationen, ungewöhnliche Denkinhalte, ungeordnete Assoziationen, Wahnbildung usw.) im Vordergrund stehen, kann bedingt sein durch:
- Intoxikation mit Halluzinogenen oder Stimulanzien
- paradoxe Effekte bei sedierenden Substanzen
- Entzug von sedierenden Substanzen mit deliranter produktiver Symptomatik.

Darüber hinaus können Exzitationszustände sowie Dämpfungszustände auch durch andere Faktoren (Fieber, Enzephalitis, zerebrale Blutung etc.) ausgelöst werden, was grundlegend in die differentialdiagnostischen Überlegungen einbezogen werden muß (Tab. E-5).

Tab. E-5: Differentialdiagnose auffälliger Zustände bei Drogenabhängigen

A. Substanzbedingt
1. Intoxikation
• Exzitationszustand bei Stimulanzien,
• sedierter Zustand bei Sedativa
• „psychodysleptischer“ (psychotomimetischer) Zustand (d.h. psychoseähnlich, z.B. Halluzinogeneffekte)
2. Entzugssyndrom
• Exzitationszustand bei Sedativa
• antriebsschwacher Zustand bei Stimulanzien
• „produktive“ Symptomatik (z.B. delirant)
3. Methadonnebenwirkungen
Schwitzen, Schlafstörungen, Unruhe, Übelkeit, Verstopfung, Müdigkeit, Depressivität etc.
B. Akzessorisch
1. somatische oder psychische Begleitkrankheiten (s. Ende des Kapitels)
2. suchtunabhängige Erkrankung (vgl. z.B. Diabetes mellitus)
3. Simulation (= Folge der süchtigen Störung, mit dem Ziel, Medikamente zu bekommen)
4. psychosoziale Umfeldfaktoren (Streß, Konflikte, Arzt-Patient-Beziehung usw.)

Somatische Begleiterkrankungen

Vielfältige somatische Begleiterkrankungen treten am häufigsten bei polyvalent drogenkonsumierenden, aber primär opiatabhängigen Patienten auf (Polytoxikomanie inklusive Heroinabhängigkeit). Häufig sind:
- lokale Infektionen (z.B. Abszesse) und ihre Komplikationen
- Traumata
- Zahnschädigungen
- Lungenerkrankungen
- Hepatitis B, C
- HIV-Infektionen (ca. 5–30%)
- Magen-Darm-Erkrankungen (häufig funktionell)
- Parasitosen
- Geschlechtskrankheiten
- Polyneuropathien
- Entzugskrampfanfälle
- drogeninduzierte Psychosen
- Entzugsdelire.

Diese Krankheiten werden am Ende des Kapitels detaillierter dargestellt.

Suchtstoffdiagnostik

Drogenabhängige konsultieren häufig den Arzt, beklagen Entzugssymptome und verlangen Substitutionsmittel wie Methadon, Levomethadon oder Codein (Dihydrocodein). In dieser Situation sind Urinkontrollen wichtig, um die Behauptungen der Patienten objektiv überprüfen zu können.

Hierfür ist ein Urinschnelltest zweckmäßig. Das Ergebnis sollte schriftlich dokumentiert werden. Die Urinprobe kann bei der Planung und Durchführung einer Substitutionsbehandlung wertvolle Hinweise z. B. auf eine eventuelle Doppelsubstitution bei einem anderen Arzt geben. Ein positiver Methadonnachweis im Urintest vor Beginn einer Methadonsubstitution kann ein solcher Hinweis sein. Ein negativer Drogennachweis im Urin bei einem Patienten, der angeblich eine Substitution wünscht, könnte auch ein Hinweis auf einen Dealer sein, der selbst keine Drogen einnimmt.

Die Drogenanalytik ist bereits ein sehr umfangreiches Gebiet geworden. Einerseits sind sehr genaue Messungen möglich, die jedoch manchmal sehr teuer sind. Andererseits werden Entscheidungen bzgl. der Fortführung einer Therapie in Abhängigkeit von Rückfällen oder Beigebrauch (z. B. bei Substitutionstherapie von Opiatabhängigen) sehr schwierig, weil es auch falsch positive Befunde gibt. Neben der serologischen Analyse ist vor allem die Urinanalyse ein wichtiges Instrument der Diagnostik bei Drogenabhängigen.

Grundsätzlich stehen mehrere Methoden zur Auswahl.

Urindiagnostik

Aus Kosten-Nutzen-Überlegungen wird die Urindiagnostik in der Regel eine qualitative Diagnostik sein, d. h. daß eine allgemein akzeptierte Schwelle, wie sie bei den Schnelltests vorliegt, genutzt wird. Solche Tests kosten bei ca. 6 Substanzen (Methadon, Amphetamine, Opiate, Kokain, Benzodiazepine, Cannabis) etwa 30,- bis 50,- DM, was monatlich etwa 150,- DM Laborkosten bedeuten kann. Dies ist bei der Behandlungsplanung, etwa im Rahmen einer Substitutionsbehandlung, zu beachten. Daher empfiehlt sich eine Beratung durch das Labor, mit dem man zusammenarbeitet, bzgl. der Merkmale der dort angewandten Tests.

Aufgrund der Suchtstruktur der Patienten kann auch diese kleine Untersuchung zu einem zeitraubenden psychosozialen Ritual der gegenseitigen Abtestung werden, was fast zu einer „Psychologie der Urinkontrolle“ führen kann (z. B. Patient: „Kriegt der Arzt mit, daß ich etwas genommen habe“/Arzt: „Hat der nicht doch etwas genommen?“). Die Urinkontrolle soll Anlaß für aufklärende, aber so weit möglich auch empathische Gespräche sein. Nach einer gewissen Behandlungszeit geben sehr viele Patienten ihren Drogenkonsum offen zu.

Folgende *Regeln* sind wichtig:
- unangekündigte Urinkontrollen etwa 3 x/ Monat (z. B. bei Substitutionsbehandlung)
- möglichst unter Sichtkontrolle Urin abgeben lassen (bis Vertrauensbasis gegeben ist)
- bei Substitution: Methadonausgabe erst *nach* Urinkontrolle.

Wichtige Kontrollparameter des Urins sind (vgl. Tab. E-6):
- *Farbe:* hell → mit Wasser verdünnt?; verwässerter Urin kann mit Vitamin B_{12} (100 mg) dunkler gemacht werden.
- *Temperatur:* körperwarm? Wenn nicht, dann wurde meist aus mitgebrachtem Behälter fremder Urin abgegeben.
- *Kreatinin:* Fällt ab, wenn viel Wasser zur Verdünnung (ca. 2 l) etwa 1 bis 2 Stunden vor Urinabgabe getrunken wurde, Fleischkonsum dazu hebt den Wert wieder auf Normalniveau.
- *pH:* durch Seifeneinbringung erhöht, dadurch bestimmte Drogen nicht nachweisbar.

Tab. E-6: Tricks und Tips bei Drogenscreening

• Patient gibt vor, nicht Urin abgeben zu können → 1 l trinken lassen, warten (z. B. keine Abgabe von Substitutionmitteln vor Urinkontrolle)
• fremder Urin wird abgegeben → Kontrolle: Urin körperwarm?
• Seife oder Salz wird eingemischt → Kontrolle: ph, spez. Gewicht
• es wird vorher literweise Wasser getrunken, um den Urin zu verdünnen → Kontrolle: Kreatinin u. spez. Gewicht

- *spezifisches Gewicht:* Für Verdünnungsnachweis und zur Korrektur falsch negativer Befunde.
- *Kochsalz:* Durch Kochsalzeinmischung sind Kokain, Opiate und Amphetamine u.U. nicht nachweisbar.

Probleme:

- Häufig werden die im Urin nachgewiesenen Suchtstoffe *verleugnet.* Der Patient besteht auf einer erneuten Kontrolle. Auch der Arzt soll im Zweifelsfall beim Schnelltest eine erneute Urinabgabe fordern und evtl. eine quantitative Analyse machen lassen. Eine Reserve aus der ursprünglichen Probe aufzubewahren, ist bei problematischen Patienten sinnvoll.
- Problematisch sind die *Nachweisbarkeitsgrenzen:* wer am Freitag abend Kokain (nachweisbar 2–4 Tage) genommen hat wird am Montag wahrscheinlich unauffällig sein, je nach Sensitivität des Urintests (Tab. E-7).

Nachweismethoden:

- *Gaschromatographie* (GC): teilt die Urinproben in Komponenten, die in Gassäulen temperaturspezifisch und nach Affinität zum Trägermedium separiert werden können.
- *Massenspektrometrie* (MS): Kann mit GC gut kombiniert werden, insofern die MS die Komponenten der GC chemisch identifiziert. Sie ist etwa 1000mal sensitiver als die Dünnschichtchromtatographie, aber teuer (Kosten ca.: 200,– DM pro Probe).
- *Hochdruck-Flüssigkeitschromatographie* (HPLC): Verwendet einen flüssigen Träger. Diese Methode ist sehr sensitiv, spezifisch, einfach und schnell. Gut für Screening-Tests. Differenziert basische Substanzen (z.B. Heroin, DHC).
- *Radioimmunoassay* (RIA): Von den Immunoassay-Tests besonders hilfreiche Testvariante.
- *Fluoreszenspolarisations-Immunoassay* (FPIA): Erst relativ neuer substanzgruppenspezifischer Test.
- *Enzymmultiplizierte-Immunoassay-Technik* (EMIT): Ist nur substanzgruppenspezifisch. Ist ein billiger Enzymimmunoassay, hat jedoch hohe Rate an falsch positiven Ergebnissen.
- *Dünnschichtchromatographie* (TLC): Wird in der Drogenanalytik wenig verwendet.

Tab. E-7: Nachweisbarkeitsdauer von Suchtstoffen im Urin mit immunochemischen u. a. Tests (erweit. nach Soyka 1998).

Substanzgruppe	Beispiel	Nachweisdauer	Empfindlichkeits-schwelle (ng/ml)
Amphetamine (Diff.: HPLC)	D, L-Amphetamin MDMA	3–4 Tage 2–3 Tage	500 500
Barbiturate	Secobarbital Phenobarbital	2 Tage 2–3 Wochen	100 100
Benzodiazepine	Diazepam Nordiazepam	3 Tage/1 x Applikation 4–6Wochen/Langzeitapplik.	300 300
Cannabinoide	THC-9-carbonsäure	36 Std./1 x Rauchen 5 Tage/3–4 x/W Rauchen 20–50 Tage/1 x/d Rauchen	50 TLC
Kokain	Benzoylecgonin	2–4 Tage/chron. Konsum	300 TLC
LSD	Lysergid	24 Std.	0,5
Opiate (Diff.: HPLC)	Heroin (HPLC) Morphin, Codein, DHC L-Methadon	schwer nachweisbar 2–3 Tage 3–5 Tage	100 200 300
Phencyclidin		2–4 Tage	25

Procedere in der Praxis:
EMIT für Screening, wenn EMIT positiv, dann GC/MS Kombination bzw. HPLC.

Beachte Spezifität und Sensitivität: Die Rate der richtig negativen (Spezifität) und der richtig positiven Testergebnisse (Sensitivität) macht die Qualität der Tests aus.

- EMIT hat eine relativ hohe Rate an falsch positiven Ergebnissen,
- GC/MS hat eine geringe Irrtumsrate.

Die Dauer der Nachweisbarkeit von Drogen hängt von der Dosis, der Applikationsart (i.v. oder oral), der Applikationsfrequenz, den diuretischen Verhältnissen (Flüssigkeitsaufnahme, Nierenfunktion, Urin-pH) und von den Testverfahren (Cut-off-Werte, Spezifität) ab (Tab. E-7).

Typischer Urintest per Teststreifen (Enzym-Immunoassay):
In einem Plastikgehäuse befinden sich mehrere Teststreifen. Jeder Teststreifen beinhaltet Drogenantikörper. Beim Eintauchen in wenige Tropfen Urin steigt der Urin mit den Drogen, von farbigen Antikörpern getragen, bis zum oberen Ende des Streifens. Die bei drogenfreiem Urin nicht besetzten Antikörper werden an einer Farbmarkierung gebunden, so daß beim negativen Test ein Farbstreifen auftritt. Das Ergebnis kann nach 10 Minuten abgelesen werden.

Haaranalysen

Bislang wird die Haaranalyse nur für forensische Fragestellungen genutzt. Suchtstoffe werden während des Haarwachstums eingelagert. Vor allem Heroin, Methadon, Codein, Cannabis, Phencyclidin (PCP), Kokain, Amphetamine und Nikotin lassen sich nach längeren Konsumperioden in Haaren gut nachweisen.

Die Haare müssen möglichst mit dem Schaft entfernt werden. 1 cm Haar entspricht dem Zeitraum von etwa 1 Monat. Dadurch können u.U. lange Zeiträume (z.B. 1 Jahr) überblickt werden, was beispielsweise bei Patienten unter Bewährung wichtig ist. Exakte quantitative Analysen sind allerdings nach dem heutigen Stand der Technik nicht möglich. Gerne tragen demgemäß manche Drogenabhängige Glatzen, um den Drogennachweis zu erschweren.

Klinische Merkmale spezieller Drogen

Die hier angeführten Drogen werden im Anhang („Drogenlexikon") detaillierter dargestellt.

Cannabis

Cannabis wird in Europa v.a. als Haschisch, in den USA v.a. als Marihuana geraucht, als Zigarette (Joint) oder als Pfeife (auch Wasserpfeife).

Wirkung
Es wirkt sowohl sedierend wie auch leicht halluzinogen. Insbesondere die Wahrnehmung wird intensiviert, Phantasien werden gesteigert, der Konsument ist ruhig und entspannt. Ein leicht verhangener Blick mit geröteten Konjunktiven ist für den akuten Konsum typisch. Der Urintest kann bei regelmäßigem Konsum bis zu mehreren Monaten nach dem letzten Konsum positiv sein.

Risiken
Beim akuten Konsum können als Komplikationen vor allem drogeninduzierte *Psychosen* mit paranoid-halluzinatorischen Zustandsbildern auftreten.

Bei anhaltendem Gebrauch besteht das Risiko der *Suchtentwicklung* und der Ausbildung von psychischen Abbausyndromen („*amotivationales Syndrom*"). Beim Cannabisrauchen besteht wegen der im Rauch in höherer Konzentration als in Tabakrauch enthaltenen Benzapyrene theoretisch ein hohes Risiko für *Lungenerkrankungen*, was auch durch die Inhalationstechnik begünstigt wird. Es ist allerdings über Fallberichte hinausgehend nicht bekannt, wie hoch das relative Risiko der bisher bekannten (und auch der vermuteten) oben genannten Störungsbilder ist.

Ecstasy und Designerdrogen

Unter „Designer-Drogen" werden verschiedene Substanzgruppen verstanden, im wesentlichen handelt es sich aber um *Amphetamin-Derivate* (Methamphetamine). Damit sind vor allem Drogen wie das Amphetaminderivat „Ecstasy" (XTC; Methylendioxymethamphetamin = MDMA) gemeint, wobei auch unter diesem Namen eine Vielzahl von Varianten verstanden werden (Freye 1997a, Thomasius 1999).

Das *Wirkungsspektrum* der Methamphetamine weicht von jenem der Amphetamine ab, insofern zusätzlich zu den stimulierenden Effekten eine starke emotionale Veränderung auftritt, die im Gefühl des Konsumenten besteht, über eine größere Ich-Nähe zu verfügen (entaktogene Wirkung) und darüber hinaus auch anderen näher zu sein (Wir-Gefühl). Ecstasy ist eine „Partydroge", mit der der Konsument versucht, bei - in Hinblick auf die Dauer - exzessiven Parties „durchzumachen" und dauernd zu tanzen (Leistungsaspekt in der Freizeit). Hierbei treten verschiedene Störun-

Tab. E-8: Unspezifische Merkmale, die auf Ecstasy-Konsum hinweisen können

- gehobene Fröhlichkeit
- Antriebssteigerung
- Größenvorstellungen
- depressive Verstimmungen
- Zerfahrenheit
- Vergeßlichkeit
- körperliche Erschöpfbarkeit
- exzessives Feiern über das Wochenende
- Montagstiefs

Tab. E-9: Subjektive Akuteffekte bei Ecstasykonsum (nach Thomasius u. Jarchow 1997)

Positive Effekte	Negative Effekte
• Empathie	• Konzentrationsstörung
• gehobene Stimmungslage	• eingeschränktes Urteilsvermögen
• erhöhte Kontaktbereitschaft	• Appetitverlust
• verbesserte Introspektion	• visuelle Wahrnehmungsstörung
• Stimulation	• auditorische Wahrnehmungsstörung
• Aufmerksamkeitsfokussierung	• Halluzinationen
• erhöhte Emotionalität	• Angst
• verminderte Ich-Abgrenzung	• motorische Unruhe
• herabgesetzte Aggressivität	• depressive Verstimmung
• Intensivierung visueller Wahrnehmungen	• Antriebslosigkeit
• veränderte Zeitwahrnehmung	• herabgesetzte Libido
	• Orgasmusverzögerung

Tab. E-10: Psychiatrisch-neurologische Störungsbilder bei Ecstasykonsum (nach Thomasius u. Jarchow 1997)

Akute Störungen	Anhaltende Folgestörungen
• Panikstörung	• atypische Psychose
• Angst	• Affektverflachung
• Desorientierung	• Kontaktstörung
• Übererregung	• Denkstörung
• paranoide Psychose	• Beziehungswahn
• Beziehungswahn	• Verfolgungswahn
• Verfolgungswahn	• depressives Syndrom
• auditorische Halluzinationen	• Panikstörung
• visuelle Halluzinationen	• Depersonalisationssyndrom
• zerebrale Krampfanfälle	• Verhaltensauffälligkeiten
• zerebrovaskulärer Infarkt	• Flashbacks
• intrakranielle Blutung	
• Subarachnoidalblutung	
• zerebrale Sinusvenenthrombose	
• Lagophthalmus	

gen auf, die auch dem Setting zuzuschreiben sind.

Diagnostisch lassen sich folgende Symptome erkennen: Zunächst fällt ein Leistungstief am darauffolgenden Tag auf, des weiteren Konzentrationsstörungen, Reizbarkeit, Antriebslosigkeit und Abgelenktsein. Damit geht in der Regel eine Änderung des Lebensstils und des Freundeskreises einher. Dies ist bei den derzeit (1998) ca. 16- bis 18jährigen zu beobachten. Es besteht die Gefahr, daß Ecstasy den Status einer alltäglichen Feierabend-Pille bekommt. Durch den regelmäßigen Gebrauch entsteht dann häufig allmählich eine deutliche Leistungsbeeinträchtigung bis hin zu depressiven Syndromen. Genaue deskriptive klinische Studien stehen noch aus (Tab. E-10, E-11).

An objektiven Tests ist nur der positive Urintest auf Methamphetamine verfügbar, ein Haartest ist aber ebenfalls möglich.

Akute Komplikationen sind z.B. Tachykardien bzw. Kreislaufdysfunktionen. Es kann eine Exsikkose auftreten, die ihrerseits die hämodynamische Situation durch die vorher genannten Faktoren verschärfen kann. Auch akute drogeninduzierte Psychosen werden beschrieben. Insgesamt tritt ein breites Schadensprofil auf (Abb. E-1).

Tab. E-11: Vegetative Effekte während des Rauschzustandes und subakut (nach Thomasius und Jachow 1997)

Effekt	akut	subakut
Tachykardie		X
Hypertension		X
Hypotension		X
Hitze- und Kältewallungen	X	
Nausea	X	X
Vomitus	X	X
Mydriasis	X	
Nystagmus	X	
Mundtrockenheit	X	
Gangunsicherheit	X	
Hyperreflexie	X	
Myalgien	X	X
Trismus	X	X
Bruxismus	X	X
Tremor	X	
Parästhesien	X	
Harndrang	X	

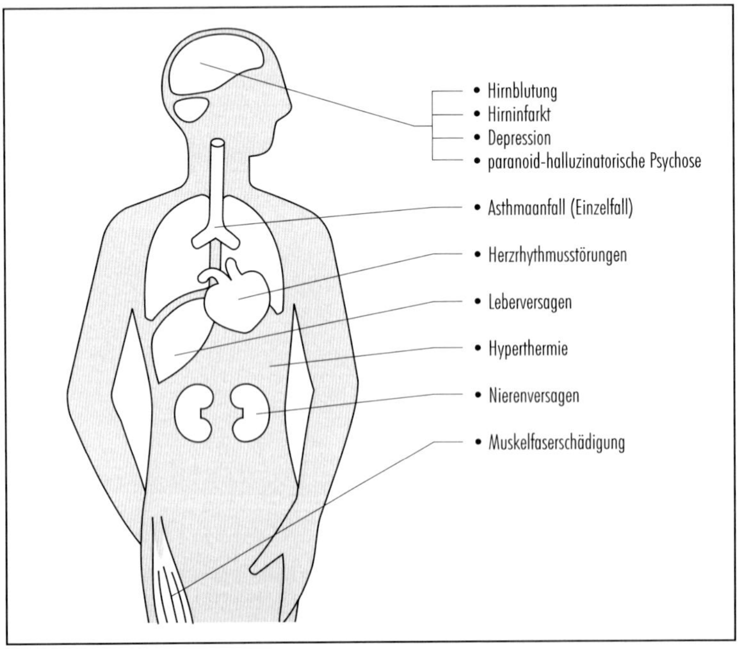

Abb. E-1: Übersicht zum Schadensprofil von Ecstasy

Die relativen Häufigkeiten der Störungen sind nicht bekannt. Es gibt derzeit jährlich etwa 10 bis 20 Todesfälle, die auf Ecstasykonsum zurückgeführt werden. Ein unmittelbarer Kausalzusammenhang konnte zwar nur selten nachgewiesen werden, es ist aber korrekt, von Ecstasy-assoziierten Toten zu sprechen.

LSD und verwandte Halluzinogene

LSD, das Lysergsäurediethylamid, ist seit Mitte der 60er Jahre eine beliebte Droge in der Drogenszene.

Die *Wirkung* besteht in Veränderungen vor allem der visuellen Wahrnehmung und in erhöhten Assoziationen, die weit über das Alltägliche hinausgehen.

Akute Komplikationen sind vor allem paranoid-halluzinatorische Psychosen, die wenige Tage bis mehrere Wochen dauern können. Flashbacks als Form wiederauftretender Räusche nach Tagen, Wochen und sogar Monaten sind berichtet worden, das Risiko ist allerdings nicht hoch.

Komplikationen bei langwährendem Konsum sind psychische Veränderungen mit chronifizierten Wahnbildern. Grundlegend kann bei drogeninduzierten Psychosen schwer geklärt werden, inwieweit der Persönlichkeitsanteil als Ursache zu werten ist: John Lennon nahm sicher Hunderte von LSD-Trips und wurde vermutlich nie schwer psychotisch, andere kommen nach einem LSD-Trip für Wochen in die Psychiatrie.

Ähnliches trifft für Psilocybin und Meskalin zu (siehe Anhang „Drogenlexikon“).

Benzodiazepine und verwandte Sedativa und Hypnotika

Die vor allem bei Drogenabhängigen allgemein beliebtesten psychoaktiven Substanzen sind Benzodiazepine. Die Benzodiazepinabhängigkeit wird unter dem Kapitel Medikamentenabhängigkeit (S. 183) ausführlich dargestellt. Von Drogenabhängigen werden sie in hohen Dosen mißbraucht (High-dose-Abhängigkeit).

An *akuten Komplikationen* sind Überdosierungen und vor allem Mischintoxikationen mit Opiaten mit starken Atemantriebsstörungen, Blutdruckabfall, Bradykardie und komatösen Zuständen zu beachten. Durch Antagonisierung mit Flumazenil (Anexate®) bestehen gute Möglichkeiten der Beherrschung dieses Zustands (s. Kapitel „Drogennotfälle“, S. 331).

An *Komplikationen bei chronischem Konsum* sind psychische und körperliche Abhängigkeit zu erwähnen.

Entzugssymptome sind v.a. Wahrnehmungsstörungen bis hin zu Halluzinationen, Delirien und zerebralen Krampfanfällen.

Bereits nach 3 Monaten täglichen Low-dose-Konsums entwickelt sich eine körperliche Abhängigkeit, was lange von den einschlägigen Pharmaka-Herstellern negiert wurde.

Kokain

Kokain ist seit den 20er Jahren eine Nobeldroge und wird vor allem von in extrem leistungsorientierten und kreativen Berufen Tätigen, insbesondere in der Popmusik- und Filmbranche, konsumiert.

Kokainkonsum erfolgt über „Sniefen“, indem eine (oder mehrere) „Straße(n)“ (oder „Linien“) von ca. 5–10 Zentimeter Länge aus Kokainpulver über ein Röhrchen in die Nase hochgezogen wird, oder über intravenöse Applikation. Auch auf Schleimhäuten (z.B. genital) wird Kokain aufgebracht.

Der psychische *Effekt* ist eine Steigerung aller psychischen Funktionen. Es werden Witze erzählt, das Selbstwertgefühl ist gesteigert. Sexuelle Empfindungen werden intensiviert, das sexuelle Leistungsvermögen ist gehoben.

Nebeneffekte bzw. Komplikationen sind (paranoide) Psychosen, anhaltende Tachykardie, Schüttelfrost, Blutdrucksteigerung, Gänsehaut, sensorische und taktile Überempfindlichkeit bis hin zu Halluzinationen, Anstieg der Körpertemperatur, Anstieg des Blutzuckerspiegels, Hautkribbeln, „Kokain-Tierchen“ unter der Haut (Dermatozoenwahn, Zönästhesien), Kältegefühl im Gesicht, Schwindelgefühl, optische und akustische Halluzinationen, Tremor, zerebrale Krampfanfälle, evtl. Erweiterung der Pupillen, selten Bewußtseinstrübung oder Benommenheit.

Nach dem Rausch treten depressive Befindenszustände auf.

Ein ähnliches Zustandsbild der allgemeinen Unterfunktion ist im Entzug festzustellen, auch mit Bradykardien.

Die (psychische) Abhängigkeit entsteht rasch, täglicher Kokainkonsum ist aber physisch fast nicht auszuhalten, es treten tagelange Zusammenbrüche mit Erschöpfungszuständen auf.

Crack, eine Mischung von Kokainbase und Backpulver, wird geraucht oder i. v. konsumiert. Es treten aggressiv getönte Räusche und starke psychische Abhängigkeit, jedoch kaum körperliche Entzugssymptome auf.

Opiate (bzw. Opioide)

Unter „Opiaten" wird im engeren Sinne allgemein nur Morphin verstanden. Heroin ist ein halbsynthetisches Opiat, Methadon ein synthetisches. Diese nicht natürlichen Opiate werden als „Opioide" bezeichnet, häufig wird dieser Ausdruck jedoch auch für beide Opiattypen als Sammelbegriff verwendet (z. B. ICD 10). Andere Autoren verwenden Opiat als Sammelbegriff (z. B. DSM-III-R, DSM-IV), dem auch wir uns der sprachlichen Einfachheit wegen anschließen.

Die derzeit gesundheitspolitisch problematischste Droge ist das Heroin. Die Wirkzeit beträgt etwa 4 Stunden. In Europa wird Heroin vorzugsweise intravenös injiziert, von Ausnahmen abgesehen: in Amsterdam wird es praktisch nur von Deutschen injiziert, von Holländern (und Engländern) eher auf Folie geraucht oder geschnupft (gesnieft).

Die *Wirkung* ist entspannend, euphorisierend und auch phantasieanregend.

Komplikationen: Die psychische Abhängigkeit tritt sehr rasch auf, ebenso die körperliche Abhängigkeit.

Vor allem wegen der intravenösen Anwendungsweise unter unhygienischen Bedingungen (z. B. Nadel- und Spritzenweitergabe) tritt eine Fülle schwerer Erkrankungen auf, worauf im Schlußteil des Kapitels näher eingegangen wird.

Diagnosen im Überblick

In den Tabellen E-12 und E-13 sind die wichtigsten suchtmedizinisch-psychiarisch relevanten Diagnosen nach dem Klassifikationssystem der ICD 10 und dem DSM-IV angeführt.

Tab. E-12: ICD-10-Klassifikation der durch psychotrope Substanzen induzierten psychischen Störungen und Verhaltensstörungen (F10–F19)

Zusatzkategorien (4. Stelle) für F10–F19	
F 10	Störungen durch Alkohol
F 11	Störungen durch Opioide
F 12	Störungen durch Cannabinoide
F 13	Störungen durch Sedativa oder Hypnotikagebrauch
F 14	Störungen durch Kokain
F 15	Störungen durch sonstige Stimulanzien (einschließlich Koffein)
F 16	Störungen durch Halluzinogene
F 17	Störungen durch Tabak
F 18	Störungen durch flüchtige Lösungsmittel
F 19	Störungen durch multiplen Substanzgebrauch und Konsum sonstiger psychotroper Substanzen
F1x .0	akute Intoxikation
.00	ohne Komplikationen
.01	mit Verletzung oder anderer körperlicher Schädigung
.02	mit anderer medizinischer Komplikation
.03	mit Delir
.04	mit Wahrnehmungsstörungen
.05	mit Koma
.06	mit Krampfanfällen
.07	pathologischer Rausch
F1x .1	Schädlicher Gebrauch
F1x .2	Abhängigkeitssyndrom
.20	gegenwärtig abstinent
.21	gegenwärtig abstinent, aber in beschützender Umgebung
.22	gegenwärtig Teilnahme an einem ärztlich überwachten Ersatzdrogenprogramm
.23	gegenwärtig abstinent, aber in Behandlung mit aversiven oder hemmenden Medikamenten (z. B. Disulfiram)
.24	gegenwärtiger Substanzgebrauch
.25	ständiger Substanzmißbrauch
.26	episodischer Substanzmißbrauch (Dipsomanie)
F1x .3	Entzugssyndrom einschließlich
.30	ohne Komplikationen
.31	mit Krampfanfällen
F1x .4	Entzugssyndrom mit Delir
.40	ohne Krampfanfälle
.41	mit Krampfanfällen
F1x .5	psychotische Störung
.50	Schizophrenieform
.51	vorwiegend wahnhaft
.52	vorwiegend halluzinatorisch
.53	vorwiegend polymorph
.54	vorwiegend depressive Symptome
.55	vorwiegend manische Symptome
.56	gemischt
F1x .6	amnestisches Syndrom
F1x .7	durch psychotrope Substanzen bedingter Restzustand und verzögert auftretende psychotische Störung
.70	Nachhallzustände (Flashbacks)
.71	Persönlichkeits- und Verhaltensstörung
.73	affektives Zustandsbild
.74	andere anhaltende kognitive Beeinträchtigungen
.75	verzögert auftretende psychotische Störung
F1x .8	andere psychische oder Verhaltensstörung
F1x .9	nicht näher bezeichnete psychische oder Verhaltensstörung

Tab. E-13: Diagnosen bei Konsum von illegalen Drogen (nach DSM-IV; NNB – nicht näher bezeichnet)

Störungen im Zusammenhang mit Amphetamin oder amphetaminähnlichen Substanzen

Störungen durch Amphetaminkonsum

304.40	Amphetaminabhängigkeit
305.70	Amphetaminmißbrauch

Amphetamininduzierte Störungen

292.89	Amphetaminintoxikation
292.0	Amphetaminentzug
292.81	Amphetaminintoxikationsdelir
292.xx	Amphetamininduzierte psychotische Störung
.11	Mit Wahn
.12	Mit Halluzinationen
292.84	Amphetamininduzierte affektive Störung
292.89	Amphetamininduzierte Angststörung
292.89	Amphetamininduzierte sexuelle Funktionsstörung
292.89	Amphetamininduzierte Schlafstörung
292.9	NNB Störung im Zusammenhang mit Amphetamin

Störungen im Zusammenhang mit Cannabis

Störungen durch Cannabiskonsum

304.30	Cannabisabhängigkeit
305.20	Cannabismißbrauch

Cannabisinduzierte Störungen

292.89	Cannabisintoxikation
292.81	Cannabisintoxikationsdelir
292.xx	Cannabisinduzierte psychotische Störung
.11	Mit Wahn
.12	Mit Halluziationen
292.89	Cannabisinduzierte Angststörung
292.9	NNB Störung im Zusammenhang mit Cannabis

Störungen im Zusammenhang mit Halluzinogenen

Störungen durch Halluzinogenkonsum

304.50	Halluzinogenabhängigkeit
305.30	Halluzinogenmißbrauch

Halluzinogeninduzierte Störungen

292.89	Halluzinogenintoxikation
292.89	Persistierende Wahrnehmungsstörung im Zusammenhang mit Halluzinogenen (Flashbacks)
292.81	Halluzinogenintoxikationsdelir
292.xx	Halluzinogeninduzierte psychotische Störung
.11	Mit Wahn
.12	Mit Halluzinationen
292.84	Halluzinogeninduzierte affektive Störung

Störungen im Zusammenhang mit Inhalanzien

Störungen durch Inhalanzienkonsum

304.60	Abhängigkeit von Inhalanzien
305.90	Inhalanzienmißbrauch

Inhalanzieninduzierte Störungen

292.89	Inhalanzienintoxikation
292.81	Inhalanzienintoxikationsdelir
292.82	Persistierende Inhalanzieninduzierte Demenz
292.xx	Inhalanzieninduzierte psychotische Störung
.11	Mit Wahn
.12	Mit Halluzinationen
292.84	Inhalanzieninduzierte affektive Störung
292.89	Inhalanzieninduzierte Angststörung
292.9	NNB Störung im Zusammenhang mit Inhalanzien

Störungen im Zusammenhang mit Kokain

Störungen durch Kokainkonsum

304.20	Kokainabhängigkeit
305.60	Kokainmißbrauch

Kokaininduzierte Störungen

292.89	Kokainintoxikation
292.0	Kokainentzug
292.81	Kokainintoxikationsdelir
292.xx	Kokaininduzierte psychotische Störung
.11	Mit Wahn
.12	Mit Halluzinationen
292.84	Kokaininduzierte affektive Störunge
292.89	Kokaininduzierte Angststörung
292.89	Kokaininduzierte sexuelle Funktionsstörung
292.89	Kokaininduzierte Schlafstörung
292.9	NNB Störung im Zusammenhang mit Kokain

Störungen im Zusammenhang mit Opiaten

304.00	Opiatabhängigkeit
305.50	Opiatmißbrauch

Opiatinduzierte Störungen

292.89	Opiatintoxikation
292.0	Opiatentzug
292.81	Opiatintoxikationsdelir
292.xx	Opiatinduzierte psychotische Störung

Tab. E-13: (Fortsetzung)

.11	Mit Wahn
.12	Mit Halluzinationen
292.84	Opiatinduzierte affektive Störung
292.89	Opiatinduzierte sexuelle Funktionsstörung
292.89	Opiatinduzierte Schlafstörung
292.9	NNB Störung im Zusammenhang mit Opiaten

Störungen im Zusammenhang mit Phencyclidin (oder phencyclidinähnlichen Substanzen)

Störungen durch Phencyclidinkonsum

304.90	Phencyclidinabhängigkeit
305.90	Phencyclidinmißbrauch

Phencyclidininduzierte Störungen

292.89	Phencyclidinintoxikation
292.81	Phencyclidinintoxikationsdelir
292.xx	Phencyclidininduzierte psychotische Störung
.11	Mit Wahn
.12	Mit Halluzinationen
292.84	Phencyclidininduzierte affektive Störung
292.89	Phencyclidininduzierte Angststörung
292.9	NNB Störung im Zusammenhang mit Phencyclidin

Störungen im Zusammenhang mit sedativa-, hypnotika- oder anxiolytikaähnlichen Substanzen

Störungen durch Sedativa-, Hypnotika- oder Anxiolytikakonsum

304.10	Sedativa-, Hypnotika- oder Anxiolytikaabhängigkeit
305.40	Sedativa-, Hypnotika- oder Anxiolytikamißbrauch

Durch Sedativa, Hypnotika oder Anxiolytika induzierte Störungen

292.89	Sedativa-, Hypnotika- oder Anxiolytikaintoxikation
292.0	Sedativa-, Hypnotika- oder Anxiolytikaentzug
292.81	Sedativa-, Hypnotika- oder Anxiolytikaintoxikationsdelir
292.82	Sedativa-, Hypnotika- oder Anxiolytikainduzierte Demenz
292.83	Persistierende Sedativa-, Hypnotika- oder Anxiolytikainduzierte amnestische Störung
292.84	Sedativa-, Hypnotika- oder Anxiolytikainduzierte affektive Störung
292.89	Sedativa-, Hypnotika- oder Anxiolytikainduzierte sexuelle Funktionsstörung
202.89	Sedativa-, Hypnotika- oder Anxiolytikainduzierte Schlafstörung
292.9	NNB Störung im Zusammenhang mit Sedativa, Hypnotika oder Anxiolytika

Störungen im Zusammenhang mit multiplen Substanzen

304.80	Polytoxikomanie ohne Morphintyp

Störungen im Zusammenhang mit anderen (oder unbekannten) Substanzen

Störungen durch Konsum von anderen (oder unbekannten) Substanzen

304.90	Abhängigkeit von anderer (oder unbekannter) Substanz
305.90	Mißbrauch von anderer (oder unbekannter) Substanz

Durch andere (oder unbekannte) Substanzen induzierte Störungen

292.89	Intoxikation mit anderer (oder unbekannter) Substanz
292.0	Entzug von anderer (oder unbekannter) Substanz
292.81	Durch andere (oder unbekannte) Substanz induziertes Delir
292.82	Durch andere (oder unbekannte) Substanz induzierte persistierende Demenz
292.83	Durch andere (oder unbekannte) Substanz induzierte persistierende amnestische Störung
292.xx	Durch andere (oder unbekannte) Substanz induzierte psychotische Störung
.11	Mit Wahn
.12	Mit Halluzinationen
292.84	Durch andere (oder unbekannte) Substanz undizierte affektive Störung
292.89	Durch andere (oder unbekannte) Substanz induzierte Angststörung
292.89	Durch andere (oder unbekannte) Substanz induzierte sexuelle Funktionsstörung
292.89	Durch andere (oder unbekannte) Substanz induzierte Schlafstörung
292.9	NNB Störung im Zusammenhang mit anderer (oder unbekannter) Substanz

Prinzipien der Therapie der Drogenabhängigkeit

Die Therapieprinzipien bei Drogenabhängigen entsprechen im wesentlichen denen anderer Suchtkranker. Es gelten daher grundlegend die Ausführungen des vorne stehenden Kapitels „Grundlagen der Klinik".

Bei der Therapie Drogenabhängiger sind allerdings in besonderem Maß die Rahmenbedingungen, die durch das süchtige Syndrom geprägt sind, zu beachten. Die Effektivität der Maßnahmen hängt von der vorab zu klärenden *Compliance* ab: Ist der Patient bereit zur Einschränkung des Drogenkonsums oder gar zur Abstinenz oder zur Teilnahme an einem Substitutionsprogramm?

Die Wahl der Mittel wird sich - unter Berücksichtigung der Nebenwirkungen - nach diesen Rahmenbedingungen zu richten haben.

Die Details zu diesen Grundfragen sind im Abschnitt „Klinische Grundlagen" dargestellt, sie sollen hier nur ganz kurz nochmals erwähnt werden.

Therapieziele

Die Ziele der Behandlung inklusive einer Substitutionstherapie mit Methadon sind grundsätzlich an einer Therapiezielehierarchie auszurichten (vgl. Abb. E-2.):

1. Sicherung des Überlebens (v.a. Substitution)
2. gesundheitliche Stabilisierung (v.a. Substitution)
3. Reduktion und Einstellen des Beigebrauchs (v.a. Substitution)
4. Reduktion von Methadon in kleinen Schritten (Substitution)
5. Opiatfreiheit (Totalabstinenz)
6. zufriedene Lebensführung in Abstinenz.

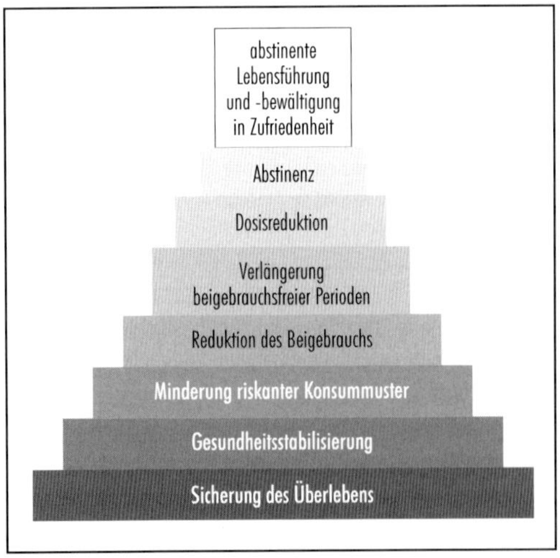
abstinente Lebensführung und -bewältigung in Zufriedenheit
Abstinenz
Dosisreduktion
Verlängerung beigebrauchsfreier Perioden
Reduktion des Beigebrauchs
Minderung riskanter Konsummuster
Gesundheitsstabilisierung
Sicherung des Überlebens

Abb. E-2: Medizinisch-psychotherapeutische Therapiezielehierarchie bei der Substitutionsbehandlung (nach Körkel u. Kruse 1993).

Parallel zu den medizinischen Maßnahmen ist zunehmend die psychische Stabilisierung und die soziale Rehabilitation und Reintegration zu betreiben.

Das Erreichen dieser Teilziele/Ziele hängt wesentlich

- vom *Zustand,*
- der *individuellen Situation* und
- von der *Veränderungsmotivation* des Opiatabhängigen ab.

Zu starke Prinzipientreue des Arztes kann kontraproduktiv sein und den Patienten überfordern.

Das Drängen auf baldige körperliche Entgiftung kann beispielsweise auch negativ ausgehen, da beim Patienten häufig kein tragfähiges weiterführendes Konzept besteht und dann wieder schwere Rückfälle auftreten. Nach abgebrochener Entgiftung besteht eine hohe Anfälligkeit für tödlich ausgehenden Opiatkonsum durch Überdosis (Atemstillstand) aufgrund einer Hypersensitivität der Opiatrezeptoren.

Therapiephasen

Stabilisierungstherapie

Diese Therapie kommt vor allem für Opiatabhängige in Frage. Für dieses erste therapeutische Ziel ist derzeit die *Substitution* mit einem Opiat wie Methadon (bzw. L-Methadon) eine übliche Methode. Meist kommen die Patienten wegen Beschaffungsstreß zum Arzt und suchen Hilfe, ohne jedoch schon entgiften zu können. Die Substitutionstherapie steht dann an. Sie wird in der Folge ausführlich behandelt.

Motivierungstherapie

Diese Phase (oder Ebene) der Therapie soll die Veränderungsmotivation aufbauen. Sie ist bei Drogenabhängigen schwerer zu erreichen, da diese Patienten wegen ihres geringen Alters im Vergleich zu Alkoholikern kaum das Gefühl haben, „etwas im Leben verloren zu haben" und auch glauben, nur „wenig gewinnen zu können". Sie ist jedoch bedeutsam, um weitere Verluste bzw. Schäden im körperlichen, psychischen und sozialen Bereich vermeiden zu können. Die Motivierungstherapie („motivationale Intervention") beginnt bereits beim ersten Kontakt mit dem Patienten.

Entzugstherapie

Der Entzug von den relevanten Substanzen muß erfahrungsgemäß oft mehrmals in der Karriere des Drogenabhängigen durchgeführt werden. Er ist auch angezeigt, wenn der Beigebrauch neben der Substitution zu gefährlich wird oder wenn er ambulant nicht reduziert werden kann und natürlich insbesondere als Vorbereitung für die abstinenzorientierte Entwöhnungstherapie.

Ein ambulanter Entzug ist bei Patienten, die bei ihrem Weg von und zur Therapieeinrichtung eine offene Drogenszene durchqueren müssen (Hauptbahnhof!), nur dann erfolgversprechend, wenn sie sehr motiviert und stabil sind.

Die Entzugstherapie erfolgt nach verschiedenen substanzspezifischen Schemata, die im folgenden substanzbezogen dargestellt werden. Vor allem die Entzugstherapie bei Opiatabhängigen wird ausführlich dargestellt. Für diesen Personenkreis werden auch vielfältige Organisationsformen der Therapie (z.B. der Mutter-mit-Kind-Entzug) bereitgestellt.

Entwöhnungstherapie

Ist der Drogenabhängige ausreichend motiviert, dann steht eine Entwöhnungstherapie an, die in der Regel vollstationär für mehr als 6 Monate durchgeführt wird. Vor dem Programm der Kostendämpfung im Gesundheitswesen (Gesundheitsstrukturgesetz, GSG 1992)

Abb. E-3: Kurzgutachten für den Kostenträger zur Indikation „Entwöhnungstherapie".

Kurzgutachten für den Kostenträger zur Indikation „Entwöhnungstherapie"

Der / die Patient/in ____________________
geb.: ____________________
wohnhaft in ____________________
ist drogenabhängig
(ICD 10 / Diagnose): ____________________

Eine Entwöhnungstherapie ist dringlich angezeigt.
Der / die Patient/in ist adäquat therapiemotiviert.
Ansteckende Krankheiten liegen nicht vor. Der Zahnstatus ist (wird) saniert.
Aus gegenwärtiger ärztlicher Sicht ist der Patient gesundheitlich auch in der Lage, eine Entwöhnungstherapie zu absolvieren.

wichtige Laborbefunde:
____
____
____

weitere Besonderheiten:
____
____

Dr. Mustermann Datum:

und der Rentenreform waren bis zu 1½ Jahren (18 Monate) vollstationäre Therapie angezeigt und finanziert. Für die Kostenübernahme muß ein ärztliches Kurzgutachten (vgl. Abb. E-2) und ein Sozialbericht im Rahmen des Kostenübernahmeantrags gestellt werden. Die Beantragung übernimmt am besten ein Sozialpädagoge. Die Beantragung kann mit vielen Rückfragen des Kostenträgers (ausführlicher Arztbericht) verbunden sein.

Materielle Voraussetzung für die Entwöhnungstherapie ist die Kostenübernahme durch den Rentenversicherungsträger. Parallel dazu ist eine geeignete Einrichtung zu suchen und dort ebenfalls (vor allem von seiten des Patienten) ein Aufnahmeantrag zur Therapie zu stellen. Die Wartezeit beträgt mehrere Wochen bis einige Monate.

Die Therapieprinzipien finden sich in Kapitel C „Klinische Grundlagen“ (S. 75).

In letzter Zeit wird vermehrt versucht, ambulante Therapieprogramme anzubieten.

Rehabilitation

Ein wichtiger Bereich ist die Rehabilitation Drogenabhängiger. Dazu werden die *Adaptionsphasen* nach der vollstationären Therapie zur Einpassung in die zukünftige soziale Welt genutzt. Betreute Wohngemeinschaften und teilweise auch betreute Arbeitsplätze sind hilfreich. Zur Frage der regionalen Angebote empfiehlt es sich, die Organisationen der Wohlfahrtshilfe zu befragen (s. auch Anhang N).

Drogenspezifische Therapiestrategien

Therapie bei Cannabisabhängigkeit

Der Cannabiskonsum ist bedauerlicherweise bereits zu einer Standarddroge bei einem beträchtlichen Teil der Jugendlichen geworden. In dieser Situation kann nur verständnisvolles, geduldiges, aber den Konsum im Grunde konsequent ablehnendes Begleiten des Jugendlichen helfen. Hauptsächlich sind es die sozialen Nachteile, die dem Konsumenten drohen, die eine kritische Haltung begründen. Abhängigkeit liegt beim Nicht-Aufhören-Können vor.

Eine *Notfalltherapie* ist so gut wie nicht erforderlich.

Eine *Entzugstherapie* ist wegen geringer körperlicher Abhängigkeit im engeren Sinne nicht nötig. Absetzen von Cannabis kann ohne Probleme erfolgen, es treten in der Regel nur vegetative Störungen auf, die einige Tage anhalten.

Bei Abhängigkeitskranken ist eine *Entwöhnungstherapie,* in der Regel ambulant, indiziert und ausreichend. Ziel der Therapie ist ein erhöhtes Risikobewußtsein, die Analyse der psychosozialen Funktionen des Cannabiskonsums, der Aufbau von alternativen Verhaltensweisen und das Meiden Cannabis-konsumierender Bezugspersonen. Es gibt übrigens auch in Holland, dem Land der Cannabis anbietenden Coffee-Shops, die Erkenntnis, daß Cannabis psychisch abhängig machen kann.

Therapie bei Ecstasyabhängigkeit

Im Vordergrund steht auch hier die *Motivierung zur Verhaltensänderung.* Es sollten Gespräche zur Klärung der psychosozialen Situation der Jugendlichen geführt werden. Falls die Bezugsgruppe hochgradig risikofreudig ist, sollte eine Veränderung angestrebt werden. Dies wird allerdings am besten über Peer-group-Prävention erreicht (Herausfinden eines akzeptierten cleanen Freundes).

Wichtig ist die Erreichbarkeit für die Jugendlichen. Strafende Haltungen sind längstmöglich zu vermeiden, jedoch ist eine deutliche und beständige Haltung der Mißbilligung des Drogenkonsums zweckmäßig. Auch die Botschaft, „Es ist okay, kein Ecstasy zu nehmen“ muß ankommen. Der Arzt sollte die Aufklärung über Gesundheitsrisiken ohne Angstmache betreiben.

Die *Notfalltherapie* muß bei somatischen Komplikationen zunächst symptomatisch sein (s. Kap. J „Drogennotfälle“, vgl. auch einschlägige Bücher der Notfallmedizin) (Tab. E-14).

Die psychiatrische Akuttherapie zielt auf die antipsychotische Therapie (akut) und evtl. antidepressive Therapie (subakut).

Möglicherweise sind bei depressiven Syndromen die selektiven Serotoninblocker (SSRI) nicht wirksam. Daher kann eher Amitriptylin vor allem bei agitierten Zustandsbildern oder Clomipramin bei gehemmten Zustandsbildern

Tab. E-14: Ecstasy-Notfalltherapie (nach Freye 1997b)

Unruhe	→	Beta-Blocker
Tachykardie	→	verbale Beruhigung, ggf. 10 mg Diazepam i.v.
Hyperthermie	→	Eisbeutel in Leiste
Psychose	→	Haloperidol, Einweisung in psychiatrische Akutstation
Neurologische Ausfälle	→	spez. Diagnostik u. Therapie

gegeben werden. In dem Bereich der klinisch relevanten depressiven Folgezustände sind noch mehr klinische Fallbeobachtungen erforderlich, vor allem auch durch niedergelassene Ärzte.

Eine *Entzugstherapie* ist im Regelfall nur beim Wunsch, sich abzuschirmen stationär sinnvoll. Einzelne Beobachtungen zeigen passagere Bluthochdruckkrisen um den 3.–5. Tag (Tretter 1997b).

Eine *Entwöhnungstherapie* kann ambulant erfolgen.

Therapie bei LSD-Abhängigkeit

Der LSD-Konsum kann nur episodenhaft erfolgen, denn meist sind die Konsumenten nicht lange in der Lage, sich so weit und so lange, wie es LSD-Räusche implizieren, aus der Alltagsrealität auszukoppeln. Dennoch kann sich eine psychische Abhängigkeit entwickeln.

Notfalltherapeutisch ist vor allem die Anxiolyse dringlich, womöglich durch ein vertrauensbildendes Gespräch (talk down), ggf. mit 10 mg Diazepam i.v. oder bei ausgeprägter psychotischer Symptomatik mit 1–2 x 5 mg Haloperidol i.v. Komplikationen sind LSD-induzierte Psychosen.

Eine *Entzugstherapie* im engeren Sinne ist nicht nötig, da körperliche Entzugssymptome nicht auftreten.

Problematischer ist die psychische Abhängigkeit, die in einer sehr speziell gehaltenen *Entwöhnungstherapie* behandelt werden muß. Im Vordergrund steht das schwierig zu bearbeitende Bedürfnis nach „anderen" Erfahrungen. Vor allem in kreativen Berufen Tätige sind hier schwer davon zu überzeugen, daß die Substanz eher schadet, als daß sie nutzt.

Therapie bei Kokainabhängigkeit

Auch der Kokainkonsument ist von einer starken kreativ-hedonistischen Motivation angetrieben. Viele in kreativen Berufen Tätige nehmen diese Droge, die sowohl eine Stimulation des Denkens wie auch eine Erhöhung des Selbstwertgefühls bis zur Manie erzeugt.

Die *Notfalltherapie* zielt auf die Normalisierung der kardiovaskulären Hyperaktivität ab:

- bei ventrikulärer bzw. supraventrikulärer Arrhythmie Beta-Blocker oder Verapamil,
- bei Tachykardie Lidocain,
- bei Hypertonie Clonidin, Natriumprussid oder Glycerolnitrat.

Die *Entzugstherapie* ist in der Regel ambulant durchführbar, wobei die Entzugssymptome als allgemeine „Unterfunktionen" zusammenfassend begriffen werden können (Antriebslosigkeit, Müdigkeit, Bradykardie, Hypotonie usw.).

Die *Entwöhnungstherapie* kann im Regelfall bei reinen Kokainisten ganz gut ambulant durchgeführt werden, bei schweren Fällen ist eine stationäre Therapie angezeigt.

Auch hier ist die Therapie sehr individuell zu gestalten. Sie fällt in der Regel aus den Programmen der typischen Drogentherapie heraus: Kokainabhängige fühlen sich auch besser als die „kaputten Junkies" aus der Heroinszene und akzeptieren stationäre Drogentherapieprogramme schlecht.

Therapie bei Benzodiazepin- bzw. Barbituratabhängigkeit

Bei ausschließlich Benzodiazepinabhängigen beruht die Abhängigkeit in der Regel auf iatrogenen Verordnungen, sie bleibt aber dann meist im Niedrigdosis-Bereich (bis ca. 20 mg Diazepam Dosisäquivalenten pro Tag). Bei Opiatabhängigen hingegen ist eine Hochdosis-Abhängigkeit gegeben, bei der ca. 30–50 mg Diazepamäquivalente auf einmal oral eingenommen werden, mit Tagesdosierungen um ca. 100 mg Diazepamäquivalenten und mehr. Hier wird nur die Hochdosisproblematik behandelt (vgl. Kapitel „Medikamentenabhängigkeit").

Die Notfalltherapie konzentriert sich auf die Aufrechterhaltung der Atemfunktion. Antagonistengabe (Flumazenil) hilft immer (jedoch nur minutenlanger Effekt).

Die *Entzugssymptomatik* ist von Wahrnehmungsstörungen, Angst, Unruhe, diffusen somatischen Beschwerden bis hin zu Krampfanfällen und Delir geprägt (vgl. Ladewig u. Stohler 1994). Tückisch ist der schleichende Verlauf der Symptomatik, die etwa am 5.–6. Tag plötzlich ihren Höhepunkt hat.

Die *Entzugstherapie* von diesen Substanzen soll möglichst stationär erfolgen, da das Risikio von zerebralen Krampfanfällen und deliranten Syndromen relativ hoch ist.

Die medikamentöse Ebene der Entzugstherapie besteht prinzipiell in der gestuften Dosisreduktion der Benzodiazepine.

Wenn die aktuelle Dosierung zuverlässig bekannt ist, kann die Dosis jeden 3. Tag um 20–30% reduziert werden. Es wird auch eine wöchentliche Dosisreduktion empfohlen, was jedoch im stationären Bereich kaum praktikabel ist.

Pragmatisch können bei Hochdosis-Konsumenten etwa 3–4 x 5–10 mg Diazepam für etwa 5 Tage gegeben werden und dann jeden 2. oder 3. Tag um 5 mg und ab 5 mg in kleinen Schritten reduziert werden. Generell sollte erst ab dem 6. oder 7. Tag forcierter reduziert werden.

Zusätzlich kann ggf. auch 3 x 200 mg Carbamazepin zum Krampfschutz verabreicht werden (s. Medikamentenliste, S. 342). Das umfangreiche Nebenwirkungsspektrum von Carbamazepin sollte nicht unterschätzt werden. Unter Carbamazepinschutz kann auch ambulant unter besonders langsamer Reduktion der Benzodiazepindosierung entzogen werden.

Bei einem deliranten Medikamententzugssyndrom (optische Halluzuinationen, Unruhe, Schreckhaftigkeit etc.) ist häufig Clomethiazol oral oder i.v. das beste Mittel, das meist nach 2–3 Tagen wieder zur Normalisierung des Zustands führt. Die detaillierten Therapieempfehlungen sind bereits beim Delirium tremens des Alkoholismus (s. S. 109) ausgeführt. Benzodiazepine müssen in dieser Situation häufig in extrem hohen Dosierungen verabreicht werden und scheinen aus klinischer Erfahrung weniger wirksam zu sein.

Die Behandlung der *Barbituratentzugssyndrome* verläuft prinzipiell wie die Therapie der Benzodiazepinentzugssyndrome. Es ist jedoch darauf zu achten, daß eine längere Entzugsdauer zu planen ist und daß auch ein Krampfschutz z.B. mit Carbamazepin sehr zweckmäßig ist.

Therapie kombinierter Entzugssyndrome

Bei kombinierter Abhängigkeit von Alkohol und Benzodiazepinen sollte die Entzugsbehandlung zunächst mit Clomethiazol begonnen werden, da dieses Medikament für den Alkoholentzug am effektivsten ist. Beim Herunterdosieren kann man rasch auf Diazepam umsetzen oder mit 3 x 5–10 mg Diazepam langsam einsteigen, bis ca. zum 7. Entzugstag warten und dann Diazepam reduzieren. Auch eine verlängerte Clomethiazolmonotherapie kann erwogen werden.

Die *Entwöhnungstherapie* bei Benzodiazepin- bzw. Barbituratabhängigkeit gestaltet sich wie bei anderen Suchtproblemen. Bei der Niedrigdosisabhängigkeit ist auf die Primärsymptomatik zu achten und es sind alternative Strategien der Bewältigung dieser Symptome zu entwikkeln. Die Entwöhnungstherapie erfolgt ambulant oder stationär.

Therapie bei Opiatabhängigkeit

Die Heroinabhängigkeit ist eine recht therapierefraktäre Erkrankung mit hoher Letalität (2–4%/Jahr). Ihre Behandlung ist besonders komplex. Da in über 80% eine „Polytoxikomanie" vorliegt, muß die Abhängigkeit von anderen Stoffen mitbehandelt werden.

Wegen der Bedeutung dieser Abhängigkeit erfolgt hier eine besonders detaillierte Darstellung.

Die *Motivationstherapie* muß sehr konsequent und anhaltend durchgeführt werden. Sie unterscheidet sich kaum von der anderer Abhängiger und wird daher hier nicht weiter dargestellt (s. Kapitel C „Klinische Grundlagen", S. 65). Häufig ist als erster Schritt zunächst nur die *Substitutionstherapie* möglich, die in der Folge detailliert dargestellt wird. Erst nach und nach kann die *Entzugstherapie* mit anhaltendem Erfolg durchgeführt werden. Die *Entwöhnungstherapie* setzt eine besonders hohe Motivation voraus, in der Regel haben allerdings bis zu 60% der Patienten einer Entwöhnungstherapie die Therapie unter strafrechtlichen Auflagen begonnen („Therapie statt Strafe").

Entzugstherapie

Die Entzugssymptomatik bei Opiatabhängigen stellt sich grob gesagt klinisch wie eine schwere Magen-Darm-Grippe dar, die vor allem subjektiv Schwierigkeiten bereitet (vgl. Abb. E-4). Für Forschungs- und Dokumentationszwecke ist daher die Anwendung einer Selbstbeurteilungsskala zweckmäßig (Tab. E-15).

Entzugssyndrome von zusätzlich gebrauchten Stoffen können bedrohliche Formen annehmen (z.B. Entzugskrampfanfälle bei Benzodiazepin- und Barbituratbeigebrauch). Daher ist vor Beginn des Opiatentzugs auf das Beigebrauchsmuster zu achten (Abb. E-5).

Der Verlauf der Entzugssymptome in Hinblick auf Intensität und Dauer wird in der Literatur kontrovers beurteilt. Entscheidend ist die Differenzierung von Opiaten wie Morphin und Opioiden wie Methadon (Abb. E-6).

Die konsumierte Menge sowie Häufigkeit und Dauer des Konsums von Heroin (bzw. auch Codein) ist anamnestisch der wichtigste Fragenbereich, aus dem sich der Grad der Abhängigkeit ableiten läßt. Allerdings sind die Drogenabhängigen in ihren Angaben so unzuverlässig, daß hier häufig deutlich überhöhte Angaben gemacht werden, um möglichst viele Medikamente zum Entzug „herauszuschlagen". Geht man allerdings zu wenig auf die diesbezüglichen Vorstellungen der Drogenabhängigen ein, dann besteht die Gefahr des Therapieabbruchs durch die Patienten. Die Beurteilung der Entzugssymptome (Entzugsverlauf) kann am besten mit Selbst- und Fremdbeurteilungsbögen erfolgen, wobei die subjektive Beeinträchtigung länger andauert als die objektive (vgl. Loimer et al. 1989; Abb. E-7).

Ein enger Zusammenhang zwischen Dauer und Intensität des Konsums einerseits und der Schwere des Entzugs andererseits ist nicht nachweisbar.

Organisatorisch ist vor allem wegen des großen „Drogenhungers" ein stationärer Entzug die Therapie der Wahl. Sie sollte auf einer spezialisierten Drogenentzugsstation („qualifizierter Drogenentzug") vorgenommen werden. Dort ist ein multiprofessionelles Team tätig, das die medizinischen, psychischen und sozialen Problemkreise integrierend angeht.

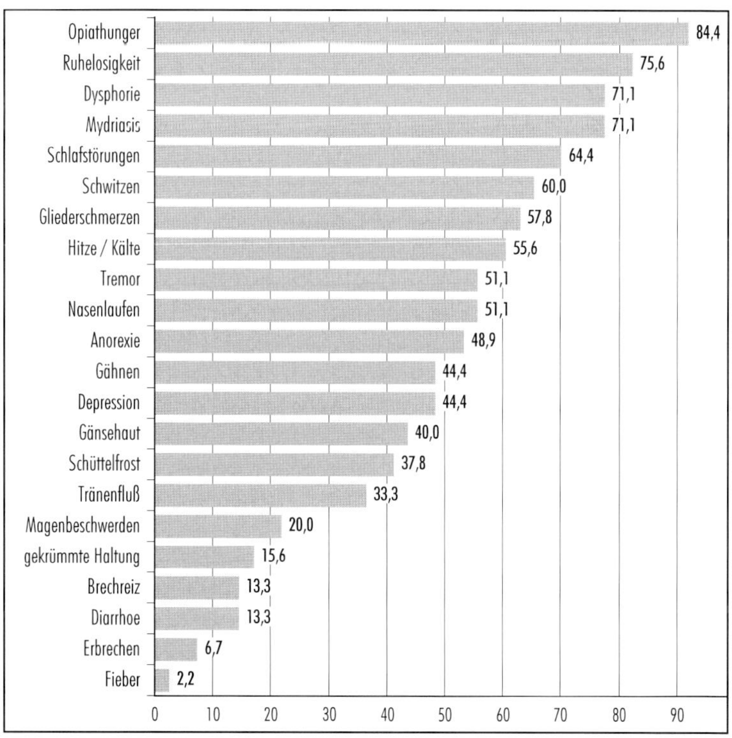

Abb. E-4: Häufigkeit der Symptomangabe beim „kalten Opiatentzug" (nach Keup 1982).

Tab. E-15: Skala zur Beurteilung der Entzugssymptome (nach Ladewig u. Stohler 1994)

Untersuchungsdatum						
Untersuchungstage	2.Tag	5.Tag	10.Tag	15.Tag	20.Tag	25.Tag
Gewicht						
Temperatur						
Puls						
Blutdruck						
Mydriasis						
Epileptischer Anfall						
Wahnideen						
Halluzinationen						
Schwitzen						
Tränen oder Nasenfluß						
Verlangen nach Drogen						
Gänsehaut						
Hitze- und Kältegefühl						
Gliederschmerzen						
Muskelzucken						
Durchfall						
Bauchkrämpfe						
Schwindelgefühl						
Erbrechen, Übelkeit						
Tremor						
Muskelverspannung						
Herzklopfen						
Schwächegefühl						
Gähnen						
Ruhelosigkeit						
Dysphorie, Reizbarkeit						
Angst						
Appetitlosigkeit						
Schlafstörung						
Sonstiges						

Einstufung: 0 = nicht vorhanden, 1 = wenig, 2 = mittel, 3 = stark

Da ein großer Teil der in Entzugseinrichtungen aufzunehmenden Patienten mit Methadon substituiert ist, besteht die Hauptaufgabe im Entzug von Methadon, Heroin und Benzodiazepinen.

Insgesamt besteht zur Frage der medikamentösen therapeutischen Entzugsstrategie eine unklare Situation mit vielfältigen Empfehlungen. Generell ist es günstiger, den Drogenabhängigen Medikamente zu geben, als das Risiko des frühzeitigen Therapieabbruchs einzugehen. Allerdings müssen die Regeln der Medikamentenabgabe genau geklärt werden.

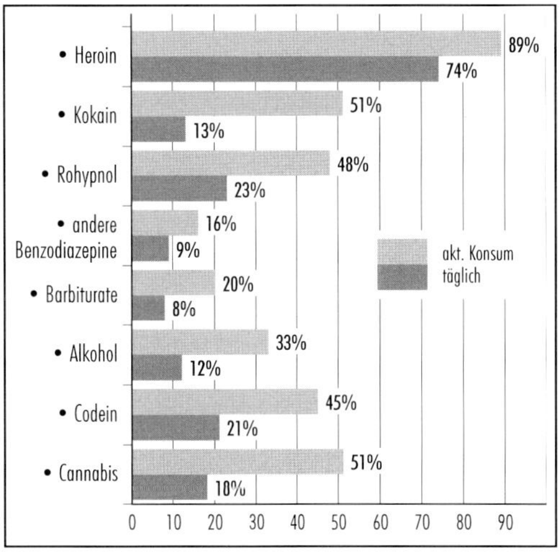

Abb. E-5: Konsumspektrum polytoxikomaner Patienten (inkl. Heroinabhängigkeit) bei Aufnahme zur stationären Entgiftung (nach Degkwitz u. Krausz 1995).

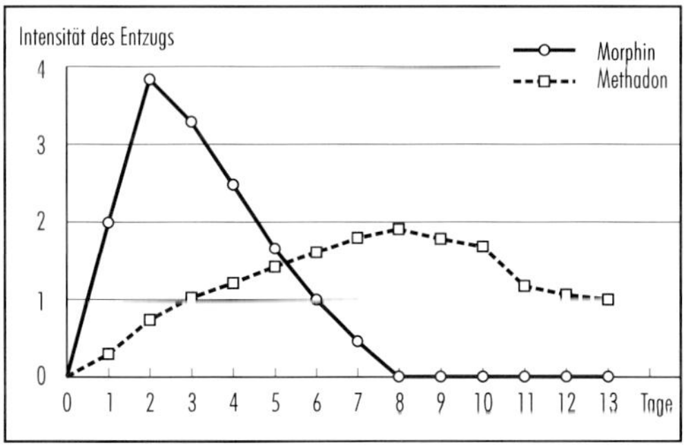

Abb. E-6: Zeit-Intensitäts-Profil des Entzugssyndroms bei Morphin- und Methadonadaption (nach Maurer 1973).

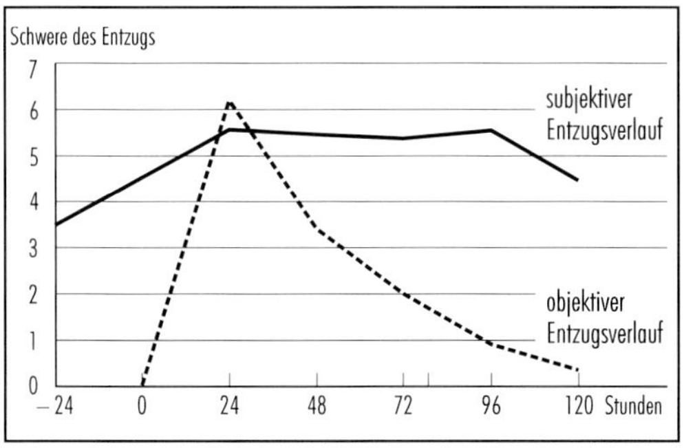

Abb. E-7: Verlauf der objektiv erhobenen Symptome (---Fremdbeurteilung) und der subjektiv erhobenen Symptome (Selbstbeurteilung) beim Opiatentzug mit deutlich längerer subjektiver Beeinträchtigung (nach Loimer et al. 1991).

Es gibt folgende medikamentöse Strategien des Opiatentzugs:

1. *Der „homologe Entzug" wie beispielsweise*
- der *Methadon-gestützte Entzug:* Dabei wird im Einvernehmen mit dem Patienten von der Ausgangsdosis Methadon (z.B. 40 mg) im „Blindflug", also „verdeckt" (ohne Angabe über die Dosis) für den Patienten, in 5-mg-Schritten bis etwa 5 mg und dann in 1-mg-Schritten die Dosis reduziert (Tab. E-16). Methadon wird in Fruchtsaft aufgelöst verabreicht, der – um psychogene Entzugssymptome zu reduzieren – noch einige Tage ohne Methadon weiter gegeben wird. Abendabgaben sind wegen unvorhersehbarer Atemantriebsminderung im Schlaf zu vermeiden.
- der *Dihydrocodein-gestützte Entzug:* Bei dieser Methode werden initial z.B. 3–4 x 1–2 Kps, oder besser Saft-Äquivalent, z.B: 3–4 x 5–15 ml 1% Saft verwendet, da die Compliance evtl. besser ist.

Dennoch wird die Wirkung der Strategie des homologen Entzugs möglicherweise überschätzt. Bei Dihydrocodein-Kapseln besteht das Problem, daß damit gern gedealt wird.

2. Grundlegend wird die Anwendung von *Clonidin* (z.B. 4–6 x 150 µg/d) zunehmend empfohlen, was allerdings eine gute Herz-Kreislauf-Kontrolle erfordert (Tab. E-17). Späte Abendmedikationen nur nach Blutdruck- und Pulskontrollen vornehmen.

Tab. E-16: Beispiel für eine langsame stationäre Herabdosierung mit Methadon

1. Tag:	10 mg – 10 mg – 0 mg
	(10 mg = 1 ml Methodan Lsg. 1%)
2. Tag.	8 mg – 10 mg – 0 mg
3. Tag:	8 mg – 8 mg – 0 mg
4. Tag:	6 mg – 8 mg – 0 mg
5. Tag:	6 mg – 6 mg – 0 mg
6. Tag:	6 mg – 4 mg – 0 mg
7. Tag:	4 mg – 4 mg – 0 mg
8. Tag:	4 mg – 2 mg – 0 mg
9. Tag:	2 mg – 2 mg – 0 mg
10. Tag:	2 mg – 0 mg – 0 mg

Tab. E-17: Beispiel für eine entzugsstützende Medikation mit Clonidin (nach Ladewig u. Stohler 1994)

1. Tag	0,5 Tbl. à 0,15 mg (150 µg) um 14 h (Testdosis), nach 1–2 h Blutdruck- und Pulsmessung, falls Blutdruck <120/80 und/oder Puls < 70: Besprechung mit dem Arzt, falls Testdosis gut vertragen wurde: 2 Tbl. à 0,15 mg 22 h
2. Tag	2 Tbl. à 0,15 mg 8 h, 1 Tbl. à 0,15 mg 15 h, 2 Tbl. 22 h
3.–5. Tag	gleiche Dosis wie Tag 2
6. Tag	1 Tbl. 8 h 0,5 Tbl. 15 h 1 Tbl. 22 h
7. Tag	0,5 Tbl. 8 h 0,5 Tbl. 22 h
8. Tag	0,5 Tbl. 22 h

3. Eine weithin bewährte Medikation besteht in der Gabe von *Doxepin* (Aponal®) wegen der zunächst sedierenden Wirkung. Eine niedrige Dosierung von etwa 3–4 x 25–50 mg p.o., also eine Tagesdosis von nicht mehr als 200 mg, wird im allgemeinen ausreichen. Bei höheren Dosen sind Herz-Kreislauf-Komplikationen deutlich häufiger (vgl. Täschner 1986). Die Anfertigung eines EKG ist vorher unbedingt erforderlich. Inzwischen wird Doxepin wieder als Rauschmittel mißbraucht (offensichtlich anticholinerger Rauscheffekt).

4. Traditionsgemäß wird noch der *„kalte“ Entzug* praktiziert. Es wird dabei nur eine *symptomatische Medikation* appliziert:

- *Antidiarrhö-Mittel* wie Kohle (z.B. Kohlekompretten 3–5 x 2) oder Loperamid (Imodium®) initial 2 Kapseln, dann 1 Kapsel nach jedem ungeformten Stuhl (4–6 Kapseln/d).
- *Bauchkoliken* können mit einer Wärmeflasche und evtl. mit N-Butyl-Scopolamin (Buscopan®) kurzzeitig behandelt werden.
- *Muskel- und Gelenkschmerzen* sprechen z.B. auf antirheumatische Salben gut an. Auch Magnesium-Präparate helfen hier.
- *Unruhe:* bis zu 300 mg Perazin.

Diese Mittel werden natürlich auch zur Unterstützung des „warmen“ Entzugs verwandt.

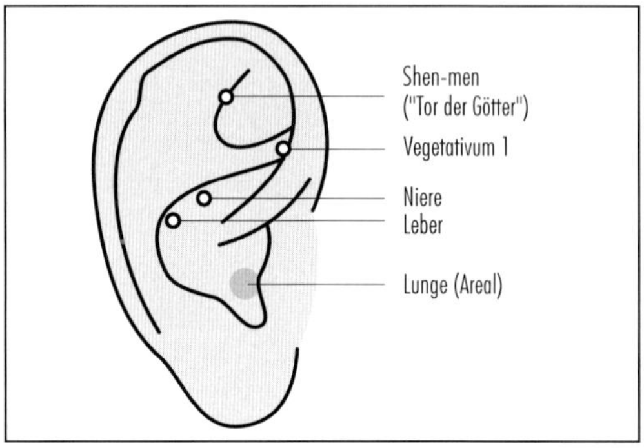

Abb. E-8: Ohrakupunktur-Punkte für die Entzugstherapie

5. Opiatentzug unter Akupunktur

Auch in unserer Klinik setzen wir die Akupunktur als entzugsstützende Maßnahme ein. Vorzugsweise werden Ohrpunkte mit Nadeln (Abb. E-8) gereizt. Die Patienten tragen die Nadeln für etwa eine Stunde im dunklen Raum in entspannter Haltung und mit ruhiger Musik ihrer Wahl. Die Patienten reagieren unterschiedlich auf dieses Therapieangebot: Nicht alle wollen diese Methode bei sich anwenden lassen, einige brechen das Verfahren ab, andere fühlen sich besser. Eine Objektivierung der Effekte ist trotz theoretischer Hinweise noch nicht gelungen. Unsere Ansicht aber ist, daß wir diese Methode anwenden, wenn die Patienten dies wünschen.

6. Opiatentzug durch Antagonistengabe unter Narkose („Narkoseentzug“)

Wegen der bei Methadonentzügen beobachtbaren hohen Abbruchraten von 30–40% wurde schon seit den 70er Jahren versucht, den Entzug durch Anwendung von Opiatantagonisten (Naloxon, Naltrexon) zu beschleunigen. Dabei mußten sedierende Substanzen (Diazepam) verwendet werden, um den Entzugsverlauf wegen der dabei häufig besonders intensiven Entzugssymptomatik erträglicher zu gestalten. Einer Wiener Forschergruppe gelang es, den Entzug von Methadon unter Narkose mit hochdosierter Antagonistengabe bis auf eine Woche zu verkürzen (Loimer et al. 1988). Wegen des enormen technisch-organisatorischen Aufwands wurde dieses Verfahren zunächst nicht in die Praxis eingeführt. Der israelische multinationale Konzern Cita etablierte jedoch dieses Verfahren in modifizierter Form für die breite praktische Anwendung, allerdings mit intensivem Werbegebaren. In Deutschland wurde das Wiener Verfahren im Organisationsrahmen eines öffentlichen Krankenhauses 1995 zunächst in unserer Klinik eingeführt (Tretter et al. 1996).

Narkose-Entzug

Das Verfahren ist wie folgt strukturiert:

1. Auswahl, Aufnahme und Merkmale der Patienten

Grundvoraussetzungen sind:

- mehrjährige Opiatabhängigkeit
- Ausschluß der Abhängigkeit von Benzodiazepinen bzw. Alkohol, da konsekutive Komplikationen in Form von Delirien und Krampfanfällen zu befürchten sind.
- Erfolglosigkeit eines konventionellen Entzugs (Heilversuch).

Als bevorzugte Zielgruppe der *Indikationsstellung* gelten daher folgende Patientengruppen:

- *abstinenzmotivierte Methadon- oder Codeinsubstituierte*, die das völlige Absetzen des Methadons weder ambulant noch stationär schaffen und bei ca. 5–10 mg Methadon „hängen" bleiben
- auch *sozial integrierte Patienten*, die mit Codeinpräparaten oder mit Methadon substituiert sind und den langwierigen Entzug (ca. 3–4 Wochen) nicht durchführen können, ohne ihren Beruf zu gefährden
- *abstinenzmotivierte opiatabhängige Patienten (z. B. Heroinabhängige)*, die eine Entwöhnungstherapie antreten wollen, die aber trotz mehrfacher Versuche in den letzten Monaten auch den methadongestützten körperlichen Entzug nicht schafften.

Die interessierten Patienten müssen zunächst einen umfangreichen Fragebogen beantworten, aus dem die Eignung, die Motivation und die Weiterbehandlung grundsätzlich erkennbar sein müssen.

2. Voruntersuchung

Nach der Anmeldung erfolgt ein ambulantes klinisches Screening der allgemeinmedizinischen Lage in Hinblick auf die Eignung zum Narkoseentzug. Anschließend erfolgt eine stationäre Therapievorbereitung für 2 Tage.

3. Intensivbehandlung

- Am 3. Tag kommen die Patienten auf unsere Intensivstation. Dort werden sie mit einem zentralvenösen Katheter, Magensonde, Blasendauerkatheter und arteriellen Zugang

Tab. E-18: Medikamente (Handelsnamen) und Dosierungen beim narkosegestützten Opiatentzug (vgl. Tretter et al. 1996)

Prämedikation:
Antra 40 mg i.v., Rocephin 2 g i.v., Ringerlösung 1000 ml i.v., Dormicum 5 mg i.v.
Einleitung:
Dormicum 10 mg, Norcuron 1 mg i.v., Klimofol 3 mg/kgKG, Lysthenon 100 mg ggf. bei Bradykardie Atropin 0,5 mg, Ringerlösung 20 ml/kgKG/h
Narkose:
Klimofol 5–9 mg/kgKG/h ggf. bis max. 2 h nach Einleitung bis zu 15 mg Dormicum ggf. zum Legen von art. u. ven. Kathetern 3 mg Norcuron, Ringerlösung 20 ml/kgKG/h
Entzugsphase:
Klimofol 5–9 mg/kgKG/h, Ringerlosung 12–15 ml/kgKG/h, Naltrexon 150 mg über Magensonde, Paracefan 1–2 µg/kgKG/h, bei rez. Erbrechen erneut nach 2 h 100 mg; bei rez. Erbrechen Navoban 1 Amp. 2–5 ml langsam, $NaHCO_3$-Ausgleich und Kaliumsubstitution nach Bedarf bei akuter Bradykardie 0,5–1 mg Atropin i.v. oder 1–5 mg Alupent i.v., bei anhaltender Bradykardie Atropin 0,5–1 mg i.m
Intensiv-Überwachungsphase:
Paracefan: ausschleichende Dosisreduktion auf 0,3 µg/kgKG/h vor Verlegung Ringerlösung: ausschleichende Reduktion auf 5 ml/kgKG/h vor Verlegung bei rez. Erbrechen Navoban 2 ml langsam i.v. $NaHCO_3$-Ausgleich und Kaliumsubstitution nach Bedarf bei akuter Bradykardie 0,5–1 mg Atropin i.v. oder 1–5 mg Alupent i.v. bei anhaltender Bradykardie Atropin 0,5–1 mg i.m Sedierung mit Atosil oder and. Neuroleptika, ggf auch mit Diazepam
Anm.: Diese Auflistung enthält nur die Routinedosierungen und häufig eingesetzte Medikamente beim Narkoseentzug. Je nach Bedarf kommen die üblichen intensivmedizinischen Therapiemaßnahmen zum Einsatz.

versorgt. Es erfolgt ein kontinuierliches Monitoring der Herz-, Atem- und ggf. der Gehirnfunktionen (Tab. E-18).

- Nach Einleitung der Narkose werden 150 mg Naltrexon per Magenschlauch oral verabreicht. Die Narkose dauert ca. 6 Stunden.
- Unmittelbar nach der Narkose folgt eine Überwachungsphase über ca. 14 Stunden.

4. Stationäre Nachbehandlung
Die Patienten kommen nach der Intensiv-Überwachungsphase auf die Suchtaufnahmestation zurück. Dort bleiben sie noch 2 bis 4 Tage. Clonidin und Perazin werden zur Therapie von Symptomen der Unruhe erfolgreich eingesetzt.

Wenn der Patient eine ambulante Therapie bevorzugt, wird Naltrexon (ca. 50 mg/Tag für 6 Monate) zur Stabilisierung verabreicht.

5. Ambulante Nachbehandlung
Die externe Weiterbehandlung erfolgt mit einem ambulanten Entwöhnungstherapieprogramm über die Schwerpunktpraxis eines Anästhesisten, durch niedergelassene Ärzte oder über Beratungsstellen.

6. Ergebnisse
Während der Narkosephase zeigen sich in der Regel nur wenige Entzugssymptome. Nach der Narkose dominiert die motorische Unruhe. Am Folgetag der Narkose, nach Rückverlegung auf die Suchtstation, sind einige Patienten voll mobil und entlassungsfähig. Meist bestehen weiterhin Entzugssymptome, die mit Perazin (ca. 100 mg/d) und Clonidin (ca. 800 µg/d) behandelt werden und sich am 3. Tag meist überraschend schnell rückbilden. Benzodiazepine werden vermieden, um die anschließende Teilnahme an abstinenzorientierten Programmen nicht zu erschweren.

Bis auf anhaltende Hypokaliämien treten keine körperlichen Probleme auf. Einige Patienten haben mehr als eine Woche, manche auch mehrere Wochen lang (Non-Responder) Entzugssymptome.

Eine Katamnese kann zum poststationären Verlauf wegen der Kürze der Laufzeit des Projekts noch nicht vorgelegt werden.

Es zeichnen sich folgende Trends ab:

- Einigen Patienten gelingt es problemlos, *clean* zu bleiben.
- Die meisten Patienten (ca. 60%) zeigen einen zufriedenstellenden Verlauf, ggf. mit einigen kurzen Rückfällen.
- Einige Patienten haben im Verlauf mehrerer Wochen anhaltende, schwere Entzugssymptome mit agitiert depressivem Akzent.
- Einige Patienten steigen auf Alkohol und/oder Benzodiazepine um.
- Im Verlauf eines Jahres nach dem Entzug sterben etwa 3%, was der durchschnittlichen Letalität entspricht. Die detaillierten bisherigen Ergebnisse sind in Tretter et al. (1996) festgehalten.

Vorläufige Bewertung des narkosegestützten Opiatentzugs

1. Effektivität des Verfahrens
Der besondere Vorteil des forcierten narkosegestützten Opiatentzugs liegt darin, daß er den nach allgemeiner klinischer Einschätzung etwa 2 bis 4 Wochen dauernden Entzug von Codein und vor allem von Methadon auf etwa eine Woche verkürzen kann. Die verbleibende Symptomatik kann offensichtlich (auch ambulant) gut mit Clonidin und Perazin behandelt werden.

Es gibt Patienten, die extrem gut auf diese Entzugsmethode reagieren und bereits am Tag nach der Narkose voll mobil und klinisch unauffällig sind und sich subjektiv sehr gut fühlen. Dieses Phänomen kann man bei kalten Entzügen nicht beobachten.

Eine vergleichende Beurteilung der Effektivität der Entzugsmethode in Hinblick auf die spätere Abstinenzrate kann wegen fehlender Vergleichsgruppen nicht erfolgen. Es gibt auch derzeit keinen sinnvollen wissenschaftlichen Grund, anzunehmen, daß dieses spezielle Entzugsverfahren die Kompetenz zur Abstinenz über das Maß hinaus erhöht, das beispielsweise für Naltrexonprogramme ermittelt wurde und eine Halbjahres-Halterate von etwa 30% aufweist (Judson u. Goldstein 1994). Entscheidend für die Abstinenz ist nämlich immer noch die Veränderungsmotivation des Abhängigkeitskranken.

2. Sicherheit
Unter dem beschriebenen intensivmedizinischen Management und anderen Aspekten des Qualitätsmanagements (Tab. E-19) ist die Me-

thode als sicher einzustufen. Es traten keine klinisch erkennbaren bzw. relevanten Störungen der kardiovaskulären Funktionen (außer Orthostase), der pulmonalen, hepatischen oder renalen Funktionen auf. Die gastrointestinalen Beschwerden sind entzugsbedingt, werden aber durch Naltrexon verstärkt. Problematisch ist die relativ persistierende Hypokaliämie wegen der geringen Compliance der Patienten. Unklar ist bislang, warum bei einigen Patienten (z. Zt. 3 von 66) ein depressives Syndrom ausgelöst werden kann.

Substitutionstherapie

Die folgenden Ausführungen stützen sich teilweise auf die Ausführungen des vom Autor moderierten Arbeitskreises „Substitution" der Bayerischen Akademie für Suchtfragen (BAS 1998). Dieser Arbeitskreis hat in München die Umsetzung der 10. Betäubungsmittel-Änderungsverordnung begleitet und setzte sich aus Vertretern der unterschiedlichsten Berufsgruppen zusammen. Die dort erarbeiteten „Empfehlungen zur Qualitätssicherung" bei der Substitution Opiatabhängiger können in jeweils aktualisierter Form angefordert werden (Adresse s. Anhang).

Tab. E-19: Aspekte der Qualitätssicherung beim „Narkoseentzug" (nach Tretter 1996)

Für die Durchführung des durch Antagonisten provozierten Opiatentzugs unter Narkose scheinen, unserer Erfahrung nach, derzeit folgende Kriterien der Struktur-, Prozeß- und Ergebnisqualität wichtig zu sein:

1. Die *intensivmedizinische Einheit* soll in enger räumlicher und organisatorischer Verbindung mit *Entzugsstationen* stehen. Ein ambulanter forcierter Entzug ist wegen Aspirationsgefahr bei Erbrechen des sedierten Patienten nicht vertretbar. Probleme der Verlegung und der Vertrautheit des Pflegepersonals mit Opiatabhängigen sind zu berücksichtigen.
2. Das Behandlungsprogramm soll von einem *multidisziplinären Team* mit einem Anästhesisten, Intensivmediziner, Neurologen, Psychiater und Psychotherapeuten indiziert und gestaltet sein. Nur die enge Zusammenarbeit dieser Disziplinen garantiert die Indikations- und Behandlungssicherheit.
3. Die *organisatorische und konzeptionelle Einbindung* dieses Projekts in das *lokale Drogenhilfesystem* soll angestrebt werden. Andererseits ist, wie wir aus einer Nachbefragung unserer Patienten erfahren haben, von der Drogenhilfe ein spezielles ambulantes „Clean-Setting" für die Nachbehandlung anzubieten. Idealerweise sollte es sich um eine „Naltrexon-Ambulanz" handeln.
4. Die *Gemeindenähe* der Versorgung in Hinsicht auf die weiterführende Behandlung sollte ausdrücklich angestrebt werden. *Spezielle* (z. B. unterstützende) und *fern der Drogenszene installierte psychosoziale Programme* scheinen für die Nachsorge erforderlich zu sein. Ein „Entgiftungstourismus" ist, vor allem wegen der Schwierigkeiten einer sachgerechten wohnortnahen Nachsorge, bei diesem neuen Verfahren zu vermeiden.
5. Geeignete Maßnahmen der externen *Qualitätssicherung* sind zu treffen (z. B. Fachbeirat). Unbegründete Behauptungen zur Wirksamkeit des Verfahrens können nicht die Voraussetzungen für eine notwendige allgemeine Einschätzung des Nutzens des Verfahrens abgeben. Wissenschaftliche Evaluationsmethoden müssen unbedingt beachtet werden. Das zu beachten, ist für Kostenträger, Krankenhausträgergesellschaften, für die Politik und für die öffentliche Verwaltung wichtig.
6. Durch eine *multizentrische Kooperation* mit vergleichender Evaluation einzelner Variationen der Methode könnte rasch ein fundierter Behandlungsstandard entwickelt werden. Entsprechende Initiativen wurden bereits gestartet.
7. Das Verfahren sollte in den *Ballungsgebieten* für etwa 1 Patienten/1000 Drogenabhängige pro Woche angeboten werden. Es ist noch unbegründet, dieses Verfahren bereits als Standardentzugsverfahren einzustufen.
8. Die *Finanzierung* des Verfahrens durch reguläre Kassenleistungen kann problemlos begründbar sein: Bei einer stationären Entgiftung eines Methadonsubstituierten ist der Narkoseentzug bei einer fallbezogenen Kalkulation bis zu 30 % billiger als eine herkömmliche Entzugsbehandlung.

Indikationsstellung

Grundsätzlich gelten zunächst die Kriterien der Anamnese, Diagnostik, Therapieplanung und -gestaltung und Dokumentation, wie sie bereits im Anfangsabschnitt dieses Kapitels erörtert wurden. Sie sind Merkmale der qualifizierten Substitution. Bereits die Indikation zur Substitution muß sorgfältig geprüft werden.

Die Substitution Opiatabhängiger mit zugelassenen Substitutionsmitteln (z. B. Methadon, L-Methadon) ist mit der 10. BtMG-Änderung (10. BtMÄndV) seit 1998 *gesetzlich* ausdrücklich anerkannt. Opiatabhängige dürfen jedoch nur mit dem Ziel der schrittweisen Wiederherstellung der Betäubungsmittelabstinenz bei gleichzeitiger Besserung und Stabilisierung des Gesundheitszustandes, im Rahmen der Behandlung einer zusätzlichen schweren Erkrankung und zur Risikominderung während der Schwangerschaft und nach der Geburt substituiert werden (Tab. E-20).

Rein *suchtmedizinisch* betrachtet ist die Substitutionsbehandlung in vielen Phasen der Abhängigkeitsentwicklung indiziert:

- bei ersten Impulsen zur Veränderung nach der Einstiegsphase,
- bei Abbaustadien,
- bei Überbrückungssituationen (z. B. beim Warten auf die Entzugsbehandlung),
- bei Rückfällen nach erfolglosen Entzugs- bzw. Entwöhnungsbehandlungen,
- bei schweren anderen Erkrankungen.

In Sonderfällen – z. B. bei Vorliegen einer schweren Erkrankung, deren Therapie durch den i.v.-Opiatkonsum verhindert wird – kann

Tab. E-20: Indikationen zur Methadon-Substitution nach den NUB-Richtlinien (vgl. ggf. Novellierungen der NUB-Richtlinien)

§ 2 Genehmigungspflicht, Bewilligung

- Arzt:
  - Qualifikation und Genehmigung durch KV
  - KV-Antrag

§ 3 Indikationen

- Indikationen für eine *unbefristete* Substitution sind:
  1. Opiatabhängigkeit bei malignen Tumoren
  2. Opiatabhängigkeit bei HIV-Infektion
  3. Opiatabhängigkeit bei chronischer Hepatitis (B, -C)
- Indikationen für eine *zunächst bis zu 12 Monate befristete* Substitution sind:
  1. Opiatabhängigkeit bei rezidivierender Abszeßerkrankung
  2. Opiatabhängigkeit bei wiederholten (Broncho-) Pneumonien
  3. Opiatabhängigkeit bei behandlungsbedürftiger Tuberkulose
  4. Opiatabhängigkeit bei vergleichbar schweren behandlungsbedürftigen Suchtbegleit- oder Suchtfolgeerkrankungen (auch psychiatrische Erkrankungen)
  5. Opiatabhängigkeit in der Schwangerschaft und bis zu 6 Monate nach der Geburt
- Indikationen für eine *bis zu sechs Monate befristete* Substitution sind:
  1. Herstellung einer stationären Behandlungsfähigkeit bei Opiatabhängigkeit
  2. Überbrückung (auch nach stationärer Behandlung unter Substitution) bei zugesagtem Therapieplatz zur Entgiftung und anschließender Entwöhnung bei Opiatabhängigkeit

§ 3a Weitergehende Zulässigkeit der Substitutionsbehandlung

(1) Über die in § 3 geregelten Indikationen hinaus ist eine Substitutionsbehandlung auch dann zulässig, wenn
1. eine drogenfreie Therapie aus medizinischen Gründen nicht durchgeführt werden kann, und
2. Aussichten bestehen, daß
   a) durch die Behandlung eine Stabilisierung und Besserung des Gesundheitszustandes sowie
   b) durch allmähliches Herunterdosieren schrittweise eine Drogenfreiheit erreicht werden kann.

(2) Die medizinischen Gründe i. S. von Absatz 1 Nr. 1 sind vom Vertragsarzt zu dokumentieren. Die Substitution ist zunächst für einen Zeitraum bis zu 12 Monaten zu befristen.

§ 4 Ausschlußkriterien

1. Anfangsstadium der Opiatabhängigkeit (weniger als 2 Jahre)
2. Fehlende Vorbehandlung eines schwerwiegenden Beigebrauchs von Alkohol, Benzodiazepinen oder anderen Stoffen, soweit dieser Beigebrauch der Aufnahme der Substitution entgegensteht.

zusätzlich eine *Kassenfinanzierung* der Substitution erfolgen. Dies geschieht neuerdings nach Kriterien der „Anerkannten Verfahren der Neuen Untersuchungs- und Behandlungsrichtlinien" (NUB-Richtlinien; Tab. E-20).

Zur Frage der Indikation von Methadon bzw. Levomethadon ist auch zu berücksichtigen, daß der Heroinkonsum meist gefährlicher ist als die Substitution, so daß die Methadonvergabe ärztlich vertretbarer erscheint als die Nichtvergabe (Risiko-Nutzen-Kalkül). Die Expertenmeinungen dazu gehen auseinander, das hat im Falle einer kassenärztlichen Substitution für die Genehmigung bei der Kommission der Kassenärztlichen Vereinigung (KV) Bedeutung und sollte daher fallbezogen mit der Kommission besprochen werden.

Die Multimorbidität als direkte und indirekte Folge der Polytoxikomanie verlangt grundsätzlich eine abstinenzorientierte Grundempfehlung von seiten des Arztes. Die aktuelle Situation, der Zustand des Patienten und seine unzulängliche Veränderungsmotivation mögen dies zwar häufig verhindern, so daß eine vorübergehende, aber auch eine längerwährende Substitutionsmedikation angebracht erscheint. Angesichts der hohen Letalität dieser Form der Suchtkrankheiten ist wegen des gefährlichen süchtigen Kernsyndroms des polyvalenten Drogenkonsums immer wieder die Frage nach den Therapiezielen (Reduktion, Abstinenz?) zu stellen. Auch langjährige Substitutionsbehandlungen sind aus suchtmedizinischer Sicht allerdings vertretbar, ohne den Patienten unter Druck zu setzen.

Es empfiehlt sich, die indikationsrelevanten Angaben der Patienten mittels Fremdanamnese (nach Schweigepflichtsentbindung!) zu überprüfen. Besonderes Augenmerk ist darauf zu richten, daß keine Doppelsubstitution stattfindet (siehe BtMVV §5 Abs. 2 Nr. 4a).

Der Opiatnachweis im Urin ist obligat. Zur Feststellung von Beikonsum ist der Urin auf andere Stoffe zu untersuchen. Im Einzelfall kann vor allem während der Substitution auch eine Messung des aktuellen Alkoholisierungsgrades mittels Alkometer notwendig sein, um die bei Substitutionsbeginn erforderliche Nüchternheit zu dokumentieren.

Die Überweisung an Fachärzte bei Auftreten von oder bei Verdacht auf Begleiterkrankungen sollte großzügig und rechtzeitig erfolgen. Daneben ist auf Wirkungsverstärkung oder Wirkungsverlust des Methadons durch die Begleitmedikation und/oder die Begleiterkrankungen selbst zu achten.

Therapieziele und Therapieprogramm

Die Planung des Therapieablaufs ist wichtig, insofern die körperliche und psychische Stabilisierung, die Reduktion des Beigebrauchs, Vergrößerung beigebrauchsfreier Perioden, Beigebrauchsfreiheit, Dosisreduktion des Substitu-

Tab. E-21: Soziale und lebenspraktische Hilfen bei der Substitutionstherapie

• Wiederherstellung der elementaren materiellen und sozialen Lebensgrundlagen
• Herstellung und Stabilisierung des Kontaktes zum Hilfesystem
• Entwicklung und Förderung einer Motivation zum „Ausstieg" aus der Drogenszene
• Hilfe zum Lebensunterhalt
• Klärung der Krankenversicherung bzw. Zuständigkeiten für Krankenhilfe nach § 37 BSHG
• bei schweren Erkrankungen, z. B. fortgeschrittene AIDS-Erkrankung: Beratung und Unterstützung bei der Beantragung von Mehrbedarfszulagen für Verpflegung und Hygiene, Anerkennung des Schwerbeschädigtenstatus und ggf. Vermittlung von Hauspflege
• Beratung bei der Entwicklung realistischer Orientierungen bzgl. einer beruflichen und sozialen Reintegration Im besonderen handelt es sich hierbei um: Vermittlung von Ausbildungs- oder Umschulungsmaßnahmen, Maßnahmen zur Arbeitserprobung oder von Arbeitsprojekten
• Beratung und Unterstützung bei der Schuldenregulierung
• Zusammenarbeit mit Institutionen der Bewährungshilfe und Führungsaufsicht
• Hilfen und Übungen bei Ämtergängen
• Training in sozialer Kompetenz
• Hilfe bei der Suche einer Wohnung oder einer anderen geeigneten Unterkunft
• Unterstützung bei strafjustiziellen Angelegenheiten
• Unterstützung bei allgemeinen rechtlichen Problemen
• Tagesstrukturierung
• Aufbau sinnvoller Freizeitaktivitäten

Tab. E-22: Psychologisch-psychotherapeutische bzw. psychiatrische Hilfen bei der Substitutionstherapie

• Förderung der Veränderungsbereitschaft zur Fortführung und planmäßigen Beendigung der Behandlung und zur Loslösung von der Drogenszene (Herausarbeitung der positiven Faktoren für die Aufgabe des Drogenkonsums und der negativen Faktoren für die Fortführung des Konsums und Durchführung von Maßnahmen zur Bekräftigung der positiven Faktoren)
• Rückfallprävention (Herausarbeitung der individuellen rückfallbegünstigenden Situationen und Durchführung geeigneter Maßnahmen zur Vermeidung dieser Situationen bzw. zu ihrer Bewältigung, falls sie nicht vermieden werden können)
• Prävention einer HIV-Infektion (Sexualverhalten und Spritzengebrauch) bzw. Coping-Strategien zur Bewältigung des Lebens mit einer HIV-Infektion
• Behandlung von psychischen Funktionsstörungen und Entwicklungsstörungen mit Folgen für die Lebensführung
• Mitbehandlung psychiatrischer Störungen
• Aufbau der Einsicht in das Bedingungsgefüge des Drogenkonsums

tionsmittels und schließlich Absetzen desselben Teilziele darstellen. Zusätzlich sind psychische Entwicklungen und Besserungen der sozialen Situation zu planen (vgl. Tab. E-21 u. E-22). Dazu sind psychosoziale Einrichtungen, insbesondere Drogenberatungsstellen bzw. Psychotherapeuten/Psychiater, einzubeziehen.

Die sozialpädagogische Arbeit sollte für die niedrigschwellige Arbeit auch einen Akzent in Richtung Geh-Struktur haben, d.h. sie soll niedrigschwellig und aufsuchend orientiert sein.

Sie soll rasch eine diffenzierte multiaxiale Sozialdiagnostik leisten, die auch dem Arzt verständlich sein soll. Es sollen daraus prioritäre Handlungsfelder erkennbar sein.

Mit dem Patienten sollen Stufen der Behandlung wie gesundheitliche Stabilisierung, Reduktion des Beigebrauchs und Bearbeitung der sozialen Probleme besprochen sowie als verbindliches Behandlungsziel nach einem wenigstens groben Zeitplan erklärt werden. Das sollte auch Gegenstand des Behandlungsvertrags sein.

Behandlungsvertrag

Im Behandlungsvertrag sollten die Abgabemodalitäten, die Abbruchgründe, die vorläufige Dauer der Substitution, die individuelle Zielsetzung und die Form der psychosozialen Betreuung festgelegt werden (Tab. E-23). Der Behandlungsvertrag sollte sich über einen überschaubaren Zeitraum von z.B. 3 Monaten erstrecken. Behandlungsindikation, -motivation und Zielsetzung sollten im Verlauf der Behandlung immer wieder thematisiert und überprüft werden. Auch der Behandlungsverlauf sollte anhand der initialen Zielsetzung überprüft und dokumentiert werden. Unter Berücksichtigung der dadurch gewonnenen Erkenntnisse sollte nach Ablauf der jeweils vereinbarten Behandlungsdauer der Behandlungsvertrag erneuert werden.

Substitutionsmittel

1. Methadon und Levomethadon

Wenn im Folgenden von Methadon die Rede ist, dann ist das Methadon-Racemat gemeint. Die lange Halbwertszeit (ca. 24 Stunden) macht diese Substanz sehr attraktiv, da nur eine einmalige Anwendung täglich erforderlich ist. In den meisten Substitutionsbehandlungen

Tab. E-23a: Grundaspekte des Behandlungsvertrags (vgl. Muster d. Kassenärztlichen Vereinigung, bzw. BAS 1998)

Der Vertrag sollte folgende Punkte ausdrücklich klären:
• zeitliche Begrenzung mit Verlängerungsaussicht
• Abgabebedingungen
• Urinkontrollen
• Schweigepflichtentbindung gegenüber Drogenberater und Arzt (wechselseitig) u. KV
• Gesprächstermine
• Therapieziele
• Teilnahme an psychosozialen Begleitprogrammen
• Abbruchkriterien: regelmäßiger Beigebrauch, Kriminalität, Gewalt, Verletzung der Hausordnung
• Dabei i. d. R. schrittweises Reduzieren. Bei schweren Verstößen auch sofortiger Abbruch möglich
• Aufklärung über Risiken des Beigebrauchs
• Zusatzvereinbarungen

Tab. E-23 b: Beispiel für einen Behandlungsvertrag (vereinfacht nach BAS 1998)

Zwischen

____

(PatientIn),

und

____

(Arzt/Ärztin)

und

____

(BeraterIn)

wird folgende Behandlungsvereinbarung getroffen:

Ab dem __________ wird __________________
mit dem Ersatzstoff Methadon substituiert.

- Nach Ablauf von _______ Monaten, wird am __________ 20____ von allen beteiligten Parteien in einem Teamgespräch über die Fortsetzung der Substitution entschieden.

- Der Ersatzstoff (Methadon) wird täglich in den Praxisräumen unmittelbar nach Ausgabe unter Aufsicht eingenommen. Ausgabezeiten sind von Montag bis Freitag von _____ bis _____ Uhr und an den Wochenenden von _____ bis _____ Uhr in den Praxisräumen

- Dem/der PatientIn ist bekannt, daß eine gleichzeitige Substitutionsbehandlung bei anderen Ärzten oder Substitutionsambulanzen nicht erlaubt ist.

- Unter Substitution mit Methadon verstehen wir nicht alleinige Versorgung mit einem Heroin-Ersatzstoff. Die psychosoziale Betreuung der PatientInnen in Form lebenspraktischer und therapeutischer Unterstützung ist zentraler Bestandteil der Substitutionsbehandlung. Voraussetzung dafür ist die aktive Mitarbeit des/der PatientIn.

- Die psychosoziale Betreuung erfolgt vor Ort/extern durch:

____

(Nicht zutreffendes streichen)

- Die Substitution erfolgt unter folgenden Bedingungen:

1) Als Ziel der Substitionsbehandlung wird zunächst für den obengenannten Zeitraum vereinbart:

____

____

Für dieses Ziel werden folgende Schritte unternommen:

____

____

2) Urinkontrollen finden unangemeldet in unregelmäßigen Abständen statt. Sie sind verpflichtend und an sie ist die Weiterführung der Substitution gebunden.

3) Der/die PatientIn verpflichtet sich, auf den Beikonsum von Drogen, Medikamenten sowie auf problematischen Alkoholkonsum (mehr als 2 halbe Liter Bier) zu verzichten. Bei regelmäßigem und exzessivem Beigebrauch und unzureichender Mitarbeit bei der medizinischen und psychosozialen Betreuung wird die Substitution beendet.

4) Verstöße gegen die Hausordnung, insbesondere Gewaltanwendung, Androhung von Gewalt, Diebstahl, Drogenkonsum und Alkoholkonsum in der Einrichtung führen zum unverzüglichen Ausschluß aus der Substitution. Dies gilt auch für gezielte Handlungen gegen die Interessen von PatientInnen und Team. Der/die PatientIn wurde über die Hausordnung in Kenntnis gesetzt. Die BeraterInnen und der ÄrztIn haben uneingeschränktes Hausrecht innerhalb der Räumlichkeiten der Praxis/Einrichtung. Deshalb ist entsprechenden Anordnungen unbedingt Folge zu leisten.

5) Frau/Herr ________________ wurde von ______________________ über die Risiken, die Neben- und die Wechselwirkungen des Substitutionsstoffes und des Beigebrauchs sowie alternative Behandlungsmöglichkeiten eingehend informiert.

6) Das Team der an der Substitution beteiligten Therapeuten ist für den Zeitraum der Behandlung von der Schweigepflicht untereinander und gegenüber der Kassenärztlichen Vereinigung (KV), der KV-Kommission, dem Gesundheitsamt, den Kostenträgern und den Apotheken befreit. Dies gilt auch für Anfragen bei anderen Ärzten hinsichtlich einer Doppelsubstitution. Alle Daten werden streng vertraulich behandelt.

Tab. E-23 b (Fortsetzung)

7) Des weiteren erklärt sich der/die PatientIn damit einverstanden, daß die MitarbeiterInnen der Praxis/Ambulanz, soweit es eine bestimmte Situation erfordert und es in den Interessen des/der Behandelten liegt, Informationen auch an behandelnde ÄrztInnen, ein behandelndes Krankenhaus oder an eine andere psychosozial beratende Institution weiterleiten dürfen.

8) Der/die PatientIn erklärt sich deshalb damit einverstanden, daß erforderliche persönliche Daten und Informationen aus der Substitutionsbehandlung in der PatientInnenakte festgehalten, bzw. mittels EDV gespeichert werden. Eine Weitergabe der Daten erfolgt nur zu statistischen Zwecken, ausschließlich in anonymisierter Form und unter Wahrung der Datenschutzbestimmungen.

9) Zusätzliche Vereinbarungen

______________________ ______________________

PatientIn Arzt/Ärztin

____

psychosoziale(r) BeraterIn

kommt das billigere Methadon zur Anwendung. Bei Klinikaufenthalten wird allerdings aus Praktikabilitätsgründen häufig Levomethadon (Polamidon) gegeben. Um Fehldosierungen zu vermeiden sollte die Substitution möglichst mit der 1%igen Methadon-Lösung erfolgen. Diese Konzentration hat den Vorteil, daß eine Umrechnung der Dosierung des Methadon als Racemat (LR-Methadon) zu dem 0,5%igen L-Methadon (Polamidon®) im Verhältnis 1:1 erfolgen kann (Tab. E-24). 1 ml Methadon ist dann wirkungsäquivalent zu 1 ml Polamidon®.

Am besten ist es, die Dosis in mg bzw. ml und % der Lösung anzugeben wegen der Verwechslungsgefahr und individueller Rezepturen. Ggf. ist eine Rücksprache mit dem Apotheker zweckmäßig.

Folgende Regeln zur Menge sind bei der Verordnung zu beachten:

- Tageshöchstdosis = 150 mg L-Methadon
- pro Monat dürfen höchstens 1500 mg verordnet werden
- pro Rezept darf nur Bedarf bis maximal 30 Tage verordnet werden.

Tab. E-24: Äquivalenztabelle Methadon und Levomethadon

1 ml Methadon-Racemat 1% (= 10 mg Methadon) entspricht in der Wirkung in etwa 1 ml L-Polamidon 0,5% (= 5 mg Levomethadon)
Anm.: Levomethadon (L-Polamidon®/Hoechst): 10 ml Fl. = 50 mg (= 0,5%)

Dosisüberschreitungen sind nur in besonders begründeten Fällen möglich, die dann mit „A" gekennzeichnet werden.

Wirkungen: Analgesie, Sedierung, Anxiolyse, antitussive Effekte.

Nebenwirkungen: Überempfindlichkeitsreaktionen bis zum Schock. Schwitzen, Pruritus, Muskelrigidität, Sedierung, Schwindel, Kopfschmerzen, Atemdepression, zerebrale Krampfanfälle, Stimmungsveränderungen, Veränderung der Aktiviertheit, Miosis, Mundtrokkenheit, Übelkeit und Erbrechen, Obstipation, orthostatische Regulationsstörungen, Bradykardie, Bronchospasmen, Gallenwegsspasmen, Blasenentleerungsstörungen, auch Schlafstörungen und Parästhesien (Gölz 1994).

Vor allem *bei Substituierten beobachtete Nebenwirkungen* (nach Gölz 1994): Konzentrationsschwächen, Singultus, Blutdruckabfall mit Kollaps, asthmaartige Atemnot, motorische Unruhe, Potenzstörungen, Miktionsstörungen, unregelmäßige Regelblutungen, Gewichtszunahme oder -abnahme, Schwellung an den Füßen (vgl. auch Raschke 1994, S. 472).

Anwendungsbeschränkungen: Die Angaben hierzu sind uneinheitlich. Als Referenzkriterien könnten einige der Anwendungsbeschränkungen für L-Methadon gemäß der Roten Liste (1999) dienen, wobei unklar ist, ob es sich hier um absolute oder lediglich relative Kontraindikationen handelt: Bewußtseinsstörungen, Störungen des Atemzentrums und der Atemfunktion, Pankreatitiden, Myxödem, Hypotension bei Hypovolämie, Gallenwegserkrankungen, Blasenentleerungsstörungen, obstruktive und entzündliche Darmerkrankungen, Phäochromozytom, Hirndruck und zerebrale Krampfbereitschaft. Anzumerken ist, daß diese Einschränkungen für den Gebrauch von Levomethadon als Schmerzmittel gelten, aber nicht ausdrücklich bei der Substitution.

Wechselwirkungen: Cave u.a. bei Kombination mit stark wirkenden Analgetika und MAO-Hemmern.

Verabreichungsform: Methadon kann mit Orangen-, Trauben- oder Apfelsaft gemischt, entsprechend individueller Akzeptanz, unter Aufsicht in der Praxis eingenommen werden.

Durch Methyl-Zellulose-Zusatz ist Methadonhydrochlorid nicht gut durch eine Spritzennadel aufziehbar (fragen Sie Ihren Apotheker bzgl. Haltbarkeit, Verträglichkeit usw.). Die Substanz soll in Einzeldosen abgepackt sein. Auf jeden Fall müssen die Fläschchen typische Arzneimittelfläschchen mit kindersicherem Verschluß sein. Ärzten ist die Mitgabe von Betäubungsmitteln untersagt, sie dürfen sie nur für den unmittelbaren Verbrauch in der Praxis abgeben. Ausnahme ist das „Take-Home-Rezept", s. S. 168.

Unverträglichkeit: Eine allergische Überempfindlichkeitsreaktion läßt sich meistens auf Beistoffe (Konservierungs-, Farbstoffe) zurückführen. Bei einer echten allergischen Überempfindlichkeitsreaktion auf ein bestimmtes Opioid (z.B. Methadon) sollte eine andere Substanz (z.B. L-Polamidon, Dihydrocodein) gewählt werden. Nur in schwerwiegenden Fällen muß auf die Substitution ganz verzichtet werden.

2. Codein/Dihydrocodein

Die Verwendung von Codein bzw. Hydrocodein als Substitutionsmittel ist derzeit eher obsolet und nur im Falle einer Methadonunverträglichkeit indiziert. Es mangelt aber an einer neutralen Betrachtung der Vor- und Nachteile dieser Substanz. Sie ist jedenfalls weniger sedierend und hat eine kurze Halbwertszeit (ca. 3 Stunden). Der Nachteil ist, daß die Substanz nicht 3- bis 4mal täglich in der ärztlichen Praxis eingenommen werden kann und daher eine tägliche Heimgabe erfolgen muß. Bei nicht ordnungsgemäßer Heimgabe kann die Substanz dann auf dem Schwarzmarkt verkauft werden. Diese Gefahr besteht auch bei Mehrfachsubstitution durch mehrere Ärzte.

Die durchschnittliche Tagesdosierung liegt bei etwa 1 g Dihydrocodein.

Ausführliche Beschreibungen sind bei Ulmer (1997) zu finden.

Dosierung: Die Dosisfindung ist eine besonders heikle Phase zu Beginn der Substitution, da der Patient natürlich nicht weiß, wieviel Wirkstoff das konsumierte Straßenheroin beinhaltet.

Sie wird hier nur für das Methadon dargestellt (Tab. E-25). Die Umrechnung kann lediglich als Anhaltspunkt dienen.

Im einzelnen sind folgende Aspekte relevant:

- Bei Behandlungsbeginn mit Methadon muß die *Einstellung* wegen einer möglichen Intoleranz (Gefahr der Atemdepression!) und der erheblichen Kumulation von Methadon schrittweise erfolgen. Grundsätzlich muß die Dosiseinstellung wegen individueller Streuung unter engmaschiger ärztlicher Kontrolle stattfinden. Da bei fehlender Opiattoleranz die mittlere letale Methadondosis zwischen 1 und 1,5 mg/kg Körpergewicht liegt (es gibt Berichte über Todesfälle schon bei 0,7 mg/kg KG, entspr. z.B. 5 ml Methadon 1% bei nicht Opiattoleranten mit 70 kg KG), sollte eine **Erstdosis von 40 mg Metha-**

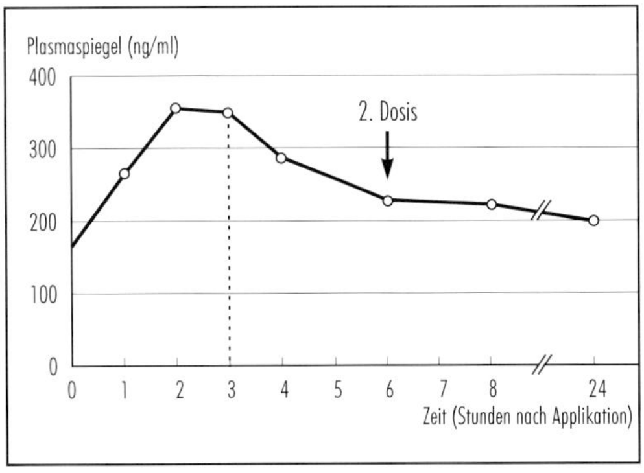

Abb. E-9: Verlauf des Methadon-Plasmaspiegels bei einer Dosierung von 100 mg/Tag über 24 Stunden mit dem Maximum 2 bis 3 Stunden nach Applikation und dem Gebot, im Bedarfsfall möglichst erst nach 4–6 Stunden die nächste (geringere) Dosis zu verabreichen (nach: Kreek 1986).

don (entspricht 4 ml Methadon 1%) nicht überschritten werden. Sollte eine höhere Dosierung nötig sein (z. B. wegen bestehenden höheren Opiatkonsums), könnte dies durch eine Dosisaufteilung erreicht werden. So kann im Einzelfall nach Erstgabe von 30 mg Methadon und einer Wartezeit von mindestens 2 Stunden (wegen möglicher verzögerter enteraler Resorption), aber besser nach etwa 6 Stunden, die zusätzliche Gabe von 20 mg Methadon erfolgen (Abb. E-9). Die 2. Abgabe sollte dabei wegen der Gefahr der Atemdepression spätestens 3 bis 4 Stunden vor dem Schlafengehen erfolgen.

- An den folgenden Tagen sollte die Methadondosis wegen der erheblichen Kumulationsgefahr nicht um mehr als 10mg (entspricht 1 ml Methadon 1%) pro Tag gesteigert werden. Durch die lange Halbwertszeit kann die Dosis bei Dosissteigerung um mehr als 10 mg täglich vor allem am 2. und 3. Tag kumulieren und zu Überdosierungen führen. Der Patient muß darüber aufgeklärt werden, daß in der Einstellungsphase während der ersten Tage ein latenter Opiathunger und Entzugserscheinungen auftreten können und daß Beigebrauch anderer Substanzen eine erhebliche Gefahr darstellt.
- Eine eventuelle *Überdosierung* zeigt sich an Symptomen wie Schwindelgefühl, Konzentrationsstörungen und „leerem Kopf". In diesem Fall wird die schrittweise Reduktion von Methadon entsprechend dem klinischen Bild empfohlen. Häufiger kommt es jedoch vor, daß die berechnete Anfangsdosis den Opiathunger nicht ausreichend stillt, so daß in den folgenden Tagen eine Dosisanpassung (Steigerung um 5–10 mg/Tag =

Tab. E-25: Dosierungsstrategien

1. Einstellen (wegen unklaren Reinheitsgehalts des Heroins riskante Kalkulation):
Nur mit etwa 20 mg Levomethadon (LM) oder 40 mg Methadon (M) beginnen (auch bei angeblich höherer Vordosierung)!
Zur orientierenden Kalkulation (vgl. Götz 1995, S. 285): Tägliche Heroinmenge in mg: 30 = Levomethadon (LM) in mg (z. B. 1 g Heroin = ca. 30 mg LM)
Tägliche Heroinmenge in mg: 15 = Methadon (M) in mg (z. B. 1 g Heroin = ca. 60 mg M)
Cave: Diese Dosis kann aber nur innerhalb von mehreren Tagen angepeilt werden! Angaben hoher Heroinmengen beruhen oft auf „gestrecktem" Stoff!
2. Hinaufdosieren:
LM 2– 5-mg-Schritte M 5–10-mg-Schritte
3. Herabdosieren:
Z. B. bei Methadon wochenweise oder 14-tägig um 5 mg (individuelle Absprachen)
Ab 10 mg bzw. 5 mg in kleineren Schritten von 0,5 mg bis 2,5 mg.
Falls ein Rückfall auftritt: wieder höher dosieren. Zu frühes Reduzieren kann wieder in gravierende Rückfallserie führen.
Die Dosisreduktion ist nur nach mehrwöchiger stabiler Phase indiziert.
Anm.: Es gibt keine allgemein akzeptierten Standards. Die hier vorgeschlagenen Vorgehensweisen entbinden nicht von eigenen kritischen Einschätzungen!

Tab. E-26: Pharmakologische Interaktionen mit Methadon

Pharmaka die den Methadonspiegel erhöhen bzw. die Wirkung verstärken:
• Amitriptylin (Trizyklisches Antidepressivum)
• Cimetidin (H_2-Blocker)
• Diazepam (Sedativum)
• Fluvoxamin (SRI-Antidepressivum)
• Alkohol
Pharmaka die den Methadonspiegel bzw. die Wirkung mindern:
• Barbiturate (Sedativa/Hypnotika)
• Antiepileptika
• Carbamazepin (Antiepileptikum)
• Phenytoin (Antiepileptikum)
• Rifampicin (Tuberkulostatikum)
Außerdem: Substanzen, die den Harn ansäuern wie Ascorbinsäure

0,5–1 ml Methadon 1%/Tag) nötig ist. Von Dole (1988) wird angegeben, daß bei einer Erhaltungdosis von 80–120mg Methadon/Tag (8–12 ml Methadon 1%/Tag) ausreichende Blutspiegel erreicht werden.

- *Herabdosieren* aus aktuellen Gründen oder mit dem Ziel der Abstinenz erfolgt am besten in 5- bis 10-mg-Schritten, z.B. wochenweise. Das Vorgehen soll mit dem Patienten besprochen werden. Bei Dosierungen von 5 bis 10 mg Methadon gibt es nach klinischer Erfahrung ausgeprägte Instabilitäten.

Die Dosierung muß angepaßt werden, wenn andere Medikamente verwendet werden, die mit der Metabolisierung des Methadons interferieren (Tab. E-26).

Rezeptierung: Das BtM-Rezept darf maschinell ausgefüllt werden. Die Unterschrift muß per Hand erfolgen. Das Substitutionsmittel muß grundsätzlich auf einem BtM-Rezept verordnet werden; dieses darf dem Abhängigen nur bei der Take-home-Regelung ausgehändigt werden (Tab. E-27, Abb. E-10).

Vergabe in der Praxis: Das Substitutionsmittel darf grundsätzlich nur zum unmittelbaren oralen Verbrauch unter Sicht ausgehändigt werden. Aus Sicherheitsgründen soll – wie erwähnt – die notwendige Dosis mit sehr viel Apfel- oder Orangensaft verabreicht werden, damit nicht

Tab. E-27: Angaben auf dem BtM-Rezept

- Name, Vorname und Anschrift des Patienten, für den das BtM bestimmt ist
- Ausstellungsdatum
- Arzneimittelbezeichnung (z. B. „Methadonhydrochloridlösung 1% NRF 29.1")
- Menge des zu verschreibenden Arzneimittels in Milliliter und Gramm oder Milligramm bzw. Anzahl der Packungseinheiten (bei Fertigarzneimitteln)
- Gebrauchsanweisung mit Einzel- und Tagesgabe oder im Falle, daß dem Patienten eine schriftliche Gebrauchsanweisung übergeben wurde, der Vermerk „gemäß schriftlicher Anweisung". Bei Take-Home-Rezeptierung mit dem Zusatz „parenteral nicht anwendbar" und zusätzlich die Reichdauer des Substitutionsmittels in Tagen (am besten mit Angabe des Datums: von ... bis ...).
- Der Buchstabe „S" zur Kennzeichnung als Substitutionsmittel.
- In begründeten Ausnahmefällen können Zeitraum der Verschreibung, Zahl der verschriebenen Betäubungsmittel und festgesetzte Höchstmenge überschritten werden, das BtM-Rezept ist dann mit „A" zu kennzeichnen
- Name des verschreibenden Arztes, Berufsbezeichnung und Anschrift einschließlich Telefonnummer
- Unterschrift des verschreibenden Arztes, im Vertretungsfall zusätzlich der Vermerk „i.V."
- Bei Anforderung für den Praxisbedarf der Vermerk „Praxisbedarf" anstelle der Angaben unter 1. und 5.

Abb. E-10: Ordnungsgemäß ausgefülles Betäubungsmittelrezept.

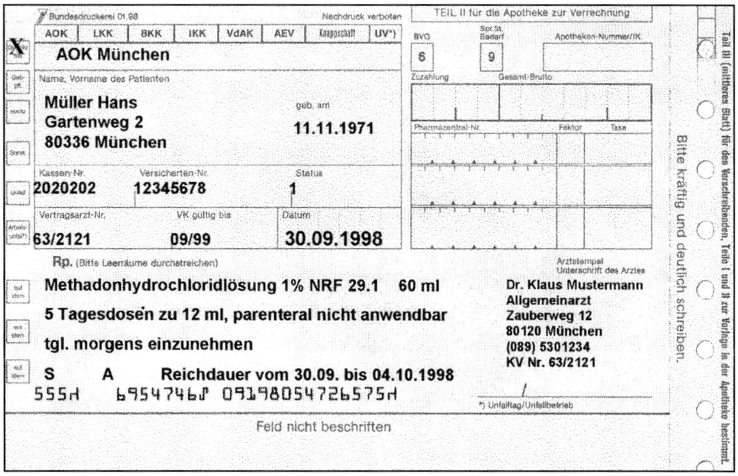
Bundesdruckerei 01.98 Nachdruck verboten
AOK | LKK | BKK | IKK | VdAK | AEV | Knappschaft | UV*)
AOK München
Name, Vorname des Patienten
Müller Hans
Gartenweg 2
80336 München
geb. am 11.11.1971
Kassen-Nr. 2020202 Versicherten-Nr. 12345678 Status 1
Vertragsarzt-Nr. 63/2121 VK gültig bis 09/99 Datum 30.09.1998
Rp. (Bitte Leerräume durchstreichen)
Methadonhydrochloridlösung 1% NRF 29.1 60 ml
5 Tagesdosen zu 12 ml, parenteral nicht anwendbar
tgl. morgens einzunehmen
S A Reichdauer vom 30.09. bis 04.10.1998
TEIL II für die Apotheke zur Verrechnung
BVG 6 Spr.St. Bedarf 9 Apotheken-Nummer/IK
Zuzahlung Gesamt-Brutto
Pharmazentral-Nr. Faktor Taxe
Arztstempel Unterschrift des Arztes
Dr. Klaus Mustermann
Allgemeinarzt
Zauberweg 12
80120 München
(089) 5301234
KV Nr. 63/2121
*) Unfalltag/Unfallbetrieb
Feld nicht beschriften
Bitte kräftig und deutlich schreiben.
Teil III (mittleres Blatt) für den Verschreibenden, Teile I und II zur Vorlage in der Apotheke bestimmt.

Methadon aus der Praxis geschmuggelt und intravenös appliziert wird.

Der Arzt kann auch folgende Personen beauftragen, den Opiatabhängigen das Substitutionsmittel gemäß seinen Anweisungen zum unmittelbaren Verbrauch zu überlassen:

- medizinisches Personal,
- pharmazeutisches Personal,
- in staatlich anerkannten Einrichtungen der Suchtkrankenhilfe tätiges und dafür ausgebildetes Personal.

In diesem Falle ist der Arzt verpflichtet, die genannten Personen zu beauftragen, einzuweisen, anzuweisen und zu kontrollieren. Die Verantwortung für die ordnungsgemäße Durchführung der Substitution bleibt grundsätzlich beim Arzt.

Es empfiehlt sich daher für den Arzt, zur Absicherung einen Vertrag mit den von ihm beauftragten Personen zu schließen. Bei offenen Fragen wenden Sie sich bitte an die Ärzte- bzw. Apothekerkammer.

Das Substitutionsmittel darf außer in der Arztpraxis oder im Krankenhaus auch in Apotheken verabreicht werden. Darüber hinaus ist die Vergabe auch in anderen geeigneten Einrichtungen der Suchtkrankenhilfe möglich, die hierfür von der zuständigen Landesbehörde anerkannt wurden. Im Falle einer ärztlich bescheinigten Pflegebedürftigkeit darf das Substitutionsmittel auch im Rahmen eines Hausbesuches verabreicht werden.

Take-Home-Rezept (§ 5 [7] BtMVV): Nach 6 Monaten Substitution kann der Arzt die Substanz bei konstanter Dosis ohne problematischen Beikonsum für maximal 7 Tage verordnen und durch die Apotheke mitgeben lassen. Das Rezept darf nur in diesem Fall dem Patienten ausgehändigt werden.

Beikonsum

Benzodiazepin-Beikonsum: Die Ursachen für Benzodiazepin-Beikonsum sind vielfältig. Bekämpfung von Angst, Schlafstörungen, Unterdosierung des Substitutionsmittels, Wunsch nach Tagessedierung und Verlangen nach Rausch können z.B. zu Benzodiazepin-Beikonsum führen. Eine adäquate Dosisanpassung von Methadon kann den Beikonsum reduzieren. Ziel muß sein, die Benzodiazepine vollständig zu entziehen. Dies ist am besten über eine stationäre Beigebrauchsentgiftung zu erreichen. Falls dies nicht möglich ist, kann, je nach Ausgangsdosis, mit einer Verordnung von ca. 3–4mal 10 mg Diazepam-Äquivalenten als kontrollierte Medikation (tägliche Abgabe!) begonnen werden und ggf. nach neurologischem Konsil und unter Carbamazepin-Krampfschutz (z.B. 0,8 bis 1,2 g/d) schrittweise reduziert werden, z.B. 2,5 oder 5 mg/Woche (ca. 10% Reduktion pro Woche). Die tägliche Benzodiazepindosis soll dem Patienten dabei im Rahmen der tgl. Methadonvergabe ausgehändigt werden. Die Indikation zur zusätzlichen Verordnung von Benzodiazepinen im Rahmen der Substitutionsbehandlung muß sorgfältig gestellt und dokumentiert werden. Zum ärztlichen Umgang mit Benzodiazepin-Beikonsum bei Substituierten bestehen noch Unklarheiten, es ist jedoch sicher, daß Benzodiazepine grundsätzlich kontraindiziert sind.

Alkohol-Beikonsum: Wegen der Wechselwirkung von Methadon und Alkohol, insbesondere der durch Alkohol verstärkten atemdepressiven Wirkung des Methadon, ist hier besondere Vorsicht geboten. In der Praxis hat sich folgendes Vorgehen bewährt:

- Bei Verdacht auf Alkoholkonsum: Kontrolle mittels Alkometer
- Bei Alkoholisierung bis 0,5‰: Abgabe der halben Methadondosis
- Bei Alkoholisierung über 0,5‰: Keine Methadonabgabe für diesen Tag.

Unter Umständen ist es ratsam, den Patienten nach einigen Stunden erneut in der Praxis einzubestellen, um dann Methadon erst bei gesunkenem Alkoholspiegel einzunehmen.

Dosisanpassung und Verweigerung der Opiatabgabe

Fehltage: Wenn ein Patient, der mehrere Tage nicht zur Substitutionsmitteleinnahme erschienen ist, erneut zur Substitution kommt, empfiehlt sich wegen evtl. veränderter Toleranzsituation eine Dosisreduktion. Eine Möglichkeit ist z.B. die Reduktion der Opiatdosis um 20% pro gefehltem Tag. Nach mehr als 5 Tagen ohne kontrollierte Opiateinnahme dürfte dann keine Toleranz mehr angenommen werden, und es sollte ab Erstdosisniveau aufdosiert werden.

Intoxikation: Wenn der Patient in erheblich intoxikiertem Zustand zur Abgabe des Substitutionsmittels erscheint, muß diese reduziert oder u. U. sogar ganz verweigert werden.

Akute Belastungssituation: Bei körperlichen Erkrankungen, körperlichen Anstrengungen und psychischen Streßsituationen kann sich der Opiatbedarf erhöhen. Die Dosis sollte dann dem klinischen Bild entsprechend erhöht werden, damit der Patient nicht unter latentem Opiathunger leidet und (dadurch vermutlich) in Hinblick auf die übrigen therapeutischen Maßnahmen überfordert ist. Es gibt andererseits auch die Möglichkeit eines niedrigeren Opiatbedarfs bei schwerer körperlicher Arbeit (Ablenkung, Endorphinfreisetzung).

Begleitmedikation: Wechselwirkungen mit anderen Medikamenten sind zu beachten (Tab. E-26).

Aufbewahrung des Substitutionsmittels: Das Substitutionsmittel muß besonders gesichert aufbewahrt werden, möglichst in einem Tresor.

Beratung und Information: Der Arzt ist zur Aufklärung und Beratung der Patienten über Wirkungen, Pharmokokinetik und Risiken der Opiate verpflichtet (z. B. Aufklärung über die Möglichkeit der Beeinträchtigung der Fahrtauglichkeit und beim Bedienen von Maschinen, insbesondere in der Ein- und Umstellungsphase von Methadon).

Dokumentation (§ 14 BtMVV): Eine Nachweisführung über den Verbleib der Betäubungsmittel (§ 13, 14 BtMVV) ist erforderlich (Tab. E-28).

Die Karteikarten, Betäubungsmittelbücher bzw. EDV-Ausdrucke sind monatlich zu prüfen und durch Namenszeichnung und Prüfdatum zu bestätigen.

Sie sind nach dem letzten Eintrag 3 Jahre lang aufzubewahren.

Therapieverlaufskontrollen: Die entscheidende Problematik bei der Methadonsubstitution ist der Beikonsum von anderen psychoaktiven Substanzen, insbesondere von Benzodiazepinen und Alkohol. Vorzugsweise berichtet der Patient freiwillig vom Beikonsum. Im Regelfall muß aber 3- bis 4mal pro Monat eine Urinkontrolle durchgeführt werden (Tab. E-29).

Beziehungsgefüge Arzt-Patient: Das Beziehungsverhältnis zwischen Arzt und Patient darf weder zu distanziert noch zu kollegial (Co-Abhängigkeit!) sein und kann von folgenden Merkmalen geprägt sein:
- kritische, aber nicht mißtrauische Haltung
- nicht „Mitleid" entwickeln

Tab. E-28: Dokumentation (§ 14[1] BtMVV)

1.	Bezeichnung des BtM
2.	Datum des Zu- oder Abgangs
3.	Zu- oder abgegangene Menge und der sich daraus ergebende Bestand (in Gramm, Milligramm, Milliliter oder Stückzahl)
4.	Name, Firma und Anschrift des Lieferers und des Empfängers oder sonstige Herkunft und Verbleib
5.	Bei Apotheken im Falle der Abgabe auf Verschreibung und bei Krankenhäusern im Falle des Erwerbs auf Verschreibung: Name und Anschrift des verschreibenden Arztes sowie Nummer des BtM-Rezeptes

Tab. E-29: Ziele der Urinkontrollen bei der Substitutionsbehandlung (aus BAS 1998)

Methadon/Polamidon: Kontrolle bei Substitutionsbeginn zum Ausschluß einer Doppelsubstitution; später Kontrolle, ob Urin vom Patienten stammt
Heroin: Ausschluß/Quantifizierung des Beikonsums
Kokain: Ausschluß/Quantifizierung des Beikonsums
Benzodiazepine: Ausschluß/Quantifizierung von Beikonsum
Codein: Nicht mit Standardtest nachweisbar; nach DHC-Tartratgabe darf kein Codein im Urin erscheinen, da dieses nicht zu Codein abgebaut wird, Codein erscheint jedoch im Urin nach Codeinphosphatgabe
Amphetamine, Barbiturate, Cannabis: wegen langer Persistenz der Cannabinoide im Urin und der damit verbundenen relativ geringen Aussagekraft der Urinuntersuchung bei hohem Kostenaufwand, ist diese Untersuchung nicht regelmäßig zu empfehlen
Antidepressiva (z. B. Doxepin) sind im Standardtest leider oft nicht eingeschlossen

- nicht zuviel Verantwortung dem Patienten abnehmen
- sich emotional unabhängig davon machen, ob der Patient einen belügt (bis zu einem gewissen Grad gehört dies zur Abhängigkeitserkrankung)
- Akzeptieren, daß eine chronische Krankheit vorliegt (eher Begleiter- als Heilerrolle)
- eigene Grenzen klar erkennen und einhalten
- Praxisaufenthaltsregeln klarstellen
- in Praxis auf umherliegende Rezepte und Medikamente achten
- im Wartezimmer schnell „bedienen“ (Wertsachen Wartender können gefährdet sein)
- Patient möglichst nicht allein lassen
- keine Bekannten mitbringen lassen (Praxis ist nicht Szenetreff)
- bei unvertretbar starker Intoxikation Verweis aus der Praxis
- besondere Aufklärung über Alkoholrisiken (maximal 1–2 halbe Liter Bier am Abend zum Essen, mindestens 4 h nach Methadonabgabe, auch hier Abstinenz als Ziel angeben)!

Indikationen für den Therapieabbruch

Behandlungsabbrüche können eine vitale Gefährdung des Patienten zur Folge haben. Deshalb empfiehlt es sich auch die Indikation für den Therapieabbruch sorgfältig zu stellen. Vor dem plötzlichen Abbruch der Therapie sollen Alternativen in Erwägung gezogen werden, wie z. B. Dosisreduktion bei erheblichem persistierenden Beigebrauch, Fortsetzung der Therapie in einer anderen Einrichtung, Besprechung einer anderen Behandlung oder andere Maßnahmen.

Gründe für den Therapieabbruch durch den Arzt: Gewalttätigkeit, Gewaltandrohung, Diebstahl, Persistieren des Beigebrauchs trotz anhaltender Kritik durch den Arzt können Abbruchgründe darstellen (Verletzung des Therapievertrages). Man sollte aber bedenken, daß tagelanges Wegbleiben, anhaltender oder chronisch rezidivierender, illegaler Beikonsum, häufiges „Dichtsein“ und generell Polytoxikomanie auch Hinweise auf eine ungenügende Dosierung, ein inadäquates Behandlungssetting oder multiple Behandlungsorte geben können. Bei Fremd- und Selbstgefährdung müssen die Patienten evtl. vorübergehend untergebracht werden.

Therapieabbruch durch den Patienten: Wenn der Patient den Wunsch äußert, die Behandlung abzubrechen, sollten die Motive des Patienten hinterfragt werden. Bleibt der Abbruchgedanke des Patienten auch nach einem ausführlichen, hinterfragenden und aufklärenden Gespräch bestehen, dann wird dem Wunsch des Patienten stattgegeben. Die opioidgestützte Behandlung wird nach einem sehr knappen Zeitplan, nach rascher Abdosierung, beendet, auch wenn eigentlich unter medizinischen Gesichtspunkten die Fortführung der Substitution über einen längeren Zeitraum notwendig wäre. Die weitere Betreuung und die mehr oder weniger realistischen Zukunftsvorstellungen des Patienten sollten noch gemeinsam angesprochen und überlegt werden. Bei der Entlassung aus der Substitution ist dem Patienten eine Substitutionsbescheinigung auszuhändigen.

Meistens bleiben die Patienten aber unabgemeldet fern.

Substitutionsbescheinigung (§ 5 [8] BtMVV): Der Arzt ist verpflichtet, einem Patienten, der die Praxis des behandelnden Arztes zeitweilig oder auf Dauer wechselt, eine Substitutionsbescheinigung auf einem Betäubungsmittelrezept auszustellen. Die Substitutionsbescheinigung muß genaue Angaben enthalten (Tab. E-30).

Tab. E-30: Angaben für Substitutionsbescheinigung

1.	Name, Vorname und Anschrift des Patienten, für den die Substitutionsbescheinigung bestimmt ist
2.	Ausstellungsdatum
3.	Das verschriebene Substitutionsmittel und die Tagesdosis
4.	Beginn des Verschreibens und der Abgabe, ggf. auch Beginn einer Take-Home-Verschreibung
5.	Gültigkeit: von/bis
6.	Name des ausstellenden Arztes, seine Berufsbezeichnung und Anschrift einschließlich Telefonnummer
7.	Unterschrift des ausstellenden Arztes
	Vermerk „Nur zur Vorlage beim Arzt“

Teil I der Substitutionsbescheinigung erhält der Patient, Teil II und III verbleiben beim ausstellenden Arzt. Nach Vorlage des Teils I der Substitutionsbescheinigung durch den Patienten und Überprüfung der Angaben zur Person durch Vergleich mit dem Personalausweis oder Reisepaß kann ein anderer Arzt das Verschreiben des Substitutionsmittels fortsetzen. Erfolgt dies nur zeitweilig, hat dieser Arzt den nächsten behandelnden Arzt unverzüglich nach Abschluß seines Verschreibens schriftlich über die vorher durchgeführten Maßnahmen zu unterrichten.

Kooperation mit anderen Akteuren der Suchthilfe

Das Verschreiben eines Substitutionsmittels ist nur im Rahmen eines suchttherapeutischen Behandlungskonzepts zulässig, das begleitende psychiatrische, psychotherapeutische und psychosoziale Betreuungsmaßnahmen in erforderlichem Umfang beinhaltet (§ 5 [2] Satz 2 BtMVV). Dieses Erfordernis zur interdisziplinären Kooperation dürfte im Regelfall gegeben sein. Die Feststellung obliegt aber dem Arzt, der natürlich am besten sozialpädagogischen Sachverstand einbeziehen sollte.

Eine qualifizierte Substitution setzt somit die Kooperation zwischen substitutionsberechtigten Ärzten, Psychiatern und Psychotherapeuten, Psychologen und Sozialpädagogen voraus, die dieses Behandlungskonzept gemeinsam planen, durchführen und kontrollieren. Es empfiehlt sich dabei, sich einiger Probleme bewußt zu sein (Tab. E-31).

Darüber hinaus empfiehlt sich grundlegend eine enge Kooperation mit Apothekern, was insbesondere in den Fällen, in denen der Arzt die Abgabe des Substitutionsmittels zum unmittelbaren Verbrauch durch den Opiatabhängigen an den Apotheker delegiert, unabdingbar ist.

Tab. E-31: Beziehungsgefüge Arzt-Drogenberater

1.	Absprachen auch mit Drogenberater klären (Cave: „Spaltung“ durch Agieren des Patienten!)
2.	Kompetenzabgrenzung
3.	Umgang mit Beigebrauchswissen abklären
4.	Dosierungsstrategien klären
5.	Krisenmanagement gemeinsam durchführen
6.	keine Konkurrenzsituation aufkommen lassen

Aber auch innerhalb der Medizin, vor allem in großstädtischen Versorgungssystemen, geht der Kooperationsbedarf von der Hausarztpraxis über die Schwerpunktpraxis bis zur Substitutionsambulanz.

Die Substitution ist im Idealfall in ein Gesamtkonzept der psychosozialen Betreuung Drogenabhängiger eingebettet. Die Betreuung kann bereits vor der eigentlichen Substitutionsphase beginnen, indem der Süchtige unter ärztlicher Kontrolle vorübergehend mit einem Medikament gegen die Opiatentzugssymptome versorgt wird. Auch wenn die medizinische Behandlung abgeschlossen scheint und eine medikamentöse Behandlung nicht mehr nötig ist, sollte eine Fortsetzung der evtl. weiterhin indizierten psychosozialen Betreuung gewährleistet sein, um die weitere Stabilisierung des Patienten sicherzustellen.

Unter Beachtung der hier angeführten Bedingungen ist die Substitutionsbehandlung ein sehr wichtiges Instrument der Behandlung Drogenabhängiger.

Wichtige Begleitkrankheiten bei Drogenabhängigen

Die *ätiopathogenetische Einordnung* von Begleiterkrankungen als *Folgekrankheiten* von Drogen-, Medikamenten- und Alkoholkonsum erscheint in den meisten Fällen gerechtfertigt, ist jedoch nicht stringent nachweisbar. Bei Feststellen einer Erkrankung, wie etwa das Vorliegen einer paranoiden Psychose bei gleichzeitigem Cannabis-Konsum wird zwar häufig diagnostisch von einer „drogeninduzierten Psychose“ gesprochen, doch ist der Kausalnachweis derzeit noch nicht zu erbringen. Dies wäre erst möglich, wenn spezifische experimentell begründete ätiopathogenetische Modelle vorliegen würden oder wenn die Symptomatologie der Psychose sich etwa deutlich von der einer Schizophrenie unterscheiden würde, was in der Regel leider nicht der Fall ist. Man geht daher am besten von einer Koinzidenz der Störungen, also von einer *Komorbidität* aus.

Chirurgische Erkrankungen

Abszesse, Phlegmonen, Lymphangitis

Diese primär lokalen Infektionen sind sehr häufig und treten fast bei allen i.v.-Konsumenten („Fixer“) auf. Sie sind an den Armen, aber auch an den Beinen und sogar an anderen Körperstellen (z. B. Hals) zu beobachten. Eine septische Ausbreitung ist nicht selten.

Therapeutisch helfen bei ganz umschriebenen Läsionen meistens Salbenverbände (z. B. Nitrofurazonsalbe), bei größeren Ausbreitungen oder multiplen Abszessen sind Alkohol- oder Rivanol®-Umschläge zweckmäßig.

Gegebenenfalls ist möglichst nach Erregernachweis (Abstrich, Blutkultur) eine systemische Antibiose oder sogar chirurgisches Vorgehen nötig, wobei wegen der häufig reduzierten Abwehrlage mit diesen Schritten nicht zu lange gezögert werden sollte.

Traumata

Luxationen, Frakturen der Extremitäten oder des Schädels als Folge eines Sturzes im Rausch oder im Rahmen eines zerebralen Krampfanfalles sind häufig zu beobachten. Sie werden wegen der Intoxikation von den Patienten oft nicht bemerkt, weswegen man gelegentlich kleinere Frakturen erst nach Aufklaren der Patienten feststellt. Besonders wichtig ist die Prüfung der Schädelkalotte auf Druck- und Klopffestigkeit und Liquorrhö aus Nase, Ohr oder Frakturspalten.

Diagnostisch sind die einschlägigen Röntgenuntersuchungen erforderlich. *Therapeutisch* ist das chirurgische Konsil entscheidend.

Gefäßdefekte

Durch die intravenöse Drogenapplikation (gelegentlich wird auch Rotwein intravenös gespritzt!) werden die peripheren Venen oft derart geschädigt (Phlebitis), daß bereits bei Blutabnahmen zentrale Venen punktiert werden müssen oder eine Venae-Sectio erforderlich sein kann.

Embolien

Bei Heroinabhängigen werden gelegentlich auch Embolien beobachtet. Das hängt vor allem mit der i.v. Gabe der Droge zusammen. Arterielle Embolien können aufgrund intraarterieller Injektionen auftreten, venöse (Lungen-)Embolien werden im Rahmen einer Phlebitis oder Thrombose beobachtet.

Pneumothorax

Ein nicht allzu seltenes Krankheitsbild ist der (Spontan-)Pneumothorax bei Drogenabhängigen. Es liegt nahe, daß dies statistisch häufiger bei jugendlichen Drogenabhängigen vorkommt als bei der Normalpopulation Jugendlicher. Es ist gelegentlich beobachtet worden, daß es sich um Drogenabhängige mit Zustand nach intensivmedizinischer Behandlung handelt: wegen einer vital bedrohlichen Intoxikation wurde ein zentraler Venenkatheter angelegt mit der Folge eines (subakuten) iatrogenen Pneumothorax. Anschließend verließen diese reanimierten Patienten, atemphysiologisch und klinisch unauffällig, auf eigenen Wunsch, ohne eine Röntgenthorax-Kontrolle zuzulassen, die Klinik und intoxikierten sich wieder. So wurden sie erneut in einer Klinik aufgenommen, wo dann der Pneumothorax festgestellt wurde.

Therapeutisch ist ein Klinikaufenthalt notwendig, mit engmaschigen klinischen und radiologischen Kontrollen. Je nach Ausmaß des Pneumothorax ist eine Bülau-Drainage zu legen.

Tetanus

Aufgrund der unhygienischen Verhältnisse ist das Risiko eines Wundstarrkrampfes deutlich erhöht. Tetanusimpfung bzw. Auffrischung des Impfschutzes bei Fixern ist daher dringlich angeraten.

Zahnstatus

Häufig ist bei Heroinabhängigen eine intensive zahnärztliche und sogar kieferchirurgische Intervention nötig. Es bleiben oft nur 5, 6 gesunde Zähne, der Rest ist kariös befallen. Ein pathologischer Zahnstatus ist, besonders bei reduzierter Abwehrlage, als Ausgangszustand für eine Sepsis nicht selten.

Ein sanierter Zahnstatus ist unabdingbar für den Antritt einer Langzeitentwöhnungstherapie.

Nasenschleimhaut

Durch die nasale Aufnahme von Heroin, vor allem aber von Kokain, gibt es Schädigungen der Nasenschleimhaut und -scheidewand bis hin zu Nekrosen.

Therapeutisch sind oft nur Plastiken möglich.

Internistische Erkrankungen

Endokarditis

Bei „Fixern" tritt häufig im Laufe ihrer Suchtkarriere durch Keimeinbringung in die Blutbahn eine Endokarditis auf. Diagnostisch sind neben der Auskultation die Echokardiographie und Blutkulturen wichtig. Die Behandlung erfolgt antibiotisch nach einschlägigen internistischen Untersuchungen und Therapiestandards (z.B. Vancomycin 4 x 0,5 g/d i.v. plus Gentamycin 240 mg/d i.v. plus Cefotaxim 3 x 2 g/d)

Hypotonie

Drogenabhängige weisen häufig eine hypotone Blutdrucklage (z.B. 90/60 mmHg) auf. Es ist schwer zu entscheiden, ob dies eine Folgekrankheit ist oder evtl. sogar prämorbid bereits gegeben ist. Verblüffend selten beobachten wir aber, beispielsweise in der Entzugssituation, hypotone Kollapszustände, die allerdings bei Anwendung von Clonidin zur Entzugstherapie auftreten können.

Eine medikamentöse Therapie erscheint nicht unbedingt angebracht, da – insbesondere nach Erlangen von Drogenfreiheit – roborierende Maßnahmen wieder zu einer Normalisierung der Blutdruckverhältnisse führen können.

HIV-Infektion und AIDS

Die HIV-Infektionsrate bei Drogenabhängigen ist regional unterschiedlich. Verschiedene Studien, die auch erhebungstechnisch problematisch sind, zeigen eine Durchseuchung von mindestens 20% der Drogenabhängigen, andere Studien legen eine Prävalenz von unter 5% nahe. Auf unseren Drogenentzugsstationen liegt die HIV-Rate unter 3%. Ursachen der HIV-Infektion sind das „needle sharing" wie auch ungeschützter Geschlechtsverkehr (Prostitution).

Der vorsichtige Umgang mit Blut und Körperflüssigkeiten der polytoxikomanen Patienten zum Selbstschutz ist selbstverständlich und auch therapeutischem Hilfspersonal zu vermitteln.

Diagnostik von HIV und AIDS: Es werden 2 Typen des Virus, HIV 1 und HIV 2, unterschieden. HIV 2 kommt bei uns seltener vor. Zunächst können über einen ELISA-Suchtest Antikörper festgestellt werden. Das Ergebnis kann mit dem Western-blot-Test bestätigt werden.

Klinisch entwickeln sich in der ersten Phase etwa 3 bis 6 Wochen nach der Infektion unspezifische Symptome mit Fieber, Kopfschmerzen, Arthralgien, Myalgien, Durchfällen, Meningitis, Neuropathien usw. Auch Hautsymptome können vorkommen. In einer zweiten Phase zeigen sich keine Symptome, erst in der dritten Phase beginnen die typischen Symptome des AIDS-Vollbildes (Tab. E-32, E-33).

Bezüglich der HIV-Infektion, ihrer Stadien der Manifestation und der entsprechenden Behandlung ist wegen der raschen Änderung der Standards und auch zur Vertiefung dringlich auf die einschlägige Literatur hinzuweisen (z.B. Gölz 1998a). Hier können nur kurze Orientierungen gegeben werden.

Therapie: Bei zweimaliger Messung von 300 (oder weniger) D4-Zellen/µl oder einem hohen Virusload von 10.000 bis 50.000 Viruskopien/ml sollte eine antivirale Behandlung erfolgen (Tab. E-34).

Verschiedene Kombinationstherapien werden vorgeschlagen, es gibt jedoch noch kein gesichertes Optimum.

Praktische Kautelen bei der HIV-Therapie bei Drogenabhängigen (nach Gölz 1998a):

- Frühestens 2–3 Monate nach Beginn der Substitution Angebote zur antiretroviralen Therapie machen (Gefahr der Überforderung, häufig Abfall von HIV-RNA und Anstieg der CD4-Zellen unter Methadonbehandlung),
- Achtung: antiretrovirale Kombinationstherapien können zu verändertem Methadonbedarf führen
- verlangsamter Abbau von AZT bei Methadongabe (bei Methadondosis über 150 mg reichen 300 mg AZT),

Tab. E-32: AIDS-Klassifikation des Centers of Disease Control (CDC) aus 1993 (nach Gölz 1998a, Backmund 1998)

Klinische Kategorie A
Akute HIV-Krankheit, asymptomatische HIV-Infektion, persistierendes Lymphadenopathiesyndrom (LAS).
Kategorie B
Bazilläre Angiomatose, oropharyngeale Candida-Infektion, vulvovaginale Klinik-Infektionen, die entweder länger als einen Monat dauern oder nur schwer therapierbar sind, zervikale Dysplasien oder Carcinoma in situ, Konstitutionelle Symptome wie Fieber.
Fieber über 38,5 Grad Celsius oder eine länger als 4 Wochen bestehende Diarrhoe, orale Haarleukoplakie, Herpes zoster bei Befall mehrerer Dermatome oder nach Rezidiven in einem Dermatom, idiopathische thrombozytopenische Purpura, Listeriose, Entzündungen des kleinen Beckens, besonders bei Komplikationen eines Tuben- oder Ovarialabszesses, periphere Neuropathie.
Kategorie C (AIDS-Indikator-Krankheiten)
Pneumocystis-carinii-Pneumonie, zerebrale Toxoplasmose, Candidiasis des Ösophagus, der Trachea, der Bronchien oder der Lunge, chronische Herpes-simplex-Ulcera, Herpes-simplex-Bronchitis, Herpes-simplex-Pneumonie, Herpes-simplex-Ösophagitis, CMV-Retinitis, generalisierte CMV-Infektion, rezidivierende Salmonellen-Septikämien, rezidivierende Pneumonien innerhalb eines Jahres, extrapulmonale Kryptokokkeninfektionen, chronische intestinale Kryptosporidieninfektionen, chronische intestinale Infektionen mit Isospora belli, disseminierte oder extrapulmonale Histoplasmose, Tuberkulose, Infektionen mit Mycobacterium avium complex oder Mycobacterium kansasii (disseminiert), Kaposi-Sarkom, maligne Non-Hodgkin-Lymphome vom B-Zell-Typ, primäres ZNS-Lymphom bei einem Alter < 60 Jahre, invasives Zervixkarzinom, HIV-Enzephalopathie, progressive multifokale Leukenzephalopathie, Wasting-Syndrom.

Tab. E-33: AIDS-Stadieneinteilung (nach Backmund 1998, Gölz 1998a)

Stadium I
Klinische Kategorie A und B: > 500 CD4-Zellen/µl
Klinische Kategorie A bei > 200 CD4-Zellen/µl
Stadium II
Klinische Kategorie A: < 200 CD4-Zellen/µl
Klinische Kategorie B : < 500 CD4-Zellen/µl
Stadium III
Klinische Kategorie C, AIDS-definierende Erkrankungen

Tab. E-34: Pharmakotherapeutika bei HIV-Infektion/AIDS (Übersicht nach Backmund 1998)

Nukleosidartige Reverse-Transkriptase-Inhibitoren		
Zidovudin (AZT)	(Retrovir)	2 x 250 mg/d
Didanosin (DDI)	(Videx)	2 x 200 mg/d
Zalcitabin (DDC)	(Hivid)	3 x 0,75 mg/d
Lamivudin (3TC)	(Epivir)	2 x 150 mg/d
Stavudin (D4T)	(Zerit)	2 x 40 mg/d
Protease-Inhibitoren		
Saquinavir	(Invirase)	3 x 600 mg/d
Ritonavir	(Norvir)	2 x 600 mg/d
Indinavir	(Crixivan)	3 x 800 mg/d
Nicht-nukleosidartige Reverse-Transkriptase-Inhibitoren		
Delavirdin	(Rescriptor)	3 x 400 mg/d
Nevirapin	(Viramune)	2 x 200 mg/d
Lovirid		3 x 100 mg/d

- Didanosin (DDI) aufgrund des immer vorgeschädigten Pankreas mit besonderer Vorsicht einsetzen (höhere Pankreatitisrate),
- größere Neigung zu Pankreatitis auch bei anderen antiretroviralen Substanzen: Therapiemonitoring bei Drogenkonsumenten immer mit α-Amylase/Lipase,
- antiretrovirale Therapie bei gleichzeitiger chronisch aggressiver Hepatitis B vorrangig mit der Kombination AZT/3TC oder D4T/3TC (Anti-Hepatitis-B-Wirkung von 3 TC),
- Proteaseinhibitoren und nichtnukleosidale reverse Transkriptaseinhibitoren werden über Isoenzyme des Cytochroms P 450 abgebaut, deshalb komplexe Interaktionen mit Methadon und Benzodiazepinen,
- bei Verdacht auf Benzodiazepinbeigebrauch sollte Ritonavir wegen der Gefahr der Intoxikation nicht eingesetzt werden,
- hohe Rate an vorbestehender Leberschädigung erfordert ein enges Labormonitoring beim Einsatz von AZT, DDI, D4T, Proteaseinhibitoren und nichtnukleosidalen reversen Transkriptaseinhibitoren,
- Compliance zur antiretroviralen Therapie durch ausführliche Erläuterungen von Wirkung und Nebenwirkungen stärken, sonst extrem häufig früher Therapieabbruch.

Lungenödem

Bei einer akuten Heroinintoxikation kann es zu Lungenödemen kommen. Die Behandlung besteht in der typischen internistischen (Notfall-)Therapie (z. B. Furosemid, O_2, evtl. Beatmung usw.).

Pneumonien

Nicht nur bei HIV-Trägern, sondern grundsätzlich ist bei Drogenabhängigen aufgrund der allgemeinen gesundheitsbelastenden Lebensweise zumindest in der Wintersaison mit Pneumonien zu rechnen.

Diagnostisch ist eine gezielte klinische und ggf. röntgenologische Untersuchung angebracht.

Therapeutisch ist nach Erregersuche und bei entsprechendem klinischen sowie röntgenologischen Bild häufig eine Therapie mit Cephalosporinen zu empfehlen (Tab. E-35 u. E-36).

Tab. E-35: Häufige bakterielle Erreger bei Pneumonien und geeignete Antibiotika (nach Backmund 1998).

Bakterien	Antibiotikum	Antibiotikum 2. Wahl
Streptokokken	Penicillin G	Cefazolin, Cefotiam, Ceftriaxon
Staphylokokken	Penicillin G	Cefazolin, Cefotiam, Ceftriaxon
Penicillinasefeste Staphylokokken	Cefazolin	Flucloxacillin, Clindamycin, Vancomycin, Teicoplanin
Haemophilus influenzae	Ceftriaxon	Mezlozillin, Piperacillin, Amoxicillin, Cefotiam u. a.
Pseudomonas aeruginosa	Azlozillin u. Tobramycin	Ceftazidim, Piperacillin, Ciprofloxacin u. a.
Legionella pneumophila	Clarithromycin	Erythromycin, Rifampicin

Tab. E-36: Nichtbakterielle Erreger (nach Backmund 1998)

Erreger	Antibiotikum	Antibiotikum 2. Wahl
Bakterienähnliche Erreger		
Mycoplasma pneumoniae	Doxycyclin	Clarithromycin (nicht bei Ornithose und Q-Fieber), Ciprofloxacin
Chlamydia pneumoniae Chlamydia psittaci Chlamydia trachomatis		
Rickettsien		
Coxiella burnetti	Doxycyclin	Clarithromycin, Ciprofloxacin
Parasiten (z. B. Pneumocystis carinii)	Co-trimoxazol	Pentamidin, Clindamycin, Erythromycin

Tab. E-37: Übersicht zu Hepatitiden (nach Gölz 1998b)

	Inkubationszeit	Übertragungsweg
Hepatitis A	15–45 Tage	fäkal, oral, selten parenteral und sexuell
Hepatitis B	30–180 Tage	parenteral, perinatal und sexuell
Hepatitis C	15–160 Tage	parenteral, perinatal und sexuell
Hepatitis D	30–180 Tage	parenteral, perinatal und sexuell
Hepatitis E	14–60 Tage	fäkal-oral
Hepatitis G	?	parenteral?

Lungenveränderungen

Fast alle polytoxikomanen Patienten rauchen auch intensiv. Entsprechend häufig sind chronische Bronchitiden und obstruktive Lungenerkrankungen.

Es gibt Hinweise, daß auch bei chronischem Haschischkonsum (Rauchen) eine Häufung von obstruktiven Lungenerkrankungen und von Lungenkarzinomen auftritt.

Tab. E-38: Serologische Diagnostik der Hepatitis C (nach Gölz 1998b)

	Anti-HCV (3. Generation)	HCV-RNA
Prodromalphase	-	-
Akute Hepatitis-C-Infektion	-	+
postakute Phase	+	+/-
Ausgeheilte Hepatitis-C-Infektion	+	-
chronisch persistierende Hepatitis-C-Infektion	+	+
Chronisch aggressive Hepatitis-C-Infektion	+	+

\+ positiv
+/- positiv oder negativ
\- negativ

Hepatitiden

Ein hoher Prozentsatz (ca. 70–90 %) polytoxikomaner Patienten ist seropositiv bzgl. Hepatitis A, B und/oder C. Diagnostizierbar sind nun auch Hepatitis E und G (Tab. E-37).

Diagnostik der viralen Hepatitis: Eine klinische Unterscheidung der verschiedenen Hepa-

Tab. E-39: Differenzierte Hepatitis-B-Diagnostik nach häufigen serologischen Befunden (nach Backmund 1998, aus Dienstag u. Isselbacher 1995, S. 1720)

HbsAG	Anti-HBs	Anti-HBc	HbeAG	Anti-HBe	Diagnose	Infektiosität
positiv	negativ	IgM	positiv	negativ	akute Infektion	hoch
positiv	negativ	IgG	positiv	negativ	chronische Infektion	hoch
positiv	negativ	IgG	negativ	positiv	akut oder chronisch	niedrig
positiv	negativ	IgG	fraglich	fraglich	1. HbsAG eines Subtyps (häufig) 2. Prozeß der Serokonversion (selten)	
negativ	negativ	IgM	fraglich	fraglich	• akute Infektion • Anti-HBc-Fenster	
negativ	negativ	IgG	negativ	fraglich	• Low-level HBs-Träger • Lange zurückliegende Infektion	niedrig
negativ	positiv	IgG	negativ	fraglich	Abheilung	
negativ	positiv	negativ	negativ	negativ	• Immunisierung nach Impfung • Falsch positiv • Lange zurückliegende Infektion?	

titiden ist äußerst schwer. Es ist daher dringend erforderlich, bei den opiatabhängigen Patienten ein Hepatitis-Screening durchzuführen (Tab. E-38 u. E-39). Bei negativem Screening ist den Patienten eine Hepatitis-Schutzimpfung zu empfehlen. Bei häufigem Umgang mit diesem Patientenkreis empfiehlt sich auch für das Personal eine Hepatitis-Schutzimpfung.

Gerade die Hepatitis C ist in letzter Zeit wegen der progredierten Leberschädigung als neuer Komplikationsfaktor der Heroinabhängigkeit identifiziert worden.

Bei positiver Anti-HCV-Serologie, HCV-RNA-Nachweis, erhöhten Transaminasen, ggf. Ikterus, dunklem Urin und hellem Stuhl sowie unspezifischen quasigrippalen Symptomen kann die klinische Diagnose der akuten Hepatits C gestellt werden.

Therapie der viralen Hepatitiden: Je nach klinischem Bild wird die Behandlung im akuten Stadium unter den jeweiligen hygienischen Bedingungen durchgeführt.

Bei Drogenabhängigen ist vor allem die Interferon-Therapie zu erwägen (vgl. Tab. E-40, E-41, E-42). Als Grundvoraussetzung für den Beginn einer Interferontherapie gelten folgende Merkmale:

- mindestens 6 Monate abstinent oder
- mindestens 6 Monate in kontrollierter Naltrexon (Nemexin®)-gestützter Abstinenz oder
- mindestens 6 Monate ohne Nebengebrauch in Substitution.

Tab. E-40: Therapiepläne zur Behandlung der Virus-Hepatitiden (nach Gölz 1998 b)

Hepatitis B:
• 3mal 5–10 Mio. IE Interferon-α_{2b}/Woche
• Dauer: 4–6 Monate
Hepatitis D:
• 3mal 9 Mio. IE Interferon-α_{2b}/Woche
• Dauer: 12 Monate
Hepatitis C (vgl. auch Tab. E-41):
• 3mal 5 Mio. IE Interferon-α_{2b}/Woche
• Dauer: 12–18 Monate

Tab. E-41: Probleme bei der Therapie einer Hepatitis B und C mit Alpha-Interferon (nach Backmund 1998, Gölz 1998 b)

Absolute Kontraindikationen
• Dekompensierte Leberzirrhose
• Autoimmune Hepatitis
• Autoimmune Thyreoiditis
• Endogene Depression
• Schizophrenie
• Suizidalität
• Epilepsie
• Gravidität
• Schwere Herzkrankheit
• Schwere Knochenmarkschäden
Relative Kontraindikationen
• Hepatozelluläres Karzinom
• Leukopenie
• Thrombozytopenie
Zusätzliche Kontraindikationen für die Interferontherapie bei Drogenabhängigen
• Erheblicher Alkoholkonsum in der Anamnese
• Polytoxikomanie
• Borderline-Störung mit psychotischen Kurzepisoden
• Schwere dissoziale Persönlichkeitsstörungen (voraussehbar fehlende Compliance)
• Schwere Schädel-Hirn-Traumata in der Anamnese
• Tuberkulose
• Syphilis im Stadium II oder III

Die halbjährliche Frist ist aus 2 Gründen notwendig: Einmal zur Sicherung der Diagnose einer chronischen Hepatitis und zum zweiten, um eine ausreichend stabile Arzt-Patienten-Beziehung herzustellen.

Nebenwirkungen einer Interferontherapie: Fieber, Abgeschlagenheit, Kopfschmerzen, Myalgien, Schüttelfrost, Appetitlosigkedit (vgl. Tab. E-43).

Therapieverlauf: Initiale, intensive Therapie mit ca. 70% Therapie-Responder, bei Non-Respondern Absetzen der Therapie. Zunächst alle 2 bis 4 Wochen klinische und laborchemische Untersuchung, alle 12 Wochen HCV-RNA und Schilddrüsenantikörper untersuchen.

Tab. E-42: Schema für Alpha-Interferontherapie bei Hepatitis C (nach Backmund 1998, Gölz 1998b)

Phase I	Ziele
3 x 6 Mio IE s.c/Woche für 3 Monate	1. Reduktion von GPT im Serum 2. Evtl. Verschwinden von HCV-RNA
Phase II	**Ziele**
3 x 3 Mio IE s.c./Woche	1. Normalisierung von GPT im Serum 2. Verschwinden von HCV-RNA

Tab. E-43: Nebenwirkungen der Alpha-Interferonbehandlung (nach Backmund 1998)

Haut	Pruritus, Exanthem, Haarausfall, Hauttrockenheit, Schwitzen
Muskeln und Skelett	Muskel- und Gelenkschmerzen
Nervensystem	Depressionen, Verwirrtheit, Benommenheit, Somnolenz bis Koma, zerebrale Krampfanfälle, Kopfschmerzen, Tremor, Parästhesien
Augen	Sehstörungen
Gastrointestinaltrakt	Stomatitis, Appetitlosigkeit, Übelkeit, Erbrechen, Bauchschmerzen, Durchfall
Herz und Kreislauf	Arrhythmie, Tachykardie, Palpitationen, Herzinsuffizienz, Blutdrucksenkung oder -steigerung
Blut	Granulozytopenie, Thrombopenie

Krankheitsprognose: Nach der akuten Phase kann in 65–80% ein chronischer Verlauf auftreten. 20–30% der Akutpatienten können innnerhalb von 15 Jahren eine Leberzirrhose entwickeln. 15–25 Jahre nach dem akuten Schub treten auch gehäuft hepatozelluläre Karzinome auf.

Bei zusätzlich toxisch-nutritiver Leberbelastung (Alkoholismus) verläuft die Hepatitis C noch ungünstiger.

Obstipation

Diese Störung wird häufig von Heroinabhängigen angegeben. Therapie mit möglichst natürlichen Abführmitteln (z. B. Weizenkleie) ist zu empfehlen (bei Koprostase: Klistiere).

Endokrine Störungen

Störungen der Periode (häufig: Amenorrhoe) oder Potenzstörungen werden bei Heroinabhängigen beobachtet. Auch eine Minderung des luteinisierenden Hormons (LH) und eine Steigerung des Prolaktins werden beobachtet.

Auch die Schilddrüsenhormone können derangiert sein.

Die *Diagnostik* ist wegen der psychoneuroendokrinen Rückkoppelungen schwer interpretierbar und sollte Spezialisten überlassen sein. Das gilt insbesondere im Hinblick auf die *Therapie.*

Dermatologische und venerologische Krankheiten

Parasitosen

Die typischen Parasitosen der obdachlosen Patienten sind auch bei Heroinabhängigen, je nach Milieu, anzutreffen.

Therapeutisch sind einschlägige Bäder, Salben und auch Medikamente offensiv zu geben.

Geschlechtskrankheiten

Häufig sind Candidiasis, Trichomoniasis und Gonorrhö, gelegentlich sieht man auch Syphilis. Diese Erkrankungen hängen aber auch von der lokalen Szene ab. Wir sehen bei unserer Klientel Geschlechtskrankheiten häufiger bei Alkoholikern.

Therapie mit den spezifischen Pharmakotherapeutika.

Neurologische Erkrankungen

Polyneuropathien

Vor allem bei zusätzlichem inhalativen Mißbrauch von Lösungsmitteln werden Polyneuropathien beobachtet.

Therapeutisch können Vitamine und einschlägige physiotherapeutische Programme angeboten werden.

Entzugskrampfanfälle

Diese Anfälle treten vor allem bei Versorgungsdefiziten bei Benzodiazepin- und/oder Barbituratabhängigkeit auf.

Therapeutisch sind im Notfall 10 mg Diazepam i.v., i.m. oder rektal bzw. Phenytoin 250 mg i.v. (langsam) indiziert. Es gibt übrigens Patienten, die zerebrale Krampfanfälle simulieren (können), um Diazepam zu bekommen. Sie sind unter Notärzten meist bekannt. Dennoch gilt auch hier: Notfalltherapie zur Vermeidung des Schlimmsten und sofortiges Hinzuziehen eines Neurologen.

Anfälle können aber auch Symptom eines hirnorganischen Prozesses anderer Genese sein (HIV-Enzephalopathie, Hirnblutung, Intoxikation mit Stimulanzien), weswegen die diagnostische Abklärung nach Beherrschung der Notfallsituation (genaue neurologische Untersuchung, EEG, CCT und ggf. Lumbalpunktion) unabdingbar ist.

Hirnblutungen

Es können posttraumatische (z.B. nach Entzugskrampfanfällen), oder auch selten spontane Blutungen (subdurale Blutung, epidurale Blutung, Subarachnoidalblutung und intrazerebrale Blutung) auftreten. Die entsprechende neurologische Symptomatik (z.B. Gangstörung oder Bewußtlosigkeit) ist häufig von der Intoxikation nicht gut zu unterscheiden, die neurologisch-klinische Untersuchung hilft hier aber weiter (Pupillen, Meningismus, Muskeleigenreflexe mit Seitendifferenz, Babinski). Gegebenenfalls ist ein CCT anzuraten.

Die Überweisung in eine neurologische oder neurochirurgische Klinik ist indiziert.

Parkinsonsyndrom

Gelegentlich wird durch Beistoffe von neuen Syntheseformen des Heroins (Methyl-phenyl-tetra-hydropyridin, MPTHP bzw. Phenethyl-phenyl-tetra-hydropyridin, PEPTP) ein schweres, oft therapieresistentes Parkinsonsyndrom ausgelöst, das spezieller neurologischer Betreuung bedarf.

Zerebrale Atrophie

Es wird vermutet, daß bei chronischem Haschischkonsum eine Hirnatrophie entsteht. Gesicherte Studien liegen aber derzeit nicht vor.

Psychiatrische Erkrankungen

Grundsätzlich ist das Abhängigkeitssyndrom die zentrale Begleiterkrankung des Drogenkonsums. Das mag zwar banal sein, muß aber hier noch einmal betont werden. Auch kann häufig eine psychische Störung, die als krankheitswertig einzustufen ist, wie Angststörung oder depressive Störung, diagnostiziert werden. Diese Störung kann Ursache, aber auch Folge des Drogenkonsums sein. Dies wirft nicht nur diagnostische, sondern auch therapeutische Probleme auf.

Pathologischer Rausch

Gelegentlich gibt es protrahierte und qualitativ untypische Rauschzustände mit eingeschränkter affektiver Kontrolle. Dies kann vor allem bei LSD, Amphetaminen und Kokain, aber auch bei Flunitrazepam vorkommen, seltener bei Haschisch. Besonders häufig tritt dieser Zustand bei Mischintoxikationen auf (z.B. Codein und Barbiturate oder Flunitrazepam).

Therapeutisch sind 5 mg Haloperidol oder 10 mg Diazepam i.v. oder i.m indiziert. Bei Neuroleptikagabe treten bei Drogenabhängigen sehr häufig extrapyramidalmotorische Symptome (EPMS: Zungen-/Schlundkrämpfe; Dystonien usw.) auf. Biperiden beseitigt diese Nebenwirkungen sofort, ist allerdings, sogar bei einmaliger (!) i.v. Applikation, potentiell delirogen! Daher soll Biperiden bei Delirgefährdeten (z.B. Benzodiazepinentzug) möglichst oral gegeben werden. Es ist auch das Trinken einer Ampulle sinnvoll, da rasche Effekte auftreten, kein „needle craving" („Schußgeilheit") durch Spritzen provoziert und kein Tablettenschmuggel ermöglicht wird. Zu beachten ist allerdings, daß Biperiden als anticholinerge Substanz ein deutliches Mißbrauchspotential hat.

Flashback

Es handelt sich hier um ein Wiederauftreten des Berauschungszustandes ohne aktuellen Drogenkonsum. Dieses Phänomen wird vor allem bei LSD beschrieben, kommt aber auch bei Haschisch vor (z.B. nach fetthaltiger Mahlzeit).

Die *Therapie* ist gegebenenfalls wie beim pathologischen Rausch vorzunehmen.

Drogeninduzierte Psychose

Es handelt sich um eine der schwerwiegendsten Folgestörungen von Drogenkonsum. Ob die Droge nun ein Auslöser oder die Ursache war, bleibt derzeit eine akademische Frage. Es treten halluzinatorische und/oder paranoide Zustandsbilder auf, die einer schizophrenen Psychose ähneln. Es können auch Ich-Störungen (Beeinflussungserlebnisse, Erfahrung des Verlusts der Kontrolle über die Gedanken usw.) auftreten. Letzteres spricht allerdings mehr für eine schizophrene Psychose als Grunderkrankung. Diese Zustandsbilder können einige Tage, aber auch (trotz Therapie) einige Wochen anhalten. Ursachen sind vor allem LSD, Haschisch, Amphetamine und auch Kokain.

Therapeutisch ist insbesondere Haloperidol (z. B. 2 x 5–10 mg/d) zu empfehlen. Bei extrapyramidalen Nebenwirkungen ist unter Umständen ein Umsetzen auf andere Neuroleptika, wie Perazin (z. B. 100–300 mg/d), wegen geringen EPMS-Potentials sinnvoll.

Delirantes Entzugssyndrom

Vor allem bei Benzodiazepin- und Barbituratabhängigkeit treten etwa am 5. Tag nach der entscheidenden Dosisreduktion (z. B. Absetzen) delirante Syndrome mit Verkennung der Situation, Desorientiertheit, Euphorie, psychomotorischer Unruhe, Halluzinationen usw. auf. Die vegetativen Funktionen (Herzfrequenz, Blutdruck, Schweißproduktion, Körpertemperatur) sind in der Regel zumindest am Anfang noch relativ normal („trockenes Delir").

Therapeutisch ist Clomethiazol (Mixtur oder i.v.) wie beim Alkoholentzugsdelir am besten wirksam.

Amotivationales Syndrom

Dieses psychopathologische Syndrom, das durch eine Antriebsverarmung gekennzeichnet ist, kommt bei chronischem Haschischkonsum insbesondere im Jugendalter vor.

Therapeutisch muß der Cannabiskonsum beendigt werden.

Persönlichkeitsstörungen

Polytoxikomane Patienten fallen häufig wegen psychischer Besonderheiten auf, die diagnostisch meist folgenden Persönlichkeitsstörungen zuzuordnen sind: schizoide, antisoziale, Borderline-, histrionische, narzißtische, selbstunsichere und passiv-aggressive Persönlichkeitsstörungen.

Nosologisch ist schwer zu entscheiden, ob diese Störungen ursächlich für den Drogenkonsum bedeutsam sind, ob es sich um eine Folgestörung oder nur um eine begleitende Auffälligkeit des Drogenkonsums handelt.

Behandlung durch Psychotherapie, evtl. mit medikamentöser Stützung.

Psychische Erkrankungen im weiteren Sinne (Psychische Störungen)

Die psychischen Auffälligkeiten von polytoxikomanen Patienten können auch häufig psychischen Störungen vom Typ der dysthymen Störung, der Angststörungen oder Zwangsstörungen zugeordnet werden. Auch diese Störungen können im Rahmen der Drogenkarriere akzentuiert werden.

Psychische Erkrankungen im engeren Sinne (Endogene Psychosen)

Gelegentlich haben polytoxikomane Patienten eine Schizophrenie. Auch können manisch depressive Psychosen in Form der Major Depression oder der bipolaren Störungen nach

DSM-III-R vorhanden sein. In diesem Fall kann es sich um eine sekundäre Drogenabhängigkeit handeln.

Eine *Therapie* mit Neuroleptika (z. B. Depot-Spritzen) oder Antidepressiva ist in der Regel ohne Probleme möglich.

Teratogene Suchtfolgen

Der Vollständigkeit halber muß hier auch das teratogene Potential dieser Substanzen angeführt werden. Gesichertes Wissen liegt am ehesten zu alkoholbedingten Embryo- und Fetopathien vor. Neben vermuteten Chromosomenanomalien (z. B. durch LSD) sind vor allem bei Konsum von Heroin, Kokain, Cannabis und Benzodiazepinen in der Schwangerschaft folgende Effekte bei Neugeborenen gesichert: Untergewichtigkeit, Frühgeburten, Unterentwicklung, mentale Retardierung, motorische Unruhe, Hyperexzitabilität und Abhängigkeitssyndrome bzw. Entzugssyndrome bei Neugeborenen (vgl. Majewski u. Majewski 1992). Ob diese Effekte substanzspezifisch sind oder aufgrund der hohen Dosen auftreten, ist nicht klar.

Medikamentenabhängigkeit

Ein Arzt ohne Medikamente ist wie ein Dirigent
ohne Orchester!?
(F.T.)

Definition

Mißbrauch und z.T. auch *Abhängigkeit* von Medikamenten beziehen sich nicht nur auf *psychoaktive Medikamente*, sondern können sich auch auf „Abmagerungsmittel" (Appetitzügler) oder auf „Aufbaumittel" (Doping) erstrecken.

Abhängigkeit von Medikamenten ist wie bei anderen Abhängigkeiten durch das psychische und/oder körperliche *Verlangen* nach dem Medikament bzw. durch das Auftreten von *Absetzsyndromen* definiert. Die Absetzsyndrome sind, vereinfacht gesprochen, das funktionelle Gegenteil der Wirkung der betreffenden Substanz und stellen somit den Antriebsfaktor für das Aufrechterhalten der Sucht dar.

Das Stadium des *schädlichen Gebrauchs* (ICD-10) liegt vor, wenn beispielsweise eine Anorektikerin Furosemid zum Entwässern verwendet, obwohl dies medizinisch nicht indiziert ist, und wenn dadurch u. a. eine Hypokaliämie auftritt. Tritt zunächst wegen guter Kaliumsubstitution durch Einnahme von Kalium-Tabletten keine Hypokaliämie auf, dann handelt es sich um *Mißbrauch* (DSM-IV), also nicht bestimmungsgemäßen Gebrauch.

Solche Unterscheidungen sind jedoch in Hinblick auf die Praxis übergenau. Im Vordergrund steht die Niedrig-Dosis-Abhängigkeit, die Hoch-Dosis-Abhängigkeit wurde bereits im Kapitel E („Drogenabhängigkeit") besprochen.

Ein Teil der Abhängigkeiten von Medikamenten kann auch durch die ärztliche Verschreibung zustande kommen, wobei hier Definitionsprobleme bestehen: Der Arzt kann unwissentlich durch eine Verordnung von Benzodiazepinen eine körperliche Abhängigkeit erzeugen. Der Patient kann aber durch die Erfahrung, daß beispielsweise ein Viertel der verordneten Schlaftablette auch an aufregenden Tagen guttut, einen „Mißbrauch" betreiben. Den Mehrbedarf besorgt er sich über einen anderen Arzt, oder er erklärt seinem Arzt, daß die Mittel nicht mehr so wirken und daß er deswegen mehr brauche.

Die weite Definition des Medikamentenmißbrauchs könnte in uferlose Bereiche führen, wenn man an die Doping-Funktion mancher Substanzen im Sport denkt.

Hier sollen aus diesem Grund vor allem die psychoaktiven Substanzen und die klinisch relevanten Störungen detailliert besprochen werden.

Substanzen

Pharmakotherapeutische Substanzen, die am häufigsten mit pathologischen Gebrauchsmustern konsumiert werden, sind in Tabelle F-1 zusammengefaßt.

Epidemiologie

Nach der Deutschen Hauptstelle gegen die Suchtgefahren (1996) werden für die Bundesrepublik ca. 700 000 bis 1.4 Mio. Medikamentenabhängige geschätzt, mit einem erhöhten Anteil von Frauen.

Ursachen

Die Ursachen von Medikamentenmißbrauch bzw. -abhängigkeit sind, wie schon erwähnt, vielfältig. Die wesentliche Ursache liegt in der Primärsymptomatik, die der Patient mit dem Medikamentenkonsum bekämpfen will:

- Antriebsstörungen (Aufputschmittel)
- „Übergewicht" (Abführmittel und Appetitzügler)
- Schmerzen (Schmerzmittel, Betäubungsmittel)
- Angst (Beruhigungsmittel) oder
- Schlafstörungen (Schlafmittel).

Diese Störungen sind zum großen Teil „selbstdiagnostiziert", d. h. der Patient hat ein subjektives Konzept von der Störung, oder die Störung ist unmittelbare Folge eines dysfunktionalen Medikamentengebrauchs.

Tab. F-1: Auswahl pharmakotherapeutischer Substanzen, die am häufigsten mißbraucht werden

1. Stimulanzien
• Amphetamine
• Fenetyllin
• trizyklische Antidepressiva (indirekte Aktivierung)
• coffeinhaltige Mittel
2. Analgetika
• Acetylsalicylsäure
• Diphenhydramin
• Opiate/Opioide
3. Laxanzien
• Bisacodyl
4. Diuretika
• Furosemid
5. Sedativa
• Benzodiazepine
• Clomethiazol
6. Hypnotika
• Barbiturate
• Chloralhydrat
• Meprobamat
• Methaqualon
• Bromharnstoffderivate
• Benzodiazepine
7. Antidepressiva

Bemerkenswert ist die besondere Häufigkeit bei Frauen. Dies hat mehrere Ursachen (vgl. DHS 1990):

- der Konsum von Medikamenten ist *unauffälliger*
- *psychosomatische Beschwerden* sind bei Frauen häufiger, damit besteht die Versuchung, zunächst „unbedenkliche" Medikamente bzw. Schmerzmittel zu nehmen, was zur Anbahnung süchtigen Einnahmeverhaltens führen kann
- die *Doppelbelastung* von Frauen mit Beruf und Familie
- *Schönheitsideal* mit der Versuchung, Abführmittel, Appetitzügler und Diuretika zu nehmen (meistens in Verbindung mit Eßstörungen)
- *Leistungsproblematik* mit der Versuchung, Stimulanzien zu nehmen
- bereits vorliegender *Mehrfachmißbrauch* von Koffein und Nikotin
- *Ängste* in sozialer Abhängigkeit mit Verlangen nach Sedativa bzw. Hypnotika

Hier interessieren vor allem Störungen im Rahmen iatrogener Verabreichungen bzw. nach eigener Indikationsstellung.

Diagnostik

Der Nachweis der Medikamentenabhängigkeit erfolgt über die Exploration des Patienten, durch Untersuchungsbefunde bei relativen Entzugssituationen, vor erneuter Medikamentengabe nach bewußtem iatrogenen Entzug (nur in der Klinik möglich) und durch die Urindiagnostik.

Die Details dazu sind dem Kapitel „Grundlagen der Klinik" (S. 47) zu entnehmen.

Spezielle Substanzgruppen

Benzodiazepine

Unter den Sedativa bzw. Hypnotika (s.a. Tab. F-1) nehmen die Benzodiazepine eine Vorrangstellung ein. Sie sind in den letzten Jahren zu Unrecht in Verruf geraten, was vor allem durch den exzessiven Mißbrauch als Beikonsum durch Drogenabhängige vom Opiattyp hervorgerufen wurde. Die damit verbundene Form des Benzodiazepinkonsums wurde bereits unter dem Kapitel „Drogenabhängigkeit" behandelt, so daß hier nur die andere Form, nämlich die „Low-dose-Abhängigkeit", besprochen wird.

Was die verschiedenen Substanzen betrifft, sind seit Jahren vor allem Diazepam, Chlordia-

Tab. F-2: Benzodiazepine nach Halbwertszeit mit Beispielen (nach Laux et al 1997)

1. $t_{1/2} < 5$ h	Triazolam (Halcion®) Clotiazepam (Trecalmo®) Brotizolam (Lendormin®) Midazolam (Dormicum®)
2. $t_{1/2}$ 5–24 h	Alprazolam (Tafil®) Bromazepam (Lexotanil®) Flunitrazepam (Rohypnol®) Loprazolam (Sonin®) Lorazepam (Tavor®) Lormetazepam (Noctamid®) Nitrazepam (Mogadan®) Oxazepam (Adumbran®) Temazepam (Planum®)
3. $t_{1/2} > 24$ h	Chlordiazepoxid (Librium®) Clobazam (Frisium®) Diazepam (Valium®) Dikaliumclorazepat (Tranxilium®) Flurazepam (Dalmadorm®) Nordazepam (Tranxilium N®) Prazepam (Demetrin®)

zepoxid, Dikaliumclorazepat, Lorazepam und Oxazepam beliebt.

Suchtpotential

In Hinblick auf das Suchtpotential der einzelnen Benzodiazepine ist die Halbwertszeit ein relevanter Faktor, der allerdings nicht eindeutig zu interpretieren ist: Eine kurze Halbwertszeit macht die Substanz steuerbarer, die lange Halbwertszeit bringt eine „gute" Dauersedierung, im Jargon auch „Dauerdröhnung" genannt (vgl. Tab. F-2).

Entzugssymptomatik

Die Entzugssymptome sind nicht sehr markant und bestehen vorwiegend in einer Veränderung der Wahrnehmung, zunehmender Ängstlichkeit und innerer Unruhe sowie Schlafstörungen. Komplikationen sind zerebrale Krampfanfälle und Delire (Tab. F-3 u. Tab. F-4).

Die Entzugssymptome müssen differentialdiagnostisch betrachtet werden (Tab. F-5).

Tab. F-3: Entzugssymptome bei Benzodiazepinentzug (nach Ladewig 1994)

Neurovegetative Symptome (bei ca. 80 %, mild):
• Inappetenz, Nausea, Brechreiz, abdominale Krämpfe, Diarrhö, Gewichtsabnahme
• Palpitationen, Herzklopfen, orthostatische Pulssteigerung
• Schwitzen, Schweißausbrüche
• Tremor, Muskelzuckungen, Muskelkrämpfe
• Schwindel, intermittierender Tinnitus, Ohrdruck, Gangunsicherheit, Dysarthrie, Hyperkinesen
• Kopfschmerzen, retroorbitale Schmerzen
• Schlafstörungen (teilweise schwer), rasche Ermüdbarkeit
Neuropsychopathologische Symptome (ca. 80 %, mild bis schwerwiegend):
• Angst, innere Unruhe, Irritierbarkeit, Spannung
• depressive Verstimmung, Dysphorie
• emotionale Labilität, Reizbarkeit, Feindseligkeit
• Unruhe, Agitiertheit, Erregung
• Angstträume
• Schuldgefühle
• epileptische Anfälle vom Grand-mal-Typ (selten)
Veränderungen der sensorischen Perzeption (ca. 30 %, individuell unterschiedlich):
• Verschwommensehen, Augenflimmern
• Verzerrungen, Mikropsie/Makropsie
• Beeinträchtigung des Geruchs- und Geschmackssinns
• Überempfindlichkeit auf Licht, Lärm, Berührung
• Leibgefühlsstörungen, Taubheitsgefühl, Parästhesien
• Körperschemastörungen
Psychotische Symptome (< 1 %):
• Verfolgungsideen
• illusionäre Verkennungen
• Halluzinationen
Delirante Zustandsbilder (< 1 %):
• Störungen der Auffassung, Aufmerksamkeit, Konzentration
• mnestische Störungen
• Inkohärenz des Gedankengangs
• Desorientierung (örtlich, zeitlich, autopsychisch)

Tab. F-4: Symptome beim Benzodiazepinentzug (nach Laux und König 1985)

Schlafstörung	73,8 %
Angst	49,2 %
Tremor	45,9 %
Schwitzen	44,3 %
Schwindel	34,4 %
Kreislaufstörung	9,8 %
Delir	6,6 %
Zerebraler Anfall	1,6 %

Tab. F-5: Differentialdiagnosen des Benzodiazepinentzugssyndroms

Rebound:
Absetzphänomen, physiologisch erklärbar. Tritt häufig, auch bei niedriger Dosierung, auf, führt zum (verstärkten) Wiederauftreten von Angst, Unruhe etc.
Wiederauftreten der Primärerkrankung (Ursache der Benzodiazepinverschreibung)
Da Erkrankung nicht ausgeheilt, Konflikte nicht gelöst, falsche Diagnose gestellt wurde (keine Indikation)

Entzugstherapie

Die adäquate Therapie besteht im gestuften Herabdosieren des Benzodiazepins. Im Regelfall der Low-dose-Abhängigkeit ist die wochenweise Reduktion der Dosis im stationären Bereich um etwa 20 % und im ambulanten Bereich um etwa 10 % vertretbar. Falls anamnestisch zerebrale Krampfanfälle oder Delirien bekannt sind, ist besondere Vorsicht geboten und ein stationärer Entzug dringlich empfohlen. Darüber hinaus ist eine medikamentöse Zusatzbehandlung mit Carbamazepin in einer Dosierung von ca. 800 mg/d anzuraten (Tab. F-6).

Was die Wahl des Medikaments zur Entzugsbehandlung betrifft, ist die Empfehlung verbreitet, Diazepam zu verwenden, da es eine günstige lange Halbwertszeit hat. Auch andere Substanzen mit längerer Halbwertszeit, wie Chlordiazepoxid oder Dikaliumclorazepat, kommen dafür in Frage (Tab. F-7). Beim Umstellen auf ein anderes Benzodiazepin ist es wichtig, die entsprechenden Äquivalenzdosierungen zu beachten. Auf unerwünschte Nebenwirkungen ist zu achten (Tab. F-8).

Tab. F-6: Benzodiazepinentzugstherapie

Dosisreduktion (bei Low-dose-Abhängigkeit)
• über 6–12 Wochen
• mit Präparaten m. langen HWZ (inklusive aktiven Metaboliten)
• schrittweise z. B. 25 % Dosisreduktion jeden 4. Tag oder 3. Tag oder 1. Woche: jeden 3. Tag 50 %, dann um 20 % reduzieren
Pragmatische Therapie (bei Polytoxikomanie)
• Carbamazepin 800 mg + Diazepam 3–4 x 5-10 mg
• Dosisreduktion jeden 2. Tag
• wenn Diazepam ausgeschlichen ist, 2 Tage später mit Carbamazepin auschleichen

Tab. F-7: Pharmakologisch und klinisch-empirisch begründete Äquivalenzdosen von Benzodiazepinen

Diazepam (Valium® u. a.) entspricht:	10 mg	24–48 h Halbwertszeit
Alprazolam (Tafil®)	1 mg	12–15 h
Bromazepam (Lexotanil® u. a.)	4,5 mg	15–28 h
Chlordiazepoxid (Librium® u. a.)	20 mg	10–15 h
Clobazam (Frisium®)	20 mg	18–42 h
Chlorazepat (Tranxilium®)	15 mg	18–42 h
Clotiazepam (Trecalmo®)	10 mg	5–15 h
Lorazepam (Tavor® u. a.)	1–2 mg	13–14 h
Nordazepam (Tranxilium® N)	13 mg	18–42 h
Oxazepam (Adumbran® u. a.)	30 mg	5–15 h
Prazepam (Demetrin®)	20 mg	18–42 h
Brotizolam (Lendormin®)	0,25 mg	4,5–6,9 h
Flunitrazepam (Rohypnol® u. a.)	1,5 mg	18 h
Flurazepam (Dalmadorm® u. a.)	30 mg	1,5 h
Lormetazepam (Noctamid® u. a.)	1 mg	10–14 h
Temazepam (Remestan® u. a.)	20 mg	5–13 h

Tab. F-8: Unerwünschte Wirkungen von Benzodiazepinen

- Nebenwirkungen (Sedierung, Hang-over-Konzentrationsminderung)
- Schwindel, Muskelschwäche, Artikulationsstörung, Appetit-/Sexualstörung, Gedächtnisstörung, „Maskierungseffekt", Realitätsflucht, „Bindung", psychische Abhängigkeit
- Überdosierung (Atemantriebsminderung, Ataxie, Apathie, Blutdruckabfall)
- Paradoxwirkung (Erregung, Aggressivität)
- Abhängigkeitsentwicklung (selten, nicht zwingend!)

Stimulanzien - Amphetamine

Die am meisten gebrauchten Stimulanzien sind Amphetaminderivate wie AN1®, Captagon® usw. (vgl. Tab. F-9).

Analgetika

Eine besondere Problematik besteht bei den Schmerzmitteln: einerseits haben sie ein deutliches Suchtpotential, andererseits darf die Sorge vor der Suchtgefahr den Arzt nicht verleiten, den Schmerzpatienten leiden zu lassen. Die Palette der im Handel befindlichen Schmerzmittel ist breit (Tab. F-10).

Tab. F-9: Amphetaminderivate in Fertigarzneimitteln (nach Deutsche Hauptstelle gegen Suchtgefahren 1993)

Handelsname®	Inhaltsstoffe	Verschreibungsregelung
Captagon	Fenetyllin	BtM
AN 1	Amfetaminil	Rp
Gewodin	Famprofazon (Analgetikakombination)	-
Rondimen	Mefenorex*	Rp
Ritalin	Methylphenidat	BtM
Tradon	Pemolin*	Rp

* Der Wirkstoff wurde dem BtMG unterstellt; das aufgeführte Fertigarzneimittel ausgenommen

In diesem Zusammenhang muß auch erwähnt werden, daß immer wieder bei uns bereits außer Handel befindliche Medikamente auf dem Schwarzmarkt auftauchen.

Appetitzügler

Als Appetitzügler werden häufig Stimulanzien mißbraucht. Chemisch handelt es sich um Ephedrin-Präparate oder um Amphetamine (Tab. F-11).

Tab. F-10: Analgetikakombinationen mit (unterstrichen) und ohne Coffein (nach Deutsche Hauptstelle gegen Suchtgefahren 1993)

Acetylsalicylsäure (ASS)	<u>Chephapyrin® N</u>, <u>Coffalon®</u>, <u>Coffetylin®</u>
Paracetamol	<u>Quadronal® comp</u> gegen Kopfschmerzen, <u>Neuralgin® N</u>, <u>Rio-Josipyrin®</u>, <u>Thomapyrin®</u>
Propyphenazon, Paracetamol	<u>Gewodin®</u> (+ <u>Famprofazon</u>**), Titretta T/T/S forte®, <u>Saridon®</u> neu, <u>Tispol S®</u> (Benzylmandelat), Eudorlin
Analgetikamischungen mit Codein	
ASS, Paracetamol	Contraneural®, <u>Dolviran®N</u>, Gelonida®NA
ASS Codein(phosphat)	Praecineural®, Talvosilen®/forte
Paracetamol, Codein(phosphat)	<u>Azur®compositum</u>, Lonarid®, Mexe®, Nedolon®P, Treupel comp. (+ Salicylamid) Pulv.
andere Analgetikakombinationen plus Coffein	
	<u>Coffeemed®N</u>, <u>Migränin®</u> gegen Kopfschmerzen, <u>Optalidon®N</u>, <u>Quadronal®ASS</u>

Hypnotika und Sedativa

Die Schlaf- und Beruhigungsmittel stellen das Hauptproblem der Medikamentenabhängigkeit dar (Tab. F-12). Beruhigungsmittel werden in hohen Dosen als Schlafmittel mißbraucht und Schlafmittel, die nicht mehr gut wirken, werden als Beruhigungsmittel untertags verwendet.

Therapieprinzipien

Folgende Komponenten der Therapie sind je nach mißbrauchter Substanzgruppe relevant:
- **Störungsmodell** nach Bedingungen des Konsums aufbauen, Veränderungsabsichten verstärken und Schutzfaktoren („warum nicht?") explizieren
- **Alternative Verhaltensweisen** aufbauen für:
  1. Aktivierung
  2. Schmerzbewältigung
  3. Appetit- und Gewichtsregulation
  4. Beruhigung
  5. Schlaf

Im einzelnen sollten folgende Aspekte therapeutisch bearbeitet werden:
1. Probleme mit Aufwachen und Wachbleiben
   - Konzentrationsübungen
   - Kreislaufaktivierung (z.B. durch Kniebeugen)
   - frische Luft
   - kalte Bäder der Arme, des Gesichts
   - Erfrischungstücher für das Gesicht
2. Probleme mit Schmerzen
   - genaue zeitliche und situative Analyse
   - Beschreibung des Schmerzcharakters, Schmerztagebuch führen
   - Entdecken von Situationen in denen der Schmerz auftritt/nicht auftritt
3. Probleme mit Appetit, Eßverhalten und Verdauung
   - kleine Portionen essen
   - häufige Mahlzeiten
   - speiseölhaltiges Essen (Salate) und Ballaststoffe
   - regelmäßige Stuhlzeiten
   - Bewegung

Tab. F-11: Appetitzügler (nach Deutsche Hauptstelle gegen die Suchtgefahren 1993)

Handelsname®	Inhaltsstoffe	Verschreibungsregelungen
Ephedringruppe		
Vencipon	L-Ephedrin	–
Antiadipositum X-112 S	D-Norpseudoephedrin*	Rp
Mirapront N	D-Norpseudoephedrin*	Rp
Amphetamingruppe		
Regenon, Tenuate	Diethylaminpropiophenon	Rp
Rondimen	Mefenorex	Rp

* Der Wirkstoff wurde dem BtMG unterstellt; das aufgeführte Fertigarzneimittel ausgenommen

4. Probleme mit Beruhigung
   - Entspannungstechniken
   - Atemübungen
   - gedankliche Beruhigung
   - Ablenken
5. Schlaf
   - keine aktivierenden Substanzen (z.B. Kaffee) nach 17.00 Uhr
   - den Tag ruhig ausklingen lassen, nichts Belastendes mehr verrichten
   - Angst vor Schlaflosigkeit reduzieren
   - Bett gut herrichten
   - Schlafräume lüften
   - Lärmquellen beseitigen (Ohropax)
   - vor dem Schlafengehen Blase oder ggf. Darm leeren

Mit diesen Therapiekonzepten kann die Anfälligkeit für die „chemische Regulation" des Befindens abgebaut werden. Es sind in dieser Hinsicht individuelle „Erfindungen" der Patienten anzuregen, da es keine allgemeinen Rezepte für diesen Patientenkreis gibt.

Tab. F-12: Sedativa und Hypnotika (nach Deutsche Hauptstelle gegen Suchtgefahren 1993)

Klassifizierung INN	Fertigarzneimittel	Geschätztes Mißbrauchspotential
Barbitursäurederivate		
Phenobarbital	Phenaemal®, Phenaemaletten®, Luminal®, Lepinal* und zahlreiche Kombinationspräparate	mittel
Benzodiazepine		
Brotizolam	Lendormin®	
Flurazepam	Dalmadorm®, Staurodorm® Neu	
Flunitrazepam	Rohypnol®	
Loprazolam	Sonin®	
Lormetazepam	Noctamid®	mittel
Nitrazepam	Mogadan®, Eatan® N, imeson®, Radedorm 5®	
Temazepam	Planum®, Remestan®	
Triazolam	Halcion®	
Diphenhydramin-Gruppe		
Diphenhydramin	Sediat®, Sedopretten, Dolestan®	gering
Doxylamin	Gittalun®, Hoggar®N, Mereprine®, Sedaplus®	mittel
Meclozin	Bonamine®, Peremesin®, Postafen®	
Sonstige		
Clomethiazol	Distraneurin®	hoch

* Fertigarzneimittel in den neuen Bundesländern – a. H. = außer Handel

Andere klinisch relevante süchtige Störungen

Abhängigkeiten von anderen Stoffen

Nikotinabhängigkeit

Epidemiologie

Nikotinkonsum ist ein besonders gesundheitsschädlicher Problembereich. Die etwa 40% der erwachsenen Bevölkerung, die in der Bundesrepublik rauchen (ca. 20 Mio. Personen), müssen etwa 100000 jährlichen Toten gegenübergestellt werden, was einer Letalität von ca. 1:200 entspricht. Dieses Sterberisiko ist rein numerisch deutlich höher, als in einem Jahr an einem Verkehrsunfall zu versterben (ca. 1: 8000). Dennoch wird weiterhin geraucht. Es gibt etwa 30% Ex-Raucher.

Nach Soyka (1998) wurden in Deutschland 1995 etwa 135 Mrd. Fabrikzigaretten und 165 Mrd. selbstgedrehter Zigaretten geraucht. Zusätzlich werden 1 Mrd. Zigarren und Zigarillos konsumiert. Die Ausgaben für Tabakwaren betragen etwa 36 Mrd. DM, die Tabaksteuer beträgt etwa 20 Mrd. DM. Gesetzliche Maßnahmen sind weiter im Vormarsch, die Restriktionen für das Rauchen vorsehen. Die Zigarettenindustrie wird vor allem in den USA zur Schadensregulierung stärker herangezogen.

Diagnostik

Diagnostisch ist der Konsum von 30 Zigaretten pro Tag (ca. 2 Zigaretten/Std.) eindeutig ein Gewohnheitskonsum. Der Patient soll daher zunächst ein Tagesprofil des Konsums aufstellen und die Auslösesituationen angeben. Beim Gewohnheitskonsum ist dies bereits schwierig. Diagnostisch ist sonst nach den Prinzipien der ICD-Kriterien vorzugehen, wie es im Kapitel zu den „Grundlagen der Klinik" (S. 58) dargelegt wurde. Folgende Klassifikationsmöglichkeiten bietet die DSM-IV (Tab. G-1).
Für eine stärker quantitativ begründete Diagnostik kann ein Fragebogen hilfreich sein (Tab. G-2). Manchmal kann man an den Folgeschäden des Nikotinkonsums (Abb. G-1) die Diagnose absichern (Buchkremer et al. 1994).

Tab. G-1: Störungen durch Nikotinkonsum nach DSM-IV

305.10	Nikotinabhängigkeit
Nikotininduzierte Störung	
292.0	Nikotinentzug
292.9	NNB Störung im Zusammenhang mit Nikotin

Tab. G-2: Fagerström-Test für Nikotinabhängigkeit (FTND) (nach Fagerström u. Schneider 1989)

1. Wann nach dem Aufwachen rauchen Sie Ihre erste Zigarette?	
innerhalb von 5 Minuten	3 Punkte
innerhalb von 6–30 Minuten	2 Punkte
innerhalb von 31–60 Minuten	1 Punkt
nach 60 Minuten	0 Punkte
2. Finden Sie es schwierig, an Orten, wo das Rauchen verboten ist, darauf zu verzichten?	
ja	1 Punkt
nein	0 Punkte
3. Auf welche Zigarette möchten Sie nicht verzichten wollen?	
die erste am Morgen	1 Punkt
andere	0 Punkte
4. Wie viele Zigaretten rauchen Sie im allgemeinen pro Tag?	
bis 10	0 Punkte
11–20	1 Punkt
21–30	2 Punkte
mehr als 30	3 Punkte
5. Rauchen Sie am frühen Morgen im allgemeinen mehr als am Rest des Tages?	
ja	1 Punkt
nein	0 Punkte
6. Kommt es vor, daß Sie rauchen, wenn Sie krank sind und im Bett bleiben müssen?	
ja	1 Punkt
nein	0 Punkte
Summe	Punkte

Auswertung:
0– 2 Punkte = geringe Abhängigkeit
3– 5 Punkte = mittlere Abhängigkeit
6– 7 Punkte = starke Abhängigkeit
8–10 Punkte = sehr starke Abhängigkeit

Abb. G-1: Folgesyndrome bei chronischem Tabakrauchen (nach Bundeszentrale für Gesundheitliche Aufklärung 1985)

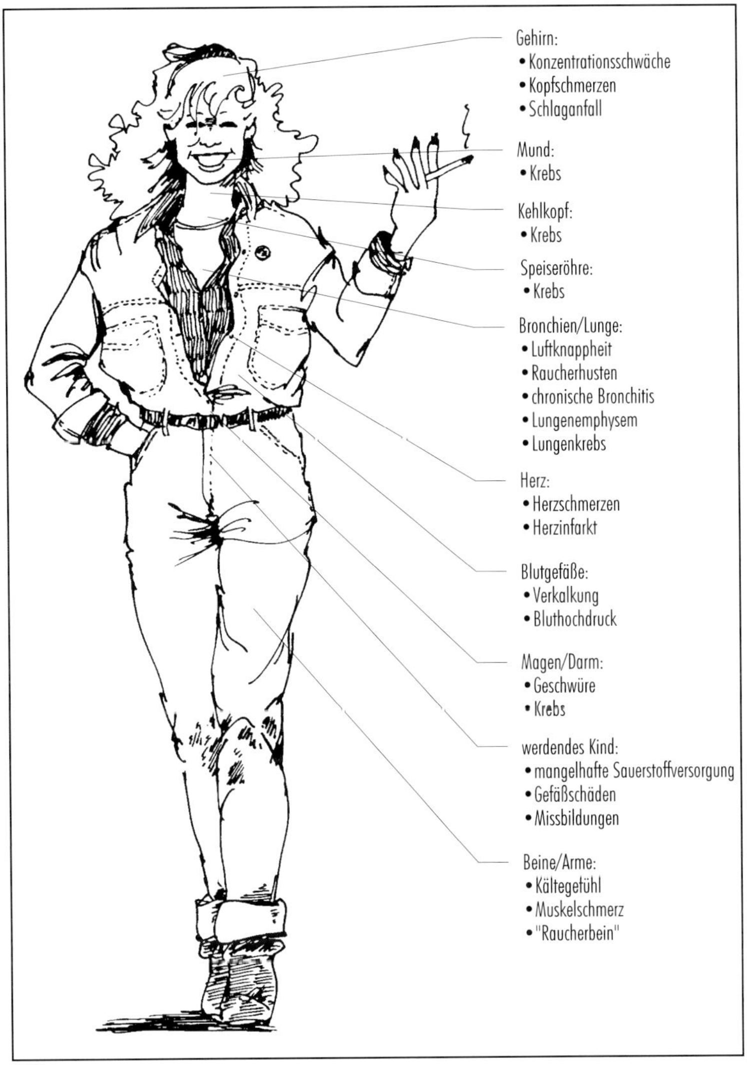

Therapie

Beim Absetzen von Nikotin entsteht ein *Entzugssyndrom* mit vermehrter Reizbarkeit, Angst, Konzentrationsdefiziten, Unruhe, Appetitzunahme und auch Schlafstörungen. Dieses Entzugssyndrom ist individuell unterschiedlich schwer ausgeprägt und kann Wochen bis Monate dauern. Bei schweren Komplikationen und mit entsprechend tiefgreifendem Willensentschluß können Raucher auch ohne Therapiemaßnahmen aufhören. Andere wünschen sich den Entzug unter Narkose.

Unerwünschte Nebenwirkung der Nikotinabstinenz ist die Gewichtszunahme, was vor allem bei Frauen Schwierigkeiten mit sich bringen kann und nicht selten in den Bereich des Medikamentenmißbrauchs führt.

Zur *Entwöhnungstherapie* stehen mehrere Möglichkeiten zur Verfügung:

1. Nikotinpflaster/-kaugummi (Nikotinpräparate) zur Stabilisierung
2. Psychotherapie/Verhaltenstherapie
3. Akupunktur
4. Varia

Tab. G-3: Nikotinpräparate (nach Soyka 1998)

• Nicorette®-Membranpflaster (Transdermal) - Pflaster 8,3 mg = 5 mg/16 h - Pflaster 16,6 mg = 10 mg/16 h - Pflaster 24,9 mg = 15 mg/16 h
• Nicorette®-Nasalspray: 1 Sprüh-Dosis 10 mg/ml Ein Sprühstoß enthält 0,5 mg Nikotin
• Nicorette®-Nikotinkaugummi (2 mg, 4 mg), verschiedene Geschmacksrichtungen
• Nicotinell® TTS 10/20/30. Ein Pflaster enthält Nikotin 17,5 mg bzw. 35 mg bzw. 52,5 mg (Durchschnittliche Wirkstoff-Freigabe auf die Haut: 7 mg, 14 mg, 21 mg/24 Stunden)
• Nicotinpflaster ratiopharm® (30 mg Nikotin) 23 mg Wirkstoff-Freigabe/24 Stunden

Nikotinpräparate

Am weitesten verbreitet ist die Anwendung von Pflaster, Kaugummi und Spray auf Nikotinbasis (Tab. G-3). Auf diese Weise kann zumindest der schädliche Rauch vermieden werden. Ziel der Therapie ist - ähnlich wie in der Substitutionstherapie bei Heroinabhängigen - eine Schadensbegrenzung, die aber von Entwöhnungsprogrammen begleitet sein muß.
Gegenanzeigen der Nikotinpräparate sind:

- frischer Myokardinfarkt,
- schwere Arrhythmien,
- vor kurzem aufgetretener Schlaganfall,
- instabile Angina pectoris,
- chronische generalisierte Hauterkrankungen wie Psoriasis, chronische Dermatitis und Urtikaria (speziell für Membranpflaster),
- Nichtraucher,
- Gelegenheitsraucher,
- Kinder.

Anwendungsbeschränkungen liegen vor bei

- stabiler Angina pectoris,
- hochgradiger Hypertonie,
- zerebrovaskulären Erkrankungen,
- Vasospasmen,
- schwerer Herzinsuffizienz,
- Hyperthyreoidismus,
- Insulin-abhängigem Diabetes mellitus,
- akuten Magen- und Darmgeschwüren,
- schweren anhaltenden Hautirritationen.

Nebenwirkungen sind vor allem

- Kopfschmerz,
- Schwindel,
- Übelkeit,
- Tachykardie,
- vorübergehende leichte Hypertonie,
- Hauterscheinungen an den Applikationsstellen (für Nikotinpflaster),
- Pruritus,
- Ödeme,
- gelegentliche Ängstlichkeit,
- Depressionen,
- Schlafstörungen,
- Verstopfung, Diarrhö und Blähungen,
- selten Muskelzuckungen, Migräne, Benommenheit, abdominelle Schmerzen, Sodbrennen,
- ebenfalls selten Herzklopfen, Schmerzen im Thorax, Spasmen.

Psychotherapie/Verhaltenstherapie

Insbesondere bei verhaltenstherapeutischen Interventionen konnten Erfolge nachgewiesen werden (vgl. Tab. G-4; Buchkremer 1991, Batra et al. 1994). Auch ist es zweckmäßig, dem Patienten weitere Therapietechniken zugänglich zu machen (Tab. G-5). Erfahrungsgemäß müssen verschiedene Verfahren erst ausprobiert werden, bis der Patient eine Methode akzeptiert. Leider ist es dabei auch nicht sicher, ob der Patient dann vom Rauchen sicher wegkommt.

Resümee

Insgesamt gehen die Erfolgsraten meistens kaum über 20 bis 30% Abstinenz hinaus (Fiore et al. 1994). Für Nikotinkaugummi konnte gezeigt werden, daß hochgradig abhängige Raucher davon mehr profitierten, niedriggradige Raucher weniger (Swan et al. 1997).

Liegt die Nikotinabhängigkeit als zweite Abhängigkeit vor, also beispielsweise bei einem Alkoholiker oder einem Drogenabhängigen, ist sie besonders schwer zu therapieren.

Tab. G-4: Verhaltenstherapeutische Therapieelemente (vgl. Kapitel „Klinische Grundlagen")

Therapiebausteine	Inhalte
Motivationsförderung	gezielte Informationen über die Vorteile des Nichtrauchens
Selbstbeobachtungsphase	Protokollierung des Tageszigarettenkonsums und der Rauchsituationen, um die Funktionen des Rauchverhaltens im Alltag zu erkennen
Stimuluskontrolle	Stimuluseingrenzung, Stimulusbeseitigung, Verhaltensisolierung und Verhaltenserschwerung
Rückfallprophylaxe	Rollenspiele zur Vorbereitung auf Versuchungen und rückfallkritische Situationen
Entspannungstraining	Autogenes Training oder Muskelentspannungstraining nach Jacobson
Gewichtskontrolle	Informationen und Anleitungen zur Ernährungsumstellung und körperlichen Bewegung
Selbstverstärkung	Belohnung für Abstinenz

Tab. G-5: Weitere Therapieverfahren zur Raucherentwöhnung (nach Soyka 1998)

- *Suggestive Therapien (z. B. Fremdhypnose)*
  Sie zeigen kurzfristig gute Erfolge, eine ausreichende langfristige Abstinenz ist jedoch nicht belegt.
- *Autogenes Training*
  Dieses Verfahren kann für die innere Distanzierung vom Rauchen und zur Unterstützung einer kognitiven Umstrukturierung genutzt werden (Langen 1991). Als alleiniges Verfahren ist das autogene Training in der Raucherentwöhnung nicht ausreichend. Auch andere Entspannungsverfahren (z. B. progressive Muskelrelaxation nach Jacobson) können im Rahmen verhaltenstherapeutisch orientierter Behandlungsansätze genutzt werden.
- *Aversionstherapie*
  Hier wird durch die Kopplung eines positiven Stimulus (Rauchen) an unangenehme und aggressive Konsequenzen (z. B. Übelkeit hervorrufende Medikamente) auf eine Bestrafung des Rauchverhaltens abgehoben. Entsprechende Therapieansätze haben sich allerdings kaum durchgesetzt.
- *Akupunktur*
  Die Anwendung dieser Methode erfolgt ohne ausreichende theoretische Fundierung. Auch hier sind kurzfristig in einigen Fällen gute Erfolge, vor allem beim körperlichen Entzug, zu erreichen. Aussagekräftige Untersuchungen über langfristige Abstinenzquoten existieren nicht. Dem Raucher müssen zusätzliche Bewältigungsstrategien für die Aufrechterhaltung der Abstinenz vermittelt werden.

Vor allem bei Abhängigkeit von illegalen Drogen ist die Behandlung einer Nikotinabhängigkeit nachrangig, weil die Patienten sonst überfordert sind und die medizinischen Komplikationen in der Regel erst ab dem 40. Lebensjahr manifest werden, in einem Alter also, das viele Drogenabhängige mit einer jährlichen Letalität von etwa 2% nicht erleben, weil etwa 30% einer Ausgangspopulation nach 20 Jahren – zumeist an Überdosierungen – verstorben sind.

Koffeinabhängigkeit

Koffein ist in Kaffee, Tee, Cola, Schokolade und Kakao enthalten. Eine Tasse Kaffee enthält in der Regel etwa 100 mg Koffein, ½ l Cola etwa 60 mg, 100 g Schokolade bis 90 mg. Eine koffeinhaltige Schmerztablette hat etwa 15 mg Koffein. Der tägliche Pro-Kopf-Konsum beim Koffein beträgt etwa 300–400 mg/Tag. In Deutschland werden etwa 165 Liter Kaffee pro Kopf im Jahr getrunken. Der exzessive Kaffee- und/oder Teekonsum ist gesellschaftspolitisch ein verhältnismäßig wenig bedeutsames Problem. Akute medizinische Komplikationen bei diesen Stoffen sind selten. Regelrechte Süchte sind ebenfalls selten.

Tab. G-6: Störungen im Zusammenhang mit Koffein (nach DSM-IV)

Koffeininduzierte Störungen	
305.90	Koffeinintoxikation
292.89	Koffeininduzierte Angststörung
292.89	Koffeininduzierte Schlafstörung
292.9	NNB Störung im Zusammenhang mit Koffein

Diagnostik

Der Konsum von 20–30 Tassen Kaffee pro Tag ist sicher pathologisch. Mehr als 4 bis 5 Tassen Kaffee pro Tag sind bereits gesundheitsproblematisch. Häufig ist aber exzessives Kaffeetrinken auch eine kompensatorische Reaktion von abstinenten Alkoholikern. Nach 500 mg Koffein ist eine *Intoxikation* möglich mit:

- Angst,
- Schlafstörungen,
- Stimmungsveränderungen,
- Herzrasen,
- Blutdruckanstieg,
- Herzrhythmusstörungen.
- Die Dosis letalis beträgt etwa 5–10 g reinen Koffeins.

Diagnostisch ist beispielsweise das DSM-IV heranzuziehen (s. Tab. G-6).

Therapie

Nach Absetzen des Koffeins entstehen eher depressive und anerge Syndrome. Als therapeutische Maßnahmen helfen nur die typischen verhaltenstherapeutischen Techniken

- mit der Analyse der Auslösebedingungen,
- mit dem Ablehnetraining,
- mit dem Finden von alternativen Getränken.

Als alternative Getränke kommen auch Teegetränke in Frage, da sogar in schwarzem Tee dämpfende Stoffe vorhanden sind, die ein anderes Wirkungsspektrum als Kaffee erzeugen.

Nicht stoffgebundene Störungen

Eßstörungen

Es können im wesentlichen drei Eßstörungen unterschieden werden, die süchtige Komponenten aufweisen:

1. **Adipositas** (17%)
2. **Anorexia nervosa** (1% Frauen, 0,1% Männer)
3. **Bulimie** (5%)

Diese Störungen sind durch ein Mehr oder Weniger längs zweier orthogonal zueinander stehender Verhaltensdimensionen gekennzeichnet (Abb. G-2):

a) Drang, viel zu essen (Adipositas, Bulimie)
b) Drang, Gewicht abzunehmen (Bulimie, Anorexie)

Wichtiges diagnostisches Maß ist der **Body-Mass Index (BMI)** = Körpergewicht in kg/Körperfläche in qm. Bei der Anorexia nervosa beträgt die kritische Grenze BMI $\leq$ 17,5 (vgl. Herpetz u. Senf 1997).

Ursächlich für Eßstörungen sind sowohl Faktoren der soziokulturellen Veränderungen der Eßnormen wie auch der normativen Vorstellungen vom Soll-Bild der Frau von großer Bedeutung. Es gibt aber auch Hinweise, daß

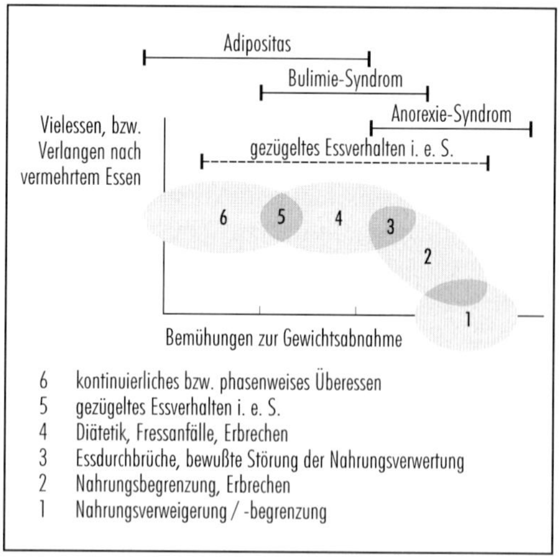

Abb. G-2: Der Zusammenhang der Eßstörungen zwischen Zwang zu essen und Bemühung um Gewichtsabnahme (nach Meermann u. Vandereycken 1987 und Hensel 1995).

das serotonerge System gestört ist und eine Dysfunktion des ventromedialen Hypothalamus vorliegt. Die Hypothese besagt, daß *Überfunktionen des serotonergen Systems* und Unterfunktionen des ventromedialen Hypothalamus mit *anorektischen Zustandbildern* einhergehen. *Unterfunktionen des serotonergen Systems* und des Überfunktionen ventromedialen Hypothalamus würden mit *hyperphagischen Zuständen* einhergehen.

Diagnostisch ist ein **Eßprotokoll** nach folgenden Aspekten wichtig (nach Deutsche Hauptstelle gegen die Suchtgefahren 1997):

- Wie regelmäßig wird gegessen?
- Werden Mahlzeiten ausgelassen? Welche?
- Welche Nahrungsmittel tauchen gar nicht auf, sind evtl. verboten?
- Schmecken die gegessenen Nahrungsmittel tatsächlich, oder sind sie nur erlaubt? „Light"-Produkte?
- Wird besonders fett-, salz- oder kohlehydratreich gegessen?
- Welche Mengen werden gegessen?
- Wie wird überwiegend gegessen (schnell, hastig, schlingend, genußvoll, stochernd)?
- Wo wird überwiegend gegessen?
- Werden Geschmack und Geruch der Speisen wahrgenommen?
- Was wird getrunken und wieviel? Wird auch getrunken, um den Hunger zu stillen?
- Wird ausreichend getrunken?
- Wie gut ist die Hunger- und Sättigungswahrnehmung?
- Werden gewichtsreduzierende Maßnahmen angewandt?
- Welche Gedanken, Einstellungen und Werthaltungen bestehen bezüglich Nahrung und Gewicht? Sind sie irrational?
- Gibt es vorherrschende Gefühle? Lassen sich Zusammenhänge zwischen Gefühlen und Eßverhalten erkennen?
- Gibt es Hinweise, daß Bedürfnisse inadäquat mit Essen befriedigt werden (z. B. Essen zur Belohung, als Trost, bei Langeweile)?

Therapeutisch ist meist ein Aufenthalt in einer psychosomatischen Klinik zu empfehlen. In der Regel sind zwei Phasen oder Ebenen der Therapie zu verfolgen:

1. die symptomatische Ebene mit dem Ziel, Regulationen des Eßverhaltens herzustellen,
2. die Ebenen der situativen und biographischen Hintergründe der Eßstörung.

Folgende Aspekte der Therapie helfen dem Patienten:

- Förderung der Krankheitseinsicht
- Verstehen und Akzeptieren der Symptomatik als notwendiger Schritt zur Veränderung
- Förderung der Selbständigkeit und Eigenverantwortlichkeit als Voraussetzung für psychische und physische Gesundheit
- Aufarbeitung des psychischen und sozialen Hintergrunds unter Berücksichtigung der individuellen Lebensgeschichte, mit dem Ziel des Verstehens und der Akzeptanz
- Herausarbeiten eines eigenen Lebensentwurfs, in dem die jeweiligen Fähigkeiten, Möglichkeiten, Wünsche, Interessen und Zielvorstellungen integriert werden können
- Verbesserung der Kontakt- und Beziehungsfähigkeit zu Partnern, Freunden und Kollegen
- Veränderung des konkreten Eßverhaltens und Aufgabe von destruktiven Gewichtskontrollmethoden wie Erbrechen und Mißbrauch von Abführmitteln und Appetitzüglern
- Gewichtsstabilität und Wiedereintreten der Menstruation
- Abbau von extremen Ritualen im Umgang mit Nahrungsmitteln (Exzeß oder Restriktion) und Förderung der Genußfähigkeit
- Erarbeitung präventiver Maßnahmen für Krisensituationen

Als **Komplikationen** der Eßstörungen treten nicht selten auch erhebliche Probleme mit psychoaktiven Substanzen auf. Im Vordergrund stehen diverse Muster des Medikamentenmißbrauchs, auch die zusätzliche Abhängigkeit von illegalen Drogen kommt vor. Alkoholabhängigkeit läßt sich bei älteren Eßgestörten häufig finden.

Adipositas

Diese Störung, deren **Symptomatik** mit Übergewicht einhergeht, ist nicht notwendigerweise durch zu vieles Essen verursacht, es gibt auch angeborene Formen. Funktionell liegt eine Störung des Sättigungsgefühls vor, dies wird durch bestimmte Stoffe (z. B. Leptin) mediiert und im ventromedialen Nukleus des Hypothalamus „verrechnet". Es gibt „Daueresser" und „Vielesser", die nicht aufhören können, oder „Nachtesser". Beim Eßverhalten kann auch ein rauschhafter „oraler Orgasmus" auftreten im Sinne eines exzeßhaften Essens, einer sog. Freßattacke.

Folgende Fragen helfen bei der Einschätzung der Symptomatik und des Leidensdrucks:
- Seit wann besteht das Übergewicht/die Adipositas?
- Können die Betroffenen selbst Auslöser für die Gewichtszunahme erkennen?
- Was und wieviel wird täglich gegessen und getrunken?
- Wie ist das Eßverhalten an Feiertagen, bei Einladungen, in den Ferien?
- Welche Versuche der Gewichtsreduktion wurden bisher unternommen (Diäten, Erbrechen, Laxanzien, Appetitzügler, Diuretika, Schilddrüsenpräparate, Rollstudios, spezielle Kleidung zur Abnahme, operative Eingriffe wie Fettabsaugen, Magenverkleinerungen, Dünndarmverkürzung u. a.)?
- Wie sind das Bewegungsverhalten und das allgemeine Aktivitätsniveau?
- Welche Folgen hat das Übergewicht für die Betroffenen körperlich, psychisch, sozial?

Als **Folgeerkrankungen** kommen folgende Störungen in Betracht (Deutsche Hauptstelle gegen die Suchtgefahren 1997):
Auf *internistischem* Gebiet:
- hohe Prävalenz von Bluthochdruckerkrankungen,
- koronare Herzkrankheit,
- Diabetes mellitus (bzw. mit androider Adipositas: Hyperurikämie/Gicht, Dyslipoproteinämie, gestörte Glucosetoleranz),
- metabolisches Syndrom,
- Gallensteine,
- Schlaganfälle,
- (P)RIND, TIA,
- Hiatushernien (evtl. mit Refluxösophagitis),
- SBAS (schlafbezogene Atemstörung bzw. Schlafpnoe-Syndrom).

Auf *chirurgischem Gebiet*:
- erhöhte Rate von Abszeßbildungen und Infekten,
- Wundheilungsstörungen,
- allgemein erhöhtes intraoperatives Risiko,
- erhöhtes Narkoserisiko,
- erhöhtes postoperatives pulmonales Risiko aufgrund der obstruktiven Ventilationsstörung,
- Varizen,
- Bauchwand- und Leistenhernien.

Auf *orthopädischem Gebiet*:
- vorzeitige Gelenkverschleißerscheinungen,
- Bandscheibenvorfälle und Lumbalgien,
- Schenkelhalsermüdungsfrakturen,
- gehäufte Instabilitäten z. B. am Kniegelenk,
- statische Überlastungserscheinungen am Fuß mit Spreizfuß und Hallux-valgus-Bildungen.

Auf *gynäkologischem Gebiet*:
- Zyklusstörungen,
- Schwangerschaftsrisiken.

Als **Bedingungsfaktoren** sind häufig visuelle Anreize ebenso wie zeitgebundene, externe Auslöser festzustellen. *Psychodynamisch* kann eine regressive Fixierung oder ein Ersatz für andere lustvolle Erfahrungen vorliegen. Eine dominierende Mutter kommt häufig im Umfeld bzw. in der Vorgeschichte vor. Ratlosigkeit der Mutter mit schreienden Kindern kann auch zu anhaltendem, gewissermaßen prägendem Fütter-Verhalten führen („Wenn es schreit, dann hat es Hunger"). Das kann man bei emotional beeinträchtigten Müttern, z. B. bei suchtkranken Müttern, die gemeinsam mit dem Kind stationär behandelt werden, feststellen.

Therapeutisch sind die üblichen Psychotherapietechniken indiziert, wie sie bei den vorher genannten stoffgebundenen Süchten Anwendung finden. Im Vordergrund steht die Verhaltenskontrolle über Beschränkungen der Kalorienzufuhr, Vermeiden von „Lieblingsspeisen", Förderung der körperlichen Aktivität, Aufbau von restringierenden Situationen beim

Essen (sich möglichst viele Umstände machen, Essensportionen verkleinern, kleine Rituale aufbauen).

Auch eine *medikamentöse Therapie* etwa in Form von Appetitzüglern kann hilfreich sein, dennoch ist hier größte Vorsicht geraten, da sich eine Suchtverlagerung entwickeln kann.

Anorexia nervosa

Die Anorexia nervosa wird eher den Zwängen als den Süchten zugeordnet.

Die **Hauptsymptomatik** besteht in der Vermeidung von Speisen und/oder sofortigem Erbrechen derselben und in der Anwendung von Abführ- und Entschlackungsmitteln. Die Folge ist ein extremes Untergewicht (< 40 kg bzw. BMI = 17,5) mit Hypotonie, Hypokaliämie, Bradykardie und Hypotonie. Zusätzlich kann eine Amenorrhöe auftreten. Typisch ist auch die Verleugnung des Krankheitswerts der Kachexie. Die Diagnosestellung erfolgt am besten nach dem DSM IV (s. Tab. G-7).

Untergruppen der Anorexia nervosa:
- „Restricting type“: Während der aktuellen Phase der Anorexia nervosa kein Erbrechen, kein Kontrollverlust, kein Mißbrauch von Abführmitteln bzw. Diuretika
- „Binge-eating/Purging type“: Während der akuten Phase der Anorexia nervosa regelmäßige Eßanfälle oder Erbrechen oder Mißbrauch von Abführmitteln bzw. Diuretika

Anorektische Patientinnen sind trotz der Unterernährung und des Untergewichts häufig erstaunlich „gesund“. Dies ist auf die enorme Adaptionsfähigkeit des Grundumsatzes zurückzuführen. Dennoch können **gravierende Folgeschäden** im Zusammenhang mit der *Anorexia* auftreten (vgl. Tab. G-8 u. G- 9; nach Deutsche Hauptstelle gegen die Suchtgefahren 1997).

Tab. G-7: Diagnostische Kriterien der Anorexia nervosa nach DSM-IV

1. Das Körpergewicht wird absichtlich unterhalb des für Alter und Körpergröße zu erwartenden Gewichts gehalten (mindestens 15 %)
2. Massive Furcht vor Gewichtszunahme oder vor dem Dickwerden (Gewichtsphobie)
3. Störung der Körperwahrnehmung (Körperbildstörung)
4. Amenorrhöe (bei Frauen)

Auf *allgemeinmedizinischem Gebiet*:
- Kachexie,
- Hypothermie,
- Bradypnoe,
- Akrozyanose,
- Schlafstörungen,
- Osteoporose.

Auf *internistischem Gebiet*:
- kardiovaskuläre Veränderungen/Herzatrophie mit Bradykardie und Hypotonie,
- verlangsamter Herzschlag, der zu Schwindel und Ohnmachtsanfällen führen kann,
- niedrige Pulsfrequenz,
- Nierenschäden,
- verminderte Nierenkonzentrationsfähigkeit mit Polyurie und im Extremfall Nierenversagen,
- hämatologische Unterfunktion mit Anämie und Leukopenie,
- Anfälligkeit für Entzündungen,
- immunologische Dysfunktion mit T-Zell-unterfunktion und verminderter Makrophagenphagozytose,
- gastrointestinale Veränderungen,
- Elektrolytimbalancen,
- periphere Ödeme.

Auf *dermatologischem Gebiet*:
- atrophe, trockene Haut,
- gelbliche Hautfarbe,
- Haarausfall, Lanugobehaarung,
- oberflächliche Narben am Handrücken, im Extremfall Liegegeschwüre,
- brüchige Finger- und Zehennägel,
- Trommelschlegelfinger

Auf *zahnärztlichem Gebiet*:
- Zahnschmelzerosionen

Auf *HNO-ärztlichem Gebiet*:
- Ohrspeicheldrüsenentzündung

Auf *endokrinologischem Gebiet*:
- erhöhter Adrenalinspiegel,
- Amenorrhöe,

Tab. G-8: Checkliste körperliche Untersuchung Anorexia (A) und Bulimia (B) nervosa (nach Deutsche Hauptstelle gegen die Suchtgefahren 1997)

1. Vitalparameter:

RR, HF, kardiopulmonale Auskultation und Perkussion, Vigilanz (Müdigkeit, Schläfrigkeit)

2. Alter, Gewicht, Größe:

BMI errechnen, Perzentile für Gewicht und Größe (bei Kindern und Jugendlichen) ablesen

3. Spezifische klinische Befunde:

- **Vita minima:** Hypotonie, Hypothermie, Bradypnoe (Grundumsatz herabgesetzt, FT_3 erniedrigt)
- **Zähne:** Karies (verminderter Speichelfluß, Erbrechen sauren Mageninhalts (A und B), massiver Zuckergenuß (B), Lockerung (Osteoporose bei A)
- **Haut:** Trocken, schuppig (Vitaminmangel?), herabgesetzter Hautturgor (Exsikkose), Dekubitus (A, Bettlägrigkeit), Narben am Handrücken (v. a. B, mechanisches Auslösen des Würgereflexes), Akrozyanose (A), Petechien (A, Gefäßfragilität, Thrombopenie, Gerinnungsstörungen), evtl. Gelbfärbung der Handinnenflächen (A, Hyperkarotinämie bei Abbaustörungen), atopische Erkrankungen (z. B. Neurodermitis, Urtikaria) gehäuft (IgE erhöht)
- **Haare:** Lanugobehaarung an Wangen, Vorderarmen, Rücken, evtl. gesamter Körper (A); Haarausfall im Bereich der Kopfhaare (A), geschlechtsspezifische Behaarung im Gegensatz zum Panhypopituitarismus geschlechtstypisch
- **Speicheldrüsen:** Sialadenose v. a. der Glandula submandibularis, aber auch der Parotis, schmerzlose Schwellung (rez. Sialadenitiden, Arbeitshypertrophie? (B), bei A nicht mit scheinbar vergrößerten Lymphknoten bei sehr guter Tastbarkeit verwechseln)
- **Ödeme:** Insbesondere Fußrücken, Knöchel, Unterschenkel, Anasarka (A und B, meist im Rahmen des sekundären Hyperaldosteronismus, Pseudo-Bartter-Syndrom, meist in den ersten Tagen einer Remission, d. h. bei Absetzen der Diuretika, Laxanzien. Beenden des Erbrechens und Rückgang des Flüssigkeitsverlustes, da Hyperaldosteronismus trotz vermehrten Flüssigkeitsangebots noch fortbesteht, Ödemneigung zunächst verstärkt. → Zulassen der Gewichtszunahme, keine Diuretika, keine Aldosteroantagonisten oder NaCl-Restriktion! Hypoalbuminämie spielt untergeordnete Rolle, evtl. unterstützende Lymphdrainage in dieser mehr psychischen Krisensituation)
- **Skelett:** Knochenschmerzen (A Osteoporose, Osteomalazie → Spontanfrakturen, Frakturen bei Bagatelltraumata), Trommelschlegelfinger und Uhrglasnägel (evtl. im Zusammenhang mit überproportional hohem Laxanzienabusus, insbesondere evtl. sennahaltige Präparate)
- **Neurologisch:** Muskelschwäche (keine/allgemein/speziell/wo?), Parästhesien im Bereich der Extremitäten, PME (periphere Muskeleigenreflexe), Sehnenreflexe herabgesetzt, evtl. Würgereflex abgeschwächt („abgestumpft"), Müdigkeit, Apathie bis Koma, Orientierung in allen Qualitäten vorhanden? Gegebenenfalls welche Einschränkungen? Nachtblindheit, Schwindel → Insbesondere an akute Kaliummangelzustände, Intoxikationen (auch in suizidaler Absicht) und Orthostaseschwierigkeiten in Verbindung mit Hypoglykämien denken. Im Zusammenhang mit unstillbarem Erbrechen auch an Hirntumoren denken!

- Änderung des peripheren Schilddrüsenhormonmetabolismus,
- erhöhte Wachstums- und Kortisolspiegel.

Als **Ursache** der Anorexie, die vor allem in der Pubertät markante Ausprägungen zeigt, wird nicht nur die *Abwehr der Frauenrolle* angesehen, sondern auch eine *Körperschemastörung*. In der Herkunftsfamilie werden oft enge Verstrickungen, eine überprotektive Haltung, eine Rigidität der sozialen Beziehungen und innerfamilialen Regeln, Defizite in der Konfliktbearbeitung, dominante Mütter, Leistungsorientiertheit, Askese in der Außendarstellung der Familie und ähnliche Auffälligkeiten festgestellt. *Psychodynamisch* läßt sich nicht nur eine Abwehr der weiblichen Rolle, sondern auch ein Kampf um Autonomie und Selbstkontrolle, die Abwehr des Wunsches nach Abhängigkeit und damit ein psychodynamisches Kernsyndrom von süchtigen Störungen feststellen.

Der **Verlauf** ist ungünstig: Nur etwa 33 % bessern sich, bei 33 % tritt eine Chronifizierung auf, bei 33 % verschlechtert sich der Zustand, davon versterben ca. 7 % vorzeitig.

Tab. G-9: Checkliste: Laborchemische Parameter Anorexia und Bulimia nervosa (nach Deutsche Hauptstelle gegen die Suchtgefahren 1997)

Routinemäßig zu erhebende Parameter (obligat):

- **Blutbild** und Differentialblutbild:
  Leukozyten (erniedrigt, häufig bis 2000/µl)
  Thrombozyten (erniedrigt, nicht häufig)
  Erythrozyten (erniedrigt, selten)
  MCV (erhöht, häufig; Alkohol, Folsäure, Vitamin B 12?)
- **Elektrolyte**
  Na, K, Cl, Ca, Mg, Phosphat (können erniedrigt sein)
- **Nierenretentionswerte**
  Kreatinin, Harnstoff (können erhöht sein)
- **Leberwerte**
  Transaminasen: GOT, GPT (leichte Erhöhungen bis auf 2 x möglich)
  Sonstige: Gesamt-Bilirubin AP u. Gamma-GT (jeweils leichte Erhöhung möglich)
- **Blutgerinnung**
  Quick (selten erniedrigt), PTT (selten verlängert)
- **Serumeiweißelektrophorese**
  Gesamteiweiß, Albumin, Gammaglobuline (jeweils häufig erniedrigt, bei Exsikkose aber Pseudo-Normoproteinämie möglich)
- **Blutfette**
  Triglyceride (vermindert), Cholesterin [gelegentlich erhöht (HDL normwertig, LDL erhöht)]
- **Hormone**
  FT_3, FT_4, TSH(basal, ss), (häufig Low-T3-Syndrom, häufig alle Parameter erniedrigt)
- **Nüchternblutzucker (erniedrigt)**
- **Blutgasanalyse**:
  (hypokaliämische, hypochlorämische) metabolische Alkalose (Diuretikaabusus)
  (hypokaliämische) metabolische Azidose (Laxanzien- und Diuretikaabusus)

Eine **Notfallbehandlung** ist meist der erste Schritt, mit Auffütterung über *Magensonde* (ca. 3000 kcal/d). Störungen der Leber- und Nierenfunktion, Hypoproteinämie und Elektrolytstörungen sind typisch und erfordern die spezifische Therapie. In der Akutphase können leichte *Neuroleptika* (z.B. Sulpirid, Perazin) günstig wirken. Benzodiazepine sind wegen der Gefahr der Suchtentwicklung nicht indiziert. Trizyklische Antidepressiva sind nicht sehr effektiv.

Für die **Langzeitbehandlung** sind Verhaltenstherapie und psychoanalytische Techniken angezeigt; eine Konfrontation mit der Krankheit sollte erfolgen. Nach Möglichkeit ist eine Familientherapie durchzuführen. Entscheidender *Erfolgsindikator* ist der Anstieg der BMI-Gewichtskurve.

Bulimie

Symptomatisch sind Freßattacken mit anschließendem Erbrechen. Auch die Einnahme von Laxanzien und Diuretika kommt vor. Die Patientinnen haben meist Normalgewicht, es besteht eine Angst vor dem Dickwerden. Nach den Freßanfällen treten Schuld- und Schamgefühle auf. Amenorrhöe kommt bei ca. 30% vor, Suizidversuche und andere impulsive Handlungen sind nicht selten (Tab. G-10).

Was die **Ursachen** betrifft, stehen bei dieser Störung soziokulturelle Standards (Schlankheit – Schönheit) im Vordergrund. Die Angst, wegen Verfehlens vermeintlicher Schönheitsideale abgelehnt zu werden, ist deutlich zu erkennen. Eine Abwehr von Sexualitäts- und Schwangerschaftswünschen findet sich oft.
Therapeutisch sind verhaltenstherapeutische oder psychoanalytische Verfahren zweckmäßig.

Tab. G-10: Diagnostische Kriterien der Bulimia nervosa nach DSM-IV

1. Wiederholte Episoden von Eßattacken. Dabei werden große Mengen Nahrungsmittel in kurzer Zeit verspeist. Das Essen kann nicht kontrolliert oder gestoppt werden (Kontrollverlust).
2. Wiederholtes inadäquates Kompensationsverhalten zur Vermeidung einer Gewichtszunahme (Erbrechen, Substanzmißbrauch, usw.)
3. Eßattacken und Kompensationsverhalten treten im Durchschnitt mindestens 2mal pro Woche auf und halten mindestens 3 Monate an.
4. Das Selbstgefühl ist stark beeinflußt von Figur und Körpergewicht.
5. Die Störung besteht nicht ausschließlich während einer Phase von Anorexia nervosa.

Untergruppen:
- „Purging type“: Während der aktuellen Phase der Bulimia nervosa sind die Kompensationsmechanismen regelmäßiges selbstinduziertes Erbrechen oder Mißbrauch von Abführmitteln, Diuretika und Einläufen.
- „Nonpurging type“: Während der aktuellen Phase der Bulimia nervosa werden andere Kompensationsmechanismen wie Fasten oder exzessiver Sport angewendet.

Als **Folgeschäden** können auftreten (nach Deutsche Hauptstelle gegen die Suchtgefahren 1997):
Auf *internistischem Gebiet*:
- akute Magendilatation mit der Gefahr einer Magenruptur,
- Elektrolytstörungen, insbesondere hypokaliämische Alkalose,
- Herzrhythmusstörungen,
- gastrointestinaler Reflux und Ösophagitis,
- Dehydratation,
- Ödeme,
- Trommelschlegelfinger,
- Durchfälle,
- chronische Obstipation bis hin zur Darmlähmung,
- Tachykardien und Schwitzen (insbesondere durch Appetitzügler),
- Nierenschäden,
- Vitaminmangel,
- Müdigkeit,
- Schwindel.

Auf *endokrinologischem und gynäkologischem Gebiet*:
- Menstruationsunregelmäßigkeiten,
- anovulatorische Zyklen,
- Amenorrhöe,
- Vasopressin (ADH aus HHL),
- Aldosteron.

Auf *HNO-ärztlichem Gebiet:*
- Schwellung der Ohrspeicheldrüsen, die bei Aufgabe der Symptomatik vorübergehend schmerzhaft werden kann,
- chronische Heiserkeit,
- Halsschmerzen.

Auf *zahnärztlichem Gebiet*:
- Zahnschmelzerosion

Auf *nervenärztlichem Gebiet*:
- Adynamie,
- Lethargie,
- Tetanien,
- zerebrale Krampfanfälle.

Spielsucht

Die Spielsucht ist ein zunehmendes Problem, das durch die Ausweitung von Spielsalons immer mehr Menschen erreicht. Dies ist vor allem im gesamteuropäischen Raum zu beobachten, auch südeuropäische Länder richten zunehmend Spielautomaten ein, wohl, um zunächst die Touristen zufriedenzustellen, aber auch selbst den kurzen Weg zum großen Glück zu beschreiten.

Die **psychologischen Hintergründe** sind vielfältig, sie beruhen auf irrationalen Gedanken ebenso wie auf dem Bedürfnis nach Erregung. Manche Spieler glauben, einen Instinkt für die richtigen Zahlen zu haben. Häufig ist die Spielsucht mit Alkoholismus verbunden.

Diagnostisch sind die üblichen Merkmale des „Sich-Nicht-Enthalten-Könnens“ und des „Nicht-Aufhören-Könnens“ festzustellen. Dabei ist als weiteres Kernkriterium der Sucht das Weitermachen trotz negativer Konsequenzen in Form von Spielschulden, häufig z. B. ca. 20000 bis 30000 DM, gegeben.

Therapeutisch ist bei einer unkomplizierten Spielsucht, d. h. ohne andere psychopathologische Belastungsfaktoren, eine Verhaltenstherapie besonders aussichtsreich. Dies gilt vor allem auch dann, wenn die kognitiven Faktoren – wie Gewinnerwartung, Vorstellung, ein Prinzip erkannt zu haben usw. – die treibenden Faktoren der Spielsuchtentwicklung sind. Bei Vorliegen mehrerer Probleme, insbesondere einer Alkoholabhängigkeit, ist eine stationäre Therapie angezeigt.

Andere unspezifizierte Süchte

Wie bereits im Einführungskapitel dargestellt wurde, kann *jedes menschliche Verhalten* bzw. *jede Objektbeziehung* süchtig entgleisen. Es kann sich dabei um die Arbeitssucht, die Sexsucht, die Computer- bzw. Internetsucht usw. handeln. Der Übergang von normalem (Nutzungs-)Verhalten zu pathologischen Formen ist fließend.

Diagnostisch entscheidend sind

- der Kontrollverlust,
- die Einengung des Denkens und Handelns auf diesen Bereich,
- die körperlichen, seelischen und sozialen Störungen und Schädigungen.

Therapeutisch ist vor allem ein kognitiv-verhaltenstherapeutisches Vorgehen aussichtsreich. Dies wurde im Detail im Abschnitt „Klinische Grundlagen" (S. 80) dargelegt.

Theorie der Sucht

Nichts ist praktischer als eine gute Theorie.
(nach Kurt Lewin)

Grundprobleme der Suchtforschung

Wissenschaftstheoretische Probleme

Die Bedeutung der Wissenschaft beim Verständnis unserer Welt nimmt weiterhin zu (Tab. H-1). *Klinische Erfahrung* erscheint daher im Vergleich zu den Ergebnissen *wissenschaftlicher Studien* immer weniger bedeutend. Um so wichtiger ist es, das *methodische Erkenntnisprogramm* der wissenschaftlichen Medizin *kritisch* im Auge zu behalten. Das ist Gegenstand der philosophischen Disziplin „Wissenschaftstheorie" der Medizin. Man kann auch einfacher von „Forschungslogik" sprechen. Es geht hier um die Dialektik zwischen Wissenschaft und klinischer Intuition (vgl. Gross u. Löffler 1997).

Für die Suchtproblematik ergibt sich das Problem, daß fast jeder Mensch einen Vorschlag hat, wie das Problem am besten gelöst werden könnte. Heute, wo noch dazu ökonomische Faktoren eine zunehmende Rolle spielen, besteht aus diesen Gründen eine besonders große Gefahr, daß die Suchtprävention und -therapie weiterhin ein Spielball vereinfachender externer Kräfte bleiben. Daher ist eine wissenschaftliche Vorgehensweise in der Analyse und bei Vorschlägen zur Suchtpolitik von besonderer Bedeutung.

Tab. H-1: Charakterisierungen von Wissenschaft

Wissenschaft ist
• charakterisiert durch spezifische Begriffe, Methoden, Beobachtungen und Theorien
• organisierter Skeptizismus
• Messen (Quantifizieren)
• instrumentelles Beobachten und Denken
• eine moderne Form der Religion

Unzulängliche Strukturen der Suchtforschung in der Bundesrepublik

Im Vergleich zu den USA und im europäischen Ländervergleich zeigt sich zunächst, daß in England, Österreich und Holland im Gegensatz zu Deutschland spezielle, direkt oder indirekt öffentlich geförderte und von der Öffentlichkeit ansprechbare Forschungsinstitute zu Suchtfragen vorhanden sind (vgl. Tab. H-2): Das National Addiction Centre (London), das Ludwig Boltzmann Institut für Suchtforschung (Wien) und das Jellinek-Zentrum (Amsterdam) sind nur einige Beispiele dafür. In Deutschland gibt es nur sich durch Auftragsforschung finanzierende Institute wie das Institut für Therapieforschung (IFT) in München.

Diese Situation der Suchtforschung in Deutschland wird von beinahe allen namhaften Experten in Deutschland mit guten Begründungen kritisiert:

- Eine finanziell relevante Förderung der Forschung ist jahrzehntelang unterblieben und tritt erst ab etwa Mitte der 90er Jahre in Kraft.
- Die universitäre Repräsentanz einer Suchtwissenschaft (oder von Suchtwissenschaften) auch nur als Schwerpunkt innerhalb von Fächern wie Psychologie, Medizin, Soziologie, Pädagogik, Physiologie usw. ist erst in der Diskussion und wird erst derzeit (1999) allmählich realisiert.

Auch wird die Frage nach den geeigneten Organisationsformen heftig diskutiert (Bühringer 1996a, Hurrelmann 1996, Rommelspacher 1996, Tretter 1996a). Ein erster Lehrstuhl für

Tab. H-2: Defizite der Suchtforschung in Deutschland im Vergleich mit den USA

• Deutschland 1995 : ca. 13 Mio. DM Ausgaben für die Suchtforschung • USA 1995: ca. 190 Mio. US Dollar Ausgaben für die Alkoholismusforschung, 437 Mio. US Dollar für die Drogenforschung (insgesamt ca. 630 Mio. US Dollar = etwa 1 Mrd. DM).
⇨ Die USA bringen beinahe das 80-fache an finanziellen Mitteln auf, die in Deutschland aufgebracht wurden.
⇨ Auf die Bevölkerung bezogen geben die USA das *25-fache* an Pro-Kopf-Ausgaben für die Suchtforschung aus, also etwa 4 DM/ Einwohner (= 1 Mrd. DM/250 Mio. Einwohner) *im Vergleich zu* 0,16 DM/Einwohner in *Deutschland* (= 13 Mio/80 Mio DM).

Suchtforschung in Mannheim (Prof. Mann) wird voraussichtlich lange Zeit der einzige in Deutschland bleiben. Auch wäre ein Max-Planck-Institut für Suchtforschung oder ein Ludwig-Boltzmann-Institut wünschenswert.

Diese Defizite führen dazu, daß nur relativ wenige Bereiche des Suchtproblems beforscht sind und daß darüber hinaus weitgehend amerikanische Forschungsergebnisse verwendet werden müssen. Bei so stark kulturabhängigen Störungen, wie es süchtige Störungen sind, ist diese Situation problematisch.

Hauptbereiche der Suchtforschung

Gegenstand der Suchtforschung ist süchtiges Verhalten, dessen Voraussetzungen (z. B. Konsumantriebe), Begleitumstände und Folgen (z. B. Abbauprozesse). Ziel ist die Verhinderung des Auftretens von Sucht und deren therapeutische Beseitigung.
Die Grundsäulen der Suchtforschung liegen in folgenden Bereichen:

- Epidemiologie
- Neuro- und Verhaltensbiologie
- klinische Suchtforschung

Die Ursachen der Sucht werden auf der Basis dieser Methoden beschrieben. Auch psychologische und soziologische Forschungsarbeiten existieren. Allerdings fehlen erklärende Ansätze, die die Erkenntnisse aus diesen verschiedenen Forschungsbereichen in eine zusammenhängende Modellvorstellung integrieren. Von Prozessen der subzellulären Ebene bis zu Effekten der Werbung der Tabakindustrie bestehen Theoriebrüche. Wenn Sucht genetisch determiniert ist, kann die Werbung allein an der Sucht nicht schuld sein. Diese kontroverse Thematik wird anschließend noch weiter behandelt.

Nach wie vor besteht auch eine große Differenz zwischen Erkenntnissen der Praxis und der Forschung, da die Forschung eher „Paradigmen-geleitet", d. h. an Forschungsansätzen orientiert arbeitet und weniger problemorientiert ist. Entsprechende Institutionen mit integrativen Funktionen wären aufzubauen. In Bayern konnte inzwischen die *Bayerische Akademie für Suchtfragen* gegründet werden, die als „Transferinstitut" den dringlich nötigen Informationsaustausch zwischen Forschung und Praxis fördert.

Aufgrund der Forschungsdefizite wurde daher auch im vorliegenden Buch der Schwerpunkt mehr auf die Darstellung von Praxiserfahrungen gelegt. Außerdem sind zunächst einige wissenschaftskritische Gedanken zu berücksichtigen.

Tab. H-3: Vorteile und Nachteile unterschiedlicher Forschungsansätze

Epidemiologie
Vorteile: • Objektivität (im Vergleich zur klinischen Erfahrung) • repräsentative Aussagen über Bevölkerung möglich
Nachteile: • Verzerrungseffekte bei Nichtkooperativität der Probanden • hoher organisatorischer Aufwand • enorme Anzahl von Variablen nötig • hohe Rate an Non-Respondern • geringe Motivation der Probanden
Tierexperimente/Neurobiologie
Vorteile: • gute Kontrollierbarkeit der Einfluß- und Ergebnisvariablen • Quantifizierbarkeit des Verhaltens • ethische Standards einfacher als in Humanforschung
Nachteile: • begrenzte Modellierbarkeit komplexer psychischer Phänomene • fragliche Übertragbarkeit • reduktionistische Perspektive
Klinische Phänomenologie
Vorteile: • prinzipiell hohe Übereinstimmung mit Realität („Konstruktvalidität") • unmittelbare Praxisrelevanz
Nachteile: • Verfälschung von Aussagen der Patienten (von Krankheitseinsicht abhängig) • die notwendigen ethischen Standards „behindern" Forschungsmöglichkeiten • Schätzfehler des klinischen Forschens

Methodenprobleme der empirischen Suchtforschung

Die empirische Suchtforschung hat mit einer Menge methodisch-technischer Probleme zu kämpfen. Daher sind die Aussagen im Suchtbereich immer mit besonders großer Vorsicht zu verwerten. Viele Aussagen, auch einige in diesem Buch, müssen noch als hypothetisch erachtet werden. Zur Orientierung sind einige spezifische Methodenprobleme zusammengestellt (Tab. H-3).

Grenzen der Forschung

Die besondere Problematik der Erkenntnisgewinnung in der Suchtmedizin kann an der Therapieforschung verdeutlicht werden. Wir haben dieses forschungsorganisatorische und forschungslogische Problem einmal anhand der Evaluation des „Opiatantagonisten-induzierten (Naltrexon-induzierten) Opiatentzugs unter Narkose" ausführlicher diskutiert, um die Probleme der Entzugstherapieevaluation bei Opiatabhängigen zu klären (vgl. Tretter et al. 1997). Es sind dabei zur speziellen wissenschaftlichen Verfahrensbewertung folgende Aspekte zu beachten:

1. **Probandenmerkmale sind heterogen.** Die Patienten-bezogenen Merkmale sind schwer eingrenzbar. Gute Therapieeffekte sind daher bei genauerer Betrachtung von Studien oft nur ein Ergebnis einer hochschwelligen *Patientenselektion*, die gering motivierte Patienten ausgrenzt. Suchtkranke sind auch eine besonders *unkooperative Personengruppe*. Sie sind häufig nicht bereit, sich wissenschaftlichen Untersuchungen zu unterziehen. Zeigen sie sich dazu bereit, dann gibt es eine hohe *Drop-out-Rate*. Das beeinträchtigt beispielsweise Katamneseuntersuchungen. Sie sind nur durch eine entsprechende finanzielle Motivierung der Probanden zufriedenstellend durchführbar. Dabei stellt sich aber die ethisch relevante Frage, ob die 50,- DM oder 100,- DM Interviewkosten nicht sofort etwa in Heroin umgesetzt werden. Damit eröffnet sich ein Teufelskreis der Inaktivierung von Forschungsinitiativen: Wegen der Entschädigung der Probanden sind höhere finanzielle Ressourcen für die Durchführung einer wissenschaftlichen Studie erforderlich, die ihrerseits auch wegen der verschiedenen methodischen Defizite nicht so tragfähig erscheint, so daß von seiten der Träger und Förderer von Forschung wiederum wenig Interesse besteht, diese Bereiche zu unterstützen. Häufig geht diese Forschung auch an Praxisproblemen vorbei. Deshalb muß bei vielen Fragen der klinischen Praxis auf eine empirisch-wissenschaftliche Begründung verzichtet werden. Anspruchsvolle Untersuchungen können nur in gut finanziell ausgestatteter Forschung realisiert werden. Die Erkenntnislage bewegt sich hier also im Spannungsfeld zwischen „Kasuistik" (idiographischer Methodik) und „Statistik" (nomothetischer Methodik).

Die patientenseitigen Gründe der Widerständigkeit gegenüber Forschung liegen ferner im *psychologischen Bereich,* insofern als die Gewöhnung an psychoaktive Stoffe ebenso wie *Abwehrmechanismen* gegenüber einer potentiellen Kritik die Thematisierung der Sucht durch einen Interviewer erschweren. Dies zeigt sich bereits bei der Rekrutierung von Probanden und besonders deutlich bei der Befragung derselben. Schon die Gefahr, daß die betreffende Person unter Rauschmitteleinfluß steht oder aber sich im Entzug befindet und daher völlig situations- und zustandsabhängige Antworten gibt, läßt die Validität von Befragungen sehr ungesichert erscheinen. Man müßte also vor der Befragung Urinkontrollen auf Drogenkonsum, einen Alkoholtest, Blutuntersuchungen auf erhöhte Leberenzyme und andere Indikatoren des Alkohol- und Drogenkonsums vornehmen. Auch eine klinische Prüfung und neuropsychologische Funktionstests wären durchzuführen, damit sichergestellt ist, daß der Proband bei der Untersuchung weder berauscht ist noch sich im Entzug befindet oder bereits Abbauzeichen zeigt. Der Interviewer braucht daher klinische Kompetenz.

Konkret müßten dann in Hinblick auf eine Evaluation von Entzugstherapietechniken zumindest folgende Aspekte beachtet werden:
- Alter,
- Einstiegsalter,
- Menge des Konsums,
- Dauer des Konsums,

- Typ des aktuellen Suchtstoffes,
- Art der Drogen in der Vorgeschichte,
- Dauer von Abstinenzzeiten,
- aktueller Beigebrauch (Benzodiazepine, Alkohol),
- Konsummuster,
- Konsummotive,
- Anzahl der Entzüge,
- Anzahl der Abbrüche,
- Anzahl der Entwöhnungen,
- Allgemeinzustand (HIV?),
- psychopathologischer Status usw.

Diese Variablen müßten wenigstens teilweise ordinal skaliert sein (z.B. „wenig", „mittel", „stark"; „nie", „selten", „häufig", „immer"). Zu viele Stufungen bei Selbstbeurteilungsskalen werden zustandsbedingt von Süchtigen nicht zutreffend ausgefüllt.

2. Die Messung des Grads der Abhängigkeit ist zu wenig valide. Durch Patienten-Variablen müßte auch geklärt werden, wie ausgeprägt die *Abhängigkeit* ist, die vorliegt. Dazu gibt es kaum praxistaugliche und valide Maße. So ist noch unzulänglich geklärt, ob die kumulative Menge der konsumierten Suchtstoffe, deren Halbwertszeit, das Konsummuster oder andere Variablen ein geeignetes *Maß für die Schwere der Abhängigkeit* sind. Ein gutes Maß für die Schwere der Abhängigkeit müßte darüber hinaus mit der *Schwere des Entzugssyndroms korreliert* bzw. vielleicht sogar auch dadurch *validiert* sein. Erst durch ein solches Maß kann sichergestellt werden, daß Therapieevaluationsstudien auch vergleichbare Populationen untersuchen. Durchschnittsalter und dergleichen sind unzulängliche Maße. Auch Dosis und Dauer des Konsums scheinen weder als Produkt noch in der Einzelbetrachtung völlig konsistent mit der Schwere der Entzugssymptomatik einherzugehen.

Die Schwere der Abhängigkeit kann zwar beispielsweise mit dem *„Addiction Severity Index"* (ASI) gemessen werden. Dies ist allerdings ein umfangreiches Erhebungsinstrument mit noch geringer Akzeptanz (Zeitaufwand) und einer erst kürzlich eingeführten deutschen Version. Derzeit ist gerade das Ende der Übersetzungs- und Erfindungsphase dieser Instrumente eingetreten.

Das diagnostisch zentrale Maß des Grads der Abhängigkeit ist, wenn man das Problem grundlegend betrachtet, äußerst schwierig zu bestimmen: Konsummenge, Konsumdauer und Konsumfrequenz der Droge sind nur unzulängliche Maße, da wegen epidemiologischer Befunde und wegen der Erkenntnisse der Zwillingsforschung bzw. Adoptionsforschung auch eine noch nicht hinreichend genau bestimmte „psychische (und auch biologische bzw. soziale) Vulnerabilität" besteht. Es ist auch ungeklärt, ob das intermittierende Muster *tagelanger Alkoholexzesse mit starken Räuschen im Sinne des Gamma-Alkoholismus* (und gelegentlich des Epsilon-Alkoholismus) von besonders hoher Gefährlichkeit und Ausdruck hoher psychischer Bedingtheit und auch Abhängigkeit ist. Die betreffende Person kann ihren Konsum nicht kontrollieren, und sie kann auch nicht nachhaltig abstinieren. Andererseits ist täglicher, aber *über den ganzen Tag verteilter Hochdosis-Konsum*, wenn auch ohne gravierende Räusche über Jahre hin praktiziert, ein Faktor, der zu einem starken Absetzsyndrom führen kann. Wie soll man diese Formen in Hinblick auf die „Schwere der Abhängigkeit" miteinander vergleichen? Es zeigt sich dabei, daß das Auftreten von Entzugssymptomen ein besonders harter Indikator von Abhängigkeit ist. Kriterien der operationalisierten Diagnostik umfassen allerdings mehr.

3. Die Messung der Entzugssyndrome ist problematisch. Entzugssymptome lassen sich semiquantitativ (ordinal) von der Ebene der somatisch-vegetativen Störungen (Tachykardie, Hypertonus, Hyperhidrosis, feinschlägiger Tremor usw.) über neurologische Störungen (Nystagmus, grober proximaler Tremor, epileptischer Anfall, Ataxie) bis zu psychologischen Ausfällen (Delirium tremens) einstufen. Ein Summenscore ergibt dann die Schwere der Entzugssymptomatik. Die Quantifizierung von Entzugssyndromen ist aber derzeit noch im Erprobungsstadium, wobei vielerlei methodische Probleme noch nicht gelöst sind; z.B.: ist der Schweregrad des Entzugs mit einem schweren Krampfanfall mit Schädelfraktur gleich schwer wie ein 3-tägiges Delirium tremens? Es ist auch unklar, wodurch der „Schweregrad" des Delirium tremens bestimmt ist, usw.; vgl. Tretter 1991. Es geht im wesentlichen darum, daß nicht gut abgesichert ist, welche Items, also Einzelsymptome, mit dem globalen subjektiven bzw. objektiven Schweregrad des Entzugs korrelieren. Auch der Summenscore einer Beurteilungsskala muß mit dem klinischen Eindruck korrelieren (vgl. Tretter 1991). Für Skalen zur Messung der Schwere des Alkoholentzugsdelirs müssen eine Itemanalyse, Faktorenanalyse, Clusteranalyse und eine Diskriminanzanalyse durchgeführt werden (Tretter 1991). Derzeit gibt es allerdings noch keinen Konsens zu den Entzugsskalen, obwohl eine Studiengruppe aus Lübeck einige Entzugsskalen mit zunehmender Akzeptanz propagiert (vgl. Wetterling u. Veltrup 1994). Ähnliches gilt für die Skalen zur Ermittlung der Schwere des Opiatentzugs.

Es ist verständlich, daß gerade wegen des mangelnden Konsenses, was den Wert dieser Skalen betrifft, noch Differenzen zur Beurteilung der Effektivität von Therapiemaßnahmen bestehen.

4. Verfahrensvariablen wie Therapiedauer, Therapieintensität, Therapieart, therapeutische Zusatzmaßnahmen, Applikation von Zusatzmedikamenten usw. (die sogenannten „unabhängigen" Variablen) müssen erfaßt und *differentiell variiert* bzw. über verschiedene Interventionsbedingungen hin konstant gehalten werden.

5. Kontrollvariablen wie Gewicht, Blutdruck, Puls, Körpertemperatur, Leukozyten, EKG, EEG, GSR usw., aber auch Suchtdruck, Depression, Angst, Abbruchgedanken sind bei Therapiestudien zu erheben. Diese Variablen sind aber auch Manifestationsvariablen des Entzugs und sind damit zugleich *Zielvariablen* der therapeutischen Intervention. Dies führt zu Problemen: Steigt der Blutdruck an, dann kann man nicht zuschauen, sondern muß intervenieren, sinkt nun der Blutdruck, wodurch der Entzugsscore wieder niedrig und somit die Schwere des Entzugs „unterschätzt" wird. In dieser Hinsicht gibt es, wie erwähnt, noch Defizite, was international standardisierte Skalen betrifft, die den Verlauf der Schwere des Opiatentzugs adäquat abbilden (vgl. Loimer et al. 1991, Ladewig u. Stohler 1994).

6. Ergebnisvariablen (bzw. Zielvariablen) wie Stärke und Dauer des Entzugs, gemessen in objektiven und subjektiven *Beurteilungsskalen* (Fremdbeurteilungsskalen, Selbstbeurteilungsskalen), mit etwa 20 Items in mindestens dreistufiger Skalierung (und z.T. die o.g. Kontrollvariablen) müßten registriert werden.

7. Die Studiengestaltung ist ein weiterer methodologischer Gesichtspunkt: Das interessierende Verfahren A (z.B. Antagonisten-induzierter Entzug unter Narkose) müßte in einer *kontrollierten Studie* gegen konventionelle Entzugstechniken B, C, usw. getestet werden. Wir wissen beispielsweise verhältnismäßig wenig über die Zusammenhänge der Dauer und Menge des Suchtmittels und der Schwere des Entzugs beim kalten (d.h. nur symptomatisch medizierten) Entzug (B), beim sofortigen Absetzen des Stoffs. Der homolog medikamentös gestützte Entzug, d.h. der mit einer dem zu entziehenden Suchtmittel neurochemisch entsprechenden Medikation durchgeführte Entzug, könnte als Standardmethode C zum zusätzlichen Vergleich dienen. Außerdem wäre es notwendig, daß einige Patienten Narkose ohne Naltrexon bekommen (D), andere müßten Naltrexon ohne Narkose bekommen (E) usw. Für jede Methode sollten wenigstens 50 Patienten zur Verfügung stehen, da mit 30% Abbruchraten bei konventionellen Verfahren zu rechnen ist. Dazu wären dann bereits ca. 250 Patienten erforderlich. Im Hinblick auf die minimale Differenzierung der Skalenstufen der einzelnen Variablen und im Hinblick auf die statistischen Erfordernisse müßte der Stichprobenumfang noch größer sein, um eine große statistische Beurteilungssicherheit zu haben (vgl. Adam 1992, S. 230, Bortz u. Döring 1995, S. 575). Diese monovalenten Drogenkonsumenten könnten nur aktiv gesucht werden. Auch müßte die *Zuverteilung der Probanden* nach dem Zufall (Randomisierung) erfolgen, weswegen generell möglichst gesunde Opiatabhängige für die gesamte Studie ausgewählt werden müßten usw. Wie sich dann die randomisierte Zuverteilung auf das Narkoseverfahren, zumindest im Hinblick auf die Compliance, auswirkt, ist schwierig zu entscheiden: Diejenigen, die nicht den Narkoseentzug durchführen können, dürften dann aus Enttäuschung darüber den Entzug zu etwa 30% abbrechen. Damit wären aber die Stichproben nur begrenzt vergleichbar. Es müßte also den Patienten gleichgültig sein, welchem

Verfahren sie zugeteilt werden usw. Auch ist die Gruppe der für solche Studien motivierbaren Patienten unrepräsentativ: Bei Anwendung hochgradiger Sicherheitskriterien wegen der Intensität des Eingriffs (z.B. körperliche Fitness) werden die schwersten Fälle nicht aufgenommen, sondern eher ausgeschlossen.

8. Auf der Ebene der Datenanalyse sind dann diese Einfluß- und Ergebnisvariablen im Rahmen eines multivariat orientierten Studiendesigns zu betrachten. Wenn es etwa 10 Einflußvariablen sind, die einbezogen werden müßten, dann wäre es erforderlich, daß – je nach statistischen Verfahren und je nach Skaleneigenschaften der Meßvariablen – beispielsweise bei einer Kontingenztestung (z.B. Chi-Quadrat-Test) mindestens 150 Patienten pro Verfahren untersucht werden. Also sind bei der Testung zweier Verfahren bereits etwa 300 Patienten zu untersuchen, bei mehr Verfahren noch mehr Patienten. Probandenzahlen dieser Größenordnung werden von den meisten Entzugseinrichtungen im Großraum München etwa in einem Jahr rekrutiert. Vor allem aber der organisatorische Aufwand benötigt etwa zwei Jahre, bis die Ergebnisse einer solchen Studie überhaupt erkennbar und diskutierbar darstellbar sind. Dabei kann aufgrund der erwähnten methodologischen Defizite die *besondere Wirksamkeit* des narkosegestützten Entzugs streng wissenschaftlich betrachtet *weder bewiesen noch ausgeschlossen* werden! Es wird nur weitere Indizien für die Akzeptanz oder die Ablehnung der Hypothese Ho (= „es gibt keinen gesicherten Unterschied der Wirkung der einzelnen Entzugsmethoden") geben. Findet sich ein Unterschied, dann würde das den Kliniker nicht überraschen, findet sich kein Unterschied, so kann dies auf Unzulänglichkeiten im Forschungsverfahren beruhen.

Diese methodologische Problematik bedeutet in der Gesamtbetrachtung in Hinblick auf die Praxisrelevanz beispielsweise, daß die Forschung in ihrer Erkenntnisweise nicht nur sehr langsam vorankommt, sondern, daß sie ihrem Gegenstand kaum gerecht wird und daß darüber hinaus auch die Kommunikation über die Forschungsergebnisse zu stark verzögert stattfindet (eingereichte Manuskripte erscheinen frühestens ein Jahr später in dem entsprechenden Fachjournal). Das zeigt sich auch beim Antagonisten-induzierten Opiatentzug: 1988 wurde das Verfahren von einer Wiener Studiengruppe entwickelt und publiziert (Loimer et al. 1988), 1995 wurde es von einer israelischen Firma in zweifelhafter Weise mit nicht weiter belegten Wirksamkeitsbehauptungen weltweit vermarktet. Die Fachwelt konnte bisher (1999) nur wenig wirksame und konkrete Kritik aufbringen. Studien zur Wirksamkeitsprüfung laufen noch. Publizierte quantitative Ergebnisse werden erst in nächster Zeit zu erwarten sein. Sie werden gemäß der eben dargestellten Kritik nicht sehr belastbar sein. Außerdem: Nachdem erst einmal die Nachfrage nach dem „Schnellentzug" erzeugt war, war die wissenschaftliche Beurteilung auch nicht mehr leicht zu leisten. So entstand eine Situation, in der eine Nachfrage bei den opiatabhängigen Patienten aufkam, der die Wissenschaft zur Frage der Effektivität keine begründete Aussage anbieten konnte. Grundlegende Zweifel allein aufgrund von Plausibilitätsüberlegungen mögen hier zwar berechtigt sein, sie überzeugen die nachfragenden Patienten (und ihre Angehörigen) jedoch nicht.

Diesem komplizierten Problem der Erkenntnissicherung im Bereich der Therapieevaluation steht die klinische Erfahrung gegenüber, die zur Beurteilung der Therapiemethoden dient, die jedoch eine gewisse Blindheit gegenüber eigenen Beobachtungsfehlern zeigt.

Die Probleme, eine sichere Datenbasis in der Suchtforschung zu bekommen, werfen auch die Frage auf, welche Theorien zur Sucht sinnvoll sind. Wie bereits im Eingangsabschnitt dargestellt wurde, ist die Theorie der Sucht nur auf korrelativen Aussagen der empirischen Suchtforschung aufgebaut. Was fehlt, ist ein zusammenhangsorientiertes Konzept, das vor allem die Rückwirkungen von Aktionen oder Aktivitäten, also „Feedbacks" berücksichtigt. Ein theoretisches Konzept, das hier neue Perspektiven eröffnet, ist das „systemische" Erkenntnisprogramm.

Zusammenfassung

- Die Suchtforschung verfügt über zu wenig Ressourcen.
- Exakte Suchtforschung ist – gegenstandsbedingt – schwer zu realisieren.

Systemisches Denken

Grundprobleme der Theoriebildung

Die Einzelerkentnisse zur Sucht haben, wie in vielen anderen Bereichen der Medizin und Psychologie, ein derartiges Ausmaß erreicht, daß es äußerst schwierig ist, diese Einzelaspekte wieder zusammenzuführen. Dabei reicht es aber auch nicht aus, die einzelnen Faktoren additiv zueinander zu stellen. Es ist vielmehr erforderlich, *integrative Funktionsmodelle* zu konstruieren. Deren Besonderheit muß es sein, biologische, psychologische und soziologische Erkenntnisse in einem Ansatz zu betrachten, so wie dies beispielsweise bei Streßmodellen bereits der Fall ist. Die Ebene der Konvergenz der Komponenten solcher Modelle ist die der „Wirkungen", also der jeweiligen Aktivitätsänderungen der einzelnen Faktoren (Erhöhung oder Minderung der Aktivität, z.B. des Alkoholkonsums). Diese Modelle sollten helfen, auch die allgemeinen klinischen Erfahrungen zusammenzufassen und ein Konzept für die Praxis zu stiften. Es ist ja in der klinischen Praxis so, daß der einzelne süchtige Mensch sowohl im körperlichen und psychischen Bereich als auch im sozialen Bereich eine Menge von Besonderheiten aufweist, die in ihrem Wechselspiel die Sucht noch verstärken können. Bereits bei der Betrachtung der Rolle des sozialen Umfeldes (z.B. Familie) kann erkannt werden, inwieweit die Aktionen des Partners des Süchtigen durch das Auftreten von „Teufelskreisen" der Interaktion die Sucht verstärken können.

Dazu ist weiter auszuführen, daß generell die wissenschaftliche Methodologie der Gegenwart im theoretischen Bereich durch den sogenannten „Reduktionismus" geprägt ist, der unter anderem davon ausgeht, daß die *makroskopischen Phänomene*, die in der Alltagsrealität auftreten, durch Mechanismen erklärt werden, die in der (z.B. molekularen) *Mikrostruktur* des Untersuchungsgegenstandes liegen. Auch wird davon ausgegangen, daß sich komplexe Phänomene in wenigen Dimensionen der Betrachtung hinreichend genau abbilden lassen, ähnlich wie ein eigentlich dreidimensionales Objekt in drei zweidimensionalen Zeichnungen hinreichend genau abgebildet werden kann, so daß es beispielsweise nachgebaut werden kann.

Ein zweites Merkmal der heutigen Wissenschaft ist die Renaissance des „naiven Empirismus", also einer Haltung, die die Messung und die Meßbarkeit der Phänomene als vorrangig ansieht („Worüber man nicht sprechen kann, muß man schweigen", Wittgenstein 1984).

Das gegenteilige Erkenntnisprogramm, das ganzheitlich orientiert ist und eine skeptische Haltung gegenüber dem Konstrukt Realität hat, ist der Bereich der *Systemwissenschaften*, die disziplinübergreifend Gemeinsamkeiten lebender oder sozialer System herausarbeiten wollen:

Die heutige Wissenschaftskritik am Reduktionismus geht davon aus, daß es zumindest nicht ökonomisch ist, die Chemie auf die Physik der äußeren Elektronenbahnen zu reduzieren, da zumindest der Formalismus, der zur Beschreibung der Prozesse nötig ist, zu umfangreich ist, als daß er noch praxisrelevant wäre. Daher hat man sich in den Wissenschaften die Aufgabe gestellt, Phänomene, die auf neuen Ebenen der Organisation der Materie auftreten, auch auf dieser Ebene zu beschreiben, was mit der *Erhaltung und dem Umgang mit der Komplexität* des Phänomens zu tun hat und nicht mit der Reduktion der Komplexität, wie es sonst in der Wissenschaft üblich ist.

Systemwissenschaft

Unter *„Systemwissenschaft"* kann das Gesamtgebiet jener wissenschaftlichen Instrumente verstanden werden, die zur *Konzeptualisierung, Untersuchung* und *Modellierung* eines *Objektbereichs als System* verwendet werden (Ashby 1974, Wiener 1948, v. Bertalanffy 1968, Willke 1982). Die Grundperspektive der Systemwissenschaft besteht darin, daß jedes empirische System als Gefüge von Prozessen, unabhängig vom Substrat des Systems, allgemein beschrieben, erklärt und modelliert werden kann. Die Systemwissenschaft hebt sich somit von den Realwissenschaften und der Praxis ab (Abb. H-1).

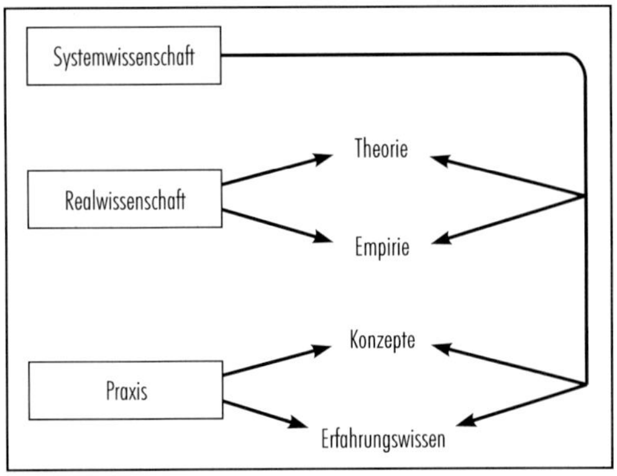

Abb. H-1: Grundlegende Beziehungen zwischen Systemwissenschaft und Realwissenschaft – Theorie, Empirie, Konzepte der Praxis und Erfahrungswissen im Austausch (nach Tretter 1993a).

Systemwissenschaft ist die Erforschung von Systemen als Gefüge von interdependenten Komponenten. Der Objektbereich kann materielle, belebte oder ideelle Objekte umfassen. Systemisches Denken geht von der inneren *Vernetztheit* des Gegenstandsbereichs aus. Jeder beliebige Gegenstandsbereich wird als *„Wirkungsgefüge“* betrachtet. Regulative und eskalatorische Prozesse interessieren dabei. Es geht um das *Wie* der Abläufe im Verbund. Zentraler Gegenstand sind Veränderungen, vor allem konkret auf die Dimension Zeit bezogen (mathematisch: dx/dt). Systemwissenschaft läßt sich als Komplex von Teilen der Informationswissenschaften, Kommunikationswissenschaften, Elektrotechnik, Computerwissenschaften und der Mathematik begreifen. Auch die Physik und die Chemie bieten wichtige Grundlagen, und zwar vor allem im Bereich der Untersuchung dynamischer Systeme, wie in der Mechanik, der Hydrodynamik, der Thermodynamik oder der Elektrodynamik. In diesen Bereichen sind wesentliche Durchbrüche systemischen Denkens zu verzeichnen. Systemwissenschaft ist daher eine *Struktur- und Prozeßwissenschaft*.

Die Zusammenfassung einzelwissenschaftlicher Ansätze zur systemhaften Betrachtung des jeweiligen Untersuchungsgegenstandes ist noch nicht in der Weise erfolgt, daß man von einer organisierten „Systemwissenschaft“ sprechen kann. Wie jede Wissenschaft ist auch Systemwissenschaft von bestimmten *Begriffen* (z.B. System, Element, Gleichgewicht), *Methoden* (Systemanalyse, Computersimulation, Mathematisierung) und *Theorien* (z.B. Katastrophentheorie, Chaostheorie) geprägt. Systemwissenschaft (bzw. Systemforschung) hat ein bestimmtes *methodisches Programm*, das von der Formulierung eines Problems bis zur Beschreibung der funktionellen Struktur dieses Problems und daraus zu geeigneten Handlungsprogrammen führt. Ein wesentliches analytisches Prinzip ist die „Black-Box-Analyse“, die das Input-Output-Verhältnis des Systems unabhängig von seiner inneren Struktur betrachtet (Abb. H-2).

Systemwissenschaft ist disziplinübergreifend und kann daher in Hinblick auf das Suchtproblem mit Gewinn sowohl im Bereich der Neurobiologie wie auch im Bereich der Analyse sozialer Systeme verwendet werden. Ein gemeinsames Anliegen ist die Analyse von „Wirkungsgefügen“, die unabhängig von der konkreten materiellen Realisation (elektrische Schaltkreise, neuronale Schaltkreise, innerfa-

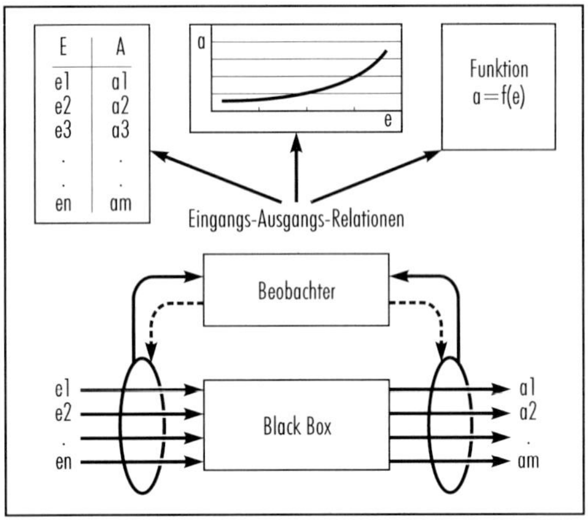

Abb. H-2: Die Black-Box-Methode als erkenntnistheoretisches Grundmodell (nach Klaus u. Liebscher 1974, S. 85, aus Tretter 1998). Der Beobachter kann Eingangs-/Ausgangs-Relationen (ei-ai-Relationen) beobachten bzw. erkennen. Erkennen soll hier bedeuten, daß die Beobachtungen über das Systemverhalten früheren Beobachtungen oder vorhandenen Kategorien zugeordnet werden. Wenn der Pfeil der Ausgänge des Systems, der auf den Beobachter einwirkt, als Teil-Klasse der Ausgänge interpretiert wird, kann auch die Beeinflussung des Sozial- und Verhaltenswissenschaftlers durch seinen Gegenstand in diesem Schema formal erfaßt werden, ebenso wie der Umstand, daß die Messung selbst den Gegenstand beeinflußt. Es handelt sich also um ein interaktionistisches Erkenntnismodell.

miliale Regeln) gemeinsame Funktionsprinzipien erkennen lassen.

Für die Suchtforschung ist von besonderem Interesse, wie die neurochemischen Schaltkreise im Gehirn für die verschiedenen Phänomene wie Lustaufbau, Toleranzentwicklung, Gewöhnung und Abhängigkeit und schließlich Entzug und Rückfall neurobiologisch funktionell erklärbar sind. Bereits bei der Überlegung, wie ein Schaltkreis funktioniert, der durch neuroanatomische Befunde aufgedeckt wird, wird der Sachbereich zum Gegenstand systemtheoretischer Überlegungen.

Begriffe und Konzepte der Systemwissenschaft

Zentrale Begriffe der Systemforschung sind die Begriffe „System", „Element", „Struktur" und „Funktion" (Tab. H-4). Bei der Konzipierung des Gegenstandsbereichs einer systemwissenschaftlichen Analyse kann auf die allgemeine Systemtheorie zurückgegriffen werden, die die Welt als hierarchisches Gefüge von Systemen begreift (Abb. H-3). Dieses Grundverständnis erlaubt es, bei Forschungsfragen sowohl „in die Tiefe" wie auch „in die Breite" zu gehen, ohne den Gegenstand aus den Augen zu verlieren.

Methoden der Systemwissenschaft

Entscheidend für das Merkmal „systemisch" ist also vor allem eine typische *Herangehensweise* (Methodik) an die Problemstellungen. Vester (1983) beschreibt das Grundlegende der

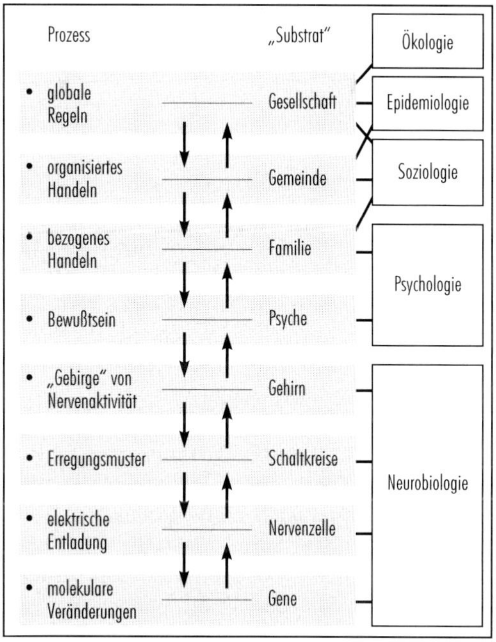

Abb. H-3: Mehr-Ebenen System Modell lebender Systeme aus der Sicht der allgemeinen Systemtheorie (nach Miller 1979).

Tab. H-4: Einige Begriffe der Systemwissenschaft (nach Tretter u. Küfner 1992)

„System"	=	die Menge von „Elementen" und der „Relationen" zwischen den Elementen. Ein System kann auch in Untersysteme gegliedert oder als Untersystem eines Obersystems konzeptualisiert werden usw.
„Element"	=	nicht weiter unterschiedener Teil des Systems, Elemente können aber wieder als Systeme begriffen werden, sie sind dann Untersysteme des interessierenden Systems. Elemente, typisiert nach ihrem Aktionsmodus wie „Rezeptor", „Sensor", „Prozessor", „Selektor", „Inhibitor", „Aktivator", „Effektor", erlauben qualitative Beschreibungen von komplexen Wirkungsgefügen.
„Struktur" („Relationen", „Beziehungen", „Kopplungen")	=	Beziehungen zwischen den Elementen. Eine Unterteilung in aktivierende und in hemmende Kopplungen ist zur Analyse von Wirkungsgefügen relevant.
„Funktion"	=	Form der spontanen Aktion oder Reaktion eines Elements oder Systems, ausgedrückt in Änderungen des Zustands.

Tab. H-5: Merkmale systemischen Denkens (vgl. Vester 1983)

- Die Betrachtung der *Wechselwirkungen zwischen Elementen* ist bedeutsamer als die isolierende Betrachtung.
- Die *Ganzheit* des Untersuchungsgegenstandes wird betont.
- Gruppen von Variablen werden zugleich betrachtet.
- *Zeitverläufe* werden in die Untersuchung einbezogen.
- Detailwissen ist weniger wichtig als *Zusammenhangswissen.*

systemischen Methodik nach mehreren Kriterien (Tab. H-5).

Es gibt eine zunehmende Vielfalt an systemtechnischen Verfahren der Systemanalyse und der Systemmodell-Synthese (Vester 1980, Patzak 1982, Zeigler 1985, Bossel 1989, Bossel 1992). Systemisches Denken ist aber in allen Fällen eine „Analyse zur Synthese".

Charakteristisch ist das „Zooming-in" und „Zooming-out" für das systemische Denken, da auf diese Weise die Interdependenz eines Systems beachtet wird, insofern beispielsweise von der Ebene mittlerer analytischer Auflösung (Mesoebene) ausgehend (z.B. Suchtkranke) ein Teil der Makroebene (soziales System Familie) und ein Mikrosystem bestehend aus modularen Mechanismen grundlegend vernetzt beschrieben werden kann (s. Abb. H-4).

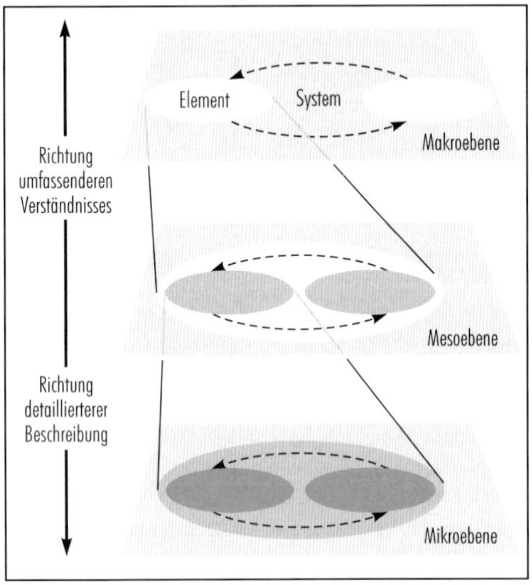

Abb. H-4: Das „systemische Mehrebenen-Modell", das die integrierte „Multiperspektivität" erlaubt (veränd. nach Mesarovic u. Pestel 1974). Ein Element eines Systems kann als Teilsystem betrachtet werden (und umgekehrt).

Der Prozeß des Modellierens dynamischer Systeme kann zusammenfassend wie folgt beschrieben werden (vgl. Bossel 1989, 1992; Abb. H-5):

- Zunächst erfolgt eine *Identifikation* des Gegenstandsbereichs, d.h. es wird geklärt, was zum System gerechnet wird (z.B. Netzwerk von Nervenzellen, psychisches System, Familie oder Problemsystem). Dies kann durch eine globale Definition („die Familie", „das Gehirn" usw.) und das folgende Spezifizieren der Elemente oder das sammelnde Darstellen der Elemente und eine anschließende Abgrenzung von System und Umwelt (oder: Umfeld) erfolgen.
- Eine *verbale Darstellung* ist dann möglich, etwa indem die Elemente des Systems (Gefühle, Gedanken, Wahrnehmungen usw. oder Einstellungen, Haltungen) und deren Wechselbeziehungen (z.B. Beziehungen zwischen Gefühlen und Gedanken) expliziert werden. Dies kann beispielsweise durch eine Liste der Elemente erfolgen, zwischen denen dann beispielsweise die Wirkungen eingezeichnet werden.
- In weiteren Schritten werden diese *Beziehungen* in ihrer *Wirkung typisiert* (anregende oder blockierende Wirkung von einzelnen Nervenzellen, Gedanken oder Gefühlen) und möglichst quantitativ bestimmt. Das kann auch approximativ etwa in dreistufigen Skalen („sehr", „mittel", „wenig") in Form von Wertematrizen („Papiercomputer" nach Vester 1983) erfolgen (vgl. Probst u. Gomez 1991).
- So wird dann in der Regel zunächst ein *Wortmodell* formuliert.
- Dieses Wortmodell wird anschließend zur besseren Übersichtlichkeit und zur Präzisierung in ein graphisches *Wirkungsdiagramm* (graphisches Modell) transformiert.
- In einem nächsten Schritt kann eine *mathematische Modellierung* erfolgen.
- Sollte ausreichendes Datenmaterial vorliegen, dann ist es zweckmäßig, eine *Algorithmisierung* in einer Computersprache vorzunehmen.

- Schließlich ist eine *Computersimulation* durchführbar. Dazu existieren bereits anwenderfreundliche Mathematikprogramme, wie „Mathematica", „Matlab" usw.
- Anschließend können *Modelltests* durchgeführt werden, die dazu führen können, das qualitative Modell zu modifizieren usw. Durch diese Art des Modellierens wird man beim Theoretisieren zu mehr Präzision gezwungen. Evidenzen auf verbaler Ebene werden rasch, wie später deutlich wird, als unzutreffend oder unzulänglich entlarvt (vgl. Schwegler et al. 1991).

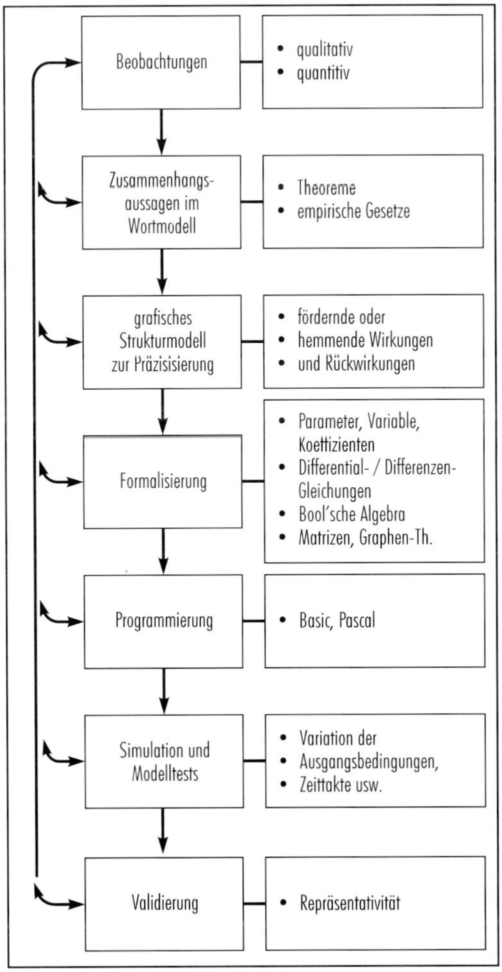

Abb. H-5: Die Methodik des systemischen Modellierens mit unterschiedlichen Phasen der Theoriebildung

Theorien und Modelle

Theorien der Systemwissenschaften leiten sich aus verschiedenen Bereichen der Mathematik, der Elektrotechnik, der Thermodynamik und anderen naturwissenschaftlichen Bereichen her (Tab. H-6).

Beispielsweise haben die differentialtopologisch begründete *„Katastrophentheorie"* oder die teilweise in der theoretischen Meteorologie entwickelte *„Chaostheorie"* als *qualitative mathematische* Verfahren großes Interesse in der Biosignalanalyse des EEGs oder des EKGs hervorgerufen. Dabei wird sozusagen an dem Zeitverlauf zunächst scheinbar ungeordnet verlaufender Zeitreihen von Signalen eine Ordnung herausgerechnet, deren Algorithmus (Formalismus) zugleich auch regelhafte Abläufe (Rhythmen) zu beschreiben gestattet. Psychopathologische Anwendungen scheitern bisher weitgehend an der problematischen Datenlage, die allerdings ihrerseits durch die Charakteristik der zu beschreibenden Krankheiten bedingt ist (vgl. Ambühl et al. 1992).

Häufig wird auch zwischen *Theorien der Kontrolle* (z. B. Regeltheorie) und *Theorien der Autonomie* bzw. Selbstorganisation (z. B. Chaostheorie) unterschieden (vgl. Probst 1987). Die systemwissenschaftlichen Theorien sind in der Regel hochgradig mathematisiert. Es gibt allerdings auch qualitative Modellierungen durch die „Netzwerktechnik". Diese Technik erlaubt beispielsweise in der systemwissenschaftlichen Managementwissenschaft die Explikation relevanter Strukturen in soziotechnischen Systemen (vgl. Ulrich u. Probst 1988). Für die Medizin sind Modellierungen nach dem Konzept der „dynamischen Krankheiten", die das zeitliche Auf und Ab der Symptome betrachten, von besonderer Bedeutung (Glass u. Young 1979, Glass u. MacKey 1988, An der Heiden 1992).

Ein besonderes Problem der Darstellung systemischer Theorien in den Sozialwissenschaften ist allerdings ihre mangelhafte Korrespondenz mit der empirischen Forschung. Bei der Anwendung von Systemtheorien fehlen generell oft geeignete Daten.

Eine *neue Theorie bedarf* auch einer *neuen Empirie* (mehr Verlaufsdaten!). Dies zeigt sich immer wieder in der spezifischen Diskussion der systemwissenschaftlichen Thematisierung erfahrungswissenschaftlicher Sachverhalte. Bei der Mathematisierung empirischer Daten wird allerdings häufig eine Mathematik genutzt (Differentialgleichungen), die wegen der Grenzen der kontinuierlichen Meßbarkeit, formal bedingt, andere Berechnungsverfahren erfordert (z.B. Differenzengleichungen). Andererseits sind die Terme der einzelnen Theorien, wie beispielsweise der Chaostheorie, empirisch auch schwer interpretierbar, wobei häufig eine gewisse Metaphorologie in Anspruch genommen wird und Analogisierungen vorgenommen werden.

Schaltkreise in Netzwerken

Für das Verständnis der Prozesse sind Modelle von Schaltkreisen zweckmäßig.
Die Analyse komplexer Systeme kann auf die Analyse einfacher Schaltkreise reduziert werden. Im Gehirn kommen wegen der Vielzahl

Tab. H-6: Systemwissenschaftliche Theorien (nach Tretter u. Küfner 1992)

„Regeltheorie"	mathematische Beschreibung von Regelprozessen
„Informationstheorie"	mathematische Theorie der Informationsübertragung
„Spieltheorie"	Theorie der Entscheidungsstrategien in Gewinn- und Verlustsituationen
„Bifurkationstheorie"	Beschreibung von Verzweigungen von Zustandsverläufen in „bimodale Bereiche" (z.B. „gesunde" oder „kranke" Bereiche) durch die geringfügige Verstellung von Parametern (vgl. das Konzept der „dynamischen Krankheiten" nach Mackey u. An der Heiden 1982).
„Katastrophentheorie"	Eine differentialtopologisch aufgebaute Theorie nichtlinearen und bifurkierenden (sich spaltenden) Systemverhaltens. Ein einfaches Modell der Katastrophentheorie ist das Kuspenmodell (formal: $f_{[a,b,x]} = x^4/4 + a^2/2 + bx$). Dabei kann man sich den Verhaltensraum anschaulich wie eine Falte eines Tischtuchs vorstellen. An der Kante dieser Falte „springt" dann der Verhaltenspfad des Systems hinauf oder hinunter (Nichtlinearität). In anderen Verhaltensbereichen jenseits der Falte gibt es aber glatte Verläufe (Linearität) (vgl. Saunders 1986).
„Chaostheorie"	Fluktuationen von Verhaltensmustern werden als reguläre und irreguläre Muster in einem formalen Ansatz ($x_{t+1} = ax_t - ax_t^2$) beschrieben (vgl. Glass u. Mackey 1988, Schuster 1988).
„Populationsdynamische Gleichungen"	Differentialgleichungssysteme können die Oszillationen von Räuber-Beute-Systemen in Form von gekoppelten Schwankungen der Populationsgrößen beschreiben.
„Nichtgleichgewichtsdynamik"	Beschreibung von Ordnungsbildung in thermodynamischen Systemen (vgl. Prigogine 1985). Das Konstrukt der „dissipativen Strukturen" als fokale Unordnung, die neue Ordnung erzeugt, ist hierbei transdisziplinär relevant geworden.
„Synergetik"	Spezieller Ansatz zum Thema „Selbstorganisation" durch Kontroll- und Ordnungsparameter wie etwa beim Laser (Haken 1983).

der Verschaltungen meist nur zwei-, drei- oder vierelementige Schaltkreise vor. Für die qualitative Funktionsanalyse sind dann folgende Kriterien wichtig:

- Zunächst ist zu klären, ob eine *aktivierende* oder eine *hemmende* Kopplung zwischen den Elementen des Netzwerks vorliegt.
- Besonders bedeutsam ist dabei die *Gewichtung* der Stärke der einzelnen Eingänge oder Einwirkungen (Inputs) auf die Elemente des Netzwerks. Die Aktivität (Outputs) der Elemente wird dadurch beeinflußt. Die Kopplung kann mathematisch durch Kopplungsparameter unterschiedlich stark gewichtet werden.

Ein *zweielementiger Schaltkreis*, der aus den Elementen A und B besteht, kann beispielsweise aus

- zwei aktivierenden oder
- zwei hemmenden Kopplungen oder
- einer hemmenden und einer aktivierenden Kopplung bestehen.

Das bedeutet unter der Annahme bestimmter Bedingungen (z. B. Niveau der Spontanaktivität einer Nervenzelle) im Detail folgendes (Abb. H-6):

1. Zwischen den beiden Elementen A und B besteht eine *wechselseitig erregende (aktivierende) Kopplung* (ERR-ERR), d. h. folgende Sätze des „Wortmodells" gelten: „Je aktiver A ist, desto aktiver ist B; je aktiver B ist, desto aktiver ist A". Dieser Schaltkreis zeigt Phänomene der Eskalation und kann sich in seiner Aktivität bis zum energetischen Zusammenbruch des Systems hochschaukeln, wenn nicht zusätzlich eine aktivitätsabhängige Sicherungskopplung zugeschaltet ist, die die Obergrenze der Aktivierung funktionell festlegt (Abb. H-6).
2. Zwischen den beiden Elementen A und B besteht eine *wechselseitige Hemmung* (HEM-HEM). Dann gilt die Regel: „Je hemmender A aktiv ist, desto stärker wird B gehemmt; je stärker B gehemmt wird, desto weniger wird A gehemmt, desto stärker kann A wieder B hemmen" (Abb. H-6). Das System verhält sich etwa so, wie wenn zwei ungefähr gleichstarke Ringer im Clinch sind, wo einmal der eine, dann der andere dominiert. Bei diesen Kopplungsverhältnissen läuft sich das Gesamtsystem im Prinzip tot, denn es kann bei dieser Konstellation der Fall sein, daß bei entsprechender Spontanaktivität nur ein Element des Systems aktiv bleibt.
   - In einem Fall zeigt sich eine gesteigerte Hemm-Aktivität von A, die zum Erlöschen der Aktivitäten von B führt.

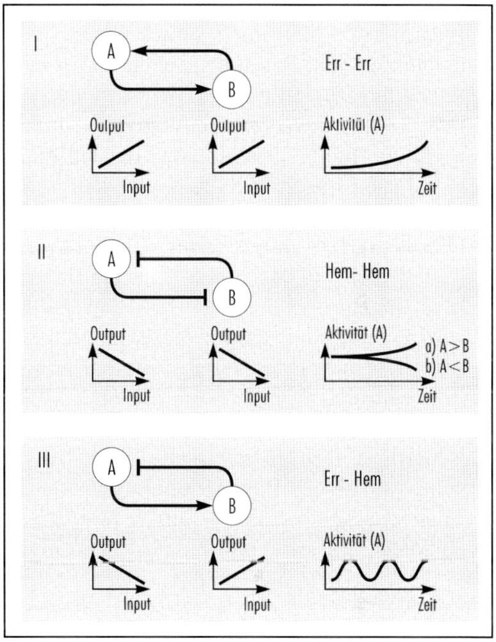

Abb. H-6: Ein „zweielementiger Schaltkreis" mit erregenden (ERR) bzw. hemmenden (HEM) Kopplungen. Die Aktivität eines Elements (Output) als Funktion des Inputs hängt von der Art der Kopplungen ab. Für jedes aktivierende Element (Input = ERR) gilt: Wenn der Input stark ist, dann ist der Output stark. Für jedes gehemmte Element (Input = HEM) gilt: Wenn der Input stark ist, dann ist der Output schwach.
I: Wechselseitig aktivierende Kopplungen (ERR-ERR) mit der Folge des sich aufschaukelnden Schaltkreises („Teufelskreis").
II: Wechselseitig hemmende Kopplungen (HEM-HEM) mit der Folge der gegenseitigen Herabdämpfung in Abhängigkeit vom Ausgangszustand.
Der konkrete Verhaltensablauf im System hängt von den individuellen Voraussetzungen (Ausgangszustand) oder externen Zusatzkopplungen (externe Inputs) der jeweiligen Elemente ab. Das Gesamtsystem zeigt somit ein verzweigendes („bifurkierendes") Verhalten, d.h., daß das System zwei qualitativ unterschiedliche Zustände einnehmen kann (A > B oder B > A).
III: Aktivierende und hemmende Kopplung (ERR-HEM) mit dem Effekt des oszillatorischen Verlaufs der Aktivität über die Zeit.

- In einem anderen Fall kann A von B initial so intensiv gehemmt werden, daß A rasch total inaktiviert wird.

3. Zwischen den Elementen A und B kann eine *aktivierende Kopplung von A nach B* und eine *hemmende Kopplung von B nach A* gegeben sein (ERR-HEM). In diesem Fall wird bei hoher Aktivität von A diese Aktivität rasch begrenzt werden, da dann B besonders stark hemmend zurückwirkt. Erlischt die Aktivität von A beinahe, dann wird die Hemmung von B auch schwächer, so daß bei genügender Spontanaktivität von A sich A wieder erholt und aktiver werden kann. Die wieder erwachsende Aktivität von A wird durch die nun analog anwachsende Hemmung durch B allmählich wieder gedämpft.
   Dieses System zeigt daher, über längere Zeitabschnitte betrachtet, oszillatorische Eigenschaften (Abb. H-6 III). Sehr häufig wird eine Modellversion dieses Schaltkreises in Form des mathematisierten „Räuber-Beute-Modells" nach Volterra und Lotka (vgl. Batschelet 1975) angewendet: Je mehr Beutetiere (z.B. Hasen) es gibt, desto besser gedeiht eine Räuberpopulation (z.B. Füchse), die aber durch ihr Wohlergehen zugleich die Beutepopulation mindert. Wenn die Beute beinahe auf Null gesunken ist, sterben einige Räuber ab, bis wieder mehr Beutetiere aufkommen. Der Prozeß beginnt wieder von vorne, allerdings phasenverzögert, denn das Beutetier-Teilsystem braucht an dieser Stelle eine Erholungspause. Dieses Modell läßt sich sehr gut in der neurobiologischen Theorie der synaptischen Prozessdynamik anwenden (vgl. Scherer u. Tretter 1995).

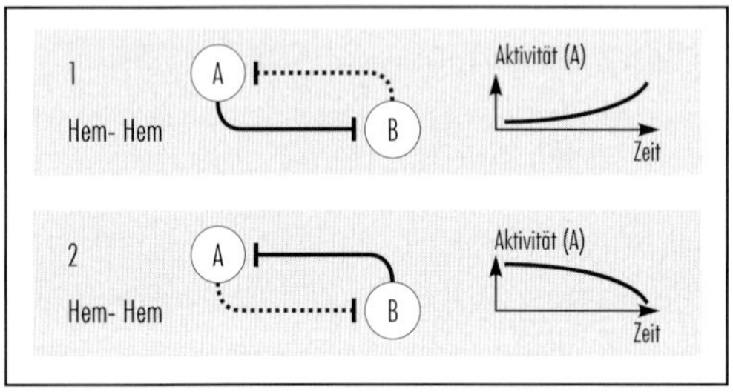

Abb. H-7: Graphische Darstellung einer qualitativen Analyse eines zweielementigen Schaltkreises mit wechselseitig gehemmten Elementen (HEM-HEM):
1. Bei einer relativ hohen Aktivität von A (dicke Linie 1) wird B stark, mit der Folge einer geringen Hemmung von A (gestrichelte Linie), wodurch die Aktivität von A ansteigt.
2. Ist die Aktivität von A relativ gering (gestrichelte Linie 2), dann wird die Hemmung von B geringer, wodurch B dann A stärker hemmt (dicke Linie), so daß schließlich die Aktivität von A erlischt.
Durch diese Darstellungsform kann die Wirkweise von komplexeren Schaltkreisen einfach und qualitativ veranschaulicht werden.

Für die *qualitative Systemanalyse* kann eine graphische Darstellung unter der Annahme hoher bzw. niedriger Aktivität eines relevanten Systemelements nützlich sein (Abb. H-7).

Die Schaltkreise können aber auch aus drei, vier oder mehr Elementen bestehen (Abb. H-7). Die Effekte sind dann noch komplizierter und nicht mehr so ohne weiteres anschaulich darstellbar, aber prinzipiell aus dem hier Gesagten herleitbar:

- Bei einem dreielementigen Schaltkreis kann beispielsweise im Fall einer *doppelten Hemmung* (Disinhibition, ERR-HEM-HEM) ebenfalls ein bifurkierendes Verhalten auftreten (vgl. Abb. H-6, II).
- Bei nur *einer Hemmung* (ERR-HEM-ERR) tritt eine Art Servofunktion auf, mit Dämpfungen im Bereich maximaler Aktivität und Stimulationen im unteren Aktivitätsbereich von A (Oszillationen).

Die Anzahl der Hemmungen bestimmt also das Verhalten des Schaltkreises entscheidend. Ein Schaltkreis kann außerdem, so wie das im Nervensystem der Regelfall ist, auch mit anderen Schaltkreisen gekoppelt sein. Das Ergebnis kann funktionell jedoch nur in einer Zunahme oder Abnahme der Aktivität bei einem der interessierenden Elemente des angekoppelten Regelkreises bestehen. Das *Zeitprofil* der Aktivität („Ein", „Aus") ist dann relevant: Rechteckförmige, rampenförmige oder sägezahnförmige Profile können unterschieden werden (Abb. H-8). Das läßt sich bei Störungen der unwillkürlichen Motorik gut nachvollziehen – die nur (rampenförmig) langsam aktivierbare Motorik beim Parkinson-Syndrom und die (rechteckförmig) einschießende motorische Überaktivität beim choreatischen Syndrom beruhen auf Defiziten spezieller Start- bzw. Stop-Funktionselemente des extrapyramidal-

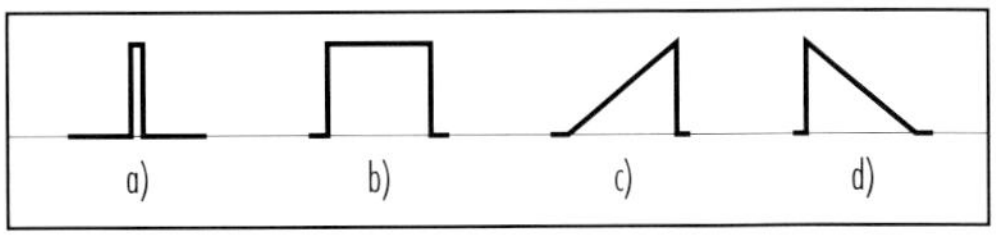

Abb. H-8: Aktivitäts-Zeitprofile von aktiven Elementen:
a) Es gibt rasch ansteigende und rasch abfallende Profile (phasische Aktivität),
b) anhaltende Aktivität (tonische Aktivität), Rechteckfunktion,
c) rampenförmig langsam ansteigende und rasch abfallende Aktivität und
d) sägezahnförmig steil ansteigende und langsam abfallende Aktivität.
Schaltkreise, die aus Elementen mit verschiedenen Aktivitätsprofilen bestehen, verhalten sich trotz qualitativ gleicher Verschaltung unterschiedlich.

motorischen Systems. Bei der Sucht ist beispielsweise der Rausch als „Sägezahnfunktion" mit raschem Anklingen („Kick") und langsamem Abklingen funktionell besonders bedeutsam.

Eine adäquate Analyse neuronaler Schaltkreise erfordert allerdings eine spezielle und vertiefende Beschäftigung mit der Kybernetik bzw. der Systemtheorie (vgl. Bossel 1992).

Systemsimulation

Ein einfaches Modell ist der oszillierende Schaltkreis ERR-HEM, wie er eben dargestellt wurde. Wie erwähnt handelt es sich um das Räuber-Beute-Modell. Inhaltlich handelt es sich um zeitversetzte Oszillationen der Größe der Populationen dieser Tiere. Die Menge der Beutetiere zum Zeitpunkt t, also das Differential Beute'(t), hängt negativ von der Menge der Räuber zum Zeitpunkt t, also dem Differential Räuber'(t), ab. Dieses Modell kann mathematisch als folgendes Differentialgleichungssystem dargestellt werden (vgl. Herrmann 1995, S. 373–376):

Die Anzahl von Beutetieren ist Beutetiere minus von den Räubern verbrauchten Beutetieren.

Die Anzahl der Räuber ist die Zahl der mit Beutetieren versorgten Räuber minus der (verstorbenen) Räuber ohne Beutetiere.

Beute' (t) = Beute (t) * (1 – Räuber (t))
Räuber' (t) = Räuber(t) * (Beute(t) – 1)

Zur numerischen Berechnung dieser Gleichungen wird hier das computerisierte Mathematik-Programm „Mathematica" (Wolfram GmbH) verwendet. In der typischen Signatur dieses Programms sieht die Berechnung (NDSolve) und die graphische Darstellung (Plot, Abb. H-9 u. Abb. H-10) wie folgt aus:

```
beute'[t] == a beute[t] (1 - raeuber[t]); (* Gl.1*)
raeuber'[t] == raeuber[t] (beute[t] - 1); (* Gl.2 *)
beute[0] == 2; raeuber[0] == 2;
ReleaseHold[ Hold[
NDSolve[{beute'[x] == a beute[x] (1 - raeuber[x]),
        raeuber'[x] == raeuber[x] (beute[x] - 1),
        beute[0] == 2, raeuber[0] == 2},
        {raeuber,beute}, {x, 0, 15}] ] /. a → 1]
{{raeuber → InterpolatingFunction[{0., 15.}, <>],
  beute → InterpolatingFunction[{0., 15.} <>]}}
rb[x_] = {raeuber[x], beute[x]} /. %[[1]]
{InterpolatingFunction[{0., 15.}, <>][x],

InterpolatingFunction[{0., 15.Ä, <>][x]}
ParametricPlot[Evaluate[rb[t]], {t,0,15},
        AxesLabel → {„Raeuber", „Beute"} ];
Plot[Evaluate[{rb[t][[1]], rb[t][[2]]}], {t,0,15},
PlotStyle → {{RGBColor[1,0,0]},{RGBColor[0,1,0]}}]
-Graphics-
loesung[t_, a_] :=
Module[{x, loesung, raeuber, beute},
        loesung – NDSolve[{
         beute'[x] == a beute[x] (1 - raeuber[x]),
        raeuber'[x] == raeuber[x] (beute[x] - 1),
         beute[0] == 2, raeuber[0] == 2},
{}raeuber,beute}, {x, 0, 15}] [[1]] ;
{raeuber[x], beute[x]} /. loesung /. x → t]
loesung[t, 2]
{InterpolatingFunction[{0., 15.}, <>][t],
InterpolatingFunction[{0., 15.}, <>][t]}
loesung[3, 2]
{0.360012, 0.538703}
pl[2], pl[5]} =
        Plot3D[Evaluate[loesung[t, #]],{t, 0, 15},
        DisplayFunction → Identity,
        PlotStyle → {{Dashing[{.2, .05}]},
        {Thickness[.01]}}]& /@ {2,5};
Show[GraphicsArray[{pl[2], pl[5]}]];
Graphics[{GrayLevel[0.7], poly}]
Show::gtype: pl is not a type of graphics.
Show::gtype: pl is not a type of graphics.
```

```
-Graphics-
Table[ParametricPlot[Evaluate[loesung[t,
a]], }t,0,15},
        AxesLabel → „Raeuber", „Beute"},
        PlotRange →{{0,5}, {0,5}}],
{a, .7,5, .5}] ;
```

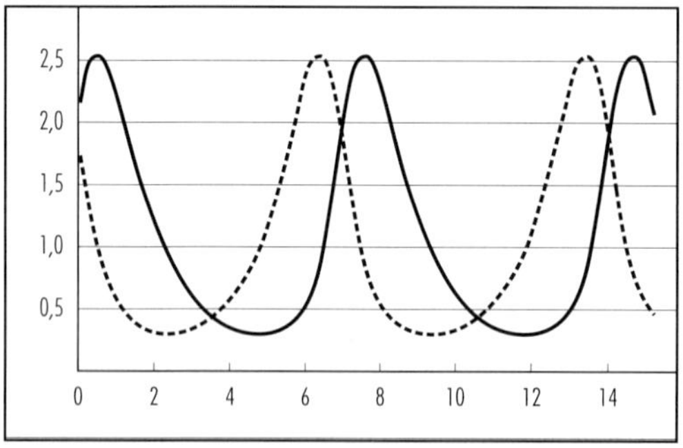

Abb. H-9: Darstellung des oszillierenden Verhaltens der Räuberpopulation (durchgezogene Linie) und der Beutepopulation (gestrichelte Linie). Die Ordinate gibt eine willkürliche Größe der Population wider, die Abszisse stellt einen willkürlichen Zeittakt dar. Diese Koordinatenspezifikation wird in der qualitativen Mathematik häufig gewählt, da es zunächst nur um die Betrachtung der Arten der Kurven geht.

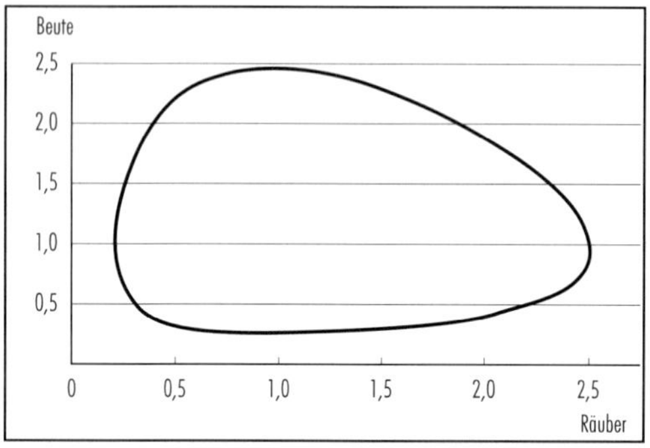

Abb. H-10: Phasendiagramm des obigen Modells. Durch Variation des Koeffizienten a kann das Phasendiagramm unterschiedliche Formen annehmen, d. h. daß die Kurven eine unterschiedliche Gestalt bekommen können.

Die hier vorgenommene Darstellung der Systemdynamik zeigt, daß der Gewichtungskoeffizient die Geschwindigkeit der Veränderung der jeweiligen Populationsgröße entscheidend beeinflußt, mit jeweils einer „schnellen" bzw. einer „langsamen" Dynamik. Diese Modellierung kann für die Analyse der Dynamik der Transmissionsprozesse an Synapsen verwendet werden (vgl. Scherer u. Tretter 1995).

Systemtheorie sozialer Systeme

Im Gegensatz zu der sehr am Konkreten orientierten Analyse von „Schaltkreisen" wird in den Sozialwissenschaften ein anderer Typus von Systemtheorie bevorzugt. Es handelt sich um Konzepte, die auf der „Allgemeinen Systemtheorie" von v. Bertalanffy aufbauen (1968).

In Hinblick auf diese Konzeption wird der Gegenstandsbereich *Gesellschaft* als ein Gefüge unzähliger *Handlungssysteme* verstanden. Der theoretische Soziologe Niklas Luhmann bezeichnet die Gesellschaft auch als *„soziales System"* (Luhmann 1984, vgl. auch Willke 1982).

Sozioloigsch betrachtet ist auch die Drogenszene ebenso wie das Hilfesystem ein soziales System.

Die Systemtheorie sozialer Systeme beschäftigt sich also mit der Funktionsanalyse der Gesamtgesellschaft, von Organisationen und von Mikrosystemen wie der Familie. Im neueren soziologischen Verständnis wird Gesellschaft (und damit auch alle sozialen Systeme) als Regel-Systeme verstanden, die ihr Funktionieren und ihre Gliederung durch Verbote, Gebote usw. selbst beschreiben oder sich auch aus der distanten Sicht des Beobachters durch solche Regeln beschreiben lassen. Man kann als Aktion sozialer Systeme auch Handlungen, also zielgerichtetes Verhalten (intentionales Verhalten), ansehen.

Niklas Luhmann charakterisiert soziale Systeme auch als *„Sinnsysteme"*. Ohne hier weiter in die funktionsanalytische Definition der Kategorie Sinn einzusteigen, soll „Sinn" als die *Beziehung zu etwas anderem* verstanden werden, wobei dieses Andere in Form von „wichtig" bedeutsam für die Person oder für das soziale System ist. In dieser vereinfachenden Interpretation bedeutet Sinn sowohl „Bedeutung" wie auch „Ziel" (oder Zweck) im Sinne von Relevanz. Daher ist ein Verständnis von sozialen Systemen als *deutende und zielorientierte Systeme* zulässig: Deutung (z.B. Drogenwissen in der Drogenszene) ohne Ziel (Drogenkonsum) wird marginal, Ziele ohne interpersonelle Deutbarkeit (z.B. individuell hoher Wert des Rausches) sind nicht sozial vermittelbar (z.B. ungewöhnlicher Drogenerwerb).

Soziale Systeme sind also Systeme von *Regeln*, die *Handlungen* und *Erwartungen* betreffen. Sie bestehen aus Soll-Sätzen und Ist-Beschreibungen, die normativ oder deskriptiv sind.

Ein soziales System kann nach Luhmann seine Identität nur in der Differenz zu als „Umwelt" deklarierten anderen Systemen entwickeln. Auf diese Weise wird sein Verhältnis zur Umwelt konstitutiv für die Systembildung. Beispielsweise deklariert ein Verein in seiner Satzung seine Ziele und die diese Ziele anstrebenden Mitglieder. Die Satzung klärt die Aufnahme in den Verein und den Ausschluß aus ihm. Auch die Selbstdefinition der Familie definiert ihre Mitglieder und das zur Familie passende Verhalten (z.B. Heiratsregeln).

Auf dieser mikrosozialen Ebene der *Interaktion* von Personen bzw. von Rollenträgern liegt auch die Basis der Theorie von Luhmann. Die Interaktion von Personen bringt nämlich mit sich, daß die Personen einander wahrnehmen und sich dadurch aufeinander beziehen. Sie sehen sich und grüßen sich oder nicht. Diese Möglichkeiten in der Begegnung, das Verhalten zu steuern und aus dem Repertoire möglichen Verhaltens ein Verhaltensmuster auszuwählen, wird in dem Begriff der *Kontingenz* zentral hervorgehoben. Dieser Begriff bedeutet, daß sich ein Handelnder (Akteur) so oder anders verhalten kann. Zwei Akteure können daher kaum Prognosen über das Verhalten (oder die Erwartungen) des jeweils anderen anstellen. Ein Besucher eines Restaurants erwartet vom Ober, daß der Ober erwartet (Erwartungserwartung), daß er Essensbestellungen empfängt, und nicht, daß er darauf wartet, daß er das defekte Auto des Gastes abschleppen soll. Erst durch längere Gespräche kann dem Gast, was sein Auto betrifft, geholfen werden, es wird ein neuer Sinn (oder ein Ziel) des Handelns bindend festgelegt. Soziales Handeln ist eine Form zielgerichteten, d. h. intentionalen (absichtsgesteuerten) Handelns.

Diese *Verhaltenserwartungen* und die *Erwartungserwartungen* sind somit Co-Faktoren bei der Entscheidung, welche der situativ möglichen Verhaltensweisen gewählt wird. Aus diesem Problem, daß jeder etwas völlig anderes als der Andere machen könnte, leitet sich der *Bedarf nach Sinn* zur Orientierungssicherheit als Erfordernis einer gesellschaftlichen Basis sozialen Handelns ab. Es werden Regeln mehr oder weniger fix und explizit installiert. Auf diese Weise wird aus der Komplexität möglicher Handlungen eine Selektion erzeugt. Als zentraler Mechanismus gilt die soziale Konstitution von „Sinn", der als „Ordnungsform menschlichen Erlebens und Handelns" wirkt.

Eine weitere Vertiefung in die theoretische Soziologie erscheint hier nicht angebracht (vgl. Willke 1982).

Es versteht sich von selbst, daß sich die Analyse komplexer sozialer Systeme, wie es beispielsweise eine Nation wie die Bundesrepublik ist, kaum herstellen läßt. Diese Ebene wird im Kapitel „Soziologie der Sucht" noch angesprochen. Für ein genaueres Funktionsverständnis wird hier statt dessen die Familie angesprochen, um zu zeigen, wie eine systemische Analyse familiärer Handlungsmuster aussieht. Sie bildet das Vorgehen in der systemischen Familientherapie, die übrigens auch für Soziologen interessante Einsichten über das Funktionieren sozialer Systeme erlaubt. Es wird deutlich werden, daß mathematisch orientierte Ansätze (Graphentheorie, Matrixenalgebra) auch hier analytischeVorteile aufweisen, was allerdings im Kreis der Familientherapeuten kontrovers diskutiert wird.

Familie als mikrosoziales System

Die konkretesten Anwendungen der Systemtheorie sozialer Systeme finden sich im Bereich der *Familienanalyse* (Familiendiagnostik, vgl. Cierpka 1991) und in der *Familientherapie* (vgl. Reiter et al. 1988). Ohne hier die ideelle Entwicklungsgeschichte dieses Bereichs nachzeichnen zu können, muß festgestellt werden, daß die verbalen soziologischen Theorien des Funktionalismus in der Theorie der Familie nicht so sehr weiterführen. Zwar interessierte sich Luhmann auch für diesen Bereich, doch ist bei der Entwicklung einer Theorie der Therapie der Familie wenig Erklärungs- oder Beschreibungsgewinn zu verzeichnen.

Wie bereits festgestellt wurde, ist die Modellierung der Prozesse ein wichtiges Ziel der Systemtheorie, dabei sind mehrere Schritte vom verbalen Modell bis zum mathematischen Modell zu durchlaufen (Methodologie des Modellierens). Im Bereich der Familientherapie hat sich allmählich eine Technik der Darstellung der struktural-funktionalen Zusammenhänge eingebürgert, die sich in graphischen Strukturdiagrammen der Interaktionen und der Beziehungen (als kumulierte, bilanzierte Interaktionen) äußert. In dieser Hinsicht ist vor allem die Analyse- und Interventionstechnik von DeShazer (1992) äußerst anregend.

Systemische Familientherapie

In der systemischen Familientherapie wird Familie als soziales System, d. h. als *System von Regeln,* begriffen. Einige Grundgedanken der systemischen Familientherapie sollen hier kurz dargestellt werden.

- Therapeutisch wird die besondere Bedeutung der *Konstruktionen* der Person über die Welt betont. Weniger die *Lebensumstände* „wie sie sind“, sondern *wie sie wahrgenommen* und vor allem *wie sie bewertet* werden, haben Bedeutung für den Zustand der Person und ihre soziale Kommunikation. Diese Kernannahmen beruhen auf dem Konstruktivismus, der davon ausgeht, daß das, was wir „Wirklichkeit“ nennen, eine Konstruktion unseres Geistes ist (vgl. Watzlawick, 1991).
- Das Menschenbild und das Störungskonzept gehen von dem Grundprinzip der *Autopoiesis*, d. h. der Fähigkeit zur Selbstorganisation aus. Dieser Prozeß geht in seinem Potential der Wirksamkeit zur Veränderung gestörten Verhaltens über die möglichen Effekte therapeutischer Intervention hinaus. Therapie ist daher nur Hilfe zur Selbsthilfe, eine Einschätzung, die von der üblichen „Machermentalität“ des Therapeuten abrückt.
- Die Bedeutung der *kleinen Veränderungen* im System in Hinblick auf das Ganze wird betont. Scheinbar unwesentliche Kommentare zu Themen, die Patienten vorbringen, können die erwünschten qualitativen Verhaltensveränderungen auslösen. Es läßt sich immer wieder (a posteriori) feststellen, daß ein Wort, zum richtigen Zeitpunkt gesagt, die Wende bei Patienten einleiten kann.
- Die Bedeutung der reziprok negativen (d. h. sich gegenseitig hemmenden) Kopplung von (affektiven) *symptomfördernden* Faktoren (z. B. Konsum antreibendes süchtiges Verlangen) und (kognitiven) *symptommindernden* Faktoren (z. B. konsumhemmende Abstinenzabsicht) wird betont: Je mehr süchtiges Verlangen auftritt, desto schwächer (stärker gehemmt) wird die Abstinenzabsicht. An dieser latenten Dynamik der die Symptome bedingenden Faktoren ansetzend wird therapeutisch versucht, Veränderungen zu initialisieren. Die Auswirkung dieses Bedingungsgefüges von symptomfördernden und symptomhemmenden Faktoren wird übrigens in der systemtherapeutischen Literatur häufig noch mit dem klassischen Begriff der „Ambivalenz“ als personologisches Konstrukt umschrieben (vgl. z. B. Schmidt 1992), was auf die Grenzen der konzeptuellen Substitution psychologischer Begriffe durch „systemologische“ Kategorien hinweist.
- Das Konzept der „*Ressourcen*“ zur „Problemlösung“ betont die Bedeutung der inneren Kräfte des Familiensystems zur Reorganisation. Das symptomgenerierende und -stabilisierende Verhalten dominiert zunächst, weil es die „besseren“ Lösungen im Gesamtgefüge mit sich bringt. Durch „kreative“ Prozesse im System, also durch verändertes Verhalten und verändertes Erleben einzelner Akteure, d. h. durch Umbewerten der pathologischen Prozesse, gelingt es, Symptomfixierungen zu lösen.

Das Prinzip des therapeutischen „*Systemisierens*“, d. h. das Einführen neuer Elemente (Personen, Konstrukte, Regeln usw.) in das gegebene System, führt zu Prozessen der Umorganisation des Systems.

Für die Familientherapie stellt sich immer noch die Frage nach dem exakten Wirksamkeitsnachweis und damit auch die Frage nach den isolierbaren Wirkfaktoren der Therapie. Im wesentlichen handelt es sich dabei um Prozesse des Verstehens (Kognitionen) und des Verhaltens und daher um *kommunikative Prozesse.* Das Besondere daran ist die Beachtung der *Bedeutung* (des *Sinns*) des Verhaltens mit den vielen Ebenen der Varianten von Bedeutung. Bedeutung betrifft den Bezug kognitiver Elemente zueinander, zwischen einem oder zwei Konstrukten und einer Beobachtung (und umgekehrt) usw. Bedeutungen sind abstrakt gesprochen eine Form und ein Typus von Beziehungen zwischen Elementen der Erfahrung oder einem Subjekt und seiner Umwelt. An diesem vielschichtigen Phänomen knüpft die Kommunikationspsychologie (Watzlawik et al. 1971, Tab. H-7) an.

Diese Vieldeutigkeit jedes interpersonellen Verhaltens, ja die Vieldeutigkeit jeder wahrnehmbaren Situation begründet auch die spezifischen Strategien der systemischen Familientherapie, die im wesentlichen im *Ermöglichen von Erweiterungen von fixierten Verhaltensdeutungen* besteht.

Dazu ein Beispiel von DeShazer mit Verhaltenssequenzen zwischen Vater, Mutter und Kind (DeShazer 1992, S. 95):

1. Das Kind benimmt sich falsch, d. h. „unartig" oder störend (Abb. H-11).
2. Der Vater beschimpft daraufhin das Kind energisch.
3. Das Kind schreit nun den Vater an.
4. Daraufhin versucht die Mutter, den Vater zu bremsen.
5. Der Vater streitet in der Folge mit der Mutter.
6. Die Mutter zieht sich daraufhin zurück.
7. Nun beschimpft der Vater das Kind nochmals intensiv.

Tab. H-7: Vielschichtigkeit von Kommunikation

Ein Paar sitzt im Auto vor der von rot auf grün wechselnden Ampel. Der Beifahrer sagt im noch stehenden Fahrzeug zur Fahrerin: „Es ist grün." Das kann rein *informativ* gemeint sein, hat aber auch den *appellativen Aspekt*, daß die Fahrerin „endlich" fahren soll. Darüber hinaus drückt sich auch eine *Beziehungsdefinition* aus, die den Beifahrer als potentiell besseren Fahrer bzw. die Fahrerin als schlechte Fahrerin darstellt. Kommunikation hat also wenigstens drei Bedeutungsebenen: - eine *Ausdrucksfunktion* (z. B. „Endlich können wir weiterfahren.") - eine *Hinweisfunktion* (z. B. „Sieh doch, es ist grün.") - eine *Beziehungsdefinitionsfunktion* (z. B. „Warum hast Du noch nicht reagiert, ich wäre schon längst gefahren!")

Dieser Zyklus läuft immer wieder ab, verfestigt sich, wird chronifiziert.

Der systemische Therapeut versucht nun, latente Beziehungen und indirekte Wirkungen des konkret beobachtbaren und manifesten Interaktionsgefüges anzusprechen und dessen Nutzen einzubeziehen (Umbewertung der Aktion). Er kann die Situation wie folgt *funktionell deuten* (Abb. H-11, S. 226):

1b: Das Kind lenkt durch seine Störaktion von der latenten Konfliktbereitschaft der Eltern ab und ermöglicht ihnen eine Interaktion.

2b: Der Vater übernimmt mit seinem Schimpfen (2a) die Verantwortung für das Kind und entlastet die Mutter in ihren hier latent bleibenden strafenden Funktionen (2c) in der Familie.

3a: Das Kind attackiert den Vater (3a) und stützt und entlastet auf diese Weise (3c) die Mutter in ihrem latenten Konflikt mit dem Vater, erzeugt aber auch eine Handlungsbereitschaft bei der Mutter (3b).

4a: Durch die Zurechtweisung des Vaters durch die Mutter (4a) hindert die Mutter den Vater an weiteren Strafaktionen gegenüber dem Kind (4b).

6a: Durch den Rückzug der Mutter wird der Aggression des Vaters freier Lauf gelassen (6b) – er kann sich nun selbst wieder zurücknehmen, übernimmt die Verantwortung für die Vater-Kind-Beziehung, das Kind muß sich selbst durchsetzen (6c) und wird somit gestärkt.

Diejenigen indirekten Relationen, die neue Entwicklungsmöglichkeiten für das konkrete Familieninteraktionssystem eröffnen, werden für die Intervention des Therapeuten bzw. von der Familie als Problemlösung genutzt. Bei dem therapeutischen Umdeutungsprozeß (Reframing) werden „Nebenwirkungen" der Kommunikation bzw. des Verhaltens bedacht, wobei die Therapeuten frei assoziieren und nicht direktiv oder gar – wie hier dargelegt – systemisch hergeleitet behaupten, daß eine beobachtbare Nebenwirkung (die auch die Hauptwirkung sein könnte) die einzige und ausschließlich zutreffende ist.

Diese Störung der Interaktion der Familie ist, falls sie persistiert, zunächst auf der Ebene des manifesten Verhaltens therapeutisch an-

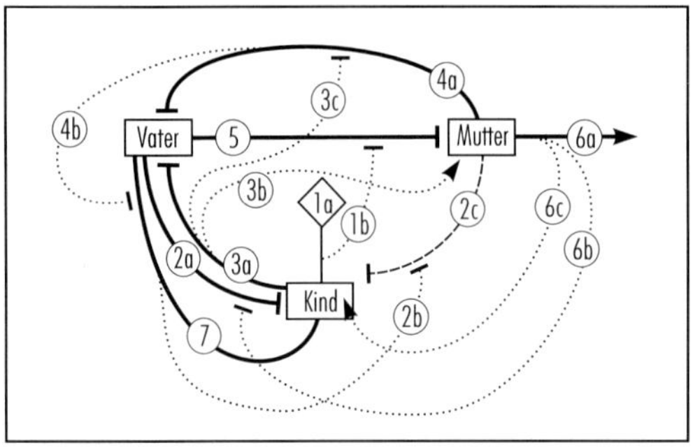

Abb. H-11: Ein Familienkonflikt systemisch interpretiert und dargestellt. Das Kind (K) zeigt störendes Verhalten (1a). Der Vater (V) schimpft das Kind (2a). Das Kind schreit den Vater an (3a). Die Mutter (M) bremst den Vater (4a). Der Vater schimpft mit der Mutter (5). Die Mutter zieht sich zurück (6a). Der Vater schimpft mit dem Kind weiter (7).

Anm.: gestrichelte Linie = latente Beziehung/Wirkung
gepunktete Linie = indirekte Wirkung des Verhaltens
→ = verstärkende positive Wirkung
⊣ = aversive Wirkung

gehbar, indem die Funktionen erkannt und auf den Hintergrund des Gesamtverhaltens bezogen werden. Nach dieser Ebene der „Beobachtungen" ist die nächste Ebene, die Ebene der „Bewertungen" der Familienmitglieder, einzubeziehen. Durch Umbewertungen der innerfamilialen Prozesse können Verhaltensveränderungen erzeugt werden, die eine symptommindernde Reorganisation („Salutogenese") des familialen Systems erlauben. Auch das Therapeutenteam unterläuft im Kontakt mit der Familie ähnlichen Veränderungen.

Die zentrale Frage für die Therapeuten besteht nun offensichtlich darin, zu klären, wie sich das Symptom (Problem) umdeuten läßt, damit der Selbstheilungsprozeß in Gang kommen kann. Die *systemische Therapie* benötigt dabei nicht notwendigerweise die Mitwirkung aller Familienmitglieder oder Mitglieder eines sozialen Systems. Sie kann auch mit einer Person und ihren inneren Erfahrungen (Konstrukten) von ihrer Umwelt erfolgreich durchgeführt werden.

Diese beispielbezogene detaillierte Darstellung der systemischen Betrachtung familiärer Prozesse soll nur zeigen, daß auch Worte, Sätze und nonverbale Kommunikation (z. B. lautes Schreien) in einem sozialen System als kurzzeitige Signale mittelfristig wirksam Nähe und Distanz zwischen den einzelnen Akteuren bzw. Systemmitgliedern herstellen bzw. regulieren.

Wenn nun die Aktivitätsdynamik dieser Familiensituation nach dem Konzept der Schaltkreise betrachtet wird, dann kann festgestellt werden, daß die Interaktionsepisode mit einer allgemeinen Inaktivierung aller Beteiligten endet. Jedes der Familienmitglieder hat das andere inaktiviert (gekränkt). Die durch die aggressive Kommunikation bewirkte reziproke Hemmung hat das familiäre Beziehungsgefüge auf große Distanz gebracht. Nur die Geschichte der Familie, die materiellen Abhängigkeiten u. a. halten die Familie vielleicht noch zusammen. Es stellt sich dann für die Erwachsenen die Frage: „Hat es noch Sinn, zusammen zu bleiben?" Soziales Verhalten kann nach einer Latenzzeit wieder aufleben, die Beziehung kann auf Distanz einfrieren, oder die Familienmitglieder gehen wieder aufeinander zu. Auch kann das Familiensystem in nicht vorherschaubarer oder zumindest nicht steuerbarer Weise oszillieren. Dann kann ein bestimmtes Symptom des besonders empfindsamen Mitglieds der Familie eskalieren. Die gegenseitige Hemmung kann genauer betrachtet auch als Prozeß interpretiert werden, der kurzfristig starke Gegenaktivität hervorruft, aber mittelfristig bei einem der Akteure die Aktivität hemmt (vgl. HEM-HEM-Schaltkreis). Die Wahl der jeweiligen Darstellungsweise hängt von ihrem Ziel ab. Theoretisch interessant für das Verständnis der Wirkweise der Familientherapie ist der Zusammenhang zwischen der semantischen Ebene der Kommunikation und der affektiven Ebene.

Mit der hier vorgeschlagenen Darstellungsweise scheint diese konzeptuelle Grenze besser überwindbar, da das Dynamische, also der Faktor Zeit, und das Aktivierungsniveau der Akteure stärker bedacht werden. Familientherapie wird allerdings bisher überwiegend durch Anschauung gelehrt und durch Intuition gelernt.

Grenzen des systemischen Denkens

Die Entwicklung des systemischen Denkens ist vielleicht erst 50 Jahre alt, Eingrenzungen erscheinen daher nicht gut begründet. Dennoch soll vor allem in Hinblick auf die *klinische Psychologie* und die *Psychiatrie* auf die Grenzen hingewiesen werden (vgl. Plänkers 1986):

- Die *klinische Empirie* beruht auf *intuitiven Verarbeitungen* von Wahrnehmungen und auf interpretativen Prozessen. Gerade in der Psychotherapie ist das Assoziative, das scheinbar Regellose, bedeutsam. Es stellt sich hier die Frage, inwieweit nicht dabei Grenzen der systemischen Interpretation überschritten werden.
- Eine *ganzheitliche Erfassung* psychischer Phänomene scheint *schwer realisierbar* zu sein, vor allem da systemisches Denken die Elemente definieren muß: Die Analyse zum Zwecke der Synthese bleibt trotzdem eine Analyse. Auch die Geschwindigkeit des intuitiven ganzheitlichen Erfassens ist vermutlich größer als die simultane Visualisierung der Zusammenhänge der Elemente.
- Der Charakter der *Regelwissenschaftlichkeit* (Nomothethik) widerspricht dem therapeutischen Imperativ, die *Individualität* zu erkennen. Dennoch läßt sich in diesem Bereich auf der Basis einzelfallbezogener (idiographischer) Modellierungen einiges an Boden gewinnen (vgl. Schiepek 1992).

Systemisches Denken kann also als ein Instrument für Therapeuten deren Methodenrepertoire bereichern, aber es ersetzt nicht ihr therapeutisches Fühlen und Handeln oder Fähigkeiten wie Empathie, Echtheit usw.

Sucht als „systemische Krankheit"

Zirkularität und Nichtlinearität der Sucht

Durch die vorher erfolgte Darstellung neurobiologischer Mechanismen (neuronale Schaltkreise) wurde das Phänomen der Zirkularität und der Nichtlinearität, also von Aufschaukelungsprozessen (positives Feedback), deutlich. Auch auf psychologischer Ebene und im sozialen Bereich lassen sich solche Mechanismen finden. Dabei läßt sich Sucht als „dynamische Krankheit" verstehen, vor allem da Konsumepisoden in der „Mikrozeit" (Stunde, Tag) wie auch in der „Makrozeit" (Monate, Jahre) oszillatorische bzw. flukturierende Muster zeigen.

Von den theoretischen Modellen der Sucht ist neben den neurobiologischen Modellen vor allem das lerntheoretische Modell einem „systemischen" Modell des Bedingungsgefüges süchtigen Verhaltens am nächsten: Positiv erfahrene externe und/oder interne Effekte des Rauschstoffkonsums erhöhen die Wahrscheinlichkeit des Wiederauftretens des Konsumverhaltens, negative Effekte mindern es. Damit sind regeltheoretisch allerdings anders als umgangssprachlich oder psychologisch verstandene „positive" (Zunahme erzeugende) und „negative" (Abnahme erzeugende) Rückkoppelungen gegeben. Aber auch andere Phänomene der Suchtentwicklung zeigen Merkmale von sich *selbst verstärkenden (zirkulären) Wirkungsschleifen* bzw. den Charakter von *Nichtlinearitäten.* Die funktionelle Grundcharakteristik solcher Phänomene besteht häufig in einem über die Zeit hin sich eskalatorisch entwickelnden Zustandsverlauf aufgrund „teufelskreisartiger Verschaltungen" (positive Feedbacks) einzelner verlaufsbestimmender Faktoren (vgl. Guntern 1992). Dies wird gleich deutlicher werden.

Ein systemisches Modell der Sucht kann darüber hinaus nun als *Mehrebenen-Modell* weiter differenziert werden, so daß ein Bild von einem *Netzwerk* (teilweise auch mit interdependenten Bedingungen) süchtigen Verhaltens entsteht. Von besonderer Bedeutung ist dabei, daß solche Beschreibungsmodelle auch die Differenz zwischen dem *objektiven Bild des Experten* und dem *subjektiven Bild des Betroffenen* berücksichtigen müssen. So kann bei einer entsprechend umsichtig orientierten systemischen Exploration des Betroffenen die Zirkularität von Bedingungen des Trinkens dargelegt werden: Jemand trinkt, weil er depressiv ist. Er ist depressiv, weil er viel arbeitet, um Anerkennung zu bekommen, die er aber nicht erhält, weswegen er sich von der Arbeit gestreßt fühlt und trinkt, usw. Dies wird im Kapitel „Psychologie der Sucht" noch weiter ausgeführt.

Auf globaler Ebene hat Küfner (1981) im Bereich der Theorie der Sucht als einer der ersten auf die Vermaschung dreier „Hauptteufelskreise", nämlich des *psychischen, somatischen und sozialen Teufelskreises*, hingewiesen und Sucht in Form eines integrativen dynamischen Modells dargestellt. Dieses Modell wurde in dem Abschnitt „Suchtentwicklung" (S. 28) bereits refereriert. Es stellt theoretisch einen grundlegenden Fortschritt dar.

Es sollen nun mehrere spezielle Phänomene, deren systemtheoretische Betrachtung heuristisch fruchtbar zu sein scheint, hervorgehoben werden.

Rausch

Der Rausch kann als ein *multimodaler psychischer Mehr-Ebenen-Prozeß* begriffen und als *qualitative Bewußtseinsänderung* erfahren werden. Systemtheoretisch handelt es sich dabei um ein „Kipphänomen" mit einer Eigendynamik: Im Verlauf des anklingenden Rausches werden verschiedene Ebenen des Erlebens *unterschiedlich aktiviert und/oder gehemmt* (z. B. Wahrnehmung, Denken, Gefühle). Zunächst gibt es nach dem Konsum von etwa einem Liter Bier vielleicht ein *Entspannungsgefühl*, die *Wahrnehmung* wird ungenauer, die Reaktionszeit verlangsamt sich, die *Motorik* wird unkoordiniert, die *Affekte* werden zunehmend unkontrollierter und dergleichen. Im Falle von Halluzinogen-Räuschen durch Halluzinogene treten sogar psychotische Phänomene wie Halluzinationen und ein verändertes Raum- und Zeiterleben auf. Interessant wäre es nun, die Zeitcharakteristik der Veränderungen der einzelnen psychischen Funktionen empirisch zu erfassen und deren Wechselspiel herauszuarbeiten. Vermutlich wird bei den meisten Räuschen das Aktivitätsniveau des Aktivierungssystems unspezifisch verändert, was zur Folge hat, daß die anderen psychischen Funktionen in, im Vergleich zum Nüchternzustand, anhaltend veränderte Gleichgewichtslagen (persistierende Nichtgleichgewichte) kommen. Bei stärkeren Intoxikationen brechen dann die Funktionen in bestimmten Funktionshierarchie-Ebenen zusammen. Beispielsweise kann die Motorik überproportional gestört sein – manche betrunkenen Autofahrer, die bei Routineverkehrskontrollen aufgehalten werden, können nicht mehr allein stehen oder gehen, sondern nur mehr sitzen, waren aber im Fahrverhalten kaum auffällig!

Bemerkenswert ist auch der Effekt, daß – vor allem bei Alkohol – bei Niedrigdosisintoxikationen die Hemmung sinkt, weitere Mengen von Drogen (z. B. Alkohol) einzunehmen. Somit hat der Rausch auf Verhaltensebene in der Regel einen *selbstverstärkenden Charakter.*

Süchtiges Verlangen

Ein weiteres Kernphänomen der Sucht ist das unwiderstehliche *süchtige Verlangen* nach der Droge (Craving), das vor allem in Abstinenzphasen auftritt. Dieses Drogenverlangen, dem die Kräfte des Verstandes untergeordnet werden (nach Wanke 1987), ist ein sich selbstverstärkendes anwachsendes Phänomen, dessen genaue dynamische Studie zu tieferen Erkenntnissen der Sucht führen kann und mit der „Abstinenzunfähigkeit" und auch mit dem „Kontrollverlust" einhergeht. Es ist am besten aus dem Ungleichgewicht von verhaltensverstärkenden und verhaltensdämpfenden Wirkungskreisläufen zu interpretieren, mit dem Nettoeffekt einer zunächst nichtlinear ansteigenden und dann abfallenden Verhaltenskurve. Die suchtantreibenden Wirkungskreisläufe sind Prozesse, die als Stimulations-Appetenz („sensation-seeking behavior"), als Unlust-Aversion („harm avoidance") und als Belohnungs-Abhängigkeit („reward dependency") beschrieben werden können. Sie gelten als tierexperimentell und humanwissenschaftlich gestützte, hypothetische Antriebssysteme süchtigen Verhaltens, die unterschiedlich wirksam sind. Diesem, das Konsumverhalten aktivierenden Systemkomplex ist die „Kontrollkompetenz" (z. B. als Risikowissen und dessen Umsetzung) dämpfend entgegengeschaltet. Dieses Merkmal korrespondiert eng (aber negativ) mit dem Phänomen des „Kontrollverlusts", der beispielsweise für den Gamma-Alkoholiker typisch ist.

Die Sucht kann unter diesem Aspekt als ein aus der Kontrolle geratenes Belohnungssystem verstanden werden. Dies korrespondiert auch mit der Neurobiologie des motivationalen und affektiven Systems. Theoretische Modellentwicklungen im Bereich der Neurobiologie könnten für die weitere empirische Forschung und ihre zahlreichen Einzelergebnisse eine integrierende Funktion ausüben. Zusammen mit lerntheoretischen Konzepten, die von internen und externen Verstärkerwirkungen ausgehen und Prinzipien der unterschiedlichen Lerntheorien verwenden (klassisches Konditionieren, Operanten-Konditionieren, Modell-Lernen, zustandsabhängiges Lernen usw.), können dynamische Suchtmodelle entwickelt werden, die auch unser neurobiologisch-theoretisches Verständnis der Sucht erweitern und zusammenfassen helfen.

Entzugssyndrome

Auch *Entzugssyndrome* zeigen häufig einen „nichtlinearen" Verlauf, was bereits durch das „Kindling", eine Art sukzessive Sensitivierung des Entzugssyndroms durch repetitive Entzugsreize, beschrieben wurde (Ballenger u. Post 1978). Auch kann beispielsweise ein Alkoholdelir sowohl beim Sinken des Alkoholspiegels von ca. 2,5 ‰ auf 1,5 ‰ auftreten wie auch am zweiten oder dritten Tag nach Ausnüchterung. Klinisch-phänomenologisch sind die Delire jedoch gleich. Auch können zerebrale Entzugskrampfanfälle ein Delir „eröffnen", sie können aber auch ohne weitere Konsequenz bleiben. Ein gesetzmäßiger Zusammenhang zwischen Trinkdauer, Alkoholart, Trinkmuster usw. einerseits und Qualität und Intensität des Entzugssyndroms andererseits kann nicht ausreichend belegt werden.

Häufungen und Intensivierungen von Deliren zur Nachtzeit und Therapieerfolge mit Lichtapplikationen am Abend sind ein Indiz für Überlagerungen (Superpositionseffekte) des Entzugsprozesses mit der biochemischen zirkadianen Rhythmik (Dominanz der Aktivität des cholinergen Systems gegenüber der Aktivität des noradrenergen Systems zur Nacht). Eine systemtheoretisch begründete Beschreibung der Nichtlinearität und „Polymorphie" des Alkoholentzugssyndroms kann durch die *Katastrophentheorie* erfolgen. Das bereits erwähnte Kuspen-Modell (Faltenmodell) der Katastrophentheorie eignet sich recht gut zur Veranschaulichung (vgl. Moles 1986).

Stellt man sich das Systemverhalten in der Entzugsphase so vor, daß es durch einen hypothetischen „vegetativen Faktor" (z. B. noradrenerges und adrenerges System) und einen hypothetischen Psychose-Faktor (oder: „Psychotizitäts-Faktor", z. B. hyperaktives dopaminerges, hypoaktives glutamaterges System) kontrolliert wird – diese Vorstellungen werden durch faktorenanalytische Delir-Studien nahegelegt (vgl. Tretter 1991) –, dann kann im Falle einer noradrenerg vermittelten hohen vegetativen Irritation, auf die dann zusätzlich die Entgleisung des dopaminergen Systems folgt, ein sprunghaftes Abgleiten in ein Delirium tremens erfolgen. Dabei tritt eine abrupte Zustandsänderung von dem orientierten und geordneten Zustand in den deliranten Zustand auf (Abb. H-12).

So läßt sich auch der „point of no return" der Delirentwicklung anschaulich darstellen: Keine Therapie ermöglicht es derzeit, ein anklingendes Delirium tremens binnen weniger Stunden zur Remission zu bringen. Andererseits läßt sich auch verstehen, daß bei niedriger Ausprägung des vegetativen Faktors (z. B. Benzodiazepin-Entzug) sprunghaft eine Halluzinose oder ein „trockenes Delir" auftreten kann.

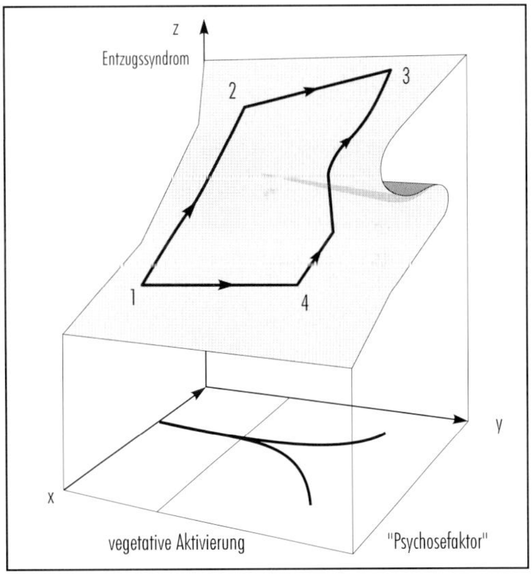

Abb. H-12: Lineare und nichtlineare Verläufe des Entzugssyndroms im „Kuspen"-Modell. Vom zunächst geringfügig ausgeprägten Entzugssyndrom (1) steigt das vegetative Erregungsniveau (x) mit der Folge, daß das Entzugssyndrom (z) prädelirant wird (2). Bei leicht verzögerter, aber rascher Zunahme eines hypothetischen „Psychose-Faktors" (y, z. B. Dopamin-Überaktivität) tritt das Delir auf (3). Das Delir kann aber auch bei einer hohen Aktivität des „Psychose-Faktors" bei einem zunächst niedrigen vegetativen Erregungsniveau (4) durch Aktivierung sprunghaft auftreten.

Impulsivität

Abstinenzentscheidungen oder Therapieabbrüche sind zwar ein multifaktorielles Geschehen, aber phänomenologisch als Zeit-Intensitäts-Profile betrachtet „Kipphänomene", also *impulshafte Entscheidungsprozesse*, die zu völlig anderen Verhaltenspfaden führen. Auch Rückfälle sind hier zu nennen. Einige Praxisbeispiele, die unter systemischer Sicht diskutiert werden, könnten hier neue interessante Einsichten bieten. So sind Impulshaftigkeit und mangelnde Kontrolle ein Grundcharakteristikum von Süchtigen. Dies zeigt sich im antisozialen Verhalten wie in der mangelnden Kontrollfähigkeit des Drogenkonsums. Systemisch betrachtet kann es sich um mangelhafte Regulationsprozesse handeln, die außer Kontrolle geraten sind, oder um Kipphänomene, die eine plötzliche Zustandsänderung hervorrufen. Auch diese Phänomene lassen sich anschaulich im Kuspen-Modell der Katastrophentheorie darstellen (vgl. Tretter u. Küfner 1992).

Umfelddynamik

Das *suchtverstärkende Verhalten des Umfelds* wirkt als sozialer Teufelskreis auf das Trinken, so daß die negativen Folgen des Trinkens gemindert werden und anschließend wieder leichter getrunken werden kann. Das bedeutet, daß der Satz im Bereich Partnerschaft stimmt: „Je mehr A trinkt, desto mehr bemuttert B die Person A. Je mehr B die Person A bemuttert, desto mehr trinkt A." oder: „Je mehr A trinkt, desto mehr tritt Streß auf; je mehr Streß A hat, um so mehr wird (im Arbeitsbereich) getrunken" (Abb. H-13).

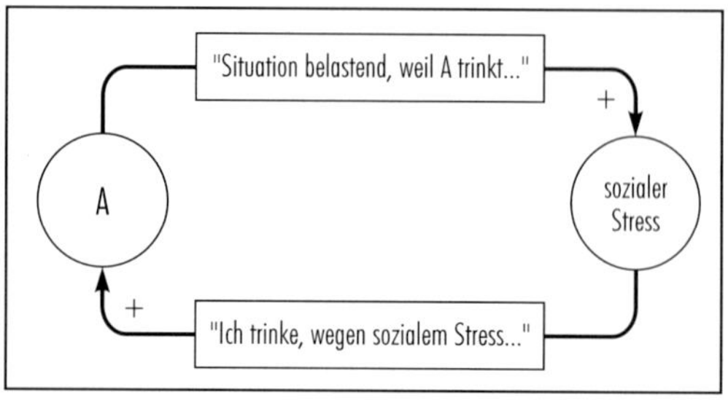

Abb. H-13: Sozialer Teufelskreis der Sucht. Je mehr Streß, desto mehr wird getrunken; je mehr getrunken wird, desto mehr Streß tritt auf (A = Alkoholiker).

Zusammenfassung

- Die Anwendung systemischen Denkens als Strategie, den *Untersuchungsgegenstand* als *Netzwerk* zu betrachten, bringt großen Nutzen. Beispielsweise lassen sich in physischen, aber auch in sozialen Systemen *Wirkungskreisläufe* sehr anschaulich modellieren. Dazu ist allerdings die Nutzung einer Methodologie der systemischen Analyse und Synthese erforderlich. Die Anwendung der systemischen Terminologie allein als Systemtheorie zu bezeichnen, ergibt keine weiterführenden Erkenntnisse.
- Das Grundkonzept der Systemtheorie beruht auf dem Modell des geschlossenen Wirkungskreislaufs mit *positivem* oder *negativem Feedback.*
- *Komplexe Systeme* lassen sich als Gefüge solcher elementaren Kreise begreifen und mathematisch modellieren. Dies gilt vor allem für Anwendungen systemischen Denkens in der Hirnforschung.
- Für *soziale Systeme,* wie es Familien sind, muß ein modifiziertes Konzept systemischen Denkens verwendet werden, da das Substrat der Familie „Handlungen" und „Deutungen" sind, die nicht so einfach zu erkennen sind.

Individuum und Sucht

Neurobiologie der Sucht

Das zentrale Interesse der Neurobiologie ist auf die *molekularen Mechanismen der Nervenzelle* bezogen. Es handelt sich also um eine *neurobiologische Mikroperspektive.* Die neurobiologische *Makroperspektive* hingegen, die sich auf Schaltkreise von Neuronen konzentriert, wird gegenwärtig kaum mehr verfolgt. Dennoch ist die ergänzende Betrachtung auf beiden Ebenen nötig.

Methodologische Probleme der neurobiologischen Forschung

Zunächst sollen einige methodologische Grundprobleme der Neurobiologie (bzw. Neuropsychologie) angesprochen werden, die mit dem „Leib-Seele-Problem“ (Gehirn-Geist-Problem) zu tun haben.
Folgende Fragen sind zu beachten:

- Wie kann im Gehirn eine zuverlässige *Lokalisation* von *Verhaltensfunktionen,* also beispielsweise von süchtigem Verhalten, dem „Craving“, erfolgen?
- Wie können *Verhaltenseffekte* von *Läsionen* oder *Reizungen,* beispielsweise durch intakranielle Drogenapplikation, auf Gehirnstrukturen bezogen werden?
- Ist ein bestimmtes Verhalten Folge einer *Aktivierung* oder einer *Enthemmung* neuraler Strukturen?
- Wie können *psychische Phänomene,* wie beispielsweise ein Rauschzustand, *neuralen* (oder biochemischen) Prozessen zugeordnet werden?

Noch spezieller gefragt:

- Was sind die neuralen Korrelate der durch Drogen beeinflußbaren *„Spannung“* und *„Entspannung“*?
- Was sind die neuralen Korrelate von *Rausch, Sucht, Entzug* und *Rückfall*?
- Welche Bedeutung haben zelluläre und genetische *molekulare Strukturen* für die suchtrelevanten psychischen Funktionen?
- Welche Korrespondenz besteht zwischen der subzellulären Ebene, der Struktur und Funktion der Nervenzelle und der Funktionsweise *neuronaler Schaltkreise?*

Ein zentrales Problem neuropsychologischer Forschung liegt also darin, die *Lokalisation psychischer Funktionen* vornehmen zu können – *Reizung* oder (chemische oder neurochirurgische) *Ausschaltung* verschiedener Hirnstrukturen geht nicht notwendigerweise mit einer *Änderung* der Aktivität des Gehirns bzw. des *Verhaltens* einher.

Neuropsychologie und das *„Leib-Seele-Problem“* der Lokalisation von Funktionen:
Klinische Beobachtungen von Teubner, Milner, Penfield u. a. (vgl. Gazzaniga 1992) ebenso wie die tierexperimentelle Forschung (vgl. Olds u. Olds 1961) zeigen, daß bestimmte psychische Funktionen vom Funktionszustand bestimmter Gehirnregionen abhängen.

Beispiel: Bei Selbstreizungsversuchen, bei denen Ratten über einen Hebeldruck im Gehirn implantierte Elektroden elektrisch reizen konnten, ist festgestellt worden, daß bei Reizung mehrerer Zellgruppen und bei Faserbündeln, die vom Hirnstamm in die Gegend des Zwischenhirns ziehen (z. B. mittleres Vorderhirnbündel), äußerst hohe Hebeldruckraten auftraten. Auf diese Weise wurden bestimmte „Belohnungszentren“ lokalisiert.

Kritik: Es stellt sich die Frage, ob durch die Reizung von Nervenfasern nicht auch vom Reizort entfernte verhaltensrelevante Zellen mitgereizt werden oder ob die Fasern in Richtung der natürlichen Reizleitung oder auch in Gegenrichtung (antidrom) gereizt werden, was wiederum bedeutet, daß eine sichere *Lokalisation* von *Funktionen nicht möglich* ist. Es kann auch der Fall sein, daß ein vermeintliches Zentrum für *Verhaltensaktivierungen* eigentlich nur *enthemmend* wirkt. Oder es kann auch durch die Stimulation ein hirnlokales *relatives Ungleichgewicht* zwischen *übergeordneten hemmenden* und *nachgeordneten erregenden* Strukturen (oder umgekehrt) erzeugt werden, mit dem Ergebnis, daß die Erregung überwiegt. Zwar kann mit zunehmender Verfeinerung der experimentellen Technik das Wirkungsgefüge immer genauer eingegrenzt werden, doch scheint bei den genannten analytischen Problemen nur konsequentes *systemisches Denken* weiterzuführen, das die Hirnstrukturen aus systemanalytischer Sicht als *Netzwerk* untersucht: Das aktive Gehirn ist ein multilateral aktives Netzwerk von Nervenzellen.

Auf der empirisch-experimentellen Ebene stellt sich zunächst die Frage, welche der meßtechnisch zugänglichen *Aktivitätsparameter der Nervenzellen* bzw. des *Gehirns* zur Analyse und zum Vergleich mit *psychischen Prozessen* für theoretische Überlegungen verwendet werden sollen: Aktionspotentiale, Stoffwechselraten, radioaktiv markierte Rezeptor-Bindungsstellen usw. sind typische Meßvariablen aktueller neurobiologischer und neurospychologischer Forschung. Derzeit dominieren methodisch in der klinisch-empirischen Forschung die bildgebenden Verfahren wie das PET (Positronen-Emissions-Tomogramm) und das SPECT (Single-Proton Emissions-Computer-Tomogramm), das über radioaktiv markierte Stoffe beispielsweise Gehirnbilder von dem Relief der Aktivierung einzelner Gehirnregionen bei mentaler Aktivität liefert oder aber auch die Dopamin-Rezeptorenverteilung abbilden läßt (vgl. z. B. Heiss 1995, Lassen et al. 1988, Scherer et al. 1994). Jede der verschiedenen neuropsychologischen Forschungsmethoden bringt zwar spezifische Antworten, die konzeptionelle Verbindung ist allerdings bisher nur unzulänglich hergestellt worden.

Grundlegend ist nämlich das Problem zu klären, welche Korrelation zwischen diesen untersuchungstechnisch verhältnismäßig leicht gewinnbaren morphologisch-topographischen *Strukturvariablen* und den psychologischen *Funktionsvariablen* herstellbar ist. Beispielsweise ist unklar, welche Aussagekraft etwa Studien zur Besetzung von Dopaminrezeptoren im Hinblick auf die Symptomatik von paranoid-halluzinatorischen Psychosen haben (vgl. Benkert u. Hippius 1995): Sind viele Rezeptoren die *Reaktion* auf eine präsynaptische *Unterproduktion* von Dopamin, oder sind sie *direkt* das Korrelat der *Überaktivität* des Dopaminsystems usw.? Diese Fragen sollen hier etwas näher betrachtet werden.

Neurotransmission von Information

Die wichtigsten Prozesse, die für das Verständnis der Rauschmitteleffekte grundlegend sind, spielen sich an der Synapse, der Stelle der Neurotransmission, ab. Die Drogeneffekte beruhen aus neurobiologischer Sicht im wesentlichen darauf, daß die *Ausschüttung der Transmitter*, der *Rücktransport*, die *Rezeptorbindung*, die *Synthese* und andere Mechanismen der molekularen Steuerung der Neurotransmission verändert werden. Als besonders wichtige Struktur gelten die Rezeptoren, die prä- und postsynaptsich lokalisiert sind.

Alle neurochemischen Transmittersysteme können in ihrer Funktionsweise von Drogeneffekten beeinflußt werden. Es sind heute viele *Subtypen* der Rezeptoren für Dopamin (D_1 bis D_5), Noradrenalin ($Alpha_1$, $Alpha_{-2}$, $Beta_{-1}$, $Beta_{-2}$), Endorphin (My, Delta, Kappa, Sigma) usw. bekannt. Sie haben zum Teil gegensinnige Effekte auf das Aktivitätsniveau bzw. auf die Energiebereitstellungsreaktionen (z. B. Bereitstellung von cyclo-AMP) der jeweiligen Zelle: z. B. D_1 aktiviert, D_2 desaktiviert. Darauf wird später ausführlicher eingegangen.

Die Funktionsweise der Rezeptoren besteht darin, daß sie sich als Molekülketten durch die Membran teilweise mehrfach geschlängelt fortsetzen und dann am *Ionenkanal* angreifen (Klasse-1-Rezeptoren) oder schließlich im Zellinneren enden und dort an membranständige *Schaltproteine* (G-Proteine) gekoppelt sind: Gs-Proteine sind stimulierend für die Adenylatzyklase, Gi- und Go-Proteine wirken hemmend auf dieses Enzym. Diese Rezeptoren sind Klasse-2-Rezeptoren (Schmidt u. Thews 1990).

Genauer betrachtet können Rezeptoren folgende Effekte haben (vgl. z. B. für das Opioid-System, Garcia et al. 1993; Abb. H-14):

- Veränderungen der *Struktur des Ionenkanals* mit dem Effekt der Öffnung oder Schließung des Kanals (Acetylcholin-, Glutamat-, GABA-Rezeptor),
- Veränderung der *Energiebereitstellung* über G-Proteine durch Hemmung (Gi-Proteine) oder Aktivierung (Gs-Proteine) bestimmter Enzyme (z. B. Adenylatcyclase), die energiereiche Stoffe wie das cyclo-Adenosinmonophosphat (c-AMP) bereitstellen (D_1-Rezeptoren des Dopaminsystems, $Alpha_1$-Rezeptoren des Noradrenalin-Systems, 5-HT_2-Rezeptoren des Serotonin-Systems) oder mindern (D_2-Rezeptoren des Dopamin-Systems).

Die zentrale *Schaltstufe, die solchen Rezeptoren nachgeschaltet ist, sind also die G-Proteine*, die, wenn sie durch die Rezeptorbesetzung aktiviert sind, zunächst das Guanosin-Monophosphat (GMP) in Guanosintriphosphat (GTP) umwandeln, so daß die Adenylatcyclase angesteuert werden kann (nicht in Abb. H-15 abgebildet). Zusätzlich können G-Proteine die membranständige Phospholipase C aktivieren, die ihrerseits Phosphatidyl-Inositol-biphosphat (PIP2) in Inositol-Triphosphat (IP_3) und Diacylglycerol (DAG) spaltet (vgl. Abb. H-14). IP_3 aktiviert Ca^{2+}, das im Endoplasmatischen Retikulum (ER) gespeichert ist. DAG aktiviert eine spezielle *Proteinkinase*, die Proteinkinase

C. Durch die Proteinkinasen werden Proteine phosphoryliert. Die daraus entstandenen Phosphoproteine steuern nun Transkriptionsprozesse vom Erbmaterial, von der Desoxyribonukleinsäure (DNA), die zur Folge haben, daß über die Ribonukleinsäure (RNS) an Ribosomen (R) neue Proteine für die Rezeptoren, die Membranen usw. aufgebaut werden (vgl. Abb. H-14). G-Proteine können aber auch direkt die Ionenkanäle für Kalium und Calcium öffnen (vgl. Abb. H-14).

Das „Second-Messenger-System" als zweites chemisches Botenstoffsystem der Zellen, das neben den Neurotransmittersystemen besteht und hier nur erwähnt wird, beruht also auf cGMP, cAMP, IP_3, DAG und auf AA (Arachidonat; nicht abgebildet). Über dieses zweite Botensystem werden kurzfristige, mittelfristige und langfristige chemische Bahnungsprozesse und Blockierungsprozesse ausgelöst, die die Reagibilität des Neurons erhöhen oder erniedrigen, je nachdem, welche Komponente der jeweiligen Prozeßkaskade aktiviert wird:

- Aktivierung oder Hemmung von Ionenkanälen,
- kurzzeitige modulatorische Prozesse, wie die Veränderung des allgemeinen Stoffwechsels,
- die Veränderung der Neurotransmittersynthese und des Ausmaßes der Rezeptorsensitivität,
- die Synthese von Rezeptoren usw.

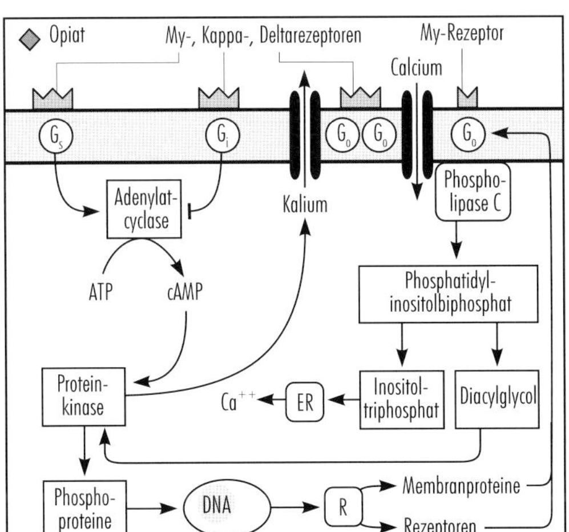

Abb. H-14: Molekulare Prozeßkaskade der Rezeptoraktivierung. Erläuterungen siehe Text.

Explosionsartig sind in den letzten 10 Jahren die detaillierten neurobiologischen Erkenntnisse im Bereich der Zellchemie angewachsen, schnell ist aktuelles Wissen überholt. Im Endeffekt aber bewirken die neurochemischen Strukturen und Prozesse nur eine *Veränderung der elektrischen Aktivität und Reaktivität der Zelle.* Dies ist für die in Hinblick auf die Neuropsychologie der Sucht relevante *Makroperspektive* bedeutsam.

Die einzelnen elektrochemischen Prozesse der Zelle sind zwar fast in allen Gehirnregionen gleich, doch sind die chemischen Stoffe, die sich an die Rezeptoren der Zellen anlagern können, in verschiedenen Gehirnregionen unterschiedlich stark vertreten. Das bedeutet, daß in verschiedenen Gehirnregionen unterschiedliche neurochemische Systeme dominieren. Experimentell zeigt sich durch mit SPECT nachgewiesene radioaktive Liganden eine hirnlokal variierende Rezeptorendichte. Beispielsweise finden sich besonders viele Dopamin-Rezeptoren im *Striatum*, einem System von Zellgruppen im Verbund mit dem extrapyramidal-motorischen System (z.B. Scherer et al. 1995). Es sollen daher zunächst die wichtigsten Gehirnregionen dargestellt werden, die die Elemente des suchtrelevanten Systems des Nervensystems ausmachen (s. Abb. H-15).

Neurotransmittersysteme

Die gegenwärtigen Kenntnisse über Neurotransmittersysteme sind unüberschaubar und im Hinblick auf Funktionen teilweise widersprüchlich. Dennoch sind Vereinfachungen nötig, um überhaupt übergreifende Vorstellungen über das Funktionieren des Gehirns zu entwickeln. Eine Grundannahme der Neurobiologie war bis vor kurzem, daß jede Nervenzelle nur einen Transmitter produziert. Dies wurde durch den Befund, daß viele Zellen (z.B. GABA-Zellen) Co-Transmitter (z.B. Enkephalin) haben, widerlegt. Jede Zelle hat Rezeptoren speziell für einen dieser Stoffe, aber auch für andere Stoffe.

Hier wird zur Vereinfachung von der Annahme ausgegangen, daß die einzelnen neurochemischen Systeme eine funktionelle Einheit bilden. Es ist daher an dieser Stelle von spezifischen Transmittern die Rede. Die

Modellierung synaptischer Prozesse wird noch problematischer, wenn bedacht wird, daß die einzelnen Transmitter wie Acetylcholin an verschiedenen Regionen im Gehirn gegensätzliche Effekte (Erregung oder Hemmung) haben können. Dies hängt vor allem von der hirnlokal spezifischen relativen Häufigkeit der Rezeptorsubtypen ab. Für jedes der neurochemischen Systeme, die in der Folge genannt werden, gibt es nämlich bereits mehrere *Subsysteme*, die funktionell zusammenhängende Untereinheiten darstellen und die durch die Rezeptorsubtypen definiert sind, wobei die Effekte der Rezeptoraktivierung an verschiedenen Stellen an der Zelle und im Gehirn gegensätzlich sein können (vgl. Iversen 1988):

1. Das *noradrenerge System* besteht in Hinblick auf die Rezeptorsubtypen aus Alpha$_1$-, Alpha$_2$-, Beta$_1$- und Beta$_2$-Rezeptoren. Die Alpha$_2$-Rezeptoren wirken (präsynaptisch) hemmend (autoregulativ) auf die Noradrenalinausschüttung.
2. Das *dopaminerge System* besteht aus dem D$_1$-, D$_2$-, D$_3$-, D$_4$- und D$_5$-Rezeptor-Subsystemen. Die D1–Rezeptoren aktivieren, die D$_2$-Rezeptoren hemmen die betreffende Zelle.
3. Das *serotonerge System* (5-Hydroxytryptamin, 5-HT) zeigt die Rezeptor-Typen 5-HT$_{1A}$, 5-HT$_{1B}$, 5-HT$_{1C}$, 5-HT$_{2A}$, 5-HT$_{2B}$. Die 5-H$_{T1}$–Rezeptoren hemmen die Aktivität der Zellen (Adenlyatcyclase-Hemmung), 5-HT$_2$-Rezeptoren stimulieren die folgende Zelle, 5-HT$_3$-Rezeptoren stimulieren Dopamin. Das Gleichgewicht zwischen 5-HT$_1$- und 5-HT$_2$-Rezeptoren bestimmt vermutlich das letztlich resultierende Zellaktivitätsniveau.

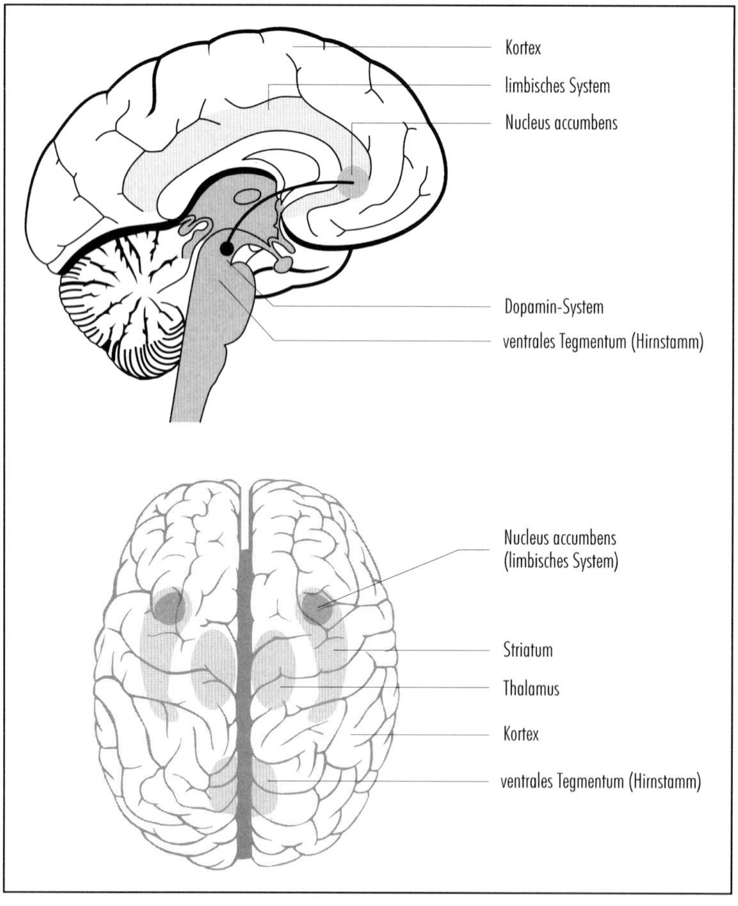

Abb. H-15: Wichtige Strukturen des Gehirns. Erläuterungen siehe Text.
oben: Seitenansicht von der Mitte aus betrachtet
unten: teiltransparente Ansicht von oben

4. Das *cholinerge System* besteht gemäß der Rezeptortypologie aus dem muskarinischen M_1- und M_2-Typ und dem nikotinischen Rezeptor.
5. Das glutamaterge System hat drei Rezeptor-Subsysteme (NMDA, Kaniat, AMPA).
6. Das *GABAerge* System hat die zwei Ionenkanal-gekoppelten Rezeptorentypen $GABA_A$ (Chlorid-Einstrom-Steigerung) und $GABA_B$ (Calcium-Einstrom-Minderung). Funktionell relevant sind die Alpha- und die Gamma-Untereinheiten am Rezeptorkomplex, an dem auch der Benzodiazepin-Rezeptor angekoppelt ist.
7. Zum *endorphinergen* bzw. *enkephalinergen System* werden vier Rezeptoruntertypen gerechnet, die My-, Kappa-, Delta- und Sigma-Rezeptoren (Tab. H-8, S. 240). Die Opiatrezeptoren wirken hemmend auf die entsprechende Zelle.

Laufend werden neue Rezeptortypen und in der Neurotransmission wichtige Stoffe gefunden. Es soll daher nur eine grobe Darstellung der Befunde erfolgen, mit Vereinfachungen, die zwar dem Spezialisten unhaltbar erscheinen, jedoch andererseits ein systemisches Verständnis der Gehirnfunktionen erst ermöglichen.

Noradrenalin-System (NA)

Die Selbstreizungsexperimente bei Ratten, bei denen elektrische Reizsonden oder Kanülen im Gehirn implantiert werden, über die psychoaktive Stoffe eingebracht werden können, zeigen, daß hohe Hebeldruckraten (Belohnungsaktivität) mit einer Freisetzung von Nordrenalin und seiner Metaboliten bei Stimulation des (lateralen) Hypothalamus auftreten. Andererseits kann die Zerstörung des Locus coeruleus als noradrenerges Zentrum im Hirnstamm die Selbststimulationsrate nicht wesentlich beeinträchtigen. Daraus ergibt sich die Vermutung, daß Noradrenalin für die Neurochemie des Belohnungssystems eine wichtige, aber keine entscheidende Rolle spielt.

Dopamin-System (DA)

Die dopaminerge Bahn vom ventralen Tegmentum zum Nucleus accumbens und die Bahn von der Substantia nigra zum Nucleus caudatus und Putamen sind bei Selbstreizungsexperimenten involviert. Dopaminrezeptorenblocker erhöhen die elektrische Schwelle für die Selbstreizung in einer Dosis-Wirkungs-Beziehung. Bei manchen Autoren ist von individuellen lusterzeugenden Neuronen, den „hedonistischen“ Neuronen, die Rede. Das dopaminerge D1-Teilsystem soll am Lustgeschehen stärker beteiligt sein als das D2-Teilsystem. Davon wird noch ausführlicher die Rede sein.

Serotonin-System (5-HT)

Die Zentren des Serotonin-Systems sind im Hirnstamm (Nucleus raphe), aber es gibt viele Rezeptoren im gesamten Gehirn. Dieses System ist eines der ältesten Systeme im Nervensystem, und es sind dazu viele Forschungsergebnisse bekannt, die jedoch noch äußerst widersprüchlich sind: Eine Unterproduktion des Serotonins soll depressiv-suizidale und ängstliche Syndrome auslösen, bei Überproduktion sollen paranoid-halluzinatorische Zustandsbilder auftreten. Das beruht vor allem auf den Erkenntnissen über die Wirksamkeit von antiserotonergen Neuroleptika und von serotonergen Antidepressiva. Der Liquor von Depressiven zeigt einen erniedrigten Gehalt von Serotonin-Stoffwechselprodukten, andererseits sind manche Mittel, die antiserotonerg wirken, antidepressiv wirksam (vgl. Benkert u. Hippius 1995, S. 18–26). Es läßt sich daher beispielsweise für die Depression sowohl eine Serotonin-Überfunktions- wie auch eine -Unterfunktionshypothese begründen. Daß ein solcher Widerspruch möglich ist, läßt sich nur aus einem noch nicht voll aufgeklärten, zum Teil gegenläufigen Wechselspiel von präsynaptischen und postsynaptischen Rezeptoren, ihrer Dichte und Sensitivität, der Transmitterausschüttung und dem Rücktransporter und dergleichen verstehen (vgl. Shepherd 1994, S. 533–534). Vielleicht kann ein Konzept der Gegenregulation auf der Basis eines Nichtgleichgewichts von Transmitter-

Angebot und Rezeptoren-Angebot hilfreich sein (s. u.). Darüber hinaus ist vermutlich auch das Wechselspiel der funktionell antagonistisch wirkenden Rezeptorsubtypen ($5\text{-}HT_1$ versus $5\text{-}HT_2$) für die Aktivität der Zelle bedeutsam: Starke Aktivierung des $5\text{-}HT_{1A}$ Rezeptorsystems, das auch als präsynaptischer aktivitätsmindernder Autorezeptor vorkommt, durch Agonisten kann mit depressiv-dysphorischen Zuständen gekoppelt sein, was mit einem verminderten synaptischen Serotoninangebot zusammenpaßt. Umgekehrt: Eine Minderung der Aktivität des präsynaptischen $5\text{-}HT_1$-Systems durch $5\text{-}HT_1$-Antagonisten hat daher eine Steigerung der Aktivität der gesamten serotonergen Informationsübertragung zur Folge. Manche $5\text{-}HT_{1A}$-Rezeptoragonisten (z. B. Buspiron) wirken jedoch antidepressiv und anxiolytisch, was auf zusätzliche Effekte postsynaptischer $5\text{-}HT_{-1A}$-Rezeptoren zurückgeführt werden könnte. Daher ist auch eine einfache Serotonin-Mangelhypothese bei affektiven Störungen nicht schlüssig. Vielleicht beruht die wesentliche Medikamentenwirkung auf den postsynaptischen $5HT_1$-Rezeptoren. Die Situation ist aber noch komplizierter: $5\text{-}HT_2$-Rezeptoren sind postsynaptisch lokalisiert und aktivieren die betreffende Zelle. $5\text{-}HT_2$-Antagonisten wie Ritanserin oder Amitriptylin dämpfen daher die betreffende Zelle und bewirken ebenfalls eine Anxiolyse.
$5\text{-}HT_1$-Rezptoren und $5\text{-}HT_2$-Rezeptoren zeigen somit einen *funktionellen Antagonismus*. Auch Transporter-Blocker, die zu einer Zunahme des synaptisch verfügbaren Serotonins führen, haben antidepressive Effekte. Möglicherweise ist eine pathologische Hyposensitivität der $5\text{-}HT_2$-Rezeptoren entscheidend – die durch eine Rezeptorblockade reduzierte Anzahl verfügbarer Rezeptoren könnte kompensatorisch zu einer starken Reagibilität bei den übrigen Rezeptoren führen. Andererseits könnten bei übergroßem Transmitterangebot die Rezeptoren schließlich mit einer Desensitivierung reagieren (vgl. Baumgarten 1991). Da diese verschiedenen möglichen synaptischen Mechanismen in ihrem Zusammenspiel noch nicht verstanden werden, wird hier vereinfachend davon ausgegangen, daß für psychopathologische Phänomene vor allem die Aktivität der $5\text{-}HT_2$-Rezeptoren die Gesamtsystemaktivität des Serotonin-Systems gut charakterisiert.

Cholinerges System (ACh)

Das cholinerge System ist nur am Rande und indirekt mit Rauschphänomenen verbunden. Zentral wirksame Anticholinergika (z. B. Belladonna-Präparate) können allerdings Rauschzustände erzeugen. Akuter Alkoholkonsum scheint die Aktivität des cholinergen Systems zu unterdrücken, chronischer Alkoholkonsum scheint jedoch zur kompensatorischen Überaktivität zu führen, so daß in der Entzugssituation zunächst eine relative Überfunktion dieses Systems vorliegen dürfte (vgl. Rommelspacher u. Schmidt 1994). Die relevanten Strukturen sind im septalen Bereich und im Hirnstamm (dorsales Tegmentum) lokalisiert.

Glutamat-System (Glu)

Das Glutatmat-System wird häufig in Zusammenhang mit dem „süchtigen Verlangen" (Craving) genannt. Einige (vor allem sedierende) Suchtstoffe, wie beispielsweise Alkohol, scheinen dieses System in seiner Aktivität zunächst direkt oder indirekt zu dämpfen, was aber kompensatorisch nach einiger Zeit zu einer relativen Überaktivität führt.

GABA-System (GABA)

Neurone, die GABAerge Synapsen aufweisen, finden sich im gesamten Gehirn. Lokale Verbindungen sind häufig, lange Bahnen sind selten zu finden (z. B. vom Putamen zur Substantia nigra). Angstzustände beruhen vermutlich auf GABA-Unterfunktionen. Die Aktivität dieses Systems spielt eine große Rolle bei dem Belohnungswert des Stoffkonsums und bei der Entstehung (und Therapie) von Entzugssymptomen. Benzodiazepine verstärken die GABA-Funktionen.

Unerklärt sind bisher paradoxe Erregungszustände, die vor allem auftreten, wenn der Konsument von Benzodiazepinen nach der Applikation durch motorische Aktivität gegen die Sedierung ankämpft – nach etwa einer halben Stunde soll ein „Kick" mit einem Erregungszustand auftreten können. Eine Amnesie für diesen Zustand besteht häufig.

Opioiderges System (En)

Dieses System, welches auch das die endogenen Opioide produzierende Endorphin- bzw. Enkephalin-System (End bzw. Enk; hier zusammenfassend: „En“) umfaßt, zählt im engeren Sinne nicht zu den Neurotransmitter-Systemen, sondern zu den *Neuromodulatoren,* weil sie die Aktivität der Neurone nur modulieren. Es wird hier einfach als „Opioid-System“ (oder einfacher: Opiat-System) bezeichnet. Es ist vorwiegend als lokales Netzwerk im Bereich des Hypothalamus und auch mit langen Bahnen im limbischen System zu finden. Die Opiatrezeptoren sind überwiegend präsynaptisch lokalisiert. Sie bewirken dabei meist eine Minderung der neurochemischen Übertragungsaktivität des jeweiligen Neurons (z. B. Hyperpolarisation). Das bedeutet, daß von der jeweiligen Zelle weniger (exzitatorische oder inhibitorische) Transmitterstoffe ausgeschüttet werden (Noradrenalin, Dopamin, Acetylcholin oder GABA usw.). Es werden, wie erwähnt, mehrere Rezeptorsubsysteme (My, Kappa, Delta) unterschieden, wobei das My-System für die Sucht besonders relevant ist. Das opioiderge System ist vor allem im Bereich des Nucleus accumbens und im ventralen Tegmentum funktionell für Suchtprozesse relevant, wovon noch die Rede sein wird.

Es gibt aber auch im Hirnstamm, im Bereich des Locus coeruleus, eine wichtige Schaltzentrale, bei der endorphinerge synaptische Endigungen mit noradrenergen Nervenzellen *präsynatisch* gekoppelt sind, wodurch die *Aktivität* der noradrenergen Neurone *gehemmt* wird (funktionelle Alpha2-Rezeptor-Synergie).

Das Zusammenwirken der einzelnen Systeme ist wichtig. Allerdings sind dazu noch viele Fragen offen, da die experimentelle Forschung eher an der Untersuchung von Einzelphänomenen als an der Untersuchung des Systemzusammenhangs orientiert ist. Es können daher nur einige Beispiele für Systeminteraktionen gebracht werden.

Das Zusammenwirken des Dopamin-, GABA-, Noradrenalin- und Opioid-Systems im Hinblick auf das relative Aktivitätsprofil ist für die *Neurobiologie der Opiatsucht* relevant: Da Opiatrezeptorenblocker die Rate der Selbststimulation reduzieren können, muß eine *synergistische (indirekte) Kopplung* des dopaminergen Systems mit dem opioidergen System angenommen werden. Dies ist indirekt gegeben: Die Aktivierung des Opioid-Systems durch Heroin erzeugt über My-Rezeptoren eine Hemmung des wiederum das Dopamin-System hemmenden GABA-Systems, wodurch schließlich eine Enthemmung und damit eine Aktivierung des Dopamin-Systems erfolgt. Die Abschwächung des GABA-Systems kann auch zu einer Aktivierung des cholinergen Systems führen. Dieser Prozeß der Enthemmung zeigt Ähnlichkeiten mit Mechanismen der Belohnung, die phänomenologisch betrachtet häufig mit Entspannungsprozessen zu tun haben.

Das noradrenerge System wird durch die Aktivität des Opioid-Systems gehemmt, ebenso möglicherweise das aversiv wirksame Serotonin-System (z. B. durch die relative Dominanz des dopaminergen Systems gegenüber dem serotonergen System). Die Berücksichtigung dieser Aspekte wird später zu einem umfassenderen Systemmodell führen.

Biochemie einzelner Drogen

Die Beobachtung, daß die Zufuhr von bestimmten Stoffen psychische Zustände und Prozesse verandert, zeigt, daß die Hirnchemie eine wesentliche Rolle beim Ablauf und beim Aufbau psychischer Prozesse und Zustände spielt und auch eine Schlüsselfunktion bei der Entwicklung der Sucht hat. Hier interessieren als Drogen verwendete psychoaktive Stoffe (Ashton 1992).

Sie können nach verschiedenen Kriterien eingeteilt werden. Im wesentlichen geht es um unterschiedliche *Wirkungstypen.* Stark vereinfachend lassen sich *drei Hauptgruppen* unterscheiden:

1. *Psychostimulanzien* als Stoffe, die psychische Abläufe (z. B. Denken) beschleunigen, wie Amphetamin, Kokain, MDMA („Ecstasy“), aber auch Coffein und Nikotin (*Steigerung* der Reagibilität und Spontanaktivität),
2. *Psychosedativa* wie Alkohol, Benzodiazepine, Barbiturate und auch teilweise Morphin, die die psychischen Abläufe verlangsamen und Affekte in ihrer Intensität min-

dern (*Minderung* der Reagibilität und Spontaneität),

3. *Psychodysleptika* (auch: Psychotomimetika) wie Halluzinogene. Sie umfassen LSD und potentielle Halluzinogene wie Haschisch (eher sedierender Nebeneffekt) und MDA (Variante von „Ecstasy“; eher stimulierender Nebeneffekt). Sie verändern die kognitiven Funktionen sogar qualitativ (z. T. wahnhafte Bedeutungszuschreibung von Ereignissen).

Stimulierend wirkende Stoffe (Psychostimulanzien)

Kokain: In Experimenten an Ratten, die sich durch Hebeldruck über in das Gehirn eingesetzte Kanülen Drogen selbst verabreichen konnten, ergaben sich typische Muster der Selbstverabreichung von Kokain (vgl. Herz u. a. 1992, Shippenberg 1992): So konnten sich Ratten Kokain experimentell im Rahmen eines etwa ein halbes Jahr währenden Versuchs selbst verabreichen. Nach einem Monat zeigte sich eine Zunahme der Dosis von etwa 40 mg/kg Körpergewicht (= KG) pro Tag zu Beginn des Experiments auf eine Dosierung von etwa 100 mg/kgKG pro Tag nach 4 Monaten. Dabei traten bereits Krampfanfälle ab ca. 50 mg/kgKG pro Tag auf. In einer genaueren Zeitauflösung betrachtet, d. h. über den jeweiligen Tagesverlauf hin dargestellt, zeigt sich, daß das Tagesprofil durchbrochen wird und auch in der Nacht Kokain appliziert wird. Auf diese Weise treten nach 2 bis 3 Tagen der Injektionstätigkeit etwa 2 bis 3 Erschöpfungstage ohne Injektionstätigkeit auf.

Kokain steigert ähnlich wie Amphetamine die Aktivität des dopaminergen und des noradrenergen Systems. Es hemmt vor allem im noradrenergen System die Wiederaufnahme des Noradrenalins („Transporter-Blocker“) aus dem synaptischen Spalt. Dadurch wird mehr Transmitter angeboten, was zur extremen Stimulation führen soll.

Psychologisch betrachtet steigert Kokain das Selbstkompetenzerleben in allen Bereichen. Der Entzug geht häufig mit einem „allgemeinen Unterfunktionssyndrom“ einher (Herzrate niedrig, Antriebsschwäche usw.).

MDMA (Methyl-Dioxy-Methamphetamin, „Ecstasy“): Ecstasy ist ein Amphetaminderivat. Als Stimulanzien steigern Amphetamine die Aktivität des Noradrenalin-Systems und des Dopamin-Systems durch gesteigerte Ausschüttung der Transmitter und durch Hemmung der Wiederaufnahme der Substanzen aus dem synaptischen Spalt in die präsynaptischen Nervenendigungen („Re-uptake-Hemmer“ = „Transporter-Blocker“). Dadurch bleiben mehr Transmitterstoffe mit einem erhöhten Angebot für die Rezeptoren der postsynaptischen Membran im synaptischen Spalt. Auch wird die Synthese von Noradrenalin stimuliert. Dadurch kann die Folgezelle stärker erregt werden. MDMA wirkt auch über diese synaptischen Mechanismen als funktioneller Aktivator besonders stark auf das serotonerge System.

Ecstasy wird in der User-Szene als „Glückspille“ bezeichnet, weil es subjektiv den Kontakt zum „Ich“ in positiver Weise herstellen soll („entaktogene“ Substanz).

Sedierend wirkende Stoffe (Psychosedativa)

Alkohol: Psychopathologisch betrachtet hat akuter Alkoholkonsum zunächst enthemmende, dann dämpfende Effekte. Auch auf molekularer Ebene hat Alkohol vielfältige Wirkungen. Hauptsächlich jedoch dürften die starke Fettgängigkeit und die damit verbundenen Membranveränderungen (z. B. Lipophilie), die sich auch auf die Ionenkanäle und Rezeptorstrukturen bzw. -funktionen auswirken, verantwortlich für die Funktionsveränderungen sein. Auf das *Endorphin-System* sind bei akuter Alkoholgabe verstärkende Effekte bekannt, bei chronischer Applikation wird die Aktivität gemindert. Chronische Alkoholgabe führt zur Zunahme der Delta-Opiatrezeptoren. Biochemisch kann das Abbauprodukt des Alkohols, der Acetaldehyd, mit Dopamin zu einer Vorstufe der Opioide aufgebaut werden (Tetrahydroisochinoline, TIQ). Akute Alkoholgabe steigert, chronische Alkoholgabe hingegen mindert die Aktivität des *Dopamin-Systems*. Im Alkoholentzug gibt es zunächst für wenige Tage eine Unteraktivität des Dopamin-Systems. Aber rasch tritt wegen der neurochemischen Restitutionsprozesse eine Überaktivität des Dopamin-Systems auf, was delirante Zustandsbilder zur Folge haben kann. Dafür wird eine gesteigerte Rezeptorsensitivität verantwortlich gemacht. Für das *noradrenerge System* gelten im wesentlichen ähnliche Bedingungen. Das Alkoholentzugssyndrom ist allerdings besonders stark von einem „Noradrenalin-Sturm" geprägt (Herzrasen, Bluthochdruck). Dies beruht vielleicht auf der schwächeren Hemmung des noradrenergen Systems durch ein geschwächtes GABA-System. Die Aktivität des *GABAergen Systems* wird durch akute Alkoholgabe zunächst verstärkt, nach chronischer Alkoholgabe gemindert, mit der Folge, daß im Entzug die zentralnervöse Hemmung stark reduziert ist. Dadurch und durch Mitwirkung anderer dekompensierter Systeme (überaktives Glutamatsystem) ist die Erregbarkeit im Alkoholentzug generell gesteigert. Eine Wirkungsverstärkung bei akuter Alkoholeinwirkung tritt auch bei den 5-HT_3-Rezeptoren und am nikotinischen ACh-Rezeptor auf. Im tierexperimentellen Selbstverabreichungsversuch (vgl. Shippenberg 1992) steigen die Dosierungen innerhalb von einem halben Jahr von 2 mg/kg KG pro Tag kontinuierlich auf etwa 8 mg/kg KG pro Tag. Das Tagesprofil zeigt eine der Opiatapplikation ähnliche Struktur mit einem Maximum am Vormittag und einem relativ niedrigen Dosierungsniveau am Nachmittag.

Benzodiazepine und Barbiturate: Die Benzodiazepine und Barbiturate erzeugen Entspannungszustände mit einer damit aufkommenden gehobenen Ruhe und Lässigkeit. Sie setzen am GABA-Rezeptor an. Dieser Rezeptor hat eine komplexe Konfiguration, bei der an vielen Stellen unterschiedliche Substanzen angreifen können. Durch die räumlichen Strukturänderungen der aktivierten Rezeptoren wird der Chloridkanal stärker und der Calciumkanal weniger durchlässig. Das hat den globalen Effekt, daß die folgende Zelle hyperpolarisiert wird und daher weniger aktionsbereit wird.

Benzodiazepine reduzieren auf diese Weise die Aktionsbereitschaft von nachgeschalteten Nervenzellen. Bei anhaltender Benzodiazepinapplikation stellt sich das GABA-System auf die externe Zufuhr hemmend wirksamer Stoffe ein und produziert selbst weniger GABA. Daher ist im Benzodiazepinentzug eine, allerdings erst am dritten bis fünften Tag besonders stark auftretende, Enthemmung des Nervensystems zu beobachten, wobei sich ebenso wie beim Alkoholentzug Krampfanfälle und Delirien entwickeln können.

Barbiturate zeigen im Prinzip ähnliche, aber im Vergleich zu Benzodiazepinen stärkere Wirkungen auf das GABA-System. Sie sind akut-toxikologisch bedenklicher und verursachen auch im Entzug gravierende Komplikationen (zerebrale Krampfanfallserien).

Heroin: Wenn Opiate über in das Gehirn implantierte Kanülen bei Ratten durch Hebeldruck selbst verabreicht werden können, dann zeigen sich bereits nach weniger als 2 Monaten Dosissteigerungen von 5 mg/kg KG pro Tag auf ein Niveau von etwa 70 mg/kg KG pro Tag, wobei die Dosis dann über einen Beobachtungszeitraum von einem halben Jahr kaum mehr ansteigt (vgl. Schippenberg 1992). Der Tagesverlauf von Morphininjektionen zeigt ein reguläres Schlaf-Wach-Muster (im Gegensatz zu Kokain) mit Dosis-Maxima am Vormittag und -Minima am Nachmittag.

Diese Droge stimuliert das *Endorphin-System*, vor allem über die My-Rezeptoren. Die rasche Besetzung und Aktivierung der Rezeptoren durch die i.v.-Injektion führt innerhalb von wenigen Sekunden zum abrupt einsetzenden Rausch, dem „Kick", was in neuropharmakologischer Interpretation bedeuten kann, daß auf einer Art „neurochemischen Wippe" das *noradrenerge System* plötzlich gehemmt und das *dopaminerge System* plötzlich enthemmt wird.

Der Heroinentzug wirkt klinisch gesehen häufig so, als wäre er „supranasal"-noradrenerg (z.B. Mydriasis) und „infranasal"-cholinerg (z.B. Durchfälle, Darmkrämpfe) geprägt.

Zur notfallmedizinschen Wirkungsaufhebung der Opiate werden Naloxon und Naltrexon angewendet. Diese Substanzen konkurrieren am Rezeptor mit den Opiaten und haben unterschiedliche *Rezeptoraffinitäten* und *Rezeptorbindungszeiten* (Naloxon: kurz, Naltrexon: lang). Nach diesem Prinzip funktioniert auch der *Antagonisten-induzierte Opiatentzug.*

Rezeptor	Gewebe	Spezies	Phänomen
My	Ileum	Meerschweinchen	Inhibition neurogener Kontraktionen
	Vas deferens	Maus/Ratte	Inhibition neurogener Kontraktionen
	Kortex/ Hippokampus	Ratte/ Meerschweinchen	Inhibition der NA-Freisetzung
	Zerebellum	Meerschweinchen	Inhibition der NA-Freisetzung
	Locus caeruleus	Ratte	Inhibition neuronaler Aktivität
	Hypothalamus	Ratte	Modulation der Hormonfreisetzung
Delta	Vas deferens	Maus/Hamster	Inhibition neurogener Kontraktion
	Kortex/ Hippokampus	Meerschweinchen Ratte	Inibition der NA-Freisetzung
	Zerebellum Striatum	Ratte	Inhibition der ACh-Freisetzung
	NG108-15-Zellen		Inhibition der Adenylatcyclase
	Ileum	Meerschweinchen	Inhibition neurogener Kontraktion
Kappa	Vas deferens	Kaninchen/ Maus	Inibition neurogener Kontraktion
	Kortex/ Hippokampus	Meerschweinchen	Inhibition der NA-Freisetzung
	Zerebellum Hippokampus	Kaninchen	Inibition der NA-Freisetzung

Tab. H-8: Lage und biologische Effekte der Opioidrezeptoren (nach Folkers 1996)

Halluzinogen wirkende Stoffe (Halluzinogene, Psychodysleptika)

LSD (Lyserg-Säure-Diäthylester): LSD ist ein Stoff, der psychoseähnliche Zustände erzeugt und daher als „Psychotomimetikum“ oder als „Psychodysleptikum“ bezeichnet wird. LSD mindert die Synthese, die Ausschüttung, den Umsatz und die Nutzung von Serotonin. Dieser Effekt dauert mehrere Stunden und Tage. Es ist ein Agonist für 5-HT_1-Rezeptoren und vor allem von zentralen 5-HT_2-Rezeptoren. LSD hemmt die Aktivität im dorsalen Nucleus raphe und im Hippokampus durch sein Ansetzen am präsynaptischen (aktivitätsminder-nden) 5 HT_{1A}-Autorezeptor. Die durch die Aktivierung von 5-HT_2-Rezeptoren über die Phopspholipase C bedingte Aktivitätssteigerung des serotonergen Systems steigert möglicherweise die Hemmung des noradrenergen Systems im Locus caeruleus, wodurch die unspezifische Aktivierung durch das aufsteigende retikuläre Aktivierungssystem gemindert wird. LSD hat aber auch direkt agonistische und antagonistische Aktivität an *Dopamin- und Noradrenalin-Rezeptoren* und bindet nicht nur an *Dopamin-*, *Alpha-* und *Beta-Rezeptoren,* sondern auch an *Histamin-Rezeptoren.*

Möglicherweise sind die Verhaltenseffekte von LSD hauptsächlich durch einen Agonismus auf 5-HT_2-Rezeptoren im temporalen und präfrontalen Kortex bedingt. Die Wirkung der Rezeptorenkopplung von LSD in Hinblick auf die psychomimetischen Effekte ist somit nicht klar, zumal die Droge MDMA bzw. MDA sowohl Dopamin- wie auch Serotonin-stimulierende Effekte zeigt und ähnliche psychoaktive, aber schwächere „psychotogene“ Eigenschaften hat.

Cannabis: Es ist nicht sicher, ob Bindungsstellen, die im Gehirn für Tetrahydrocannabinol (THC), den Wirkstoff des Cannabis, gefunden wurden, physiologisch wirksamen Rezeptoren

Tab. H-9: Direkte und indirekte Einflüsse von akuter Drogenapplikation auf neurochemische Systeme

	Heroin	Kokain	LSD	Ecstasy	Benzodiazepine	Alkohol
Noradrenalin	-	++	(+)	+	-	+
Dopamin	++	++	(+)	+	-	++
Serotonin	(-)	(-)	++	++	-	-
Acetylcholin	+	(-)	(-)	(-)	-	-
Glutamat	(-)	(+)	(+)	(+)	-	-
GABA	(-)	(-)	(-)	(-)	+++	++
Opioid-System	++	?	?	?	(+)	(+)

Erklärung: + = aktivierender Einfluß, - = desaktivierender Einfluß

Anmerkung: Einige Eintragungen in dieser Matrix sind empirisch gut begründet, einige sind zweifelhaft und ergeben sich nur aus prinzipiellen Erwägungen (in Klammern gesetzt), andere sind nicht bekannt oder sind als widersprüchlich bzw. fraglich einzustufen (Fragezeichen).

entsprechen. Es ist eher zu vermuten, daß die hohe Lipophilie von THC zur Anlagerung in der Membran der Zellen führt, wodurch molekular-strukturell bedingte Funktionsänderungen membrangebundener Prozesse auftreten. Bei Nervenzellen wirkt sich dies auf die elektrische Aktivität aus. Der Hauptteil des THC wird außerdem in der Leber gebunden. Verblüffenderweise ist über die Neurobiologie dieses Stoffes relativ wenig bekannt, wobei hauptsächlich eine Hyperpolarisation der betreffenden Zellmembran festzustellen ist. Effekte auf das cholinerge, dopaminerge und serotonerge System sind beobachtet worden, ohne daß sich derzeit ein einigermaßen schlüssiges Bild von der Wirkweise herstellen läßt.

Die genannten Befunde zeigen, daß sich die Vielfalt der neurobiologischen Effekte der einzelnen Drogen kaum in ein einheitliches Bild einfügen läßt. Dennoch soll hier versucht werden, eine *hypothetische Zusammenfassung* als Übersicht der direkten und indirekten Drogeneffekte auf verschiedene neurochemische Systeme zu geben. Sie sollen als zum Teil hypothetische Zusammenhänge in einer „Einflußmatrix" dargestellt werden (Tab. H-9).

Neurobiologie des Rausches

In Hinblick auf die erwähnten Grundprobleme und Grundlagen der Neurobiologie bzw. der Neuropsychologie stellt sich für die Suchtforschung zunächst die Frage, ob der *Rausch* (wie etwa beim Alkohol) in den Kategorien der Neurobiologie verstanden werden kann: Ist er durch die *Enthemmung* (als Entspannung) an sich „so schön", oder ist nur eine *aus der Enthemmung resultierende zunehmende Aktivierung* für das Wohlgefühl verantwortlich?

- Diese Frage kann beim Wirkmechanismus der Opiate verdeutlicht werden: Opiate aktivieren indirekt das Dopamin-System. Dies beruht darauf, daß Opiate das Gamma-Amino-Buttersäure-System (GABA-System) hemmen, das wiederum das Dopamin-System hemmt. So bewirkt die Opiatgabe daher indirekt durch eine „Hemmung der Hemmung" eine *Enthemmung des Dopaminsystems.*
- Auch eine *direkte Aktivierung* des Dopamin-Systems durch Amphetamine oder Kokain kann zu Rauschzuständen führen.

Aktivität des Dopamin-Systems kann somit den Rauschzustand „erzeugen". Andererseits sind Räusche durch sedierende Substanzen anders als jene durch stimulierende Substanzen, wenngleich Ähnlichkeiten bestehen. Somit könnte vielleicht nur die Aktivierung eines Systems an sich (mathematisch: dx/dt) das relevante und essentielle neurobiologische Korrelat der „Essenz“ des Rauscherlebens sein (vgl. Herz 1988, 1995).

Möglicherweise bestimmt die kurzfristig auftretende Veränderung des Zustands (z.B. „phasische“ Aktivität der Nervenzellen) beim Wirkungseintritt des Stoffs (z.B. der „Kick“ bei der Heroininjektion) ebenso wie die relativ stabile Auslenkung des Gesamtbefindens (z.B. „tonische“ Aktivität der Nervenzellen) während des Rausches (vor allem der Affekte und Gedanken) das, was auch phänomenologisch die *Essenz der Erlebnisqualität des Rausches* ausmacht (Sägezahnfunktion des Aktivitäts-Zeitprofils, vgl. Kapitel Systemwissenschaft S. 221).

Die besondere phänomenologisch-psychologische Bedeutung von „Spannung“ und „Entspannung“ beim Rauscherleben zeigen Analysen von Rauschbeschreibungen von Literaten (vgl. Tretter et al. 1989, Tretter 1995a sowie S. 7). Es ist jedoch schwer zu klären, wie das Zusammenspiel von psychologisch beschreibbarer Erregung und Hemmung auf neurobiologischer Ebene zu verstehen ist. Auch die Betrachtung der Belohnungseffekte des akuten Konsums von Rauschmitteln ohne Berücksichtigung der (Minderung der Aktivität der) Bestrafungssysteme „erklärt“ bei diesen Fragen nicht viel. Des weiteren ist es problematisch, vom Tierexperiment auf das Erleben des Menschen zu schließen, was in den einzelnen neurobiologischen Studien nur selten ausreichend problematisiert wird.

Neurobiologie der Sucht

Die theoretische Grundannahme ist, daß der positive Verstärkerwert des Rauschzustandes die Bereitschaft zur Wiederaufnahme der Droge erhöht. Der positive Drogeneffekt aktiviert somit das Lust- bzw. Belohungssystem. In der Neurobiologie haben sich, wie erwähnt, bereits aufgrund der Erkenntnisse der experimentellen Tierpsychologie die topographisch und neurochemisch geprägten Begriffe „Belohnungssystem“ (Lustsystem) und „Bestrafungssystem“ (Unlustsystem) eingebürgert. Da Rauschstoffe einen Belohnungseffekt haben, unabhängig davon, ob sie hemmend (erregungsdämpfend), enthemmend oder direkt erregend wirken, ist die konzeptionelle Verbindung mit einem „Belohnungssystem“ und ebenso mit dem Konzept der Hemmung eines „Bestrafungssystems“ *theoretisch* gut begründet. *Funktionell kann ja die Hemmung des Bestrafungssystems als äquivalent zur Stimulation des Belohnungssystems verstanden werden.*

Bestrafungssystem

Das Bestrafungssystem äußert sich nach den Vorstellungen der Verhaltensbiologie in Vermeidungsverhalten. Gehirngebiete, deren Aktivität Vermeidung hervorrufen, liegen im Bereich des *periventrikulären Systems* zwischen *Mittelhirn* und *Thalamus* mit einer Ausbreitung in den *Hypothalamus* hinein. Auch die *Basalganglien*, das *limbische System* und der *zerebrale Kortex* sind Gebiete, deren Aktivität Vermeidungsverhalten hervorrufen kann (vgl. Abb. H-15, S. 234).

Was die Chemie des Bestrafungssystems betrifft, scheint das *cholinerge System* sehr eng mit dem Vermeidungsverhalten verbunden zu sein. Ein weiteres, vermutlich *serotonerges* System dürfte im *Nucleus raphe dorsalis* seinen Ursprung nehmen und in das limbische System projizieren. Somit hat Serotonin einen *Bestrafungseffekt*, es dürfte daher antagonistisch zu dem Belohnungssystem wirksam sein, so daß bezüglich des *zielgerichteten Verhaltens* eine reziprok regulierte Aktivität des noradrenergen und serotonergen Systems stattfindet. Serotonin, intraventrikulär injiziert, kann auch die intrakranielle exzessive Selbstreizung im lateralen Hypothalamus unterdrücken. Es wird auch angenommen, daß der anxiolytische Effekt von Benzodiazepinen und anderen anxiolytischen Medikamenten durch eine Minderung der Aktivität des im Hirnstamm zentralisierten serotonergen Bestrafungssystems zustande kommt (Herz 1995). Die Serotonineffekte sind jedoch inkonsistent.

Belohnungssystem

Das Belohnungssystem umfaßt ZNS-Strukturen mit einer gesteigerten Verhaltensaktivität, die als Folge von bestimmten experimentell gesetzten Reizen über elektrische und chemische Reizsonden ausgelöst werden kann (vgl. Routtenberg 1988). So können Alkohol und Benzodiazepine beispielsweise über eine Verstärkung des GABA-Systems wirken. Dies paßt allerdings mit einer Dopamin-Stimulationstheorie des Rausches nicht gut zusammen, da das GABA-System das Dopamin-System hemmt. Alkohol soll auch nach gegenwärtigen Erkenntnissen vor allem über eine Dämpfung des Glutamat-Systems wirken. Dies macht nur Sinn, wenn man annimmt, daß dadurch das GABA-System weniger aktiviert wird und auf diese Weise das Dopamin-System stärker enthemmt wird.

Die *dopaminerge* Projektion aus dem *ventralen Tegmentum* in den *Nucleus accumbens* wird nämlich derzeit als die zentrale Bahn des *Belohnungssystems* gewertet, wobei im Nucleus accumbens wohl wegen der vielen dopaminergen Synapsen Stimulanzien wie Amphetamine zu Belohnungseffekten führen, während im ventralen Tegmentum vielleicht wegen der wichtigen Funktion des GABA-Systems Opiate und Alkohol Belohnungseffekte hervorrufen: Die dämpfend wirkenden Opiate wirken durch Hemmung des GABA-Systems indirekt aktivierend auf das dopaminerge Belohnungssystem, während der enthemmende Alkohol durch Verstärkung des GABA-Systems und des Dopamin-Systems wirkt. Dies ist ein Widerspruch, der derzeit nicht schlüssig in einer *monofaktoriellen Rezeptoren-Theorie* des Rausches (Dopamin-System) aufgeklärt werden kann, sondern bei dem man beispielsweise unterschiedliche Reagibilitäten der unterschiedlichen Systeme („schnelle" vs. „langsame" Systeme oder Wirkphasen) in Betracht nehmen müßte.

Die neurobiologischen Erklärungstheorien zur Süchtigkeit als Verlangen *(„Craving")*, die dem Dopamin-System eine zentrale Bedeutung zuweisen, unterscheiden grundlegend zu wenig, welche neuralen Prozesse beim *Rausch* wirksam sind und welche dieser Mechanismen das erneute (süchtige) *Verlangen nach Rauschzuständen („Craving")* auslösen.

Beispielsweise wird in der Literatur eine erhöhte Aktivität des dopaminergen (und des noradrenergen) „Belohnungssystems" nicht nur für den Rausch nach Kokainkonsum, sondern ebenso für die Manie und die paranoide Schizophrenie als Erklärung herangezogen, was zu undifferenziert erscheint. Ein Kokain-Rausch und eine schizophrene Psychose unterscheiden sich nämlich in der Regel doch deutlich, vor allem insofern, als die Ich-bezogene Steuerung des Erlebens bei Kokain-Psychosen noch weitgehend erhalten bleibt, der schizophren Erkrankte jedoch das Gefühl hat, daß die Ereignisse und vor allem die Erlebnisse sich der eigenen Kontrolle entziehen, sie wirken „fremd gemacht". Außerdem erzeugt auch das durch Benzodiazepine aktivierte, aber

Tierexperimente zur Testung des Abhängigkeitspotentials von Zoplicon als Hypnotikum.
Zur Testung steht die Frage an, ob eine Desensitivierung von GABA-Rezeptoren (z. B. Down-Regulation) nach anhaltender Exposition mit einem neuen GABAergen Mittel auftritt.

A) Grundprinzip

1. Es werden 10 Mäuse für 3 Tage mit Diazepam behandelt.
2. Es gibt eine Wash-out-Periode für 48 h, damit alle Stoffe aus dem Organismus ausgeschieden sind.
3. Es erfolgt die Applikation eines „Protokonvulsivums" (partieller Agonist).
4. Die Zahl der Mäuse, die Konvulsionen bekommt, gilt als Referenzmaß.

B) Dosisstufungen

Es wird untersucht, ob zunehmende Dosierungen eine Zunahme der Rate der Mäuse mit Konvulsionen zur Folge haben, was sich auch bestätigt.

C) Statt Diazepam wird die Testsubstanz (z. B. Zoplicon) angewendet. Es wird statistisch geprüft, ob sich Adaptationseffekte zeigen.

Anmerkung: Klinisch wird bei tierexperimentell harmlos erscheinenden Substanzen immer wieder von Abhängigkeitsentwicklungen berichtet, bei Zolpidem und Zoplicon allerdings deutlich seltener als bei Diazepam. Somit zeigt dieses Beispiel die Grenzen der – wenn auch unersetzlichen – tierexperimentellen Untersuchungen auf.

hemmend wirkende GABA-System einen Rausch, allerdings von anderer Qualität. Auch eine Insuffizienz des Serotonin-Systems wird für mehrere Erkrankungen und darüber hinaus für die Sucht als Erklärung herangezogen.

Der mit der *Suchtentwicklung* verbundene Prozeß des Einprägens der angenehmen Rauschwirkung, also der Aufbau der Abhängigkeit, wird für stimulierende wie auch für dämpfende Stoffe beobachtet.

Manche Neurobiologen nehmen an, daß die Abhängigkeitsentwicklung, also das zunehmende Rauschverlangen, durch *glutamaterge*, sich selbstverstärkende Erregungsschleifen (ERR-ERR) im Hippokampus (limbisches System) bedingt ist und zu einer verminderten Kontrolle über das süchtige Verhalten (mangelnde Verhaltenssteuerung) führt.

Der Mechanismus dieser neuralen Selbstverstärkung wird „Kindling" genannt und bedeutet, daß die Aktivierung dieses limbischen Schaltkreises bei der nächsten Aktivierung eine stärkere Reaktion hervorruft, daß also in gewisser Weise gelernt bzw. „erinnert" wird. Diese Bahnungs-Phänomene sind funktionell auch der synaptischen „tetanischen Potenzierung" ähnlich - eine Erregung senkt die Schwellen für die folgende eintreffende Erregung (vgl. Artola et al. 1990, Schmidt u. Thews 1990). Beide Mechanismen sind daher interpretativ schlecht unterschiedene, *relativ separate Bahnungsprozesse*. Für den Alkoholismus ist das „Kindling" postuliert und plausibel gemacht worden, für die Opiatsucht und für die Benzodiazepinabhängigkeit ist dies jedoch nicht unmittelbar evident.

Es wäre vorstellbar, daß neben GABA ein anderweitig potentiell hemmend nachgeschaltetes System (z.B. D_2) auf die erregenden Strukturen geschaltet ist, so daß die Benzodiazepin-bedingte GABA-vermittelte Hemmung in der nun dritten Stufe der Verarbeitung eine Steigerung der Aktivität hervorruft (HEM-HEM-ERR-Kopplung ohne Rückkopplung).

Für Kokain- bzw. Haschischabhängigkeit fehlt ebenfalls eine entsprechende neurobiologische Begründung. Grundproblem solcher Modellvorstellungen ist die geringe konzeptionelle Einbeziehung des systemischen Charakters des Gehirns.

Zugleich soll der Kindling-Mechanismus auch für Entzugssymptome und Rückfälle verantwortlich sein (vgl. Ballenger u. Post 1978).

Neurobiologie des Entzugs

Der *Alkoholentzug* ist von Syptomen der Überaktivität im kardiovaskulären, motorischen und gastrointestinalen System gekennzeichnet, darüber hinaus ist die Erregbarkeit im Gehirn gesteigert, was zu zerebralen Krampfanfällen und Delirien führen kann. Diese allgemeine Übererregbarkeit beruht auf dem Übergewicht des glutamatergen und noradrenergen Systems bei relativer Insuffizienz des GABAergen Systems. Durch die erregungsdämpfenden Effekte des Alkohols hat sich das Gehirn bei anhaltender Alkoholexposition daran gewöhnt und als Gegensteuerung relativ mehr erregende und relativ weniger hemmende Transmittersubstanzen erzeugt. Beim Absetzen des Alkohols wird dieses pathologische Gleichgewicht gestört und das Entzugssyndrom ausgelöst (vgl. „Suchtentwicklung").

Der *Benzodiazepinentzug* ist ähnlich zu verstehen, er ist jedoch auf die Unterfunktion des GABAergen Systems beschränkt, wodurch vor allem zerebrale Krampfanfälle wie auch Entzugsdelirien auftreten können.

Der *Opiatentzug* ist theoretisch durch eine noradrenerge und eine relative cholinerge und eine GABAerge Überfunktion und eine dopaminerge und möglicherweise auch glutamaterge Unterfunktion charakterisiert. Symptomatologisch dominieren Multiorgan-Regulationsstörungen mit einem leicht cholinergen Übergewicht, insbesondere im Gastrointestinaltrakt, auch innere Unruhe in Form einer Akathisie, wie sie bei einer Neuroleptika-Medikation (DA_2-Blockade DA-Unterfunktion) auftritt. Auch Schmerzsyndrome kommen sehr häufig vor. Eine hypothetische GABAerge Überfunktion kann klinisch nicht nachvollzogen werden.

> Die Neurochemie des Entzugs ist noch nicht schlüssig, da an verschiedenen Hirnorten die gleichen Transmitter an einer Stelle aktivieren und an anderer Stelle wieder hemmen.

Grundaspekte der Neurokybernetik

Die Darstellung der komplexen, aber dissoziierten Erkenntnisse der Neurobiologie lassen auch für die Neurobiologie der Sucht einen „kybernetischen" bzw. „systemischen" Ansatz passend erscheinen. Der Grund dafür liegt vor allem in der hohen *Komplexität* des Gehirns als Zellsystem (n = 10^{12} Neurone) mit den vielfachen Kopplungen der Zellen in Form von synaptischen Verschaltungen (n = 10^{15}) (vgl. Churchland u. Sejnowski 1992). Diese Komplexitätsmerkmale machen gemeinsam die spezifischen Leistungen des Gehirns aus. Offensichtlich bringt vor allem die große Anzahl hemmender und erregender Synapsen, die eine Vielzahl von Nervenzellen miteinander in Kontakt bringen, die enormen Fähigkeiten der Informationsverarbeitung zustande. So hat jede Zelle im Kortex etwa 10000 (= 10^4) Synapsen. Wenn theoretisch also eine Zelle mit 10000 verschiedenen Zellen in Kontakt ist, wovon jede einzelne Zelle wieder mit 10000 Zellen in Kontakt steht und davon wieder jede Zelle mit 10000 Zellen Kontakt hat, dann sind bereits nach der 3. Stufe 10^{12} (=$10^4 \cdot 10^4 \cdot 10^4$) Neurone miteinander in Kontakt. Das bedeutet, daß nach jeder dritten bis vierten Synapse bereits ein Neuron wieder mit sich selbst verbunden ist. Dieses Faktum wird theoretisch zu wenig bedacht.

Kybernetisch betrachtet bedeutet dieser Befund, daß maximal 3- bis 4stufige Regelkreise, die wiederum miteinander verschaltet sind, funktionell relevant zu sein scheinen. Durch diese komplexen, aber *modulären* und *zirkulären* Verschaltungen scheint das Gehirn eine neue, eigenständige Entität von Phänomenen, wie das Bewußtsein, hervorbringen zu können. Allerdings lassen uns entsprechende Erkenntnisse der Neurophysiologie des Sehens, die eine moduläre Struktur der Sehrinde aufgedeckt haben (Hubel u. Wiesel 1963, 1988), die Mustererkennung in vivo noch nicht besser verstehen (vgl. Tretter 1974). Dieses Problem wird im *systemischen Mehr-Ebenen-Modell lebender Systeme* als *„Emergenz"* bezeichnet (vgl. Böse u. Schiepek 1989).

Es ist daher zu beachten, daß am ehesten *neurochemische Schaltkreise* (Netzwerke), die aus *aktivierenden* (erregenden) und/oder aus *inaktivierenden* (hemmenden) *Kopplungen* bestehen, das phänomenal beobachtbare Verhalten beschreiben oder gar erklären (d.h. auch prognostizieren) lassen. Mit Hilfe der Systemtechnik kann man von der aktuell vorhandenen Empirie der Neurobiologie ausgehend zu einem theoretischen Konzept gelangen, das wiederum erlaubt, *neue empirische Forschungsfragen* zu stellen.

Synopse der neurochemischen Systemdynamik

Erste Ansätze zu einer komplexeren Modellierung der Interaktionen des neurochemischen Systemkomplexes wurden von Fritze (1989) in der metaphorischen Form der Darstellung eines komplizierten gekoppelten Systems von

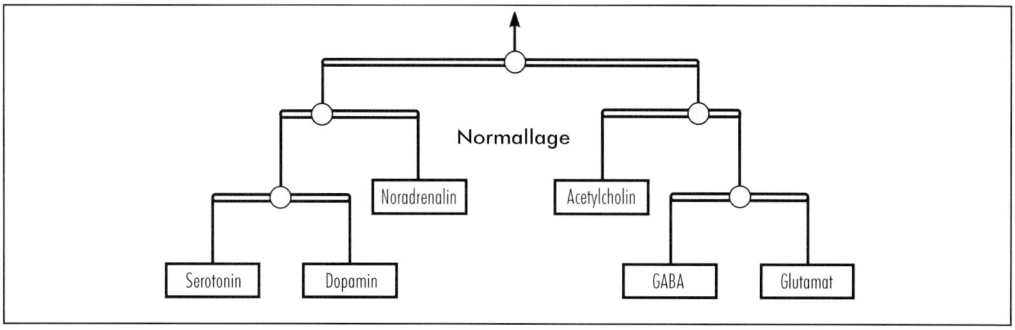

Abb. H-16: Das „neurochemische Mobile" als System gekoppelter Waagen mit den einzelnen Neutransmittern auf den Waagschalen. Es besteht ein labiles dynamisches Gleichgewicht. Externe Einflüsse von psychoaktiven Substanzen verändern das Gleichgewicht temporär oder chronisch. Erläuterung der Abkürzungen: NA = Noradrenalin, ACH = Acetylcholin, 5-HAT = Serotonin, DA = Dopamin, GABA = Gamma-Aminobuttersäure, GLU = Glutamat

Waagen als ein „neurochemisches Mobile" präsentiert (Abb. H-16). Er vertritt die Ansicht, daß das Zusammenspiel der einzelnen Subsysteme die letztliche Verlaufscharakteristik des Gesamtsystems ausmacht.

Wenn man nun zunächst stark vereinfachend von sechs oder sieben der genannten neurochemischen Systeme als Gesamtsystem ausgeht, dann ergibt sich im Sinne des „neurochemischen Mobiles" folgendes, die realen Verhältnisse stark vereinfachendes Bild mehrerer miteinander verschalteter Waagen:

1. Auf einer ersten Ebene besteht zwischen dem *Noradrenalin-System* (NA) und dem *Acetylcholin-System* (ACH), ähnlich wie im Bereich des vegetativen Nervensystems, ein Gleichgewicht zwischen den zwei Waagschalen eines Waagebalkens.
2. Jedes dieser neurochemischen Teil-Systeme hat aber jeweils ebenfalls zusätzlich noch Gegengewichte, die als „Gegenspieler" wirken:
   - Das Noradrenalin-System hat *Serotonin* (5-HT) als Gegenspieler, dieses wiederum hat *Dopamin* (DA) als Gegenüber.
   - Das *Acetylcholin* hat *GABA* als Gegenspieler, diesem wiederum steht *Glutamat* (GLU) gegenüber (Abb. H-16).

Wenn nun auf dieses Waagesystem beispielsweise Opiate „gegossen" werden, dann wird dadurch aufgrund verschiedener, vorher beschriebener molekularer Prozesse an den Synapsen das *Noradrenalin-System* und das *GABA-System* (direkt oder indirekt) in seiner Wirkung *gedämpft* (vgl. Abb. H-17). Wenn anhaltend Opiate konsumiert werden, dann steigern diese Systeme ihre eigene Produktion der Überträgerstoffe. Und/oder die Gegenspieler von Noradrenalin und GABA mindern eventuell (ebenfalls) ein wenig ihre Grundaktivität, so daß eine Art „schräger" Gleichgewichtszustand (Nichtgleichgewicht) entsteht. Insgesamt entsteht ein nach außen unauffälliges Bild, denn der inzwischen schon Abhängige hält ein künstliches neurochemisches Gleichgewicht aufrecht, ohne dies allerdings zu merken (Abb. H-18). Mit zunehmender Abhängigkeit und Anpassung der neurochemischen Systeme an die anhaltende Opiatzufuhr besteht Gefahr, beim *Absetzen* des Opiats oder bei der *Minderung* der Stoffzufuhr das künstliche neurochemische Gleichgewicht im Gehirn zu stören – es entsteht eine *Entzugssymptomatik* wie bei sedierenden Substanzen mit

- Zittern,
- Schwitzen,
- relativ erhöhter Herzfrequenz,
- relativ erhöhtem Blutdruck,
- Unruhe,
- Durchfall,
- Schmerzsyndromen (Abb. H-19).

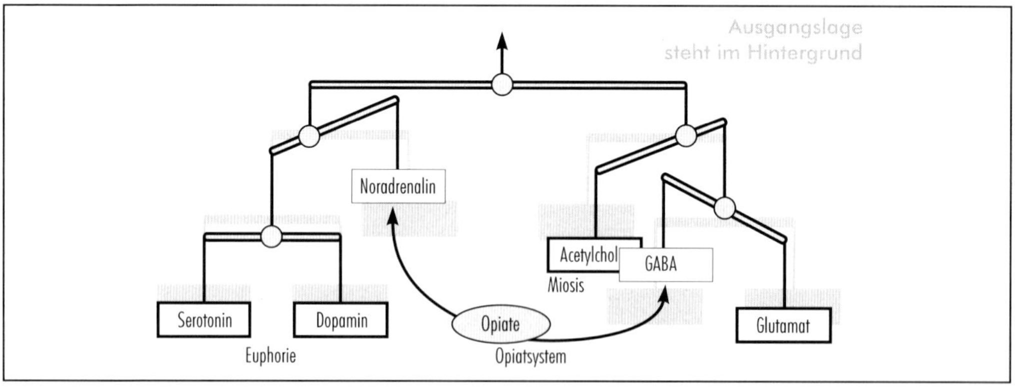

Abb. H-17: Das „neurochemische Mobile" als System gekoppelter chemischer Waagen und der Einfluß von *akuten Opiatapplikationen.* Das fein abgestimmte Wechselspiel der einzelnen neurochemischen Stoffe wird durch Opiatkonsum aus dem Gleichgewicht gebracht. Das noradrenerge System und das GABA-System werden gehemmt. Ihr relatives Gewicht im neurochemischen Gesamtgefüge des Gehirns wird dadurch geringer, so daß vor allem das Dopamin-System relativ dominant wird, ggfs. auch das Serotonin-System. Andererseits kann durch die Hemmung des GABA-Systems das Acetylcholin-System relativ dominieren, ggfs. auch das Glutamat-System. Nach dem Opiatkonsum pendelt sich das System wieder ein.

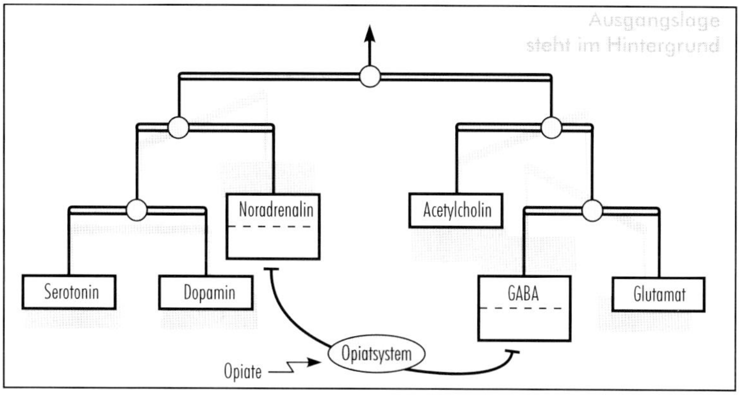

Abb. H-18: Das „neurochemische Mobile" bei *chronischem Opiatkonsum*. Das Gleichgewicht stellt sich wieder her. Das noradrenerge System und das GABA-System werden hypothetisch gesehen kompensatorisch stärker aktiv. Ihr relatives Gewicht im neurochemischen Gesamtgefüge des Gehirns wird wieder stärker.

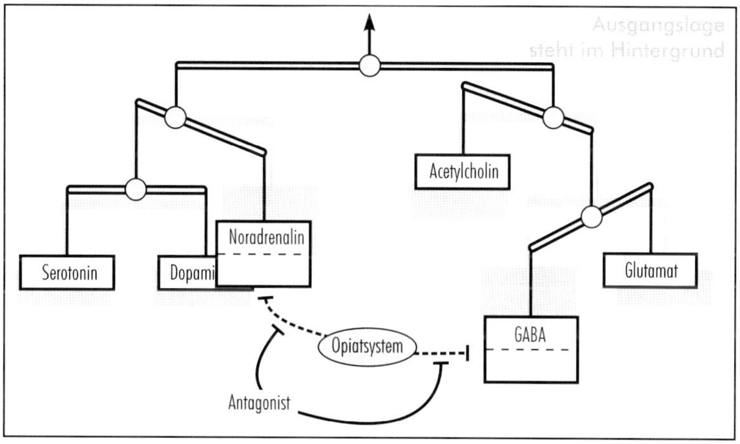

Abb. H-19: Nach *Absetzen* oder Inaktivieren der Opiatzufuhr kippt das neu eingestellte Gleichgewicht. Das noradrenerge System und das GABA-System sind besonders aktiv und werden gehemmt. Ihr relatives Gewicht im neuro - chemischen Gesamtgefüge des Gehirns wird dadurch größer, aber beide Systeme halten sich im Gleichgewicht.

Wird das Opiat plötzlich abgesetzt oder wird das Opiatsystem gar durch einen Antagonisten geblockt, entstehen durch das gekoppelte Übergewicht von Noradrenalin und GABA „gebremste Erregungszustände" (klinisch: innere Unruhe), durch das schwache Gewicht von Acetylcholin gibt es Verwirrtheitszustände, und die Schwäche von Serotonin erzeugt Ängste. Ein Mangel von GABA hingegen, wie er bei stark sedierenden Stoffen (z. B. Benzodiazepine) auftritt, kann zu epileptischen Entzugskrampfanfällen führen (Rommelspacher et al. 1991, Rommelspacher u. Schmidt 1994).

Auch für die Veranschaulichung der Prozesse beim Alkoholentzug eignet sich das Mobile-Modell recht gut. Dies wurde im Abschnitt „Suchtentwicklung" bereits gezeigt. Hier ist noch zu betonen, daß die einzelnen neurochemischen Substanzen beim Alkoholentzug unterschiedlich stark derangiert sind und daß sie sich unterschiedlich rasch restituieren (Abb. H-20).

Eine der Komplikationen von Rauschmitteln sind *drogeninduzierte Psychosen.* Auch in diesem Fall bietet das neurochemische Mobile eine recht brauchbare Heuristik: Wenn beispielsweise bei einer schizophrenen Psychose ebenso wie auch bei einer drogeninduzierten Psychose das *dopaminerge System* eine *Überaktivität* und das *glutamaterge System* eine *Unteraktivität* zeigt, dann kann durch die *Hemmung des dopaminergen Systems* durch Neuroleptika das glutamaterge System wieder relativ gewichtiger werden, so daß sich so wieder ein stabiles Funktionsgleichgewicht zwischen den einzelnen Systemen einstellt. Dies setzt nun theoretisch voraus, daß das dopaminerge System und das glutamaterge System in einem relativen Antagonismus zueinander stehen. Das wird im Mobile-Modell durch eine Gegenüberstellung auf zwei verschiedenen Waagebalken des Hauptwaagebalkens ausgedrückt. Die Rolle eines überaktiven serotonergen Systems bei der Genese einer Psychose ist, wie Befunde bei den LSD-Effekten zeigen, wich-

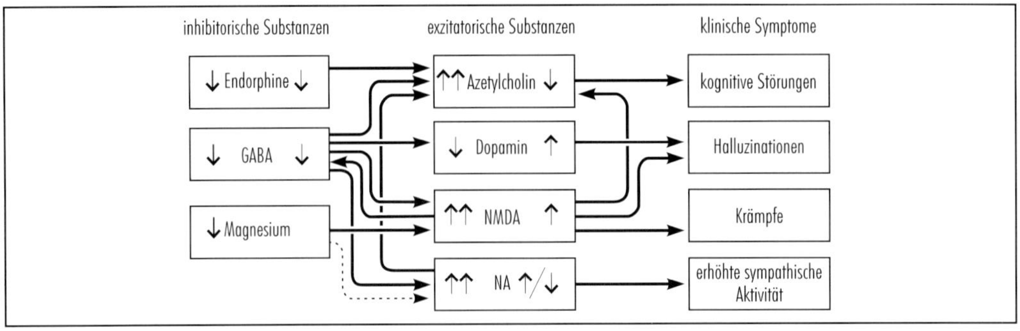

Abb H-20: Pathobiochemie des Alkoholentzugs (nach Rommelspacher u. Schmid 1994): Chronische Alkoholzufuhr bewirkt in unterschiedlichen neurochemischen Systemen unterschiedliche Adaptationen. Bei abruptem Absetzen der Alkoholzufuhr gibt es spezifische Unter- oder Überaktivierungen der erregenden oder der hemmenden Transmittersysteme in den ersten Stunden und in den folgenden Tagen (NMDA entspr. Glutamat-System). Die Pfeile vor dem Transmitternamen beschreiben die Aktivität in der ersten Phase des Entzugs, die Pfeile rechts davon die Aktivität des jeweiligen Transmittersystems in der zweiten Phase (ca. 3.–5. Tag).

tig, aber es zeigt sich die Möglichkeit, daß wegen eines relativen partiellen Antagonismus zwischen Serotonin und Dopamin auf alle anderen Systeme bezogen auch ein relatives Übergewicht des dopaminergen Systems resultiert. Auch *anticholinerge Substanzen* würden nach diesem Modell, wie es auch in der klinischen Praxis zu beobachten ist, zu einer produktiven Psychose führen, weil sie indirekt zu einem Überwiegen des dopaminergen Systems führen würden.

Die Eigendynamik einer akuten Psychose, häufig 4–6 Wochen zu persistieren, begründet sich dann durch ein persistierendes („stabiles") Nichtgleichgewicht zwischen dem dopaminergen und dem glutamatergen System. Selbstverständlich können sich dabei noch andere Systeme in einem *persistierenden Nichtgleichgewicht* befinden (histaminerges System, cholinerges System usw.).

Auch *Depressionen* können im Zusammenhang mit Drogenkonsum (z. B. nach Kokainexzessen) auftreten. Ihre Biochemie könnte mit der endogenen Depression zusammenhängen. In der akuten depressiven Phase besteht nach gegenwärtiger Meinung ein *Nichtgleichgewicht* zwischen dem *unteraktiven noradrenergen System* und dem (relativ) *überaktiven cholinergen System.* Durch die Transmittereffekte der Antidepressiva, etwa vom Amitryptilin-Typ, die die Wiederaufnahme des Noradrenalins blocken, kann indirekt das Nichtgleichgewicht zwischen den beiden Systemen sukzessive reduziert werden, so daß sich wieder eine normale Aktivitätsbalance einstellt. Die Intersystemkopplungen dürften in dieser Sicht eine zentrale Bedeutung haben. Serotonin-Aktivatoren (z. B. Serotonin-Wiederaufnahme-Hemmer) können daher auch einen positiven Effekt auf die Therapie der Depression haben, weil das Serotonin als relativer Mitspieler von Noradrenalin gegenüber den anderen Gewichten am anderen Schenkel des obersten Waagebalkens mehr Gegengewicht gegenüber dem cholinergen System ausmachen würde.

Grundsätzlich scheint es also derzeit für die Kybernetik der neurochemischen Systeme des Gehirns relevant zu sein, das *Wechselspiel* der einzelnen *erregenden und hemmenden Teilsysteme* in ihrer zirkulären Verschaltung zu verstehen. Für die weitere theoretische Entwicklung ist beispielsweise eine mindestens 7-elementige Interaktionsmatrix zu konstruieren, die die einzelnen pathologischen Zustände und pharmakologischen Effekte systemisch erklären läßt (Abb. H-21, Tab. H-10). Darüber hinaus sind die *(phasischen und tonischen) Aktivitätsmuster* der jeweiligen Systemkomponenten zu betrachten. Dabei ist es zunächst unerheblich, welche biochemische Substanz die Aktivität der Zelle moduliert, ob es direkte ionale Mechanismen sind oder Membraneigenschaften. Entscheidend ist aus physiologischer Sicht, daß die Zellaktivität mit elektrischen Entladungsprozessen (Aktionspotentiale, Frequenz der Aktionspotentiale) und mit dem *Membranpotential* (Hyperpolarisation, Depolarisation) korreliert ist. Die *Entladungs-*

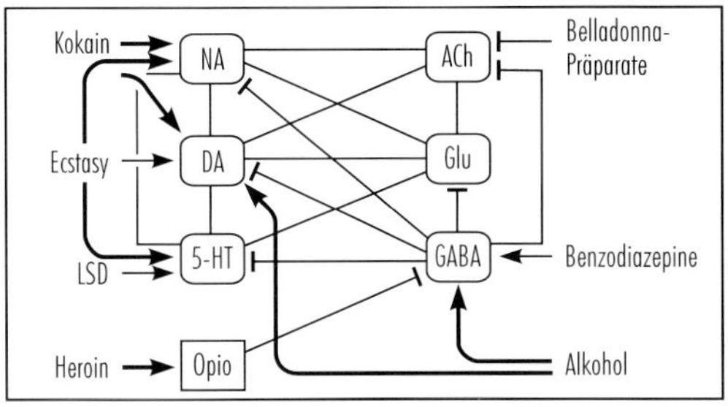

Abb. H-21: Die neurochemische Interaktionsmatrix. Aktivierung (→) und Desaktivierung (⊣) der einzelnen neurochemischen Systeme durch einzelne Drogen machen die Qualität der rauschhaften Zustandsänderung aus. Die anderen Systeme schwingen in der Art eines Mobile als komplexes System von gekoppelten Waagen mit. Die Art der Wechselwirkung der einzelnen neurochemischen Systeme (Aktivierung, Hemmung) ist hier nicht aufgeführt, da derzeit noch zu wenige konsistente generalisierende Aussagen gemacht werden können. Anmerkung: Linien ohne Pfeile stehen für die Kopplungen der einzelnen neurochemischen Systeme.

aktivität der Zelle ist die *Sprache der Zelle* und damit des Gehirns. Es scheint sehr sinnvoll zu sein, auf dieser Ebene zunächst das zerebrale Geschehen bei psychischen Störungen zu betrachten. Die klassische informationstheoretische Betrachtung, die von dem Konzept der Kanalkapazität, gemessen in Bits/s, ausgeht, ist allerdings in keiner Weise weiterführend.

Natürlich werden bestimmte Ergebnisse von Gedankenexperimenten dieses Mobile-Modell rasch als begrenzt erscheinen lassen. Nach einer entsprechenden mathematischen Formalisierung könnte aber eine bedeutende Stufe in der Entwicklung der neurobiologischen Theorien psychischer Störungen erreicht werden.

Neuronale Schaltkreise der Sucht

Die Betrachtung der *Mikroebene* der Neurobiologie der Sucht, also der zellulären Ebene, muß um die neurobiologische *Makroebene*, also um die Betrachtung der Schaltkreise, ergänzt werden.

Die folgenden Gehirnstrukturen sind an den Phänomenen der Sucht (und anderer psychischer Störungen) wesentlich beteiligt.

1. Der *(präfrontale) Kortex* als Struktur komplexer Informationsverarbeitung,
2. Strukturen, die als motorische Servomechanismen (extrapyramidal-motorisches System) gelten und als *Striatum* zusammengefaßt werden: der *Nucleus caudatus,* das *Putamen,* das *Pallidum externum,* das *Pallidum internum* und der *Nucleus subthalamicus.*
3. Als zentrale Schaltstelle der sensorischen Inputs gilt der *Thalamus.*
4. Weiter ist das *limbische System* als Zentrum affektiver Bewertungsprozesse von besonderer Bedeutung, mit dem *Septum,* dem *Nucleus accumbens,* dem *Hypothalamus,* dem *Hippokampus* und dem *entorhinalen Kortex.*
5. Schließlich spielt der Hirnstamm (im weiteren Sinne mit der *Substantia nigra,* dem *ventralen Tegmentum,* dem *Nucleus raphe,* dem *zentralen Höhlengrau* und dem *Locus coeruleus*) eine wichtige Rolle in Prozessen der allgemeinen Aktivierung und Inaktivierung von Hirnstrukturen.

Bei genauerer Betrachtung stellt sich **der suchtrelevante Teil des Nervensystems** nun wie folgt dar.

Kortiko-striato-thalamo-kortikaler Regelkreis

Ein funktionell relativ gut aufgeklärter Regelkreis ist der *kortiko-striato-thalamo-kortikale Regelkreis* (Abb. H-9, Nr. I, S. 234). Er ist mit der Funktion des extrapyramidalmotorischen Systems, das für die automatisierte Bewegungsorganisation zuständig ist, eng gekoppelt. Durch die Schizophrenieforschung wie auch durch die Erforschung des Parkinson-Syndroms sind diese Zusammenhänge gut bekannt (vgl. Kunze 1992):

Vom *Kortex* projizieren *erregende glutamaterge* (Glu) Bahnen in das *Putamen* (Put). Von dort ziehen *hemmende GABAerge* Projektionen in das *Pallidum externum* (Pal), das eine weitere *hemmende GABAerge* Bahn zum *Thalamus* (Thal) sendet. Der Thalamus projiziert wieder *erregend glutamaterg* zum Kortex. An diesem Schaltkreis können Alkohol und Benzodiazepine Funktionsveränderungen auslösen.

Die Struktur dieses vierelementigen Regelkreises besteht daher aus zwei erregenden Bahnen und aus zwei hemmenden Kopplungen (ERR-HEM-HEM-ERR), die gemäß den zu Beginn des Kapitels zur Systemtheorie angestellten neurokybernetischen Grundüberlegungen eine Selbstverstärkung in Abhängigkeit von der Basisaktivität des Kortex mit Eskalation oder mit Erlöschen der Aktivität des Regelkreises erzeugen können (Bifurkationsphänomen bei doppelter Hemmung), ähnlich wie dies beim dreielementigen Regelkreis vom Typ I (ERR-HEM-HEM) der Fall ist (vgl. S. 220). Die Funktion dieses Regelkreises liegt daher darin, daß – von der Intensität des kortikalen Outputs abhängig – zwei Zustandsverläufe möglich sind:

Liegt eine starke kortikofugale Aktivität vor (vgl. Abb. H-22, Nr. I), so wird die *Hemmung der Hemmung* des Thalamus erhöht, so daß der dadurch *enthemmte Thalamus* mit hoher Aktivität zum Kortex rückkoppeln kann. Der Thalamus wird also in diesem Fall vom Pallidum externum nur sehr schwach gehemmt. Damit ist vom Kortex aus betrachtet ein die kortikalen Aktivitäten *verstärkender Regelkreis* mit Eskalationstendenz und psychopathologischen Phänomen der intrinsischen sensorischen Überaktivität (Halluzinationen) oder der kortikalen Überaktivität (gesteigerte Assoziationen, Wahn) gegeben.

Ist die kortikale Output-Aktivität jedoch in Form einer Glutamat-Unteraktivität reduziert, so wird die Hemmung der Hemmung des Thalamus geringer, d.h. daß der Thalamus also stark gehemmt wird, mit der Folge, daß weniger Input in den Kortex zurückgekoppelt wird. Die schwache Rückkoppelung mindert daher in diesem Fall im Endeffekt die Aktivierung des bereits geringen Outputs des Kortex. Es liegt also unter diesen Bedingungen ein dämpfender Regelkreis vor. Auf diese Weise läßt sich die anhaltende Minussymptomatik (z.B. Verlangsamung kognitiver Prozesse, Auffassungsstörungen usw.) bei der Schizophrenie verstehen.

Das Putamen bekommt aber noch zusätzlich vom nigrären Dopamin-System (DA) einen hemmenden Input, der sich invers proportional zur Aktivität des Putamens verhält (je aktiver A ist, desto schwächer ist B). Das hat folgende Effekte:

- Bei einer *kortikalen Unteraktivität* ist der GABAerge Output des Putamens sehr stark gemindert, wodurch zusätzlich die Hemmung, die von der Substantia nigra ausgeht, erhöht wird (Minderung der Hemmung der Substantia nigra), so daß das Pallidum den Thalamus stark schwächt und so die Übertragung im Thalamus gemindert wird. Hohe dopaminerge Aktivität, wie sie bei (schizophrenen) Psychosen offensichtlich vorliegt, könnte daher indirekt die Informationsübertragung von Sinnesorganen über den Thalamus in das Gehirn reduzieren. Dadurch wäre das Gehirn sozusagen vom sensorischen Input abgekoppelt.
- Ist der *kortikale Input* in das Putamen *stark*, so ist auch die daraus resultierende Hemmung des nigrären dopaminergen Systems hoch. Dadurch wird die rückwirkende hemmende Hochschaltung in das Putamen gemindert, so daß die GABAerge Hemmung des nigrären Dopaminsystems durch das Putamen weiter verstärkt wird (vgl. Abb. H-22, Nr. III). In diesem Fall würde außerdem parallel dazu das gehemmte Pallidum indirekt sehr stark hemmend auf das ventrale Tegmentum (V. Teg) einwirken, das nun nur mehr schwach hemmend auf den Nucleus accumbens (N. Acc) wirken würde (Abb. H-22, Nr. IV). Die dortigen aktivierenden Regelkreise des limbischen Systems werden somit wiederum stärker enthemmt ablaufen, was zu einem starken, ungebremsten Affekt führen könnte.

Damit liegt – funktionell betrachtet – ein insgesamt Eingangsaktivitäts-abhängiger, *sich selbst regulierender Regelkreis* vor – *erhöhter kortikaler Input* in den Regelkreis führt zu *erhöhter* kortikaler Aktivität, *verminderter Input* in den Regelkreis führt zu *verminderter* kortikaler Aktivität.

Regelkreis des limbischen Systems

Ein weiterer wichtiger Regelkreis (in Abb. H-22, Nr. II) ist im *limbischen System* organisiert. Er beginnt im *Septum* (Sep) und hat zum *Hippokampus* (Hippo) eine *erregende cholinerge* (ACh) Verbindung. Von dort zieht eine *erregende glutamaterge* Bahn zum *Nucleus accumbens* (N.Acc), und dann weiter über den *Hypothalamus* (Hypo), die *Amygdala* (Amyg) und den *entorhinalen Kortex* (EnCo) zurück in den *Hippokampus*. Das Enkephalin-System (En) zeigt eine *hemmende Rückkopplung* vom Hypothalamus in den Nucleus accumbens und eine *hemmende Kopplung* von der Amygdala in das Pallidum. Dieser Schaltkreis hat praktisch keine relevante Hemmung (ERR-ERR-ERR-ERR-ERR) und ist daher vom Charakter eines sich eskalatorisch selbst verstärkenden Regelkreises („Teufelskreis"). Daher läßt sich das „Kindling" als selbstverstärkendes Phänomen nicht nur neurochemisch bzw. synaptologisch als Prozeß der Modifikation des synaptischen Transfers begreifen, sondern auch schaltkreistechnisch verstehen.

Dieses System ist auf diese Weise an affektiven Prozessen der Informationsverarbeitung stark beteiligt. Mechanismen der Belohnung und Bestrafung sind hier organisiert.

Regelkreis des Hirnstamms

Ein dritter Regelkreis umfaßt die Kopplungen mit dem *Hirnstamm.* Auch hier sind mindestens drei Teil-Regelkreise zu unterscheiden:

1. Von der *Substantia nigra* (S.nig.) projiziert eine hemmende *dopaminerge* Projektion in das *Striatum* (hier: Putamen, Put), das wiederum über eine hemmende *GABAerge* Projektion zurückprojiziert (in Abb. H-22, Nr. III) (HEM-HEM), weswegen hier ebenso, wie eben beschrieben, eine *alternierend selbstverstärkende* und *selbstdämpfende Kopplung* vorliegen könnte.

Es wird aber vermutet, daß im Striatum liegende *cholinerge inhibitorische Interneurone* zwischengeschaltet sind, so daß eine hohe Aktivität dopaminerger Projektionen über cholinerge Neurone die Hemmung des rückprojizierenden GABA-Systems verstärkt, so daß durch diese Aktivitätsminderung des GABA-Systems im Endeffekt eine Enthemmung des Dopamin-Systems, also ein positiver Regelkreis, d. h. ein sich *selbst verstärkender Kreislauf* wirksam wird.
Man kann aber auch davon ausgehen, daß das desaktivierende D_2-System im dopaminergen Schenkel des Schaltkreises dominiert und daß die cholinergen Neurone stimulierend wirken. Dann entsteht, ausgehend von cholinergen Neuronen, aus dem dreigliedrigen Kreislauf von Erregung, Hemmung und rückgekoppelter Hemmung (ERR-HEM-HEM), eine Aktivierung oder eine Dämpfung: Je stärker ACh aktiv ist, desto stärker ist die Hemmung, die von GABA ausgeht, und desto schwächer ist die durch das Dopamin-System bewirkte Hemmung der cholinergen Neurone. Dadurch kann sich die Aktivität der cholinergen Neurone aufschaukeln. Andererseits kann eine geminderte cholinerge Aktivität bei diesem Typ von Regelkreis zu einer erlöschenden Aktivität führen (vgl. Abschnitt „Systemwissenschaft", S. 220). Die empirische Klärung der Verhältnisse steht noch aus.

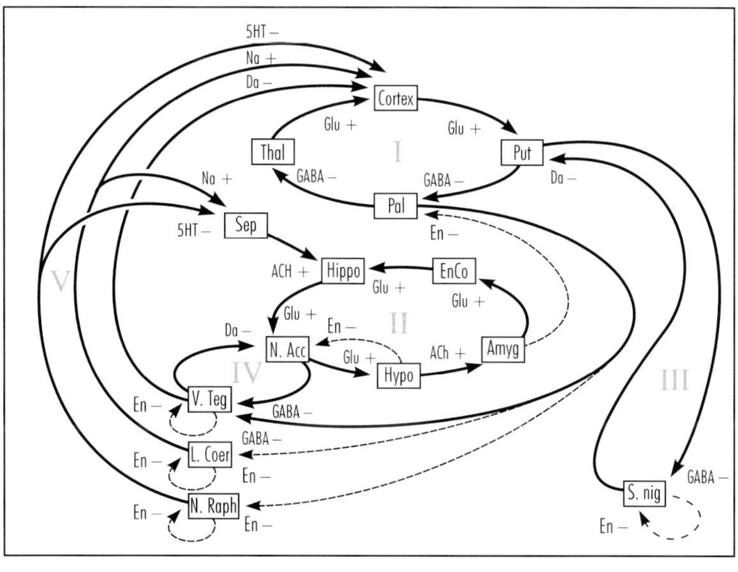

Abb. H-22: Neurochemie und Topographie suchtrelevanter Gehirnstrukturen als System von Regelkreisen (nach Gray 1991, Dworkin et al. 1993, Shepherd 1994).

2. Eine hemmende *dopaminerge* Projektion zieht vom *ventralen Tegmentum* (V.Teg) in den *Nucleus accumbens (N. acc.)*. Die Rückprojektion ist hemmend *GABAerg* (in Abb. H-22, Nr. IV). Daher handelt es sich ebenfalls um einen sich je nach Ausgangsniveau unterschiedlich verhaltenden Schaltkreis (HEM-HEM). Bei niedriger Aktivität tritt ein selbstdämpfender Effekt auf, bei höherer Aktivität zeigen sich (indirekt durch Hemmung der hemmenden Rückkopplung) selbstverstärkende Effekte.
3. Ein weiterer Regelkreis (in Abb. H-22, Nr. V) zieht mit einer hemmenden *dopaminergen* Bahn vom *ventralen Tegmentum* (V. Teg.) zum *Kortex*. Von dort verläuft eine erregende *glutamaterge* Bahn zum *Putamen* (Put). Hier beginnt eine hemmende *GABAerge* Projektion, die über das *Pallidum* (Pal) hemmend zurück zum *Tegmentum* projiziert (ERR-HEM-HEM-HEM).
Auch dieser Regelkreis scheint durch die drei seriell (hintereinander) geschalteten hemmenden Systemkomponenten eine oszillatorische selbstverstärkende Funktion für den Kortex zu haben.

Nicht zuletzt sind *noradrenerge* (NA) Hirnstammprojektionen vom Locus caeruleus zu dem *serotonergen* (5HT) Nucleus raphe bedeutsam für die Modulation affektiver Zustände, die bei der Sucht viel mit Spannung und Entspannung zu tun haben. Auch sind an diesen Stellen enge Verknüpfungen der einzelnen neurochemischen Systeme gefunden worden (Hobson 1988), nicht zuletzt gibt es auch endorphinerge Schaltkreise im Hirnstamm (Aston-Jones et al. 1993).

Gesamtheitlich betrachtet können sowohl vom Hirnstamm Antriebe für Prozesse in den hierarchisch übergeordneten Regelkreisen geliefert werden, wie auch kortikale Aktivität das System dämpfen kann. Eine *Vertiefung* des Verständnisses der Prozeßstruktur dieser Systeme kann nur mehr mit Hilfe von Computersimulationen erfolgen.

Psychologie der Sucht

Die zentrale Betrachtungsebene bei Suchtproblemen ist die *psychologische Ebene*. Ausgehend von der positiven Rauscherfahrung über Schamgefühle beim Bemerken der Andersartigkeit des Trinkens bis zu den Depressionen bei Rückfällen trotz Abstinenzabsicht – die Schwierigkeiten, sich anderen wegen des Suchtproblems zu öffnen u. dgl. sind psychologisch relevante Aspekte der Sucht. Es betrifft vor allem affektive und kognitive Prozesse.

Es gibt eine Vielzahl von experimentellen Studien zur Psychologie des Suchtstoffkonsums, doch zeigt sich kein einheitliches Bild: Von experimentellen Studien, die zeigen, daß auch alkoholfreie Getränke bei Suggestion, daß es sich um Alkohol handelt, zu erlebten Alkoholwirkungen führen, über Befunde, daß, gemäß dem klassischen Konditionieren, bereits ursprünglich neutrale Kontaktreize, wie etwa das Ambiente einer Bar, die Alkoholwirkung, die ursprünglich eine unbedingte Reaktion war, als bedingte Reaktion verspüren lassen, ist das Spektrum psychologischer Wirkfaktoren bei der Entwicklung und Aufrechterhaltung der Sucht breit.

Im Abschnitt „Suchtentwicklung“ sind bereits mehrere Grundaspekte der Psychologie der Sucht zur Sprache gekommen. Hier sollen stellenweise Vertiefungen in die Thematik vorgenommen werden.

Psychologische Theorie der Suchtentwicklung

Für das psychologische Verständnis der Suchtentwicklung eignet sich zunächst die *Lerntheorie* besonders gut – die positiv erlebten Rauschmitteleffekte sind Anlaß, das Rauschmittel immer wieder, immer häufiger und/oder immer intensiver zu konsumieren. Auf diese Weise treten biochemische Adaptationsprozesse (z.B. Toleranzentwicklung) auf, und die Person wird sogar körperlich von dem Stoff abhängig.

Der Umstand aber, daß nur wenige Prozent der Rauschmittelkonsumenten abhängig werden, spricht dafür, daß „interne Faktoren“, also die psychische Struktur, die Verfassung, das Temperament, die Persönlichkeit oder dgl., also Faktoren, die *die Psychoanalyse* (und die Neurobiologie) betont, einen wichtigen Einfluß auf die Entstehung der Sucht haben können.

Verhaltensanalytische Modellvorstellungen

Die einfachsten Modelle, die keine „innere Pathologie" der süchtigen Person voraussetzen, sind lerntheoretische Modelle, und zwar vor allem jenes Modell, das sich am Konzept des „Lernen(s) am Erfolg" orientiert. Dieses Modell baut sich aus verschiedenen Komponenten auf, nämlich den Konstrukten „Situation" (S), „Person", die traditionsgemäß als Organismus (O) bezeichnet wird, und Verhalten, das als „Reaktion" (R) bezeichnet wird. Auf das Verhalten tritt eine zeitlich eng dazu (kontingente, K) auftretende Konsequenz C auf. (Einige Autoren kürzen Kontingenz mit C und Konsequenz mit K ab, dies wird hier in der Folge ebenso gehandhabt.)

Die Konsequenzen können eher kurzfristig (kK) oder eher langfristig (lK) und als innere (Ki) bzw. äußere Konsequenzen (Ke) auftreten. Sie können des weiteren als positiv oder als negativ bewertet werden.

Das lerntheoretische Gesetz lautet dann: Sind die (kurzfristigen) positiven (oder negativen) Konsequenzen kontingent (C) mit der Reaktion, dann tritt eine Verstärkung oder eine Bestrafung des Verhaltens auf, wodurch die Auftrittswahrscheinlichkeit des Verhaltens verändert wird (Schneider 1982, 1985; vgl. Abb. H-23). Man spricht kurz vom SORCK-Modell.

So kann beim „zufälligen" Trinken von Alkohol bei fröhlichen sozialen Anlässen (Feste, Feiern) der ursprünglich als neutral eingestufte Alkohol durch seine direkte physiologische Wirkung als angenehm erlebt werden. Diese *kurzfristigen, positiven, inneren Konsequenzen* sind positive Verstärker des Trinkens und verleiten zum weiteren und/oder wiederholten Konsum. Die Zuwendung durch die soziale Umwelt (Zuprosten, Trinksprüche) ist dabei eine weitere *kurzfristige, positive, äußere Konsequenz*, die das Trinken verstärkt. Einen resultierenden Rausch erlebt der Konsument unter Umständen als befreiend, spürt ein Wegfallen von Hemmungen (negative Verstärkung) und eine Steigerung des Freiheitserlebens (Luststeigerung; Antons u. Schulz 1976). In manchen „Räuschen" kann sich der Trinkende als „großartig" erleben, was die Trinkbereitschaft erhöht.

In belastenden Situationen hat Alkohol zunächst eine „angenehme", entlastende Wirkung: Aversive Zustände wie Angst fallen weg (negative Verstärkung), und die Situation wird als angenehm erlebt.

Erbrechen oder Gangstörungen im Verlauf des Trinkexzesses, Streit oder Unfälle unmittelbar danach oder der Kater am Morgen sind *kurzfristige, negative, innere bzw. äußere Konsequenzen*, die bei manchen Menschen zur Abstinenzabsicht oder Mäßigungsabsicht führen („Nie wieder so viel . . ."). Sie wirken dem Bedürfnis, wieder Alkohol zu konsumieren, entgegen.

Die weitere Entwicklung des Suchtmittelkonsums wird von solchen Plus-Minus-Bilanzen (Lust/Schmerz) gesteuert. Erst wenn der „hedonistische Nettogewinn" (Revenstorf u. Metsch 1986) negativ wird, wenn also Schäden überwiegen, ist eine Umkehr möglich.

Es ist hier auch zu erwähnen, daß die Verfestigung des rauschbezogenen Sozialverhaltens und Problemlösens auch mangels Übung zu einer Schwächung der entsprechenden Kompetenz im Nüchternzustand führt. Der Nüchternzustand ist auch zusehends von Entzugser-

Abb. H-23: Das lerntheoretische Modell der Suchtentwicklung: Situation, Person und ihr Verhalten (Drogenkonsum) und die zeitlich zusammenfallenden (kontingenten) Konsequenzen (positiv, negativ) bestimmen die Wahrscheinlichkeit des Wiederauftretens des Drogenkonsums (vgl. Text).

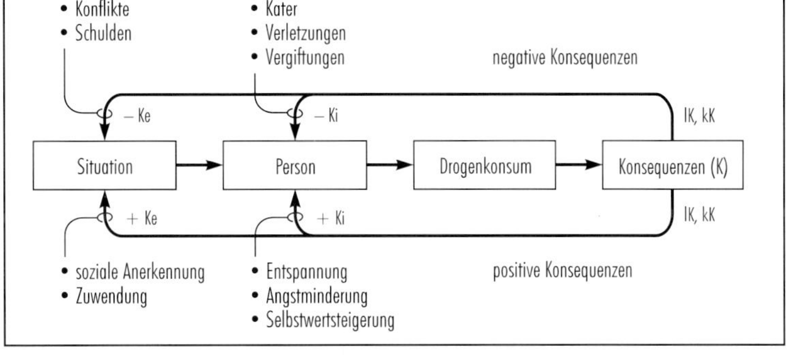

scheinungen geprägt, so daß das Alkoholtrinken zur Beseitigung dieser Symptome führen kann (negative Verstärkung).

Bereits der Umstand, daß in sozial angenehmen Situationen Alkohol getrunken wird, kann nach den Prinzipien des *klassischen Konditionierens* dazu führen, daß nach einiger Zeit das Trinken allein als angenehm erlebt wird. Auch ist bekannt, daß bei Heroinabhängigen das Sehen einer Injektionsnadel oft bereits zu einem rauschhaften Zustand und zum Drogenverlangen führen kann (Abb. H-23).

Wie im Einführungsabschnitt dargelegt, ist dieses S-O-R-C-K-Modell (hier: Stimulus-Organismus-Reaktion-Kontingenz-Konsequenz) gut geeignet, aus dem Wechselverhältnis relativ zeitgleich zum Drogenkonsum auftretender negativer und positiver innerer und äußerer Konsequenzen die Entwicklung des Konsumverhaltens vorauszusagen bzw. zu erklären. Das Modell ist Grundlage der meisten verhaltenstherapeutisch ausgerichteten Behandlungsprogramme.

Dieses Konzept ist dem 2-Prozeß-Modell von Solomon (1980) ähnlich, das von antagonistischen Prozessen ausgeht: Es wird angenommen, daß auf emotional positive Erregungsprozesse (A-Prozesse) unmittelbar antagonistische bzw. der affektiven Qualität entgegengesetzte Prozesse (B-Prozesse) erfolgen. Durch wiederholte Präsentation eines entsprechenden Stimulus wird der Effekt des B-Prozesses im Vergleich zum A-Prozeß stärker, so daß er selbst wieder eine motivierende Qualität im Sinne des Antriebs zur Beseitigung des negativen Zustandes mit sich bringt. Als Beispiel kann der Kater (= B-Prozeß) des Gelegenheitstrinkers gelten.

Dieser Aspekt wird in der *Spannungsreduktionstheorie* als Lösungsversuch von Appetenz-Aversions-Konflikten betont (Feuerlein 1989): Die Vermeidung eines Konflikts (Aversion) geht mit Angst einher; Alkohol reduziert zeitweise direkt den Angstzustand, der Konflikt und damit die unangenehme Situation werden dadurch gemindert (Appetenz). Diese angenehmen Erfahrungen beim gelegentlichen Trinken führen durch intermittierende Verstärkung über das regelmäßige Entspannungstrinken zum reflexhaften Entspannungstrinken. Alkoholtrinken ist durch die häufige Verknüpfung mit angenehmen Erlebnissen nun selbst zu einem sekundären Verstärker geworden.

Kognitive Modelle

Ein Ansatz der verhaltensorientierten Psychologie, die sich in ihrem Verständnis psychischer Prozesse an den gedanklichen Verhaltensprozessen im weiteren Sinne (Kognitionen) orientiert, wird gelegentlich als „kognitiv-behaviorale" Psychologie bzw. „kognitive Verhaltenstherapie" bezeichnet.

Die Bedeutung der gedanklichen Prozesse bei der Entwicklung der Sucht wurde bereits ausführlicher im Einführungskapitel dargestellt. Es sind *Prozesse der Erwartung, der Wahrnehmung, des Denkens, des Gedächtnisses und der Verhaltensplanung*, die die psychische Verarbeitung des Drogenkonsums prägen:

- Zunächst sind die *Drogenwirksamkeitserwartungen*, wie sie vor allem auch von der Bezugsgruppe behauptet werden, wichtig für das Drogenwirkungserleben. Die Erwartungen beeinflussen die Wahrnehmung in bedeutendem Maße, etwa derart, daß sogar alkoholfreien Getränken eine leicht berauschende Wirkung zugesprochen wird.
- Auch beeinflussen *Wahrnehmungen* von externen Reizen die Konsummenge stärker als die Enterozeption getrunkener Flüssigkeitsmengen (Brand-Jacobi 1983): Bei manipulierter optischer Anzeige von Trinkmengen trinken Alkoholiker im Vergleich zu Normalkonsumenten eher dem optischen Signal entsprechend.
- Das *Denken*, also die eigentliche „kognitive Verarbeitung", in Hinblick auf den Drogenkonsum ist entscheidend: „Heute ist es so kalt, da kann ich mir ruhig noch einen doppelten Schnaps genehmigen". Oder: „Heute ist es so heiß, da kann ich mir ruhig noch ein halbes Bier genehmigen". Weitere Beispiele finden sich anderen Stellen in diesem Buch.
- Im *Gedächtnis* gespeicherte Erinnerungen können Konsumsituationen idealisiert oder bagatellisiert erscheinen lassen. Hier wird bereits deutlich, daß auch affektive Prozesse als Bewertungsfaktoren eine wichtige Rolle spielen, was auch eine Kritik an der „kognitiven" Psychologie darstellt, die hier allerdings eher vernachlässigt wird, denn im

Bereich der Affekte liegt die Domäne der Psychoanalyse, die gewissermaßen die Psychopathologie der Gefühle darstellt.

- Die *Verhaltensplanung* spielt nun vor allem beim Versuch der Verhaltensänderung, also bei Abstinenzabsichten eine große Rolle. Dies wurde bei dem Rückfallmodell von Marlatt und Gordon (1985) und bei dem Veränderungsmodell von Prochaska und DiClemente (1983) im Einführungskapitel angesprochen.

Weitere Ausführungen zur kognitiven Psychologie und Therapie der Sucht finden sich in den Abschnitten zur Therapie.

Regeltheoretische Konzepte der Verhaltenstherapie

In neueren Ansätzen der Verhaltenstherapie haben sich auch regeltheoretische Konzepte etabliert, wie das Konzept der *Selbstregulation* nach Kanfer u. Saslow (1965):

- Ein gegebener innerer oder äußerer Zustand wird dahingehend überprüft, ob er so bleiben kann oder soll (Ist-Soll-Vergleich).
- Es wird weiter geprüft, ob dieser Zustand (das Ereignis) mit dem eigenen Verhalten in Zusammenhang steht.
- Wichtig ist dabei, ob ein wichtiger Wertbereich betroffen ist und wie groß die Abweichung von dem für die Person bedeutsamen Sollwert ist.
- Falls eine Veränderung nötig ist, wird geprüft, welche Bewältigungsstrategie hilfreich ist, und ob die Person diese von selbst durchführen kann.
- Nach Vollzug dieser Handlung wird der Erfolg wieder geprüft.

Wenn also Trinken Probleme schafft (z.B. Kündigung), dann wird zunächst geprüft, ob ein Zusammenhang mit dem eigenen Verhalten besteht, ob es mit einem erwarteten Zustand übereinstimmt, und ob es einen wichtigen Lebensbereich trifft. Es entwickelt sich dann ein Wechselspiel von emotionalen und kognitiven Bewältigungsprozessen mit einem positiven (entsprechenden) Selbstgefühl ohne Verhaltensänderung wie „ich wollte ja sowieso nicht mehr arbeiten" bzw. „die anderen haben mich zum Trinken verführt" (externale Attribution) oder „ich habe nicht mehr als die anderen getrunken" (globale Attribution), „ich hätte die Flaschen besser verstecken sollen" (Trinksystem als Reaktion) oder mit „ich habe nur Pech" (Schuldgefühle mit Hilflosigkeitserleben und Trinken als Reaktion).

Nur bei einer stabilen, internalen Attribution dieser Ereignisse, also bei der Einsicht in die Eigenverantwortlichkeit für die Mißstände, bestehen Chancen, daß der Betroffene Änderungsabsichten zeigt.

Dieses Modell wird in der Folge noch weiter ausgebaut.

Psychoanalyse der Sucht

Die Psychoanalyse ist eine psychologische Schule, die das Zustandekommen von Störungen auf die psychosoziale Entwicklung bezieht und sie als Folge von psychostrukturell bedingten Dysregulationen von Affekten ansieht. Eine Störung wie die *Sucht* ist dann nur *Symptom einer dahinterliegenden Störung*. Dieses Konzept eignet sich daher auch gut für das Verständnis und die Therapie von manchen Menschen mit süchtigen Störungen.

Ganz zentral ist die theoretische Konzeption der Psychoanalyse, daß unangenehme Affekte durch unbewußte aktuelle Abwehrmechanismen zunächst erfolgreich heruntergeguliert werden, sich dann aber wieder in Störungen der Informationsverarbeitung äußern (die Wiederkehr des Verdrängten). Auch Suchtkranke zeigen bei Kritik an ihrem Rauschmittelkonsumverhalten *Abwehrmechanismen* wie Rationalisierung, Verleugnung, Bagatellisierung usw. (Tab. H-10).

Im klinischen Kontakt fällt der Suchtkranke vor allem dadurch auf, daß er im *sozioemotionalen Bereich* äußerst strapaziös sein kann. Seine affektiven Äußerungen sind von wechselhaften Aggressionen, Depressionen, Ängsten, von Scham und auch von Schuldgefühlen gekennzeichnet. In sequentieller Betrachtung stellt sich das beispielsweise so dar: In einer Interaktionssituation bei der Arbeit oder in der Familie ist er vielleicht ärgerlich, dann depressiv herabgestimmt, fürchtet sich schließlich in der Folge vor dem Weiteren und fühlt sich evtl. schuldig. Er trinkt dann Alkohol, worauf

Tab. H-10: Abwehrmechanismen bei Suchtkranken

Bagatellisieren („Ich habe doch nur einen Schluck getrunken.")
Bei dieser Abwehrstrategie spielt der Patient die Menge und Häufigkeit des Suchtmittelgebrauchs auf ein Niveau herunter, das er für sozial akzeptabel hält, und er gibt als Grund an, einfach nur genießen zu wollen. Er grenzt sich von Mitpatienten ab, die viel schlechter dran seien als er selbst.
Rationalisieren („Ich habe nur getrunken, weil meine Großtante Geburtstag hatte.")
Mit Hilfe der Rationalisierung werden die Gründe für den Suchtmittelmißbrauch vom Patienten nach außen auf die Umwelt verlagert. Widrige Umstände, eine Verkettung unglücklicher Ereignisse oder die Verführung durch andere, die man mit einer Ablehnung nicht kränken wollte, werden verantwortlich gemacht.
Verleugnen („Ich habe nichts getrunken", obwohl der Betreffende eine Fahne hat.)
Dieses Abwehrverhalten tritt sehr häufig auf. Der Patient verwahrt sich gegen die Behauptung, daß er ein Suchtproblem habe, daß er zuviel trinke und dergleichen. Komplikationen mit Alkohol führt er auf Mißverständnisse zurück.
Die beschriebenen Abwehrmechanismen hindern die Suchtkranken an der Auseinandersetzung mit der eigenen Suchtproblematik. Die therapeutische Arbeit mit dem Abwehrmechanismus macht einen großen Teil der Suchttherapie aus.

sich seine Affekte wieder kurzzeitig ausgleichen (aber auch stärker entgleisen) können. Anschließend treten wieder Schamgefühle auf, die erneutes Trinken provozieren können. Diese Dynamik der Affekte, die weiter unten nochmals ausführlicher dargestellt wird, findet in psychoanalytischen Modellen recht praxisrelevante Erklärungen.

Tab. H-11: Einige Paradigmen der Psychoanalyse der Sucht (nach Rost 1986)

1. Trieb- bzw. Konfliktpsychologie (z. B. Freud)
2. Ich- oder Strukturpsychologie (z. B. Hartmann)
3. Narzißmus-Theorie bzw. Selbst-Psychologie (z. B. Kohut)
4. Objektbeziehungspsychologie/-theorie (z. B. Kernberg)

Für das tiefere theoretische Verständnis psychoanalytischer Konzepte ist ein Rückgriff auf die äußerst komplexe Ideengeschichte der Psychoanalyse hilfreich. Dabei sind vor allem Arbeiten wie jene von Battegay (1978), Krystal und Raskin (1983) sowie von Rost (1986) bedeutsam.

Die psychoanalytischen Theorien lassen sich grob nach mehreren Stadien und Typen einteilen, wobei vor allem die Triebpsychologie, die Ich-Psychologie, die Selbstpsychologie und die Theorie der Objektbeziehungen zu unterscheiden wären (vgl. Tab. H-11).

Triebpsychologie

Freud (1897) sah im Suchtmittel den Ersatz für Masturbation. Die Masturbation sei die Urform der Sucht. Später nahm er an, daß es sich bei der Sucht um eine Fixierung in der oralen Entwicklungsphase handelt. Alkohol spielt beispielweise eine zentrale Rolle in der Durchsetzung des Lustprinzips, denn es erfolgt die Aufhebung von Hemmungen und Abwehr, Sublimierungen werden rückgängig gemacht. Abraham (1908) sah einen engen Zusammenhang zwischen Alkoholismus und Sexualität. Er betonte die sexuelle Enthemmung durch Alkohol, die Freisetzung von Partialtrieben und das Auftreten von „Perversionen" (damals: Homosexualität), das als Aufhebung sexueller Widerstände zu werten sei.

Ferenczi (1911) nahm an, daß der Alkoholiker lustunfähig sei. Rado (1926) sah im Rausch einen „pharmarkogenen Orgasmus", der als ein alimentärer Orgasmus den genitalen Orgasmus ersetzt. Beim Süchtigen sei der Reizschutz unzureichend. Rado betonte auch die spezifischen Effekte der einzelnen Rauschmittel in ihrer Bedeutung für die psychische Struktur des Konsumenten. Knight (1937) sah in der Sucht ein regressives Ausagieren unbewußter libidinöser und sadistischer Triebe.

Konfliktpsychologie

Simmel (1930, 1948) sah die Funktion des übermäßigen Alkoholkonsums als neurotisches Trinken, das der Konfliktlösung diene. Die Konflikte sollten aus der ödipalen Phase stammen und bestünden vor allem in Kastrationsängsten und dem Wunsch nach der infantilen Lust an der Onanie. Er betonte die Abgrenzung des neurotischen Trinkers vom süchtigen

Trinker, was jedoch nur als Frage der Stadien zu sehen ist. Simmel betonte auch den Zusammenhang von Zwang und Sucht, die Beziehung zur Manie, ja er sprach sogar von der „pharmakotoxischen Manie“ als Abwehr der Melancholie. Rado (1933) sah im Suchtmittel die Funktion, Depressivität zu reduzieren. Fenichel (1945) erkannte in der Sucht einen unangepaßten Abwehrmechanismus des Konfliktes zwischen Abhängigkeit und Wut. Glover (1956) behauptete, daß Sucht eine Abwehr aggressiver und sadistischer Impulse sei. Krystal u. Raskin (1983) betonten, daß Sucht eine Abwehr frühkindlicher Traumatisierungen sei. Auch die Alexithymie-These (Defizite im Erkennen von Affekten als Ursache der Sucht) hat ihre Wurzeln bei diesen Autoren.

Ich-Psychologie (Strukturpsychologie)

Rado (1934) ging von dem Konzept aus, daß das Ich des Süchtigen zu schwach sei, um mit der Unlustspannung fertig zu werden. Narzißtische Omnipotenzerlebnisse im Rausch und die Unlust im Kater würden zur zunehmenden pharmakogenen Steuerung der Affekte führen. Alkohol ist somit ein Selbstheilungsmittel eines schwachen, labilen Ichs. Fenichel (1945) faßte die Dynamik der Sucht zusammen, indem er sagte, daß das Über-Ich „alkohollöslich“ sei. Solms (1985) ging von dem Konzept aus, daß das Ich sich mit dem Es zur Abwehr des Über-Ichs verbündet, dieses wird dann auf die Außenwelt projiziert. Auf diese Weise komme die bei Süchtigen oft beobachtbare vorwurfsvolle Anspruchshaltung zustande.

Selbstpsychologie

Balint (1968) prägte das Konzept, daß Süchtige ein grundlegendes Defizit erleben, welches durch das Suchtmittel ausgeglichen wird. Kohut (1976) nahm an, die Droge diene als Ausgleich für einen Defekt in den psychischen Strukturen, insbesondere dem Selbst. Der Drogenabhängige habe in der Kindheit das Selbstobjekt traumatisch verloren, weshalb keine psychische Struktur ausgebildet werden konnte. Die Droge fungiere als Ersatz für das fehlende idealisierte Selbstobjekt. In der Verschmelzung mit der Droge wird kindliche Omnipotenz und Grandiosität wiederhergestellt (Narzißmus). Wurmser (1987) erklärt die Sucht als Folge einer schweren narzißtischen Störung mit Defiziten in der Affektabwehr und in der Selbstwert-Formation. Auch die Hypo-Symbolisation, die Suche nach Objektersatz, die Selbstzerstörung und regressive Identifikation, die Über-Ich-Spaltung diene der Wiederherstellung der magischen narzißtischen Allmachtsphantasie.

„Beziehungspsychologisches“ Modell

Winnicott (1973) geht davon aus, daß sich die Welt des Säuglings als eine gute und eine böse Brust darstellt. Das Gute werde in der Entwicklung zunehmend zur Umwelt gezählt, das Schlechte zum Selbst. Die Konstituierung der Objekt- und Selbst-Identität sei dann gestört. Durch das verinnerlichte ambivalente Objekt könnte kein Selbstvertrauen aufgebaut werden, daher trete eine lange Bindung an die Mutter bzw. an Ersatzobjekte auf. So werde die Droge als helfend phantasiert, gleichzeitig jedoch sei sie ekelhaft. Die Droge sei auch ein Selbstzerstörungsmittel. Kernberg (1976) stellte fest, daß bei Selbstwert-Krisen narzißtischer Persönlichkeiten Alkohol- und Drogeneinnahme zum Mechanismus werde, „um das pathologische Größenselbst gleichsam wieder aufzubauen und sich dessen Omnipotenz und Schutzfunktion gegenüber einer überwiegend als frustrierend und feindlich erlebten Umwelt, die nicht mehr genügend an Befriedigung und Bewunderung zu geben hat, zu versichern.“ Khantzian (1990) sieht in moderner kybernetischer Sichtweise die Sucht als Folge der Vulnerabilität der Selbstregulation.

Die große Frage der theoretischen Psychologie der Sucht besteht nun darin, die verschiedenen Einsichten der Psychoanalyse in die Affektdynamik der Sucht in ein modernes integratives Modell überzuführen. Wie im vorigen Kapitel kurz dargestellt wurde, lassen sich durchweg Zusammenhänge zwischen den bei Suchtkranken beobachtbaren Merkmalen herstellen.

„Regeltheoretisches Modell der Psychoanalyse“

Auch in der Psychoanalyse sind implizit kybernetische Gedanken zu erkennen. Da entsprechende Konzepte zukunftsfähig erscheinen, soll hier ein solches Modell vorgestellt werden:

Heigl u. Heigl-Evers (1995) gehen von einem Konzept der Regulationsdefizite von Affekten und Trieben als Grundlage der Sucht aus (vgl. Abschnitt „Suchtentwicklung“). Sie erklären damit auch Besonderheiten in der analytischen Therapie von Suchtpatienten. Es finden sich folgende Grundannahmen:

1. Das Verluste bzw. Defizite substituierende Objekt, die Umwelt, die Droge, in der Behandlung häufig der Therapeut, dient der Triebbefriedigung. Es soll jederzeit verfügbar sein. Ihm obliegt die Sofortbefriedigung auftauchender Triebbedürfnisse. In der Behandlung kommt es etwa dann zu Wutreaktionen des Patienten, wenn der Therapeut nicht sofort eine Antwort auf eine Frage oder eine Lösung für ein Problem parat hat.
2. Das idealisierte Teilobjekt dient über eine Fusionierung mit dem idealisierten Selbst und dem Realselbst der Herstellung eines Größenselbst. Fungiert der Therapeut als ein solches Teilobjekt-Substitut, dann wird er primitiv idealisiert und als ein so verklärtes Wesen - instrumentalisierend - in Anspruch genommen. Die idealisierten Eigenschaften und Fähigkeiten des Therapeuten werden vom Patienten so erlebt und zu nutzen gesucht, als seien sie ihm selbst zu eigen.
3. Eine weitere häufige Funktionszuweisung an das innere Teilobjekt sowie an sein soziales Substitut betrifft den Reizschutz. An den Therapeuten wird in einem solchen Fall die Reizregulierung delegiert, das heißt vor allem die Beachtung und Wahrung der Frustrationstoleranz. Es wird ihm wie selbstverständlich abverlangt, daß er sich aktiv für die Herstellung und Erhaltung eines diffusen organismischen Wohlbefindens als einer narzißtischen Qualität beim Patienten einsetzt und dieses verbürgt: Immer dann, wenn beim Patienten stärkere Unlustreize auftreten, werden an den Therapeuten Ansprüche auf deren sofortige Beseitigung gerichtet.

In dieser Hinsicht kann vereinfachend nach einem dreiachsigen Schema von Störungen der Repräsentanz der *Umwelt-Selbst-Beziehungen*, Störungen der Beziehung zwischen *Ideal und Real* und Störungen der Balance von *Gut und Böse* gesprochen werden. Aus systemtheoretischer Sicht ist vor allem das Verhältnis von Ideal und Real als Verhältnis zwischen Soll-Wert und Ist-Wert zu sehen. Daraus leitet sich die Störung der Balance von Gut und Böse ab. Ein besonderer Aspekt betrifft die ökologische Dimension dieser Regulationsproblematik, nämlich die Bezogenheit der Angelegenheiten des Selbst mit jenen der Umwelt.

Phänomene der Sucht, psychologisch betrachtet

Abgesetzt von der schulenbezogenen Darstellung der Psychologie der Sucht ist auch eine Phänomen-bezogene Darstellung der Psychologie der Sucht nützlich.

Phänomenologische Aspekte des Rausches

Auf einen wesentlichen Punkt gebracht kann man mit Zutt (1958) sagen: Der „Rausch ist der Motor der Sucht“, denn die Sucht beruht auf dem Sog eines außergewöhnlichen Zustands, der durch Drogeneffekte erzeugt wird. Es ist daher unumgänglich, sich eingehender mit der Psychologie des Rausches zu beschäftigen.

Die Attraktivität des Rausches ist durch die Erlebnisqualität dieses Zustands im Verhältnis zum nüchternen psychischen Grundzustand gekennzeichnet. Das Nüchternerleben ist wiederum zunächst von Faktoren wie Mentalität, Emotionalität, Persönlichkeit oder Temperament geprägt, und es bewirkt so die Disposition zu der im Verhältnis zum Nüchternzustand als Überreaktion einstufbaren attraktiven Befindensänderung im Rausch. Zwar sind die empirischen Ergebnisse der Suchtforschung in dieser Hinsicht eher widersprüchlich, doch ergeben sich mehrere Hinweise aus der klinischen Beobachtung, daß es affektiv bedingte Dispositionen zur süchtigen Entgleisung gibt.

Bereits zu dieser Frage nach der psychischen Prädisposition zur Sucht zeigt sich die Notwendigkeit, qualitative, nämlich primär phänomenologische Beobachtungen mit einzubeziehen. Vor allem die Psychologie des Rausches muß daher zunächst grundlegend an der *Phänomenologie des Rausches* ansetzen.

Der Rausch verändert im Prinzip alle psychischen Funktionen:

- Die *Wahrnehmung* kann abgedämpft (Alkohol) oder gesteigert (Halluzinogene) werden.
- Das *Denken* kann verlangsamt (mittlere und höhere Dosen Alkohol) oder beschleunigt (Amphetamine, Kokain) werden.
- Die *Affekte* können gedämpft („cooler“ Zustand bei Opiatkonsum) oder gesteigert (Ecstasy mit erhöhtem Selbst- und Wir-Gefühl) werden.
- Die *Antriebe* (Sexualität) können gedämpft (Opiate) oder gesteigert (Kokain) werden.
- Die *Motorik* kann gedämpft (Benzodiazepine), überschießend (Stimulanzen) oder schlichtweg schlecht koordiniert (Alkohol) sein.

Allerdings ergeben sich bei der Rauschforschung große Probleme, quantitative Daten zu gewinnen und eine *empirische Rauschforschung* zu betreiben: Experimentelle Intoxikationen bei psychotropen Substanzen auszulösen, ist wegen der Gefahr, die Probanden in eine Psychose zu treiben, ethisch schwerlich zu vertreten. Die objektiven Beobachtungen oder die Dokumentation der Durchführung von Tests während des Rauschzustands sind nur begrenzt anwendbar und erfassen das für die Sache wichtige Moment der Veränderung des individuellen Erlebens nur unzulänglich. Rauschbeschreibungen der Betroffenen selbst sind wohl die möglicherweise valideste Methode, trotz der Unmöglichkeit, das Zutreffen der Aussagen überprüfen zu können. Besonders deutlich wird dieses Problem bei den LSD-Untersuchungen: Im Rausch waren die Probanden kaum in der Lage, ihr bewegtes Innenleben darzulegen, nach dem Rausch fehlte oft die Erinnerung (vgl. Hartmann 1974).

Wenn „Rauschstudien“ bei Suchtkranken mittels experimentell induzierter Räusche durchgeführt wurden, so unterschreiten diese Studien häufig heutige ethische Standards der Studiengestaltung usw.

Es stellt sich daher die Frage, welche Methodik hier noch einen weiteren Zugang zum Rauscherleben bieten kann. Geht man, wie erwähnt, davon aus, daß der „Rausch der Motor der Sucht“ ist, dann könnte es der Fall sein, daß eine Affinität zu einem bestimmten Erlebniszustand, also auch das Rauschbedürfnis, die Basis der positiven Effekte des Rauschmittels ausmacht.

Hierbei soll erforscht werden, welche ästhetischen Präferenzen Suchtkranke haben, wobei die Grundvorstellung besteht, daß diese Affinitäten mit dem Bedürfnis nach einem bestimmten Rauschzustand eng zusammenhängen. In der Tat konnte bei einer Pilotstudie festgestellt werden, daß Alkoholiker Landschaftsdarstellungen aus der Sicht der romantischen Malerei besonders gern hatten, während Drogenabhängige den Surrealismus bevorzugten. Aber auch diese Befunde sind sicher von allgemeinen ästhetischen Moden abhängig. Sie werden hier nicht weiter referiert. Sie sind an anderer Stelle genauer ausgeführt (vgl. Efrat u. Tretter 1985). Allgemein ist aber auch noch darauf hinzuweisen, daß sich immer wieder in der Literaturgeschichte Epochen mit romantischem Einschlag und mit Verherrlichungen des Rauschmittelkonsums feststellen lassen: Beaudelaire, Cocteau, Coleridge u.a. verdeutlichen in einigen ihrer literarischen Werke die Effekte von Cannabis und Opiaten (vgl. Tretter et al. 1989).

Untersucht man allgemein Rauschbeschreibungen, die von rauschmittelbelasteten Literaten verfaßt wurden, aber auch jene von literarisch wenig begabten Trinkern, dann zeigt sich häufig die Erlebniswelt des Rausches als ein Erleben, das von der Erfahrung der Großartigkeit und besonderen Bedeutung geprägt ist. Dabei kann dieses Erleben zum Ausgangspunkt neuer Handlungspläne werden, deren reale Tragfähigkeit sich jedoch bald nicht mehr behaupten läßt. Im Rausch begangene Handlungen, auch Telefonate mit Freunden, sind impulsgetragen und entbehren der rationalabwägenden Kontrolle. Dennoch ist die psychische Homöostase im Rausch scheinbar besonders gut. Manche Menschen verlieren ihre Hemmungen und getrauen sich dann, bisher nicht vollzogene Handlungen vorzunehmen. Die Analyse des Rauscherlebens ist in klinischer Hinsicht aufschlußreich für die Therapie, denn dort soll versucht werden, die im Rausch erlebten positiven Fähigkeiten auch im nüchternen Zustand zu realisieren.

Psychologie des „süchtigen Verlangens"

Der Antrieb, nach einer Rauscherfahrung wieder den nächsten Rausch haben zu wollen, dieses Verlangen wird als *„süchtiges Verlangen"* (*„Craving"*) bezeichnet. Dieser Begriff hat in den letzten Jahren aufgrund von in der Praxis nachweisbaren Erfolgen eines Medikaments, nämlich Acamprosat, wieder eine zentrale Bedeutung erlangt. Die Erfolge dieses Mittels sollen darauf beruhen, daß es das süchtige Verlangen, das „Craving", unterdrücken soll. Das Konstrukt *„Craving"* wurde bereits von Jack London (o. J., vgl. Tretter et al. 1989) in seinem Trinker-Roman „John Barleycorn" (S.184) verwendet. Es prägt heute das Verständnis der Dynamik des süchtigen Verhaltens. Craving stellt sozusagen den Kern der Sucht dar.

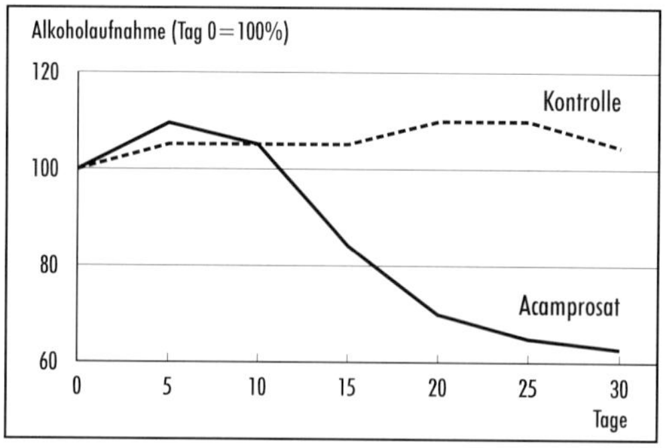

Abb. H-24: Alkoholmenge mit und ohne Acamprosat im Rattenversuch (nach Lipha 1996)

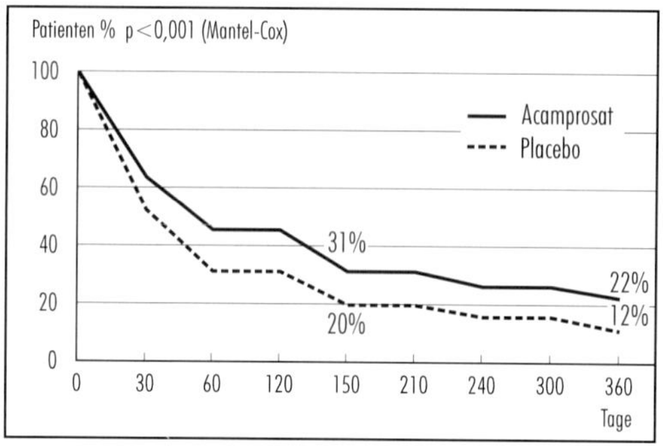

Abb. H-25: Abstinenzrate mit und ohne Acamprosat von Alkoholikern nach Entzug (nach Lipha 1996)

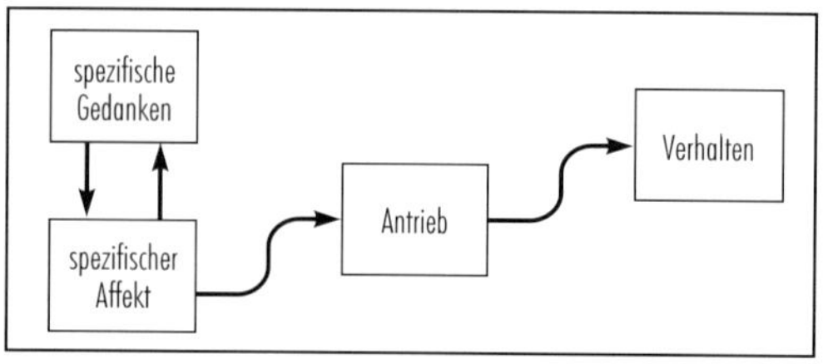

Abb. H-26: Kognitive und affektive Faktoren bedingen den süchtigen Antrieb (Craving) und damit das süchtige Verhalten.

Der Begriff Craving bekam seine besondere Bedeutung durch die Neurobiologie und die Verhaltensbiologie der Sucht, bei der gefunden wurde, daß Alkohol-präferierende Rattenstämme ihren Alkoholkonsum deutlich mindern, wenn sie beispielsweise täglich 400 mg pro kg Körpergewicht der Substanz Acamprosat (Taurinderivat) verabreicht bekommen. Auch bei bereits süchtigen Ratten, die viel konsumieren, zeigt sich eine deutliche Reduktion des Konsumvolumens (Abb. H-24). Diese tierexperimentelle Beobachtung wird nun dadurch erklärt, daß Acamprosat das süchtige Verlangen nach dem Alkohol dämpft. Acamprosat sei daher eine „Anticraving-Substanz". Diese Einordnung des Medikaments wurde auch bei alkoholabhängigen Menschen überprüft, wobei sich zeigte, daß der Alkoholkonsum deutlich reduziert werden konnte, ohne daß die Lebensqualität der Patienten gemindert war. Auch die Abstinenzrate bei Alkoholikern war gegenüber Placebo-Therapierten deutlich reduziert (Abb. H-25).

Geht man davon aus, daß das Craving ein Phänomen ist, das - auf eine Zeit-Intensitäts-Darstellung bezogen - durch eine nichtlineare Steigerung der Intensität des Konsumantriebs charakterisiert ist, dann läßt sich funktionell ein selbstverstärkender Regelkreis als „Generator" dieser Funktion postulieren, beispielsweise in der Form: Je mehr Antrieb zum Trinken aufkommt, desto intensiver werden die Gedanken und die Vorstellungen das Trinken betreffend; je intensiver die Gedanken an das Trinken sind, desto intensiver wird der Antrieb, dies zu tun (Abb. H-26, H-27). Dieses Craving ist dann auch eine innere Repräsentanz der Erfahrung, daß es dem Organismus besser geht, wenn er etwas konsumiert, mit der Folge, daß um so mehr getrunken wird usw.

Es ist also eine alkoholspezifische akute Wirkung und eine Art „reaktivierungshemmende" Wirkung von Acamprosat (Abb. H-25) zu trennen und doch in eine verbindende Theorie zu stellen.

Es bestehen folgende Fragen:

- Hemmt Acamprosat die positive Erinnerung, hat es dämpfende (spezifische) Gedächtniseffekte? Es konnte bisher keine Minderung von Gedächtnisfunktionen gefunden werden. Es wäre jedoch möglich, daß das alkoholspezifische Gedächtnis gehemmt wird.
- Hemmt Acamprosat die Fähigkeit zur Begeisterung zum Erleben positiver Effekte, zum Rausch an sich? Diese Frage wurde in der Forschung nicht gezielt untersucht, doch berichten Patienten nicht über veränderte Gefühlslagen oder gemindertes Sexualleben (vgl. Saß et al. 1995). Es ist aber möglich, daß Acamprosat das alkoholspezifische Entspannungserleben hemmt.

Die Konsumreduktion alkoholabhängiger Patienten durch die Gabe von Acamprosat läßt sich dann mit einer *Dämpfung (oder Aufhebung) des ursprünglichen Belohnungseffekts des Trinkens* erklären. Diese Erfahrung könnte sich dann auch auf die Wirkungserwartung bei folgendem Konsum auswirken, so daß insgesamt weniger getrunken wird (Abb. H-24 u. H-25). Damit ist also noch nicht notwendigerweise das Craving, als bewußt erlebtes süchtiges Verlangen, direkt gedämpft, sondern es wird nur nicht wieder ausgelöst. Funktionsanalytisch gesprochen wird die selbstverstärkende Wirkungsschleife unterbrochen. Das ist zwar ein theoretischer, aber nicht unbedeutender funktioneller Unterschied. Hervorzuheben ist, daß offensichtlich auch nicht allgemein das Lustsystem gedämpft wird, sondern nur die Wirkungskette des Alkohols, die das Lustsystem ansteuert. Die Glutamat-System-dämpfende Wirkung könnte daher mit der Hemmung einer zunehmenden alkoholbezogenen Überreaktivität einhergehen und damit den Anteil der „Unruhe“ bzw. „Spannung“ als Trinkanlässe therapeutisch mindern.

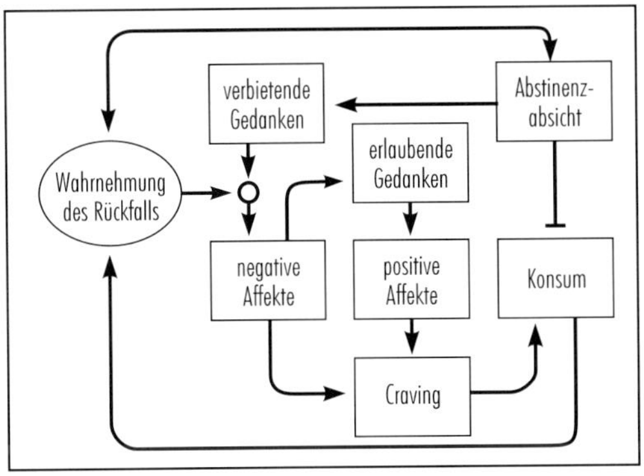

Abb. H-27: Wechselwirkungen und Kreisprozesse und die zentrale Rolle des Craving beim Rückfall (nach Littleton et al. 1996, Wetterling et al. 1996)

Die positive Wirkweise des Medikaments ist wissenschaftlich unbestritten. Bemerkenswert ist aber, daß mit dem Marketing des Medikaments auch ein Marketing des Begriffs Craving auftrat. Beispielsweise findet sich in einem neuen kurzen Einführungsbuch in die Diagnostik und Therapie des Alkoholismus bereits ein Kapitel über das süchtige Verhalten, das den Titel „Craving“ hat (Wetterling u. Veltrup 1997). Somit wird dieser Begriff bereits mit einer Selbstverständlichkeit verwendet, daß man davon ausgehen kann, er gehöre heute schon in das Sprachinventar eines jeden Suchtexperten.

Es ist aber eher anzunehmen, daß das Mittel nur die Verstärkungseffekte des Alkohols mindert.

Psychologie der Abstinenz

Die kognitive Psychologie der Veränderungsmotivation und der Abstinenzbereitschaft ist vor allem Domäne der kognitiven Verhaltenstherapie, wie sie im Abschnitt „Grundlagen der Klinik“ (S. 76) angesprochen wurde. Daher erfolgen hier keine weiteren Ausführungen.

Psychologie des Rückfalls

Die Psychologie des Rückfalls ist an dem Konzept der kognitiven Psychologie bzw. der kognitiven Verhaltenstherapie orientiert und beruht vor allem auf den Analysen von Marlatt (Marlatt u. Gordon 1985): Unter der Voraussetzung eines Problembewußtseins beschließt der Betroffene, keine psychoaktiven Substanzen oder nur eine genau definierte Menge (z. B. 2 Halbe Bier pro Tag, nur abends) einzunehmen. Aufgrund einer ungleichgewichteten Lebenslage (vgl. „Ökologie der Person“), indem der Abhängige zuviel im Bereich der Arbeit oder im Bereich der Familie an Zeit

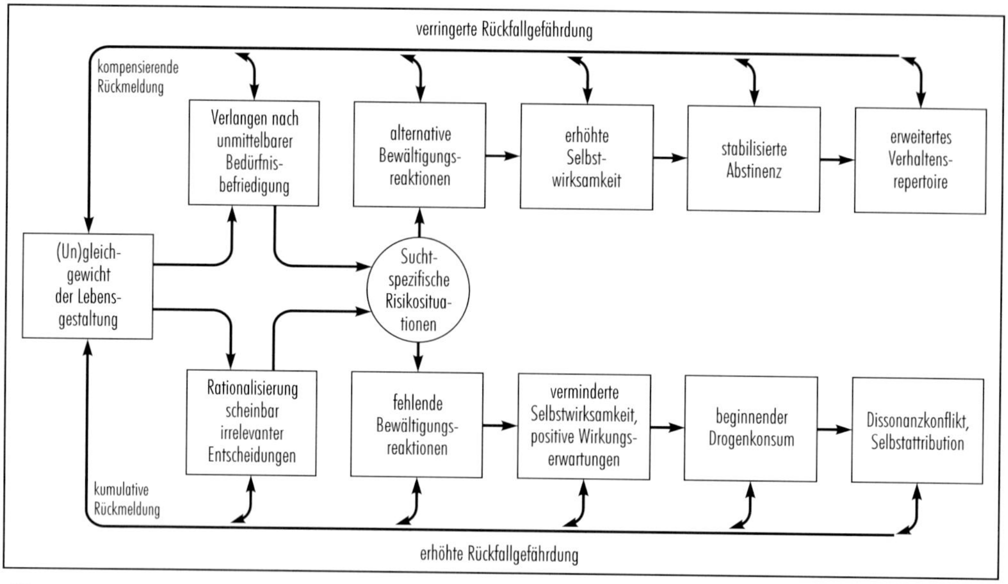

Abb. H-28: Das sozialkognitve Rückfallkonzept von Marlatt u. Gordon (1985)

investiert hat und dabei die anderen Lebensbereiche vernachlässigt hat, kommt er in eine innere und äußere Risikosituation und erleidet schließlich einen Rückfall (Abb. H-28). Die einzelnen kognitiven und affektiven Prozesse werden im folgenden genauer beleuchtet. Sie stellen Ansatzpunkte für das Rückfallmangement dar (s. Kapitel „Klinische Grundlagen", S. 81).

Wird der im vorherigen Abschnitt dargelegte Gedanke weiterverfolgt, daß Craving den Rückfallantrieb beeinflußt, dann stellt sich aus psychologischer Sicht auch noch die Frage, wie die *Prozeßstruktur* der unter der Kategorie „Craving" subsumierten Einzelelemente der Momente des Erlebens und Verhaltens aussieht. Es geht dabei also um die Bezüge und Determinanten des Cravings in Hinblick auf Wahrnehmungen, Gedanken, Gefühle, Antriebe, Phantasien und Verhaltensweisen, die beispielsweise dem süchtigen Konsumakt oder einem Rückfall vorangehen.

Eine Grundfrage dabei ist, ob der allgemeine Bewußtseinszustand vor oder bei dem Rückfall nach der Taxonomie der Psychopathologie (vgl. Scharfetter 1991) als „wach" und „klar" oder beispielsweise als „getrübt" einzuordnen ist. Die klinische Erfahrung hat gezeigt, daß zumindest einige Patienten einen fast tranceartigen Zustand kurz vor und beim Rückfall haben. Viele Rückfälle kommen auch in völlig „normalen" Situationen, also fast beiläufig zustande. Wegen der klinisch-therapeutischen Relevanz ist es daher sinnvoll, eine Differenzierung des Craving-Prozesses auf der Basis einiger Erkenntnisse der psychologischen Rückfallforschung vorzunehmen. Körkel (1988) hat beispielsweise gefunden, daß eine Vielzahl von negativen Affekten, aber auch positive Affekte zur Rückfallhandlung führen können.

Einige Analysen zeigen, daß etwa 4 Jahre nach Therapieende ca. 51% der therapierten Männer rückfällig sind, während Frauen bereits nach einem halben Jahr zu 53% Rückfälle aufweisen (Küfner et al. 1988). Über einen 7-Jahres-Zeitraum sind 85% rückfällig (Maffli et al. 1995). Bei einer aktuellen Analyse der Rückfallgründe wurde deutlich, daß bei jeder Person eine breite Palette von affektiven Rückfallfaktoren wirksam wird (Tab. H-12; vgl. Maffli et al. 1995). Es zeigt sich, daß Ärger, Frustration und Langeweile bei Männern das stärkste Gewicht haben. Leider sind in dieser Kategorie heterogene Gefühle zusammengefaßt worden, denn in der Praxis begründen viele Patienten, die primär nicht verärgert oder frustriert sind und die rückfällig wurden, ihren Rückfall damit, daß ihnen wohl im Sinne von „Langeweile" „die Decke auf den Kopf gefallen“ war. Auch berichten Patienten immer wieder, daß sie „sich nur anders erleben“ wollen bzw. daß sie überhaupt etwas erleben wollen und daher trinken. Rückfälle durch den Anblick des Alkohols allein sind relativ selten.

Geht man von einem Input-Output-Modell (oder: Reiz-Reaktions-Modell) der Psychologie aus, dann geht es also um die Frage, welche Faktoren das motorische Konsumverhalten (Output) steuern. Es gibt daher drei Hauptebenen der Quelle des Cravings:

- der *sinnliche Anreiz* als direkter Reiz in Form des Suchtmittels und als indirekter Kontextreiz
- der *gedankliche Anreiz* durch die Vorstellung von der Erinnerung an die Droge und ihrer Effekte
- der *gefühlsmäßige* Auslöser.

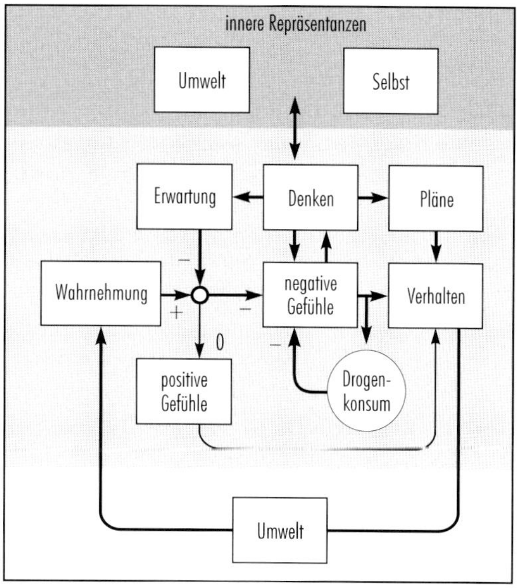

Abb. H-29: Innerpsychische Regelkreise der Sucht: Erfahrungen (Wahrnehmungen) und Phantasien (z. B. Erwartungen) von der Umwelt und der Person selbst bestimmen das Erleben. Bei einer Diskrepanz zwischen Erwartung und Wahrnehmung tritt ein negatives Gefühl (Enttäuschung, Ärger usw.) auf. Dieses Gefühl löst Denkprozesse aus, die zu Plänen führen, die über das Verhalten die Ist-Situation durch eine Beeinflussung der Umwelt im Sinne der Erwartungen verändern können. Unfähigkeit, diese Prozesse einzuleiten (mangelnde Problembewältigungskompetenz), und die aktuelle Erfahrung, daß Drogen positive Gefühlszustände bewirken können, führen dazu, daß zunehmend der Drogenkonsum zur Gefühlsregulierung genutzt wird. Eine andere Möglichkeit besteht darin, die Erwartungen (Ansprüche) zu reduzieren und auf diese Weise den Spannungszustand zu mindern. Therapeutisch wird an diesen Komponenten und an der Problembewältigungskompetenz gearbeitet.

Es zeigt sich darüber hinaus das grundlegende Problem, daß die *Gefühls-Psychologie* und ihre Taxonomie in der psychologischen Rückfallforschung wenig Berücksichtigung gefunden haben. Daß Rauschmitteleffekte zentral mit der Modifikation von Empfindungen und Gefühlen zu tun haben, wird bei der Craving-Debatte ganz grundlegend vernachlässigt.

Aus pragmatischer Sicht ist daher Craving eher als der unmittelbare *präkonsumtorische Zustand* anzusehen, der durchweg seine Genese hat und nicht ein unheimlicher, spontaner endogener Trinktrieb ist.

Ein weiteres psychologisch wichtiges Faktum im Hinblick auf das Craving ist zumindest aus planungspsychologischer Sicht der bimo-

Tab. H-12: Rückfallmotive (Mehrfachnennungen, nach Maffli et al. 1995)

	Männer	Frauen
1. Depression, innere Spannung, Unruhe	37,0 %	48,3 %
2. Ärger, Frustration, Langeweile	42,2 %	31,0 %
3. Angst, Spannung, Streß und Konflikt	31,9 %	
4. Streit, Eifersucht, Ärger, Frust	25,2 %	32,8 %
5. Konsum wegen freudiger Ereignisse, gehobener Stimmung und Glücksgefühlen	22,2 %	25,9 %
6. Konsum, um positive Gefühle zu erzielen	20,0 %	25,9 %
7. Konsum in Gesellschaft, um positive Gefühle zu erzielen	22,2 %	17,2 %
8. Substanzverlangen	14,8 %	22,4 %

dal wirksame einstellungsbedingte Widerstand gegen das Trinken (Abstinenzabsicht): Zwar verhilft eine starke Abstinenzhaltung zur Enthaltsamkeit, aber das Risiko-Wissen, den Rückfall betreffend, und das Wissen um die Abstinenzerwartungen des sozialen Umfelds bewirken Spannungen, die manchmal paradoxerweise in den Rückfall hineintreiben. Der *Druck des Abstinenzimperativs*, der Selbstzweifel, die Abstinenz einhalten zu können, und andere Elemente können nämlich einen Spannungszustand erzeugen, dessen Reduktion nur durch die entlastende Trinkhandlung möglich erscheint. Das bedeutet psychodynamisch gesehen, daß sich auch durch Trinkhemmungen ein Spannungszustand aufbauen kann, der nicht nur durch den Trinkantrieb allein zustande kommt (vgl. Abb. H-29, S. 263).

An diesem Beispiel wird auch deutlich, daß die Psychologie in all ihrer begriffstechnischen Tiefe kaum Eingang in die aktuelle Suchtforschung gefunden hat, obwohl sie zentraler Teil der Suchttherapie ist!

Hier wird unterstellt, daß eine Ursache dieser neurobiologischen Vereinfachungen der Suchtpsychologie in der Theorieschwäche liegt; in der Suchttherapie wird wenig theoretisiert, und die *theoretische Forschung* der *Psychologie* findet, wie erwähnt, *wenig Eingang* in die *therapeutische Praxis*.

Integratives systemisches Modell der Psychologie der Sucht

In der Praxis zeigen sich Suchtkranke aus psychopathologischer Sicht relativ unauffällig, zumindest wenn man das Verhalten als „evidenz-orientiert" klassifiziert und nicht nur prinzipielle Hypothesen für die Therapie in den Raum stellt. Dennoch bleibt unbestreitbar, daß Suchtkranke in der Regel ein polymorphes Bild diskreter psychopathologischer Auffälligkeiten zeigen.

Es gibt viele Beschreibungen und Typisierungen (von Psychiatern und Psychoanalytikern) von spezifischen klinischen Verhaltensauffälligkeiten Suchtkranker, die entgegen den meisten testpsychologischen Ergebnissen typisch für Suchtkranke sein sollen (vgl. Lürssen 1976, Grünberger 1977, Küfner 1981, Rost 1986, Heigl-Evers u. Standke 1989). Auch die psychologische Analyse der Selbstbeschreibungen der Anonymen Alkoholiker gibt ein typisches Bild der Alkoholkranken, die ja im Rahmen der Selbsthilfevereinigungen professionelle Deutungen der Sucht ablehnen. Es werden Störungen der Affekte, der Impulskontrolle u. dgl. berichtet. Folgende unvollzählige Merkmalsbeschreibungen, die beobachtungsorientiert oder aber auch theoretisch orientiert sind, finden sich in der Literatur. Sie sind hier nach systematisch-psychologischen Gesichtspunkten zusammengefaßt. Mit dieser Darstellung wird übrigens weder eine Grundtypologie noch eine psychologische Ätiologie vorgeschlagen (Tab. H-13).

Bei Betrachtung dieser Merkmale entsteht zunächst der Eindruck, daß es sich um völlig unterschiedliche Phänomene handelt. Es wird aber zu zeigen sein, daß diese Kategorien Kennzeichen spezifischer Betrachtungsweisen einzelner psychischer Funktionen sind, die sich in der systemischen Sichtweise verbinden lassen: Impulsives Verhalten kann als Korrelat eines affektiven Exzesses wie auch als Ausdruck einer mangelnden Affektkontrolle oder als Ausdruck eines labilen Selbstbildes interpretiert werden.

Ein in der klinischen Arbeit häufig beobachtbares Beispiel:
Bei der morgendlichen Visite erklärt ein am Vorabend eingewiesener obdachloser Alkoholiker, daß er eine Entgiftung durchführen wolle, da er vom Alkohol und seinen Folgeproblemen nun genug habe. Nach der Visite soll er helfen, sein Bettzeug zu wechseln, da er im Rausch ins Bett uriniert hatte. Er weigert sich, dies zu tun, und sagt zur Krankenschwester: „... es ist ja Ihre Aufgabe als Schwester, dies zu tun". Die Schwester wendet sich daraufhin ab. Nach dem Mittagessen will er sofort entlassen werden.
Die suchtpsychologische Rekonstruktion des kurzen Verlaufs ergibt folgendes Bild:
Es kann zunächst von einer „Labilität" (klassisch: „Willensschwäche") die Rede sein: Suchtkranke geben bei der Visite häufig vor, etwas tun zu wollen, also etwa eine Entgiftung durchführen zu wollen. Sie geben dann diesen Vorsatz wenige Stunden später wieder auf und wollen trotz kritischer Hin-

Tab. H-13: Häufig beobachtete und klassifizierte Verhaltensauffälligkeiten bei Suchtkranken (nach Tretter 1993a)

1. Affektstörungen:

- Impulsivität (Fenichel 1954)
- gehemmte Aggressivität (Antons 1978, S. 38)
- Autoaggression (Antons 1978, S. 38)
- depressive Züge (Antons 1978, S. 38)
- Isolationsgefühl (vgl. Neuendorff u. Schiel 1982, S. 39, S. 42)
- Affektintoleranz gegen Angst und Depression (Krystal u. Raskin 1983)
- Schuldgefühle (Neuendorff u. Schiel 1982, S. 41)
- Affektlabilität (Rauchfleisch 1972, S. 38)

2. Sozialverhalten:

Es ist von einer vielschichtigen „Egozentrik" geprägt:
- Autonomiestreben (Antons 1978, S. 38)
- Dominanzstreben (vgl. Neuendorff u. Schiel 1982, S. 44)

3. Selbstbild:

- Es ist von Labilität mit anhaltendem negativen Selbstwert geprägt, wobei phasische Episoden unrealistischer Selbstüberhöhung auftreten können:
- Selbstüberschätzung (vgl. Neuendorff u. Schiel 1982, S. 48)
- Hilflosigkeitsgefühle (Krystal u. Raskin 1983, S. 16)

4. Regulative Prozesse:

- Externalisierung von Problemen, externale Kausalattribution (vgl. Lürssen 1976; Burian 1984, S. 28; Petry 1985, S. 23)
- Ich-Schwäche (Rado 1926)
- Schwanken zwischen Befriedigung von Bedürfnissen und Unterwerfung gegenüber restriktiven Über-Ich-Anforderungen (Rauchfleisch 1971, Wurmser 1987)
- Außenreizabhängigkeit (Brand-Jacobi 1983)
- Narzißmus (v. Scheidt 1976)
- Unkontrollierbarkeit der Affekte (Neuendorff u. Schiel 1982, S. 40)
- Unmäßigkeit (Neuendorff u. Schiel 1982, S. 43)
- Spannungszustände mit Unfähigkeit, die Spannung zu ertragen (Berner u. a. 1963)
- gestörte Realitätsanpassung (vgl. Lürssen 1976)
- Dominanz des Lustprinzips (Battegay 1978)
- Unersättlichkeit (Battegay 1978)
- mangelnder Reizschutz (Rado 1926)
- mangelnde Innen- und Außendifferenzierung (Heigl-Evers 1985)
- mangelnde Realitätsprüfungsfunktion (Heigl-Evers 1985)

weise von ärztlicher Seite entlassen werden. Bei diesem Motivationswandel ist meist nicht nur der „Suchtdruck" verantwortlich. Es bietet sich vielmehr eine andere Interpretation an: Die Auseinandersetzung über das Bettenbeziehen beruht auf einer „gestörten Realitätsanpassung" (Klinikjargon: „überhöhte Anspruchshaltung"), also auf einem fordernden Verhalten gegenüber der Umwelt, ohne selbst einen Verhaltensbeitrag zu leisten, damit sich die Situation in der gewünschten Weise verändert. Hier könnte auch von „Frustrationsintoleranz" gesprochen werden: Wenn nun die Schwester das Bett nicht überzieht, sondern den Patienten stehen läßt, dann ärgert sich der Patient und verurteilt die gesamte Klinik, sucht sich Verbündete usw. Dabei kann auch von „Affektintoleranz" die Rede sein, weil der Patient mit diesen eskalierenden Affekten nicht umgehen kann. Man kann nun im Hintergrund dieser Anspruchshaltung und in dieser Situation ein Erleben eines unausgewogenen sozialen Beziehungsgefüges sehen. Der Patient erwartet infantil eine mütterliche Versorgung, die ihm nun verwehrt wurde. Daher kann auch von einer „narzißtischen Störung" gesprochen werden oder aber von einer dahinterliegenden „unersättlichen Sehnsucht nach Liebe", die durch das Verhalten der Schwester enttäuscht wurde.

Solche Interpretationen können weitergeführt werden. Entscheidend ist: Eine Verhaltensepisode kann verschieden akzentuiert wahrgenommen und gedeutet werden, indem ein bestimmter Aspekt der psychischen Prozesse hervorgehoben wird. Dies ist der zentrale

Grund, eine Rekonzeptualisierung der Psychopathologie vorzunehmen:

- Es müssen die wesentlichen *Begriffe in ihren Zusammenhängen* bereits grundlegend konstruiert sein.
- Es müssen *Funktionsmodelle* expliziert werden, die das Zueinander der einzelnen Funktionen klären.

Ein Regulationsmodell der Psyche, das die *Sollwert-Ebene,* in Form von Erwartungen und Plänen, und die Istwert-Ebene, in Form von Wahrnehmungen und realisiertem Verhalten, auf die affektiv-kognitive *Verarbeitungsebene* bezieht, wurde im Eingangskapitel bereits dargestellt. Dieses Konzept der Selbstregulation (bzw. psychischer Regulationsprozesse) ist, wie vorher gezeigt wurde, sowohl in der Psychoanalyse als auch in der Verhaltenstherapie verankert. Während die Psychoanalyse bereits von Anfang an durch die Konstrukte „Ich", „Über-Ich" (externe Sollwerte) und „Es" (interne Sollwerte) als kybernetische Psychologie verstanden werden kann, ist das bei der Verhaltenstherapie nicht so offensichtlich (vgl. jedoch Schneider 1982).

Auf der Basis dieser Konzeption der innerpsychischen Dynamik bei Suchtproblemen kann also ein komplexes, aber praxisorientiertes Modell aufgebaut werden.

- Die Ebene der *Sollwerte*, also der nach außen gerichteten Wünsche, Erwartungen, Hoffnungen und dergleichen bzw. der auf sich selbst bezogenen Pläne des Handelns
- Die Ebene der *Istwerte* als Wahrnehmungen von der Umwelt und des Selbst
- Die Ebene der *überdauernden affektiv-kognitiven Strukturen* vom *Selbst* und von der *Umwelt,* etwa im Sinne der kognitiven Schemata oder der Objektrepräsentanzen bzw. der Selbstrepräsentanzen.

Die Funktionsabläufe sind dann so, daß eintreffende Wahrnehmungen mit der Erwartung verglichen werden. Wenn die Wahrnehmungen die Erwartungen unterschreiten, dann entstehen negative Affekte, die zum (erneuten) Konsum von Rauschmitteln führen.

Der Rauschmittelkonsumeffekt besteht in der raschen Reduktion des negativen Affekts, der subjektiv als positiver Affekt wirkt, wodurch das Rauschmittelkonsumverhalten verstärkt wird. Auch der Rausch erlaubt die Wahrnehmung des Realen abzuschwächen, so daß der resultierende Affekt positiver wird. In der Folge werden die alternativen Strategien der Bewältigung negativer Affekte zu wenig trainiert, so daß die Patienten über die Jahre hin immer hilfloser gegenüber den Widrigkeiten des Lebens werden (Abb. H-28).

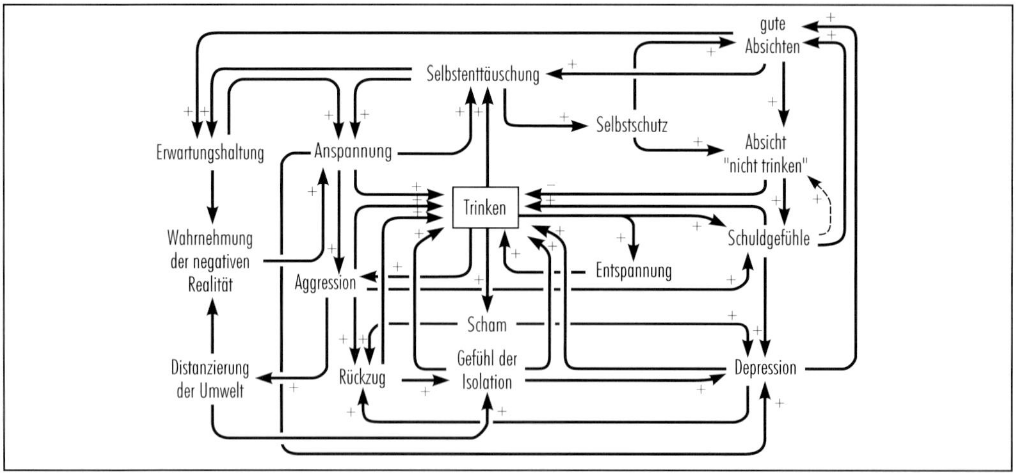

Abb. H-30: Ein hypothetisches Bedingungsgefüge süchtigen Verhaltens: Trinken wird von mehreren Faktoren angetrieben – Zustände der Anspannung führen direkt zum Trinken oder zu Aggressionen bzw. zu Depressionen mit Bewältigungsversuchen, die wiederum die Anspannung erhöhen, mit der Folge, daß getrunken wird. Dies bewirkt Schamgefühle, aber auch Entspannung, mit der Selbstverstärkung des Trinkens. Viele Kreisläufe als verstärkende Nebenwirkungen steigern das Trinken. Nur Einsichten in die negativen Folgen des Trinkens (Depressionen, Aggressionen usw.) und entsprechend stabile Absichten, nicht zu trinken, können dem entgegenwirken.

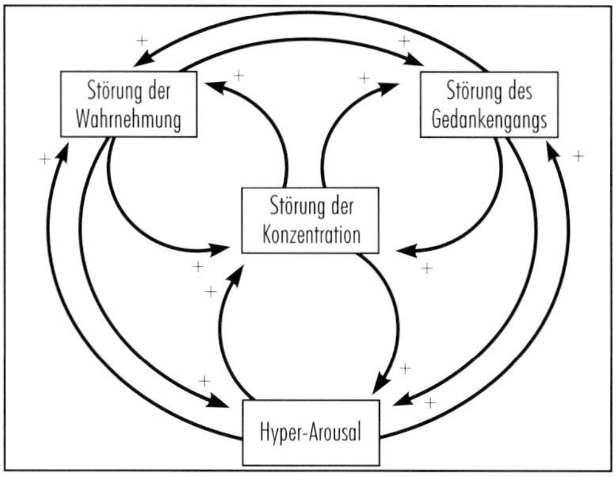

Abb. H-31: Ein hypothetisches Beschreibungsmodell zur systemischen Dynamik einiger Symptome drogeninduzierter paranoid-halluzinatorischer Psychosen: Die teufelskreisähnlichen Wechselwirkungen zwischen Störungen psychischer Partialfunktionen wirken als Verstärkung der einzelnen Störungen.

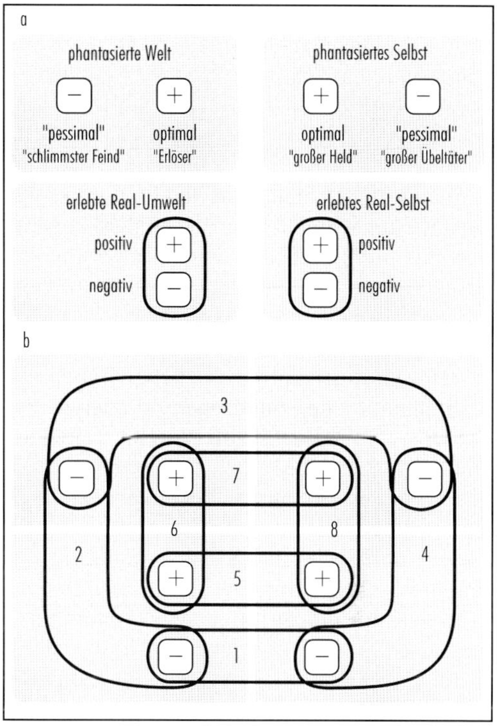

Abb. H-32: Die funktionelle Bedeutung der „Erfahrungsmatrix" bei paranoid-halluzinatorischen Psychosen: Für eine ungestörte Informationsverarbeitung (a) müssen die Grenzen zwischen Phantasie- und Wirklichkeits-Erleben und zwischen Selbst und Umwelt klar sein, wobei positive und negative Aspekte gekoppelt sein müssen. Bei entwicklungsbedingten Störungen dieser Grenzen (b) können wahnhafte Verbindungen zwischen Teilen der Erfahrungsmatrix hergestellt werden: z. B. negative Erfahrungen mit sich selbst werden mit negativen Umweltereignissen in Verbindung gebracht (1) (z. B.: beobachtet oder bestrahlt werden), die schließlich als „Phantasie-Umwelten" etwa in Form von Agentenringen als Beobachter ausgedehnt werden (2), wobei ein zusätzlich negatives Selbstbild etwa als großer Übeltäter (3 u. 4) zu einer Weltuntergangsstimmung führen kann. Andererseits kann ein positives Selbstbild als „großer Held" (8) ein Gegengewicht zur negativen Umwelt herstellen. Auch andere Wahnbildungen sind möglich (5, 6, 7; vgl. Kernberg 1976, Ciompi 1982, Tretter 1985).

In der Therapie lernen die Patienten demgemäß:

- die Erwartungen an die Umwelt und an sich zu reduzieren und stärker zu staffeln,
- die Realität differenzierter wahrzunehmen („das Gute des Bösen"),
- durch kognitive Strukturierung negative Situationen besser zu managen.

Das systemische Konzept, wie es hier grundlegend propagiert wird, bietet auch im konkreten Umgang mit dem einzelnen Patienten Vorteile, denn bei jedem einzelnen Menschen läßt sich ein individuelles Bedingungsgefüge des süchtigen Verhaltens ausfindig machen. Dies ist im Rahmen des „idiographischen Modellierens" (vgl. Schiepek 1991) möglich. Dabei werden einzelne Faktoren unabhängig von der eben dargestellten Taxonomie – beispielsweise so, wie sie vom Klienten expliziert werden – in ihren Wechselbeziehungen dargestellt (Abb. H-30).

Meist am Ende der Explorationsphase wird somit das zirkuläre symptomatische Bedingungsgefüge des Drogenkonsums deutlich, nachdem mit dem Patienten praktisch listenartig die Effekte des Drogenkonsums und die Auslöser erhoben worden sind. Mit der systemischen Darstellung der Symptomatik des Drogenkonsums kann die Komplexität des individuellen Suchtsyndroms herausgearbeitet werden und gesucht werden, wo der „Hauptgenerator" des dynamischen Geschehens zu lokalisieren ist. Es kann „Depression" oder „Angst" sein, eine Symptomatik, die zwar erhoben werden kann, aber deren vielschichtiges Bedingungsgefüge erst durch die systemische Darstellung transparent wird.

Systemisches Denken kann auch pathologische Rauschphänomene und drogeninduzierte Psychosen besser erfassen helfen. Beispielsweise kann bei Amphetaminen oder bei Halluzinogenen eine paranoide Psychose auftreten. Den psychosenerzeugenden Mechanismus kann man sich analog zu Modellen der Schizophrenie (vgl. Böker u. Brenner 1989) wie folgt vorstellen: Die noradrenerge Aktivierung führt zu einer Störung der Konzentration, was eine veränderte Wahrnehmung bedingt, die wiederum eine Veränderung des Gedankengangs bewirkt, mit der Folge einer Steigerung des Arousals usw. Die zirkuläre Kausalkette kann an verschiedenen Stellen in Gang gesetzt werden (Abb. H-31, S. 267).

Beim Versuch, die verschiedenen Typen von Wahnphänomenen bei drogeninduzierten Psychosen zu verstehen, kann man sich auch auf ein modifiziertes Modell der Psychoanalyse, das sich auf das Konstrukt der Objekt- und Subjektrepräsentanzen stützt, beziehen (vgl. Kernberg 1976). Bei diesem Modell wird betont, daß die Matrix der Erfahrungen durch insuffiziente Mutter-Kind-Interaktionen von einer unzulänglichen Integration „guter" und „böser" Anteile der Erfahrungen und einer zugleich unzulänglichen Differenzierung von „Selbst" und „Objekt" gekennzeichnet ist. Dadurch kann in Belastungssituationen eine Dissoziation des Erlebens in psychotischer Weise erfolgen (Abb. H-32, S. 267).

Die hier dargestellten systemischen Konzepte psychischer Faktoren einiger Aspekte der Suchtentwicklung können eine Belebung der „Theorie der Sucht" bedeuten (vgl. Feuerlein 1986, Tretter 1987, 1990).

Konsequenzen für die Suchttherapie

Dieses strukturierte Funktionsmodell der süchtigen Steuerung zeigt Möglichkeiten der therapeutischen Intervention auf unterschiedlichen Prozeßstufen auf. Überhöhte Erwartungen, unrealistische Wahrnehmungen, undifferenzierte Affekte, unzulängliche Abstimmung von Affekten und Denken, überhöhte Leistungsziele u. dgl. können punktuell und doch in einem gesamthaften Funktionsverständnis therapiert werden.

Auch sind in der Therapie Suchtkranker einige selbstbezogene Sollwerte sehr relevant:

- Ich soll *stark* sein (alles meistern und im Griff haben, aushalten können usw.)
- Ich soll *schön* sein (anziehend sein, lieblich wirken usw.)
- Ich soll *gut* sein (Verständnis haben, stützend sein, zuverlässig sein usw.)

Das Problem mit der Konstruktion dieser Sollwerte liegt darin, daß sie auf das Selbst bezogen sind und (vermeintlich) von außen kommen: es wird von einem erwartet, daß man stark usw. ist. Dabei ist aber die Relativität dessen, was beim anderen als stark, schön, gut usw. gilt, nicht bedacht, da diese Werte schwerlich genau voraussehbar und explizierbar sind.

Daher ist die Relativität dieser auch im engeren Sinne verstandenen „Soll-Werte" und der „Soll-Nicht-Werte" als Gegenwerte (schwächlich wirken, abstoßend sein, schlecht sein) auch von großer therapeutischer Relevanz. Die Schwäche des Starken kann nämlich ebenso liebenswert sein, ein scheinbar häßliches Merkmal kann Mitgefühl auslösen, etc. Durch die therapeutische Intervention können die für die jeweilige Person bedeutsamen Sollwerte expliziert werden und neue Relativierungen erfolgen.

Zusammenfassung

Die attraktivste wissenschaftliche Basis für das Verständnis der individuellen Ursachen der Sucht liegt in der Neurobiologie. Unzählige Einzelfakten drängen zu einem Verständnis der Gehirnprozesse als zusammenhängendes System.

Die Psychologie der Sucht beruht v.a. auf Konzepten der Psychoanalyse und der Lerntheorie bzw. der Verhaltenstherapie. Versucht man, die Sucht phänomenspezifisch psychologisch zu verstehen, dann ist es nötig, noch weitere theoretische Konzeptionen zu nutzen. Das aus der Verhaltensbiologie und Neurobiologie stammende Konzept des „Craving" ist aus psychologischer Sicht zu undifferenziert. Die Psychologie des Rausches ist von der des süchtigen Verlangens auch abzugrenzen und dann zu verbinden. Auch die Psychologie des Rückfalls greift weit über ein Craving-Konzept hinaus.

Schließlich hilft ein systematisch entwickeltes, systemisches Konzept der Psyche, das psychische Prozesse und Zustände als ein Gefüge von gekoppelten Regelkreisen begreift, eine Vielzahl psychischer Besonderheiten Suchtkranker zu verstehen.

Mensch, Sucht und Umwelt

Das Verhalten eines Menschen ist nicht nur von angeborenen Faktoren abhängig, sondern auch von dessen aktuellen Befindlichkeiten. Diese sind wiederum Folgen von *äußeren Bedingungen*. Das bedeutet, daß die Umwelt ein verhaltensbestimmendes Gewicht besitzt. Darüber hinaus beeinflußt auch das gezeigte Verhalten einer Person die Umweltverhältnisse. Der *Mensch* steht also in einer mehr oder weniger ausgeprägten *Wechselwirkung mit seiner Umwelt*.

Diese Betrachtungsweise führt zu einer Art *umweltbezogenen Anthropologie*, die als „Humanökologie", als die Wissenschaft der Mensch-Umwelt-Beziehungen auf individueller (Individualökologie) wie auf kollektiver (Sozialökologie) Ebene, existiert. Hier werden die Grundaspekte der Individualökologie kurz dargelegt.

Bausteine einer „Ökologie der Person"

Die einzelnen Denkansätze der Psychologie und der Medizin verlieren in der Regel nicht nur den ganzen Menschen, sondern auch seine *Umweltbezüge* aus dem Auge.

Was also zunehmend nötig ist, ist ein Modell, das auf die *Lebensbereiche der Person* bezogen versucht, die ablaufenden *Interaktionen* zu betrachten. Dabei geht es um Betrachtungen über die *Gleichgewichte* und *„Nichtgleichgewichte"*, also banaler, aber sehr zutreffend gesagt, um den *„Haushalt der Beziehungen"*. Mit dieser begrifflichen Transformation wird der Bereich der akademischen *Ökologie* (Wissenschaft vom Haushalt der Natur) benützt. Tatsächlich hat sich in den 70er Jahren eine Disziplin konstituiert, die als *„Humanökologie"* bezeichnet wird. Sie baut auf die in dem hier dargestellten Sinn bereits vorhandenen ökologischen Orientierungen der Psychologie, Medizin, Pädagogik usw. auf und bemüht sich um ein differenziertes umweltbezogenes und dennoch integratives Bild vom Menschen („Ökologie der Person").

Eine *Ökologie der Person (oder: des Individuums)* ist erst aspekthaft möglich, sie läßt sich wegen ihrer Komplexität nur im Rahmen von multidisziplinären Arbeitsgruppen entwickeln. Der wissenschaftliche Hintergrund einer „Ökologie der Person" ist im Bereich der Humanökologie zu suchen. Diese Disziplin zeigt ein spezifisches Repertoire von Begriffen, Methoden und Theorien, die hier kurz dargestellt werden:

Begriff „Umwelt"

Der Begriff „Umwelt" wird im wissenschaftlichen Sprachgebrauch so verwendet, daß zwischen sozialer, materieller, natürlicher, technischer usw. Umwelt differenziert wird. Vom Autor wurde einmal versucht, eine Zusammenfassung dieser Begriffsvarianten darzustellen (Abb. H-33). Sie soll zu einem differenzierteren Sprachgebrauch verhelfen.

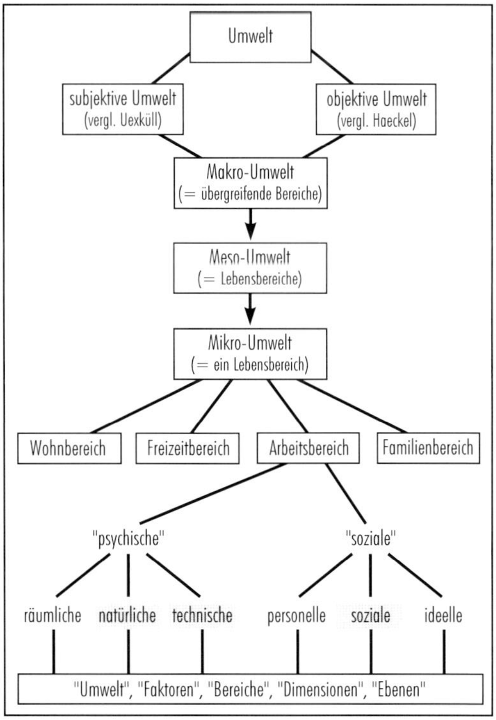

Abb. H-33: Semantische Struktur des Umweltbegriffs (nach Tretter 1989b).

Begriff „Beziehung"

Der Begriff „Beziehung" besagt allgemein, daß zwischen zwei Einheiten (z.B. Elementen eines Systems) ein realer oder ein fiktiver (konstruierter) Zusammenhang oder eine *Verbindung* besteht. Der Ausdruck Beziehung bedeutet also Kontakt, Zuordnung, usw. In der Mathematik wird auch von „Relation" gesprochen. Das hier angestrebte weite und abstrakte Begriffsverständnis von „Beziehung" weicht vom Alltagsverständnis ab, weil dabei meist nur soziale Beziehungen gemeint sind. Etwas wahrnehmen, etwa einen über dem Weg liegenden Baumstamm beim Spaziergang, ist aber ebenfalls im weitesten Sinne eine Beziehung (Reaktion) - die vom Baumstamm reflektierten Lichtstrahlen erreichen die Netzhaut der Person, je nach Tageszeit und Sehschärfe der Person. Es handelt sich dann um eine Einwirkung auf die Person und in gewisser Hinsicht auch um eine Auswirkung des Baumstamms. Der Begriff der Beziehung kennzeichnet in dieser Betrachtungsweise einen Effekt oder einen Begleitumstand einer Beziehung. Tiefgreifende erkenntnistheoretische Betrachtungen können zu diesem Begriff hier allerdings nicht angestellt werden. Es steht jedenfalls fest, daß auch der Begriff der sozialen Beziehungen auf der Erfahrung der „Gerichtetheit" der Beziehung beruht. Einem intensiv (oder gar wahnhaft) Verliebten erscheint die Geliebte extrem attraktiv, die Geliebte nimmt jedoch den Verehrer kaum oder gar nicht war. Für den Verliebten wird jede Regung der Angebeteten zum Signal, auch wenn es sich nur um völlig unwillkürliche Gesten handelt. Wird allerdings ein Partner eines realen Paares befragt, welche Beziehung er zu seiner Partnerin hat, dann wird der Beziehungsbegriff bilateral interpretiert. Genau genommen wird dabei das „Hin und Her" des sozialen Austauschs beurteilt.

Wenn die Gerichtetheit, die „Direktionalität" von Beziehungen bzw. von Beziehungsaspekten betrachtet wird, dann kann auch von *„Geben"* und *„Nehmen"* die Rede sein. „Geben" und „Nehmen" hat Inhalte, wie Zuwendung, Unterstützung usw. Das Urteil des über seine Beziehung Befragten beruht dann auf dem Verhältnis über verschiedene Ebenen des Austauschs hinweg, also auf dem „Beziehungsverhältnis" oder den „Beziehungsbeziehungen".

Der Begriff Beziehung kann bei genauerer Betrachtung ähnlich wie der Umweltbegriff untergliedert werden (Tab. H-14).

Der Begriff Beziehung kann auch ausgetauscht werden mit Begriffen wie „Kontakt", „Verbindung" u. dgl., obwohl dies dem alltäglichen Sprachempfinden zuwiderläuft, denn ein (interpersoneller) Kontakt wird noch nicht als Beziehung begriffen. Hier wird aber der Beziehungsbegriff akademisch gedacht und damit als besonders allgemeine Kategorie konzipiert.

Die Begriffe *Geben* und *Nehmen* können auf einer tieferen Sinnebene sprachlich noch weiter differenziert werden. Der Begriff „Geben" muß zunächst erweitert werden, vor allem um den Aspekt der Potentialität, d.h. um das *„Geben-wollen"* und *„Geben-können"* im Sinne von Bieten. Auch der Begriff „Nehmen" muß mit dem Begriff des *„Nehmen-wollens"* und des *„Nehmen-könnens"*, und zwar im Sinne des Forderns, ergänzt werden. Zentrale Kategorien der Beziehungsanalyse sind daher Geben/Bieten und Nehmen/Fordern. Das Verhältnis, also

Tab. H-14: Folgende Komponenten bzw. Aspekte des Begriffs „Beziehung" können unterschieden werden.

- *Zeitaspekt:* kurzfristige B., aktuelle B., mittelfristige B.
- *Raum* (auch methaphorisch bzw. topologisch): lokale B., weiträumige B., fokale B., Innen-B., Außen-B.
- *Epistemologie:* subjektive B., „objektive" B.
- *Direktionalität:* B. „weg von", B. „hin zu"; selbstbezügliche B.
- *Modalität:* physisch-materielle B., informationelle (ideelle) B.
- *Qualität:* „positive" B., „negative" B.
- *Intensität:* starke B., schwache B.
- *Quantität:* viele Ben., wenige Ben.
- *Frequenz:* häufige Ben., seltene Ben.
- *Wirkung:* steigernde B., hemmende B.
- *Funktion:* stabilisierende B., destabilisierende B.
- *Kontext:* Arbeits-B., Familien-B.

Es ist daher möglich, eine konkrete Beziehung beispielsweise als eine aktuelle, subjektiv intensive, informationelle Arbeitsbeziehung zu charakterisieren.

etwa das relative Ausmaß von Bieten und Fordern (oder Verweigern und Fordern), bestimmt die Qualität einer sozialen Beziehung (Abb. H-34).

Diese Kategorien sind als Denkraster in der Psychiatrie nicht nur bei Suchtkranken hilfreich.

Wichtig sind in dieser Hinsicht noch die *Inhalte* (Objekte, Medien) des Austauschs: Liebe, Status, Dienstleistungen, Information, Geld, Güter (Tab. H-15; vgl. Foa u. Foa 1980). Diese „Objekte" sind nach Foa u. Foa (1980) nur teilweise substituierbar, und zwar in Hinblick auf den Grad ihrer *„Partikularität"*: Geld und Liebe lassen sich schwer gegenseitig austauschen, Güter und Informationen sowie Geld und Informationen sind relativ leicht austauschbar. In der Bewertung von Austauschobjekten ist der Aspekt *„Konkretheit"* ebenfalls wichtig: Güter und Dienstleistungen sind konkret und lassen sich relativ leicht bewerten, Status und Information sind hingegen abstrakt und lassen sich schwerer bewerten. Im Rahmen dieser beiden Dimensionen, der *Partikularität* und der *Konkretheit,* lassen sich Konflikte über Austauschobjekte in Beziehungen leichter verstehen (vgl. Foa u. Foa 1980).

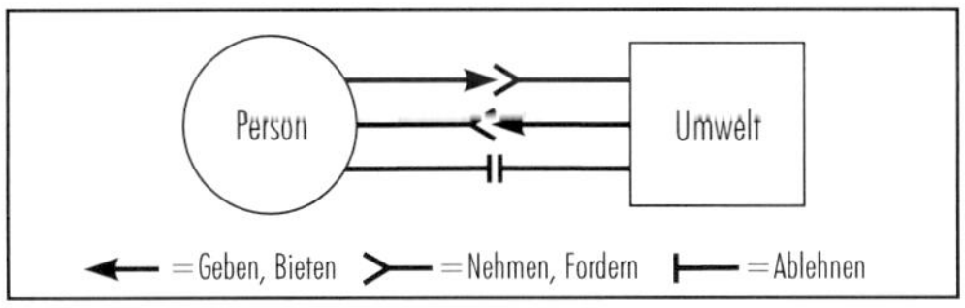

Abb. H-34: Person-Umwelt-Beziehungen als Gefüge von Geben-Nehmen-Relationen.

Tab. H-15: Geben und Nehmen von Inhalten des interpersonellen Austauschs

Geben	Inhalt („Signal der")	Nehmen
ausgeben	Anerkennung	einnehmen
hingeben	Ablehnung	hernehmen
abgeben	Belastung	annehmen
(an)bieten	Zuwendung	fordern
usw.	usw.	usw.

Für die Praxis hat dies die Bedeutung, daß mit einem Patienten oder einer gefährdeten Person das Geben-Nehmen-Verhältnis zur Umwelt untersucht werden kann, etwa bzgl. des Gefühls, ausgenutzt oder „ausgebrannt" zu sein. Auf diese Weise kann die *Geben-Geben-Relation* (und auch die *Nehmen-Nehmen-Relation*) etwa in einer Partnerschaft (was gibt A und was gibt B usw.) untersucht werden. Durch dieses strukturierte Vorgehen läßt sich in der Therapie bei Patienten häufig ein gestörtes soziales Beziehungsgefüge identifizieren.

In Hinblick auf diese Sichtweise finden sich bei *suchtkranken Patienten* häufig folgende Beziehungsstörungen:

- Suchtkranke können schwer „nein sagen". Dieses Beziehungsgestaltungsproblem kann als Defizit im Sich-Abgrenzen bzw. im Sich-Nehmen-Lassen gesehen werden. Das heißt, daß die Person das an die Umwelt gerichtete Fordern minimiert und andererseits der Umwelt keine Grenzen setzen (= geben) kann. Dies entspricht suchtstoffbezogen sinngemäß der *„Abstinenzunfähigkeit"*.
- Suchtkranke zeigen oft die Neigung, sich zu viel zu zumuten oder zumuten zu lassen. Dieses Problem kann als ein Zuviel des Gebens und des Sich-Nehmen-lassens verstanden werden. Das heißt, daß die Person sich durch Beanspruchungen Kräfte und Energien nehmen läßt, was zur *Selbstzerstörung* führen kann.
- Die Tendenz zum Exzeß und zur Eskalation. Dieses Problem verweist auf Defizite im Gegensteuern. Das heißt, daß das Zurückhalten, das Nicht-Geben defizient ist. Dies entspricht dem *„Kontrollverlust"*.
- Bei Suchtkranken kann auch häufig ein starkes Bedürfnis und die Erwartung festgestellt werden, daß die personelle Umwelt *Anerkennung* und Unterstützung gibt. Dies macht die Umwelt aber nur, wenn sie sich dazu veranlaßt fühlt. Dies hängt wiederum davon ab, ob die betroffene Person die Fähigkeit besitzt bzw. zeigt, von der Umwelt die Anerkennung zu fordern. In diesem Sinne zeigen dann Suchtkranke erfahrungsgemäß eine mangelnde Kompetenz, bei der sozialen Umwelt die „Produktion" von Anerkennung hervorzurufen. Höchstens im Rausch provozieren sie die erwünschte soziale Anerkennung oder Aufmerksamkeit.

- Bei manchen Suchtkranken fehlt, wie die klinische Erfahrung zeigt, eine ausgewogene Bilanz der Liebe, sie wird ersehnt, der Kranke kann sie aber immer weniger erlangen.

Eine wichtige begriffliche Erweiterung des Themas „Beziehung" bzw. „Beziehungshaushalt" liegt darin, das *Doppelverhältnis* von *Geben* (Leisten) und *Nehmen* (Fordern) einerseits *bezogen auf die Person* und andererseits *bezogen auf die Umwelt* zu betrachten. Für die Person ist es relevant, ein ausgewogenes Verhältnis von Hergeben und Einnehmen zu erfahren. Diese Erfahrung hängt eben auch von den Merkmalen der Umwelt ab, denn die Forderungen der Umwelt und die Angebote der Umwelt müssen ebenfalls in einem „guten" Verhältnis zueinander stehen. Insgesamt ist also das Person-Umwelt-Verhältnis der personellen Kompetenz zu Geben im Hinblick auf das Bedürfnis, etwas zu bekommen (passendes Nehmen/Geben-Verhältnis), von dem Verhältnis zu den Umweltalternativen der Anforderungen und der Angebote abhängig. Es ist also so, daß das *Lebensgefühl* der Person von *vier relationierten Faktoren* abhängt:

- von der *Kompetenz* (oder *Performanz*) der Person
- im Verhältnis zum *Bedürfnis*, Wunsch, oder Plan der Person einerseits
- in Beziehung zum Verhältnis von *Anforderungen der Umwelt* und
- *Angebot* auf seiten der *Umwelt*.

Modelle einer „Ökologie der Person"

Diagnostisch ist zunächst in der Regel eine genauere *Umweltbeschreibung* durch den Patienten sinnvoll. Für den Untersucher ist dabei eine konzeptuelle Differenzierung der „Umwelt" oder der „Situation" des Patienten nach „Lebensbereichen" wie Arbeit, Wohnen, Familie und Freizeit praktisch nützlich. So können die Beziehungen zu diesen Bereichen in Geben-Nehmen-Relationen transformiert werden. In einem weiteren Schritt können gemäß der Differenzierungsmöglichkeiten des Begriffs „Umwelt" die „subjektive" und die „objektive" Umwelt, die „sozialen" und die „physischen" Aspekte der betreffenden Umweltbereiche usw. betrachtet werden, was beispielsweise in der Exploration in klinischen Handlungsfeldern nützlich ist. In der klinischen Praxis wird zwar bisher bereits nach solchen Kategorien gefragt, wobei im Gegensatz zu einer ökologischen Exploration nicht auf die Vernetzung dieser Bereiche geachtet wird, sondern gleichsam nach orthogonalen Achsen gefragt wird, etwa in Form von Checklisten, die zur listenartigen Charakterisierung des Patienten dienen. Damit sind im wissenschaftlichen Sinn bestenfalls Grundlagen für eine triviale Deskriptivstatistik, jedoch nicht für Zusammenhangsaussagen gegeben. Bestimmte Berufe beispielsweise haben Implikationen für die Freizeit (z.B. Schichtdienst) und auch für die Familie (z.B. Vertreterberuf) usw. Die Wechselwirkungen dieser Strukturmerkmale der einzelnen Lebensbereiche sind auch in der Streßforschung noch unzulänglich untersucht.

Die Humanökologie der Person erlaubt es nun im Bereich der interaktionistischen Modelle, mehrere miteinander verbundene Teil-Modelle zu nutzen, um ein *Ökosystem einer Person*, also die „Ökologie der Person", zu beschreiben und zu analysieren.

1. Ein einfaches humanökologisches Modell, das sich am Reiz-Reaktionsmodell orientiert, ist ein *Lebensstilmodell*. Zentrale Konstrukte sind *Lebenssituation* mit den Unterbereichen Arbeit, Wohnen, Familie, Freizeit, als Repertoire an Stimuli, wobei die bereichsspezifischen Merkmale zu explizieren sind. Darüber hinaus sind die Begriffe *Lebenskonzept* (Programm, Pläne, usw.) und *Lebensgefühl* als erlebte Resultante des Vergleichs der Soll-/Ist-Relation der Lebenssituation zentral. Schließlich ist die Kategorie *Lebensstil* relevant, die als Muster der Lebensführung zu definieren ist. Der Lebensstil bestimmt teilweise die Lebenssituation und auch Mikroereignisse und hat damit potentiell eine pathogene Relevanz. Suchtkranke fallen häufig dadurch auf, daß sie zunächst unter objektiv akzeptablen Lebensbedingungen leben, jedoch ein „ungutes" Lebensgefühl haben (das übrigens auch genetisch determiniert sein könnte) und in der Folge einen Lebensstil praktizieren, der ihrem Lebensziel entsprechen sollte, obwohl dieses Ziel überhöht oder in anderer Hinsicht inadäquat ist. Häufig sind dabei schonungslos leistungsorientierte Muster der Lebensführung

zu beobachten, manche Alkoholiker arbeiten extrem, brechen dann mit einem Alkoholexzeß zusammen, verlieren alles, machen eine Therapie, bauen wieder alles auf, brechen wieder zusammen, machen eine Therapie usw. Der Kreislauf wird erst unterbrochen, wenn ein ökosystemisches Verständnismodell, wie eben ausgeführt, als Leitlinie für die therapeutischen Prozesse genutzt wird.

2. Auf einer globaleren Ebene läßt sich ein beziehungstheoretisches Modell formulieren, das auf der Basis der Geben-Nehmen-Relation sich in etwa wie folgt darstellt: Die *Person* ist im Zustand der Zufriedenheit, wenn sich das Verhältnis von Bedürfnissen (Wünschen oder Plänen) in Hinblick auf die *Kompetenzen,* diese *Bedürfnisse* zu befriedigen, in etwa im Gleichgewicht befindet. Diese Betrachtung bezieht sich auf das Geben-/Nehmen-Können-Verhältnis der Person. Ist die Kompetenz geringer als das Bedürfnis, dann entstehen Streß, Dysphorie und ein negatives Selbstwertgefühl. Ist die (erlebte) Kompetenz größer, als für die Bedürfnisbefriedigung nötig ist, so entsteht ein positives Selbstwertgefühl.

Was die *Umwelt* betrifft, so ist die Attraktivität der Umwelt durch ihre *Angebote* zur Bedürfnisbefriedigung einerseits, aber auch durch ihre *Anforderungen* in dieser Hinsicht geprägt. Wenn beispielsweise die Anforderungen sehr hoch sind bei einem relativ geringen Angebot, dann wird die Umwelt als anspruchsvoll erlebt.

Werden diese beiden Komponenten der Person und die beiden Komponenten der Umwelt in Hinblick auf eine *doppelte Geben-Nehmen-Relation*, nämlich zwischen der Person und der Umwelt, zueinander in Beziehung gesetzt (Kompetenz einbringen/Kompetenz fordern und Bedürfnis haben/Befriedigung bieten), so erhalten wir am Ende eine Formalisierung von ökologisch begriffener Lebensqualität: Das Verhältnis von Kompetenz und Bedürfnis einerseits und Anforderungen und Angeboten andererseits ergibt aufeinander bezogen die Lebensqualität (Abb. H-35). Detaillierter betrachtet ergibt sich folgendes Bild:

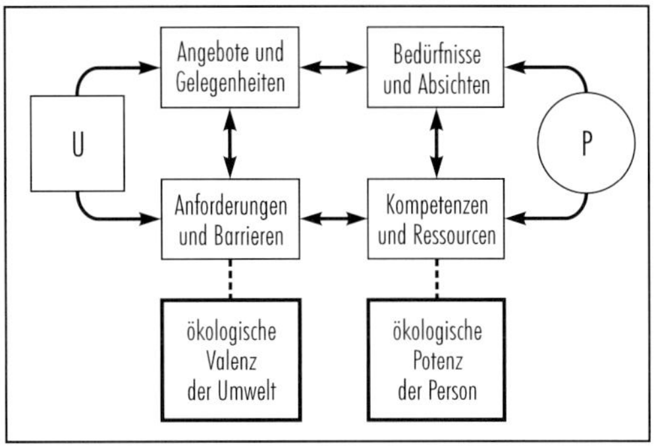

Abb. H-35: Das Verhältnis von personalen Bedürfnissen und der Kompetenz, diese Bedürfnisse zu befriedigen, einerseits und den Angeboten und Anforderungen der Umwelt andererseits bestimmt aus humanökologischer Sicht die Lebensqualität.

Konstellation 1: Sind beispielsweise die *Kompetenzen hoch* und die *Bedürfnisse gering*, wobei zugleich die *Umweltanforderungen*, aber auch die *Umweltangebote „groß"* sind, so ergibt sich ein anstrengendes, aber schönes Leben (Kongruenzsituation). In diesen Verhältnissen leben häufig nur gelegentlich auffällige Vieltrinker, die aktive Personen sind und Bedürfnisse unterdrücken.

Konstellation 2: Sind die *Kompetenzen niedrig*, die *Bedürfnisse* jedoch *hoch*, und zwar in einer wie oben beschriebenen *Umwelt mit hohen Anforderungen*, aber auch *mit guten Angeboten*, so ergibt sich tendenziell eine Situation der Überforderung und damit eine Streßsituation. Hierbei ist an Suchtkranke zu denken, die eine hohe passive Anspruchshaltung an die Umwelt haben, wenig selber dazu tun und frustriert sind.

Konstellation 3 : Ist die personale Konstellation wie unter 2 beschrieben durch eine *niedrige Kompetenz* und ein *hohes Bedürfnis* gekennzeichnet und sind in diesem Fall die *Anforderungen durch die Umwelt gering*, bei einem zugleich *hohen Angebot*, so ergibt sich ebenfalls eine gute Lebensqualität, ja ggf. auch eine Situation der Unterforderung oder gar der Verwöhnung. Aus der Sicht der Gesundheitsförderung mangelt es der Person dann zunehmend an der Kompetenz, Probleme zu bewältigen. Als Beispiel für diesen Personenkreis gelten manche Drogenabhängige, denen von der Familie zu viel bedingungslos gegeben wurde („Wohlstandsverwahrlosung").

3. In einer weiteren Stufe der Differenzierung des Konstruktes Umwelt könnte ein *Lebensbereichsmodell* verwendet werden, bei dem der Faktor Umwelt oder Lebenssituation als in Lebensbereiche aufgegliedert konzipiert wird (Arbeit, Familie, Wohnen, Freizeit usw.). Wird auch zusätzlich eine beziehungstheoretische Gliederung der Umweltbeziehungen vorgenommen, kann bereits das Niveau einer psychotherapeutischen Beziehungsanalyse erreicht werden (Abb. H-36). Dann zeigt sich beispielsweise, daß die *Familie als Umwelt* gegenüber der Person ein Bedürfnis nach Zuwendung und Interesse hat, sie will also Kontakt aufnehmen. In mancher Hinsicht will die Familie sich vielleicht jedoch auch wieder abgrenzen, sie gibt also Grenzen zu erkennen. Die Familie kann aber der Person auch Geborgenheit vermitteln. Komplementär dazu muß die Person entsprechende Zuwendung geben, Abgrenzungen hinnehmen und Verhalten, das von der Familie herkommend Geborgenheit vermitteln soll, akzeptieren. Das Beziehungsgefüge zwischen Person und Familie prägt also eine Komponente des Ökosystems der Person.

Das Grund-Ökosystem der umweltbezogenen Geben-Nehmen-Relationen besteht aber aus noch weiteren Lebensbereichen, zu denen Beziehungsgefüge existieren:

- Im *Wohnbereich* sieht sich die Person dem Erfordernis der Instandhaltung ausgesetzt, sie findet ein Angebot an Räumen vor und erfährt Eingrenzungen, wie beispielsweise einen reduzierten Bewegungsspielraum.
- Ähnlich verhält es sich im *Arbeitsbereich:* Die Person ist Leistungsanforderungen ausgesetzt, sie findet zwar auch Angebote an Gratifikationen vor, ist aber auch an Verhaltensgrenzen gebunden.
- Im Bereich *Freizeit* werden der Person Angebote zur Freizeitaktivität dargeboten. Damit gekoppelten Forderungen nach Aufwendungen sind andererseits finanzielle und/oder zeitliche Grenzen der Person gesetzt.

Nutzt man ein derartig komplexes Modell in der Therapie, dann hat man damit den Inhalt von Programmen von Langzeit-Entwöhnungstherapien vorgezeichnet. Die Vorteile einer ganzheitsorientierten Konzeption einer „Ökologie der Person" soll nun an der „Ökologie des Jugendlichen" weiter verdeutlicht werden.

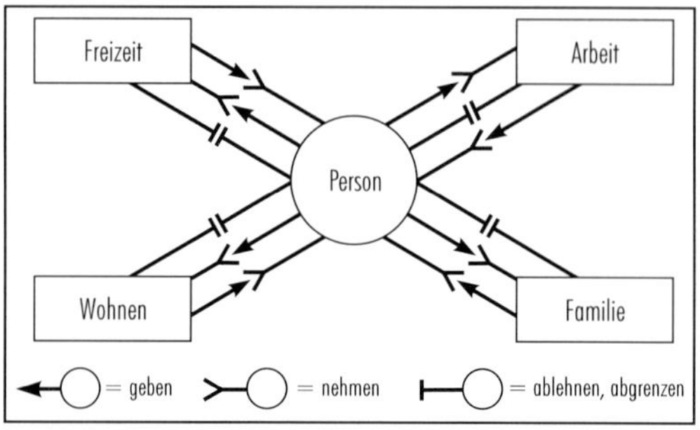

Abb. H-36: Der Beziehungshaushalt der Person in Hinblick auf das Geben-Nehmen-Verhältnis bezogen auf die einzelnen Lebensbereiche. Die Lebensqualität ist ein Produkt der erlebten Bilanz der einzelnen Geben-Nehmen-Beziehungen und der Abgrenzungsmöglichkeiten.

Individualökologie der Sucht

Grundperspektive

Die Grundlage einer „Individualökologie der Sucht", also einer „Ökologie der süchtigen Person", liegt in gestörten, d.h. unbalancierten Beziehungsverhältnissen der Person zur Umwelt. „Umwelt" sind vor allem Lebensbereiche wie Arbeit, Wohnen, Familie und Freizeit.

Familie als Ökosystem

Das wichtigste Referenzsystem der verschiedenen Umwelten der Person ist die Familie. Die Familie bietet dem Heranwachsenden Schutz, sie fordert aber auch Anpassungsleistungen von ihm. Sie ist das primäre Ökosystem der Person, das allerdings rasch seine Ausweitungen durch andere Umweltbereiche erfährt. Wenn Sucht nun auf einer „ökosystemischen Störung" beruht, dann kommt dem Teilsystem „Familie" eine besondere ätiopathogenetische Rolle zu. Viele empirische und klinische Studien belegen dies (Villiez 1986, Feselmayer u. Beilböck 1990 a, b). Im Vordergrund des Interesses stehen „Broken-home"-Situationen (geschiedene, getrennte Eltern) bei jugendlichen Drogenabhängigen (vgl. Kindermann et al. 1989).

Die Familie ist aus humanökologischer Sicht nicht nur ein *soziales* Gefüge, also ein Gefüge von institutionalisierten Regeln der Loyalität, Intimität usw., sondern sie besteht auch aus konkreten *Personen*, aus *technischen Strukturen* wie beispielsweise einer Wohnung oder einem Haus („Familienbesitz" „Standards der Familie") und aus *natürlichen Bereichen*.

Die hier angeführten Aspekte machen die Familie als Haushalt aus, als sozialökonomische Grundeinheit mit mehreren konstitutiven Einheiten, deren Basis allerdings das ideelle Band der Familienbeziehung ist: Eine Familie lebt beispielsweise berufsbedingt physisch getrennt, ist aber ideell noch eine Einheit, es besteht die Verbindlichkeit, die Zusammengehörigkeit. Andererseits überwerfen sich Familien in der Frage der Verteilung von Ressourcen (Erbstreitigkeiten). Im klinischen Bereich steht allerdings der interpersonelle, d.h. der soziale Bereich im Vordergrund. Auf dieser Ebene zeigt sich häufig eine pathogene Konstellation von Familien von suchtkranken Männern: In einer Familie, bestehend aus Mutter, Vater und Sohn, verstirbt der Vater (oder er zieht aus). Dadurch wird das Verhältnis zwischen Sohn und Mutter enger. Der Sohn bindet sich stärker an seine Mutter, indem er seine familiären Bedürfnisse (Sicherheit, Geborgenheit) mangels des Vaters besonders stark an die Mutter richtet. Zusätzlich erlebt der Sohn die Bedürftigkeit der Mutter („wir müssen jetzt stark zusammenhalten"), die ihrerseits den Verlust ihres Ehemannes über den Sohn kompensieren muß. Die objektive Botschaft der zunächst noch mächtigen Mutter an den Sohn lautet: „Lebe dein Leben, aber verlasse mich nicht". Jede nach außen gerichtete Aktivität des Sohnes geht daher bei ihm mit einem schlechten Gefühl einher. Wenn der Sohn im Laufe der Zeit eine Frau kennenlernt und sie heiratet, verschärft sich der Konflikt: Wendet er sich seiner Frau zu, wendet er sich zugleich von der Mutter ab. Den Zwiespalt merkt die Ehefrau zunehmend, es kommt zu latenten, aber immer häufiger werdenden Konflikten zwischen der Ehefrau und der Mutter. Die Mutter kann der Sohn nun zunehmend weniger ertragen. Er nimmt daher in steigendem Maße Alkohol zu sich und erträgt dadurch subjektiv diese Spannung besser. Die Mutter und die Ehefrau beschuldigen sich nun zunehmend bzgl. der Veranlassung des Sohnes, exzessiv zu trinken. Es tritt eine neue Form (oder Ebene) der Rivalität auf. Indem sich schließlich beide Frauen um ihn bemühen, wird der Konflikt für den Sohn wegen der zunehmenden Nähe der beiden verstärkt, was zu extrem exzessivem Trinken führt. Nun werden sich die beiden Frauen einig, ihm gemeinsam helfen zu müssen, und drängen ihn, eine Therapie aufzunehmen. Nach der Therapie entwickelt sich bald wieder das o.g. Spannungsfeld mit dem Effekt eines Rückfalls. Nur durch eine systemisch umsichtige Intervention kann dem „pathologischen Spiel" ein Ende bereitet werden (Abb. H-37).

Man kann also erkennen:

- Das Verhältnis all der Beziehungen der Person zu ihrer (personellen) Umwelt prägt den inneren Zustand, das Befinden der betreffenden Person. Es kann sich dabei um einen anhaltenden Streßzustand handeln.
- Wenn die Person nun in diesem Zustand Rauschmittel angeboten bekommt und konsumiert, kann eine Zustandsänderung erlebt werden. So kann die Stimulation zunehmen und damit die Leistungsbereitschaft oder zumindest die „Selbstwirksamkeitserwartungen" mit dem Ergebnis, die jeweilige konkrete Situation vielleicht aktiver anzugehen, oder der Ärger wird gedämpft mit der Folge, daß die Situation besser ertragen wird.

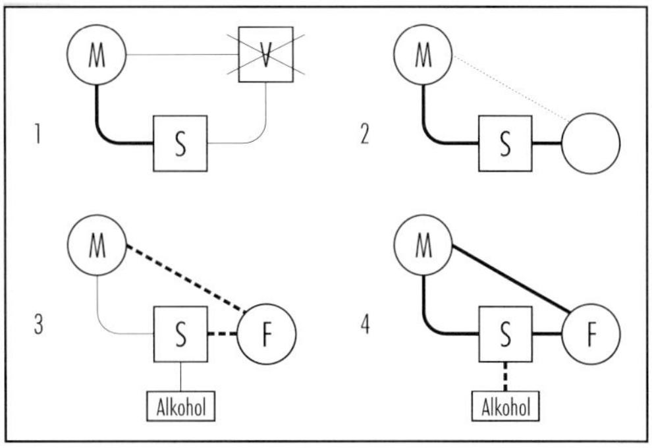

Abb. H-37: Der Alkoholiker als Sohn in einer inkompletten Familie. Durch den Verlust des Vaters steigt die Bindung der Mutter zum Sohn (1). Nachdem der Sohn eine Frau kennenlernt, tritt eine zunehmende Rivalität zwischen der Mutter und der Frau auf (2). Der Sohn trinkt nun zunehmend, wobei die Rivalität zwischen den Frauen steigt (3). Durch steigendes Engagement bringen schließlich die nun kooperierenden Frauen den Sohn zur Abstinenz (4). Bald aber gibt es wieder den Rückfall in die Phase 3 usw. Das Beziehungssystem oszilliert.

Familientherapie

In der Therapie wird das Verhältnis der Person zur Droge und auch das Verhältnis der Person zu ihrer (Herkunfts-)Familie angegangen. Entsprechend gibt es auch zunehmend systemische Familientherapieansätze bei Suchtkranken (vgl. Guntern 1983, Welter-Enderlin 1992, Schmid 1992). Bert Hellinger (1995) vertritt gegenwärtig den originellsten Ansatz in der Familientherapie, der hier kurz skizziert wird: Es ist ein strukturalistischer Ansatz, da er stark auf dem Prinzip des *Austauschs* und auf der Zuordnungsstruktur der Familienmitglieder beruht, was an die Ethnologie von Claude Lévi-Strauss (1967, 1981) erinnert. Das Buch „Ordnungen der Liebe", das die familientherapeutische Arbeit von Hellinger umfassend darstellt, geht von einem anscheinend fixen Konzept von günstigen und ungünstigen Konstellationen im Gesamtgefüge der Familie aus. Viele Aussagen Hellingers sind sehr bestimmt vorgetragene Deutungen, die bestenfalls den Charakter von Hypothesen haben, aber auch wie fixierte, unrelativierte Festlegungen wirken. Interessant ist in dieser Hinsicht allerdings das Konzept, daß in den jeweiligen Familien das Geben-Nehmen-Verhältnis unausgeglichen ist. Auf diese Weise könnten die Aussagen von Hellinger empirisch überprüft werden. Zur Sucht führt er unter anderem folgendes aus: „Jemand wird süchtig, wenn ihm die Mutter sagt: ‚Was vom Vater kommt, taugt nichts. Nimm nur von mir'. Dann rächt sich das Kind an der Mutter und nimmt so viel von ihr, daß es ihm schadet. Die Sucht ist also die Rache des Kindes an seiner Mutter, weil sie es hindert, vom Vater zu nehmen" (Hellinger 1995, S. 116). Entsprechend dieser Explikation des Bedingungsgefüges von süchtigem Verhalten könnte man sagen, daß das Kind zunächst von beiden Eltern fordern und bekommen kann, bis es der Mutter gelingt, das Verhalten des Kindes so zu verändern, daß es vom Vater nichts mehr nimmt (und auch nichts mehr fordert). Dennoch bleiben die Bedürfnisse bestehen, sie müssen aber dann von der Mutter befriedigt werden, was die Mutter potentiell überfordert, weswegen das Kind in die Situation eines Befriedigungsdefizits kommt, was zum „erfolgreichen" Suchtmittelkonsum disponiert. Diese Störung der Interaktion der Familie ist, falls sie persistiert, zunächst auf der Ebene des Verhaltens therapeutisch angehbar, indem die Funktionen erkannt und auf den Hintergrund des Gesamtverhaltens bezogen werden. Dann ist die nächste Ebene, die Ebene der „Texte", also der Beschreibungen und Bezeichnungen der Familienmitglieder, zu beziehen.

Umweltbeziehungen

Die typischen Umweltbeziehungen der Risikopersönlichkeit in Hinblick auf die Entwicklung der Drogenabhängigkeit bestehen also darin, daß negative Umweltmerkmale als typische Merkmale für die Umwelt verarbeitet werden und auch eigenes Versagen als umweltbedingt begründet wird. Dieser Aspekt wird vor allem von der Psychoanalyse als „Abwehrstruktur" bezeichnet bzw. Abwehrmechanismen zugeordnet. In humanökologischer Sicht, die den Beziehungsaspekt betont, wird das *Abgeben von negativen Anteilen* und das *Nehmen von positiven Anteilen* als typisch „nicht-gleichgewichtetes" Beziehungsverhältnis dargestellt – nicht nur die Abwehr des Negativen, sondern die selektive Aufnahme des Positiven charakterisiert das Beziehungsverhältnis des Süchtigen zur Umwelt. Es werden also offensichtlich nur die Umweltobjekte angenommen, die einem Bedürfnis entsprechen. Umweltobjekte, die momentane negative Gefühle hervorrufen, werden unbeachtet ihres Potentials, später positive Gefühle hervorrufen zu können, abgelehnt, da Bedürfnisse aktuell nicht befriedigt werden können. Diese Umweltfaktoren werden also nicht angenommen und darüber hinaus mit totalisierenden Negativierungen („Alles ist schlecht") versehen. Die Verarbeitungsweise in Hinblick auf die Gestaltung der Umweltbeziehungen liegt also darin, daß nicht *flexible Pro-Contra-Beurteilungen* bzgl. des Objekts ablaufen, sondern *fixierte Contra-Beurteilungen*. Die Wahrnehmung ist bereits selektiv, das Denken in gewisser Weise eindimensional, der Affekt ablehnend, und der Bereich der Bedürfnisse ist vom Streben nach Vermeidung geprägt. Andererseits besteht zunehmend das Bedürfnis nach Anbindung oder Anlehnung und nach der Kontaktaufnahme mit einem Umweltobjekt, das nicht negativ reagiert. Ist dies der Fall, dann tritt eine Stabilisierung ein, dieses Umweltobjekt wird nun einseitig positiv wahrgenommen. Im Laufe der Zeit, vor allem, wenn die Erfahrung mit dem negativen

Umweltobjekt abgeklungen ist, wird auch das positive Umweltobjekt in Hinblick auf seine Wirkungen auf die Person entwertet oder neutralisiert. Die Droge dämpft nun die Bezogenheit der Person – alles kann geschehen, ohne daß intensive affektiv-motivationale Prozesse ablaufen: Der Drogenkonsument hat das Gefühl, daß ihn nichts anrührt.

In der Perspektive der Ökologie der Person ist nun der Zustandsverlauf von der Intoxikation zur Nüchternphase und wieder in den Intoxikationszustand zurück interessant. Durch die zunehmende Dämpfung der affektiven Prozesse wird die Eigenkompetenz, Affekte und die damit verbundenen Umweltbeziehungen zu regulieren, gesteigert – die Person bleibt „cool", d. h. der Vorgang rührt sie nicht an. Dadurch wird bereits nach wenigen Monaten anhaltenden Drogenkonsums nicht nur die Fähigkeit zur Beziehungsregulation, sondern auch die Fähigkeit zum affektiven Reagieren gemindert. Außerdem wird auch die Lebenssituation zunehmend mit Problemen gewissermaßen „geladen" sein, da deren verzögerte Bewältigung über die Zeit hin eine kumulative Verschlechterung der Situation zur Folge hat. Der drogenbezogene Lebensstil ist von der selektiven Wahrnehmung der subjektiv-positiven Seite der Umwelt geprägt. Die Abhängigkeitskranken in einer erfolgreichen Therapie sprechen dann häufig von dem „Vor-sich-Herschieben der Probleme". Dabei handelt es sich oft nur um die Alltagsprobleme, also um die sogenannten „hassles", wie unangenehme Korrespondenz, termingerechte Zahlungsaufforderungen, Erneuerung von Pässen oder des Personalausweises, Reparieren von beschädigten Haushaltsgegenständen u. dgl. Was also hier bedeutsam ist, ist das sukzessive Anwachsen von Problemlagen und Problembereichen, ohne daß dramatische Lebensereignisse aufgetreten sind. Man könnte von einer *kumulativen Negativierung* der Lebenssituation oder relevanter Lebensbereiche durch den drogenbezogenen Lebensstil sprechen.

Damit ist vor allem der Typus des *Gewohnheitskonsumenten* von Drogen angesprochen, der noch jenseits der sozialen Auffälligkeit lebt, bei dem im Falle des Konsums von legalen Drogen wie Alkohol nur die Rede davon ist, daß er „gerne einen drauf macht".

In einer einfachen Verbildlichung gesprochen ist der Entwicklungsprozeß der Abhängigkeit ein Schaukelphänomen zwischen dem verschönenden Rauschzustand und dem die Wahrnehmung und Bewertung negativ vereinseitigenden Nüchternzustand, mit dem Bedürfnis nach dem positiven Rauschzustand usw.

Aus humanökologischer Sicht beruht dies auf dem ungleichgewichteten Verhältnis von Kompetenz und Bedürfnis als personaler Anteil des Bedingungsgefüges der negativen Affekte (Frustration wegen Unfähigkeit, ein Bedürfnis zu befriedigen), während das Verhältnis von Anforderungen und Angeboten die negative Teilbilanz der Umwelt ausmacht: Die Person bzw. die Umwelt ist im Erleben nicht „absolut" schlecht, sondern „relativ" schlecht, weil das jeweilige Binnenverhältnis nicht stimmt.

Empirisch wäre zu prüfen, ob die Drogenabhängigen nicht in der Lage sind, „Gutes" an „schlechten Objekten" wahrzunehmen, oder ob sie im Rahmen der impliziten Bilanzierung der Anforderungen und Angebote das Verhältnis als zu negativ ansehen. Dabei stellt sich auch häufig die Frage, ob die Kompetenz-Bedürfnis-Relation unausgeglichen ist.

Das Angebot der Umwelt wird abgewertet, weil die Anforderungen zu hoch sind in Hinblick auf die Kompetenz der Person. In gleicher Weise kann die sinngemäße Abwertung der Bedürfnisse etwa in Form eines gekränkten „Das brauche ich nicht/ Darauf habe ich keinen Bock/ Dies langweilt mich" erfolgen; auch dem Fuchs sind die Trauben zu sauer, wenn sie zu hoch hängen.

Der Vorteil dieser *vierstelligen Relation* als Schema zur Integration von Umweltbeziehungen einer Person liegt nun darin, daß der ursprünglich von der Psychoanalyse aufgezeigte innerpsychische Prozeß der Abwehr auch auf andere Weise thematisiert werden kann.

Suchtentwicklung am Beispiel der Christiane F.

Die eben abstrakt beschriebenen Verhältnisse lassen sich gut bei der Entwicklung der Christiane F. erkennen, die Anfang der 80er Jahre als heroinabhängige Figur einer dokumentarischen Erzählung und späteren Verfilmung sehr bekannt wurde (vgl. Herman u. Rieck 1981, Tretter 1987). Dies soll hier paradigmatisch dargestellt werden.

Prämorbide Ökologie

Die prämorbide Situation der Christiane F. besteht darin, daß sie mit den Eltern vom Land in die Stadt umgezogen ist und in einer „broken-home"-Situation lebt: der Vater ist bereits ausgezogen, während der Freund der Mutter neu hinzukommt. Christiane F. befindet sich daher nach Bronfenbrenner (1981) in einem „ökologischen Übergang", da sich alle Lebensbereiche (Wohnen, Schule, Freunde, usw.) rapide verändern. Hinzu kommen die durch die Pubertät bedingten psycho-physischen Veränderungen. Die Lebenssituation der Christiane F. ist daher durch verschiedene Brüche gekennzeichnet. Wesentliche Lebensbereiche passen nicht, d.h. das Verhältnis von Bedürfnissen und Angeboten der Befriedigung einerseits und von Kompetenzen und Anforderungen andererseits ist unausgeglichen, was sich an entsprechenden Textpassagen im Buch belegen läßt.

- Zur *Wohnung:* „Gropiusstadt, das sind Hochhäuser für 45 000 Menschen, dazwischen Rasen und Einkaufszentren. Von weitem sieht alles neu und gepflegt aus. Doch zwischen den Hochhäusern stinkt es überall nach Pisse und Kacke. Am meisten stinkt es im Treppenhaus." (Herman u. Rieck 1981, S. 161). Das liegt daran, daß die Hochhauskinder ihre Notdurft im Treppenhaus verrichten müssen, weil sie mit dem Lift nicht mehr rechtzeitig auf die Toilette in die Wohnung kommen. Auch die Möglichkeiten, in der Nähe der Wohnung auf dem Spielplatz die Freizeit angenehm zu verbringen, sind für Christiane durch einschränkende Reglementierungen der Siedlungsverwaltung nicht attraktiv.
  An dieser Stelle sei dazu nur angemerkt, daß in der Suchtforschung zum Einfluß von Wohnungscharakteristika und zum Wohnungserleben nur wenige empirische Studien vorliegen. Auch die Bedeutung des *Heimatverlusts* und der Entwurzelung wird noch wenig bedacht.
- In der *Schule* zeigt sich für C. F. ein weiterer Problemkreis: „Ich fühlte mich nicht anerkannt in der Schule... Ich probierte mein Rezept aus der Grundschule auch hier. Ich unterbrach die Lehrer mit Zwischenrufen, ich widersprach, ... Ich kämpfte wieder einmal. Gegen die Lehrer und die Schule. Ich wollte Anerkennung." (Herman u. Rieck 1981, S. 41).
  Auch der eigentliche Zweck der Schule ist für Christiane nicht bedeutsam, sie hat sogar Leistungsschwierigkeiten. Diese Beziehungsstörung zum zunehmend bedeutsamen Lebensbereich „Schule" wird vom Vater auf seine Weise reguliert: Wenn Christiane mit ihren Leseschwierigkeiten bei Hausaufgaben nicht zurecht kam, strafte sie der Vater mit dem Handfeger: „Er wollte, daß ich tüchtig bin und was werde" (Herman u. Rieck 1981, S. 19). Hier wird deutlich, daß der Vater eine große Verantwortlichkeit für den Bereich „Schule" übernimmt, ohne auf die Valenzen der Schule für Christiane (Anerkennung-haben-wollen) und ihre persönlichen Fähigkeiten im Umgang damit einzugehen. Er überträgt vielmehr seine eigene gestörte „Ökologie" (seine Arbeitslosigkeit im Verhältnis zum angesehenen Beruf seines eigenen Vaters) auf seine Tochter. Damit ergeben sich für Christiane Überlagerungen der gestörten Mikroökologien „Wohnen", „Schule" und „Familie". Jedes dieser Teilsysteme überfordert die Regulationskapazitäten der Christiane F. Die individuelle Ökologie der Christiane F. (und von Jugendlichen dieser Altersgruppe) ist dadurch gekennzeichnet, daß andere Jugendliche zur bedeutsamen Bezugsgruppe werden, während die Familie die Bedeutung einer Zwangsgemeinschaft bekommt. Dieser Trend scheint sich übrigens von den 80er Jahren in die 90er Jahre fortzusetzen.
- Christiane sucht daher in ihrer *Freizeit* weitere Orte (Habitate) auf, die ihr einen Ausgleich der negativen Umweltbezüge erlauben: Sie geht wie viele Jugendliche auf die Straße und schließlich in Diskotheken (Abb. H-38). Dieses „Behavior setting" für „Coolsein" bringt dann die Kontakte zur Drogenszene, für die Christiane nicht so sehr wegen einer gestörten Persönlichkeit, sondern eher wegen ihrer *gestörten individuellen Ökologie*,

also wegen des temporär gestörten Beziehungshaushalts, anfällig ist.

Bestimmend für das Umweltbeziehungsgefüge von Christiane und seine Störungen ist das jeweilige lebensbereichsbezogene Geben-Nehmen-Verhältnis: Christiane F. muß in der Schule Leistung hergeben, Aufmerksamkeit aufbringen und Selbstkontrolle zeigen und bekommt dafür Noten, deren realen Wert sie nur durch die anerkennende oder strafende Bewertung der Familie erkennen kann, wenn sie die Noten nach Hause bringt. Erst die Bewertung der Noten durch die Familie kennzeichnet für Christiane das Geben-Nehmen-Verhältnis im Schulbereich. Da die verstärkenden positiven Impulse aus den Bereichen Schule und Familie zu gering sind, also negativ sind im Verhältnis zu den subjektiven Anforderungen und den Erwartungen, muß sich Christiane aus dem Freizeitbereich die ausstehenden Belohnungen holen. Der Freizeitbereich mit seinen vielfältigen Erlebnisangeboten, mit den Möglichkeiten der virtuellen Befriedigungen durch Musik, Gemeinschaft, Identität usw. wird zur zentralen Quelle der Befriedigung oder des „Returns". In diesem Zustand der Frustration, des subjektiven Verausgabtseins, der Leere usw. können Drogeneffekte zum falschen, leicht erreichbaren Lastenausgleich werden. Sie korrigieren die „Gesamtbilanz" von Geben und Nehmen – man *nimmt* einen *Stoff* ein, *der einem etwas gibt*.

Anders betrachtet ist das subjektiv günstige Geben-Nehmen-Verhältnis, das eben psychotrope Stoffe kennzeichnet, das Fatale an Drogen. Die *kurzfristigen Bilanzen* sind, wie die Lerntheorie zeigt, bei Menschen fast immer wirksamer und stärker verhaltenssteuernd als die *langfristigen Bilanzen*, so daß die Drogen kurzfristig zu einer Verbesserung der subjektiven Gesamtbilanz des Geben-Nehmen-Verhältnisses über alle Lebensbereiche hinweg führen.

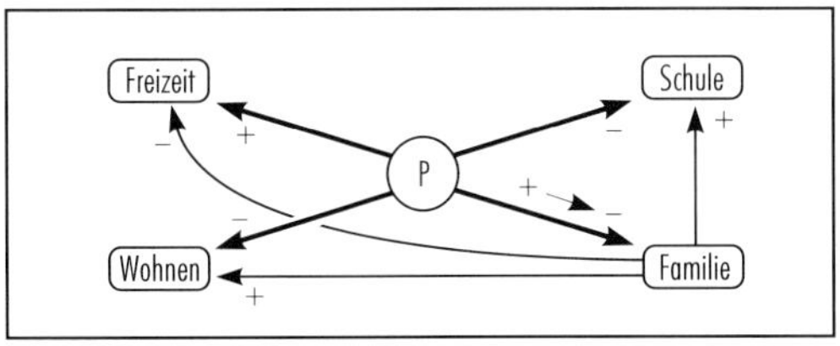

Abb. H-38: Das „prämorbide Ökosystem" von Christiane ist durch zunehmend schlechte Beziehungen zu ihren einzelnen Lebensbereichen geprägt. Indem ihre Mutter die Wohnung und die Schule positiv, die Freizeit von Christiane jedoch eher negativ wertet, verändert sich die ursprünglich positive Bewertung der Mutter durch Christiane negativ. Die Freizeit wird für Christiane immer positiver.

Positives Anfangsstadium

Wie in der Anfangsphase alle Lebensbereiche der Person-Umwelt-Beziehungen durch den Drogenkonsum angenehmer erfahren werden, schildert Christiane F. ganz ausführlich. Die Droge dämpft die emotionale Reagibilität. Es ist egal, welcher Umweltreiz nun einwirkt, die Drogeneffekte unterlagern die eintreffende sensorische Information in angenehmer Weise. Durch den Drogenkontakt mit den zunächst psychophysiologisch bedingten angenehmen Konsequenzen, mit dem abgehobenen Rauschzustand, entwickelt sich bei Christiane allmählich ein „Rauschökosystem", in dem die Droge die Bezüge zu den Lebensbereichen „positiviert": Familie, Freunde, Arbeit, Freizeit, alle wesentlichen Bereiche werden zumindest in der Bilanz positiv (Abb. H-39). Christiane F.: „Zuhause muß ich für meine Mutter und ihren Freund richtig angenehm geworden sein." (Herman u. Rieck 1981, S. 15). Und: „Ich war ständig im totalen Tran. Das wollte ich auch, um ja nicht mit dem ganzen Dreck in der Schule und Zuhause konfrontiert zu werden" (Herman u. Rieck 1981, S. 51).

Im weiteren Verlauf gewinnen die Umweltbereiche, die mit Drogen gekoppelt sind, eine besondere Bedeutung, vor allem die Disco oder die Kneipe als Ort der Präsenz der Droge. Dort finden sich viele „coole Typen", dort ist viel los, und der Drogenkonsument kann sich auf der „Szene" auf neue Art präsentieren.

Christiane F.: „Ich latschte über diesen Bahnsteig unter dem Kurfürstendamm wie ein Star unter Stars. Ich sah die Omas mit ihren Bündeln und Plastiktüten von Wertheim oder Billka zurückkommen, wie sie uns ganz entsetzt und ängstlich angafften und ich dachte: Wie sind wir Fixer denen doch haushoch überlegen." (Herman u. Rieck 1981, S. 194) Damit ist die Drogenszene als „Behavior-setting" für

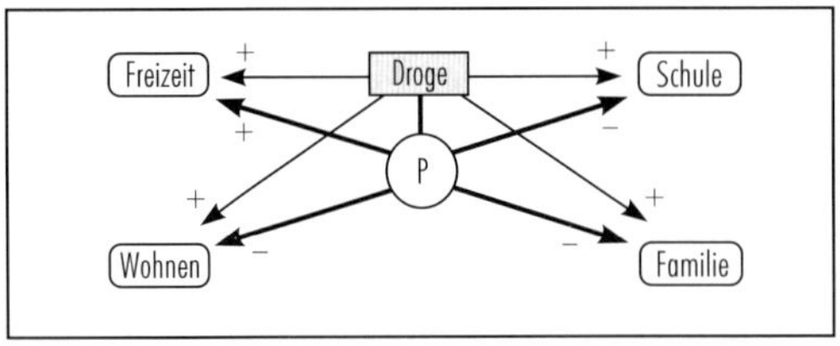

Abb. H-39: Der Drogenkonsum der Bezugsgruppe (peer group) der Christiane F. in der Szene führt zu einem „positivierten Erleben" des Ökosystems der C. F. mit einer Pseudostabilisierung. Durch vermehrten und anhaltenden Konsum wird das „Rauschökosystem" gegenüber dem „Nüchternökosystem" dominant und belastet es zunehmend.

Fixer mit den Orten und den besonderen (heroischen) Bedeutungsbereichen angesprochen, wo Privates öffentlich wird, wie eben das Fixen in der öffentlichen Toilette.

Ein ähnlicher Drogenort von Abenteuerlandschaften sind Kneipen für den Alkoholiker. Jack London (o. J.) schildert: „Hier redeten Männer laut, lachten mächtig und die Atmosphäre trug das Gepräge einer gewissen Größe. Hier war etwas, was der Alltag mit seinem Einerlei nicht kannte. . . . in den Kneipen lag selbst über den Trunkenbolden, die sich, sinnlos berauscht, auf den Tischen oder Sägespänen wälzten, ein Schimmer des Geheimnisvollen und Wunderbaren" (London, o. J., S. 231). „In fremden Orten und Städten, in die mich mein Weg führte, war die Kneipe die einzige Stätte, die sich mir gastlich öffnete. Sobald ich die Kneipe betrat, war ich kein Fremder mehr" (London, o. J., S. 6) „. . . überall, wo König Alkohol herrschte, kam ich mit Leuten in Berührung und lernte Neues kennen" (London, o. J., S. 63). In dieser Beschreibung wird die subjektive Bedeutung der Umwelt (oder: die subjektive Umwelt) deutlich. Klar wird auch, inwieweit empirische Studien zur Erforschung der Umweltverhältnisse von Suchtkranken an wichtigen Bereichen vorbeigreifen. Erst eine phänomenologische „Ökopsychologie des Lokals" führt in diese Richtung (vgl. Miller 1985).

Chronisches Stadium

Im Verlauf der Suchtentwicklung, die in Hinblick auf den Alkoholismus von Jellinek ausführlich beschrieben ist (vgl. Feuerlein 1989), dominiert das Drogenökosystem zusehends über das „primäre Ökosystem". Dies ist bei Christiane F. ebenso zu erkennen. Das primäre Ökosystem wird in seinem Wert immer negativer, d. h. dysfunktionaler, und wird schwer geschädigt (Verlust der Beziehungen im Arbeits-/Schulbereich, Rauswurf aus der Familie; Abb. H-40). Auf diese Weise entsteht (meist im Nüchternzustand) ein Leidensdruck, der vielleicht zur Therapie motiviert, aber auch zu weiteren selbstzerstörerischen Handlungen motivieren kann. Kleine Ereignisse (Geld bekommen oder im Rausch verlieren usw.) können das Ökosystem umkippen lassen. Zunächst versucht jedoch der Süchtige, „Kapitän seiner Seele" zu bleiben (Bateson 1981), und wagt sich mit seinem angeschlagenem Schiff in gefährliche Gewässer. Er sucht in seiner Umwelt nach Ressourcen für den Rauschstoffkonsum und läßt sich als Abhängiger zu Beschaffungsdelikten hinreißen. Die Komplikationen mit der Umwelt werden vielschichtig: Objektiv sind Arbeitgeber und Familie schwer verstört, da ihre Hilfestellungen abgelehnt wurden und vergeblich waren, subjektiv ist die Umwelt schuld am Desaster – in der Nüchternphase wird die Haltung der Umwelt bereits als zu skeptisch erlebt, während die Umwelt im Rausch als minderwertig eingestuft wird oder in der suizidalen Stimmung eingeengt auf die negativen Seiten hin und unvollständig wahrgenommen wird. Zunächst strengt sich der Süchtige noch an, Kontakte und Konflikte mit den einzelnen Umweltbereichen zu verheimlichen, so daß bei Drogenabhängigen beispielsweise die Eltern nicht wissen, welche Konflikte in der Schule bestehen, denn die Kontaktpersonen verheimlichen ebenfalls das Problem. Dasselbe gilt sinngemäß bei Alkoholismus (vgl. Berne 1967). Der Süchtige hat somit ein sternförmig aktiviertes Netz mit seiner Umwelt, das zuwenig Querverbindungen aufweist, um dem Süchtigen zu helfen. Die Suchtberatung für Kontaktpersonen von Suchtkranken kann hier bereits nötige „Umweltveränderungen" einleiten und die *Sternstruktur* zum *Netz* umwandeln.

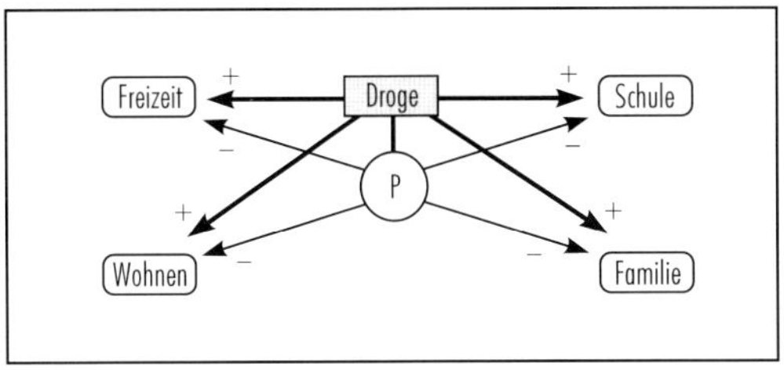

Abb. H-40: Das drogenbezogene Ökosystem der süchtigen Christiane F. dominiert und zerstört das Nüchtern-Ökosystem. Nur im Rausch sind die Beziehungen zu den einzelnen Lebensbereichen noch schön.

Therapie

Im Laufe der Zeit ist es nun angesagt, eine Therapie anzutreten. Die Person kommt dann mit dem Therapiesystem in Verbindung (Abb. H-41). Auch im Bereich der Therapie hat die Familie als relevantes Umfeldsystem der Person eine zentrale Bedeutung. Die Familientherapie hilft sozusagen wieder, das Ökosystem der Person zu reorganisieren.

Für die süchtige Person dominiert jedoch zunächst das „egozentrische" Weltbild, und so nimmt die Person die Umwelt, auch wenn sie helfen will, als eher feindlich wahr. Die Umwelt erscheint sogar organisiert, die Begegnung mit dem Hilfesystem ist eine besonders schwer akzeptable Erfahrung.

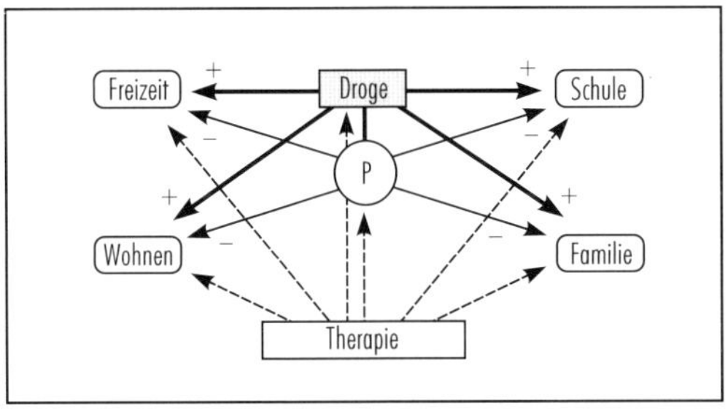

Abb. H-41: Das drogenbezogene Ökosystem der süchtigen Person und die ökosystemisch ansetzende Therapie. Die Therapie ist ganzheitlich anzusetzen. Neben der dogenbezogenen Therapie ist die personenbezogene Intervention relevant. Zusätzlich wird die Familientherapie berücksichtigt. Die Bereiche Arbeit, Wohnen und Freizeit stehen ebenfalls im therapeutischen Interesse.

Zusammenfassung

- Das Konzept einer „Ökologie der Person" gestattet, einen umfangreichen, alltagsrealitätsbezogenen und doch differenzierten Begriffsrahmen zu nutzen, der für Fokalanalysen sehr hilfreich sein kann.
- Die Besonderheit der Ökologie der Person, das Beziehungsnetzwerk der Person zur Umwelt und sein Gleichgewicht (oder sein Nichtgleichgewicht) zum Schwerpunkt der Betrachtungen zu erheben, eröffnet neue Perspektiven im Praxisbereich, wie beispielsweise in der Therapie.
- Die Verdichtung dieser Begrifflichkeit auf das Konzept „Haushalt" und „Geben" und „Nehmen" erscheint zwar zunächst reduzierend, sie ermöglicht jedoch Erklärungen des abstrakten Beziehungsbegriffs.
- Die Anfälligkeit für Rauschdrogen ergibt sich durch ein nachhaltig unbalanciertes Beziehungsgefüge zur Umwelt, was Streß erzeugt.
- Die Entstehung der Sucht kann am besten durch die rauschbedingte subjektive Verbesserung der Lebensbedingungen der Person begriffen werden. Die Droge verbessert also sozusagen das subjektive Ökosystem der Person.
- Die bestehenden Konflikte werden zugedeckt. Das System bekommt zunehmend eine sternförmige Struktur, die Bezugspersonen werden voneinander abgespalten (gespaltenes soziales Beziehungssystem).
- Der Kontakt mit Einrichtungen des Suchthilfesystems ermöglicht eine Umstrukturierung des Ökosystems des Süchtigen.

Bevölkerung, Sucht und Umwelt

Die Berücksichtigung kollektiver Aspekte des Suchtproblems erscheint aus individualmedizinisch-ärztlicher Sicht zunächst nicht nötig. Dennoch werden mit der Suchtproblematik immer wieder gesundheitspolitische Fragen verbunden. Sie werden in der Regel von parteipolitischen Parolen beantwortet, und „Lösungen“ werden auf diese Weise propagiert. Hier sind die Suchtexperten aufgefordert, mehr Sachlichkeit in die Diskussion einzubringen. Diesem Zweck sollen die anschließenden Ausführungen dienen.

Zunächst ist zu betonen, daß nur die Beschreibung der Verbreitung des Suchtproblems in der Bevölkerung eine wissenschaftliche Basis hat (Epidemiologie), während die sozialen Ursachen noch kaum zufriedenstellend untersucht wurden.

Epidemiologie der Sucht

Die Aufgabe der *Epidemiologie der Sucht* ist es, die *Verbreitung der Suchtproblematik* in der Bevölkerung zu beschreiben und gegebenenfalls zu erklären. Exakter und methodenkritisch passender sollte von der „Epidemiologie des Konsums psychoaktiver Substanzen“ gesprochen werden, was hier jedoch punktuell auf das Phänomen Sucht zentriert wird. *„Gute“* – d. h. argumentativ gut belastbare – *Daten* sind für das Verständnis der Kausalgenese der Sucht wichtig. Solche Daten sind auch die Grundlage für eine angemessene *Versorgungssystemplanung.*

Wie jede Wissenschaft hat auch die Epidemiologie spezifische Methoden und Begriffe (Tab. H-16 u. Tab. H-17).

Methodenprobleme der Epidemiologie der Sucht

Von den grundsätzlichen methodologischen Vorteilen und den Nachteilen der epidemiologischen Forschung wurde schon im Einführungskapitel zur „Suchtentwicklung“ (S. 10) und im Abschnitt „Theorie“ (S. 208) zum Thema „Suchtforschung“ gesprochen. Es wurde betont, daß die Daten, die der Epidemiologie der Sucht zur Verfügung stehen, von geringer Qualität sind. Das liegt an mehreren Gründen (vgl. Kozel 1993, Kreuzer 1987, Kreuzer u. Wille 1988, IFT 1994):

- Die *Definition* von „Abhängigkeit“ und „Mißbrauch“ ist schwer exakt durchführbar, denn selbst Konsumenten von harten Drogen sind nicht notwendigerweise abhängig.
- Die Feststellung des Umfangs des Konsums von legalen und illegalen Drogen in der Bevölkerung ist wegen der *Verleugnungstendenzen* erschwert. Besonders bei der epidemiologischen Untersuchung der Drogenabhängigkeit liegen tiefgreifende Erhebungsprobleme vor, so daß es nur Schätzzahlen und nicht „Meßzahlen“ gibt.
- Differenzierte statistisch-analytische Operationen mit Realitätsanspruch sind auf dieser Zahlenbasis nicht gut vertretbar wegen der mangelhaften skalentechnischen Eigenschaften der Daten. Man kann sie nur zum Zwecke der *Exploration*, aber *nicht* zur definitiven *Deskription* und gar *Explanation* verwenden.
- Ein grundlegendes Problem betrifft die *Datenquelle:* Offiziell bezogene Drogendaten von Abteilungen für Statistik, vor allem von Behörden, sind nicht differenziert und präzise genug. Sie sind manchmal auch durch Tendenzen der lokalen Regierungen eingefärbt, in ihrer Präsentation ein politisch wirksam gutes Image der Regierungsarbeit zu leisten, was man immer wieder zu Jahresbeginn an der Diskussion über die Drogentoten des Vorjahrs erkennen kann. Möglicherweise ist die wichtigste Informationsquelle zur Abschätzung des Ausmaßes der Drogenabhängigkeit die *Polizeistatistik,* allerdings gibt es hier eine unbekannte Rate von unbekannten Konsumenten (30–60 %?). Klinik-Statistiken erfordern wiederum die Kooperation aller Kliniken der Regionen. Dabei setzen Datenschutzgesetze der Forschung und dem Datenaustausch enge Grenzen. Außerdem gibt es hier einen Schätzfehler in Richtung von Notfällen, die in Kliniken auftauchen. Repräsentative Umfragen über Drogenabhängige, wie beispielsweise die nationale Haushaltsumfrage in den USA, hängen von Selbstberichten ab

Tab. H-16: Epidemiologische Begriffe und Konzepte (vgl. Beaglehole et al. 1997)

Die epidemiologischen Maße werden auf Referenzpopulationen oder auf Stichproben u. dgl. bezogen. Häufige Differenzierungen der Gesamtpopulation erfolgen durch geschlechtsbezogene oder altersgruppenbezogene Kennziffern oder Indikatoren.

Prävalenzrate (Prävalenz)
= Anzahl der Personen mit der Krankheit zu einer bestimmten Zeit/Referenzpopulation (z. B. 1000 Personen der Gesamtpopulation)

Man unterscheidet zeitpunktbezogene (Punkt-P.) und zeitraumbezogene Prävalenz (Perioden-P.)

Häufige Maße: Konsum im letzten Monat/letzten Jahr/im Leben

Einflußfaktoren auf die Prävalenz:

Erhöhung:
- längere Krankheitsdauer
- Lebensverlängerung der Kranken durch effektive Therapie
- Zuwanderung kranker Personen
- Abwanderung gesunder Personen
- Zuwanderung anfälliger Personen
- Verbesserung der Erkennung bzw. Meldung

Verringerung:
- kürzere Krankheitsdauer
- hohe Letalitätsrate
- Abnahme der Neuerkrankungen
- Zuwanderung gesunder Personen
- Abwanderung kranker Personen
- höhere Heilungsrate bei den Erkrankten

Inzidenzrate (Inzidenz)
= Anzahl der neu erkrankten Personen/Referenzpopulation

Eine beliebte Variante dieses Maßes ist die kumulative Inzidenzrate, die die in einem Beobachtungszeitraum Erkrankten auf die Gesamtzahl der Personen der Referenzpopulation zu Beginn der Beobachtung bezieht, die die Krankheit noch nicht hatten.

Letalität (%)
= Zahl der durch die Krankheit bedingten Todesfälle mal 100/ Zahl der in diesem Zeitraum bekannten Kranken.

Mortalität = Todesfälle bezogen auf die Gesamtpopulation

Absolutes Risiko = Unterschied der Erkrankungsrate bei Exponierten im Vergleich zu Nicht-Exponierten.

Relatives Risiko = Verhältnis von kranken Exponierten zu kranken Nicht-Exponierten (kranke Exponierte : kranke Nicht-Exponierte)

Tab. H-17: Methoden der Epidemiologie

Studientypen

- *deskriptive Studien:* Beschreibung der Verbreitung eines Merkmales in der Bevölkerung oder einer Untergruppe
- *ökologische Studien:* korrelative Studien
- *retrospektive vs. prospektive Studien:* die belastbareren Daten kommen von prospektiven Studien, retrospektive Studien sind leichter durchzuführen. Prospektive Studien sind enorm kostenintensiv.
- *Fall-Kontroll-Studien:* Beide Gruppen, Fälle (= Kranke) und Kontrollen (= Gesunde), müssen gleich intensiv den Risikofaktoren ausgesetzt sein. Die Untergruppen „exponierte Fälle" und „nicht-exponierte Fälle" sowie „exponierte Kontrollen" und „nicht-exponierte Kontrollen" werden im Vierfelder-Schema dargestellt. Das Risiko wird dann als *Odds Ratio* dargestellt – exponierte Kranke / nicht-exponierte Kranke : exponierte Gesunde/nicht-exponierte Gesunde.
  Im Ergebnis bedeutet das, daß bei einer bestimmten Exposition (z. B. Rauchen) die Exponierten einer z. B. 2-fachen oder größeren Wahrscheinlichkeit unterliegen, zu erkranken.
- *Kohorten-Studien:* Sie werden als Follow-up-Studien bezeichnet. Sie gehen von einer Gruppe Nichterkrankter aus und erheben nach einer Beobachtungsperiode die Erkrankten.
- *experimentellle Studien (Interventionsstudien):* Hier können *randomisierte kontrollierte Studien* mit der Zufallszuweisung von Probanden mit Intervention und Probanden ohne Intervention (Kontrollgruppe) sowie *Felduntersuchungen* oder *Gruppenuntersuchungen* unterschieden werden. Ein Beispiel dafür wären Therapie-Evaluationsstudien, wie sie am Beginn des Theorie-Abschnitts zum Opiatentzug unter Narkose dargestellt wurden.
- *Screening:* Dieses Verfahren, das sich auf bestimmte Risikogruppen bezieht, soll die Früherkennung ermöglichen. Meßverfahren für die interessierende Störung werden nach der Höhe ihrer *Sensitivität* (positives Ergebnis, auf alle kranken Personen bezogen) und *Spezifität* (negatives Ergebnis bei nicht erkrankten Personen) charakterisiert. Eine hohe Sensitivität geht meist mit einer niedrigen Spezifität einher.

  Beispiel: Diese Aspekte sind beim Screening von Alkoholgefährdeten bzw. Alkohokranken wichtig.

und erreichen üblicherweise zu wenige abhängige Personen (ca. 1:500). Sie sind auch nur selten durchführbar, da die Kosten für solche Studien sehr hoch sind. Fallstudien können sich andererseits nur auf die offene Drogenszene beziehen.

- Ein weiteres Meßinstrument, um Daten über diesen Bereich zu bekommen, sind die *Einschätzungen durch lokale Drogenexperten.*

Tab. H-18: Die Methodenproblematik der Epidemiologie der Drogenabhängigkeit gemäß der Enquête zur Lage der Psychiatrie (Deutscher Bundestag 1975, S. 47).

1. Die Pönalisierung des Rauschmittelgebrauchs behindert empirische Untersuchungen.
2. Die Expansionstendenz des Mißbrauchsverhaltens im Sinne einer sozialen Ansteckung erschwert die Interpretation regionaler Unterschiede: Ob diese Ausdruck zeitlicher oder struktureller Verschiedenheiten sind, kann nur durch großangelegte Verbundforschung und Wiederholungsuntersuchungen geklärt werden.
3. Den sogenannten „Repräsentativbefragungen" von Ober-, Grund- und Berufsschülern entzieht sich gerade die Gruppe der „Drop-out"-Existenzen, die nach einigen Monaten nachhaltigen Drogenkonsums aus Schule und Beruf ausscheren.
4. Andererseits bringt aber die Klientel von Kliniken und Beratungsstellen Selektionsprobleme mit sich. Dabei ist hervorzuheben, daß durch merkmalsreich dokumentierte, auslesefrei erfaßte Kollektive eine Vergleichbarkeit gegeben sein kann.
5. Mißbrauch und Abhängigkeit sind in Fragebogenaktionen nicht ohne weiteres zu operationalisieren bzw. zu differenzieren, so daß eine Vielzahl unterschiedlicher Ausgangsdefinitionen die zusammenfassende Beurteilung verschiedener Untersuchungsergebnisse kompliziert. Auch der Diagnoseschlüssel der Weltgesundheitsorganisation grenzt beide Begriffe nicht voneinander ab.
6. Ist die Hochrechnung von Fallzahlen (Inzidenzzahlen) stationär oder ambulant erfaßter Patienten schon beim Alkoholismus mit Unsicherheiten belastet, so erweist sich diese Methode auf dem Drogensektor als von noch geringerer Brauchbarkeit, da es zu wenige und noch dazu regional nicht gleichmäßig verteilte Behandlungsinstitutionen gibt. Diese besitzen im Gegensatz zu Hilfseinrichtungen für Alkoholiker in der Regel auch keine geeigneten Dokumentationsmethoden. Auch die Kriminalstatistik ist wegen der unterschiedlichen Intensität der Bekämpfungsmaßnahmen und der hohen Dunkelziffern keine zuverlässige Grundlage für Hochrechnungen.

Aber auch diese Schätzungen könnten aus verwaltungstechnischen Gründen geschönt sein.

Weitere methodologische Probleme sind mit den *Indikatoren und Prädikatoren* verbunden:

- Die *Prävalenzrate* (alle Fälle) der Drogenkonsumenten zeigt erhebliche internationale Unterschiede (vgl. Bless u. a. 1993, Reuband 1995). Spanien hat 250 Drogenkonsumenten auf 100 000 Einwohner, Norwegen jedoch nur 80 auf 100 000 Einwohner. Zwar zeigt sich eine Differenz der lokalen Einschätzungen, so daß als Maximum etwa 30–50% mehr Drogenabhängige geschätzt werden, als es Minimaleinschätzungen ergeben. Aus Gründen der Bequemlichkeit wird hier im folgenden die Prävalenzrate auf 1000 Einwohner bezogen, so daß sich ein handlicher Promillewert (‰) ergibt.
- Ein weiteres Problem der Prävalenz ist ihre *Validität,* d.h. die Frage danach, was diese Ziffer eigentlich mißt. Bei stadtbezogenen Prävalenzraten sind nämlich Eingliederungen und Ausgliederungen von umliegenden Gemeinden zu beachten. So wird in Drogenstatistiken die Einwohnerzahl von Hamburg mit 1,7 Mio. (z.B. Bless et al. 1993) und 1,6 Mio. (Reuband 1995) bzw. von München mit 1,5 Mio. und 1,2 Mio. angegeben, was unterschiedliche Prävalenzraten ergibt. Auch gibt es deutliche Unterschiede des statistischen Materials, das beispielsweise vom Deutschen Bundesamt für Statistik angeboten wird, verglichen mit Daten anderer Quellen (vgl. Berg et al. 1982, Bless et al. 1993, Statistisches Bundesamt 1993a, 1993b). Darüber hinaus ist zu bedenken, daß die in einer Stadt registrierten Einwohner nicht die Alltagspopulation ausmachen, die sich in der Stadt aufhält. Aus diesem Grund müßte die metropolitane Region zusätzlich berücksichtigt werden. Hamburg mit etwa 10 000 Drogenabhängigen hat 1,7 Mio. Einwohner (6‰ Drogenkonsumenten), die metropolitane Region Hamburgs hat 2,2 Mio. Einwohner, was eine Prävalenz von etwa 4,5‰ ergibt. Frankfurt-City mit 650 000 Einwohnern hat 6000 Drogenabhängige (9‰). Die Region Frankfurt hat ungefähr 2 Mio. Einwohner, was die Prävalenz der Drogenabhängigen reduziert (3‰). München-City mit 3000

Drogenabhängigen hat 1,3 Mio. Einwohner (2,3 ‰). Das gesamte Umland von München hat ungefähr 2,2 Mio. Einwohner (1,5 ‰ Drogenabhängige). Das bedeutet, daß die Population der metropolitanen Region um den Faktor 1,3–3mal größer sein kann als die Stadtbewohnerschaft. Die Wahl der Kalkulationsgrundlage verändert also die Prävalenzraten drastisch. Zu klären ist daher, ob die urbane Region für die Rekrutierung der lokal beobachteten Drogenabhängigen relevant ist oder nicht.

- Eine wichtige Einflußvariable auf die Schätzzahlen kann die Ausprägung der „offenen Szene" in den Städten sein. Paris hat beispielsweise mehrere Orte (z. B. Montmartre), wo sich Kleindealer aufhalten, und außerdem das traditionsreiche „Clochard-Wesen". Die öffentliche Präsenz von Obdachlosen, die dies direkt als Lebensstil darstellen, begünstigt diese offenen Szenen. In London ist andererseits beispielsweise am Piccadilly Circus durch verstärkte Polizeipräsenz kaum ein Dealer auszumachen. Es gibt in London wenig öffentliche Ansammlungen von jungen Leuten in suspekten Stadtquartieren wie Kensington oder Chelsea, wo in den 60er Jahren Kerne des „Swinging London" waren und wo relativ viele Drogenabhängige leben. Die Szene in London ist daher eher eine gedeckte Szene. Offene Szenen sind leichter quantifizierbar.
- Ein weiteres methodisches Problem besteht in der Beschreibung der „*Qualität*" der Drogenszene (Durchschnittsalter, Prozentsatz der Kriminellen, Inzidenz der HIV-Infektion, Rate der Prostituierten usw.). Beispielsweise kann *die (relative) Todesrate von Drogenkonsumenten* (Mortalität bzw. Letalität) zur Charakterisierung der Effekte des Gesundheitsversorgungssystems auskunftsreich sein (s. u.).

Aufgrund dieser methodologischen Restriktionen stehen insbesondere zur Epidemiologie der Drogenabhängigkeit nur sehr „weiche Daten" zur Verfügung (Tab. H-18).

Zur Aussagekraft der „Drogentoten"

In einem Arbeitspapier der Bayerischen Akademie für Suchtfragen wurde diese Fragenkreis kürzlich ausführlicher diskutiert (Bayerische Akademie für Suchtfragen 1998b):

Die absolute Zahl der jährlich Verstorbenen am Konsum von illegalen Drogen („Drogentote"; München 1995: N = 72) und als „Mortalität" auf 100 000 Einwohner bezogen (bundesweit ca. 2,1; München 5,5) sind eine wichtige Maßzahl für das Ausmaß der Drogenproblematik. Es gehen aber viele unterschiedlich wirksame Variablen in diesen Indikator ein. Vergleiche mit dem Vorjahr sind bezogen auf eine bestimmte Region am ehesten tragfähig. Regionale Vergleiche sind aber schwierig vorzunehmen. Wichtig bei analytischen Überlegungen ist die Betrachtung der „Letalität", also die Relativierung der Zahl der Drogentoten auf die geschätzte Anzahl der lokalen Drogenkonsumenten (z. B. CH = 1,4 %, D = 1,7 %, München 1995 = 72/3500 = 2,1 %). Diese „Prävalenz" ist jedoch nicht nur aufgrund von erhebungstechnischen Problemen eine nur grobe Schätzzahl (München: 3500?), sondern man kann auch nur schwerlich die Rate der „Pendler" ermitteln (Drogentourismus, vgl. Amsterdam).

Die Zahl der Drogentoten sollte also auf die Anzahl der lokalen Drogenkonsumenten (Letalität) und nicht, wie üblich, auf die Gesamtbevölkerung (Mortalität) bezogen werden, da sich sonst die Zahlen verfälschen. Die lokalen Drogenpräferenzen und die Konsummuster, das Verordnungsverhalten von Ärzten, die lokalen Präventionsprogramme usw. beeinflussen das lokale Risikopotential der Drogenkonsumption. Die daher wesentlich geeignetere *lokale Letalität* von Drogenabhängigen hängt allerdings auch von der Präzision der Definition der Drogentoten ab, die von Stadt zu Stadt variieren kann.

Folgende weitere Detailaspekte sind bei der Analyse der Drogentoten als Risikofaktoren in Hinblick auf die Letalität bedeutsam:

Definition der Drogentoten

Die Definition von Drogentoten beruht bundesweit auf kriminalpolizeilichen Einstufungen, die wiederum rechtsmedizinisch verifiziert werden. In manchen Ländern wird auf die Obduktion von Drogentoten verzichtet, an manchen Orten ist nur bei Überdosierungen von Drogentoten die Rede (enge Definiton), Suizide (weite Definition) werden dann nicht mitgerechnet. Abzuklären ist auch die Zuordnung des lokal angetroffenen Drogentoten nach dem Meldebezirk, wo er zuletzt gewohnt hat. Die lokalen Definitionskriterien sind genau darzustellen. Beispielsweise wird in München jeder Tote, der als Drogenkonsument bekannt ist, von der behördlichen Statistik als „Drogentoter" klassifiziert. Andere Städte (Amsterdam) klassifizieren Drogentote nur als durch Überdosis Verstorbene. Andere wiederum schließen Umstände ein, die die Kausalität von Drogen als Todesursache wahrscheinlich machen. Daher ist die Verwendung der (absoluten und auch relativen) Zahlen der Drogentoten zum Städtevergleich nur sehr eingeschränkt sinnvoll.

Direkte Bedingungen des Drogentodes

Drogen: Konzentriert man sich auf die Pharmakologie/Toxikologie, dann versterben ca. 60% der Drogentoten an Heroin-Überdosierungen, bei den übrigen Todesfällen sind Codein/Methadon-Überdosierungen und Mischintoxikationen von den Opiaten/Opioiden mit Benzodiazepinen bzw. in letzter Zeit in zunehmendem Maß Alkohol im Spiel. Bei Haschisch-positiven Toten mit zusätzlichen 4,x Promille noch von Drogentoten zu sprechen, ist nicht korrekt. Auch Selbstmorde müssen abgezogen werden. In gewissem Maß ist auch bei Heroin an die aktuelle Angebotssituation (plötzliche hochprozentige Ware!) am Markt zu denken.

Akute Vulnerabilität: Nach Entlassung aus dem Drogenentzug ist zunächst eine deutlich verminderte Toleranz gegenüber den Opiaten und damit ein erhöhtes Sterberisiko gegeben.

Konsumstil: Intravenöse Injektionen sind besonders riskante Konsummuster, aber auch das Trinken der Säfte mit Substitutionsmitteln ist gefährlich. Aktuelle Konsummoden beeinflussen ebenfalls das letale Risiko.

Zusatzerkrankungen (Komorbidität): Infektionen mit HIV oder Hepatitis-C-Virus können neben der Sucht zur Reduktion des Allgemeinzustands und somit zur Verminderung der Stofftoleranz führen.

Bei psychiatrischen Erkrankungen können sowohl depressive Dekompensationen wie auch paranoid-halluzinatorische Episoden riskantes Konsumverhalten steigern.

Alter: Es gibt häufig einen Gipfel bei jungen Drogentoten (Maß: % der Erstkonsumenten unter den Drogentoten) und einen bei älteren Toten (ca. 35 Jahre?).

Todeszeitpunkte: Besonders gefährlich sind offensichtlich abendliche Konsumexzesse, die durch Kumulation der Substanzen in den späten Nachtstunden/frühen Morgenstunden zu einer vital bedrohlichen Atemdepression führen.

Konsumsituationen: Bei einigen Todesfällen (ca. 30%) muß man annehmen, daß der Verstorbene in einer Gruppe konsumiert hat. Dabei besteht die Vermutung, daß wegen der Illegalität des Konsums die „Freunde" keine Hilfe holten, um nicht von der Polizei identifiziert zu werden. Rettungsdienste holten nämlich selbständig, möglicherweise wegen Befürchtung von Übergriffen, die Polizei zum Einsatz dazu.

Ca. 50% sterben in der Wohnung, nicht an öffentlichen Plätzen.

Indirekte Bedingungen des Drogentodes

Soziale Hintergrundsituation des Verstorbenen: Der mögliche Einfluß der Arbeits- und Wohnsituation ist als Letalitäts-Risikofaktor einzubeziehen.

Behandlungssituation: Folgende Aspekte sind wichtig:

- letzter Arztkontakt,
- Dosis der Verordnung,
- Abgabemodalität,
- Sicherheitsvorkehrungen,
- Dauer der Vorbehandlung,
- Mehrfach-Substitution,
- Verordnung von Zusatzmedikamenten, ihre Dosis u. Verabreichungsmodalität,

- Entzugstherapie/Entwöhungstherapie geplant bzw. absolviert,
- Änderungsmotivation,
- psychiatrische Zusatzerkrankung und ihre Behandlung,
- Behandlungswissen bei dem Patienten (z. B. Aufklärung über Pharmakokinetik),
- Angebot und Nutzung von Betreuungseinrichtungen (vgl. Tab. H-19).

Tab. H-19: Thesen zur Zunahme der Drogentoten 1998 in Bayern (multifaktorielles Ursachengefüge)

1. Erneutes Abdriften der Drogenabhängigen in die Szene mit schwer durchschaubarem Drogenangebot (z. B. Methadon am Schwarzmarkt) nach Mangelsituation bei ärztlicher Codein-Versorgung
2. Mangelhafte Kenntnis der Drogenabhängigen über die im Vergleich zum Codein verzögerte Pharmakokinetik des Methadon (Max. = nach 4 statt nach 2 Stunden, halbe Wirkung nach 24 statt 4 Stunden)
3. Mangelhafte Anpassung der Ärzte an die neue Situation der 10. BtMÄndV, altes Verschreibungsverhalten mit einem neuen Medikament trotz geringer Dosierungserfahrungen (unqualifizierte Take-Home-Verordnung)
4. Temporäre Versorgungsengpässe in den Entgiftungseinrichtungen
5. Regionale Differenzen o. g. Faktoren
Anm.: 40 % der Drogentoten sind bereits polizeibekannt, es ließen sich über interdisziplinäre „Fallbesprechungen" genauere Ursachenanalysen erstellen.

Einige epidemiologischen Daten

Das Suchtproblem ist von umfassender gesellschaftlicher Bedeutung: Die geschätzte Gesamtzahl der Menschen mit *problematischem Konsum von psychoaktiven Substanzen* wird in der Bundesrepublik auf *8,5 Mio. Personen* geschätzt (vgl. Welz 1987, Lelbach 1995, Batra 1996): Neben etwa 5 Mio. Nikotinabhängigen (die also das Rauchen trotz Bemühungen nicht abstellen können) und 2,5 Mio. Menschen mit Alkoholproblemen gibt es etwa 800 000 Menschen, bei denen eine Medikamentenabhängigkeit vorliegt, und 100 000 Abhängige von illegalen Drogen. Zum Vergleich: Die Anzahl der schizophren Erkrankten liegt hingegen bei knapp 1,5 Mio. Personen. Damit zeigt sich das enorme volksgesundheitliche Problem, das Suchtmittel verursachen.

Epidemiologie des Alkoholkonsums und der Alkoholabhängigkeit

Eine wichtige Maßzahl für die „Alkoholepidemiologie" ist die Anzahl der konsumierten Liter reinen Alkohols pro Kopf Einwohner bezogen auf ein Jahr. Diese Zahl wird aus den Verkaufsstatistiken ermittelt und bildet einen wichtigen Indikator im internationalen Vergleich und für die Verlaufsbetrachtung.

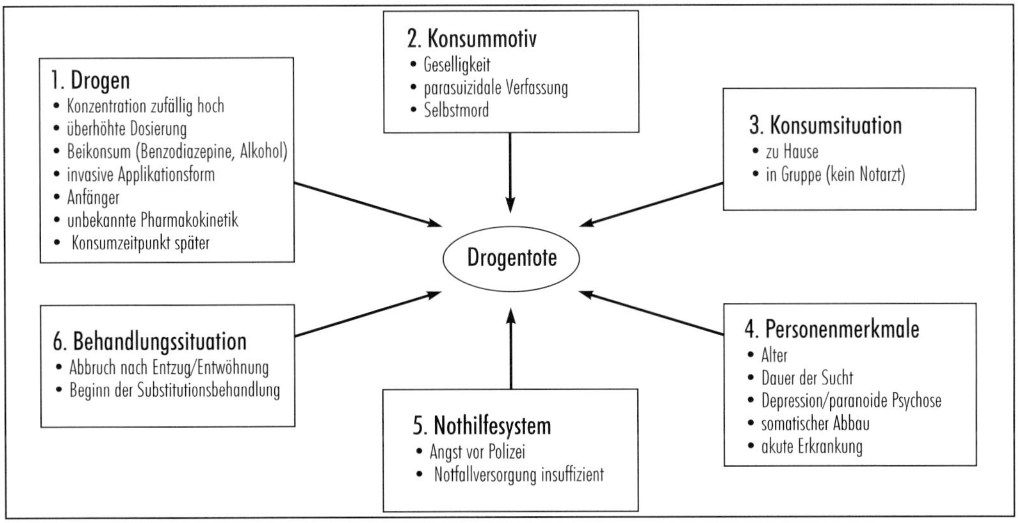

Abb. H-42: Einflußfaktoren auf den Drogentod

Deutschland hat (gemeinsam mit Luxemburg und Frankreich) im langjährigen Durchschnitt weltweit eine Spitzenposition mit einem Konsumniveau von etwa 12 Litern reinen Alkohols pro Kopf pro Jahr. Der „Europäische Aktionsplan Alkohol" der WHO sieht nun vor, daß in etwa 20 Jahren der Alkoholkonsum um 25% reduziert werden soll (vgl. DHS 1997). Das würde bedeuten, daß Deutschland dann nur etwa 9 Liter Alkohol pro Kopf verbraucht und somit erst in die Nähe des bereits jetzt vorliegenden Konsumniveaus von wirtschaftlich führenden und in anderen Politikbereichen als Vorbild dienenden Industrieländern wie den USA, Japan, Schweden, England oder Holland kommt (s. Tab. H-20. u. Abb. H-43).

Kritisch ist anzumerken zur Validität dieser Zahlen, daß sie auf den Verkaufsstatistiken der Litermengen von alkoholischen Getränken beruhen, deren mittlerer Alkoholgehalt geschätzt wird, woraus dann die Gesamtmenge des Alkohols berechnet wird.

Bemerkenswert sind auch die entsprechenden jährlichen Todeszahlen, die für Alkoholabhängige in Deutschland etwa 40 000 Tote betragen und bei Drogenabhängigen etwa 1800. Das bedeutet, daß jährlich etwa 2% der Alkoholabhängigen und 1,6% der Drogenabhängigen vorzeitig sterben. Andererseits wird die Gefährlichkeit der illegalen Drogen in der Öffentlichkeit allgemein viel häufiger und drastischer dargestellt als die Gefährlichkeit des Alkohols. Beispielsweise sterben jährlich in Deutschland etwa 4000 Menschen wegen Alkohol im Straßenverkehr, wegen Cannabis aber „nur" 16 Menschen. Unter der Annahme, daß beide Konsumentengruppen im Straßenverkehr gleich gefährlich sind, müßte es in Deutschland etwa 250 000 Cannabiskonsumenten geben (4000/60 Mio. Alkoholkonsumenten entspr. ca. 16/250 000 Cannabiskonsumenten). Tatsächlich gibt es aber mindestens 500 000 Cannabiskonsumenten, weswegen das relativierte Verkehrsrisiko von Cannabiskonsumenten aus vielerlei Gründen (z. B. mehr Vorsicht wegen Illegalität des Konsums) geringer ist.

Tab. 20: Alkoholkonsum pro Kopf pro Jahr (nach Lelbach 1995, gerundete Durchschnittszahlen von 1988–1990)

Land	Liter Alkohol/Kopf
Deutschland	12,5
Frankreich	12,5
Spanien	12
Schweiz	11
Österreich	10
Portugal	10
Dänemark	10
Italien	9
Holland	8
Australien	8
USA	7,5
Kanada	7,5
England	7
Japan	6,5
Schweden	6
Indien	5,5

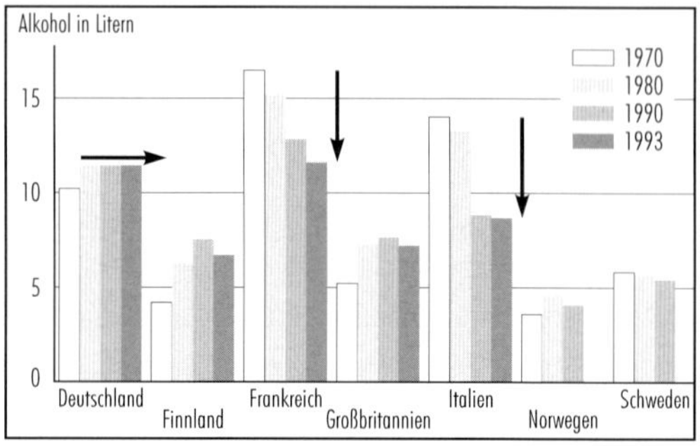

Abb. H-43: Die Abnahme des Alkoholkonsums in Frankreich und Italien (nach Bühringer 1996b)

Die Verteilung der Alkoholmengen auf verschiedene Bevölkerungsanteile ist ebenfalls ein wichtiges Maß, das eine linkssteile Verteilung ergibt (Abb. H-44). Anschaulicher ausgedrückt bedeutet dies, daß etwa 50% des Alkohols von etwa 90% der Bevölkerung getrunken werden, während die andere Hälfte des Alkohols von nur 10% der Bevölkerung getrunken wird, die somit ein erhöhtes Gesundheitsrisiko aufweist (Abb. H-23, H-45).

Die Konsummengen und der Konsumstil zeigen ebenfalls eine Ungleichverteilung über die Bevölkerung (Tab. H-21).

Bemerkenswert an dieser Stelle ist aber die Beobachtung, daß eine gewisse Menge von Alkohol pro Tag (20–40 g) zur Prophylaxe von Herz-Kreislauf-Erkrankungen nützlich sein kann. Dies sind indirekte statistische Hinweise,

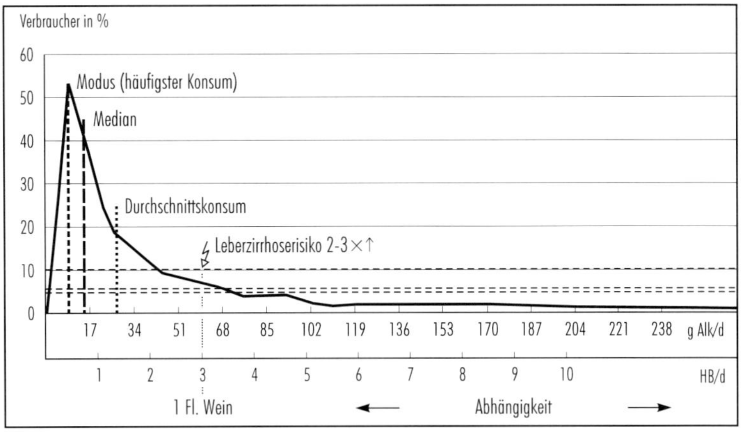

Abb. H-44: Linkssteile Verteilung des Alkoholkonsums über die Bevölkerung (nach Feuerlein 1984)

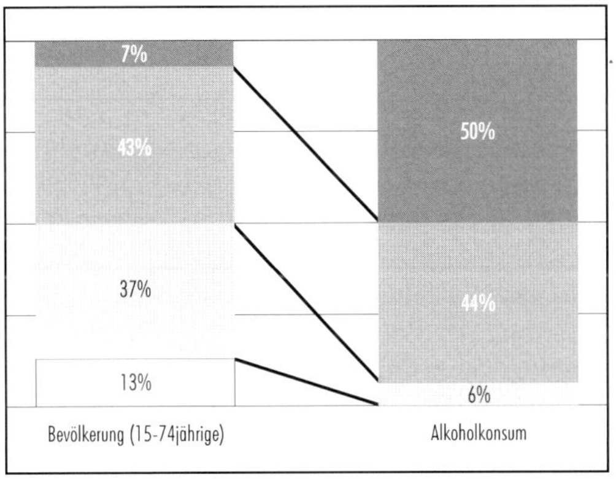

Abb. H-45: Verteilung des Alkoholkonsums auf Bevölkerungsgruppen (nach Feuerlein 1984): 7 % der Bevölkerung trinken als Vieltrinker 50 % des Alkohols, 93 % als „normal" Trinkende der Bevölkerung die anderen 50 % des Alkohols.

Tab. H-21: Verteilung des Alkoholkonsums auf Risikogruppen (nach Simon et al. 1997)

KONSUMENTEN	ANTEIL/BEVÖLKERUNG
Abstinente	5 %
täglicher Konsum	
Männer	55 %
Frauen	14 %
gefährlicher Konsum	
Männer	15 %
Frauen	5 %
abhängiger Konsum	5 %

die in der öffentlichen Debatte, vor allem durch die Sales Promotion der Alkoholindustrie, überbetont werden. Diese Daten werden von Patienten gern zur Rationalisierung verwendet. Verschwiegen wird, daß bereits bei Einbezugnahme der Mortalitätsstatistiken für andere Krankheiten die Gesamtmortaltiät wieder steigt (Abb. H-46). Der kardioprotektive Effekt ist außerdem nur bei über 40jährigen Personen wegen der in dieser Altersgruppe zunehmen-

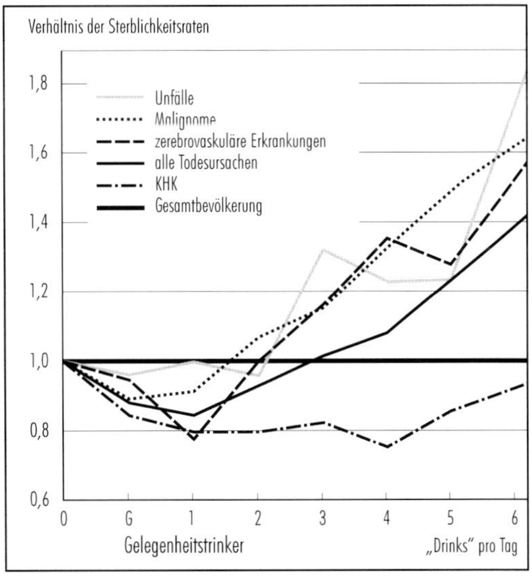

Abb.H-46: Standardisierte Durchschnittsmortalität (=1) und spezifische Mortalitätsraten in Abhängigkeit von täglichen Alkoholmengen (nach Ellison 1990, zit. nach Strasser et al. 1995).
Anm.: „Drink" = „Gläschen", z. B. 0,3 l Bier.
Das bedeutet, daß ab etwa 1 l Bier/d der gesundheitliche Gesamtnutzen bereits negativ ist.

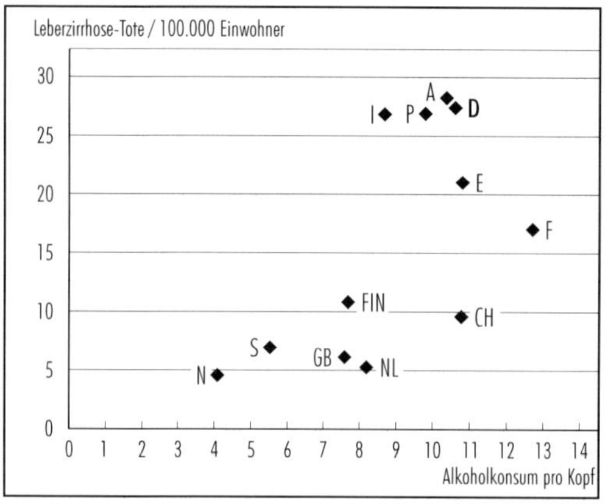

Abb. H-47: Leberzirrhose-Tote und Alkoholkonsum pro Kopf einiger europäischer Länder im Jahre 1991 (nach Edwards 1997).

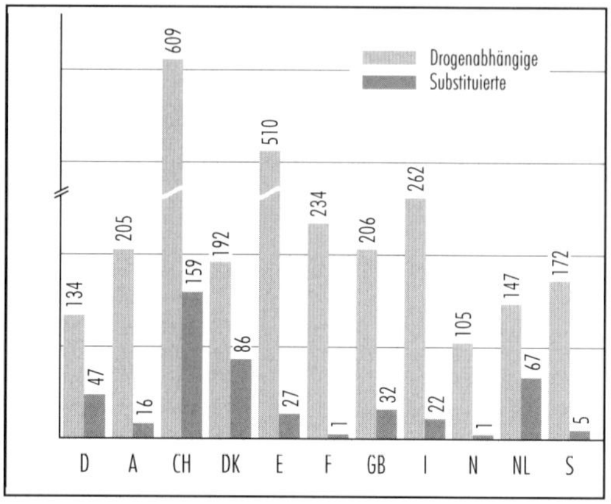

Abb. H-48: Zahl der Drogenabhängigen und Zahl der Substituierten im europäischen Vergleich (pro 100 000 Einwohner; aus Bühringer et al. 1997).

den kardiovaskulären Risiken sinnvoll umsetzbar. Es kann wohl nicht sein, daß bereits 6jährige ½ l Wein täglich trinken sollen, um später nicht an Herzinfarkt zu sterben.

Ab etwa 60 g Alkohol pro Tag steigt das Risiko, an Leberzirrhose zu erkranken, stark an. Es gibt einen Zusammenhang zwischen jährlich konsumierter Alkoholmenge und Mortalität an Leberzirrhose (Abb. H-47).

Epidemiologie des Konsums und der Abhängigkeit von illegalen Drogen

Regionale Unterschiede

Die Verteilung des Drogenkonsums über Europa ergibt folgendes Bild:

Spanien und die Schweiz haben eine besonders hohe Rate von 5–6 Drogenkonsumenten auf 1000 Einwohner (vgl. Reuband 1995). Deutschland hat nur geringfügig weniger Drogenkonsumenten (1,34‰) als Holland (1,47‰). Es liegt also europaweit eine große Streuung der Prävalenz der Drogenkonsumenten vor (Tab. H-22, Abb. H-48 u. H-49).

Auch als Besucher verschiedener Städte wie New York, Frankfurt und München kann man bereits feststellen, daß es eine unterschiedlich starke öffentliche Repräsentanz von Drogenabhängigen („offene Drogenszene"), Alkoholikern und Obdachlosen im städtischen Raum gibt. Dieser Eindruck wird durch mehrere städtevergleichende Studien teilweise bestätigt, wovon noch gesprochen wird.

Stadt	Drogenabhängige	Einwohner	Prävalenz	Todesrate
1. Kopenhagen	8.000	500.000	16‰	1%
2. Mailand	18.000	1.400.000	13‰	0,5%
3. Basel	2.000	200.000	10‰	1%
4. Frankfurt	6.000	650.000	9‰	1,6%
5. Amsterdam	6.000	700.000	8,5‰	0,6%
6. Hamburg	10.000	1.600.000	6‰	1,5%
7. Wien	5.000	1.600.000	3‰	1,8%
8. Berlin	8.000	3.400.000	2,5‰	2,5%
9. München	3.000	1.400.000	2‰	2,3%

Tab. H-22: Prävalenzraten des Konsums illegaler Drogen in einigen europäischen Städten (übernommen, erweitert und modifiziert nach Bless et al. 1993)

Mehrere Forschergruppen in Europa haben versucht, stadtbezogen Daten über die Situation des Drogenkonsums zu erhalten. Das Ergebnis steht in Tabelle H-22.

Die Unterschiede der Prävalenzraten lassen vermuten, daß auch die Problemlagen regional unterschiedlich sind - es lassen sich unterschiedliche Drogen, Konsummuster, Begleitumstände und auch Behandlungseinrichtungen (z.B. Maßnahmen der Überlebenshilfe) ausmachen.

Darüber hinaus ist das *Drogenhilfesystem regional unterschiedlich ausgebaut*, was sich beispielsweise durch die Anzahl der Abhängigen pro Entwöhnungsbett (od. dgl.) der Region kennzeichnen läßt (HH: ca. 100:1, M: ca. 12:1; vgl. Bless et al. 1993). Dies hat zur Folge, daß Behandlungsempfehlungen, die aus einer Region (z.B. New York) stammen, nur mit Vorsicht auf die jeweilige Region, in der man tätig ist, übertragen werden sollten. Wirksamkeitsnachweise müssen auf die Struktur der untersuchten Population wie auch des Drogenhilfesystems bezogen werden.

Im Hinblick auf die regionale Struktur der Drogenszene ist festzustellen, daß Heroin als härteste Droge die „Kerndroge" darstellt, denn Heroinkonsumenten machen die problematischste Untergruppe der Drogenkonsumenten aus. Wie bereits im Kapitel „Suchtentwicklung" (S. 11) dargelegt wurde, ist etwa ein Drittel der Heroinkonsumenten anhaltend am Drogenkonsum interessiert, während etwa ein Drittel ausstiegsorientiert ist. Etwa ein Drittel ist ambivalent.

Insgesamt kann daher als Faustregel davon ausgegangen werden, daß etwa 30–40% der

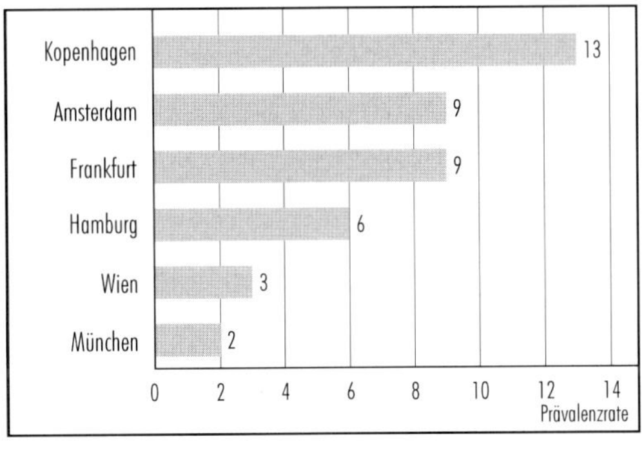

Abb. H-49: Prävalenzraten einiger europäischer Städte (aus Tab. H-24)

Heroinabhängigen (bzw. Heroinkonsumenten) einer Region prinzipiell mit Ersatzmittel substituiert werden könnten, unter Aufbau bestimmter Versorgungsstrukturen wie in Amsterdam (z.B. Methadonbus, Substitutionsambulanz für Prostituierte) sogar bis zu 75%. Wegen der restriktiven Gestaltung der NUB- bzw. AUB-Richtlinien können in Deutschland aber nur 20–30% pro Region durch die Krankenkassen finanziert eine Substitution erhalten. Der Rest läuft dann als privat bezahlte Substitution (ca. 300 bis 400 DM/M).

Es ist allerdings zu betonen, daß natürlich *nicht alle* Heroinabhängigen für eine qualifizierte Substitution geeignet sind, da zu einem Stichtag ein recht hoher Prozentsatz von etwa 30% der Konsumenten noch total auf das Heroin fixiert ist (z.B. die 10% jährlichen Einsteiger). Bei diesem Personenkreis, vor allem wenn er polyvalentes Konsumverhalten zeigt, ist das Risiko potentiell letaler Mischintoxikationen sehr groß. Dennoch: Wie will man diesen Personenkreis erreichen? Derzeit gibt es nur umstrittene „Safer use"-Programme wie beispielsweise bei Ecstasy-Konsumenten.

Prävalenzzahlen für einige Drogen

Zunächst ist festzustellen, daß es eine starke Altersabhängigkeit des Konsums verschiedener Drogen gibt. Das kann mit dem *Einstiegsalter* für die einzelnen Drogen festgelegt werden. Hier zeigt sich in verschiedenen Studien, daß Nikotin und Alkohol die ersten Drogen sind, die Patienten einnehmen, die später polytoxikomane Gebrauchsmuster zeigen (Abb. H-50 nach Kindermann et al. 1989). In der Folge werden die illegalen Drogen kurz dargestellt (Zahlen in Anlehnung an Simon et al. 1997).

Cannabis: Cannabis ist seit den 70er Jahren anhaltend eine beliebte Droge. Es ist festzustellen, daß in der Bundesrepublik ca. 2 Mio. Cannabiskonsumenten im Querschnitt gegeben sind. Mindestens 20% der Bevölkerung hatten jemals in ihrem Leben Cannabis konsumiert (Simon et al. 1997). Es besteht der Eindruck, daß seit dem BGH-Urteil (1995) bzgl. des Strafmaßes für Cannabis die Anzahl der Erstkonsumenten für Cannabis zugenommen hat. Es muß auch berücksichtigt werden, daß zwar ein gewisses Einstiegspotential von Cannabis in den Konsum anderen Drogen besteht, aber

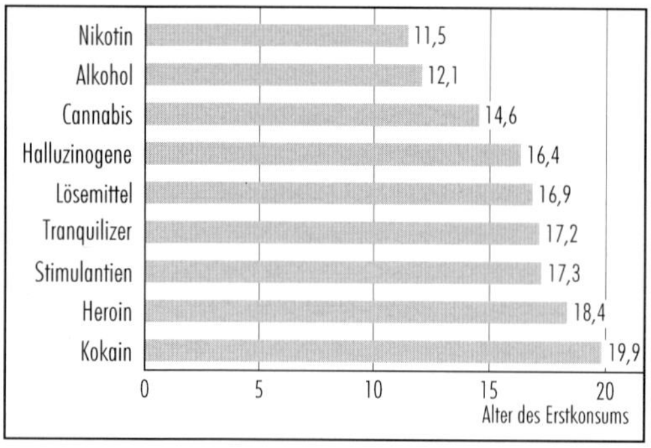

Abb. H-50: Treppe des Einstiegsalters in die Heroinabhängigkeit (nach Kindermann et al. 1989)

Nikotin und Alkohol sind Haupteinstiegsdrogen in jede Sucht.

Ecstasy und Amphetamine: Der Konsum von Ecstasy wird meist gemeinsam mit dem Konsum von Amphetaminen erhoben und auch häufig nicht differenziert. Zu Ecstasy ist festzustellen, daß sich von 1992 an die Anzahl der Konsumenten bis 1995 verdoppelte. 1995 nahmen mindestens 160 000 Ecstasy im letzten Monat ein, ca. 350 000 im letzen Jahr, und fast 1 Mio. Personen hat es bereits einmal im Leben genommen. Ab 1998 wird eine Stabilisierung der Konsumentenzahl erwartet.

Die Droge trat in den 90er Jahren im Kontext der Techno-Musik-Bewegung auf. Es wird versucht, bei den Parties „durchzumachen" und dauernd zu tanzen.

LSD: Epidemiologisch ist der Konsum von LSD seit den 90er Jahren nach einem Tief in den 80er Jahren wieder im Ansteigen (ca. 300 000 Konsumenten). Allerdings wird die Substanz meist nicht täglich genommen.

Kokain: Epidemiologische Schätzungen gehen von kaum mehr als über 100 000–300 000 Kokain-Konsumenten aus, etwa 800 000 haben es jemals in ihrem Leben ausprobiert.

Opiate: Die meisten epidemiologsichen Schätzungen gehen von einer Zahl von etwa 100 000 bis 150 000 Heroinabhängigen aus.

Die deskriptive Epidemiologie des Drogenkonsums benötigt dringend eine inhaltlich orientierte analytische Epidemiologie, was im Kapitel Stadtanalyse („Sozialökologie", S. 310) exemplarisch dargestellt wird.

Soziologie der Sucht

Soziokulturelle Funktionen von Drogen

Der gesellschaftliche Umgang mit Suchtproblemen ist durch mehrere *Ungleichgewichte der Bewertung* gekennzeichnet: Beispielsweise ist auf der ökonomischen Ebene beim Verkauf von legalen Suchtmitteln gesellschaftliche Ignoranz, Tabuisierung und auch Verdrängung der Suchtproblematik zu beobachten, andererseits wird auf moralisch-rechtlicher Ebene bei Problemfällen jedoch sofort die Suche nach anderen Schuldigen veranstaltet. Dieses Phänomen der (selektiven) *gesellschaftlichen Verdrängung (Marginalisierung) des Suchtproblems* zeigt sich zunächst in der aktuellen Unterscheidung in strafrechtlich bzw. betäubungsmittelrechtlich *„legale" Drogen* (z. B. Nikotin, Alkohol) und *„illegale" Drogen* (Cannabis, Heroin, Kokain, Amphetamine). Legale Drogen werden aber nicht als Drogen, also als „psychoaktive Substanzen", wahrgenommen, denn der allgemeine Sprachgebrauch weist dem Ausdruck „Droge" eine negative Bedeutung zu: „Droge" ist Synonym für „Suchtstoff" und für Verbotenes. Wissenschaftlich korrekt ist es hingegen, alle psychoaktiven Substanzen – einschließlich Bier – als Droge zu bezeichnen, einfach ausgedrückt könnte man auch von „Rauschmitteln" oder neutraler von „Rauschstoffen" sprechen. Das wird jedoch nicht akzeptiert.

So werden die legalen Rauschmittel als Konsumgüter bzgl. ihres *Schadenspotentials* bagatellisiert: Beim *Bier* beispielsweise von einer Droge (bzw. einem Betäubungsmittel) zu sprechen, hat sich außerhalb der Fachwelt der Suchtexperten nicht durchgesetzt. Das gilt vor allem in Bayern, wo Bier noch als *Nahrungsmittel* gilt. Auch die zentrale und internationale Bedeutung des Oktoberfestes oder des Umtrunks im staatlichen Hofbräuhaus (ca. 15 000 Maß Bier/d) machen eine alkoholbezogene Einstellungsveränderung nicht nur in dieser geographischen Region sehr schwer. Bier ist somit auch *Genußmittel.* Es wird aber oft die Grenze zum *Rauschmittel* überschritten, insofern als beispielsweise beim Münchner Oktoberfest eine deutliche Alkoholisierung mit einer qualitativen Zustandsveränderung, nämlich dem Rausch, als Trinkziel angestrebt wird.

Alkoholfreies Bier zu propagieren, würde beispielweise dem Sinn dieser kulturell akzeptierten organisierten Trinkexzesse zuwiderlaufen. Hier risikobewußtes Konsumverhalten einzuüben, ist ebenso schwierig, wie sachliche Grundlagen zur Politik gegenüber illegalen Drogen zu finden. Beobachtungen in bayerischen Biergärten lassen auch rasch die wichtige sozialintegrative Funktion dieser Einrichtungen erkennen.

Die soziokulturell verbundenen Problemlagen bei Suchtstoffen sind im einzelnen etwa wie folgt:

1. Die Verwurzelung des *Nikotinkonsums* in der Kulturgeschichte der Menschheit und der Umstand, daß Zigaretten in der Nachkriegszeit in weiten Kreisen der Bevölkerung als Währung dienten, behinderten die breite Akzeptanz der Information, daß Rauchen gesundheitsschädlich ist. Erst die jüngsten amerikanischen Musterprozesse gegen die Zigarettenindustrie haben hier neue Akzente gesetzt, die ähnlich wie in anderen gesellschaftlichen Konfliktbereichen (z.B. Umweltproblematik) das Verursacherprinzip bei der Prophylaxe und Regulierung von Schäden angemessen erscheinen lassen. Die Folge davon ist, daß sich in den USA einige Zigarettenfirmen verpflichtet haben, die Forschung und Schadensregulierung in diesem Bereich zu unterstützen. Diese Maßnahmen greifen in Deutschland aber noch nicht.
2. Die weite Verbreitung des *Alkoholkonsums* in der Bevölkerung führt zu einer Unterschätzung des Problems, und zwar nicht nur bei der Bevölkerung, sondern auch im Bereich der Politik. Beispielsweise ist in der öffentlichen Argumentation kaum zu erkennen, warum in Bayern ein alkoholisierter Autofahrer derzeit (1999) mit 0,49‰ im Straßenverkehr unterwegs sein kann, ohne gleich straffällig zu sein, während der polizeibekannte Besitz von 1 Gramm Haschisch bei einem Führerscheinbesitzer wenige Wochen später zur Aufforderung von der Führerscheinbehörde führt, daß nachgewiesen werden soll, daß die betreffende Person nicht haschischabhängig ist. Mit diesem Hinweis auf unausgewogene Verhältnisse im strafrechtlichen bzw. verkehrsrechtlichen Bereich sollen nicht die Gesundheitsgefahren des Cannabis heruntergespielt werden, sondern nur die augenfälligen Unterschiede und Schieflagen zwischen der Beurteilung der manifesten Verkehrsrisiken des alkoholisierten Autofahrers und der potentiellen Verkehrsrisiken des nicht intoxikierten Besitzers von Haschisch dargelegt werden. Dieses grundlegende Mißverhältnis der legistischen Beurteilung von Cannabis versus Alkohol wurde auch vom Bundesverfassungsgericht moniert, mit der Aufforderung, hier einen rechtlichen Ausgleich, also die „Verhältnismäßigkeit" herzustellen. Dies ist bis Manuskriptabschluß (Sommer 1999) noch nicht erfolgt: Eine Senkung der Promille-Grenze auf 0,5 Promille ist nun eingeführt, zur straffreien Menge von Cannabis gibt es noch keine bundesweite Einigung. Ein Aktionsprogramm Alkohol wird erst diskutiert (vgl. Deutsche Hauptstelle gegen die Suchtgefahren 1997). Ein Reduktionsziel, den Alkoholkonsum nicht in zwanzig Jahren, sondern bis zum Jahr 2000 um 25% zu reduzieren, bleibt wohl eine Utopie für die derzeit konsumierende Bevölkerung als Betroffene und, was die organisatorische Umsetzung betrifft, auch für jede Regierung Deutschlands als potentieller Vollzieher des Programms.
3. Das *Cannabis-Problem* besteht darin, daß die enorme Verbreitung einerseits (mindestens 500 000 bis 1 Mio. Konsumenten) und das deutliche Suchtpotential andererseits die Liberalisierung im Umgang ebenso wie die Strafbewehrung des Cannabiskonsums rechtfertigen: entweder gibt es viele Kleinkriminelle und Ausgegrenzte durch konsequente Strafverfolgung, oder wir haben ein breites Suchtproblem mit Cannabis.
4. Die Selbstverständlichkeit der Verabreichung von *psychoaktiven Medikamenten* im ärztlichen Kontext hat zu einem epidemiologisch schwer abschätzbaren Problem der iatrogenen Medikamentabhängigkeit geführt. Abgesehen von der kritiklosen Verschreibung von *Benzodiazepinen* durch mehrere Hausärzte in den 70er und 80er Jahren, bei der sich immer wieder die „Low-dose"-Abhängigkeit entwickelte, gibt es einen Hochdosis-Mißbrauch von beruhigenden Benzodiazepinen bei polyvalenten Drogenkonsumenten. Erst seit Anfang der 90er

Jahre haben gerade internationale Konzerne wie Hoffmann La Roche (Hersteller von Diazepam, Flunitrazepam) auf die bereits in den 80er Jahren aufkommende öffentliche Kritik reagiert und sich in der Eindämmung der Suchtproblematik bei der Verordnung von psychoaktiven Medikamenten engagiert. So wurden unter anderem Fortbildungsveranstaltungen unterstützt, die eine restriktivere Verordnung dieser Substanzen empfahlen, wobei betont wurde, daß auch die Suchtrisiken einzelner Präparate Entscheidungsgrundlage bei der Indikationsstellung zu sein haben. Dies ist Ausdruck von Bemühungen der Image-Hebung einzelner Firmen, die Psychopharmaka produzieren.

5. Ein weiteres Problem besteht in der ärztlichen Abgabe von *Opiaten* wie etwa *Codeinpräparaten* an Heroinabhängige. Hier hat sich ein komplizierter Prozeß entwickelt, mit der Folge, daß beispielsweise etwa 50% der Münchner Heroinabhängigen mit Codein versorgt waren: ca. 600 kg der bundesweit verkauften 2000 kg des Ausgangsstoffes des Codeinsaftes (Dihydrocodeintartrat) wurden 1997 noch in München umgesetzt. Derzeit erfolgt die Umstellung auf Methadon. Dieses Faktum ist übrigens auch ein drastisches Beispiel für die starken regionalen Unterschiede der Manifestation der Drogenproblematik. Codeinpräparate sind als Ersatzdrogen für die Substitution Opiatabhängiger medizinisch zumindest von den offiziellen Vertretern der Ärzteschaft nicht anerkannt. Sie sind gegenüber Methadon als Ersatzstoff als nachrangig zu betrachten, vor allem wegen ihrer kurzen Halbwertszeit, die eine mehrfache tägliche Verabreichung und damit eine Mitgabe erforderlich macht. Dies verführt zum Weiterverkauf, ja zum organisierten Handeln mit Codein. Einige Ärzte sehen diese Substanzgruppe wegen ihrer schwer kontrollierbaren Abgabe sogar als kontraindiziert an. Es gibt bisher nur wenige vergebliche Bemühungen, die Ärzte zu einem qualifizierten Abgabeverhalten, was Opiate bei Opiatabhängigen betrifft, zu bewegen (Tretter et al. 1996a). Andererseits verursachten 1997 staatsanwaltschaftliche Aktionen beispielsweise gegen nur vier Ärzte in München, die in großem Umfang Codein verschreiben, einen Engpaß bei etwa 350 Patienten (10% der Drogenszene, N = ca. 3500 Heroinabhängige), was akut zu bizarren Verhältnissen auf der Drogenszene führte. Auch hier möchte außer der Polizei, der Staatsanwaltschaft und den Angehörigen der Abhängigen niemand genauer hinschauen. Ein übergreifendes Systemverständnis der Drogenszene existiert nicht. Wenn hier bereits im Vorfeld regulativ eingeschritten wird, sieht die Ärzteschaft in der Regel die berufsrechtlich garantierte ärztliche Behandlungsfreiheit gefährdet. Damit wird deutlich, daß die Analyse der Drogenproblematik relativ rasch im Dunkelfeld des Illegalen aufläuft.

6. Der Bereich des Konsums der *illegalen Drogen* spiegelt im extremen Maß die gesellschaftliche Verdrängung des Suchtproblems wider: Der Konsum von einigen psychoaktiven Stoffen wie Cannabis, Heroin und Kokain ist im strafrechtlichen Sinne verboten. Die rechtsethischen Gründe liegen in den beim akuten und chronischen Konsum beobachteten Schadenseffekten beim Individuum, wobei vor allem das Suchtproblem im Vordergrund steht.

7. So war *Heroin* zu Beginn unseres Jahrhunderts noch als Hustenmittel in der Apotheke frei verkäuflich. Erst allmählich setzte sich die Einsicht durch, daß dieses Mittel wegen seines enormen Suchtpotentials gewissermaßen das „Plutonium der Suchtmittel" darstellt. Die Versuche, gerade die Heroinsucht in den Griff zu bekommen, sind derzeit noch immer nicht als hinreichend erfolgreich einzustufen: Die volkswirtschaftlichen Kosten, die das Heroinproblem (ca. 100 000 Konsumenten) verursacht, sind in der Höhe von etwa 13 Mrd. DM zu veranschlagen (Hartwig u. Pies 1995). Dabei sind die Ausgaben für die Therapie und die Prävention bei etwa 600 Mio. DM anzusiedeln, während die Kriminalitätskosten etwa 6 Mrd. DM ausmachen (vgl. Hartwig u. Pies 1995). Die Kulturrelativität des Umgangs mit dem Drogenproblem zeigt sich auch im politischen Kommentar zu fachlich begründeten Erweiterungen des Suchthilfesystems in Hinblick auf Einrichtung von Spritzenaustauschprogrammen für Heroin-Fixer zwecks HIV- bzw. HVC-Infektionsprophylaxe, Kontaktlä-

den oder Spritzräume für Heroinabhängige („Fixerstuben") zwecks Hebung des Hygienestandards, Vermeidung unkontrollierter offener Szenen usw. Solche Initiativen sind weltweit akzeptiert, in Süddeutschland jedoch werden solche Pläne immer wieder mit gesinnungsethischen Formeln vehement bekämpft, sogar wenn empirisch-sachliche Gegenargumente statt dessen möglich wären.

8. Neu hinzugekommen ist das *Ecstasy-Problem*, das mindestens den gleich großen Umfang an Drogenkonsumenten mit sich bringt. Wegen der psychologisch bedingten gegenseitigen Abgrenzung von Konsumenten von Ecstasy („Upper") und von Heroin („Downer") hat sich das Problem der illegalen Drogen in Deutschland von Anfang 1990 bis Mitte der 90er Jahre etwa verdoppelt: Nun gibt es ca. 250 000 Konsumenten „harter" illegaler Drogen (allerdings noch mehr Cannabis-Konsumenten, wie erwähnt, ca. 2 Mio.).

Diese Besonderheiten des allgemeinen Drogenproblems zeigen, wie bedeutsam es ist, den jeweiligen Umgang mit den einzelnen Drogen zunächst kulturwissenschaftlich zu betrachten: Der *Kontext bestimmt die Funktion und den Wert der Droge* (vgl. Legnaro 1981). Die Nutzung von *Drogen* hat außerhalb des Mißbrauchs aber auch vielfältige *soziokulturelle Funktionen* (vgl. Legnaro 1981). Bei uns verpönte Drogen wie *Cannabis* sind in manchen Kulturen wie im *alten China* nicht als Rauschmittel genutzt worden, sondern als *Heilmittel,* wobei offensichtlich die psychotropen Wirkungen am ehesten als - möglicherweise angenehme - Nebenwirkungen gewertet wurden. Auch die *Opiate* wurden in der westlichen Zivilisation zunächst nur als Schmerz- und Hustenmittel eingestuft, wobei die Abhängigkeitsentwicklung als Störwirkung gewertet wurde und den Grund darstellte, diese Mittel unter strenge ärztliche Verschreibungspflicht zu stellen.

Die soziale Funktion der Drogen ist daher durch die Einstufung des erlaubten und intendierten Effektes des psychoaktiven Stoffes in einer bestimmten Kultur bestimmt. Ein Bereich, der dabei besonders stark kritisiert wird, ist die *„Werbung".* In Zeitschriften, im Rundfunk und im Fernsehen wird direkte oder auch indirekte Werbung für Zigaretten und für alkoholische Getränke gemacht. Bemerkenswert ist das Sponsoring von Alkoholfirmen bei Sportveranstaltungen. Spirituosen sind dabei äußerst bedenkliche Werbeobjekte, denn hier kann tatsächlich ein Umsteigeeffekt von weichen Alkoholika zu starken Getränken stattfinden. Gerade durch den Kontext einer „Belohnungssituation" („Darauf trinken wir einen!") können suchtpsychologisch gefährliche Verhaltensweisen angebahnt werden. Diese Kritik betrifft auch die Bierwerbung auf öffentlichen Werbeflächen, die Lebensfreude junger, schöner Menschen vermittelt. Haupteffekt der Alkoholwerbung ist allerdings nur die Veränderung der Kaufdisposition gegenüber Produkten (Fabrikaten) innerhalb einer Produktklasse von alkoholischen Getränken.

Daher wird der Effekt der Werbung in Diskussionen überschätzt, was den Neueinstieg in das Rauchen und den Alkoholkonsum betrifft. Das dürften wohl Einzelfälle und „Kaspar-Hauser-Kinder" sein: Das Verhalten der Eltern wird nämlich schon im 4. Lebensjahr so gut imitiert, daß das Rauchen von Zigaretten und Trinken von alkoholischen Getränken, zumindest punktuell, direkt ausprobiert wird. Die Kinder fordern sogar mit lautem Schreien von den Eltern, auch einen Zug aus der Zigarette machen zu dürfen oder einen Schluck Bier trinken zu können. Entscheidender als Werbung für den Rauschstoffkonsum ist daher der innerfamiliäre Konsum.

Auch ist es für Jugendliche generell logisch nicht ganz nachvollziehbar, daß jugendliche Cannabisprobierer als Kriminelle eingestuft, Alkoholgefahren jedoch verschwiegen werden und daß relativ wenig über die internationalen Banden der organisierten Drogenkriminalität und ihre Verbindungen in etablierte Kreise von Politik, Militär und Wirtschaft geredet wird. Dieses Mißtrauen gegenüber der Drogenaufklärung scheint sich auch darin zu zeigen, daß in den USA Jugendliche, entgegen einem zu erwartenden Lerneffekt der Prävention in der Schule, mit zunehmendem Alter Marihuana immer seltener als gefährlich einstufen.

Was den Konsum von psychoaktiven Substanzen betrifft, gibt es also für jede einzelne Droge Kulturen, die als *Abstinenzkulturen, Permissivkulturen* oder als *exzeßtolerante Kulturen* gelten können.

Kulturgeschichte einiger moderner Drogen

Die allgemeine *Geschichte* der *Drogen* ist eng mit der *Geschichte der Medizin* und der Entwicklung ihrer medikamentösen Therapien verknüpft. Die neuere Geschichte der Medizin ist dabei eng mit den Entwicklungen in den USA verbunden, und diese wurzeln wiederum in der Medizingeschichte Englands im 18. und 19. Jahrhundert.

Von grundlegender Bedeutung dabei ist, daß die Ärzte bis ins 17. und 18. Jahrhundert überwiegend chirurgische Techniken oder andere traditionelle Heilmittel wie Blutegel, Aderlaß, Schädelbohrungen usw. anwandten, was zumindest in den Augen der Bevölkerung nicht als angenehm angesehen wurde. Es war verständlich, daß die Kräuterkunde viel eher akzeptiert wurde, was ja heute noch in Form der Naturheilkunde der Fall ist. „Medizin" in Form der Zubereitung als Tropfen, Salben, Pulver oder Pillen war immer akzeptabler. Seit Paracelsus (etwa 1525) und in England seit Thomas Sydenham (ab etwa 1650) wurde Opium in Form von „Laudanum" (Alkohol und Opium) für ein breites Spektrum von Krankheiten eingesetzt. Diese Situation hielt etwa 150 Jahre bis zum Beginn des 19. Jahrhunderts an. Erste Arzneimittelproduzenten, vor allem Apotheken, machten *Werbung* in Zeitungen und weckten das Interesse an allerlei Mitteln für die Gesundheit. Auch die landesweite *Verteilung* der Arzneien wurde durch die Eisenbahn beschleunigt. Die Kenntnisse von der Arzneimittelherstellung und die technischen Verteilungsstrukturen wurden auch in den USA aufgebaut. Dies fand statt, obwohl bereits allmählich in England Abhängigkeitsfälle von ärztlich angeordneten Opiumanwendungen bei Hausfrauen (!) bekannt geworden waren (Shapiro 1989, S. 16).

Eine historisch besonders wichtige Rolle beim Drogenproblem spielen die *Pharmaindustrie* und die *Tabak-* und *Alkoholindustrie*. Vor allem die Pharmaindustrie brachte immer wieder für bestimmte Störungen wirksame Produkte hervor, die sich im Laufe der Zeit jedoch als in großem Ausmaß mißbrauchbar zeigten. Daher ist für die Zukunft eine Prüfung des Mißbrauchspotentials neuer Stoffe wichtig, die auf pharmakologischen und neurobiologischen Befunden, aber auch auf klinischen Prüfungen aufbauen müßte. Ein solches Vorgehen ist aber bisher noch nicht standardisiert.

In den letzten Jahren ist ein neuer Produzententyp aufgetaucht, der „Hinterhofchemiker", der auf der Basis von Amphetaminen Designerdrogen herstellt.

Shapiro (1989) stellt darüber hinaus einen interessanten historischen Zusammenhang fest: ab Mitte des 19. Jahrhunderts gab es in den USA „Medicine Shows" mit umherreisenden Arzneimittelwerbern, die auch Ärzte, Pausenclowns und Musiker dabei hatten. Die damaligen Arzneimittel enthielten Morphium, Alkohol und Kokain als Bestandteile und wurden gegen allerlei Leiden als Heilmittel angeboten. Auch Indianerkämpfe wurden bei diesen Shows aufgeführt. Tausende von Leuten wohnten diesen Darbietungen bei. Das Geschäft war offensichtlich ertragreich, es konnten Millionen verdient werden. Auch William Avery Rockefeller soll sehr erfolgreich in diesem Sektor als „Krebsspezialist" tätig gewesen sein und ein Multi-Millionen-Vermögen gemacht haben.

Diese Bewegung half vielen schwarzen Südstaatlern nach der Sklavenbefreiung 1865, selbständig zu werden und ein eigenes Leben zu führen. So waren schwarze Musiker als Bluesmen in diesen Shows zu sehen. Diese Bewegung gab es bis in die 40er Jahre dieses Jahrhunderts. Sogar die Rock'n Roller Hank Williams und auch Little Richard waren noch in diesen Shows aufgetreten.

Bei den Medicine Shows waren einige Mediziner mit Musikern sozusagen „on the road". Damit war eine Berührung zwischen diesen beiden Berufsgruppen gegeben, die sich in der Folge immer wieder in den zwielichtigen Rollen einiger Ärzte bekannter Showstars spiegelt. Zur Jahrhundertwende hatte sich allerdings die Medizin bereits in Fachgesellschaften organisiert, und sie distanzierte sich von dieser Art von Medizin. Auch das Arzneimittelrecht wurde formuliert, und der Pure Food and Drug Act (1906) baute Barrieren auf und forderte eine Deklaration der Inhaltsstoffe von den auf dem Markt angebotenen Medikamenten.

Betrachtet man die Drogenprobleme der Gegenwart, so stellt man fest, daß diese Probleme sehr viel mit der *industriellen Pharmakologie* zu tun haben – viele der Problemstoffe auf dem Schwarzmarkt für Süchtige wurden Jahrzehnte zuvor als Heilmittel auf den Markt gebracht:

1898 wurde bei der Firma Bayer Diacetylmorphin, also Heroin, synthetisiert und als Hustenmittel propagiert, wobei allerdings das Abhängigkeitspotential dieses sehr potenten Mittels rasch erkannt wurde und zum Verbot führte. Kokain wurde in den 90er Jahren des 19. Jahrhunderts als „Stärkungsmittel" zum Schnupfen angeboten. Auch Kokanuß-Getränke wie Coca-Cola und der Koka-Wein von Mariani waren harmlos erscheinende Zubereitungen von heute als „harte Drogen" geächteten Stoffen.

Vor allem die *Entwicklung der Psychopharmaka* hat immer wieder Probleme mit sich gebracht. So sind neben Schmerzmitteln vor allem Beruhigungsmittel und Schlafmittel auf dem Schwarzmarkt.

Beispielsweise war Ecstasy (Methylamphetamin) 1908 von der Firma Merck als Schlankheitsmittel für den Markt vorgesehen, wurde jedoch wegen der psychoaktiven Effekte rasch danach wieder zurückgenommen.

Als nützliche Stoffe bei bestimmten Krankheiten hat die Pharmaindustrie den Erlebnissuchern ungewollt auch Stoffe in die Hand gegeben, die zur Sucht führten. Das Verhalten der Pharmafirmen war bei der Aufklärung dieser Problematik häufig lange zögerlich, die Gefahren wurden sogar heruntergespielt. Inzwischen hat sich jedoch ein klares Problembewußtsein entwickelt, das sich beispielsweise in der Mitwirkung mehrerer Firmen bei Aufklärungsveranstaltungen über Suchtprobleme zeigt.

Die Schwarzmarktanteile des Tablettenumsatzes sind beträchtlich hoch. Der weltweite Umsatz von illegal genutzten Medikamenten liegt bei mindestens 50 Mrd. Dollar, in den USA betrug der Umsatz bereits 21 Mrd. Dollar (Vogt 1989, S. 482).

Dieses Phänomen dürfte aber nur in Einzelfällen verantwortunglosem Handeln der Firmen zugeschrieben werden. Es sind häufig die Handelswege, die in eine obskure „Senke" führen, wo die Tabletten verschwinden und andernorts wieder auftauchen:

- Captagon, ein Aufputschmittel, wurde in den 80er Jahren in den Libanon exportiert und von dort über Jordanien und Kuweit nach Saudi-Arabien geschmuggelt, wo dann in Mekka eine 20er Packung für fünf Dollar zu haben war (Vogt 1989, S. 482).
- Eine bulgarische Firma stellte Amphetamin-Tabletten her, die im Umfang von 100 Mio. Tabletten nach Westafrika geliefert wurden, wo sie für 30 Mio. Dollar (also etwa 50 Pfennig pro Stück) abgesetzt wurden. Daß auf diese Weise ein Rückstrom der Tabletten nach Europa möglich und auch rentabel ist, ist anzunehmen.
- Ein besonderes Schicksal hatte die Substanz Methaqualon (Handelsname z.B. Mandrax): 1980 gelangten etwa 100 t in den Hamburger Hafen und auch in die USA, wo es vor allem von Musikern gern mißbraucht wurde. Die deutschen und österreichischen Herstellerfirmen haben das Mittel in die Freihandelszone des Hafens geliefert, von wo es über obskure Wege nach Übersee verschifft und dann z.T. wieder zurückgeschmuggelt wurde.

Als Gegenreaktion mißbräuchlichen Medikamentenkonsums tritt häufig die Einordnung des betreffenden Mittels unter das Betäubungsmittelgesetz (BtMG) und unter die Betäubungsmittelverschreibungsverordnung (BtMVV) auf. So wurden viele zunächst als harmlos eingestufte Mittel in das BtMG bzw. die BtMVV aufgenommen. Man benötigt dann zur Verordnung besondere Rezepte, die im Bundesgesundheitsamt registriert sind.

Bis zu diesen Stadien der Kontrolle wurden aber sehr oft Medikamente von Ärzten in suchtmedizinisch fahrlässiger Weise verordnet, teilweise um den Süchtigen, allerdings in höchst fragwürdiger Weise, zu helfen, teilweise auch offensichtlich aufgrund finanzieller Motive.

Dasselbe betrifft die Abgabepraxis in einigen Apotheken. Auch aus Apothekendiebstählen und, wie erwähnt, aus dem Rückschmuggel aus Entwicklungsländern rekrutieren sich die auf dem Schwarzmarkt zirkulierenden Tabletten.

Soziale Hintergrundfaktoren

Nicht nur die drogenspezifischen Werte und Wertungen einer Gesellschaft, sondern auch *allgemeine Lebensbedingungen* in einer Gesellschaft beeinflussen die Risiken, beispielsweise von einer Droge abhängig zu werden.

Allgemein kann man das gegenwärtige soziokulturelle Handlungsprogramm der Drogenkonsumentenländer, die ja den *Industrieländern* entsprechen, mit einigen Stichworten charakterisieren: Es ist von der „Leistungsgesellschaft“, der „Konsumgesellschaft“ usw. die Rede. Jede dieser Charakterisierungen ist berechtigt, sie typisiert aber die Gegenwartsgesellschaft der Industrieländer nur zum Teil. Derzeit ist die Konzeption der „postmodernen Kultur“ (vgl. Lyotard 1986/87) ein Ansatz, der recht zutreffend unsere Gesellschaft kennzeichnet, in dem die *Pluralität* als zentrales Merkmal gesehen wird. Es ist das Ende der großen Entwürfe in der Gesellschaft und auch in der Wissenschaft, vor allem in der Soziologie und Sozialphilosophie. Pluralität und *Spezialisierung ohne Integration* sind daher sehr grundlegende Kennzeichen der Gegenwartsgesellschaft. Die Frage ist, wie diese Bedingungen zur Sucht disponieren. Es fällt aber schwer, eindeutige Zuordnungen zu treffen.

So treffen beispielsweise die vorher gemachten Charakterisierungen der Gesellschaft nur teilweise zu: Wenn die *Freizeit* hektisch wird, dann ist es zwar indirekter Ausdruck der *„Leistungsgesellschaft“*, aber auch Ausdruck der *„Konsumgesellschaft“* und der *„Erlebnisgesellschaft“*. Man könnte heute von „Leistungskultur“, „Konsumkultur“ usw. sprechen, da damit das Programmatische genauer angesprochen wird. Gesellschaft wird daher neuerdings auch als „Text“, als Programm, verstanden (vgl. Brown 1987/89). In dieser Sichtweise ist die Gesamtgesellschaft als Gefüge von zeitweise dominierenden Orientierungs- und Handlungsprogrammen mit einem Set von Sollwerten zu verstehen. Die Teilprogramme heißen „Leistung“, „Konsum“, „Erleben“, usw. Sie können zu bestimmten Störungen im psychischen

Tab. H-23: Soziokulturelle Belastungsfaktoren und Sucht (makrosoziale Stressoren, Hintergrundvariablen)

Merkmale der Gesellschaft	Pathologie	Merkmale der Gesellschaft	Pathologie
• Leistungsgesellschaft – Termindruck – Quantität des Outputs	 – Bedürfnis nach Aufputschmitteln – Bedürfnis nach Beruhigungsmitteln	• Massengesellschaft – Entindividualisierung – Singularisierung – Standardisierung	 – Isolation, Selbstentfremdung
• Konsumgesellschaft – Konsumbedürfnis, Hunger nach Befriedigung	 – Exzesse beim Konsum verschiedener Waren – Konsumsucht, „Habenwollen“	• Weltgesellschaft – Abhängigkeit von supranationalen Strukturen – Pluralisierung	 – Unübersichtlichkeit, Ohnmachtsgefühle
• Industriegesellschaft – Machbarkeitshaltung – „Instrumentalismus“	 – unpassendes „Schaltverhalten“ (ein/aus)	• „Materialismus“ – Interesse am Materiellen, Mangel an Geistigem, Spirituellem	 – neue materielle Abhängigkeiten (Wohnen) – Sucht nach Geistigem
• Urbanisierung – Naturverlust	 – Anpassung an und Abhängigkeit von künstlicher Welt	• Wandel – Verlust von Traditionen	 – Entwurzelung, Haltlosigkeit, Fremdheit
• Naturbelastung – grenzenlose Naturnutzung	 – Ausbeutung des Körpers	• Mobile Gesellschaft – Beziehungsverlust	 – Haltlosigkeit, Isolation, Wegwerf-Kontakte, Unverbindlichkeit
• Informationsgesellschaft – Entfremdung durch Abstraktion (Welt als „Datenschatten“)	 – Minderung des Realitätsbezugs – Minderung der Entscheidbarkeit		

Bereich führen, was hier als Hypothese dargestellt wird (Tab. H-24).

Auf einen globalen Rahmen bezogen ist die Problematik der Zunahme des Drogenkonsums in den *Industrieländern* allerdings zusätzlich *ökonomisch* zu verstehen: Einige *Entwicklungs-* und *Schwellenländer*, die als Billiglohnländer gelten, sind Produzenten von Rohstoffen der Drogen Cannabis, Heroin und Kokain mit anderen kulturhistorischen Bezügen zu diesen Stoffen oder ihrer Herkunftsstoffe. Sie exportieren mit viel „Toleranz" der heimatlichen Behörden diese Substanzen in die Industrieregionen.

Damit stellt sich die Frage nach Form und Inhalt der *Rauschkultur* der Industriegesellschaften. Einige gesellschaftliche Kräfte sehen beispielsweise in der Rockmusik einen wesentlichen Faktor der Entstehung und Verbreitung neuen Drogenkonsums. Auch erweisen sich bei der globalen Betrachtung *multikulturelle geographische Regionen*, wie einige amerikanische Städte (z. B. San Francisco) oder Länder wie Holland als Streuherde zunächst traditionsgebundenen Drogenkonsums, der dann bei den drogenunerfahrenen Kulturen zu überproportionalen Komplikationen führt (Alkohol bei nordamerikanischen Indianern, Opiatkonsum in chinesischen Bevölkerungsgruppen). Auch die *Städte* als „Orte des Lasters" sind verdächtig, den Drogenkonsum zu begünstigen – die kranke Stadt, das gesunde Land (Dorf) sind beliebte Polarisierungen mit einer gewissen Plausibilität. Ein weiterer Hintergrund oder Kontext des Rauschphänomens sind *alltagsphilosophische Grundhaltungen*, „Weltanschauungen", im globalen Vergleich. Sie prägen die Dispositionen für bestimmte Drogeneffekte – die Industrialisierung der Entwicklungsländer verlangt nach Stimulanzen, die Industrieländer interessieren sich auch für Beruhigungsmittel. Aufbruchs- und Veränderungssubkulturen, also manche Intellektuelle, Künstler und Jugendliche streben nach „Bewußtseinserweiterern" wie LSD oder Ecstasy.

Ungeklärt ist, warum mit solcher Vehemenz Ende der 60er Jahre, als sich wirtschaftlicher Wohlstand und technologische Erfolge (Mondlandung 1969) abzeichneten, zugleich die bekannteste „Kulturrevolution" des 20. Jahrhunderts auftrat und sich auch das neue Drogenproblem (oder ein altes Drogenproblem in neuer Form) entwickelte.

Schließlich beeinflussen *Religionen* wie der Islam mit der Verurteilung des Alkohols sowie der Toleranz gegenüber dem Opium und dem Haschisch entscheidend die Ausbreitung (und Verdrängung) des Drogenkonsums. Andererseits verführt die Vermengung von Drogenpolitik mit kulturellen Aspekten auf globaler Ebene zu larvierten Formen von Religions- und Kulturkriegen.

In organisierten Gesellschaften sind daher die Bereiche *Wirtschaft, Politik, öffentliche Verwaltung, Medien, Werbung* und *Unterhaltung* wichtige Einflußfaktoren auf die Entwicklung

Tab. H-24: Einige Popstars, die am Drogentod verstarben (vgl. Tretter 1998a)

	Alter	Todesjahr	Droge als Todesursache
Brian Jones (Rolling Stones)	27	1969	„Schlafmittel", Tod durch Ertrinken?
Jimi Hendrix	28	1970	Akuteffekt von Alkohol, Marihuana und Barbituraten
Janis Joplin	28	1970	Akuteffekt von Heroin und Alkohol, nach Sturz
Jim Morrison (Doors)	31	1971	Akut- u. Langzeiteffekt von Alkohol, Heroin
Ron „Pipgen" McKernan (Greatful Dead)	27	1973	Leberversagen/chronischer Alkoholismus
Sid Vicious (Sex Pistols)	21	1979	Heroin
Kurt Cobain (Nirvana)	27	1994	Erschießen bei Polytoxikomanie
Jerry Garcia (Greatful Dead)	53	1997	Diabetes-Krise u. Herzprobleme im Entzug bei Polytoxikomanie
Robert Pilatus (Milli Vanilli)	32	1998	Akuteffekt von „Tabletten", Alkohol u. Kokain

des Drogenkonsums und des süchtigen Verhaltens.

Einen besonders engen Zusammenhang zwischen Drogen und Kultur gibt es im Bereich der *Unterhaltung*, insbesondere im Bereich Musik bzw. Rockmusik: Eine nicht aufhörende weltweite Verbindung zwischen Jugendsubkulturen und Musikrichtungen einerseits und Drogen als „Stilelement“ andererseits ist zu beobachten (Tab. H-25): Von Janis Joplin und Jimi Hendrix bis Pilatus von Milli Vanilli reicht die Tradition der Popmusikstars, die Drogen zur vermeintlichen Kreativitätssteigerung verwendeten und daran schließlich umkamen. Nicht nur die Stars, sondern auch die Fans (jetzt: die Technoszene) konsumieren die jeweiligen Kultdrogen (vgl. Shapiro 1989, Tretter 1998). An aktuellen Problemfällen, wie es gegenwärtig Konstantin Wecker ist oder der 1981 verstorbene Filmemacher Rainer Werner Fassbinder war, wird die besondere Verbindung von Künsten und Drogen deutlich. Der Schrittmacher-Effekt für Jugendliche in diesem Sektor stimmt besonders nachdenklich, jedoch muß vor Überreaktionen gewarnt werden und die tieferliegende Psychologie der Jugendkultur bedacht werden (vgl. Tretter 1998a).

An dieser Stelle kann allerdings keine weiterführende Analyse zum Zusammenhang „soziales System und Drogenkonsum“ dargelegt oder gar selbst vorgenommen werden (vgl. Tretter 1998a).

Ökonomie der Sucht

Grundkonzepte der Wirtschaftswissenschaft

Die Wirtschaftswissenschaften haben einen zunehmenden Einfluß auf unser Denken. Dies kann man an der allgemeinen Ökonomie-Debatte über das Gesundheitswesen erkennen. Auch für die gesellschaftsbezogene Bewertung des Drogen- und Suchtproblems ist diese Analyseebene sinnvoll. Im Zentrum der Wirtschaftswissenschaften steht die Kategorie „Markt“, also jener konkrete und abstrakte Raum, in dem Waren und Dienste angeboten und nachgefragt werden.

Angebot

Es besteht ein grundsätzlicher Zusammenhang zwischen dem Preis und dem Angebot: Ist der Preis, vor allem von einem neuen Produkt, z. B. von einer Goldnadel, sehr hoch, so ist es für den Produzenten sinnvoll, viel davon anzubieten, da er seinen Umsatz und somit auch seinen Gewinn hoch halten kann. Ist der Preis einer Ware, z. B. von einer Stecknadel, niedrig, dann wird davon wenig am Markt angeboten, weil man damit sozusagen nichts verdienen kann. Diese Relation drückt sich in der wirtschaftstheoretisch begründeten Preis-Angebots-Funktion aus.

Nachfrage

Der Konsument fragt in der Regel in starkem Maße nach billigen Waren einer Warenklasse. Dies wird in der Nachfragefunktion beschrieben.

Der Konsument ist aber in seinem Nachfrageverhalten auch von seinem Bedürfnis geprägt. Er erwartet von der Ware einen gewissen *Nutzen,* und er ist auch bereit, das gewünschte Gut (z.B. Heroin) bei Mangel durch ein anderes Gut (z. B. Benzodiazepine) zu substituieren. Dieses Substitutionsverhalten wird wirtschaftsmathematisch durch Indifferenzkurven abgebildet. Das Konsumverhalten hängt auch von den Lebenshaltungskosten und dem Einkommen ab, d. h. daß schließlich die disponiblen Finanzen das Nachfrageverhalten beeinflussen. Drogenabhängige müssen sich, um ihr drängendes Bedürfnis nach Heroin zu stillen, das mit zunehmend höheren Konsummengen pro Zeiteinheit einhergeht, über kriminelle Wege, im Regelfall durch Eigentumsdelikte oder über Prostitution, das nötige Geld beschaffen. Jedoch werden Methadon und Benzodiazepine als Substitute für Heroin von den Abhängigen zeitweise akzeptiert.

Markt

Der Anbieter begibt sich also mit der Ware auf den Markt, wo die Waren manifest oder potentiell nachgefragt werden. Nach marktwirtschaftlicher Theorie sollen sich *Angebot und Nachfrage* über die *Preise* in einem *Gleichgewicht* bewegen - wird viel Ware angeboten, ist wegen der Konkurrenz der hohe Preis nach einiger Zeit nicht mehr zu halten (Abb. H-51). Es müssen Preissenkungen durchgeführt werden, damit andere Käuferschichten zusätzlich erschlossen werden können. Bei starker Nachfrage, beispielsweise bei Angebotsengpäßen, kann aber der Preis wieder steigen. Der Staat kann bei legalen Suchtmitteln (z.B. Alkohol) über Steuern Preise heben, um gemeinschaftliche Interessen zu betonen. Diese Prozesse lassen sich auch bei Drogen - abgesehen von der grundlegenden Schwierigkeit der Quantifizierung der Prozesse im Drogenbereich - ziemlich exakt nachvollziehen (Abb. H-52).

Das Konzept von den Marktmechanismen kann man im Bereich der illegalen Drogen auf den Punkt bringen: Wo es keine Drogen gibt, da ist auch keine Sucht. Solche Verhältnisse gibt es allerdings höchstens in totalitären Staaten. Von zentralem Interesse ist dabei die wirtschaftstheoretische Frage, ob eher die *Nachfrage* oder das *Angebot* das Ausmaß des Drogenproblems bestimmen.

1. Die *Angebotshypothese* ist darin begründet, daß auch in konsumtraditionsreichen Regionen, wie in Lateinamerika, zunehmend, aber noch in geringem Ausmaß Kokain statt Coca bzw. in Lateinamerika oder Indochina Heroin statt Opium konsumiert werden.
2. Die *Nachfragetheorie* kann als Beleg anführen, daß in den deutschen Ostgebieten seit der Wende 1989 alles an *illegalen Drogen angeboten* wird, aber die Konsumentenrate nach wie vor

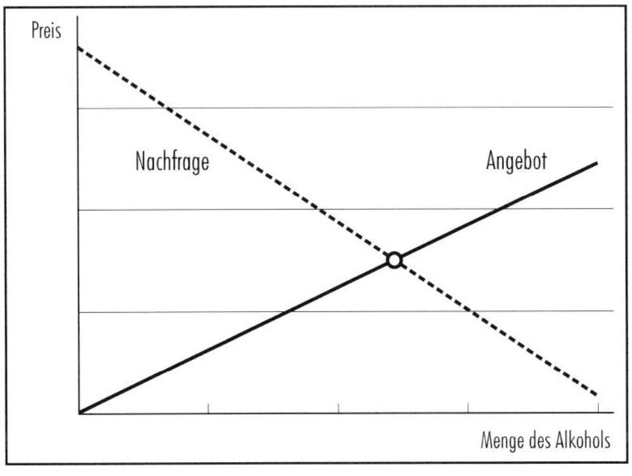

Abb. H-51: Angebots- und Nachfragefunktion von Menge und Preis einer Ware mit Marktgleichgewichtspunkt (vgl. Samuelson u. Nordhaus 1995).

gering geblieben ist. Die *Nachfrage* bei Jugendlichen ist nur für Alkohol gegeben, sie bestimmt hier offensichtlich die Verhältnisse.

Die Konsumbereitschaft bei Disponierten scheint daher die Akzeptanz des Angebots innerhalb der Stoffgruppen entscheidender zu beeinflussen, als das Angebot die Nachfrage erzeugt.

Globale ökonomische Ungleichheit

Betrachtet man das Drogenproblem zunächst auf globaler Ebene, dann kann man feststellen, daß die *globale ökonomische Ungleichheit* der Hauptantriebsfaktor für die Drogenszene ist. Die ökonomische Ungleichheit zwischen den Entwicklungsländern und den USA ist deutlich und relevant, da heute die Weltmarktpreise der Waren entscheidend sind: Das Bruttosozialprodukt pro Kopf beträgt in Kolumbien 921 US $, in Chile 1,590 US $ und in den USA 11,560 US $. Näherungsweise entspricht das auch der mehr als 10fachen Preisspanne für Drogen.
Die Produzentenländer für die illegalen Drogen sind vom Typ der gesellschaftlichen Produktion her *Agrarstaaten*, d.h., daß ein überwiegender Teil der Bevölkerung in dem Primärsektor Landwirtschaft tätig ist. Die globale ökonomische Ungleichheit wirkt sich nun so aus, daß Produkte der Agrarländer wegen ihrer Billig-Lohn-Lage nach Weltmarktpreisen „billiger" und damit attraktiver sind. Daher können Waren, wenn sie geschmuggelt werden, mit einem 10- bis 50fach höheren Preis in den Industrieländern verkauft werden.

Entscheidend ist diese ökonomische Ungleichheit dahingehend, daß sie nicht nur als „Treiberprogramm" des Handels illegaler, sondern auch legaler Drogen wirkt.

Hierbei ist zu beachten, daß die Landbevölkerung fast überall in der Welt eine jahrhundertealte Tradition im Anbau von Pflanzen hatte, die Rauschstoffe enthalten oder die dazu verarbeitet werden können. Das sind in Europa die Hopfen- und Weinbauern, in Vorderasien, Mittelasien und Ostasien die Mohn- und Hanfbauern, in Afrika die Hanfbauern und in Südamerika die Hanf- und Cocabauern. Die Typisierung dieser Bauern ist so sicher nicht richtig, da häufig pflanzliche Mischkulturen angebaut bzw. mehrere Agrarprodukte hergestellt werden, sie dient lediglich der Vereinfachung der hier interessierende Problematik und ist somit an dieser Stelle vertretbar.

Kerngebiet der internationalen Drogenökonomie und Drogenpolitik ist Südamerika. Die dortige desolate sozialökonomische Struktur ist der Nährboden für die Produktion aller Drogen:

Bemerkenswert ist beispielsweise, daß der Umsatzerlös für Kokain in Peru etwa 1,8 Mrd. US $ beträgt, das sind 11% des Bruttosozialprodukts (Ambos 1994, S. 51). Ein ehemaliger Präsident Perus soll den Drogenhandel als das einzige erfolgreiche multinationale Unternehmen Lateinamerikas bezeichnet haben (Ambos 1994, S. 52). Der Drogenhandel könnte nach Schätzungen bis zu 50% des Devisenhandels Perus ausmachen.

Ein konkreter Ansatzpunkt und wohl auch ein zentrales Motiv für die Auseinandersetzung mit der Problematik der *illegalen Drogen* ist der *finanzpolitisch* bedeutsame, aber unkontrollierbare internationale *Geldstrom* aus den Drogengeschäften von etwa 500 Mrd. Dollar pro Jahr – den Staatshaushalten entgehen Steuern, die Finanzwirtschaft kämpft mit unkontrollierbarem Geld auf Geldmärkten usw.

Allein in Deutschland dürften, wie noch genau dargelegt wird, die etwa 100 000 Heroinkonsumenten bis zu etwa 7,2 Mrd. DM jährlich für Heroin umsetzen.

Der Umsatz der *legalen Drogen* Alkohol und Zigaretten liegt in Deutschland im Bereich von 60 Mrd. pro Jahr, er beträgt also beinahe das 10fache des Heroinkonsums. Die Werbeindustrie setzt dafür zusätzlich ca. 500 Mio. DM/Jahr um. An Steuern stehen dem Staat etwa 600 Mio. DM zu.

Die besondere Problematik der globalen Struktur des Drogenkonsums liegt nun darin, daß trotz der ökonomischen Ungleichheit die weltweite Kulturvorherrschaft der Europäer und der Nordamerikaner bestimmt, was „richtig“ und was „falsch“ ist. Diese Länder sind einerseits die Heimatkulturen von Konsumenten der neuen „harten“ Drogen, die in den Agrarländern aufbereitet oder sogar hergestellt werden. Sie haben aber andererseits auch die Technologie der Herstellung der harten Drogen erfunden und verbreitet.

Tab. H-25: Eine häufige Matrix der volkswirtschaftlichen Kostenstruktur des Alkoholkonsums

Kosten
A) Direkte Kosten
1. spezifische Behandlung (DM)
2. Rentenkosten (DM)
3. Präventionskosten (DM)
B) Indirekte Kosten
1. Justizkosten (DM)
2. Behandlungskosten d. Folgekrankheiten (DM)
3. Produktionsausfälle (DM)

Alkoholökonomie

Die Verkaufsstatistiken von alkoholischen Getränken zeigen starke internationale Differenzen (vgl. Lelbach 1995). Umgerechnet trinken Japaner etwa 6 Liter reinen Alkohol pro Kopf pro Jahr, bei US-Amerikanern beträgt die betreffende Menge etwa 8 Liter. Die Deutschen sind bei dieser Betrachtung wiederholt Weltmeister im Alkoholkonsum mit etwa 12 Litern. In Hinblick auf die Gesundheitskosten sind vor allem die Behandlungskosten der Leberzirrhose mit der Höhe des konsumierten Alkohols eng korreliert. Von Bedeutung ist auch der Konsum von mehr als mittleren Alkoholmengen, der mit einer erhöhten Sterblichkeit korreliert. Es sind in erster Linie Krebserkrankungen, die bei Alkoholkonsumenten gehäuft auftreten.

Es ist also eine der größten gesundheitspolitischen Aufgaben der Bundesrepublik, den Alkoholkonsum in wenigen Jahren um etwa 25% zu drosseln. Die davon betroffene Alkoholindustrie muß daher rechtzeitig auf die Produktion anderer alkoholfreier Getränke umstellen, da ja weiterhin die beinahe gleiche Menge Flüssigkeit getrunken werden wird.

Um die Notwendigkeit der kollektiven Verhaltensänderung deutlicher zu machen, kann die volkswirtschaftliche Bedeutung der *Schäden des Alkoholkonsums* dem *Nutzen des Alkoholkonsums*, der dem Konsumenten zumindest 40 Mrd. DM pro Jahr wert ist, gegenübergestellt werden. Die Kalkulation der Gesundheitsökonomie des Alkohols steckt allerdings noch in den Kinderschuhen (vgl. auch Tretter 1998a). Es können daher nur Beispiele zur Orientierung dargestellt werden, die viele Probleme der Berechnung beinhalten, die vor allem auf die bereits dargestellten Methodenprobleme der Epidemiologie (Bestimmung der Trinkmenge) und der Kategorisierung und Kalkulation von Kosten beruhen (Tab. H-25). Methodisch gute Studien des Auslands werden hier nach bestimmten Kriterien extrapoliert und auf Deutschland adaptiert. Sie sollen hier nur als Diskussionsanreiz dienen.

Die Wahl der Kostenkategorien ist von Autor zu Autor unterschiedlich. Die Studie von Salomma (Tab. H-26) ergibt in der Hochrechnung auf Deutschland eine extrem hohe Bela-

Tab. H-26: Geschätzte volkswirtschaftliche Kosten des Alkoholkonsums nach Salomma (1993)

	FINNLAND (in TSD DM)	DEUTSCHLAND (in TSD DM)
Direkte Kosten	**1.000**	**24.000**
Krankenhausbehandlung	130	3.120
Krankenversicherung	50	1.200
Rentenversicherung	80	1.920
Haftpflichtversicherung	50	1.200
materieller Schaden durch Straftaten	90	2.160
Polizei- u. Feuerwehreinsätze	170	4.080
Verhandlungen und Inhaftierungen	130	3.120
Behandlung des Alkoholismus	130	3.120
Sozialhilfe	100	2.400
Alkoholforschung und -aufklärung	45	1.080
Alkoholkontrollen	25	600
Indirekte Kosten	**4.950**	**118.800**
Produktionsausfälle		
- durch vorzeitigen Tod	1.700	40.800
- durch Krankheitstage	80	1.920
- durch Inhaftierung	170	4.080
Wert verlorenen Lebens	3.000	72.000
GESAMTKOSTEN	**5.950**	**142.800**

Anm.: Folgende Annahmen und Modifikationen wurden vom Autor getroffen:
1. Die von Salomma 1993 für Finnland geschätzten ca. 17 Mrd. Finnische Mark entsprechen etwa 6 Mrd. DM
2. bei einer 15fachen Bevölkerung in Deutschland wären dies etwa 90 Mrd. DM,
3. dies muß aber noch um den Faktor 1,5 multipliziert werden, da wir um 50 % mehr Alkohol konsumieren, was etwa 140 Mrd. DM ausmacht.

Tab. H-27: Kalkulation der Gesamtkosten des Alkoholkonsums in den USA mit Extrapolation auf Deutschland (Price 1993, zit. und modifiziert nach Feuerlein 1998)
Anm.: Grobe Umrechnung der US-Gesamtkosten in DM und Division durch 3 gemäß Bevölkerungszahl

	USA (Mio $)	Prozent	Deutschland (Mio DM)
Behandlung, Krankheit u. Todesfälle			
Direkte Kosten	11.182	10,6	4.459
Spezialeinrichtungen	3.690	3,5	2.450
Kurzzeitkliniken	4.882	4,7	329
Ärzte	255	0,2	140
andere professionelle Dienste	350	0,3	210
Pflegeheime	1.165	1,1	770
Unterstützungskosten	840	0,8	560
Indirekte Kosten			
Morbidität	38.965	37,1	25.970
ambulante Behandlung	38.728	36,9	25.830
stationäre Behandlung	237	0,2	140
Mortalität	35.770	34,1	23.870
Andere alkoholbezogene Kosten	16.566	15,9	11.110
Direkte Kosten			
Verbrechen	6.178	5,9	4.130
Autounfälle	3.911	3,9	2.710
Schäden durch Feuer	673	0,6	420
Sozialhilfe	128	0,1	70
Indirekte Kosten			
Opfer von Verbrechen	613	0,6	420
Haft	5.063	4,8	3.360
Indirekte Folgekrankheiten			
fötales Alkoholsyndrom	2.222	2,1	1.470
GESAMTKOSTEN	**104.705**	**99,8**	**66.879**

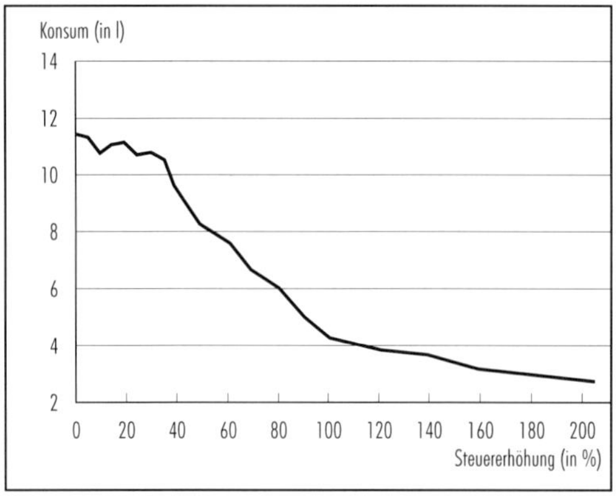

Abb. H-52: Die Reduktion der Nachfrage nach Alkohol durch Steuererhöhungen (Küfner und Yassorides 1990).

stung von etwa 140 Mrd. DM, während die Hochrechnung der Kalkulation von Price (1993; Tab. H-27) zu einer sehr häufig genannten Schadenshöhe von etwa 60–70 Mrd. DM kommt.

Obwohl die WHO festgestellt hat, daß der Umsatz aus alkoholischen Getränken nur etwa 2% des Bruttosozialprodukts (BSP) ausmacht, betragen die Schadenskosten etwa 4% des BSP (WHO 1995), was für Deutschland (1994) bei etwa 3,3 Bio. ($= 3{,}3 * 10^{12}$) DM BSP 132 Mrd. DM ausmachen würde. Bühringer (1996) schätzt hingegen für Deutschland nur 60 Mrd. DM soziale Kosten des Alkoholkonsums.

Die Weltgesundheitsorganisation hat wegen der gesundheitsökonomischen Problematik für Europa einen „Aktionsplan Alkohol" ins Leben gerufen, für dessen Umsetzung sich die Mitgliedsstaaten verpflichtet haben. So soll über 20 Jahre hinweg der Alkoholkonsum um 25% reduziert werden. Es fragt sich allerdings, ab wann und wie diese gesundheitspolitische Forderung umgesetzt werden kann.

Ein Weg bestünde in der Erhöhung von Alkoholsteuern. Auf diese Weise könnten die Alkoholpreise erhöht werden. Es gibt allerdings Kalkulationen, die zeigen, daß die Preise in Deutschland mindestens um 50% erhöht werden müßten, um wenigstens eine etwa 20prozentige Reduktion des Alkoholkonsums zu bewirken (Küfner u. Yassourides 1990). Es ist auch zu erwarten, daß die Schattenwirtschaft mit Alkohol, nämlich Alkoholschmuggel und Schwarzbrennereien, die kaum geminderte Nachfrage decken würden.

Für die Prävention von Alkoholschäden durch übermäßigen Konsum ist von Psychologen, Medizinern und Fachverbänden mehrfach die Bereitstellung von preislich günstigeren alkoholfreien Getränken im Handel und in Gaststätten gefordert worden. Diese Forderung hat bisher weder bei staatlichen Organen noch bei Gaststätten, Getränkemärkten usw. merkliche Resonanz gezeigt:

Eine Flasche Bier (½ l) kostet im Getränkemarkt etwa 0,80 DM, eine Flasche Limonade (¾ l) etwa 1,80 DM, also auf den Liter umgerechnet kostet das Bier etwa 1,60 DM, die Limonade etwa 2,40 DM. Bier ist daher aus wirtschaftstheoretischer Sicht als Billigware eine der wichtigsten „Einstiegsdrogen" in die stoffgebundene Sucht. Daher ist es aus *präventiver Sicht* nötig, den *Alkoholkonsum* stärker zu *problematisieren*. Solange diese Bedingungen des Alkoholkonsums nicht staatlich stärker reguliert werden, können die Erwartungen an die Prävention nur gedämpft bleiben.

Ein weiterer Punkt ist die *Werbung* für alkoholische Getränke auf Werbeflächen der Kommunen, die noch immer nicht verboten ist. An diesem mangelnden Engagement für Maßnahmen gegen den Alkohol zeigt sich die Verwobenheit von Politik und öffentlicher Verwaltung mit der Industrie: Wenn die öffentliche Verwaltung restriktive Maßnahmen beabsichtigt, kündigt die Industrie Einschränkungen oder die Abwanderung ihrer Produktion an, weswegen die Verwaltung u. a. angesichts der fiktiven zusätzlichen Arbeitslosen einen Rückzieher macht. Diese Zwiespältigkeit relevanter gesellschaftlicher Instanzen beim Umgang mit legalen Drogen stellt die Glaubwürdigkeit der offiziellen Politik gegenüber illegalen Drogen in Frage.

Bedauerlicherweise findet darüber hinaus auch die Alkoholsteuer keine direkte Umsetzung in die Schadensregulierung für den Bereich der alkoholbedingten Suchtprobleme.

Heroinökonomie

Der Umsatz des Heroins beträgt in der Bundesrepublik schätzungsweise etwa 7,2 Mrd. DM pro Jahr (1 g Heroin/Tag entspr. pro Person etwa 200 DM/Tag oder 6000 DM/Monat oder 72 000 DM/Jahr). Dieses Geld wird vom

Abhängigen im Regelfall nicht durch legale Arbeit oder durch die Sozialhilfe aufgebracht. Es sind vielmehr umgesetzte Diebeswaren oder gestohlenes Geld, gefälschte Schecks usw. Geht man davon aus, daß noch zusätzlich Lebenshaltungskosten von ca. 1500 DM/Monat aufgebracht werden müssen, dann ist klar, daß pro Person etwa 7.500 DM/Monat, d. h. ca. 9 Mrd. DM pro Jahr von allen Heroinabhängigen zum großen Teil illegal beschafft werden. Geht man von den kalkulierbaren volkswirtschaftlichen Gesamtkosten aus, dann ist von ca. 14 Mrd. auszugehen, die zu etwa 7 Mrd. auf Kriminalitätskosten beruhen und neben anderen Kosten zu etwa 6 Mrd. auf die Gesundheitskosten fallen (Hartwig u. Pies 1995; Tab. H-28).

Tab. H-28: Die Gesamtkosten des Heroinproblems (nach Hartwig und Pies 1995)

1. Kosten der Kriminalität	
Drogenkriminalität i.e. Sinne	
Kosten für die Polizei	480,4 Mio. DM
Kosten für die Justiz	146,5 Mio. DM
Inhaftierungskosten	589,4 Mio. DM
SUMME	**1.216,3 Mio. DM**
2. Beschaffungskriminalität	
Kosten der Delikte	3.223,2 Mio. DM
Kosten für die Polizei	1.288,3 Mio. DM
Kosten für die Justiz	369,2 Mio. DM
Inhaftierungskosten	237,8 Mio. DM
SUMME	**5.118,5 Mio. DM**
3. Kosten von Morbidität und Mortalität	
Morbiditätskosten	3.235,8 Mio DM
Mortalitätskosten	3.505,3 Mio DM
SUMME	**6.741,1 Mio. DM**
4. Drogenhilfe	
Ambulante Beratung und Therapie	50,8 Mio. DM
Stationäre Therapie	490,0 Mio. DM
Krankenhausbehandlung	61,6 Mio. DM
SUMME	**602,4 Mio. DM**
5. Prävention und Forschung	**25,0 Mio. DM**
6. Mittel zur Anbausubstitution	45,2 Mio. DM
7. GESAMTSUMME	**13.748,5 Mio. DM**

Was die *Kriminalitätskosten* betrifft, wird davon ausgegangen, daß etwa 10.000,– DM Justizkosten pro Fall aufzubringen sind und daß etwa 10% der Konsumenten pro Jahr aufgedeckt werden. Das bedeutet wiederum jährlich 100 Mio. DM Kosten. Für alle Kriminalitätskosten kann der 50- bis 70fache Betrag (5 Mrd. DM) angenommen werden.

Die *Gesundheitskosten* sind zum Teil auf die unhygienischen Verhältnisse im illegalen Raum (z. B. HIV-Infektion, Hepatitis-B- u. -C-Infektion) zurückzuführen. Für die Langzeittherapie von etwa einem Jahr Dauer, mit einem Tagespflegesatz von etwa 200,– DM, sind jährlich etwa 10% der Konsumenten einer lokalen Drogenszene zu gewinnen, was etwa 700 Mio. DM Therapiekosten pro Jahr ausmacht. Zusätzlich sind etwa 30% der Drogenkonsumenten jährlich in der Entgiftung, was wieder ca. 120 Mio. DM ausmachen dürfte. Damit sind jährlich etwa 850 Mio. DM Gesundheitskosten für vielleicht nur 30000 Heroinkonsumenten zu veranschlagen. Dieser Personenkreis ist wegen Rückfällen nur zum Teil aus dem Konsumentenkreis herauszurechnen.

Wie immer auch solche Kalkulationen sachlich begründet und gestaltet werden, auf jeden Fall entsteht ein erheblicher volkswirtschaftlicher Schaden in Milliardenhöhe. In den USA werden jährlich für illegale Drogen etwa 100 Mrd. Dollar umgesetzt. Weltweit zirkulieren, wie erwähnt, mindestens 500 Mrd. Drogendollar.

Viele Autoren kommen bei volkswirtschaftlichen Kalkulationen daher zu dem Schluß, daß die Legalisierung von Drogen wie Heroin zu geringeren Gesamtschäden führt und daher nationalökonomisch günstiger ist (vgl. Hartwig u. Pies 1995).

Es stellt sich daher die Frage, ob eine medizinisch indizierte und adäquate breite *Substitution* der Drogenabhängigen *mit Methadon,* was einen zusätzlichen Aufwand von etwa 700 Mio. DM an *Gesundheitskosten* ausmacht, nicht doch günstiger wäre, da auf diese Weise der illegale Finanzfluß auf vielleicht 20% nicht zugänglicher Konsumenten (entspricht ca. 1,5

Tab. H-29: Die Ökonomie des Heroins und der Methadonvergabe

A. Ökonomie des Heroinkonsums (Menge/Zeit//P od. Pop.)	**Preis od. Umsatz**
1. durchschnittlicher Konsum	
1.1. Tagesverbrauch	
1 g/d // P	200,- DM/d//P
100 kg/d // Pop	20 Mio. DM/d//Pop
1.2. Monatsverbrauch	
30 g/M // P	6000,- DM/M//P
3000 kg/M // Pop	600 Mio. DM/M//Pop
1.3. Jahresverbrauch	
1 g/J/P = 365 g	72.000,- DM/J//P
36,5 t/J//Pop (36,5 * 106 g)	**7,2 Mrd. DM/J//Pop**
B. Ökonomie der Methadonsubstitution (Ohne psychosoziales Begleitprogramm)	
1. Monatskosten	
pro Person:	600,- DM/M//P
Pro Population	60 Mio. DM/M//Pop
2. Jahreskosten	
pro Person	7200,- DM/J//P
pro Population	**720 Mio.DM/J//Pop**

Anmerkung: Die Schreibweise „//" bedeutet „bezogen auf", d. h. mathematisch ist dies ein multiplikatives Glied bzw. der Operator „*". „P" bedeutet „Person", „Pop" bedeutet Population der Drogenabhängigen (N = 100 000), „d" bedeutet „Tag", „M" bedeutet „Monat", „J" bedeutet „Jahr"

Mrd. DM) reduziert werden könnte und mit dieser Therapiemethode fast 80% der Drogenkonsumenten erreichbar wären. Das zusätzliche psychosoziale Begleitprogramm würde ebenfalls etwa 300 Mio. DM kosten (1 Sozialpädagoge mit ca. 60 000 DM Bruttogehalt auf 20 Substituierte). Daher würden die Gesamtkosten einer konsequenten Methadonsubstitution bei etwa 1 Mrd. DM liegen (Tab. H-29).

Einige Praktiker der Drogenhilfe glauben wegen dieser Situation, daß die Heroinökonomie mit einer maximalen Methadonvergabe erheblich gedämpft werden kann. Zwar würden sich dadurch die Behandlungskosten von etwa 850 Mio. DM pro Jahr (abstinenzorientierte Programme) auf etwa 1,9 Mrd. DM erhöhen, doch wäre dann das Problem unter stärkerer Kontrolle. Es ist dabei allerdings klar, daß der Staat und die Versicherungswirtschaft als Kostenträger einer umfassenden Therapie von Heroinabhängigen aus ökonomischen Gründen kein Interesse an diesem Konzept haben

Tab. H-30: Grobkalkulation globale Heroinökonomie

- Der Konsument nutzt etwa 200–500 mg „Packs" bzw. 100–200 mg „halbe Packs", die letztlich meistens einem „Schuß" Heroin entsprechen. Der Tagesbedarf ist etwa 1 g Heroin. Der Gramm-Preis beträgt mit größeren temporären und lokalen Schwankungen für den abhängigen *Endverbraucher* etwa 200,- DM. Es gibt allerdings bereits Angebote um 100,- DM.
- Unter der Annahme des höheren Preises (200,- DM) zirkulieren in einer Szene mit 1000 Konsumenten 30 kg Heroin monatlich. Das bedeutet, daß damit etwa 6 Mio. DM monatlich zu vielleicht 100 *Kleindealern* fließen.
- Der *Kleinverkäufer* verkauft täglich vielleicht 10 g, was etwa 2000,- DM/Tag oder 60.000,- DM/Monat an Erlös erbringt.
- Vom lokalen oder regionalen *Großdealer* können die 300g für insgesamt 50.000,- DM abgenommen werden.
- Die regionalen Großdealer bedienen vielleicht 10 Kleindealer und nehmen vom *Großimporteur* etwa 3 kg monatlich zu einem Kaufpreis von insgesamt 400.000,- DM (40.000,- DM/300 g) ab.
- Der Großimporteur kauft vom *Großexporteur* 30 kg zu einem Preis von 3 Mio. DM (30.000,- DM/300 g).
- Der Großexporteur kauft von den inländischen *Großlieferanten* die 30 kg zu einem Preis von 2 Mio. DM (20.000,- DM/300 g),
- der Großlieferant von mehreren Kleinlieferanten insgesamt für möglicherweise 800.000,- DM (8000,- DM/300 g).
- Die Kleinlieferanten zahlen den Produzenten vielleicht nur 300.000,- DM (3000,- DM/300 g; entspricht ca. 10,- DM/g).

Also: Im Herkunftsland beträgt der Grammpreis vielleicht 10,- DM, im Absatzland beim Endverbraucher ca. 200,- DM. Das bedeutet daher, daß bezogen auf einen südostasiatischen Produzenten der 20fache Preis von den Endverbrauchern gezahlt werden könnte. Die *globale ökonomische Disparität* trägt daher den Handel.
Es gibt allerdings zeitlich und regional unterschiedliche Stufen der Verteilung mit entsprechenden Preisunterschieden.

können, da derzeit vielleicht nur 850 Mio. DM, also weniger als die Hälfte des Maximalkonzepts für Therapie, zu bezahlen sind.

Es stellt sich also in Hinblick auf das Heroin-Problem die interessante Frage, inwieweit die Bevölkerung und die von ihr gewählten und gestalteten Institutionen 15% des unkontrollierten Geldflusses (also 1 Mrd. DM bezogen auf 7,2 Mrd. DM) aufwenden wollten, um das Heroin-Problem zu stabilisieren; beseitigt kann es ja zunächst nicht werden. Man kann vermuten, daß dies von der Bevölkerung wegen der persönlichen Distanz zu den Schadensbereichen nicht in Kauf genommen wird. Ob der Staat die 200–300 Mio. DM justizielle Kontrollkosten einsparen kann und sie als Zuschlag zu den Krankenkassen zahlen könnte, um deren Ausgabensteigerung bei einer breiten Substitution zu dämpfen, bleibt ein Denkmodell. Es ist daher klar, daß das Problem der illegalen Drogen auch aus wirtschaftswissenschaftlicher Sicht bedeutsam ist.

Ergänzend zu den bisher rein nationalökonomisch orientierten Überlegungen muß auch auf die internationale Ökonomie des Drogenhandels hingewiesen werden, da die *globale ökonomische Disparität* zwischen drogenkonsumierenden Industrieländern und drogenproduzierenden Entwicklungsländern das Drogenangebot antreibt. Betrachtet man die Entstehung des Marktpreises in Richtung des Herstellers, dann liegen in der Regel fünf, sechs Verteilerstufen vor, mit einer Preisspanne, die mindestens das Zehn- bis Dreißigfache des Produzentenpreises ausmacht (Tab. H-30; vgl. Vogt 1981). Es wird damit deutlich, in welchem Ausmaß ein wirtschaftlicher Ausgleich weltweit auftreten muß, damit der Drogenzustrom gedrosselt werden kann.

Mikroökonomisches Haschisch-Szenario

Die Cannabis-Problematik ist weltweit einerseits durch ihre große Verbreitung in der Bevölkerung und andererseits durch die damit verbundenen hohen Kriminalitätskosten sowie gewisse Gesundheitsschäden und -risiken gekennzeichnet. Weil in Deutschland der Haschischkonsum vorherrscht, soll hier verkürzend vom „Haschisch-Problem" die Rede sein.

Konkret liegt das Problem darin, daß in Hinblick auf die bekannten Schäden des legalen Alkohols kein erhöhtes Gesundheitsrisiko bei Haschisch besteht, das die Strafbarkeit des Haschischkonsums nachvollziehen läßt.

Das Hindernis, eine durchgreifende und grundlegende Minderung der gegenwärtig vorherrschenden restriktiven nationalen Drogenpolitik in Deutschland vorzunehmen, besteht darin, daß dabei die Suchtprävention konterkarriert wird. Das zeigt sich beim Haschisch-Problem besonders deutlich: das Spektrum an drogenpolitischen Konzepten reicht von der Dämonisierung des *Haschischs als Einstiegsdroge* in den Heroinkonsum bis zum Plan der *Haschisch-Abgabe in Apotheken*. Verschärft wird diese Problematik dadurch, daß ca. 10% der Jugendlichen Cannabis einmal ausprobieren und damit „Kriminelle" sind. Das ist so ohne weiteres nicht zu verstehen, da die potentielle Selbstschädigung und nicht die Fremdschädigung im Vordergrund steht. Diese Situation erinnert in gewisser Weise an das Mittelalter, als Suizidanten nicht innerhalb der Stadtmauern begraben werden durften. Cannabis ist sicher eine gefährlichere Droge, als es ihre Fürsprecher glauben, aber die strafrechtliche Sanktionierung wirkt in Hinblick auf die psychologischen Schadeffekte der Kriminalisierung aus suchtmedizinischer Sicht überzogen. Eine ordnungsrechtliche Betrachtung wäre angemessener. Die permissive Haltung gegenüber Alkohol macht medizinische Argumente zur Begründung der Haschisch-Repression unglaubwürdig.

Dennoch gibt es gravierende Probleme bei einem anders gearteten „liberalen" Umgang mit dem Problem. Das wird bei drogenökonomischen Betrachtungen rasch klar:

- Wenn z. B. 10 mg des Wirkstoffs Tetrahydrocannabinol (THC) pro Haschisch-Zigarette für eine „gute" Wirkung beim Gewohnheitskonsumenten sorgen, dann sind bei der handelsüblichen Konzentration von etwa 5% THC-Gehalt des Haschischs, also bei einer Wirkstoffmenge von 50 mg in einem Gramm Haschisch, etwa $\frac{1}{5}$ g, also 0,2 g Haschisch pro Zigarette (Joint) erforderlich.
- 1 g Haschisch kostet heute in Ballungsgebieten etwa 20,– DM, häufig kann sogar 10%iges Haschisch für 10 DM gekauft werden. Gehen wir aber von einem höheren Preis von 20 DM aus, dann kostet ein Joint etwa 4 DM.

- Mit einem Joint kann ein „guter“ Rausch erzielt werden. Wenn man die einzelnen Rauscheffekte vergleichen wollte – was wegen der stoffspezifischen unterschiedlichen Rauschqualität nicht möglich ist –, dann würde zumindest das Ausmaß der erlebten Veränderung und die objektiv feststellbare Veränderung nach dem Konsum eines Joints dem Effekt von etwa zwei bis drei Halben Bier entsprechen.
- Drei Halbe Bier kosten im Getränkemarkt schon 2,– bis 3,– DM, in einer Gaststätte sogar 15,– bis 20,– DM.
- Das bedeutet, daß im Extremfall der leichte Bierrausch im privaten Bereich gerade noch billiger, im öffentlichen Raum aber etwa um das 4fache teurer als ein Haschisch-Rausch sein kann.

Daraus ergibt sich nun ein enormes praktisches Problem:

- Will man eine staatlich regulierte Abgabe von Haschisch realisieren, dann muß die Preispolitik aus gesundheitsschützerischen Gründen an einer *Hochpreis-Politik* ausgerichtet sein. Das heißt, ein Gramm 5%iges Haschisch müßte, da ja etwa 5 wirkungsvolle Joints hergestellt werden könnten und damit es dem Bierpreis im Gastronomiebereich entspricht, etwa 75,– bis 100,– DM kosten. Dieser hohe Preis liegt jedoch etwa um das 4fache über den aktuellen Schwarzmarktpreisen. Unter diesen Bedingungen könnten „Billiglohnländer“ weiterhin eine umfassende illegale Versorgung aufbauen bzw. bestehende Strukturen aufrecht erhalten. Die Gewinnspanne von 1:10 bis 1:50 bliebe bestehen.
- Wird Haschisch aber in Apotheken im Rahmen einer *Niedrigpreis-Politik* zu etwa 20,– DM verkauft, was den (hier hochgegriffenen) gegenwärtigen Schwarzmarktpreisen entspricht und wodurch der Schwarzmarkt trocken gelegt werden könnte, dann könnte man versucht sein, vom Bier auf den Joint umsteigen, da der Haschisch-Rausch mit 4,– DM billiger als der Bierrausch in Gaststätten ist. Das wäre vor allem für junge Menschen problematisch, da sie mit Haschisch als Rauschmittel eine Suchtkarriere beginnen könnten. Nur mit Niedrigpreisen wird aber die Konkurrenz vom Schwarzmarkt ausschaltbar sein, was ja eines der Ziele einer staatlich kontrollierten Haschisch-Abgabe sein müßte. Niedrigpreise würden aber keinerlei Präventivwirkung zeigen, sondern vor allem im Preisgefüge des Alkohols geradezu zum Einstieg bzw. Umstieg verleiten. Auch könnte der Schwarzmarkt mit noch niedrigeren Preisen reagieren.

Sollte es eine Niedrigpreis-Politik bei der Haschisch-Abgabe durch die Apotheke geben, dann müßte zur Vermeidung von Umsteigeeffekten auch der Bierpreis gesenkt werden – nur 70 Pfennig dürfte dann etwa eine Flasche Bier im öffentlichen Raum kosten! Agrarsubventionen, Alkoholindustriesubventionen oder Gaststättensubventionen könnten dann erforderlich werden. Daher müßte gemeinsam mit der Haschisch-Abgabe in der Apotheke der Preis für alkoholische Getränke gesenkt werden. Das würde zwar der Volksseele gut tun, da ja dann ein Bier zu einem Spottpreis zu haben wäre, doch aus medizinischer Sicht kämen dann doppelte Bedenken gegen eine „liberale“ Haschisch-Politik auf.

Daß es bei (aber nicht notwendigerweise *wegen*) der liberalen holländischen Drogenpolitik zwar zu einem Zuwachs, aber nicht zu einer „Explosion“ der Haschischkonsumenten-Zahl gekommen ist, hat möglicherweise mit dem lockeren Umgang der Holländer mit Drogenkonsumenten zu tun. Diese Politik läßt sich aber nicht zwingend auf Deutschland übertragen.

Das Dilemma ist also deutlich – niemand möchte seine Kinder, die einen Joint rauchen, gleich als Kriminelle sehen, wenn sie nicht anderen Schaden zugefügt haben. Eine Liberalisierung des Umgangs mit Haschisch ist aber ohne vorherige Minderung der globalen ökonomischen Ungleichheit bevölkerungsmedizinisch problematisch, da auf diese Weise ein „Großverbrauch“ eingeleitet werden würde, über dessen epidemiologische und gesundheitliche Langzeiteffekte derzeit wenig bekannt ist. Zu den ökonomischen Problemen kommen noch die *Probleme der Kontrolle* des Haschischkonsums für Busfahrer, Piloten, Fluglotsen usw. Kriterien und Kontrollen für untere Altersgrenzen, Tagesmengen usw. stellen ein weiteres Problem dar. Aus rein kriminalpolitischer Sicht mag eine liberalere Strategie der Haschisch-Politik zwar sinnvoll sein, es gibt aber, wie gezeigt wurde, bisher noch unzulänglich diskutierte Folgeprobleme.

Die Kritik am Konsum legaler Drogen aus dem medizinisch-psychologischen Bereich ist wirkungsarm. Die Warner werden toleriert oder ignoriert. Die Industrie der legalen Rauschstoffe ist Motor des Absatzes und des Verbrauchs von Rauschstoffen. Sie interessiert sich noch in keiner Weise für einen kritischen Umgang mit ihren Produkten. Warum auch? Der freien Marktwirtschaft sind bis auf gewisse Gesetze (Jugendschutzgesetz), die vom Staat gemacht wurden, keine Schranken gesetzt. Bisherige Appelle, die Gefährlichkeit der Rauschstoffe zu deklarieren, haben erst durch staatliche Gesetze bei der Zigarettenindustrie dazu geführt, daß die Inhaltsstoffe angegeben werden und generell darauf hingewiesen wird, daß Rauchen gesundheitsgefährlich ist. In diesem Bereich sind in den letzten 10 Jahren Erfolge mit einem Rückgang des Rauchens erreicht worden. Bei den alkoholischen Getränken steht diese Regelung noch aus. Neben präventiver Gesundheitsinformation haben vor allem Steuern „steuernde" Effekte. Staaten wie die USA haben hier beispielhaft eine Verhaltensänderung erzeugt.

Es ist daher wichtig, im Konzept der *europäischen Drogenpolitik die soziokulturellen und geographischen Spezifika der einzelnen Länder* genau zu *berücksichtigen*, bevor ein Land dem anderen vorschreibt, was zu tun und was zu lassen ist.

Sozialökologie der Sucht

Nachdem nun die *soziokulturelle* und die *materiell-ökonomische Ebene* der Suchtproblematik angesprochen worden ist, stellt sich die Frage, wie eine *integrative Sichtweise* hergestellt werden kann. Ein Ansatz, der die Kontextbezogenheit sozialer Phänome integrativ zu betrachten erlaubt, ist die *Sozialökologie*, die als Spielform der bereits erwähnten „Humanökologie" zu sehen ist.

Bei der „Sozialökologie" stehen nicht das Individuum, sondern das gesamte Gefüge von *Bevölkerung, sozialem System, Technologie und natürlichem Raum* und die Beziehungen dieser Systeme zueinander im Zentrum der Betrachtungen, und zwar bezogen auf das interessierende Problem, wie beispielsweise die Sucht (vgl. Tretter 1998a).

In dieser Perspektive kann also das Suchtproblem in einer Art *Zwiebelschalen-Modell* thematisiert werden – es müssen zunächst die der Makroumwelt zuzuordnenden übergeordneten globalen *geographischen, politischen, wirtschaftlichen und kulturellen Zusammenhänge* der Drogenproblematik bedacht werden, um die Drogenprobleme eines einzelnen Menschen auf der Mikroebene tatsächlich (wenigstens näherungsweise) zu verstehen (Abb. H-53).

Zur Verdeutlichung soll hier ein Beispiel einer sozialökologischen Stadtanalyse des Drogenproblems gegeben werden.

Abb. H-53: Das Netzwerk der Makrofaktoren, die den individuellen Konsum von Drogen beeinflussen.

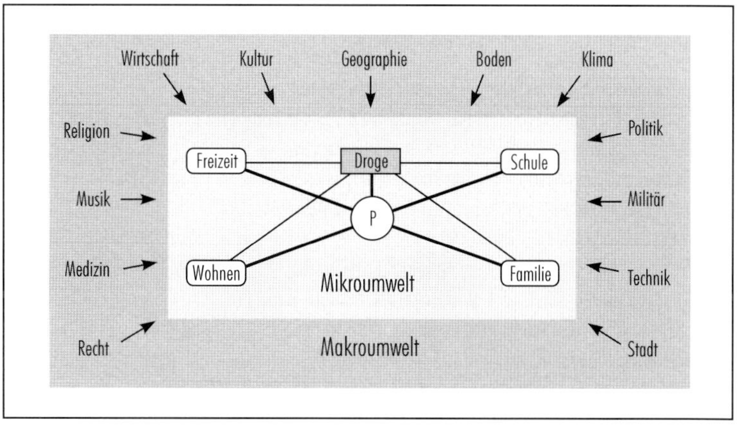

Stadtanalyse

Die erwähnten unterschiedlichen Prävalenzarten in unterschiedlichen Städten (s. S. 290) legen die Annahme nahe, daß bestimmte Risikofaktoren in bestimmten Städten höher sind als in anderen Städten. Analoges kann man von Schutzfaktoren annehmen. Es ist allerdings schwer, diese Zusammenhänge quantitativ zu überprüfen.

Im Rahmen klassischer Theorien der Sucht, die auf einer Mikroanalyse beruhen, würde man genetische (bzw. ethnische) Faktoren als Ursache annehmen, sofern eine unterschiedlich hohe Rate von möglicherweise besonders vulnerablen Personen in den einzelnen Städten wohnt. Beispielsweise müßte, um die etwa dreifache Prävalenzrate zu erklären, der Anteil der Türken (ethnische Risikofaktoren) an der Gesamteinwohnerzahl zwischen europäischen Städten um das Dreifache variieren, was bei einer Durchschnittsrate von etwa 15% bis zu 45% nicht der Fall ist.

Auch familiäre Faktoren erklären diese Unterschiede nicht gut, denn es kann nicht sein, daß etwa in Frankfurt dreimal so viele Ehen wie in München geschieden sind (vgl. Uchtenhagen u. Zimmer-Höfler 1982, Kindermann et al. 1989, Strohmeyer 1983).

Es müssen daher *makrosoziale* (bzw. *mesosoziale*) Faktoren eine wichtige Rolle spielen.

Als erste Hypothese steht im Raum, daß eine liberale lokale Drogenpolitik den Drogenkonsum erhöht. Dem widersprechen jedoch die Befunde, daß Holland ähnlich wie Deutschland etwa 1,4 Drogenkonsumenten auf 1000 Einwohner aufweist oder daß 1997 Frankfurt, Hamburg und München unter einer SPD-Regierung standen. Außerdem kann es auch der Fall sein, daß eine liberale Drogenpolitik eine Reaktion auf schwierige lokale Verhältnisse ist, wie das Fallbeispiel Zürich zeigt (Tab. H-31).

Tab. H-31: Drogenszene und Heroinprogramme in Zürich

Anfang der 80er Jahre wurde zunächst ein alternatives Jugendzentrum (AJZ) geschaffen, das nach stadtpolitischem Beschluß auch ein polizeifreier Raum sein sollte. Dort sollen auch Drogen konsumiert worden sein, angeblich sogar Heroin. Wegen zunehmender ordnungsrechtlicher Probleme mit dem Zentrum wurde auf Stadtregierungsbeschluß die Auflösung der Einrichtung durchgeführt. Daraufhin wanderte die dort beheimatete Szene von „Alternativen", die wohl auch Drogen konsumierten, an das Züricher Bellevue, einer Uferregion, wo ein Fluß in den Züricher See mündet. Dort traten rasch Konflikte mit Bürgern auf, die ihre Geschäfte gestört sahen. Sie beantragten, die Drogenszene aufzulösen. In Polizeiaktionen wurde dann die Drogenszene weiter flußaufwärts vom Züricher See weggetrieben, bis schließlich der Park hinter dem Nationalmuseum, der *Platzspitz*, besetzt wurde. Er wurde international als „Needle Park" bekannt, nachdem sich dort rasch eine riesige, in Europa einzigartige Szene ausbaute, die offen im Gelände Heroin injizierte. Aufgrund der besonderen Lage (dieser Park, von zwei Seiten von Flußarmen umgeben, hatte eine Art Sackgassenposition) wurde hier niemand von der Bevölkerung negativ tangiert, es gab keinerlei Bürgeraktionen. 1992 wurde der Park jedoch geschlossen, nachdem sehr viele Vorfälle mit Gewalt aufgetreten waren. Im Herbst 1992 wurde daraufhin der *Bahnhof Letten* von den Heroinabhängigen besetzt. Auch dort breitete sich sofort wieder eine Szene mit internationaler Attraktion aus. 1994 waren bis zu 1300 Personen pro Tag gesichtet worden. Notärzte konnten nur mit Polizeischutz eingesetzt werden. Die Örtlichkeit war ein Anziehungspunkt für internationale Dealer, z. B. Kosovo-Albaner. Es wurden Spritzenabgabe-Programme durchgeführt von uniformierten Personen, doch konnte die Szene nicht unter Kontrolle gehalten werden. Im Sommer 1994 traten auch Tötungsdelikte mit Dealern auf. Schließlich wurde das Konzept der Zerschlagung aufgebaut. Am 14. 2. 1995 erfolgte wieder auf politischen Beschluß die Auflösung des *Letten* ohne weitere Probleme, nachdem in einer guten Vorbereitungsaktion Auffangstrukturen wie Rückführzentren, Fixerstuben, Heroin-Programme udg. aufgebaut worden waren.

1997 war die öffentliche Züricher Drogenszene weitgehend herunterreguliert und stabilisert.

Nur im Lichte derartiger epidemiologischer Verhältnisse ist auch die Begründung und Akzeptanz der Heroinabgabe-Programme zu verstehen.

Ein ähnliches Kooperationsprogramm zwischen öffentlichem Gesundheitsdienst und Polizei wurde in Rotterdam („Zone Null") mit Erfolg durchgeführt.

Fazit: Nur bei einer koordinierten Repressionsaktion von Organen der öffentlichen Ordnung mit einer Auffangaktion der Instanzen der öffentlichen Gesundheit kann das Drogenproblem im Rahmen gehalten werden. Polizeiaktionen allein führen nur zu einer örtlichen Verdrängung der Drogenszene in ein privates Dunkelfeld.

Es muß daher auch andere Einflußfaktoren geben, die von großem Gewicht sind.

Geht man davon aus, daß die Person in die Familie „eingebettet" ist, dann ist im Hinblick auf die Stadt festzustellen, daß sowohl die Familie wie auch der Drogenabhängige jeweils in die Stadt eingebettet sind.

Die Stadt ist der gemeinsame Nenner der jeweiligen Umweltfaktoren (vgl. Abb. H-54). Auf diese Weise bestimmt besonders die sozialökologische Struktur der Stadt das Leben der Familien. Deswegen müssen nicht nur Mikrosysteme wie Familie, Schule oder Freizeit, sondern auch das lokale *Mesosystem „Gemeinde"* und seine Effekte auf die Lebensbedingungen des Gefährdeten (oder Abhängigen) betrachtet werden, insofern als diese Faktoren relevante Einwirkgrößen für die Entwicklung der Drogenabhängigkeit zu sein scheinen.

Für die Charakterisierung der für einzelne Personen psychologisch relevanten Eigenschaften der Städte sind

- die *soziale Struktur der Bevölkerung* der Stadt (Verhaltensdispositionen bedingt durch den Anteil der unter 30jährigen, Beschäftigungsgrad und Anteil der Dienstleistungsberufe usw.),
- *physiko-technische Strukturen* (Transportsystem, Wohnstandards usw.),
- *räumliche Aspekte* (Dichte, Zentralität usw.)
- und die *„Natur"*

zu betrachten. Außer üblichen Indikatoren für grundlegende physische Merkmale (wie Bebauungsdichte) müssen adäquate Indikatoren für den „Charakter" der Stadt gefunden werden, die relevant für die Erklärung des Drogenphänomens sind. Diese Variablen sind jedoch im Rahmen der Stadtforschung noch nicht parameterisiert, geschätzt oder gemessen. Verschiedene Merkmale von Städten haben möglicherweise direkten oder indirekten Einfluß auf die Entwicklung der drogenkonsumierenden Bevölkerungsteile. Einige Merkmale werden hier im Hinblick auf die hypothetische Erklärungsrelevanz diskutiert. Es gibt allerdings verschiedene Schwierigkeiten, diese Merkmale durch Indikatoren der Verwaltungsstatistik zu quantifizieren. Es müßten spezielle, aufwendigere Studien vorgenommen werden. Aus diesen Gründen kann hier nur eine vorläufige Diskussion stattfinden (Pilotstudie).

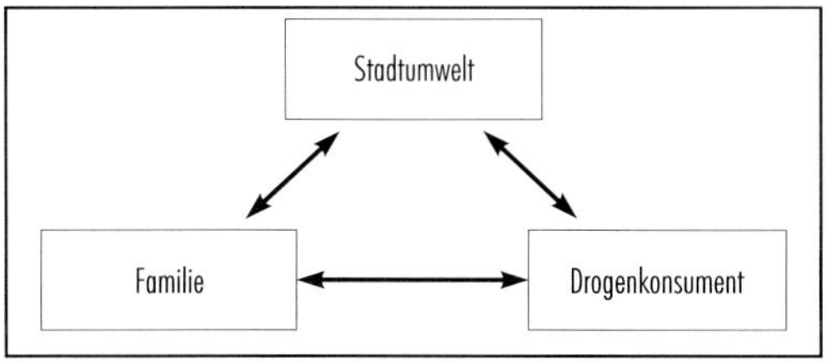

Abb. H-54: Die Familie und der Drogenkonsument sind sowohl streßauslösenden Risikofaktoren wie auch abschirmenden Faktoren des städtischen Umfeldes ausgesetzt.

In bezug auf einen systemischen Denkansatz soll die Diskussion der Entwicklung der Drogenszene von *fazilitierenden Faktoren* und *inhibierenden Faktoren* ausgehen, also von Faktoren, die die strukturellen Merkmale der Städte bestimmen. Im Prinzip wirken die meisten der oben erwähnten Faktoren - wenn sie einen positiven fiktiven Zahlenwert haben - als fördernde Faktoren. Jedoch sind auch einige Faktoren, wie das Gesundheitssicherungssystem, in einer präventiven Weise wirksam. Sie können die Abhängigkeitsentwicklung und daher die Inzidenz oder die Prävalenz sogar hemmen bzw. mindern, jedoch dürfte der Einfluß eher ein qualitativer sein. Beispielsweise erfolgt in London, Amsterdam und zunehmend auch in anderen europäischen Städten die Initiation der Heroinkonsumenten - wohl aufgrund der öffentlichen Information über die Gefährlichkeit der Drogeninjektion - eher durch Heroinrauchen („Chasing the dragon"). Andererseits beginnt trotz der öffentlichen und spezifischen präventiven Information über die Risiken der Drogenkonsumption in Schulen, Massenmedien usw. in jeder europäischen Region eine Gruppe von 100 oder 1000 jungen Leuten jährlich (etwa 5–10% der lokalen Drogenszene) den Drogenkonsum. Deswegen dürften die drogenbezogenen Einrichtungen der *Gesundheitssicherungssysteme* nur als *problembegrenzende Faktoren* wirksam sein. Obwohl es beträchtliche Unterschiede in den Gesundheitssicherungssystemen in Europa (Finanzierung, zentrale Lage der ambulanten Dienste, gemeindenahe Versorgung, Vernetzungsgrad usw.) gibt, dürften diese Faktoren nicht die lokale Anzahl der Drogenabhängigen beeinflussen. Auch Anziehungseffekte von liberalen Drogenhilfeprogrammen (z.B. Methadon-Substitutionsprogramme) dürften nicht die Anzahl der lokalen User so stark beeinflussen, insbesondere da ausländische Drogenabhängige in der Regel nicht regulär an Programmen teilnehmen können, was beispielsweise auch in Amsterdam der Fall ist. Die „intranationale Migration" hin zu Methadonprogrammen scheint nicht wesentlich relevant zu sein. Wenige bayerische Abhängige tauchen in Essen oder Düsseldorf auf, wo bereits in den späten 80er Jahren Methadon-Programme angeboten wurden. Darüber hinaus sind jetzt in Bayern (z. B. München) auch schon Methadon-Programme aufgebaut, mit einer Versorgungsintensität, die etwa 30% der lokalen Konsumentenpopulation erreicht, was im Bundesdurchschnitt liegt. Vielleicht sind auch die *subjektiven totalen Kosten der Migration* für Drogenabhängige größer als die spezifischen Vorteile (vgl. „Ökologie der Person"). Der Einfluß der Methadon-Programme zur Bewertung der strukturellen Merkmale der lokalen Drogenszene ist bedeutend im Hinblick auf Effekte auf den allgemeinen Gesundheitszustand und die soziale Anpassung. Dies kann aber mangels Kennzahlen hier nicht belegt werden. Städte mit einer höheren Prävalenz von Drogenabhängigen haben häufig ein differenziertes Angebot an Methadon-Programmen, und üblicherweise scheinen sie eine niedrige Letalität zu haben, wie beispielsweise Amsterdam. Die Bewertung von Drogenhilfeprogrammen ist jedoch noch komplizierter, als es bereits die generelle Schätzung der fazilitierenden Faktoren der quantitativen Merkmale der Drogenszene ist (Schreyögg 1991). Deswegen wird der Einfluß der Gesundheitssicherungssysteme hier nicht weiter im Detail betrachtet.

Als Faktoren für den Drogeneinstieg können zwei stadtbezogene Aspekte relevant sein:

- stimulierende städtische Umwelt als Konsumanreiz zunächst für alle Drogen, dann eher beruhigende Drogen,
- „langweilige" städtische Umwelt als Auslöser für den Konsum von Stimulantien, aber auch beruhigend-betäubende Drogen.

Im Nettoeffekt dürfte dann die städtische Umwelt keinen großen Einfluß haben. Dennoch wäre dies differentiell zu überpüfen.

Es könnten folgende Merkmale von Städten für die Prävalenz relevant sein:

Unspezifische Faktoren

Räumlich-physische Faktoren

Größe der Stadt
Dieser Zusammenhang ist nur begrenzt tragfähig: Kopenhagen hat eine zweimal größere Rate an Drogenabhängigen als Hamburg, das beinahe dreimal größer ist. Die Größe der Stadt ist nur im Bereich von Großstädten einflußreich, zeigt aber eine große Variabilität der Prävalenz des Drogenkonsums. Megastädte bilden Quartiere, in denen viel Drogenkonsum stattfindet, andere Quartiere sind „clean", so daß sich im Durchschnitt nichts ändert.

Dichte
Auch die Dichte, charakterisiert durch die Anzahl der Einwohner pro Quadratkilometer, läßt keinen hinreichend genauen Rückschluß auf die Prävalenz des Drogenkonsums zu: Hohe Dichte erzeugt zwar Streß, kann aber auch Anregung ohne Drogen bringen (für jene, die aus Langeweile zur Droge greifen), bei hoher Dichte kann man aber auch geschützt Illegales tun und rasch untertauchen.

Internationale Grenzstadt
Grenzlagen von Städten können, falls sie selbst oder in der Nähe von Drogenzentren sind, die Drogenkonsumprävalenz erhöhen.

Nationales Zentrum
Städte als nationale Zentren können sehr lebendig (z. B. Kopenhagen) oder sehr starr (z. B. Bern) sein. Beides kann zu erhöhtem Drogenkonsum führen.

Soziale Faktoren

Allgemeine wirtschaftliche Wohlfahrt
Die städtische Ökonomie dürfte in zweierlei Hinsicht ein wichtiger Faktor sein: In Hochleistungsberufen wird gern Kokain zur Leistungssteigerung konsumiert, gibt es hingegen wirtschaftliche Probleme, so nehmen die ärmeren Leute Heroin. Eine gute Wirtschaftslage dürfte große Chancen für Arbeitsplätze und Entwicklungen im Arbeitsbereich anbieten, um zukünftige Perspektiven zu entwickeln, und dürfte deswegen grundlegend ein starker Protektor gegen Drogenabhängigkeit sein. Dieser Aspekt kann durch Kennzahlen zu Produktivität, Pro-

duktionsmuster, städtischer Produktion, professioneller Spezialisierung, Kapital pro Kopf usw. gekennzeichnet werden (vgl. Henderson 1988). Eine gute monetäre Input-Output-Balance der Haushalte in Hinblick auf Löhne und Lebenshaltungskosten und ihre Modulation durch Maßnahmen der lokalen Regierung (Gesetze, Preise, Preiskontrolle usw.) dürften eine einflußreiche Hintergrundvariable für die soziale Ordnung und die Lebensqualität sein. Die detaillierte Analyse dieser globalen Variable ist daher notwendig.

Die Rate der Arbeitslosen
In Deutschland besteht ein grob konsistentes Nord-Süd-Gefälle sowohl der Prävalenz der Drogenabhängigen wie auch der Rate der Beschäftigungslosen. Frankfurt fällt jedoch aus diesem Trend heraus. Es gibt auch keine konsistente europaweite Beziehung auf der Basis dieses Parameters, vor allem da beispielsweise in Mailand eine höhere Rate von arbeitenden Personen Drogen nehmen dürfte.

Interkontinentaler Handel
Dieses Merkmal einer Stadt ist ein wichtiger Fazilitator des weiträumigen Drogenhandels. Er könnte auch lokale Drogenkonsumraten beeinflussen. Die hohe Konsumentenrate Mailands paßt jedoch nicht sehr gut in dieses Konzept.

Kriminalität
Es ist offensichtlich, daß Statistiken zur Kriminalität (z.B. Eigentumsdelikte) sehr stark mit dem illegalen Drogenkonsum und mit dem Drogenhandel korrelieren. Es gibt zumindest in amerikanischen Städten, die größer als 50 000 Einwohner sind, auch eine lineare Zunahme von Gewaltkriminalität mit zunehmender Stadtgröße (vgl. Fischer 1984). Zahlen, die detailliert genug sind, um diese Fragen beantworten zu können, sind nicht ohne weiteres erhältlich. Es gibt keine enge Beziehung zwischen allgemeiner Kriminalität und Anzahl von Drogenkonsumenten: Berlin hat z.B. eine relativ niedrige Rate von Drogenabhängigen, aber seit 1993 hat es eine zunehmend hohe Rate von Kriminalität. Frankfurt hat etwa 3,5 Morde/100 000 Einwohner, München etwa 2,7, was ein Verhältnis von 1,3 : 1 ergibt und somit nicht mit dem Verhältnis der Drogenprobleme (3 : 1) zusammenhängt. Es ist für die weitere Forschung sehr wichtig, die lokale Korrelation von Drogenabhängigkeit und von Verbrechen detailliert zu untersuchen.

Soziale Wohlfahrt
Ein gut ausgebautes System sozialer Wohlfahrt erlaubt Menschen, die keine Arbeit haben und sonst nicht an der Gesellschaft teilnehmen können (oder wollten), ein relativ entspanntes Leben. Daher könnten Drogenabhängige bei einem gut ausgebauten System der Wohlfahrt (z.B. Sozialhilfe, Wohnungsgeld) bessere Überlebenschancen haben. Wegen internationaler Unterschiede im Bereich der sozialen Unterstützung könnte auch eine Art internationaler Drogentourismus entstanden sein (vgl. Korf 1994).

Technische Strukturen

Hafen
Städte mit Häfen haben wegen der guten Drogenversorgung tendenziell höhere Raten von Drogenabhängigen. Mailand und Basel haben keinen Hafen, allerdings zeigen diese Städte eine hohe Rate von Abhängigen. Hafenstädte bringen auch mit sich, daß es ausgeprägte Rotlichtbezirke gibt. Der Einfluß von Häfen ist aber sicher nur gering – Rotterdam mit dem größten Hafen Europas hat „nur" etwa 8‰ Drogenkonsumenten.

Internationaler Flughafen
Auch dieses Merkmal einer Stadt ist relevant. Amsterdam, Frankfurt und auch Kopenhagen haben große internationale Flughäfen, allerdings hat Basel einen relativ kleinen Flughafen.

Kulturelle Aspekte

Ethnische Varietät
Verschiedene ethnische Gruppierungen haben ein spezifisches Verhältnis zu traditionellen Drogen. Ethnische Gruppen mit einer langen Geschichte von Cannabis-, Kokain- und Opiatkonsum dürften generell die lokalen Raten des Drogenkonsums erhöhen.

Rotlichtviertel
Dieses subkulturelle Merkmal einer Stadt dürfte wichtig sein, da es eine Tendenz gibt, daß Hafenstädte wie Kopenhagen, Amsterdam

oder Hamburg hohe Raten von Drogenabhängigen und auch ein ausgeprägtes Rotlichtleben haben. Mailand scheint jedoch nicht in diese Kategorie zu fallen. Die Prostitution wird ja oft unter Drogeneinfluß vollzogen, und auch für Drogenabhängige kann durch Prostitution Geld für Heroin erworben werden. Dennoch werden harte Drogen, wie bei Gerichtsverfahren aus Zuhälterkreisen zu erfahren ist, von professionellen Prostituierten vermieden. Da die Freier nicht mit betäubten Frauen verkehren wollen, sind Zuhälter nicht selten gegen Dealer eingestellt. Haschisch hingegen wird von Zuhältern toleriert und von manchen Prostituierten konsumiert.

Die Atmosphäre für junge Menschen
Die Anzahl junger Touristen pro Jahr dürfte ein guter Indikator für dieses Stadtmerkmal sein. In Amsterdam gibt es beispielsweise eine relativ hohe Anzahl junger Besucher (vgl. Korf 1994). Auch Kopenhagen ist für Jugendliche attraktiv, da es einen speziellen Bezirk (Kristiania) hat, wo junge Leute in einer ehemaligen Kaserne leben. Dort gibt es eine extrem hohe Rate von Cannabiskonsumenten, jedoch ist der Konsum von harten Drogen durch die „alternative" Quartierverwaltung verboten.

Spezifische Faktoren

Räumliche Faktoren

Offene Szene
Die Definition einer offenen Szene ist von Kriminologen (vgl. Bless et al. 1993) und von der Kriminalpolizei unterschiedlich: Es handelt sich um eine regelmäßige örtliche Ansammlung von etwa 20, 30 oder mehr Drogenkonsumenten. Die Polizei definiert dies eher nach juristischen Gesichtspunkten. Städtische Merkmale wie die Struktur (Lage, Größe) der öffentlichen Plätze, wo man leicht auftauchen und wieder untertauchen kann, ohne entdeckt zu werden (Zugbahnhöfe, U-Bahnhöfe), Plätze also, die durch das öffentliche Transportsystem gut erreichbar sind, also Parks und Vergnügungsviertel usw., sind Knotenpunkte für den Drogenhandel. Jede Stadt hat unterschiedliche Voraussetzungen in dieser Hinsicht. Von der gesamten Population von Drogenabhängigen zeigt sich nur eine geringe Anzahl, nämlich 10–40%, auf öffentlichen Plätzen. Wenn ein Dutzend Drogenkonsumenten auf einer speziellen Örtlichkeit wie dem Hauptbahnhof sichtbar ist, dann wirkt es bereits wie ein Drogenzentrum bzw. wie eine Drogenszene. Eine offene Drogenszene könnte ein Indikator für eine erhöhte Zahl an Drogenkonsumenten und Gelegenheitsgebrauchern von Drogen sein. Eine offene Drogenszene ist auch ein „Attraktor" für drogenkonsumierende Jugendliche (De Alacron 1969). Mailand hat keine große offene Szene, verglichen mit Kopenhagen. Daher dürfte dort ein guter lokaler Verteilerring für die hohe Prävalenz relevant sein.

Drogenökonomische Faktoren

Drogenversorgungssystem
Auf einer sehr grundlegenden Ebene der Theoriebildung zu den Ursachen des Drogenkonsums kommt rasch die Idee auf, daß die Versorgungsstruktur mit Drogen, also das *Angebot,* die Anzahl der Drogenabhängigen erklärt. Neuere Beobachtungen in Gebieten der früheren Deutschen Demokratischen Republik bestärken jedoch nicht diese Vermutung bzw. diesen Faktor als einen generell wirksamen Faktor: Obwohl man beispielsweise jede Droge in der Gegend von Rostock bekommen kann, welche von der russischen Mafia gut versorgt ist, nehmen die jungen Menschen in dieser Gegend kaum Drogen wie Cannabis, Heroin, Kokain oder Amphetamine, da sie sagen: „Ein deutscher Mann nimmt nicht diesen ausländischen Mist, ein deutscher Mann trinkt Bier!"

Deswegen hat die *Nachfrage* einen wichtigen Einfluß auf das Drogenproblem: es gibt sehr viele junge alkoholabhängige Personen in jenem Gebiet.

Auch die Theorie der zentralen Orte (Christaller 1968) dürfte immer wieder interessant sein, um die „geclusterten" geographischen Verteilungsmuster von Drogenabhängigen im Hinblick auf das Versorgungsnetzwerk zu studieren. Es sind alle 50–70 km Häufungen auszumachen. Generell dürfte eine Art „Coevolution" von Angebot und Nachfrage stattfinden.

Niedrige Drogenpreise
Frankfurt hat niedrige Preise, Amsterdam hat höhere Preise. Die Preise ändern sich rasch, je nachdem, ob eine große Drogenlieferung durchkam oder von der Polizei entdeckt wurde.

Niedrige Preise könnten zu Kurzreisen bis etwa 350 km motivieren. Niedrige Preise dürften ein konstanter Faktor der Induktion oder Perpetuierung von Drogenkonsum sein.

Soziale Faktoren

Liberale Drogenpolitik

Wenn man die politisch liberale Stadt Hamburg mit ungefähr 6‰ Drogenabhängigen und die relativ konservative und ruhige Stadt München mit ungefähr 2‰ Drogenabhängigen vergleicht, könnte man denken, daß liberale Politik und liberale Drogenpolitik das Wachstum von Drogenszenen fördert. Auch Mailand mit einer hohen Rate von ca. 13‰ einheimischen Drogenabhängigen hat eine verhältnismäßig liberale Politik. Zwar hat Amsterdam mit der liberalsten Drogenpolitik der industrialisierten Welt doch ungefähr 9‰ Drogenabhängige, doch wenn man die Anzahl der Ausländer abzieht, so beträgt die Rate der holländischen Drogenabhängigen in Amsterdam nur ungefähr 4‰. Daher hat dieser Faktor nicht konsistente Effekte, weil Amsterdam durch einen Anziehungseffekt der attraktiven Stadtatmosphäre und der liberalen Drogenpolitik eine hohe Rate aufweist. Liberale Drogenpolitik vermeidet auch Polizeieinsätze gegenüber offenen Szenen. Dies hat beispielsweise in Zürich („Platzspitz") zu einer Eskalation der Anzahl der Drogenabhängigen vor Ort geführt.

Permissive Polizei

Bei einer permissiven Polizeihaltung nimmt die Anzahl der Drogenabhängigen in der Öffentlichkeit zunächst zu. Wenig später nimmt die Anzahl der Kriminellen zu, wie es in Zürich am Platzspitz beobachtet worden ist. Auf diesem öffentlichen Platz ist Drogenkonsum vor einiger Zeit (1994) mit öffentlicher Unterstützung abgelaufen (z.B. Spritzentausch). Repressive Taktiken der Polizei bewirken ein Ausdünnen der offenen Drogenszene, jedoch keine wirklich quantitative Reduktion. Es tritt eigentlich nur ein Verdrängungseffekt auf. Die Polizeistrategie und -taktik muß daher sehr differenziert diskutiert werden.

Zusammenfassend ist festzustellen, daß einige Parameter des städtischen Lebens eine gewisse Erklärungskraft für die Entwicklung der Drogenszene haben könnten. Deswegen sollen sie hier im Detail stadtbezogen weiter diskutiert werden.

Man kann nun diese Variablen auf der Basis von statistischen Daten oder nach dem Augenschein stadtspezifisch einstufen und erhält auf diese Weise eine Datenmatrix. Dies wurde für die vorher genannten Städte durchgeführt. Eine multivariate statistische Analyse, zunächst nur auf der Ebene der *Korrelationen* der einzelnen Faktoren mit der Gesamtprävalenzrate der Stadt, ergibt folgende Resultate:

- Eine liberale Politik (0,568) hat die stärkste Korrelation, gefolgt von dem Merkmal,
- eine Stadt für junge Leute zu sein (0,565),
- eine offene Szene aufzuweisen (0,540),
- eine permissive Polizei zu haben (0,519),
- einen ausgeprägten Rotlichtbereich zu haben (0,460).

Weitere Ergebnisse sind, daß die Prävalenzrate hoch ist, wenn

- die Stadt ein nationales Zentrum darstellt (0,439),
- die Stadt fußgängerfreundlich ist (0,400),
- die Stadt eine gute Drogenversorgung aufweist (0,433)
- die ethnische Struktur vielfältig ist (0,381),
- die Kriminalitätsrate hoch ist (0,385).
- die Stadt eine internationale Grenzlage besitzt (0,376).

Es fällt auf, daß die erste Gruppe der Variablen sehr viel mit der Variable „Drogenpolitik" zu tun hat. Die zweite Gruppe der Variablen hat wieder mehr mit *sozialgeographischen Variablen* zu tun. Um diesen Eindruck noch genauer zu überprüfen, wurde eine Faktorenanalyse (Hauptkomponentenanalyse, Varimax rotiert) durchgeführt, da ja bei weiteren Studien die Frage besteht, inwieweit nur wenige Variablen die Prävalenzrate gut voraussagen lassen. Es ergaben sich zwei wichtige Faktoren, die gemeinsam 46,33% der Varianz erklären:

- Der 1. Faktor läßt sich tatsächlich mit dem Wirkungsbereich der Politik gut umschreiben: „Permissive Politik" korreliert am stärksten (0.899), gefolgt von „Drogenversorgung" (0,832), „offener Szene" (0,846) und „permissiver Polizei" (0,681).
- Der 2. Faktor ist mit den Variablen „Interkontinentaler Flughafen" (0,896), „nationales Zentrum" (0,851), „Zentrum für junge

Leute" (0,671) und „ethnische Diversität" (0,610) am stärksten korreliert.

Das bedeutet, daß die Vermutung gestützt wird, daß das Ausmaß der Drogenszene einesteils von drogenpolitischen Faktoren stark geprägt ist, daß aber auch stadtstrukturelle Merkmale eine wichtigen Einfluß haben.

Somit ist ein starker Hinweis gegeben, daß ein sozialökologischer Ansatz, der soziale und geographische Faktoren zugleich berücksichtigt, besser zur Erklärung des Phänomens „Drogenszenen" geeignet sein dürfte als ein sozialwissenschaftlicher Ansatz allein.

Es wäre nun inhaltlich falsch und gefährlich, die Bedeutung des Faktors Politik als ursächlichen Faktor zu interpretieren. „Liberale" Politik kann auch auf Zögern auf eine dynamische Entwicklung zu *reagieren* beruhen. Außerdem ist liberale Politik auch mit anderen Politikbereichen verbunden, so daß eine allgemeine liberale Atmosphäre in einem Land oder in einer Region vorliegen kann. Eine nur im Drogenbereich restriktive Politik ist kaum irgendwo zu finden. Auf jeden Fall werden die Politikbereiche, die die Menschenrechte betreffen, mit tangiert. Auch geht eine liberale Handelspolitik in der Regel mit einer multikulturellen Toleranz einher, da sonst der Handel mit anderen Ländern schwer möglich ist. Damit ist aber auch mit einem höheren Drogenangebot zu rechnen. Schließlich – wie zu Beginn dieses Kapitels am Beispiel Zürich betont wurde – läßt sich für das nun fast 30 Jahre existierende Drogenproblem ein Oszillieren der Politik zwischen liberalen und restriktiven Phasen feststellen.

Ausblick zur Ökologie der Sucht

Anhand der bisherigen Ausführungen lassen sich ganz allgemein für eine *„Ökologie der Sucht"* (genauer: „Humanökologie der Sucht") folgende Aspekte hervorheben (vgl. Tretter 1998a):

- Die Ökologie der Sucht geht von einem *„Zwiebelschalen-Modell"* der Sucht aus, das Faktoren, die das Phänomen Sucht konditionieren, auf der Mikro-, Meso- und Makroebene erfaßt.
- Die Ökologie der Sucht ist ein Explorationsprogramm des Phänomens Sucht, das nach Gesichtspunkten der *Mensch-Umwelt-Interaktion* ausgerichtet ist. Sie setzt den Fokus nicht allein auf die Droge (z. B. „harte Droge"), die Person (z. B. „Charakterschwäche") oder auf die Familie („süchtige Familie"), sondern auf das *Wechselspiel* dieser Faktoren mit ihren jeweiligen Ausprägungsgraden ihrer relevanten Merkmale.
- Die Ökologie der Sucht sieht Sucht als Ergebnis eines *Mißmanagements der Umweltbeziehungen der Person*. Zentral ist die Untersuchung der Person-Umwelt-Passung in Form des Gleichgewichts oder der Schieflage des Beziehungshaushalts der Person zu ihrer Umwelt. Die süchtige Person ist daher nach dieser Sichtweise „nicht zu Hause", sei es im äußeren Umfeld, sei es im Innenleben. Darüber hinaus ist das Verhältnis des Suchtkranken zur Umwelt in dieser Sichtweise symmetrisch, d. h. in Form eines sich wechselseitig aufschaukelnden Wirkungskreises.
- Die Ökologie der Sucht sieht im Rauschmittel ein *Ausgleichsobjekt im gesamten gestörten Beziehungsfeld* des Suchtkranken.
- Die Ökologie der Sucht berücksichtigt *geographische und soziale Faktoren* bei der Entstehung, Prävention, Diagnose, Therapie und Rehabilitation. Beispielsweise wird die Rolle der Stadt als Szene oder als Nische für Devianz (Stadt-Land-Differenz), die Rolle der Kultur und die Rolle der Technologie dabei als Bündel von *Kontextfaktoren* von Suchtentwicklungen genauer betrachtet.
- Die Ökologie der Sucht betrachtet auch *örtliche Merkmale* im Großen und im Kleinen, also die „Szene" (Aggregation Süchtiger in der Stadt), ebenso wie die Frage nach der Rolle der Kneipe oder der Disco oder der Beschaffungswege beim Einsteiger oder beim Abhängigen.
- Die Ökologie der Sucht betrachtet nicht nur die *äußere Ökologie,* also das intersubjektiv gut Beobachtbare, sondern auch die Darstellungen des Patienten im Hinblick auf seine *innere Ökologie*, das heißt seine subjektiv erlebten und gelebten Person-Umwelt-Beziehungen.
- Die Ökologie der Sucht korrespondiert gut mit dem psychoanalytischen Grundproblem

der *Autonomie-Abhängigkeits-Regulation*, sie erweitert aber die Perspektive insofern, als sie sich nicht nur auf die personelle Umwelt, sondern auf die gesamte Umwelt erstreckt.
- Die Ökologie der Sucht ist Leitkonzept einer umsichtigen Gestaltung der *Suchtkrankenhilfe* und ihrer Programme. Ziel ist die Herstellung einer geeigneten Komplementarität des Verhältnisses zwischen der Person und der Umwelt.
- Die Ökologie der Sucht begreift *Therapie* als Eingriff in das suchtmittelzentrierte Ökosystem des Klienten. Damit wird eine größere Umsicht bei der Intervention und mehr Verständnis für die oft schwierig nachvollziehbaren Widerstände des Suchtkranken gegenüber dem Therapiebeginn möglich.

Die Ökologie der Sucht bezieht *Prävention* (vgl. z. B. Kelly u. Hess 1987) ebenso wie die *Rehabilitation* (z. B. Mühlum u. Oppel 1992) auf alle Lebensbereiche der Person.

Es wird hier also behauptet, daß im Hinblick auf das Suchtproblem die notwendige integrative Sichtweise und multiaxiale Handlungsweise nur durch einen disziplinübergreifenden Denkansatz der „Ökologie der Sucht" wissenschaftlich fundiert möglich ist (vgl. Tretter 1998a).

Zusammenfassung

- Methodische Probleme beeinträchtigen die epidemiologische Forschung.
- Studien zeigen regionale Variationen der Prävalenz.
- Erklärungen für unterschiedliche Prävalenzraten müssen milieubezogene Variablen berücksichtigen.
- Soziokulturelle Variablen beeinflussen die Funktion des Drogenkonsums und die Prävalenz.
- Ökonomie der Rauschstoffe ist ein wichtiger Gesichtspunkt.
- Die Sozialökologie der Sucht erlaubt eine integrative Sichtweise.

Anhang

Rechtliche Aspekte

Bürgerliches Recht

Geschäftsfähigkeit

Die für die Sucht relevanten Bereiche des bürgerlichen Rechtes betreffen vor allem die Fragen zur Geschäftsfähigkeit. Die Geschäftsfähigkeit ist ein Rechtskonstrukt, das die freie Willensbestimmung voraussetzt. Geschäftsunfähigkeit liegt nur dann vor, wenn der Zustand einer Beeinträchtigung der Bewußtseinstätigkeit nicht vorübergehend ist.

Vollrausch

Der Rausch begründet noch keine Aufhebung der Geschäftsfähigkeit, denn ein im Prinzip über wenige Stunden hin automatisch abklingender Rauschzustand ist keine Beeinträchtigung der Geschäftsfähigkeit. Diese kann allerdings bei einer Drogenpsychose, die über Tage und manchmal auch über Wochen anhalten kann, schon vorliegen. Für die Geschäfte des Alltags ist der Geschäftspartner, der von einem Berauschten geschädigt wird, in seiner Eigenverantwortung gefordert, er muß sich hier vorausschauend zurückhalten und sich nicht in ein Geschäft einlassen.

Sucht

Die Sucht selbst beeinträchtigt die geistige Tätigkeit nur nach den Zielen und der der Komplexität der Realität entsprechenden Weitläufigkeit des normalen Denkens, sofern beim Süchtigen die kognitive Einengung auf das Suchtmittel vorliegt.

Auch wenn das Denken des Süchtigen auf das Suchtmittel zentriert und eingeengt ist, kann dennoch eine hohe Intelligenz vorliegen, was sich an geschickten Maßnahmen, das Suchtmittel zu erlangen, erkennen läßt. Bei Abbauzuständen von Süchtigen (z. B. Alkoholdemenz) mit aufgehobener Geschäftsfähigkeit kann eine Betreuung eingerichtet werden.

Sozialgesetzbuch (SGB) – Finanzierung der Suchtbehandlung

Die Bezahlung einer Behandlung einer Suchtkrankheit ist, was die akute Phase betrifft, durch das Sozialrecht (SGB) geregelt, so daß die *Krankenversicherung* oder die *Sozialhilfe* dafür aufkommt. Private Versicherungen haben hier allerdings manchmal Leistungsbegrenzungen oder Ausschlußregelungen. Für die Entwöhnungsbehandlung der Sucht ist die *Rentenversicherung* zuständig. Bei ambulanter Psychotherapie gibt es manchmal Zuständigkeitsstreitigkeiten – soll eine Angststörung behandelt werden, so ist eigentlich die Krankenkasse zuständig, diese hat aber vielleicht bereits eine Behandlung eines Alkoholentzugs registriert und sieht die Zuständigkeit bei der Rentenversicherung. Diese besitzt aber wieder eigene Vorstellungen, wie die Therapie zu laufen hat. Wesentliches Kriterium ist dabei die krankheitsbedingte Gefahr des Verlustes des Arbeitsplatzes bzw. der Berufsfähigkeit. Dies ist gerade beim Versuch der Frühintervention aber nicht so ohne weiteres gegeben, so daß bei Behandlung der psychologischen Faktoren eines Alkoholmißbrauchs manchmal nur der Klageweg zur Kostenerstattung übrig bleibt. Es ist zu hoffen, daß hier bald verbindliche, funktionalere Regelungen installiert werden und daß beispielsweise die Krankenkasse die Kosten übernimmt und die Behandlungskosten evtl. von der Rentenversicherung zurückerstattet bekommt.

Unterbringungsgesetz (UG)

Dieses Gesetz, das auf Länderebene gestaltet wird, regelt die sofortige Unterbringung von psychisch Kranken und Suchtkranken, die sich und/oder andere im Rahmen ihrer Erkrankung gefährden (siehe auch S. 325: § 63 StGB: Unterbringung in einer psychiatrischen Klinik und § 64 StGB: Unterbringung in einer Entziehungsanstalt). Ziel ist die Behandlung der diesem Fehlverhalten zugrunde liegenden Störung.

Das Gesetz hat daher fürsorgliche Ziele. Zur Behandlung darf körperlicher Zwang angewendet werden. Die Unterbringung kann bei Gefahr im Verzug auf polizeiliches Ermessen erfolgen, erfordert aber wenn möglich eine Anordnung durch die Kreisverwaltungsbehörde bzw. durch das Amtsgericht unter Einschaltung eines Arztes. Bei Suchtkranken, deren Verhalten fremdgefährlich ist und die keine Therapiemotivation aufweisen, fragt sich, ob der Sinn des Gesetzes bei einer Unterbringung erfüllt wird. Es gibt Entscheidungen von oberen Gerichten, die besagen, daß neben Suizidalität nur einer Psychose gleichzustellende Störungen bei Suchtkranken die Unterbringung zweifelsfrei rechtfertigen. Das sind beispielsweise Drogenpsychosen und Abbausyndrome vom Range einer Korsakow-Psychose oder ein Entzugsdelir. Das Recht auf indirekte Selbstgefährdung durch die Sucht an sich steht dem Kranken eher zu.

Betreuungsrecht

Die Errichtung einer Betreuung bei Suchtkranken betrifft im Regelfall nur Abbausyndrome mit oder auch ohne Aufhebung der Geschäftsfähigkeit, wobei durch das Weiterkonsumieren zumindest eine indirekte vitale Gefährdung, etwa durch Vernachlässigung der Ernährung, besteht. Mit der Betreuung ist auch eine Unterbringung in einer geschlossenen Einrichtung möglich. Sie muß vom Betreuer beim Amtsgericht veranlaßt und genehmigt sein. Bei einer Notunterbringung kann das Unterbringungsgesetz angewendet werden, bis ein regulärer Beschluß durch das Amtsgericht erfolgt ist. Für die einzelnen Maßnahmen während der Unterbringung, also insbesondere die medikamentöse Behandlung und die mechanische Beschränkung betreffend, sind einzelne Genehmigungen erforderlich, d.h., daß bei einer Unterbringung ärztlicherseits ein Behandlungsplan angegeben werden muß, der vom Richter und dem Betreuer genehmigt werden muß. Bei der Einrichtung der Betreuung wird vom Gericht ein *Verfahrenspfleger* (in der Regel ein Rechtsanwalt) bestellt, der ggf. auch die mutmaßlichen Interessen des Patienten vertritt. Die Unterbringung erfolgt für etwa 2–6 Wochen. Wenn die Voraussetzungen für die Unterbringung, beispielsweise durch die Besserung des Gesundheitszustandes, wegfallen, ist der Patient in die Obhut des Betreuers zu entlassen. Grundsätzlich muß der Betreuer die Entlassung genehmigen. Wie man sich leicht vorstellen kann, gibt es immer wieder erhebliche Konflikte um die Betreuung von Patienten. Besonders gravierend ist die Frage nach dem Fortbestand der Selbstgefährdung bei Entlassung. Der Betreuer versucht dabei, dem Arzt die Verantwortung zuzuweisen. Bei solchen Fällen muß unter Umständen der Arzt eine Klärung durch eine erneute richterliche Anhörung anstreben. Es ist beispielsweise schwer zu vermitteln, daß einer fortgeschrittenen Alkoholsucht nicht mehr wirksam gegengesteuert werden kann – das Ableben kann nur durch die Unterbringung in einem geschlossenen Heim verzögert werden. Das Problem liegt nun auch häufig darin, daß die abgebauten Kranken nach etwa 4–6 Wochen intensiver stationärer Therapie wieder äußerst agil sein können, gegen einschränkende Maßnahmen (z.B. kein Ausgang aus der Klinik) erheblich renitent werden können und ihre Gefährdung nicht einsehen. Hier ist ein Spannungsfeld der Ethik, die einerseits die Fürsorge fordert, andererseits den Respekt vor der Selbstbestimmung des Kranken gebietet. Dieses Dilemma kann auch auf die rechtliche Ebene übertragen werden, wo es einerseits um *Pflichten für Hilfeleistungen* geht, andererseits die *Freiheitsberaubung* zur Diskussion steht. Eine Lösung dieser Problematik ist nur durch „Runde Tische“ möglich, wo die Verfahrensbeteiligten einschließlich des Patienten einen Hilfeplan überlegen und wo die individuellen Anliegen des Patienten, die fürsorglichen Interessen des Betreuers und die ärztlichen Einschätzungen berücksichtigt werden („diskursive Ethik“).

Verkehrsrecht (StVO)

Hier geht es um die Frage der Fähigkeit, sich im Verkehr vor allem mit einem Kraftfahrzeug zu bewegen. Zur Feststellung der Fahrtauglichkeit kann eine Blutentnahme zur Untersuchung auf psychoaktive Substanzen auch von der Polizei angeordnet werden.

In der Praxis geht es häufig um die Frage, ob ein alkoholisch auffälliger Fahrer ein „fahrender Trinker" oder ein „trinkender Fahrer" ist. Zur gutachtlichen Klärung muß die diagnostische Einstufung des Alkoholkonsums vorgenommen werden, wie sie im Kapitel Alkoholismus dargelegt wurde. Bei hochgradiger Alkoholisierung, bei etwa 2,5 Promille, kann Schuldunfähigkeit angenommen werden, allerdings ist evtl. auch abhängig vom klinischen Befund des Amtsarztes oder Rechtsmediziners – bei guter Koordinationsfähigkeit, klarer Sprache und gut kontrolliertem Verhalten, vor allem im Hinblick auf die Affekte – von Alkoholtoleranz auszugehen. Eine gravierende Funktionsbeeinträchtigung, die einen Verlust der Entscheidungsfähigkeit bedingt, ist dann trotz hoher Alkoholisierung nicht anzunehmen. Beim Autofahren ist aber die Fahrabsicht bei Trinkbeginn wesentlich – wer mit dem Auto unterwegs ist und dann trinkt, handelt, zumindest bei Trinkbeginn, verantwortungslos. Wer dann über sein Trinken die Kontrolle verliert und dann Auto fährt, hat kaum Milderungsgründe vorzubringen. Für Suchtkranke ist diese Situation rechtlich weniger folgenreich. Vor allem wenn jemand bereits in der Früh trinken muß, um den Entzug zu bekämpfen, wird sein Verhalten rechtlich anders zu würdigen sein. Er wird vor Gericht möglicherweise eine Chance auf eine Therapie bekommen.

Bei Drogenabhängigen bestehen hier erfahrungsgemäß weniger Möglichkeiten.

Interessant ist bei diesen Patienten die Frage nach der Fahrtauglichkeit bei Methadonsubstitution. Grundsätzlich ist dies eher negativ zu sehen und dem Patienten abzuraten. Diese Frage ist aber immer auf den Einzelfall bezogen zu klären und kann bei einem guten Drogenscreening bei nachweisbar klinisch gutem Funktionsniveau der Wahrnehmung, Motorik und Koordination auch positiv beurteilt werden, wenn auch im Rahmen der Behandlung eine hohe Stabilität, Selbstkritik, kein Beigebrauch u. dgl. gegeben sind.

Strafrecht (StGB)

Im Bereich des Strafrechts interessiert vor allem die Frage nach der Schuldfähigkeit. Es geht dabei um die Frage nach dem Ausmaß der Intoxikation und der dadurch aufgehobenen Schuldfähigkeit (§ 20 StGB; = „0" – Schuldfähigkeit) oder geminderten Schuldfähigkeit (§ 21 StGB). Die Schuldfähigkeit wird nach den Komponenten der „Einsichtsfähigkeit" und der „Steuerungsfähigkeit", also der Fähigkeit, nach dieser Einsicht handeln zu können, beurteilt. Im einzelnen betreffen die wichtigen Paragraphen folgende Aspekte.

§ 20 StGB: Schuldunfähigkeit wegen seelischer Störungen

„Ohne Schuld handelt, wer bei Begehung der Tat wegen einer krankhaften seelischen Störung, wegen einer tiefgreifenden Bewußtseinsstörung oder wegen Schwachsinns oder einer schweren anderen seelischen Abartigkeit unfähig ist, das Unrecht der Tat einzusehen oder nach dieser Einsicht zu handeln."

§ 21 StGB: Verminderte Schuldfähigkeit wegen seelischer Störungen

„Ist die Fähigkeit des Täters, das Unrecht der Tat einzusehen, oder nach dieser Einsicht zu handeln, aus einem der in § 20 gezeigten Gründe bei der Begehung der Tat erheblich vermindert, so kann die Strafe nach § 49 Abs. 1 gemildert werden."

Suchterkrankungen, speziell Drogen- und Medikamentenabhängigkeit werden der „krankhaften seelischen Störung" zugeordnet. Schwere psychische Folgestörungen bei Drogenkonsumenten, speziell auch drogeninduzierte Psychosen oder pathologische Rauschzustände, sind ebenso als krankhafte seelische Störung zu sehen. Das Vorliegen einer Drogenabhängigkeit allein genügt nicht zur Anwendung des § 21 StGB. Es ist zusätzlich zu prüfen, ob zum Tatzeitpunkt eine konkrete Drogenbeeinflussung (toxikologischer Nachweis) vorlag. Grundsätzlich ist die Schwere der Abhängigkeit, das Vorhandensein eines Entzugssyndroms oder psychischer Folgestörungen, Beeinträchtigungen der Persönlichkeit, Verlust sozialer Einbindungen und andere soziale Defizite bedeutsam. Nicht zuletzt sind die Zielbereiche der strafbaren Handlungen zu würdigen: Drogenerwerb und Beschaffungsdiebstahl sind relativ eng zur Drogenproblematik assoziiert. Ein organisierter bewaffneter Überfall gar mit mehreren Personen widerspricht tendenziell einem Entzugssyndrom ebenso wie einem Abbausyndrom.

§ 63 StGB: Unterbringung in einer psychiatrischen Klinik

„Hat jemand eine rechtswidrige Tat im Zustand der Schuldunfähigkeit (§ 20) oder der verminderten (§ 21) Schuldunfähigkeit begangen, so ordnet das Gericht die Unterbringung in einem psychiatrischen Krankenhaus an, wenn die Gesamtwürdigung des Täters und seiner Tat ergibt, daß von ihm infolge seines Zustandes erhebliche rechtswidrige Taten zu erwarten sind und er deshalb für die Allgemeinheit gefährlich ist."

Bei diesem Personenkreis handelt es sich in der Regel um psychisch schwer gestörte Menschen, also therapieresistente und/oder gewaltbereite schizophrene Patienten oder Patienten mit schweren Persönlichkeitsstörungen mit fremdgefährlichem Verhalten. Dazu kann auch ein Suchtmittelkonsum kommen, er ist aber dann eher als sekundär einzustufen.

Suchtkranke können nur dann nach § 63 StGB untergebracht werden, wenn zusätzlich zu der Suchterkrankung noch eine andere schwere psychische Störung, z. B. eine Psychose oder eine schwere Persönlichkeitsstörung oder ein irreversibles Abbausyndrom, vorliegt.

§ 64 StGB: Unterbringung in einer Entziehungsanstalt

(1) „Hat jemand den Hang, alkoholische Getränke oder andere berauschende Mittel im Übermaß zu sich zu nehmen, und wird er wegen einer rechtswidrigen Tat, die er im Rausch begangen hat oder die auf seinen Hang zurückgeht, verurteilt oder nur deshalb nicht verurteilt, weil seine Schuldunfähigkeit erwiesen oder nicht auszuschließen ist, ordnet das Gericht die Unterbringung in einer Entziehungsanstalt an, wenn die Gefahr besteht, daß er infolge seines Hanges erhebliche rechtswidrige Taten begehen wird."

(2) „Die Anordnung unterbleibt, wenn eine Entziehungskur von vornherein aussichtslos erscheint."

Die Anordnung des § 64 StGB bei Suchtkranken und insbesondere bei Drogenabhängigen geht von einer humanen Vorstellung aus, daß durch einen gewissen Gegendruck gegen die Sucht eine Veränderung eingeleitet wird. Die vorliegenden Katamnesen zu den Erfolgen jener Patienten sind nicht wesentlich schlechter als jene von Absolventen freiwillig durchgeführter Therapiemaßnahmen (ca. 20% Abstinenz 6 Monate nach Entlassung). Dennoch ist die Durchführung einer Suchtkrankentherapie unter den Bedingungen des Maßregelvollzugs extrem schwierig und auch kostspielig. Die ärztliche Beurteilung der Aussichtslosigkeit hängt u. a. von der Einsichtsfähigkeit und der Therapiemotivation ab, wobei Therapieversuche bereits unternommen worden sein sollten.

Die Maßregel wird in der Regel vor der Strafe vollzogen (§ 67 StGB) – der Nachteil ist, daß die therapierten Patienten dann wieder in das schlechte Milieu des Gefängnisses zurück müssen, was in der Praxis allerdings selten der Fall ist. Der Vorteil dieser Reihenfolge ist, daß die Strafe noch als Motivationsfaktor für eine gute Kooperation bei der Therapie wirken kann. Auch im Maßregelvollzug nach § 67 StGB verbrachte Zeit kann auf die Strafe angerechnet werden, bis zwei Drittel der Strafe absolviert sind. Die Strafe kann zur Bewährung ausgesetzt werden, wenn sie zur Hälfte absolviert ist. Der Verlauf des Maßregelvollzugs wird vom Gericht anhand der von den Ärzten angeforderten Gutachten überprüft. In der Durchführung des Maßregelvollzugs gibt es erhebliche Probleme mit den Regelungen, die die Freiheiten betreffen (Kontakte, Besuche, Hofgänge, Post u. dgl.). Die Gestaltung der Hausordnung und der freizügigeren Führung obliegen rechtlich dem Leiter der Einrichtung, die die Maßregel vollzieht, also in der Regel einer Landesnervenklinik. Die rechtliche Grundlage dieser Maßnahmen ist in den Landesgesetzen zur Unterbringung psychisch Kranker (PsychKG) geregelt. Die Patienten wollen aber klare Regelungen (z. B. eine Stunde Hofgang), wie sie in den Gefängnissen üblich sind. Häufig werden auch mit allen kriminellen Mitteln Drogen in die

Einrichtung eingeschmuggelt oder auch nur Obst zu Alkohol vergoren. Besucher schmuggeln ebenfalls Drogen ein. Der Anwalt des Patienten mischt sich nicht selten in die Therapie ein. Das Personal der Einrichtung muß ständig seine fachliche Kompetenz bzw. seine rechtliche Unbescholtenheit belegen und begründen. Nicht selten werden auch Politiker eingeschaltet, um die Einrichtungen zu inspizieren. Andererseits können therapeutisch sinnvolle Freiheiten wieder vom Staatsanwalt wegen Sicherheitsbedenken verhindert werden. So gibt es viele Probleme im Maßregelvollzug. Es ist an der Zeit, diese Verfahrensweise im Hinblick auf Kosten und Nutzen zu überprüfen.

Betäubungsmittelgesetz (BtMG)

Nach der letzten Fassung des Betäubungsmittelgesetzes (BtMG) ist der Umgang mit den meisten Rauschmitteln geregelt. Die letzte Fassung stammt aus 1994 und kennt drei verschiedene Gruppen von Betäubungsmitteln:
Anlage I: Nicht verkehrsfähige Betäubungsmittel
Anlage II: Verkehrsfähige, aber nicht verschreibungsfähige Betäubungsmittel
Anlage III: Verkehrsfähige und verschreibungsfähige Betäubungsmittel

Ein weiterer Abschnitt des BtMG regelt den Umgang mit straffälligen Süchtigen. Gewisse Vergehen gegen das BtMG werden nämlich strafrechtlich betrachtet. Ist der Täter von Betäubungsmittel abhängig, dann kann die Maßnahme „Therapie statt Strafe" (§ 35 BtmG) angeordnet werden.

§ 35 BtMG: Rückstellung des Strafvollzugs

Dieser Paragraph erlaubt die Rückstellung der Strafe zur Bewährung, wenn der Täter eine Entwöhnungstherapie absolviert. Das Strafmaß muß weniger als 2 Jahre betragen. Bei 30–70% der sich in Entwöhnungstherapieeinrichtungen aufhaltenden Drogenpatienten wurde aktuell der Paragraph 35 BtmG verhängt („Therapie statt Strafe"). Eine Methadon-Substitution wird bisher nur in seltenen Fällen als Therapie anerkannt.

§ 36 BtMG: Anrechnung der Therapie auf die Strafe

Wenn jemand nach § 35 BtmG eine Therapie durchführt, kann die Therapiezeit bis zu zwei Drittel auf die Strafe angerechnet werden. Somit kann der Rest der Strafe auf Bewährung ausgesetzt werden, „sobald verantwortet werden kann, zu erproben, ob der Verurteilte keine Straftat mehr begehen wird".

Betäubungsmittelverschreibungsverordnung (BtMVV)

Neben dem BtMG ist auch die Betäubungsmittelverschreibungsverordnung (BtMVV) bedeutsam. Sie regelt die Verschreibung und die Abgabe von Betäubungsmitteln.

Grundsätzlich ist die Verordnung von BtM nur zulässig, wenn das Behandlungsziel nicht auf andere Weise erreichbar ist. Dabei sind die Regeln der ärztlichen Kunst zu beachten. Diese werden unter anderem von den Ärztekammern oder von den Fachgesellschaften definiert. Die BtMVV regelt die Herstellung, die Einfuhr, die Ausfuhr, den Handel, Verordnungsweise und den Erwerb von Betäubungsmitteln. Verstöße dagegen werden strafrechtlich geahndet. Bei Geringfügigkeit kann das Verfahren eingestellt werden, z. B. wegen Eigenverbrauch.

§ 5 Verschreiben eines Substitutionsmittels

(1) Für den Patienten darf der Arzt ein Substitutionsmittel unter den Voraussetzungen des § 13 Abs. 1 des Betäubungsmittelgesetzes für folgende Bestimmungszwecke verschreiben:

1. die Behandlung der Opiatabhängigkeit mit dem Ziel der schrittweisen Wiederherstellung der Betäubungsmittelabstinenz bei gleichzeitiger Besserung und Stabilisierung des Gesundheitszustandes,

2. den befristeten Austausch eines unerlaubt konsumierten Opiats durch ein Substitutionsmittel im Rahmen der Behandlung einer neben der Betäubungsmittelabhängigkeit bestehenden Erkrankung oder
3. die Verringerung der Risiken einer Opiatabhängigkeit während einer Schwangerschaft und nach der Geburt.

(2) Das Verschreiben eines Substitutionsmittels ist zulässig, wenn und solange
1. der Patient für eine Substitution geeignet ist,
2. die Substitution im Rahmen eines darüber hinausgehenden Behandlungskonzeptes erfolgt, das erforderliche begleitende psychiatrische, psychotherapeutische und psychosoziale Behandlungs- und Betreuungsmaßnahmen mit einbezieht,
3. die Leistungsstrukturen für die Erbringung erforderlicher begleitender Behandlungs- und Betreuungsmaßnahmen vorhanden sind und der Arzt auf deren Durchführung hinwirkt,
4. die vom Arzt durchgeführten Erhebungen keine Erkenntnisse ergeben haben, daß der Patient
   a) von einem anderen Arzt verschriebene Substitutionsmittel erhält,
   b) nach Nummer 2 erforderliche begleitende Behandlungs- und Betreuungsmaßnahmen dauerhaft nicht in Anspruch nimmt,
   c) Stoffe gebraucht, deren Konsum nach Art und Menge den Zweck der Substitution gefährdet, oder
   d) das ihm verschriebene Substitutionsmittel nicht bestimmungsgemäß verwendet und der Patient mindestens einmal wöchentlich den behandelnden Arzt konsultiert.

Im übrigen sind die anerkannten Regeln nach dem Stand der medizinischen Wissenschaft zu beachten.

Die Bundesärztekammer kann Empfehlungen für das Verschreiben von Substitutionsmitteln auf Grundlage des Standes der medizinischen Wissenschaft abgeben.

(3) Die Verschreibung eines Substitutionsmittels ist mit dem Buchstaben „S“ zu kennzeichnen. Als Substitutionsmittel darf der Arzt für einen Patienten nur Zubereitungen von Levomethadon, Methadon oder ein zur Substitution zugelassenes Arzneimittel oder in anders nicht behandelbaren Ausnahmefällen Codein oder Dihydrocodein verschreiben. Die oberste Landesgesundheitsbehörde kann zur Bestimmung der anders nicht behandelbaren Ausnahmefälle Festlegungen treffen. Bei der Wahl des Substitutionsmittels sind die Regeln nach dem Stand der medizinischen Wissenschaft zu beachten. Im Falle des Verschreibens nach Absatz 7 ist das Substitutionsmittel in einer zur parentaleren Anwendung nicht verwendbaren gebrauchsfertigen Form zu verschreiben.

(4) Der Arzt, der ein Substitutionsmittel für einen Patienten verschreibt, darf die Verschreibung außer in den in Absatz 7 genannten Fällen nicht dem Patienten aushändigen. Das Rezept darf nur von ihm selbst, seinem ärztlichen Vertreter oder dem in Absatz 5 Satz 1 bezeichneten Personal in der Apotheke eingelöst werden.

(5) Das Substitutionsmittel ist dem Patienten vom behandelnden Arzt, seinem ärztlichen Vertreter oder von dem von ihm angewiesenen oder beauftragten, eingewiesenen und kontrollierten medizinischen, pharmazeutischen oder in Einrichtungen der Suchtkrankenhilfe tätigen und dafür ausgebildeten Personal zum unmittelbaren Verbrauch zu überlassen. Im Falle des Verschreibens von Codein oder Dihydrocodein kann dem Patienten nach der Überlassung jeweils einer Dosis zum unmittelbaren Verbrauch die für einen Tag zusätzlich benötigte Menge des Substitutionsmittels in abgeteilten Einzeldosen ausgehändigt und ihm dessen eigenverantwortliche Einnahme gestattet werden, wenn dem Arzt keine Anhaltspunkte für eine nicht bestimmungsgemäße Verwendung des Substitutionsmittels durch den Patienten vorliegen.

(6) Das Substitutionsmittel ist dem Patienten in der Praxis eines behandelnden Arztes, in einem Krankenhaus oder in einer Apotheke oder in einer hierfür von der zuständigen Landesbehörde anerkannten anderen geeigneten Einrichtung oder, im Falle einer ärztlich bescheinigten Pflegebedürftigkeit, bei einem Hausbesuch zum unmittelbaren Verbrauch zu

überlassen. Der Arzt darf die nötigen Substitutionsmittel in einer der in Satz 1 genannten Einrichtungen unter seiner Verantwortung lagern; die Einwilligung des über die jeweiligen Räumlichkeiten Verfügungsberechtigten bleibt unberührt. Für den Nachweis über den Verbleib und Bestand gelten die §§ 13 und 14 entsprechend.

(7) Der Arzt oder sein ärztlicher Vertreter in der Praxis kann abweichend von den Absätzen 4 bis 6 dem Patienten einmal in der Woche eine Verschreibung über die für bis zu 7 Tage benötigte Menge des Substitutionsmittels aushändigen und ihm dessen eigenverantwortliche Einnahme erlauben, wenn und solange

1. dem Patienten seit mindestens 6 Monaten ein Substitutionsmittel entsprechend den Absätzen 1 bis 6 verschrieben und zum unmittelbaren Verbrauch überlassen wurde,
2. die Einstellung auf die jeweils erforderliche Dosierung des Substitutionsmittels abgeschlossen ist,
3. die vom Arzt durchgeführten Erhebungen keine Erkenntnisse ergeben haben, daß der Patient
   a) Stoffe gebraucht, deren Konsum nach Art und Menge die eigenverantwortliche Einnahme des Substitutionsmittels nicht erlaubt oder
   b) das ihm verschriebene Substitutionsmittel nicht bestimmungsgemäß verwendet.

Das Rezept ist dem Patienten durch den Arzt oder seinen ärztlichen Vertreter im Rahmen einer persönlichen ärztlichen Konsultation auszuhändigen.

(8) Patienten, die die Praxis des behandelnden Arztes zeitweilig oder auf Dauer wechseln, hat der behandelnde Arzt vor der Festsetzung der Substitution auf einem Betäubungsmittelrezept eine Substitutionsbeschreibung auszustellen. Auf der Substitutionsbescheinigung sind anzugeben:

1. Name, Vorname und Anschrift des Patienten, für den die Substitutionsbescheinigung bestimmt ist,
2. Ausstellungsdatum,
3. das verschriebene Substitutionsmittel und die Tagesdosis,
4. Beginn des Verschreibens und der Abgabe nach den Absätzen 1 bis 6 und gegebenenfalls Beginn des Verschreibens nach Absatz 7,
5. Gültigkeit: von/bis,
6. Name des ausstellenden Arztes, seine Berufsbezeichnung und Anschrift einschließlich Telefonnummer,
7. Unterschrift des ausstellenden Arztes.

Die Substitutionsbescheinigung ist mit dem Vermerk „Nur zur Vorlage beim Arzt“ zu kennzeichnen. Teil I der Substitutionsbescheinigung erhält der Patient, Teil II und III verbleiben bei dem ausstellenden Arzt. Nach Vorlage des Teils I der Substitutionsbescheinigung durch den Patienten und Überprüfung der Angaben zur Person durch Vergleich mit dem Personalausweis oder Reisepaß des Patienten kann ein anderer Arzt das Verschreiben des Substitutionsmittels fortsetzen; erfolgt dies nur zeitweilig, hat der andere Arzt den behandelnden Arzt unverzüglich nach Abschluß seines Verschreibens schriftlich über die durchgeführten Maßnahmen zu unterrichten.

(9) Der Arzt hat die Durchführung der nach den vorgeschriebenen Absätzen erforderlichen Maßnahmen zu dokumentieren. Die Dokumentation ist auf Verlangen der zuständigen Landesbehörde zur Einsicht und Auswertung vorzulegen oder einzusenden.

(10) Die Vorschriften nach den Absätzen 1 bis 9 sind entsprechend anzuwenden, wenn das Substitutionsmittel aus dem Bestand des Praxisbedarfs oder Stationsbedarfs zum unmittelbaren Verbrauch überlassen oder abgegeben wird.

Für die Substitutionsbehandlung Opiatabhängiger gelten im Falle der kassentechnischen Finanzierung die NUB-Richtlinien („neue Untersuchungs- und Behandlungsmethoden“), die oben novelliert wurden und enger gefaßt sind als die 10. BtMuÄndV.

Drogennotfälle

Fast allen Konsumenten von legalen , aber insbesondere von illegalen Drogen passiert im Laufe ihrer Suchtkarriere ein „Unfall“ im Verkehr mit den Drogen durch Überdosierung, oft mit lebensbedrohlichen Konsequenzen. Diese Überdosierungen sind entweder *akzidentiell* oder *parasuizidal* bzw. *suizidal* verursacht.

Akzidentielle Ursachen sind

- der stark schwankende Substanzgehalt illegaler Drogen,
- die Eigentoxizität von Streckungsmitteln,
- die Verwendung von dem Süchtigen bis dahin nicht vertrauten Substanzen,
- häufig die gleichzeitige Verabreichung verschiedenster Suchtstoffe,
- das Platzen von verschluckten Drogenpäckchen beim „Body packing“ von Schmugglern.

Daneben führt die Abhängigkeit zu verzweifelten Situationen, denen der Süchtige durch suizidale Überdosierung zu entkommen sucht.

Die Beachtung der suchtmittelspezifischen Zeichen der Intoxikation verhilft zu einer raschen Beurteilung der Situation und zum Ergreifen suffizienter Hilfe- und Therapiemaßnahmen. Meist ist eine Klinikeinweisung unumgänglich.

Allgemeine Maßnahmen

Bei der Sofortuntersuchung des Patienten wird ein körperlicher Befund erhoben bzgl.

- Bewußtseinslage (Ansprechbarkeit, Weckbarkeit durch Ansprechen oder erst durch Schmerzreiz),
- Motorik (und Tonus),
- Atmung,
- Puls,
- Blutdruck.

Jeder Patient sollte auf frische Einstichstellen, auf das Vorhandensein von Druckstellen, Dekubitus, Aspiration, Spritzenabszessen, Thrombophlebitiden sowie Verletzungen durch Sturz oder Fremdbeibringung untersucht werden. Der Nasen-Rachen-Raum ist auf Giftreste hin zu inspizieren und gegebenenfalls zu spülen.

Befundgemäß werden die Verdachtsdiagnose gestellt und die entsprechenden Maßnahmen eingeleitet.

Die gefährlichsten **Komplikationen der Drogenintoxikation** sind:

- die **Sedierung** durch Überdosierung mit sedierenden Substanzen ,
- der seltenere **anaphylaktische Schock** wegen Substanzunverträglichkeiten.

Bei Vorliegen einer starken Sedierung ist die **Stadieneinteilung der Bewußtseinsminderung** nach Reed (zit. nach Hibler u. Zilker 1994) zweckmäßig:

0 Somnolent, aber ansprechbar
1 Reaktion nur auf Schmerzreize
2 Keine Reaktion auf Außenreize, aber Reflexe und Vitalparameter erhalten
3 Reflexlos, Vitalparameter stabil
4 Reflexlos, respiratorische oder/und kardiovaskuläre Insuffizienz.

Grundlegend wird nach der orientierenden Untersuchung nach dem **ABCD-Schema** vorgegangen:

- **A**temwege freimachen.
- **B**eatmen,
- **C**ardiale Reanimation,
- **D**rogengabe (=Medikamentengabe).

Je nach individueller Übung in der Notfallmedizin wird es in Großstädten häufig ausreichen, die einfachsten Erstmaßnahmen zu treffen und parallel dazu den Notarzt zu verständigen. Die Entwicklung der Standards der Notfallmedizin hat ebenfalls in den letzten Jahren eine große Dynamik bekommen, so daß es günstig ist, bei nicht aktuellen Kenntnissen und praktischen Fertigkeiten notärtzliche Hilfe herbeizuholen.

Im folgenden werden nur einige aktuelle Hinweise gegeben, die sich an mehreren Darstellungen orientieren (Braun u. Preuss 1991, Hibler u. Zilker 1994, Gross u. a. 1997, Wolff u. Weihrauch 1996).

Ateminsuffizienz

In dieser Situation mit oft zyanotischen oder auch nur blassen Patienten ist zunächst die Inspektion und ggf. die Räumung der Atemwege (Atemwege freimachen, Esmarch-Handgriff) sowie die manuelle Atemspende (Beatmen mit Maske, ggf. Guedel-Tubus oder Intubation) angezeigt.

Je nach Verdacht auf die Art der Intoxikation kann dann z.B. mit Flumazenil (Anexate®) bei V.a. Benzodiazepinintoxikation bzw. mit Naloxon (Narcanti®) bei V.a. Opiatintoxiaktion (enge Pupillen) als Antidot gearbeitet werden.

Kardiale Insuffizienz

Bei insuffizientem kardialen Output wegen Rhythmusstörungen oder Bradykardie sind die typischen Maßnahmen zu ergreifen:

Zunächst mechanische kardiale Reanimation mit Herzdruckmassage (Lagerung!), dann medikamentöse Maßnahmen ergreifen. Vorher ein Not-EKG machen.

- Bei *tachykarden Störungen:* Betablocker, (Cave: Asthma), Verapamil
- Bei *bradykarden Störungen:* Atropin (0,5-1 mg) i.v. bzw. vor allem bei Herzstillstand Adrenalin (0,5 -1 mg; 1 Amp. = 1 mg mit 9 ml NaCl 0,9%) fraktioniert oder über Endotrachealtubus alle 3–5 Minuten.
- Bei medikamentös resistenten Störungen, insbesondere bei *Kammerflimmern:* Elektrokardioversion (150 Joule, dann 300 Joule, dann 350 Joule).

Für die medikamentöse Behandlung ist ein stabiler venöser Zugang erforderlich und möglichst eine Infusion mit 500 oder 1000 ml 0,9% NaCl und/oder kolloidaler Lösung (5% Humanalbumin) vorzunehmen.

Orale Intoxikation (Drogen, Medikamente)

Zunächst sollte eine Dekontamination über Erbrechen, ausgelöst mit 1–2 Esslöffel Kochsalz auf 1 Glas Wasser, versucht werden. Bei Wiederholung, ohne daß Erbrechen auftritt, droht eine Hypernatriämie. Daher sollte sich dann eine Magenspülung anschließen.

Bei weiteren Symptomen sollten folgende Maßnahmen ergriffen werden:

- Bei *Ateminsuffizienz:.* Sauerstoffgabe (2- 4 l/min), jedoch bei Atemantriebsstörungen Vorsicht, da Antrieb weiter unterdückt wird. Ggf. Intubation u. Beatmung.
- Zur *Azidose-Behandlung:* Vor allem bei Herzstillstand wird Natriumbikarbonat gegeben, möglichst nach Blutgasanalyse (negativer Base excess * 0,3 * KG/2 = mmol $NaHCO_3$).
- Bei Anaphylaxie (nach Backmund 1998):
  Stadium I: Sauerstoffapplikation über Nasensonde oder Maske, H_1- und H_2-Blokker intravenös, z. B.: Clemastin (Tavegil®) 2–4 mg und Cimetidin (Tagamet®, Cimehexal® u. a.) 200–400 mg i.v., bei Bronchospasmus Theophyllin 480 mg langsam i.v.;
  Stadium II: ggf. Volumensubstitution mit 500–1000 ml NaCl (0,9%), Prednisolon (Solu-Decortin ®) 250–500 mg i.v., Epinephrin (Adrenalin®, Suprarenin®) 1 ml (1 mg) auf 9 ml 0,9% NaCl langsam und fraktioniert i.v.;
  Stadium III (Schock) zus. Noradrenalin (Arterenol®, Noradrenalin®) 1 ml (1 mg) auf 9 ml 0,9% NaCl lgs. u. fraktioniert i.v.;
  Stadium IV (Kreislaufstillstand): Reanimation.

Magenspülung

Die Magenspülung ist bei unübersichtlichen Situationen und vor allem bei (auch zusätzlich zum i.v. Konsum) oral eingenommenen Medikamenten angebracht. Bei Alkohol ist die Magenspülung häufig 1 Stunde nach Konsum nicht mehr sonderlich effektiv.

Zur Durchführung ist zunächst ein stabiler zentraler venöser Zugang erforderlich. Danach erfolgt bei bewußtseinsgestörten (z. B. nur noch unspezifische Schmerzreaktion) Patienten die Intubation. Anschließend wird der Magenschlauch appliziert und der Magen gespült.

Die einzelnen Schritte sind in Tab. J-1 zusammengefaßt (nach Mutschler et al. 1997).

Tab. J-1: Magenspülung (nach Mutschler et al. 1997)

• Prämedikation mit Atropin (0,5 mg i.m.)
• Entscheidung über die Notwendigkeit einer endotrachealen Intubation. Indikationen zur Intubation: - abgeschwächte oder aufgehobene Schutzreflexe (Husten-, Würge-, Schluckreflex) - Bestehen einer Atemstörung oder Ateminsuffizienz
• Magenspülung nach Ingestion von organischen Lösungsmitteln oder Mineralprodukten
• Herstellen einer leichten Kopftieflagerung von 15 bis 20°
• Auswahl eines großlumigen Magenschlauches (Erwachsene: fingerdicker Schlauch, Kinder: Schlauchdurchmesser 7 bis 11 mm)
• Gleitfähigmachen des Schlauches mit Wasser, Gel oder Spray und perorales Einführen des Schlauches
• Lagekontrolle des Magenschlauches durch Luftinsufflation (etwa 50 ml) und Auskultation im Epigastrium
• Magenentleerung durch Drainage und Aspiration, Asservieren von Mageninhalt
• Magenspülung unter Kontrolle der instillierten und abgeleiteten Flüssigkeitsmenge, bei Erwachsenen Einzelportionen von 200 bis 300 ml körperwarmen Wassers bis zu einer Gesamtmenge von mindestens 15 bis 20 l, bei Kindern Einzelportionen von 4 ml pro kg Körpergewicht und entsprechende Reduktion der Gesamtmenge. Bei Säuglingen und Kleinkindern muß die Spülung mit physiologischer Kochsalzlösung erfolgen.
• Nach Beendigung der Spülung Abklemmen und Entfernen des Magenschlauches
• Einführen einer nasogastralen Verweilsonde und Instillation einer adäquaten Dosis von Aktivkohle zur Adsorption; beim Erwachsenen beträgt die Mindestdosis 30 g, bei Kindern 5–15 g.
• Instillation von Sorbit als Abführmittel: provozierte Diarrhoe

Spezielle Intoxikationen

Die Hauptstrategien lassen sich symptomorientiert darstellen mit relativ geringfügigen Modifikationen für die einzelnen Substanzen. Wesentlich ist, ob der Patient noch mobil und *erregt* oder ob er eher immobil und *sediert* oder ob er im Schwerpunkt der Störung nur psychisch auffällig ist (Drogenpsychose als Psychodysleptika-Effekt).

Erregende Substanzen

Ecstasy, Amphetamine und Kokain

- *Amphetamine* werden vollständig aus dem Gastrointestinaltrakt resorbiert, die Plasmaspiegelspitzen werden nach 1–2 Std. erreicht, und die Resorption ist meist nach 4–6 Std. abgeschlossen. Amphetamine werden meist unverändert über die Niere ausgeschieden. Intravenöse Applikationen sind ebenfalls häufig. Hierbei ist rasches Handeln wegen kardialen und hypertensiven Komplikationen angezeigt.
- Bei *Ecstasykonsum* gibt es eine breite Palette von Störungen, die ebenfalls am besten symptomatisch behandelt werden (s. Tab. J-2).
- Effekte von *Kokain* können bei intravenöser oder nasaler Applikation schon nach wenigen Minuten auftreten und zwar vor allem in Form einer ZNS-Stimulation. Sie erreichen bereits nach 30 min ihre maximale Wirkung.

Die **Vergiftungssymptomatik der Stimulanzien** ist gekennzeichnet durch eine zunächst ansteigende Erregung, die schließlich in einem allgemeinen Zusammenbruch des Herz-Kreislauf- und des Respirationssystems sowie der ZNS-Funktion endet. Bei sehr schweren Kokain-Überdosierungen kann die Stimulationsphase sehr kurz sein, und der Tod tritt bereits innerhalb von 30 min ein, begleitet von Krämpfen, ventrikulären Rhythmusstörungen und Atemstillstand. Gefürchtete Komplikation von Kokain- und Amphetamin-Überdosierungen sind Hirnblutungen, die häufig zu bleibenden zerebralen Schäden führen. Sie treten meist im Gefolge von hypertonen Krisen auf.

Im psychiatrischen Bereich stehen häufig ausgeprägte Erregungszustände und autoaggressive Tendenzen im Vordergrund. Seltener

Tab. J-2: Ecstasy-Notfall (nach Freye 1997a)

• Unruhe	→ Betablocker (cave: Asthma)
• Tachykardie	→ verbale Beruhigung, ggf. 10 mg Diazepam i.v.
• Hyperthermie	→ Eisbeutel in Leiste
• Psychose	→ Haloperidol, Einweisung in psychiatrische Akutstation
• Neurologische Ausfälle	→ spezifische Diagnostik und Therapie
• Hypertonus	→ Betablocker, Clonidin

sind kokaininduzierte Panikattacken, die symptomorientiert z. B. mit Lorazepam (Tavor®) 2 mg behandelt werden sollten. Wichtig ist im übrigen, vor allem bei Erregung, die Akzeptanz des Patienten und das „talk down", d. h. die Bereitschaft, offen auf den Patienten einzugehen.

Die wichtigsten somatischen Komplikationen in der Akutbehandlung sind:

- pektanginöse Herzbeschwerden,
- Herzinfarkt,
- Schlaganfall,
- Kardiomyopathien,
- Krampf,
- Anfälle,
- migräneartige Kopfschmerzen,
- neurologische Fokaldefizite.

Die Therapie des leichten Exzitationsstadiums sollte sich auf Beobachtung beschränken, zumal besonders beim Kokain die Symptome bald wieder abklingen. Auch beim starken Exzitationsstadium ist die Beobachtung meist ausreichend, gelegentlich kann aber eine Sedierung des Patienten notwendig sein. Man sollte aber vorsichtig sein, weil man dadurch die weitere Symptomentwicklung verschleiert.

Akuter Handlungsbedarf besteht beim Auftreten von respiratorischer Insuffizienz, Krampfanfällen, maligner Hypertonie, Hypotonie, Hyperthermie. Atemstillstand, Kammertachykardie, Kammerflimmern und Asystolie erfordern die üblichen Maßnahmen der *kardiopulmonalen* Reanimation.

Einige symptomorientierte Maßnahmen (vor allem bei Kokain; nach Freye 1997b)

Beim voll mobilen erregten Patienten kann zunächst mit Diazepam 1–2 x 5–10 mg i.v. eine Beruhigung erreicht werden. Gegebenenfalls kann auch Thiopental (50–100 mg i.v.) verabreicht werden. Gespräche halten den Kontakt mit dem Patienten.

Des weiteren zielt die Notfalltherapie auf die *Normalisierung der kardiovaskulären Hyperaktivität* ab (nach Freye 1997):

- bei ventrikulärer bzw. supraventrikulärer Arrhythmie: Esmolol 100 μg/kg/min; Labetolol 0,25 mg/kg lgs. i.v., Verapamil 5 mg/3 min
- bei Tachykardie 50–100 mg Lidocain i.v.
- bei Hypertonie: Nifedepin 150 mg, Clonidin i.v. oder Natriumprussid 20–200 μg/min oder Glyerolnitrat 2–8 mg/h im Perfusor.
- Propanolol vermag zwar einige kardiovaskuläre Symptome zu mildern, ein echtes Antidot ist jedoch bisher weder für Kokain noch für Amphetamine bekannt.
- Krampfanfälle sprechen meist auf Diazepamgabe an, bleiben sie therapieresistent, ist maschinelle Beatmung und Relaxierung durchzuführen.
- Kokaininduzierte Hypertonie ist meist passager, die Normalisierung des Blutdrucks kann oft ohne Therapie abgewartet werden.
- Eine Hyperthermie > 40,5 °C muß mit physikalischen Maßnahmen gesenkt werden, evtl. ist sogar ein Eiswasserbad angezeigt, bis die Temperatur auf 39 °C gesunken ist. Oberflächenkühlung mit Eiswürfeln, feuchten Tüchern und Ventilator. Haloperidol wäre eine weitere Möglichkeit.
- Hypotonie erfordert die Gabe von Dopamin und/oder Norepinephrin.
- Bei starken vegetativen Symptomen, wie z. B. Zittern, kann Propranolol (Beloc) indiziert sein.

Bei akuten Überdosierungen sind im Prinzip **Magenspülungen** indiziert, zeitlich aber häufig nicht möglich. Im übrigen ist zur Beobachtung der Vitalfunktionen meist eine **stationäre Aufnahme** notwendig. Der Patient wird durch Blutdruckabfall, Herz- und Kreislaufstillstand sowie Koma bedroht.

Dyspnoische oder/und zyanotische Patienten bedürfen der **Sauerstoffzufuhr**. Reicht dies nicht aus oder sind die Patienten komatös, sollten sie intubiert und beatmet werden.

Sedierende Substanzen

Benzodiazepine und Barbiturate

Die schwerwiegendste Komplikation dieser Substanzen ist die **Atemdepression** (Atemantriebsstörung). Diese kann bei Drogenabhängigen erst bei extrem hohen Dosen vorkommen, meistens im Rahmen einer Mischintoxikation.

Während Barbiturate relativ schnell zu Reflexverlust und zentraler Atemlähmung führen, kommt es unter Benzodiazepinen nur selten zu den Komastadien 3 und 4. Häufige **Komplikationen** sind Aspiration, Dekubitus, Rhabdomyolyse und evtl. Kompartmentsyndrome.

Werden die Noxen oral aufgenommen, ist nach Stabilisierung der Vitalparameter auch zeitlich verzögert noch eine Magenspülung indiziert. Für das weitere Vorgehen schlagen Hibler u. Zilker (1994) gemäß der Einstufung nach Reed vor:

- Bei *Stadium 0 und 1* ist eine sorgfältige Überwachung sicherzustellen (cave: Verschlechterung).
- Im *Stadium 2* (motorisch areaktiver Patient mit erhaltenen Reflexen) sollte der Patient intubiert und an einen Nebulizer mit O_2-Insufflation angeschlossen werden.
- Ab *Stadium 3* ist zusätzlich eine maschinelle Beatmung durchzuführen.
- Patienten im *Stadium 4* benötigen zusätzlich adrenerge Substanzen.

Bei Barbituratintoxikationen kann durch eine **Alkalisierung** (des Harns) eine Beschleunigung der Elimination erreicht werden, bei areaktiven, vital bedrohten Patienten sollte an die Möglichkeit einer Hämoperfusion gedacht werden, dies gilt jedoch nicht für Benzodiazepinvergiftungen.

Als **Antidot bei Benzodiazepin-Intoxikationen** kann Flumazinil (mehrmals 1 mg) angewendet werden.

Opiate

Die akute intravenöse Opiatüberdosierung sowie die nasale Applikation von Heroin oder das Platzen von verschluckten Drogenpäckchen beim *„Bodypacker"* führt innerhalb weniger Minuten, die perorale Aufnahme innerhalb einer halben bis einer Stunde zum Auftreten lebensbedrohlicher Symptome.

Leitsymptome sind:

- stecknadelkopfgroße Pupillen,
- Atemdepression,
- Koma.

Die durch die **Atemdepression** verursachte Hypoxie erzeugt zunächst **Hypotonie** sowie **Bradykardie** und verstärkt die opiateigene ZNS-Depression mit der Folge von Koma und Krämpfen. Wenn die Opiatwirkung nicht abklingt und/oder keine therapeutischen Maßnahmen ergriffen werden, folgen Asystolie/Kammerflimmern sowie irreversible zerebrale Schäden, die auch die Miosis in eine Mydriasis verwandeln. Die respiratorische Insuffizienz kann noch verstärkt werden durch Aspirationen, Atelektasen und das herointypische Lungenödem. Eine Hypothermie ist nicht selten. Fieber weist auf vorhandene Infektionen wie Pneumonien, Spritzenabszesse und Abszesse anderer Lokalisation, die pyrogene Wirkung von Streckungsmitteln, bakterielle Verunreinigungen oder die gleichzeitige Applikation von Kokain oder Amphetaminen hin.

Die **Therapie** richtet sich nach dem Ausmaß des klinischen Bildes. Im Vordergrund der Therapie steht die Beseitigung der respiratorischen Insuffizienz. **Intubation und Beatmung** sind die Therapiemaßnahmen der ersten Wahl, bei Vorliegen eines Lungenödems ist die kontrollierte PEEP-Beatmung obligatorisch.

Mit dem **Opiatantagonisten** Naloxon (Narcanti®) steht ein schnellwirksames Antidot zur Verfügung, das alle Opiatwirkungen aufzuheben vermag und, abgesehen von der Möglichkeit plötzlich auftretender Entzugssymptome, keine Nebenwirkungen hat. Dosiert wird nach Wirkung, es können bis zu 5 Amp. notwendig werden, bis die gewünschte Wirkung eintritt. Zu beachten ist die kurze Wirkdauer des Antidots, die repetitive Gaben oder die kontinuierliche intravenöse Infusion – im allgemeinen sind 0,4–0,8 mg/h ausreichend – erforderlich machen kann. Die Verabreichung muß bis zum Sistieren bedrohlicher Opiatsymptome durchgeführt werden. Ist auch durch hochdosierte Antidotgabe keine klinische Besserung zu erreichen, so liegen entweder bereits schwere hypoxische Schäden vor, oder es wurden noch weitere zusätzliche Wirkstoffe eingenommen, oder die Diagnose muß neu überdacht werden.

Bei Patienten, die aufgrund zusätzlicher pulmonaler Komplikationen, wie Lungenödem, Aspirationspneumonie, Atelektasen oder akuten Lungenversagens (ARDS), der mechanischen Beatmung bedürfen, sollte auf die Antidotgabe außer zu diagnostischen Zwecken verzichtet werden, da die Beseitigung der ZNS-Depression eine erneute Sedierung des Patienten erforderlich macht.

Bei Vorliegen einer ausgeprägten Hypotonie ist die Gabe von adrenergen Substanzen erforderlich, bei Atem- und Herzstillstand sollten die üblichen kardiopulmonalen Reanimationsmaßnahmen ergriffen werden, auch in diesen Extremsituationen kann die Gabe von Naloxon die Erfolgsaussichten verbessern.

Alkohol

Da Alkohol nach 15 Minuten bereits zu etwa 50% absorbiert sein kann und da nach Auffinden des Patienten und dem Erreichen einer Einrichtung, die für eine Magenspülung ausgestattet ist, d.h. eine klinische Notfallstation, mehr als eine Stunde vergehen kann, ist in der Praxis die Magenspülung nicht mehr sinnvoll. Die Messung der Atemalkoholkonzentration (AAK) und womöglich der Blutalkoholkonzentration (BAK) ist erforderlich. Nach Versorgung des Patienten mit einem stabilen venösen Zugang müssen die Bewußtseinslage, die kardiovaskuläre Situation und der Atemantrieb beobachtet werden und ggf. eine **Peritoneal-** bzw. **Hämodialyse** durchgeführt werden.

Psychodysleptisch wirkende Substanzen

Cannabis

Bisher sind keine unmittelbaren Cananbisvergiftungen durch Rauchen bekannt geworden. Bei ingestiver Einnahme sind Vergiftungszustände mit Halluzinationen, gelegentlich auch Herz-Kreislauf-Krisen berichtet worden.
Therapie: Symptomatisch. Bei paranoid-halluzinatorischen Zustandsbildern zunächst Benzodiazepine (z.B. Lorazepam 2 mg oder 5–10 mg Diazepam) und ggf. Haloperidol 5–10 mg i.v.

LSD

Die gravierendste Komplikation bei LSD ist der psychiatrische Notfall einer *paranoid-halluzinatorische* Psychose mit psychotischer Suizidalität.
Therapie: Vor allem ist die Anxiolyse dringlich, womöglich durch ein vertrauensbildendes Gespräch. Ggf. müssen 10 mg Diazepam i.v., manchmal mehrmals verabreicht werden. Bei ausgeprägter psychotischer Symptomatik sind 1–2 x 5 mg Haloperidol i.v. (auch zusätzlich) indiziert.

Sonstige Intoxikationen mit psychotropen Substanzen

Nikotin

An **Intoxikationssymptomen** kommen vor:

- Übelkeit,
- Schwindel,
- Kopfschmerzen,
- Speichelfluß,
- Tremor,
- Muskelzuckungen,
- Durchfälle,
- Schock,
- Atemlähmung.

Therapeutisch sind bei oraler Ingestion Magenspülung und Aktivkohlegabe angezeigt. Darüber hinaus kann nur symptomatisch therapiert werden.

Trizyklische Antidepressiva

Gerne wird Doxepin (Aponal®) mißbraucht. Es treten bei Intoxikationen eher **Erregungszustände** auf.

Therapeutisch ist insbesondere auf die kardiovaskuläre Situation zu achten. Häufig treten bradykarde, aber auch tachykarde **Herzrhythmusstörungen** auf. Psychiatrisch imponieren häufig **delirante Syndrome**, die auf anticholinergen Effekten beruhen.

Carbamazepin

Diese Substanz wird zum Schutz gegen zerebrale Krampfanfälle gegeben. Sie kann auch mißbraucht werden.

An Intoxikationssymptomen treten vor allem **Herzrhythmusstörungen** auf.

Die Therapie ist symptomatisch.

Schwierigkeiten und Komplikationen von Drogennotfällen

Viele Drogenabhängige sind polytoxikoman, und so sind auch bei akuten Überdosierungen meist mehrere Sucht- oder Suchtersatzstoffe beteiligt. Dies führt dazu, daß sich auch das klinische Bild verwischen kann. Heroin z. B. wird nicht selten mit Kokain vermischt injiziert („Speedball"), viele Abhängige nehmen chronisch Benzodiazepine (und Barbiturate) und zusätzlich – sobald verfügbar – Heroin. Mit Methadon substituierte Patienten nehmen häufig zusätzlich Drogen.

So kann eine opiatinduzierte Atemdepression wegen der gleichzeitg vorhandenen ZNS-Stimulantien mit mittelweiten oder gar mydriatischen Pupillen einhergehen.

Bewußtlose Patienten sind besonders gefährdet durch vitalbedrohliche Komplikationen wie dem **akuten Lungenversagen** (ARDS), ausgelöst durch Kreislaufschock, Hypoxie und/oder Aspiration. Dies kann möglicherweise verhindert werden durch eine frühzeitige PEEP-Beatmung, weshalb die Indikation zur Intubation und Beatmung großzügig gestellt werden muß.

Ein **akutes Nierenversagen** droht dem Patienten einerseits durch Hypovolämie und Kreislaufschock, andererseits durch Verstopfung der Nierentubuli durch Myoglobin. Eine frühzeitige Harnalkalisierung sowie eine gute Diurese ($>$ 200 ml/h) können dies verhindern. Ein ebenso durch Rhabdomyolyse entstehendes Kompartmentsyndrom bedarf evtl. der chirurgischen Intervention.

Zu den notwendigen **Laboruntersuchungen** gehören die Bestimmung der Elektrolyte, der Leber- und Nierenparameter, der CK und der Blutgase sowie ein Blutbild.

Zum Schutz des medizinischen Personals ist an die hohe Infektionsrate von Drogenabhängigen mit Hepatitis und HIV zu denken, entsprechende Vorkehrungen sind zu treffen.

Die **toxikologische Analytik** kann für die Diagnose des Drogennotfalls, insbesondere des unklaren Komas, hilfreich sein. Serum- und Urinkonzentration der relevanten Substanz korrelieren in Abhängigkeit von der individuellen Gewöhnung mit dem Ausmaß der Intoxikation. Art und Intensität der therapeutischen Maßnahmen ist immer vom klinischen Bild bestimmt.

Medikamentenliste

Die folgende Liste gibt die wichtigsten Medikamente wieder, die bei der Suchtkrankenbehandlung erforderlich sind. Sie sind unterschiedlich detailliert dargestellt, wobei vor allem bei umstrittenen Medikamenten auf Ausführlichkeit Wert gelegt wird.

Acamprosat (Campral®)

Chemie: Acamprosat ist ein azetyliertes Homotaurin-Derivat.

Verabreichungsformen: Tabletten mit jeweils 333 mg.

Indikation: Unterstützung der Aufrechterhaltung der Abstinenz bei Alkoholabhängigkeit. Acamprosat ist das bisher einzige in Deutschland für diese Indikation zugelassene Medikament.

Die Behandlung mit Campral sollte unmittelbar nach der Entgiftung beginnen und soll auch im Falle eines Rezidivs nicht abgebrochen werden. Eine Campral-Behandlung ist nur im Rahmen eines therapeutischen Gesamtkonzepts, das auch begleitende psycho- und sozialtherapeutische Maßnahmen einschließt, angezeigt.

Dosierungen: Bei Patienten bis zu 60 kg Körpergewicht: 2x2 Tbl. zu 333 mg/Tag. Bei Körpergewicht über 60 kg: 3x2 Tbl zu 333 mg/Tag. Empfohlen wird die Aufteilung auf drei Tagesdosen.

Dauer der Anwendung: Die empfohlene Behandlungsdauer beträgt ein Jahr, mindestens jedoch 6 Monate.

Wirkungen: Acamprosat hat eine rückfallprophylaktische Wirkung bei Alkoholikern. Die Abstinenzrate ist nach Ergebnissen der PRAMA-Studie (Saß et al. 1996) nach einem Jahr etwa doppelt so hoch wie bei mit Plazebo behandelten Probanden.

Nebenwirkungen: *Gastrointestinale Nebenwirkungen:* Diarrhö, sowie seltener Übelkeit, Erbrechen und Bauchschmerzen.

Nebenwirkungen im Bereich der Haut: Am häufigsten tritt Juckreiz auf, in Einzelfällen makulopapulöse Erytheme, selten Erythema multiforme.

Auch Schwindel, Benommenheit und Schlafstörungen wurden beobachtet. Gelegentlich kam es zu Störungen der sexuellen Erregbarkeit, wobei es sich hier prinzipiell um ein häufiges Phänomen der Postentzugsphase handelt (Lipha 1996; Pehl et al. 1995).

Wechselwirkungen: Sind bisher nicht bekannt.

Kontraindikationen: Hyperkalziämie, Niereninsuffizienz (Serumkreatinin > 120 µmol/l), schwere Leberinsuffizienz (Child C), Schwangerschaft und Stillzeit.

Bei Patienten mit Nephrolithiasis in der Vorgeschichte sollte sorgfältige Überwachung erfolgen.

Wirkmechanismus: Das pharmakologische Wirkungsprofil von Acamprosat ist noch nicht vollständig geklärt (Littleton et al. 1996). Acamprosat ist ein Derivat des im ZNS vorkommenden Neuromodulators Homotaurin und hat vorwiegend erregungshemmende Wirkungen im ZNS. Acamprosat hemmt die exzitatorische Wirkung von Glutamat und verstärkt die hemmende Wirkung von GABA und Taurin. Auch die Expression früher Gene (early genes) sowie die Expression von Genen, die für Untereinheiten von Rezeptoren für exzitatorische Aminosäuren wie L-Glutamat kodieren, werden durch Acamprosat beeinflußt.

Pharmakokinetik: Acamprosat wird im Gastrointestinaltrakt langsam und in mäßigem Umfang resorbiert. Die Resorption unterliegt erheblichen interindividuellen Schwankungen. Die Bioverfügbarkeit ist mit ca. 11% niedrig. Steady-state-Plasmaspiegel werden erst am siebten Einnahmetag erreicht. Die Halbwertszeit beträgt im Steady state 21 Stunden. Metaboliten werden nicht gebildet. Die Elimination erfolgt ausschließlich renal.

Klinische Betrachtungen: Acamprosat wurde 1989 in Frankreich zugelassen. Zahlreiche europaweit durchgeführte klinische Studien bestätigen die rückfallprophylaktische Wirkung und gute Verträglichkeit. Mit Ausnahme einer in

England durchgeführten Studie zeigten alle Untersuchungen hinsichtlich der Abstinenzrate eine signifikante Überlegenheit von Acamprosat gegenüber Plazebo. Fünf Studien umfaßten einen Behandlungszeitraum von fünf Monaten und einen medikamentenfreien Nachbeobachtungszeitraum von weiteren 6–12 Monaten.

Im klinischen Alltag sind Compliance-Probleme zu erwähnen. Als Grund für die unregelmäßige Einnahme geben Patienten häufig an, keine Wirkung zu verspüren, und äußern nicht selten Unmut über die Häufigkeit der Einnahme (3 x tgl.). Ausführliche Aufklärung über die Wirkungsweise ist hier erforderlich.

Benzodiazepine

Indikationen: Panikattacken, generalisierte Angststörung, Angst- und Unruhezustände im Rahmen von schizophrenen, affektiven Erkrankungen und Persönlichkeitsstörungen, Epilepsien, Schlafstörungen, Spasmen der Skelettmuskulatur, Initialbehandlung psychosomatischer Krankheiten, Narkoseeinleitung, Kurzzeitanästhesie.

In der angelsächsischen Literatur wird überwiegend das Benzodiazepin **Diazepam** zur Behandlung des schweren Alkoholentzugssyndroms empfohlen (Sellers et al. 1983). In Deutschland ist Diazepam nicht offiziell zur Behandlung des Alkoholentzugs zugelassen, sondern nur das Benzodiazepin **Dikaliumclorazepat.**

Wirkungen: Sedativ/hypnotisch, muskelrelaxierend, antikonvulsiv, antiaggressiv.

Nebenwirkungen: Sedierung, Atemdepression, Abhängigkeitssyndrom, muskuläre Schwäche, Doppelbilder, Dysarthrie und Ataxie, Schwindelzustände, Übelkeit, Kopfschmerzen, Libidominderung, Zyklusstörungen, Appetitsteigerung mit Gewichtszunahme. Nach schneller intravenöser Verabreichung wurden Blutdruckabfall, Atemdepression und selten Herzstillstand beobachtet.

Bei chronischer Einnahme kann es zu Verstimmungen, affektiver Verflachung, Beeinträchtigung der Initiative, Appetitlosigkeit, kognitiven Leistungseinbußen und extremer muskulärer Schwäche mit Reflexverlust kommen.

Besonders bei älteren Patienten und bei Gabe höherer Dosen sind paradoxe Phänomene wie Agitiertheit, Erregung, Euphorie, Schlaflosigkeit und Reizbarkeit möglich.

Wechselwirkungen: Bei gleichzeitiger Einnahme von zentralwirksamen Pharmaka und Alkohol kommt es zur gegenseitigen Wirkungsverstärkung. Benzodiazepine verstärken die Wirkung von Muskelrelaxanzien, Analgetika und Lachgas. Bestimmte Benzodiazepine werden durch Cimetidin verzögert abgebaut. Wechselwirkungen mit zentral wirkenden Antihypertonika, Betablockern und Antikoagulanzien sind möglich sowie in Art und Umfang nicht vorhersehbar.

Kontraindikationen: Als absolute Kontraindikation gilt die Myasthenia gravis. Außerdem ist die Gabe von Benzodiazepinen kontraindiziert bei Intoxikationen mit sedierenden Substanzen, Analgetika oder Psychopharmaka, Vorliegen eines akuten Engwinkelglaukoms, einer Benzodiazepinüberempfindlichkeit oder eines Schlafapnösyndroms. Relative Kontraindikation ist das Vorliegen einer Mehrfachabhängigkeit.

Wirkungsmechanismus: Benzodiazepine reagieren mit einer spezifischen Bindungsstelle am $GABA_A$-Rezeptor. Die Bindung an diesen

Tab. K-1: Einteilung von Benzodiazepinen nach Wirkpotenz bzw. Rezeptoraffinität (K_i, nM; nach Laux et al. 1997)

	Rezeptoraffinität (K_i)
Lorazepam	1,5
Triazolam	2
Lormetazepam	2,5
Flunitrazepam	3
Alprazolam	4
Diazepam	10
Flurazepam	16
Bromazepam, Clorazepat, Temazepam, Oxazepam	30–50
Clobazam	170
Prazepam	300

Rezeptor löst eine allosterische Veränderung desselben aus, mit dem Ergebnis einer effektiveren Stimulierbarkeit durch GABA. Die Folge ist eine Zunahme der Häufigkeit der Öffnung der Chloridkanäle und damit eine verstärkte Hemmung der Zelle. Benzodiazepinbindungsstellen sind in besonders hoher Anzahl an den $GABA_A$-Rezeptoren des limbischen Systems vorhanden, dort befindet sich der Hauptwirkort der Benzodiazepine.

Diazepam (z. B. Valium®, Diazepam ratiopharm®)

Chemie: Diazepam gehört zu den 1,4-Benzodiazepinen.

Verabreichungsformen (Beispiele):

- Diazepam ratiopharm:

Tabletten mit 2, 5 und 10 mg
Tropfen: 1 ml (20 Tr.) enthält 10 mg Diazepam
Injektionslösung: 1 Amp. (2 ml) enthält 10 mg Diazepam
Suppositorien mit 5 und 10 mg

- Diazepam Desitin:

Rektaltube mit 5 und 10 mg

Eine intramuskuläre Gabe ist wegen der schlechten Absorption nicht sinnvoll.

Dosierungen: Als Entzugsmedikation werden initial maximal 10 mg Diazepam zweistündlich, als Erhaltungsdosis dann 30–80 mg pro Tag, verteilt auf 3–4 Einzeldosen, gegeben.

Pharmakokinetik: Diazepam wird nach peroraler Gabe rasch und vollständig resorbiert (orale Bioverfügbarkeit 95%), maximale Plasmaspiegel werden nach 30–120 Minuten erreicht. Bei rektaler Applikation erfolgt die Resorption ähnlich schnell, jedoch etwas weniger zuverlässig, maximale Serumspiegel werden bei dieser Applikationsform innerhalb weniger Minuten erreicht. Die Halbwertszeit beträgt 20–40 Stunden. Die Elimination erfolgt fast ausschließlich hepatisch. Als pharmakologisch aktive Metabolite entstehen Nordazepam (HWZ 50–100 h) und Oxazepam (HWZ 4–15 h).

Aufgrund der langen HWZ besteht ausgeprägte Kumulationsneigung. Im Alter kann die HWZ deutlich verlängert sein, bei Vorliegen einer Leberzirrhose kann sie das 2–3fache betragen.

Dikaliumchlorazepat (Tranxilium®)

Chemie: Dikaliumchlorazepat gehört ebenfalls zu den 1,4-Benzodiazepinen.

Verabreichungsformen:
Tabletten mit 20 und 50 mg
Kapseln mit 5, 10 und 20 mg
Injektionslösung: Ampullen mit 50 und 100 mg

Dosierungen: Initial können 20 mg/h gegeben werden. Die Erhaltungsdosis beträgt ca. 60–160 mg pro Tag und sollte auf 2–3 Einzelgaben verteilt werden.

Pharmakokinetik: Es handelt sich um eine Pro-Drug, die im Magen pH-abhängig zu Nordazepam hydrolysiert wird. Diese Substanz wird nach oraler Gabe rasch und vollständig resorbiert. Maximale Plasmaspiegel werden nach weniger als 60 Minuten erreicht. Die Eliminationshalbwertszeit beträgt 50–100 h.

Klinische Betrachtungen: Benzodiazepine sind wirksame Medikamente zur Behandlung des Alkoholentzugssyndroms. In Vergleichsuntersuchungen mit Clomethiazol haben sie sich z.T. als ebenbürtig, z.T. als unterlegen erwiesen (Soyka 1995). Eine Kombination mit anderen sedierenden Substanzen sollte nicht erfolgen, da sich die Wirkungen der einzelnen Substanzen potenzieren. Mit der Behandlung sollte erst begonnen werden, wenn der Blutalkoholspiegel unter 1‰ abgefallen ist. Bei schweren Leberfunktionsstörungen werden v. a. Benzodiazepinderivate wie Diazepam und Chlordiazepoxid, die durch das hepatische mikrosomale System oxidiert werden, langsamer verstoffwechselt. Andererseits kann Alkohol über eine Enzyminduktion den Abbau von Benzodiazepinen beschleunigen.

Vorteile von Benzodiazepinen in der Entzugsbehandlung:

- stark sedierende Wirkung
- ausgeprägte antikonvulsive Wirkung
- antidelirante Wirkung

- große therapeutische Breite und geringe Toxizität
- in allen Applikationsformen verfügbar
- rascher Wirkungseintritt

Nachteile von Benzodiazepinen in der Entzugsbehandlung:
- kein ausreichend antihalluzinatorischer Effekt
- Abhängigkeitspotential
- Potenzierung der Wirkung anderer sedierender und atemdepressiver Substanzen
- hohe interindividuelle Unterschiede in der Wirksamkeit
- schlechte Steuerbarkeit

Buprenorphin (Subutex®)

Chemie: Buprenorphin ist ein partieller My-Rezeptor-Agonist.

Verabreichungsformen: Sublingual-Tabletten in 0,4-mg-, 2-mg-, 8-mg-Dosierungen.

Indikation: Seit 1996 in Frankreich und seit I/2000 in Deutschland zur Substitutionsbehandlung Opiatabhängiger zugelassen. Umstellung von Methadon zum Entzug oder bei Versuch, nicht mit Methadon zu substituieren.

Dosierung: Wenige Stunden nach letzter Opiatapplikation, jedoch am besten nach Auftreten von Entzugssymptomen 2–4 mg Buprenorphin/d, dann schrittweise Dosissteigerung um 2–4 mg bis zur Maximaldosis von 16 mg/d. Gewöhnlich genügt eine Dosis um 8 mg bei einer Methadondosierung von 60 mg.

Wirkungen: Wirkt als partieller Opiatrezeptor-Agonist und kann mit beschriebener Dosierung Entzugssymptome gut dämpfen, ohne zu euphorisieren und ist angeblich ohne Suchtpotential.

Nebenwirkungen: Bisher wenige Nebenwirkungen berichtet, insbesondere wenig Hinweise auf Atemdepression.

Buspiron (Bespar®)

Chemie: Buspiron ist ein Pyrimidinylpiperazinderivat aus der Gruppe der Azapirone.

Verabreichungsformen: Tabletten mit 5 und 10 mg Buspiron.

Indikationen: Angst- und Spannungszustände, innere Unruhe. Aufgrund der langen Wirklatenz kann die Substanz bei akuten Angstzuständen *nicht* eingesetzt werden. Da eine Abhängigkeitsentwicklung bisher nicht beobachtet wurde, ist Buspiron v.a. bei Patienten mit einer Angststörung und gleichzeitig vorliegendem erhöhten Abhängigkeitsrisiko indiziert.

Dosierung: Initial Gabe von 3 x 5 mg. Bei Bedarf kann die Tagesdosis auf 20–30 mg gesteigert werden. Mehr als 60 mg pro Tag sollten nicht eingenommen werden. Die Einzeldosis von 30 mg sollte nicht überschritten werden.

Wirkungsmechanismus: Buspiron wirkt agonistisch an 5-HT_{1A}-Rezeptoren. Dieser Subtyp von Serotoninrezeptoren wird v.a. in den Raphekernen, im Hippokampus und im frontalen Kortex gefunden. Bei Stimulation der Rezeptoren kommt es durch Öffnung von Kaliumkanälen zu einer Hyperpolarisation des Neurons. Die Substanz wirkt an den 5-HT_{1A}-Autorezeptoren im Raphebereich als voller Agonist, an den postsynaptischen Rezeptoren im Hippokampus als partieller Agonist. Durch die Stimulation der Autorezeptoren im Bereich der Raphekerne dämpft Buspiron die Aktivität serotonerger Neuronensysteme. Hierdurch wird offenbar der serotonerge Input vom Nucleus raphe dorsalis zum septohippokampalen System gehemmt und somit ein anxiolytischer Effekt bewirkt.

Buspiron hat außerdem eine mäßiggradige Affinität zu D_2-artigen Rezeptoren, die Aktivität noradrenerger und cholinerger Neuronengruppen wird gesteigert. Die Substanz hat keine Affinität zur Benzodiazepinbindungsstelle und bindet nicht an GABA-Rezeptoren.

Wirkung: In pharmakologischen Tests zeigte sich ein gemischtes anxiolytisch-antidepressives Wirkprofil. Es bestehen weder sedierende noch muskelrelaxierende oder antikonvulsive Effekte.

Nebenwirkungen: Schwindel, Kopfschmerzen, Nervosität, Schlaflosigkeit, Übelkeit, Diarrhö, Magenbeschwerden. Beeinträchtigungen des Reaktionsvermögens können, auch wenn sich in experimentellen und klinischen Studien bisher kein Hinweis hierauf fand, letztlich nicht ausgeschlossen werden.

Wechselwirkungen: Eine Kombination mit MAO-Hemmern ist wegen der Gefahr einer hypertensiven Krise nicht zu empfehlen.

Über die gleichzeitige Einnahme mit anderen zentralwirksamen Medikamenten, Antihypertensiva, Antidiabetika, Antikoagulanzien, Kontrazeptiva und Herzglykosiden liegen bisher keine ausreichenden Erfahrungen vor.

Kontraindikationen: Leber- und Niereninsuffizienz, akute Intoxikationen, Myasthenia gravis, Engwinkelglaukom. Die Einnahme in der Stillzeit ist kontraindiziert. In der Schwangerschaft muß strenge Indikationsstellung erfolgen.

Pharmakokinetik: Buspiron wird nach oraler Gabe relativ schnell resorbiert. Die Substanz ist durch einen hohen First-pass-Metabolismus gekennzeichnet. Sie wird in der Leber in einen ebenfalls anxiolytisch wirkenden Metaboliten (1-Pyrimidinylpiperazin) umgewandelt. Die Halbwertszeit beträgt 2–3 Stunden.

Klinische Betrachtungen: Nach Ergebnissen von Tollefson et al. (1992) und Kranzler et al. (1994) scheint Buspiron bei Alkoholabhängigen v. a. auf Angstsymptome und Craving, in geringerem Ausmaß auch auf die Alkoholaufnahme zu wirken. In einer von Bruno (1989) an 50 ambulant behandelten Patienten durchgeführten achtwöchigen plazebokontrollierten Doppelblindstudie waren Drop-out-Rate und Craving in der Gruppe der mit Buspiron behandelten Patienten im Vergleich zur Plazebogruppe geringer.

Carbamazepin
(z. B. Carbamazepin-ratiopharm 200®, Tegretal®, Timonil®)

Chemie: Es handelt sich um ein Iminostilbenderivat, das strukturchemisch Ähnlichkeit mit Imipramin hat.

Verabreichungsformen: Zum Beispiel Tegretal: Tabletten mit 200 mg Carbamazepin. Suspension: 5 ml enthalten 100 mg Carbamazepin.

Da die galenische Zubereitung des Sirups deutlich schnellere Aufsättigungsergebnisse zeigt, ist dieser Zubereitungsform in der Entzugsbehandlung der Vorzug zu geben.

Indikationen: Epilepsien, Trigeminusneuralgie, genuine Glossopharyngeusneuralgie, schmerzhafte diabetische Neuropathie, nichtepileptische Anfälle bei multipler Sklerose, Alkoholentzugssyndrom, Anfallsprophylaxe im Alkohol- und Benzodiazepinentzug, Phasenprophylaxe affektiver und schizoaffektiver Erkrankungen (hier nicht Mittel der ersten Wahl).

Dosierung: Beim Alkoholentzugssyndrom initial 3 x 200 mg, bis die kritische Phase überwunden ist, dann tägliche Reduktion in 100-mg-Schritten.

Bei antikonvulsiver, antimanischer und phasenprophylaktischer Behandlung sollten Serumspiegel zwischen 6 und 12 µg/ml angestrebt werden, wozu im allgemeinen Dosen zwischen 400 und 1600 mg täglich benötigt werden.

Wirkungen: antikonvulsiv, leicht vegetativ stabilisierend, gering sedierend, ADH-ähnlich.

Nebenwirkungen (vgl. Mattern 1994): Im allgemeinen gilt Carbamazepin als gut verträgliches Präparat, doch muß bei Therapiebeginn bei bis zu 30% der Patienten mit Nebenwirkungen gerechnet werden. Ein Absetzen des Medikaments aufgrund unerwünschter Wirkungen ist in 5% der Behandlungsfälle erforderlich (Krämer et al. 1989).

Die Nebenwirkungsrate scheint bei Kurzzeitapplikationen, wie sie in der Behandlung von Entzugssyndromen üblich sind, geringer zu sein.

Gastrointestinale Nebenwirkungen: In 40% der Anwendungen kommt es zu einem Anstieg der Gamma-GT, seltener (in 7% der Fälle) zu einer Erhöhung der alkalischen Phosphatase. Auch Hepatitiden mit oder ohne Cholestase und Leberzellnekrosen sind beschrieben, hier wird eine dosisunabhängige, idiosynkratische Reaktion angenommen. Weitere unerwünschte gastrointestinale Wirkungen sind Übelkeit und Erbrechen.

Hämatologische Nebenwirkungen: Bei 10% der Patienten treten vorübergehende reversible Leukozytopenien (zumeist Neutropenien) auf. Persistierende Neutropenien liegen in ca. 2% vor, ebenfalls in 2% der Fälle kommt es zu Thrombozytopenien in meist leichter Ausprägung. Das Risiko einer aplastischen Anämie wird mit 1:20000 bis 1:50000 angegeben, Agranulozytosen sollen noch seltener auftreten. Bekannt ist unter Carbamazepin auch ein Abfall des Hämoglobins und der Erythrozytenzahl sowie eine Zunahme des MCV.

Neurotoxische Nebenwirkungen: Am häufigsten wird Schwindel mit Nystagmus beobachtet, außerdem Sehstörungen, Müdigkeit, Kopfschmerzen, Ataxie, extrapyramidale Bewegungsstörungen (besonders bei älteren Menschen) und Tremor. Diese Nebenwirkungen sind voll reversibel. Krämer et al. (1989) geben die Inzidenz in der Literatur zwischen 18 und 56% an.

Dermatologische Nebenwirkungen: Allergische Hautveränderungen in Form makulöser und makulopapulöser Exantheme treten in 3–15% der Fälle auf. Sie treten am häufigsten in den ersten 1–2 Wochen nach Behandlungsbeginn auf. Seltene schwere Komplikationen, die ein sofortiges Absetzen des Präparats erforderlich machen, sind exfoliative Dermatitis, ein Stevens-Johnson- oder ein Lyell-Syndrom.

Endokrinologische Nebenwirkungen: Häufig wird eine milde Hyponatriämie beobachtet, die auf ADH-Beeinflussung durch Carbamazepin mit konsekutiver Wasserretention zurückzuführen ist. Auch erniedrigte T_3- und T_4-Spiegel ohne TSH-Veränderung oder klinische Auswirkungen wurden beschrieben.

Wechselwirkungen: Durch Enzyminduktion in der Leber beschleunigt Carbamazepin nach längerer Gabe nicht nur den eigenen Abbau, sondern auch den Metabolismus vieler anderer Medikamente wie anderer Antiepileptika, Ovulationshemmer, Theophyllin, Digoxin und Doxycyclin. Suchtmedizinisch bedeutsam erscheint eine Abbaubeschleunigung von Methadon. Carbamazepin senkt die Plasmaspiegel von Neuroleptika und trizyklischen Antidepressiva (TZA). Der Abbau von Carbamazepin wird durch Fluoxetin, Fluvoxamin und Valproinsäure sowie eine Vielzahl von Substanzen, wie Cimetidin, Diltiazem, Erythromyzin oder Verapamil gehemmt. Unter Gabe von Fluoxetin und Carbamazepin wurden sowohl Parkinson-Syndrome als auch ein Einzelfall eines Serotonin-Syndroms beobachtet. Die Kombination von Carbamazepin und Lithium führte vereinzelt zu neurotoxischen Erscheinungen.

Routineuntersuchungen: Nach Herstellerempfehlungen sollten BB und Leberwerte vor Behandlungsbeginn, im ersten Behandlungsmonat wöchentlich, dann monatlich kontrolliert werden. Diese Empfehlungen wurden zu Recht als nicht praxisgerecht kritisiert. Ein Abfall der Leukozytenzahl unter 4000/mm^3 und eine isolierte Erhöhung der Gamma-GT sind häufig und müssen kein Absetzen, aber doch weitere engmaschige Kontrollen zur Folge haben. Carbamazepin sollte abgesetzt werden bei Abfall der Leukozyten unter 2000/mm^3 bzw. Abfall der Granulozyten unter 1000/mm^3, außerdem bei Abfall des HKT unter 32%, des Hb unter 11 g%, der Thrombozyten unter 80000/mm^3 sowie bei Auftreten von Petechien oder Purpurablutungen.

Kontraindikationen: Gegenanzeigen sind kardiale Überleitungsstörungen, schwere Leberfunktionsstörungen, Knochenmarksschädigung und akute intermittierende Porphyrie. Aufgrund der strukturellen Ähnlichkeiten mit trizyklischen Antidepressiva (TZA) keine Anwendung bei Patienten, die darauf allergisch reagiert haben. Die Kombination mit MAO-Hemmern ist kontraindiziert, diese Medikamente sollten 14 Tage vor Behandlungsbeginn abgesetzt werden.

Wirkmechanismus: Das pharmakologische Profil von Carbamazepin ist sehr vielgestaltig, der genaue Wirkmechanismus ist noch nicht vollständig geklärt.

Carbamazepin führt zu einer Hemmung der Erregbarkeit von Neuronen und der Erregungsausbreitung durch Förderung der Inaktivierung spannungsabhängiger Natriumkanäle. Eine Reihe experimenteller Beobachtungen spricht dafür, daß Carbamazepin selbst wie auch der Hauptmetabolit sowohl membranstabilisierend wirken, als auch gemeinsame Eigenschaften mit TZA aufweisen. Außerdem werden Anti-kindling-Effekte sowie eine Beeinflußung des glutamatergen Systems diskutiert. Die präsynaptische Freisetzung von Glutamat soll gehemmt werden. Auch über Veränderungen im GABAergen, adrenergen, serotonergen und cholinergen System wurde berichtet.

Pharmakokinetik (vgl. Mattern 1994): Carbamazepin wird nach oraler Gabe in Tablettenform relativ langsam resorbiert, maximale Plasmaspiegel stellen sich nach durchschnittlich 8 Stunden, bei Gabe in Form von Suspension jedoch bereits nach 2–3 Stunden ein. Bei Gabe von Retardpräparaten liegen maximale Serumkonzentrationen erst nach ca. 14 Stunden vor. Die Plasmaeiweißbindung ist mit 72–83% weitgehend konstant. Der freie und somit therapeutisch relevante Anteil entspricht dem Carbamazepinspiegel im Liquor. Die Halbwertszeit beträgt bei Einmalgabe 36 Stunden, sinkt nach mehrwöchiger Anwendung auf 19 Stunden ab und liegt bei Dauertherapie um 12 Stunden. Die Metabolisierung erfolgt in der Leber, als wirksamer Metabolit mit einer HWZ von 5–8 Stunden entsteht Carbamazepin-10,11-epoxid. Nur 1–2% der Dosis werden unverändert über die Nieren ausgeschieden. Die Elimination nach Metabolisierung erfolgt zu 72% über den Urin, zu 28% über die Fäzes.

Klinische Betrachtungen: In der Entzugsbehandlung besteht die Hauptindikation für die Gabe von Carbamazepin in der Anfallsprophylaxe im Alkohol- und Benzodiazepinentzug. Die Gabe ist sinnvoll, wenn Krampfanfälle in der Anamnese bekannt sind, erhöhte Reflexbereitschaft oder allgemeine Zeichen der neuromuskulären Übererregbarkeit vorliegen. Auch im Falle einer kombinierten Alkohol- und Benzodiazepinabhängigkeit sowie bei Konsum ausgeprägter Mengen hochprozentiger Alkoholika ist eine Anfallsprophylaxe mittels Carbamazepin zu empfehlen. Nach einer Untersuchung von Herzmann (1989) wird durch die Anwendung von Carbamazepin beim Alkoholentzugssyndrom die Anfallshäufigkeit von 15% auf 4% gesenkt. Nach klinischer Erfahrung kann Carbamazepin auch bei leicht- bis mäßiggradigen Alkoholentzugssyndromen gegeben werden. Bei über dieses Stadium hinausgehenden Alkoholentzugssyndromen erscheint die Gabe von Carbamazepin als Monotherapie nicht ausreichend.

Vorteile von Carbamazepin in der Entzugsbehandlung:
- zuverlässige antikonvulsive Wirkung
- gute Steuerbarkeit
- fehlendes Suchtpotential
- Förderung der Schlafqualität
- geringere Vigilanzminderung als z.B. mit Clomethiazol
- bei Kurzzeitanwendung geringe Nebenwirkungsrate

Nachteile von Carbamazepin in der Entzugsbehandlung:
- kein ausreichend antideliranter Effekt
- kein ausreichend antipsychotischer Effekt
- kein ausreichend sedierender Effekt
- keine parenteralen Darreichungsformen
- nur mäßiggradige Dämpfung der vegetativen Symptomatik

Clonidin (z. B. Paracefan®, Catapresan®)

Chemie: Clonidin ist ein Phenyliminoimidazolderivat.

Verabreichungsformen: Zum Beispiel Paracefan: Tabletten mit 0,1 mg Clonidin
Injektionslösung: 1 Amp. enthält 0,15 mg Clonidin-HCl
Catapresan: Tabletten mit 0,075, 0,15 und 0,3 mg Clonidin-HCl
Injektionslösung: 1 Amp. enthält 0,15 oder 0,75 mg Clonidin-HCl

Indikationen: Leichte bis schwere Hypertonie (mit Einschränkungen beim Phäochromozytom), akutes Opiatentzugssyndrom, Gilles-de-la-Tourette-Syndrom bei unzureichender Wirksamkeit und Verträglichkeit der bisherigen Standardtherapie.

In der Intensivmedizin wird Clonidin parenteral zur Behandlung der Symptome der sympathoadrenergen Hyperaktivität im Rahmen des akuten Alkoholentzugssyndroms angewendet. Eine Therapie mit Clonidin i.v. darf nur unter kontinuierlicher EKG-Monitorüberwachung durchgeführt werden.

Dosierungen: Im Opiatentzug: 3 x 0,1 mg, bei Bedarf ist eine Steigerung bis 0,8 mg in 4–6 Einzeldosen möglich.

Zur intensivmedizinisch überwachten Therapie des akuten Alkoholentzugssyndroms:
Gabe individuell in Abhängigkeit von der Dämpfung der Entzugssymptomatik. Im allgemeinen gelten folgende Dosierungsempfehlungen: Beginn mit einer Bolusinjektion von 0,15–0,6 mg (in Einzelfällen bis zu 0,9 mg) Clonidin-HCl innerhalb von 10–15 Min. Zur Weiterbehandlung sind im Mittel 1,8 mg Clonidin-HCl i.v./Tag erforderlich (Schwankung individuell 0,3 bis über 4 mg), in Extremfällen können Dosen um 10 mg Clonidin-HCl/Tag notwendig werden. Nach Beseitigung der Entzugssymptome sollte das Medikament stufenweise reduziert innerhalb von 3 Tagen abgesetzt werden. Es wird empfohlen, die Patienten nach Beendigung der Therapie noch 6 Stunden zu beobachten.

Wirkungen: Blutdruck- und herzfrequenzsenkend, sedierend, analgetisch.

Nebenwirkungen: Bei Behandlungsbeginn kann es relativ häufig zu Sedierung und Mundtrockenheit kommen. Gelegentliche Nebenwirkungen sind Blutdruckabfall und Bradykardie (bei einem Abfall des Blutdrucks unter 90 mmHg systolisch bzw. der Pulsfrequenz unter 55/min. sollte die Dosis reduziert werden), außerdem Obstipation, Übelkeit, Erbrechen, Kopfschmerzen, Schwindel, Parästhesien, Parotisschmerz, sexuelle Funktionsstörungen, allergische Reaktionen mit Hautrötung und Pruritus. Selten wurden Schlafstörungen, depressive Verstimmungen, Wahrnehmungsstörungen, Sinnestäuschungen, Alpträume, Akkommodationsstörungen, Gewichtszunahme und Gynäkomastie beobachtet. In Einzelfällen kam es (anfänglich oder bei schneller i.v. Injektion) zu Blutdruckanstieg, zu Verstärkung einer bestehenden Herzinsuffizienz und zu Miktionsstörungen. Vorbestehende Herzrhythmusstörungen (AV-Blockierung oder AV-Dissoziation) können durch Clonidin verstärkt werden.

Wechselwirkungen: Weitere Verstärkung des blutdrucksenkenden Effekts durch andere Antihypertonika. Verstärkung der Herzfrequenzsenkung und Überleitungsverlangsamung durch Betarezeptorenblocker und Herzglykoside. Die blutdrucksenkende Wirkung kann durch trizyklische Antidepressiva vermindert werden. Durch zentraldämpfende Pharmaka und Alkohol wird die sedierende Wirkung verstärkt.

Kontraindikationen: Clonidin darf nicht gegeben werden bei Vorliegen eines Sick-Sinus-Syndroms, ausgeprägter Bradykardie oder Hypotonie, endogener Depression sowie in der Schwangerschaft und Stillzeit.

Relative Kontraindikationen sind koronare Herzkrankheit, fortgeschrittene arterielle Verschlußkrankheit, AV-Block II. und III. Grades, Thrombangiitis obliterans, Niereninsuffizienz und die gleichzeitige Anwendung ähnlich wirkender Stoffe (Alpha-Methyldopa, Guanfacin, Guanabenz, Reserpin).

Wirkmechanismus: Clonidin hemmt die Catecholaminfreisetzung durch seine zentrale und periphere antisympathotone alpha$_2$-adrenerge Wirkung. Hauptangriffspunkt im ZNS ist der Locus coeruleus, welcher Afferenzen aus nahezu allen sensorischen Systemen erhält und als durch Angst- und Streßreize erregbares Alarmsystem des Gehirns gilt. Die Aktivität des Locus coeruleus wird durch Opiate gehemmt. Im Opiatentzug kommt es zu einer enthemmten elektrischen Aktivität der Locus-coeruleus-Neurone (mit typischen vegetativen Symptomen), die durch Clonidin wirksam unterdrückt werden kann. Auch diejenigen vegetativen Symptome des Alkoholentzugs, die auf eine überschießende noradrenerge Aktivität zurückzuführen sind, werden durch Clonidin gehemmt.

Pharmakokinetik: Clonidin wird nach peroraler Applikation rasch und nahezu vollständig resorbiert. Maximale Plasmaspiegel werden bei oraler Gabe nach 1–4 Std. erreicht, bei parenteraler Gabe tritt die Wirkung nach ca. 10–15 Min. ein. Die Plasmaeiweißbindung wird mit 30–40% angegeben. Die Eliminationshalbwertszeit beträgt 10–20 Std. und ist bei niereninsuffizienten Patienten verlängert. Pharmakologisch aktive Metaboliten entstehen nicht. Clonidin wird zu 60% unverändert renal eliminiert, der Rest wird hepatisch verstoffwechselt.

Klinische Betrachtungen: Bei Einsatz im Rahmen des Opiatentzugssyndroms werden durch Clonidin insbesondere Muskelkrämpfe und Schmerzen günstig beeinflußt. Weniger stark beeinflußt werden hingegen Craving, depressive Syndrome, Schlafstörungen sowie Erbrechen und Diarrhoe (Ladewig u. Stohler 1994).

In plazebokontrollierten Studien konnte die positive Beeinflußung verschiedener Alkoholentzugssymptome, v. a. Blutdruck- und Herzfrequenzerhöhung, nachgewiesen werden. Zusätzlich wurde auch ein gewisser Effekt auf Angst, Unruhe, Tremor u. a. Symptome festgestellt (Soyka 1995).

Stehen Blutdruck- und Pulserhöhung beim Alkoholentzugssyndrom im Vordergrund, so ist die Gabe von Clonidin in vielen Fällen ausreichend. Aufgrund der fehlenden antikonvulsiven, antidelirogenen und antipsychotischen Potenz hat sich Clonidin jedoch nicht generell in der Behandlung des Alkoholentzugssyndroms durchgesetzt, häufig wird die Kombination mit Distraneurin, Benzodiazepinen und Neuroleptika erforderlich. Von intensivmedizinischer und anästhesiologischer Seite wird die hochdosierte, intravenöse Clonidingabe unter intensivmedizinischen Bedingungen als Basistherapie zur Behandlung des schweren Alkoholentzugssyndroms empfohlen.

Vorteile von Clonidin in der Entzugsbehandlung:

- fehlendes Suchtpotential
- keine bronchiale Hypersekretion
- keine Atemdepression
- keine stark sedierende Wirkung

Nachteile von Clonidin in der Entzugsbehandlung:

- kein antikonvulsiver Effekt
- keine ausreichend antipsychotische Wirkung
- kardiodepressive, blutdrucksenkende Wirkung (z. T. jedoch Behandlungsziel)

Clomethiazol (Distraneurin®)

Chemie: Clomethiazol ist ein Derivat des Thiazolanteils des Thiamin (Vitamin B_1). Es ist leicht basisch und lipophil.

Verabreichungsformen: Distraneurin®: Kapseln mit je 192 mg Clomethiazol, Filmtabletten mit 500 mg Clomethiazol-edisilat (entspr. 314,8 mg Clomethiazol), Mixtur mit 1 ml entspr. 31,5 mg Clomethiazol, Lösung pro infusione 500 ml, wobei 100 ml 503,7 mg Clomethiazol entsprechen.

Indikationen: Alkoholentzugsyndrom, Delirium tremens, Eklampsie, Status epilepticus, Schlafstörungen, Kombinationsnarkotikum.

Dosierung: Oral in Kapseln z. B.: initial bei Alkoholentzugssyndrom 4–5 x 2 Kps/d kurzzeitig. Bei besonders gelagerten Fällen (oral behandelbares Volldelir) bis max. 24 Kps/24 h. Die Mixtur mit etwa 4–5 x 10ml (1 Meßlöffel) ist beim Erfordernis eines raschen Wirkungseintritts angezeigt.

Cave: möglichst erst ab 0,0‰ Atemluftalkoholkonzentration verabreichen, evtl. ab 1,0‰ bei gravierender Entzugssymptomatik oder zwingender Delirprophylaxe.

Die Applikationsintervalle sollen möglichst nicht kürzer als 2–3 h sein. Zu Beginn bei sehr starkem Dämpfungsbedarf kann einige Male der Abstand 1 h betragen.

Für die Dosierungsstrategien bei der Infusion siehe Abschn. „Optimale Dosierung", S. 349.

Wirkungen: Clomethiazol wirkt sedierend, antikonvulsiv, hypnotisch und vegetativ stabilisierend.

Nebenwirkungen: Bei höheren Dosierungen ist Hypotonie, Bradykardie und Atemdepression möglich. Eine allergische Reaktion tritt selten als Gesichtsbrennen, Augenbrennen oder Nasenbrennen auf. Magenreizung, Sodbrennen, erhöhtes Asthma-Auslöserisiko wurden berichtet. Die Anwendung der Mixtur begünstigt hypersekretorische Reaktionen der oberen Atemwege bei höheren Dosierungen.

Bei den Filmtabletten wurden Ösophagusulzera beobachtet.

Wechselwirkungen: Bei sedierenden Substanzen und vor allem bei Alkohol ist größte Vorsicht geboten.

Risikokonstellationen: Atemwegserkrankungen, Begleiterkrankungen mit stark reduziertem Allgemeinzustand, erhöhte Gamma-GT (Halbwertszeit!), chronische Bronchitis, Asthma bronchiale, Hypotonie, Hypokaliämie.

Cave: bei einer Gamma-GT über 200 U/ml tritt erfahrungsgemäß eine deutliche Halbwertszeitverlängerung auf, daher sind am 2.–3. Tag die Dosierungen zu überprüfen, insbesondere bei i.v. Applikation.

Es besteht ein deutliches Abhängigkeitsrisiko bei süchtig disponierten Personen.

Kontraindikationen: Es sind keine absoluten Kontraindikationen bekannt (vgl. Hippius u. Benkert 1992, S. 366).

Die Vorsichtsmaßregeln betreffen die unter den Nebenwirkungen und den Risikokonstellationen genannten Verhältnisse.

Biochemie: Die Erforschung der Wirkweise des Clomethiazols ist wegen der guten Marktposition des Präparats nur mehr von akademischem Interesse, das seinerseits wieder an Forschungsparadigmen orientiert ist. Es ist daher relativ wenig zur aktuellen Forschung über die Clomethiazolwirkung zu sagen.

Es ist bekannt, daß Clomethiazol mit dem *GABA-System* interagiert. Allerdings sind direkte, starke Interaktionen nicht nachgewiesen. Weder eine starke Rezeptorbindung noch eine deutliche Veränderung des GABA- oder Glutamatspiegels im Gehirn ist beobachtet worden. Einflüsse auf den Chloridstrom und auch auf Kalzium sind nachgewiesen. Nervenzellen werden durch Clomethiazol hyperpolarisiert und zeigen so eine geringe Entladungsbereitschaft. Es werden also durch Clomethiazol inhibitorische Prozesse verstärkt (vgl. Ögren 1986). Auch das *Dopaminsystem* wird gehemmt, möglicherweise durch die Verstärkung der GABA-ergen Hemmung dieses Systems.

Metabolismus: Clomethiazol wird rasch in der Leber metabolisiert (Allgen et al. 1963).

Resorption: Nach oraler Gabe von Kapseln wird nach 30 Minuten die maximale Serumkonzentration erreicht, bei der Mixtur ist dies schon nach 15 Minuten der Fall. Bei Plasmakonzentrationen von 1 µg/ml tritt der hypnotische Effekt ein. Etwa 50 Minuten später ist der Plasmawert auf 50 % gesunken. Nach etwa 3 ½ Stunden ist bei Lebergesunden, nach etwa 8 Stunden bei Leberkranken die Ausscheidung beendet. Eine Leberschädigung durch Clomethiazol ist nicht bekannt. Der Blutammoniakspiegel wird positiv beeinflußt.

Elimination: Die Elimination erfolgt durch die Niere.

Klinische Betrachtungen: Clomethiazol ist eine Substanz, die als das Mittel der ersten Wahl in der Therapie des Alkoholentzugssyndroms gilt. In der Gruppe der sedierend wirkenden Substanzen ist die Wirksamkeit bei deliranten Syndromen vor allem im Vergleich mit Neuroleptika besser in Hinblick auf die Delirdauer und auf die Letalität (vgl. Athen 1986). Methodisch zuverlässige Studien, die eine bessere Wirksamkeit von neueren Medikamenten wie etwa von Clonidin ausweisen, fehlen noch.

Auch bei Medikamentenentzugsdelirien empfiehlt sich die Therapie mit Clomethiazol.

Die Gesamtkomplikationsrate, die beispielsweise im psychiatrisch-stationären Setting bei der typischen Alkoholikerpopulation zu erwarten ist, dürfte bei etwa 1 % liegen, bei der die Übernahme in eine internistische Station wegen Komplikationen durch Clomethiazol, wegen schwerster deliranter Entgleisung des Alkoholentzugssyndroms oder wegen schwerer internistischer Begleiterkrankungen erforderlich ist (Naber 1993; pers. Mitt.).

Die *Vorteile* von Clomethiazol für die Entzugsbehandlung sind:

- sehr guter antideliranter Effekt
- sehr guter antikonvulsiver Effekt
- sehr gute vegetative Stabilisierung (HF und RR)

- gute Steuerbarkeit wegen kurzer Halbwertzeit
- mehrfache Verabreichungsformen
- geringe Nebenwirkungsrate

Nachteile des Mittels sind:
- Mißbrauchspotential
- Abhängigkeitspotenial
- hypersekretorische Effekte in den Atemwegen
- Hypotonie bei hohen Dosen
- Bradykardie bei hohen Dosen

Trotz der hohen therapeutischen Effektivität ist Clomethiazol in letzter Zeit stark in die Kritik gekommen (vgl. Keup 1993). Folgende *Nebeneffekte* werden hauptsächlich kritisiert:
1. das Abhängigkeitspotential
2. die Verschleimung der Atemwege bei der intravenösen Delirbehandlung

Diese Kritik ist ohne Beachtung der Kontextbedingungen der Durchführung der Therapie nicht adäquat:

Ad 1. Keup (1993, S. 298–302) findet im Frühwarnsystem des Substanzmißbrauchs seit 1976 658 Meldungen zu Clomethiazol, ohne Zuwachs, aber auch ohne Abklingen der Fallzahlen. 75,5% der Fälle waren Alkoholkranke, 13,5% Medikamentabhängige und 10,9% Drogenabhängige. Zu 73,8% erfolgte eine ärztliche Rezeptierung. 54,8% nahmen das Mittel kürzer als sechs Monate, 3,6% konsumierten Clomethiazol länger als 10 Jahre! Das Tagesmaximum lag bei 25,2 g Clomethiazol, was höchste toxische Risiken bedeutet.

Keup drängt auf eine Verschärfung der gesetzlichen Kontrolle für dieses Präparat. Bedauerlicherweise hat unkritisches Rezeptierverhalten ein klinisch äußerst hilfreiches Präparat in ein schlechtes Licht gebracht.

Aus klinischer Sicht ist folgendes zu sagen: Die hausärztliche Vergabe von Clomethiazol an Alkoholiker, die angeben, einen Alkoholentzug zu Hause machen zu wollen, ist unter ambulanten Bedingungen relativ kontraindiziert, da hierbei meist problematische Mischintoxikationen entstehen – der Patient nimmt Clomethiazol und trinkt dazu. Die Mischabhängigkeit von Alkohol und Clomethiazol sehen wir in unserer Klinik seltener, als die Zahlen des Frühwarnsystems erwarten lassen. Allerdings besteht in der Entzugssituation bei entzugserfahrenen Alkoholikern und bei solchen mit einer ausgeprägten hysterischen oder ängstlichen Persönlichkeitsstruktur häufig ein – klinisch nicht indiziertes – Fordern von Clomethiazol. Auch gibt es nach der Entzugsphase gelegentlich Clomethiazol-Handel. Interessanterweise mißbrauchen Patienten mit der Diagnose „Polytoxikomanie inklusive Heroinabhängigkeit" selten Clomethiazol, selbst wenn sie zum Heroinentzug dieses Medikament verabreicht bekommen (vgl. Behrendt u. Trüg 1994). Auch die WHO sieht bei Clomethiazol nur ein mäßiges Abhängigkeitspotential und kann kein relevantes Problem für die öffentliche Gesundheit erkennen (WHO 1988).

Ad 2. Bei der Delirtherapie kann die Clomethiazol-Mixtur in Einzelfällen bei Standarddosierungen, häufiger bei hohen Dosierungen und vor allem bei länger andauernder intravenöser Applikation, eine hypersekretorische Reaktion der Bronchien hervorrufen. Wenn aber die Patienten optimal sediert sind, so daß sie sich noch spontan bewegen, ist keine große Gefahr gegeben. Es darf allerdings nicht vergessen werden, eine der wichtigsten Komplikationen bei Suchtkranken, nämlich die Pneumonie, schon zu Behandlungsbeginn gezielt klinisch und laborchemisch und gegebenenfalls röntgenologisch auszuschließen. Bettlägrige Patienten mit verschleimten Atemwegen müssen konsequent abhusten und ggf. abgesaugt werden. Darüber hinaus sollte bei diesen Patienten sowie bei stark sedierten Patienten und bei Risikopatienten eine frühzeitige und konsequente Pneumonieprophylaxe durchgeführt werden. Unter diesen Bedingungen ist die Gefahr einer Pneumonie gering. Die Behauptung, unter Clomethiaziol würden Pneumonien begünstigt werden, können wir aus unserer klinischen Erfahrung (ca. 1500 Alkoholentzüge/Jahr) unter einem solchen Behandlungsregime nicht nachvollziehen. Auch bei intravenöser Therapie ist bei konsequenter Pneumonieprophylaxe keine Pneumonie zu erwarten, wenn diese Delirphase nicht länger als einige Tage dauert. Bei spezifischen Risikopatienten (pulmonale Erkrankungen) sollte bei der intravenösen Intensivtherapie eines Delirium tremens die Indikation sehr sorgfältig gestellt und möglichst eine kombinierte medikamentöse Strategie angestrebt (vgl. Schuchardt 1994) oder gar die Anwendung von anderen Medikamenten erwogen werden (vgl. Funke 1994, Schinzel 1994).

„Optimale Dosierung“: Beim *Alkoholentzugssyndrom*, im Stadium der vegetativen Symptomatik und in Formen, bei denen die Störungen vegetativ akzentuiert sind, ist folgende Dosierung zweckmäßig: 3–5 x 2 Kapseln. Blutdruckspitzen von 220/130 und Tachykardien von 160/Min. können so häufig auf Werte von 150/100 und HF 90 reduziert werden. Bei niedrigem Blutdruck (z. B. 90/60) empfiehlt es sich, zunächst nur eine Kapsel zu geben und einige Male in 15-minütigem Abstand Blutdruck zu messen. Eine Tagesdosis von 8 Kapseln läßt sich in diesem Fall auch in etwa 2-stündigem Abstand mit engmaschiger Blutdruckkontrolle von 7 Uhr früh bis 21 Uhr verabreichen.

Die optimale Dosierungshöhe beim *Delirium tremens* ist dann erreicht, wenn ein Sedierungszustand mit einem schläfrigen und ruhig liegenden Patienten erreicht ist, bei dem aber der Patient jederzeit leicht weckbar sein soll. Bei Sedierungsstadien, bei denen Aufwachreaktionen nur mehr auf Schmerzreize erfolgen, ist äußerst vorsichtig weiter zu dosieren.

Eine Beatmungsmöglichkeit soll bereitstehen (Ambu Beutel, O_2 Anschluß, Guedel-Tubus, Intubationsbesteck, ggf. maschinelle Beamtung). Häufiges Absaugen ist erforderlich. Bei intravenöser Behandlung soll umgehend eine maschinelle Beatmungsmöglichkeit zur Verfügung stehen.

Clomethiazol-Infusion: Grundsätzlich sollte die Infusion nur unter intensivmedizinischen Bedingungen erfolgen. Das bedeutet, daß eine Dauerbeaufsichtigung des Patienten durch Pflegepersonal gegeben sein muß, daß die Herzaktion (Bradykardiealarm) und die Atemkurve simultan aufgezeichnet und über einen Monitor dargestellt werden (vgl. auch Einhäupl 1988). Das gesamte Treatment muß wie bei anderen somatischen Intensivpatienten abgewickelt werden (Pneumonieprophylaxe, Heparinisierung usw.). Für die Clomethiazolinfusion im besonderen sind noch folgende Aspekte wichtig:

1. Der Patient sollte möglichst einen zentralen Zugang per V. basilica oder V. jugularis oder V. subclavia aufweisen.
2. Bei perakuten Delirien gibt es wenigstens zwei Strategien:
   - die rasche Sedierung mit ca. 50–100 ml in ca. 5 Min. oder ca. 150 ml Clomethiazol auf etwa 10 Min. (z. B. 900 ml/h am Infusomat für 10 Min.). Dabei muß man den Patienten beobachten, dann warten und evtl. in 50 ml-Schritten weiter infundieren, bis die Sedierung gegeben ist. Dabei ist Intubationsbereitschaft zweckmäßig.
   - die zweite Strategie, bei der mit ca. 150 ml/h per Infusomat die Sedierung erfolgt.
3. Behandlungsziel ist immer eine Beruhigung des Patienten, der schläfrig, aber jederzeit weckbar sein soll.
4. Die Maximaldosis beträgt regulär 2500 ml/die, manchmal ist allerdings mehr Clomethiazol nötig.
5. Es kann bei schwersten Delirien oder wenn schwere Delirien länger als eine Woche anhalten Haloperidol beigegeben werden (vgl. Schuchardt 1994): z. B. 3 x 5–10mg Haloperidol i. v. (oder oral) zusätzlich. Dies kann bei schweren und schwersten Entzugssyndromen sogar als Standardmethode empfohlen werden.
6. Das Umsetzen von der Clomethiazol-Infusion auf die orale Medikation erfolgt am besten derart, daß, wenn in den letzten 24 Stunden 500 ml gebraucht wurden, auf 4–5 x 2 Kps. umgesetzt wird.

   Bei der Behandlung schwerster Delirien ist Clomethiazol bei sorgfältiger Beachtung möglicher Risikokonstellationen weiterhin zu empfehlen (vgl. Einhäupl 1988).

Zusammenfassend ist in Hinblick auf die klinische Praxis ausdrücklich darauf hinzuweisen, daß die Entscheidung, welche Medikamente bei den verschiedenen Entzugssyndromen angewendet werden, zunächst von einer umfassenden Diagnostik abhängt. Außerdem sind vom Behandler die Kontrollmöglichkeiten des Mißbrauchs und der vitalen Komplikationen genau zu bedenken. Es ist daher unter diesen Bedingungen im klinischen Einsatz durchwegs die Gabe von Clomethiazol als Mittel der ersten Wahl zu empfehlen.

Doxepin (z. B. Aponal®)

Chemie: Doxepin gehört zu den trizyklischen Antidepressiva (TZA).

Verabreichungsformen: Zum Beispiel Aponal:
Dragees mit 5, 10 und 25 mg
Tabletten mit 75 und 100 mg
Tropfen: 20 Trpf. (1 ml) enthalten 10 mg
Injektionslösung: 1 Amp. (2 ml) enthält 25 mg Aponal.

Indikationen: Depressive Syndrome; Angstsyndrome, leichte Entzugssyndrome bei Alkohol-, Medikamenten- oder Drogenabhängigkeit, Unruhe, Angst, Schlafstörungen, funktionelle Organbeschwerden.

Dosierungen: Die optimale Dosierung im Rahmen der Entzugsbehandlung beträgt 3 mal 25–75 mg. Bei höheren Dosierungen treten häufig kardiovaskuläre Komplikationen auf. Die Höchstdosis von 300 mg/Tag sollte nicht überschritten werden.

Wirkungen: Antidepressiv, sedierend und auch anxiolytisch.

Nebenwirkungen: Häufige unerwünschte Wirkungen sind Müdigkeit, Benommenheit, delirante Syndrome, Schwindel, Schwitzen, Tremor, Obstipation, passagerer Anstieg der Leberenzymaktivität, Hypotonie, orthostatische Dysregulation, Tachykardie, Akkommodationsstörungen und verstopfte oder trockene Nase. Gelegentlich kommt es zu Hautausschlägen, Verwirrtheitszuständen und Delirien (besonders bei älteren Patienten), Durstgefühl, Ejakulations- und Erektionsstörungen. Selten wurden Parästhesien, Leberfunktionsstörungen, Galaktorrhö, Kollapszustände und Harnsperre beobachtet. In Einzelfällen kann es zu zerebralen Krampfanfällen, Glaukomanfällen, Leukopenie, Agranulozytose und Thrombozytopenie kommen. Außerdem können Erregungsleitungsstörungen und Verstärkung einer bestehenden Herzinsuffizienz auftreten. Das Auftreten hypomaner Syndrome unter oder nach Beendigung einer antidepressiven Therapie ist möglich. Bei Patienten mit einer bipolaren affektiven Störung kann bei antidepressiver Behandlung ein „Umkippen" in die manische Phase erfolgen.

Wechselwirkungen: Durch Enzyminduktoren wie Phenobarbital, Carbamazepin, Östrogenpräparate usw. werden TZA stärker metabolisiert. Auch Alkohol und Nikotin können zu einem beschleunigten Abbau führen. Eine Kombination mit zentraldämpfenden Pharmaka und Alkohol verstärkt den sedierenden Effekt. Unter neuroleptischer Behandlung kann es zu einer Enzymhemmung mit Anstieg der Plasmakonzentration der Antidepressiva kommen. Zusätzliche Gabe von Antihypertonika verstärkt den hypotonen Effekt. Clonidin, Guanethidin und guanethidinähnliche blutdrucksenkende Mittel sollten nicht mit Antidepressiva kombiniert werden, da sich ihre blutdrucksenkende Wirkung abschwächt. Die Kombination von TZA und Sympathomimetika kann zu hypertensiven Krisen führen. TZA sollten nicht mit Antiarrhythmika vom Chinidintyp kombiniert werden. Die Gabe zusammen mit Digitalisglykosiden erhöht die Gefahr von Rhythmusstörungen. Die Kombination von TZA und Anticholinergika kann zu Erregungszuständen bis hin zu deliranten Syndromen führen. Irreversible MAO-Hemmer sollten 14 Tage vor Therapiebeginn abgesetzt werden.

Kontraindikationen: Absolute Kontraindikationen sind eine bekannte Überempfindlichkeit gegen Dibenzoxepine, akute Intoxikationen mit zentral dämpfenden Pharmaka und Alkohol, akuter Harnverhalt, akute Delirien, Prostatahypertrophie mit Restharnbildung, paralytischer Ileus und unbehandeltes Engwinkelglaukom.

Anwendungsbeschränkungen bestehen bei Prostatahypertrophie ohne Restharnbildung, schweren Leberschäden, erhöhter Krampfbereitschaft, Störungen der Blutbildung, hirnorganischem Psychosyndrom und kardialer Vorschädigung, insbesondere Erregungsleitungsstörungen. Bei Patienten, bei denen eine Senkung des Blutdrucks auf alle Fälle vermieden werden muß, darf Doxepin nur unter sorgfältiger Kontrolle der hämodynamischen Parameter angewendet werden.

Wirkmechanismus: Doxepin ist neben Amitriptylin der wichtigste Vertreter der Antidepressiva mit dämpfender Wirkung. Doxepin hemmt die Noradrenalin-Rückaufnahme etwas stärker als die Rückaufnahme von Serotonin. Hervorzuheben ist auch die histaminantagonistische Wirkung.

Pharmakokinetik: TZA sind lipophile Substanzen, die nach oraler Applikation nahezu vollständig aus dem Magen-Darm-Trakt resorbiert werden. Sie werden vor Erreichen der eigentlichen Wirkorte mit großer interindividueller Variabilität in der Leber metabolisiert. Die Halbwertszeit von Doxepin beträgt 15–20 Std., die des aktiven Metaboliten Desmethyldoxepin das 2- bis 4fache. Die Eliminierung erfolgt über den enterohepatischen Kreislauf.

Klinische Betrachtungen: Doxepin kann bei leichten Alkohol-, Benzodiazepin- und Opiatentzugssymptomen gegeben werden. Problematisch erscheint, daß hierbei gerade zu Beginn hohe Dosen erforderlich sind und somit ein erhöhtes Risiko kardiotoxischer Komplikationen vorliegt. Bei Patienten mit Krampfanfällen oder Delirien in der Anamnese sollte Medikamenten mit antikonvulsiver und antideliranter Wirkung der Vorzug gegeben werden. Im Opiatentzug normalisiert Doxepin v. a. Stimmung, Antrieb und das Verlangen nach Opiaten, während die noradrenerg vermittelten vegetativen Entzugssymptome im Vergleich zu Clonidin weniger gut supprimiert werden.

Fallweise (z. B. 1998 in München) wird Doxepin von Drogenabhängigen als Rauschmittel mißbraucht, auch Todesfälle kommen vermehrt vor.

Haloperidol (z. B. Haldol®)

Chemie: Haloperidol gehört zur Gruppe der Butyrophenone. Hierbei handelt es sich um Piperidinderivate, die Verwandtschaft zum Pethidin zeigen, aber keine narkotischen Effekte haben.

Verabreichungsformen: Zum Beispiel Haldol:
Tabletten mit 1, 2, 5, 10 und 20 mg.
Tropfen: 20 Trpf. (1 ml) enthalten 2 mg
Injektionslösung: 1 Amp. (1 ml) enthält 5 mg Haloperidol
Haldol-Janssen Decanoat: 1-ml-Ampullen mit 50 mg Haloperidol
3-ml-Ampullen mit 150 mg Haloperidol

Indikationen: Akute psychotische Syndrome mit Wahn, Halluzinationen, Denk- und Ich-Störungen, kataton-stuporöse und manische Syndrome, chronisch verlaufende endogene und exogene Psychosen und psychotische Residualzustände, delirante und andere exogen-psychotische Syndrome, Rezidivprophylaxe bei chronisch-rezidivierenden Psychosen, psychomotorische Erregungszustände.

In der Neurologie wird Haloperidol bei dyskinetischen Syndromen und Tic-Erkrankungen angewandt.

Dosierungen: In der Entzugsbehandlung müssen in der Regel mindestens 15 mg Haloperidol/24 Std. verordnet werden, manchmal sind Dosen bis 4 mal 8 mg erforderlich. Auch die intramuskuläre oder intravenöse Gabe von bis zu 3 mal 5–10 mg ist möglich. Diese Dosierung sollte nicht überschritten werden, da kardiovaskuläre Beeinträchtigungen der im Entzug ohnehin kreislaufbelasteten Patienten zu befürchten sind.

Wirkungen: Haloperidol ist ein hochpotentes Neuroleptikum mit guter antipsychotischer Wirkung. Außerdem besteht eine antiemetische sowie gering sedierende Wirkung.

Nebenwirkungen: *Extrapyramidalmotorische Symptome (EPMS):* Frühdyskinesien, Parkinsonoid, Akathisie, Spätdyskinesien, malignes neuroleptisches Syndrom.

Kardiovaskuläre Nebenwirkungen: Erregungsleitungsstörungen, Tachykardie, Hypotonie, orthostatische Regulationsstörungen.

Anticholinerge Wirkungen: z. B. Miktionsstörungen, Obstipation, paralytischer Ileus, Akkommodationsstörungen, Sekretionsstörungen der Speichel- und Schweißdrüsen, Tachykardie, Engwinkelglaukomauslösung, delirante Syndrome.

Wirkungen auf das hämatopoetische System: passagere Leukopenien oder Leukozytosen mit Linksverschiebung, Eosinophilien, relative Monozytosen, relative Lymphozytosen, äußerst selten Agranulozytosen.

Endokrine Begleitwirkungen: Anstieg der Prolaktinsekretion, Störungen des Menstruationszyklus bis zur Amenorrhö, Galaktorrhö, Libidominderung, gestörte Erektionsfähigkeit, Aspermie, Störungen des Glukosestoffwechsels, Gewichtszunahme.

Außerdem können Grand-mal-Anfälle auftreten, wobei zerebrale Vorschädigungen, Behandlungsbeginn mit hohen Dosen, schneller Dosisanstieg und abruptes Absetzen hoher Dosen für das Auftreten zu disponieren scheinen. Weitere mögliche Nebenwirkungen sind Cholestase, Arzneimittelexantheme, depressive Syndrome, zu Beginn einer Behandlung Müdigkeit und Einschränkungen der Konzentrationsfähigkeit, Störungen der Thermoregulation; in Einzelfällen kam es zum Auftreten von Thrombosen.

Wechselwirkungen (vgl. Benkert, Hippius 1996): Es gibt Hinweise, daß es zwischen Neuroleptika und Kaffee, schwarzem Tee, manchen Fruchtsäften, Milch, Antazida, Adsorbenzien und Cholestyramin zu Komplexbindungen und so, aufgrund einer verminderten Absorption, zu einer Wirkungseinschränkung kommen kann. Daher wird eine Einnahme in zeitlichem Abstand von mindestens 2 Std. zu diesen Stoffen empfohlen. Durch Enzyminduktoren wird der Abbau des Neuroleptikums beschleunigt (auch durch Nikotin!). Eine Abbauhemmung kann durch verschiedene Pharmaka, wie selektive Serotonin-Wiederaufnahme-Hemmer (SSRI), Propanolol, Ovulationshemmer und Chloramphenicol erfolgen. Bei Kombination mit zentraldämpfenden Pharmaka und Alkohol kommt es zu einer gegenseitigen Wirkungsverstärkung. Die Kombination mit Lithium führt zu einer gegenseitigen Plasmaspiegelerhöhung mit einem erhöhten Risiko neurotoxischer Nebenwirkungen.

Kontraindikationen: Absolute Kontraindikationen sind akute Intoxikationen mit zentraldämpfenden Pharmaka und Alkohol. *Anwendungsbeschränkungen* bestehen bei kardiovaskulären Erkrankungen, schweren Leberfunktionsstörungen, Stenosen im Magen-Darm-Trakt, ausgeprägter Hypotonie, orthostatischer Dysregulation, depressiven Syndromen, Stammhirnerkrankungen, Niereninsuffizienz, prolaktinabhängigen Tumoren, Phäochromozytom, chronischen Atembeschwerden und Asthma, Engwinkelglaukom und Blasenentleerungsstörungen mit Restharn.

Wirkmechanismus: Neuroleptika rufen eine Dopaminrezeptorblockade hervor und verringern dadurch die Wirksamkeit von Dopamin als Überträgersubstanz. Haloperidol antagonisiert vornehmlich D_2-artige Rezeptoren, die Bindung an D_2-Rezeptoren ist etwa 10–20mal stärker als an D_3- oder D_4-Rezeptoren. In schwächerem Ausmaß werden auch 5-HT_2-und α_1-Rezeptoren blockiert.

Pharmakokinetik: Haloperidol wird relativ vollständig aus dem Magen-Darm-Trakt absorbiert. Die orale Bioverfügbarkeit liegt jedoch aufgrund des hohen First-pass-Effekts nur bei 50–70%. Maximale Plasmaspiegel werden nach 1–6 Std. erreicht. Nach i.m. Injektionen erfolgt schnellere Absorption. Die HWZ beträgt ca. 20 Stunden. Der wichtigste Metabolisierungsschritt ist die N-Dealkylierung am Piperidinring. Metaboliten von Haloperidol wirken offenbar auch dopaminerg, allerdings in geringerer Ausprägung als die Muttersubstanz. Die Eliminierung erfolgt über den enterohepatischen Kreislauf.

Klinische Betrachtungen: Hauptindikation für die Anwendung von Haloperidol in der Entzugsbehandlung sind psychotische Symptome im Rahmen von prädeliranten oder deliranten Syndromen. Außerdem kommt das Medikament häufig bei Unruhe- und Verwirrtheitszuständen von Patienten mit alkoholbedingter Demenz oder Wernicke-Korsakow-Syndrom zum Einsatz.

In der Entzugsbehandlung spielen viele der genannten Nebenwirkungen eher eine untergeordnete bis keine Rolle. So zeichnen sich delirante Patienten gegenüber denen, die wegen einer endogenen Psychose neuroleptisch behandelt werden, durch eine erheblich geringere Anfälligkeit für EPMS aus. Die endokrinen Effekte haben wegen der kurzen Dauer der Behandlung keine praktische Bedeutung. Auch die Senkung der Anfallsschwelle hat bei antikonvulsiv wirkender Komedikation nicht die zunächst zu erwartende Bedeutung. Kardiale Probleme werden in der klinischen Praxis selten beobachtet.

Bei Verabreichung in Kombination mit Clomethiazol sollte die Gabe der beiden Medikamente etwa ein bis zwei Stunden versetzt sein. Eine effektive medikamentöse Therapie der halluzinatorischen Symptomatik mit konsekutiver Verminderung der Unruhe ermöglicht eine Einsparung von sedierenden Substanzen (vgl. Funke 1994).

Naltrexon (Nemexin®)

Chemie: Nahezu reiner Opiatantagonist ohne sonstige pharmakologische Eigenwirkung.

Verabreichungsformen: Filmtabletten: eine Filmtablette enthält 50 mg Naltrexon-hydrochlorid.

Indikationen: In Deutschland ist Nemexin® nur zugelassen für die medikamentöse Unterstützung bei der psychotherapeutisch-psychologisch geführten *Entwöhnungsbehandlung* vormals Opiatabhängiger nach erfolgter Opiatentgiftung. Zur Behandlung Alkoholabhängiger ist Naltrexon in den USA seit 1995 unter dem Namen Revia® zugelassen.

Dosierung: Übliche Initial- und Erhaltungsdosis: 50 mg täglich oral. Das Dosierungsschema kann wegen der langen Rezeptordissoziationshalbwertszeit variiert werden, z. B. montags und mittwochs jeweils 100 mg, freitags 150 mg Naltrexon.

Wirkungen: Naltrexon hemmt kompetitiv die Bindung von Opioiden an die Opioidrezeptoren (v. a. My-Rezeptoren). Die Substanz wird als nahezu reiner Opioidantagonist angesehen. Zwar gibt es Hinweise auf eventuelle agonistische Effekte, diese sind jedoch nicht klinisch signifikant. Die durch Alkohol induzierten positiven Gefühle (Euphorisierung) werden indirekt unterdrückt.

Eine Tablette Naltrexon zu 50 mg ist ausreichend, um etwa 25 mg Heroin i.v. für 24 Stunden zu blockieren.

Toleranzphänomene, Mißbrauch und Abhängigkeit wurden unter Naltrexon bisher nicht beobachtet.

Nebenwirkungen: Wichtige Nebenwirkungen sind gastrointestinale Störungen wie Erhöhung der Lebertransaminasen, Diarrhö, Übelkeit, Erbrechen, Bauchkrämpfe und Obstipation. Außerdem können Schlafstörungen, Angstzustände, Antriebsschwäche, Gelenk- und Muskelschmerzen, sowie Kopfschmerzen auftreten. Weniger häufig kommt es zu Niedergeschlagenheit, Reizbarkeit, Benommenheit, Appetitlosigkeit, verzögerter Ejakulation, Potenzstörungen, Hautrötung, Schüttelfrost, Thoraxschmerzen, Schweißausbrüchen und gesteigertem Tränenfluß. In Einzelfällen kann es zur Entwicklung einer reversiblen idiopathischen thrombozytopenischen Purpura kommen. Die Reaktionsfähigkeit kann beeinträchtigt werden, in verstärktem Maße in Kombination mit Alkohol.

Wechselwirkungen: Durch die Blockade von Opiatrezeptoren durch Naltrexon wird bei der Verabreichung kleinerer Mengen von Opioiden deren Wirkung vermindert (z. B. opioidhaltige Hustenmittel, Antidiarrhoika oder Analgetika). Werden in Notfallsituationen Opioidanalgetika benötigt, kann die zur Analgesie erforderliche Dosis höher sein. Die dabei auftretende Atemdepression und andere Symptome können verstärkt sein und länger andauern, daher besteht in diesen Fällen Überwachungspflicht. Bei Verabreichung hoher Dosen von Opiaten besteht Lebensgefahr, da hier die antagonistische Wirkung von Naltrexon durchbrochen werden kann. Die Gabe von Naltrexon führt bei akut Opiatabhängigen zur Auslösung eines Entzugssyndroms.

Kontraindikationen: Bekannte Überempfindlichkeit gegen Naltrexon, schwere Leberfunktionsstörungen, akute Hepatitis.

Patienten, die Opioidanalgetika erhalten, oder opioidabhängige Patienten ohne erfolgte Entgiftung dürfen ebenso wie Patienten mit Opiatnachweis im Urin oder mit akuten oder im Naloxontest nachgewiesenen Opiatentzugssymptomen nicht mit Naltrexon behandelt werden.

Naltrexon sollte nicht während Schwangerschaft und Stillzeit eingesetzt werden. In Tierversuchen wurden in sehr hohen Dosen embryozide Wirkungen beobachtet.

Pharmakokinetik: Naltrexon wird nach oraler Gabe rasch und vollständig aus dem Magen-Darm-Trakt absorbiert. Es unterliegt einem hohen First-pass-Metabolismus, wobei als Hauptmetabolit 6-beta-Naltrexol entsteht, welcher ebenfalls opiatantagonistisch wirkt. Das außerdem gebildete Noroxymorphon mit schwach agonistischer Wirkung ist klinisch nicht von Bedeutung. Maximale Plasmakonzentrationen werden nach ca. einer Stunde erreicht. Die Halbwertszeit von Naltrexon im Plasma beträgt etwa 4 Stunden, die von 6-beta-Naltrexol etwa 13 Stunden. Die Plasmaproteinbindung von Naltrexon liegt bei etwa 21%. Die Halbwertszeit der Opiatrezeptorenblockade durch Naltrexon beträgt zwischen 72 und 108 Stunden. Die Ausscheidung erfolgt hauptsächlich renal in glukuronidierter Form.

Klinische Betrachtungen: Naltrexon ist seit längerem zur Unterstützung der Entwöhnung bei Opiatabhängigen zugelassen, in Deutschland besteht noch keine Zulassung zur Behandlung Alkoholabhängiger. Bislang stützt sich der rückfallprophylaktische Wirkungsnachweis bei Alkoholikern im wesentlichen auf zwei von Volpicelli et al. (1992) und O'Malley et al. (1992) durchgeführte klinische Studien, die 1995 zur Marktzulassung in den USA führten. Naltrexon reduzierte sowohl das Craving (Volpicelli et al. 1992), als auch die Anzahl der konsumierten Drinks (O'Malley et al. 1992).

Die begleitenden psychotherapeutischen Maßnahmen hatten einen erheblichen Einfluß auf den Therapieerfolg (O'Malley et al. 1992). Als Kritikpunkte der Studien müssen allerdings die Auswahl einer sehr „breiten" Rückfalldefinition sowie die relativ kurze Untersuchungszeit von jeweils 12 Wochen erwähnt werden.

Von den Ergebnissen derzeit in Europa durchgeführter Multicenterstudien wird es abhängen, ob Naltrexon in Deutschland grö-

Tab. K-2: Wirkungen der Opiate und Opioide

Wirkung	Wirkort
Analgesie	Limbisches System (ZNS), Rückenmark
Sedierung	Limbisches System (ZNS)
Anxiolyse	Limbisches System (ZNS)
Euphorie	Limbisches System (ZNS)
Atemdepression	Atemzentrum (ZNS)
Übelkeit	Brechzentrum (ZNS)
Hustendämpfung	Hustenzentrum (ZNS)
Miosis	Kerngebiet des N. oculomotorius (ZNS)
Bradykardie, Blutdruckabfall	Kerngebiet des N. vagus (ZNS)
Obstipation	Submuköse Rezeptoren (Darm)
Verzögerte Magenentleerung	Submuköse Rezeptoren (Magen)
Verzögerte Gallenblasenkontraktion, Gallenkolik	Submuköse Rezeptoren, glatte Muskulatur (Gallenblase)
Harnverhalt, Ureterkolik	Glatte Muskulatur (Urogenitaltrakt)
Hautjucken	Histaminfreisetzung (bei Methadon gering)
Schweißausbrüche	?
Schlafstörungen	?

ßere Bedeutung in der Rückfallprophylaxe Alkoholabhängiger erlangen wird.

Opiate und Opioide

Die in der Suchttherapie bedeutsamen Opiate bzw. Opioide sind Methadon bzw. Levomethadon und Codein bzw. Dihydrocodein. Sie dienen der Substitutionstherapie und wurden daher im Detail im Kapitel „Drogenabhängigkeit", Abschnitt „Substitutionstherapie" besprochen.

Zur Pharmakologie und zu den Wirkungen der Opiate und Opioide siehe Tabelle K-2, zu den Nebenwirkungen nach Organ siehe Tabelle K-3. Differentialdiagnostisch sind dabei auch die Entzugsssymptome zu beachten (Tab. K-4).

Tab. K-3: Nebenwirkungen von Opiaten bzw. Opioiden

Haut	• Schwitzen • Pruritus
Muskel	• Rigidität
Nervensystem und Psyche	• Sedierung • Schwindel • Kopfschmerzen • Atemdepression • zerebrale Krampfanfälle (insbes. in höheren Dosierungen oder bei Kindern • Stimmungsveränderungen (Euphorie, gelegentliche Dysphorie) • Veränderungen der kognitiven und sensorischen Leistungsfähigkeit (z. B. Entscheidungsverhalten, Wahrnehmungsstörungen) • Veränderung der Aktiviertheit (meist Dämpfung, gelegentlich Steigerung) • Cave Abhängigkeit, Toleranzentwicklung, Entzugssyndrom
Augen	• Miosis
Gastrointestinaltrakt	• Mundtrockenheit • Übelkeit, Erbrechen • Obstipation
Herz, Kreislauf	• orthostatische Regulationsstörungen • Bradykardie
Atemwege	• Bronchospasmen
Leber, Galle	• Gallenwegsspasmen
Urogenitaltrakt	• Blasenentleerungsstörungen

Tab. K-4: Entzugssymptome bei Opiatabhängigkeit

• Hypertonus	• Schnupfen/Niesen	• Appetitlosigkeit
• Tachykardie	• Tränenfluß	• Abgeschlagenheit
• erhöhte Temperatur	• Übelkeit	• Schwindel
• Tachypnoe	• Erbrechen	• Kopfschmerz
• Mydriasis	• Bauchkrämpfe	• Unruhe
• Gänsehaut	• Diarrhö	• Schlaflosigkeit
• Tremor	• Muskelschmerzen	• Gier nach Opiaten

Tab. K-5: Nebenwirkungen bei Substitution mit Methadon

Schwitzen	Depression
Schlaflosigkeit	Adynamie
Obstipation	Nervosität
Libidoverlust	Gliederschmerzen
Potenzstörungen	Gastrointestinale Nebenwirkungen

Methadon und Levomethadon

Chemie: Methadon 6-Dimethylamino-4,4-Diphenyl-Heptanon-(5)-Hydrochlorid existiert in drei Formen:

- das linksdrehende Levomethadon,
- das rechtsdrehende D-Methadon,
- das Razemat D, L-Methadon.

Indikationen: Stärkste Schmerzen wie bei Tumor, Nervenentzündung oder Wundstarrkrampf.

Wirksamkeit: Die Wirkzeit (HWZ ca. 24 h) ist kürzer als bei Morphin, die analgetische Wirkung jedoch bis zu zweimal so hoch wie Morphin.

Die Wirkstärke des L-Methadons ist ca. zweimal so hoch wie die des D, L-Methadons. Die Absetzerscheinungen dauern etwa viermal solange wie bei Morphin ohne Unterschied zwischen der L-und der D, L-Form.

Dosierungen: Durchschnittlich circa 100 mg des Methadons (D, L-Methadon) für die substituierten Patienten. Vorzugsweise orale Applikation, auch als Brausetabletten erhältlich (in der Praxis trinken lassen!).

Nebenwirkungen: Siehe Tabelle K-5.

Wechselwirkungen: Siehe Tabelle K-6.

Codein und Dihydrocodein

Allgemeines: Codein zeigt eine gute Bioverfügbarkeit und ist eines der preiswertesten Opioide. Infolge einer genetischen Variante können aber etwa 5–10% der Mitteleuropäer Codein nicht zu Morphin metabolisieren. In der Regel werden 2–10% der Codeindosis mit Hilfe einer Cytochromoxidase P450–IID6 in der Leber durch O-Demethylierung zu Morphin umgewandelt. Dieser Schritt wird als essentiell für die analgetische Wirkung des Codeins angesehen. Eine extrahepatische Metabolisierung wird zwar diskutiert, deren mögliche klinische Relevanz ist aber noch nicht abzuschätzen. In der klinischen Prüfung befindet sich eine Retardpräparation, die in Wirkungen und Nebenwirkungen mit der schnellverfügbaren Form vergleichbar ist.

Verglichen mit Codein soll Dihydrocodein über eine zweifache höhere analgetische Wirksamkeit verfügen, zudem ist eine Retardpräparation erhältlich, die eine Einnahme mit längeren Zeitintervallen gestattet (alle 8–12 Stunden).

Dosierung: Bei der Substitution wird durchschnittlich 1 g pro Tag in Saftform (in der Praxis!) verabreicht. Details dazu unter Kapitel „Drogenabhängigkeit“.

Buprenorphin

Hierzu siehe eigenen Abschnitt S. 341.

Tab. K-6: Wechselwirkungen mit anderen Medikamenten

Beschleunigter Abbau	Verzögerter Abbau von Methadon durch:	
Rifampicin	Cimetidin	Antimykotika
Phenytoin	Chinidin	Antiarrhythmika
Phenobarbital	β-Blocker	Kontrazeptiva
Carbamazepin	Antidepressiva	

Drogenlexikon

Grundaspekte

An dieser Stelle sollen einige wichtige Informationen zu einigen Drogen dargestellt werden. Ein lexikalischer Überblick mit gleicher Ausführlichkeit für jede Droge ist hier nicht angestrebt. Auch wird nicht jede Droge hier behandelt, da vieles, was in Übersichten angeführt wird, so gut wie nie am Markt auftaucht, geschweige denn klinisch relevant ist. Außerdem hat beinahe jede Drogenszene lokale Besonderheiten der Substanzpräferenzen und Konsummoden. Die Ausarbeitung erfolgt nach klinischer und epidemiologischer Relevanz. Ausführlichere Informationen, insbesondere chemische Aspekte betreffend, bieten:

- grundlegend: Estler, C.-J.: Pharmakologie und Toxikologie. 5. Aufl. Stuttgart, New York: Schattauer 2000.
- allgemein: Geschwinde, T. (1996): Rauschdrogen, Wanke u. Täschner 1985
- epidemiologisch: Keup, W. (1993) Frühwarnsystem
- soziokulturell: Schmidbauer, W., Scheid, J. v. (1998): Handbuch der Rauschdrogen

Die Drogen werden hier alphabetisch angeführt. Die meisten Einteilungsversuche, die vorliegen, sind nicht zufriedenstellend.
Hier wird aus praktischen Gründen nur die Unterscheidung getroffen, ob eine Droge

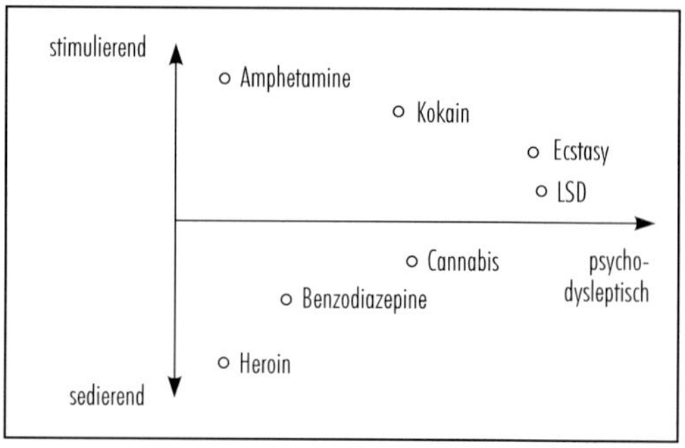

Abb. L-1: Versuch der Einordnung einzelner illegaler Drogen nach ihren hauptsächlichen Effekten.

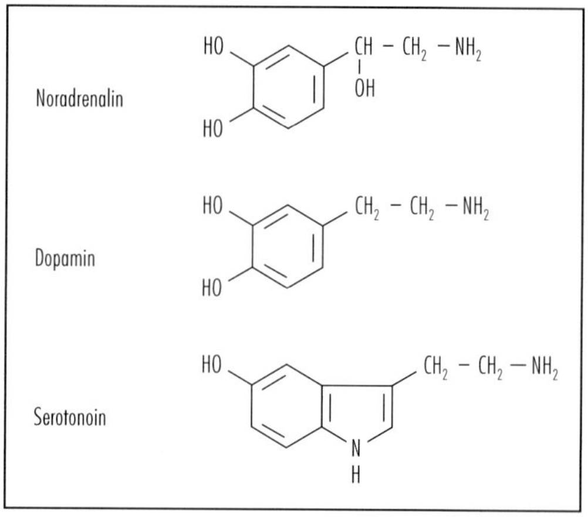

Abb. L-2: Strukturformeln von Noradrenalin, Adrenalin und Serotonin.

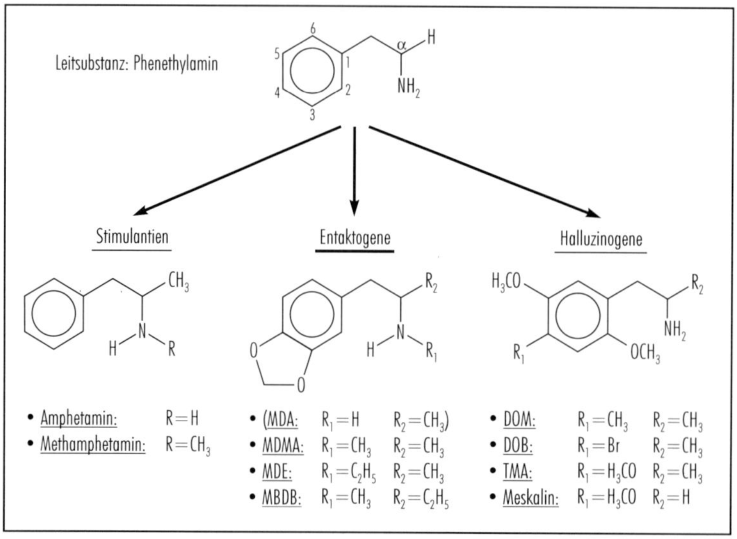

Abb. L-3: Chemische Struktur der Amphetamine, Entaktogene und Phenethylaminohalluzinogene (nach Gonzoulis-Mayfrank et al., 1996.)
Abkürzungen s.a. „Amphetamine"):
DOM = Dimethoxymethylamphetamin
DOB = Dimethoxybromamphetamin
TMA = Trimethoxyamphetamin

- überwiegend aktivierend ist wie Stimulanzien (z. B. Amphetamine),
- überwiegend sedierend ist (Sedativa, Hypnotika, letztlich auch Heroin)
- oder überwiegend psychodysleptisch wie Halluzinogene (z. B. LSD) wirkt.

  Diese Ordnung läßt sich in einem zweidimensionalen System darstellen (Abb. L-1).

Neuerdings hat die Einordnung von Ecstasy Probleme bereitet, da es eine Zwischenstellung einnimmt zwischen den Stimulanzien und den Halluzinogenen und als Entaktogen eingestuft wird (s. Abb. L-3).

Die Effekte der Substanzen sind großteils strukturchemisch bestimmt: Amphetamine ähneln Noradrenalin und Dopamin (Abb. L-2), Ecstasy ähnelt Serotonin, ebenso LSD (Abb. L-2 u. L-3).

Stimulanzien

Zu dieser Substanzgruppe gehören vor allem die *Amphetamine*. Diese Stoffe haben erregende Wirkungen, sie beschleunigen die kognitiven Funktionen und hellen die Stimmung auf.

Auch Abmagerungs- und Schlankheitsmittel auf Ephedrin-Basis, z. B. Recatol, Mirapront N oder Antiadipositum werden als Stimulanzien mißbraucht.

Ecstasy ist ein Methamphetamin, das zusätzlich noch ein halluzinogenes Potential besitzt. Da es aber eher als Partydroge verwendet wird mit dem Ziel, möglichst lange durchzuhalten wäre es vertretbar, diesen Stoff bei den Stimulanzien einzuordnen, denn alle Stimulanzien können auch zu Halluzinationen führen.

Sedativa/Hypnotika

Zu dieser Stoffgruppe gehören insbesondere die Benzodiazepine, aber auch die Barbiturate.

Halluzinogene

Dieser Gruppenbegriff betrifft Stoffe, die Halluzinationen erzeugen können. Im wesentlichen sind LSD, Psilocin, Psilocybin und Meskalin, Phencyclidin (PCP), Cannabis (THC) und Inhalanzien gemeint. Aber auch andere Stoffe wie Kokain, Amphetamine und Methamphetamine (z. B. Ecstasy = XTC) sind Stoffe, bei deren Konsum gelegentlich Halluzinationen auftreten können. Man unterscheidet auch gerne Halluzinationen von „Pseudohalluzinationen", wobei bei letzteren das Ich die ungewöhnlichen Wahrnehmungen distanziert erlebt, im anderen Fall jedoch diese gestörten Wahrnehmungen in das Erleben integriert werden.

Alphabetische Darstellung

Alkohol

Herstellung: Vergären von Früchten (Most), Getreidesaaten (Maische) oder Kartoffeln, ggf. unter Zuckerzusatz, Destillieren für Schnäpse bzw. Branntweine.

Formel: C_2H_5OH

Epidemiologie: Derzeit gibt es in Deutschland etwa 2,5 Mio Alkoholkranke.

Wirkungen: Biphasisches dosisabhängiges Wirkprofil: Entspannung, Anregung, Enthemmung, dann Sedierung.

Nebenwirkungen: Übelkeit, Erbrechen, Schwindel, Ataxie, persönlichkeitsfremde Enthemmung, Aggressionssteigerung. Siehe auch Alkoholfolgekrankheiten im Kapitel „Alkoholabhängigkeit".

Pharmakologie: Die maximale Blutalkoholkonzentration wird durchschnittlich nach 1 Stunde erreicht. Abbau im ersten Schritt durch die Alkoholdehydrogenase (ADH) zum Acetaldehyd, dieser wird durch die Acetaldehyddehydrogenase (ALDH) abgebaut. Von der ADH und der ALDH existieren jeweils 4 Klassen an Isoenzymen.

Alkoholische Getränke: Der Alkoholgehalt einzelner Getränke ist unterschiedlich, Bier hat etwa 5% Alkoholgehalt und Wein etwa 10% (s. Tab. L-1). Ein halber Liter Bier entspricht etwa

Tab. L-1: Art des Getränks, Alkoholanteil und Menge des Alkohols typischer Konsumeinheit

Art des Getränks	Alkoholgehalt in Volumen-Prozent	Volumen	Gramm
Bier	5 Vol%	0,5 l	20 g
Wein	10 Vol%	0,125 l	10 g
Sekt	12 Vol%	0,1 l	10 g
Likör	30 Vol%	4 cl	9 g
Korn	32 Vol%	4 cl	10 g
Wodka, Gin, Rum, Whisky	40 Vol%	4 cl	13 g
Himbeergeist	45 Vol%	4 cl	14 g

einem Viertel Liter Wein oder einem doppelten Korn (ca. 20 g Alkohol) (s. Abb. L-3).

Geschichte: Schon vor vielen tausend Jahren war der Berauschungseffekt von vergorenen Früchten bekannt. Auch manche Tiere berauschen sich daran gerne. Die Kulturgeschichte des Alkohols ist daher umfangreich (vgl. Völger et al. 1981). Hier ist nur eine kurze Übersicht der *Kulturgeschichte des Alkohols* möglich (aus Tretter 1998a, nach Völger et al. 1981, Schwoon 1993):

- 2000 v. Chr.: Sumerer und Ägypter brauen Bier, Germanen bereiten Met zu
- 800 v. Chr.: Weinherstellung in Griechenland
- 650 v. Chr.: In Griechenland ritualisierte Wein-Exzesse (Dionysos-Kult)
- 150 n. Chr.: Ritualisierte Wein-Exzesse (Bacchus-Kult); Wein wird zunehmend als Symbolträger im christlichen Glauben verstanden

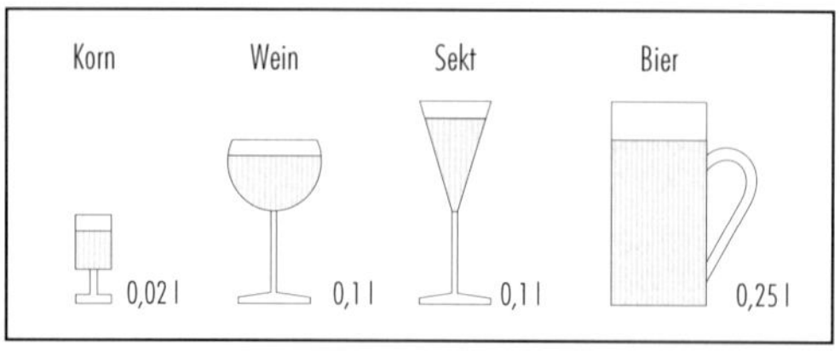

Abb. L-4: Alkoholmengen in Standardgläsern („Gläschen") mit der Trinkeinheit von 7–10 g Alkohol.

- 1050, Islam: Verbot des Alkoholkonsums im Koran
- 1280: Destillation des Alkohols zu Schnaps. Beginn der industriellen Produktion von Alkoholika
- 1500: Einführung der Branntweinsteuer in Europa (Adel verdiente daran)
- 1500: „Vollsaufen" als toleriertes Verhalten
- 1550: Maximum der Alkoholepidemie in Mitteleuropa mit „Schnapsleichen"
- M. Luther: „...ganz Deutschland mit Saufen geplagt."
- Abstinenzbewegungen
- erste gesetzliche Einschränkungen für Alkoholausschank
- 1600, Großbritannien: Trunkenheit als Verbrechen
- 1650: Alltagskultur unterscheidet zunehmend: gepflegter Weintrinker/Stammtischbrüder/„asozialer" Trinker
- ca. 1750, USA: Listen von Gewohnheitstrinkern in Städten
- 1850: B. Rush (Arzt): Alkoholismus ist Krankheit, es gibt Sucht als Störung; Abstinenz ist Therapieprinzip; Idee der Selbstverantwortlichkeit noch deutlich vorhanden
- ca. 1910, Deutschland: Vormundschaftsgerichtliche Regelung: Entmündigung wegen Trunksucht
- 1919–1933, USA: Prohibition und organisierte Alkoholkriminalität, Beginn der Abstinenzverbände
- 1933, Deutschland: Nationalsozialisten – „... unfruchtbar machen, wer an schwerem Alkoholismus leidet." (Meldepflicht!); Unterscheidung „minderwertiger" und „erbgesunder" Alkoholiker.
- 1955: Jellinek entwickelt differenziertes Konzept von Alkoholismus als Krankheit
- 1967, Deutschland: Das Urteil des Bundessozialgerichts: Alkoholismus ist eine Krankheit – Leistungen des Krankenhilfesystems beanspruchbar, Betroffener muß mitwirken: „Es ist keine Schande alkoholkrank zu sein, wohl aber, nichts dagegen zu unternehmen."
- ca. 1984: Trunksucht nur als Pflegschaft mit Aufrechterhaltung vieler bürgerlicher Rechte
- ca. 1989: Trunksucht kein Grund für Errichtung einer Pflegschaft

- 1992: Nur schwerste psychische Störungen als Gründe für Errichtung einer Betreuung wegen Alkoholismus zulässig
- 1998: 0,49‰ Obergrenze der Alkoholisierung im Straßenverkehr

Amphetamine

Amphetamine (s. Abb. L-5) stellen die Hauptgruppe der Stimulanzien oder „Aufputschmittel" dar. Die Applikation erfolgt in Form von Tabletten, Pillen oder Ampullen

Epidemiologie: Man schätzt ca. 100 000–500 000 Konsumenten in Deutschland. Schweden hat ein starkes Amphetaminproblem seit den 20er Jahren. Neuerdings gibt es wieder mehr Einsteiger, die Amphetamine („Speed") benutzen als Ecstasy.

Herstellung: Amphetamine werden synthetisch hergestellt, es ist hierzu keine sonderlich aufwendige Technologie erforderlich.

Wirkungen/Konsumziele: Aufputschen, Steigerung kognitiver Abläufe, Stimmungshebung, Schlafunterdrückung, Appetithemmung/Abmagern.

Nebenwirkungen: Tachykardie, Blutdruckanstieg, Appetithemmung (Kachexie bei chronischem Abusus möglich), Dehydratation, Logorrhöe und Psychosen (insbes. depressive Reaktion bei Absetzen).

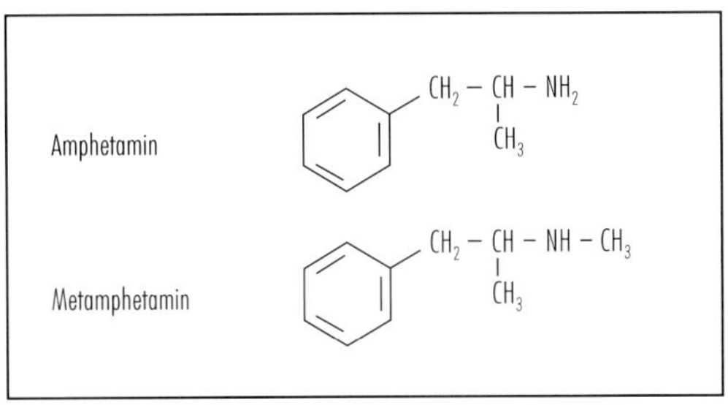

Abb. L-5: Strukturformeln von Amphetamin und Methamphetamin.

Klinische Anwendung: *Therapeutisch* werden Amphetamine nur bei hyperaktiven Kindern verwendet. Eine Suchtanbahnung dadurch ist bisher eher nicht belegt.

Geschichte: Die Geschichte der Nutzung und des Mißbrauchs von Amphetaminen erstreckt sich schon über 100 Jahre (Tab. L-3). Die erwünschte Wirkung der Amphetamine besteht in der Steigerung der Aufmerksamkeit und Wachheit, was vor allem auch bei militärischen Einsätzen von Nutzen ist. Es war daher lange Zeit und auch z. B. im zweiten Weltkrieg Usus, den Soldaten Amphetamine zu geben. Elvis Presley hat die Amphetamine auch beim Militär, vermutlich sogar während seiner Stationierung in Deutschland kennengelernt. Besonders beliebt waren Amphetamine auch bei Lastwagenfahrern in den USA, die das Mittel verwendeten, um lange wach zu bleiben. Sie waren auch Gäste in verschiedenen Kneipen, in denen Musiker wie *Jerry Lee Lewis* auftraten, wobei die Trucker den Musikern einen Teil ihrer Amphetamin-Tabletten gaben, damit diese weiterspielten. Vor allem Lewis blieb auf diesen Tabletten hängen und entgleiste psychisch mehrmals. Ein erstes dramatisches Musikeropfer dieser Droge war übrigens *Hank Williams*, der im 29. Lebensjahr an der Mischung von Alkohol und Speed verstarb.

Übersicht über die Geschichte der Amphetamine:

- 1887: Synthese erster Amphetamine bei der Firma Smith, Kline und French (SKF)
- ca. 1920: Auftreten von Mißbrauch und Sucht in Schweden
- 1932 Benzedrin-Inhalator gegen Schnupfen
- 1939 Benzedrin auf Giftliste in England
- Zweiter Weltkrieg: Abgabe an englische und deutsche Soldaten
- 1953 Benzedrin gegen Narkolepsie
- 60er Jahre: auch noch bei der US Army verwendet; bei Hippies in San Francisco als „Speed" auch i.v. verabreicht, nach Zwischenfällen Warnung bei Hippies und Musikszene, langsam abklingendes Interesse an Amphetaminen in Subkulturen
- 90er Jahre: in Zusammenhang mit Ecstasy wieder zunehmende Nachfrage

Ecstasy (XTC, Methamphetamine)

Diese Droge wird im Kapitel „Drogenabhängigkeit" (S. 150f.) ausführlicher behandelt (vgl. auch Thomasius 1999).

Chemie: Die Summenformel ist $C_{11}H_{15}NO_2$. Zur Strukturformel siehe Abbildung L-6. Kernpunkt dieser Substanzen ist, daß sie computerunterstützt gestaltet werden („Designer Drogen") und in ihrem Wirkungsspektrum durch Ringsubstitution verändert werden.

Folgende Substanzen sind für Drogenexperimentierer aktuell:

- MDMA = 3,4-Methylendioxymethamphetamin (das „eigentliche" Ecstasy)
- MDA = 3,4-Methylendioxyamphetamin
- MDE = 3,4-Methylendioxyethylamphetamin
- BDB = Methylbenzodioxylbutanamin

Wirkungen: Stimulierend und „entaktogen", d.h. den Bezug zu sich selbst und den eigenen Gefühlen steigernd, darüber hinaus auch das Gefühl der Nähe zu anderen (Wir-Gefühl) auslösend. Die Wirkdauer beträgt etwa 4–6 Stunden.

Nebenwirkungen: „Vom Scheitel bis zur Sohle", mit Psychosen, zerebalen Komplikationen, Hyperthermie, Tachykardie, Hypertonus, Leberschäden, Nierenschäden. Die Aufklärung der Schädigungsmechanismen steckt erst in den Anfängen.

Pharmakologie: Es wirkt überwiegend über eine Aktivierung des Serotonin-Systems

MDA

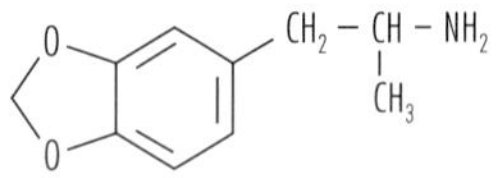

MDMA

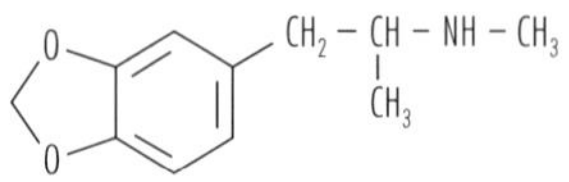

MDEA

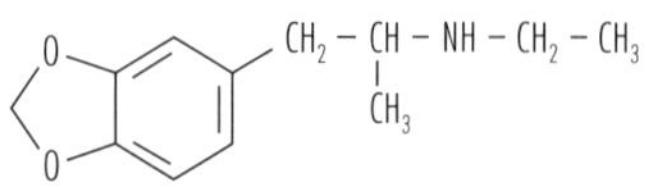

Abb. L-6: Ecstasy-Strukturformeln (Methamphetamine).

(Reuptake-Blocker). Auch wurden Effekte auf das Dopamin-System beobachtet. Der *Metabolismus* von MDE verläuft durch N-Demethylierung, O-Dealkylierung, Desaminierung und Konjugation durch O-Methylierung und O-Glukuronierung. Bei der Umwandlung entsteht MDA.

Handelsformen: Breite Palette von kleinen Pillen mit phantasievollen Prägungen. Der Preis beträgt etwa 20–50 DM, es werden Dosen um 100 mg pro Pille gehandelt.

Geschichte: Folgende Eckpunkte kennzeichnen die Geschichte der Methamphetamine:

- 1912 wurde MDMA bereits von der Fa. Merck als Appetitzügler patentiert, aber nicht für ärztliche Verordnungen vermarktet.
- 1953 testete die amerikanische Armee MDMA in Tierexperimenten.
- Ab ca. 1970 wurde die Substanz in Polen als Straßendroge verwendet.
- Späte 70er Jahre: In Kalifornien wurden MDMA und verwandte Stoffe zunächst in der Psychotherapie experimentell verwandt.
- 1986 Subsumption der Methamphetamine unter die Betäubungsmittel wegen der Toxizität, insbesondere der Neurotoxizität.
- 90er Jahre: Mißbrauch als Partydroge in Deutschland mit rasch ansteigender Verbreitung.

Benzodiazepine

Die Benzodiazepine sind eine besonders Janus-köpfige Substanzgruppe, insofern sie hervorragende Mittel im klinischen Einsatz sind, aber auch besonders beliebte Substanzen in der Mißbrauchszene sind und ein gehöriges Abhängigkeitspotential haben. Die gegenwärtig bedeutendste Abhängigkeitsproblematik im Medikamenten-Sektor besteht daher auch bei den Benzodiazepinen. Es werden in Deutschland jährlich über 800 Mio. Tagesdosen an Verordnungen registriert, was einen Umsatz von etwa 500 Mio. DM ausmacht (Glaeske 1996).

Diese Substanzen werden an dieser Stelle nur kurz als mißbrauchte Medikamente angeführt und im Katalog der „Medikamentenliste" genauer dargestellt.

Hier ist nur auf folgende „Hits“ hinzuzweisen:

- *Flunitrazepam* wird von Polytoxikomanen in Tablettenform und vor 1996 auch in Ampullenform als Heroinersatz in vielfältiger Weise mißbraucht. Vor allem bei der Einnahme mehrerer Tabletten gleichzeitig kann ein paradoxer Rauschzustand auftreten, bei dem die Patienten wie bei einem pathologischen Alkoholrausch agieren mit einer anschließenden Amnesie.
- *Diazepam* wird weiterhin und nun seit 1998 nach den Einschränkungen der Verordnung von Flunitrazepam (BtM-Rezept bei Verordnung an Opiatabhängige) gemäß der 10.BtMÄndV in zunehmenden Maße mißbraucht.
- *Lorazepam* ist weiterhin ein Hit in der arrivierten Szene der Medikamentmißbraucher.

Prinzipiell werden aber alle Benzodiazepine, die lokal verordnet werden, auch entsprechend mißbraucht. Spezialisten sind allerdings die polytoxikomanen Opiatabhängigen, die immer wieder Trends setzen.

Cannabis

Cannabis wird üblicherweise mit Tabak in Zigaretten geraucht („Joint“), aber auch gern als Tee zubereitet oder - in heißem Fett aufgelöst - in Gebäck (Kuchen, Kekse) oder Süßigkeiten verarbeitet. Weitere „Kulturtechniken“ des Konsums, wie sie in Indien und in Afrika gepflegt werden, können hier nicht näher dargestellt werden.

Strukturformel:

Tetrahydrocannabinol

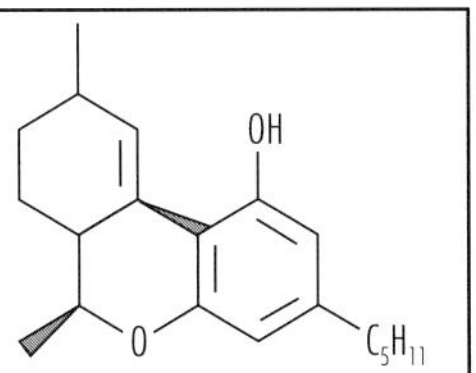

Abb. L-7: Strukturformel von THC (Tetrahydrocannabinol), des Hauptwirkstoffs von Cannabis.

Epidemiologie: Ca. 500 000 bis 1 Mio. regelmäßige Cannabis-Konsumenten in Deutschland.

Wirkungen: Euphorisierende (bei positiver Ausgangsstimmungslage, sonst auch deprimierende) Wirkung, Sinneswahrnehmungen und Erinnerungen werden intensiviert, allgemein entspannend.

Nebenwirkungen: Dermale und konjunktivale Gefäßerweiterung (Gesichts- und Augenrötung), Pupillenerweiterung, verlangsamtes Denken, Konzentrationsstörungen, Unruhe, akute Verwirrtheit, Schlaflosigkeit, Gereiztheit, Psychose möglich. Bei chronischem Gebrauch sog. „amotivationales Syndrom“ mit allgemeinem Desinteresse und Antriebsverminderung möglich.

Entzugssymptomatik: Angstzustände, Unruhe, keine schwerwiegende Symptomatik.

Herstellung: Cannabis wird aus den weiblichen Hanfpflanzen der Sorte Cannabis sativa gewonnen, Hauptwirkstoff ist Cannabinol (Delta-9-Tetrahydrocannabinol, THC). Der Wirkstoffgehalt der verschiedenen Pflanzenarten hängt von der Sonnenscheindauer, den Bodenverhältnissen, dem Geschlecht, der Höhe der Pflanze usw. ab. Höchste Konzentrationen werden in den Pflanzenspitzen gemessen, dort sind sie in der Regel doppelt so hoch konzentriert wie in den anderen Pflanzenteilen (Stengel, Blätter). In Deutschland bei Faserhanf gemessene Konzentrationen betragen in den Pflanzenspitzen maximal 0,6% THC. Pflanzenarten mit Konzentrationen zwischen 5% und 10% sind beim illegalen Anbau von zentralem Interesse.

Zubereitungen/Handelsformen:

- *Marihuana* oder *Gras* (Blüten und zerkleinerte Blätter des Hanfs, auch „Grass“), Merkmale: grüne, lose Pflanzenteile und Blüten. Diese Zubereitung führt zu einem Substrat mit einem Wirkstoffgehalt von etwa 1-3% THC. Das bedeutet, daß bei handelsüblicher Zubereitung - „Streckungen“ hier ausgeschlossen - in 1 g *Gras* 10 mg bis 30 mg THC enthalten sind.
- *Haschisch* (gepresstes Harz der Hanfstaude), Merkmale: harzartige Plättchen (braune, braunrote, grüne oder schwarze Farbe). Die Nutzung des Harzes der Pflanze führt über mehrere einfache Verarbeitungs- und Zube-

reitungsschritte zu einem Wirkstoffgehalt von etwa 5% (bis zu 20%) THC, d. h., daß in der ebenfalls handelsüblichen Portionierung von 1 g *Haschisch* meist etwa 50–100 mg THC enthalten sind.

- Es wird auch *Haschischöl* angeboten, das ist ein mit Benzin gewonnener Extrakt, bei dem das Benzin dann abgedampft wird und einen Wirkstoffgehalt von 40–70% hat (vgl. Täschner 1980, S. 70). 1 g *Haschischöl* hat dann bis zu 700 mg THC. Es hat sich allerdings am Markt bislang nicht durchgesetzt.
- Es soll bereits gentechnologisch aufbereitete Hanfarten geben, die einen wesentlich höheren THC-Gehalt von bis zu 40% haben sollen.

Anzumerken ist auch, daß sich bereits bei einer mehrmonatigen Lagerung der THC-Gehalt deutlich mindert.

Rauschdosen: Für einen intendierten Cannabisrausch wird in der Literatur von unterschiedlichen Mengenangaben bzgl. der inkorporierten THC-Gesamtdosis ausgegangen:

- 3–5 mg inkorporiertes THC (nach Hollister 1968, Waser 1971, Agurelli 1979, zit. nach Täschner 1986, S. 63).
- 10 mg inkorporiertes THC (nach Nahas 1975, Nahas u. Paton 1979, zit. nach Täschner 1986, S. 63).

Versuche genauere Dosis-Wirkungs-Beziehungen herzustellen, führen zu folgender Aussage (Coper 1980, zit. nach Täschner 1986, S. 63):

- 1–2 mg: Sedierung,
- 5–7 mg: Sinnesveränderungen,
- 15 mg: Halluzinationen.

Abschätzungen der Inkorporation: Beim Rauchen werden nur etwa 20–50% der in einer Zigarette enthaltenen Dosis absorbiert. Wenn eine Zigarette 1g *„Gras"* enthielte, dann hätte die Zigarette etwa 10–25 mg THC (= 1–2,5%), die inkorporierte Wirkstoffmenge beträgt dann etwa nur 2 mg (bzw. max. 5 mg) bis 5 mg (bzw. max. 12,5 mg) (Täschner 1986, S. 64). Auf diese Weise würde ein inhalierter 1-g-Joint gerade zum Rausch führen. Beim Rauchen niedrigprozentigen Marihuanas müßten daher mehrere Gramm geraucht werden, um den erwünschten Effekt zu ereichen. Dabei sind allerdings die auftretenden Nebenwirkungen des Rauches so stark, daß diese Zubereitungsform nicht als angenehm erlebt wird („mehr Husten als Rausch").

Täschner (1986, S. 66), anerkannter Suchtexperte und Verfechter der Prohibition von Cannabis, meint: „Aus Praktikabilitätserwägungen ist deshalb davon auszugehen, daß eine beliebige Haschischprobe dann als wirksam zu bezeichnen ist, wenn ihr THC-Gehalt größer als 1% ist." Auch Korte (zit. nach Täschner 1986, S. 66) geht davon aus, daß für einen Haschischrausch die THC-Aufnahme von 50–100 µg/kg KG per Rauchen und 100–500 µg/kg KG per os erforderlich seien. Das ergibt bei 70 kg KG das Erfordernis, 3,5–7 mg THC durch Rauchen und 10–30 mg THC oral aufzunehmen.

Das bedeutet nun folgendes:

- Wenn 3–5 mg THC zu einem Rausch führen und wenn nur 20–50% der Menge absorbiert werden, dann müssen in jeder Zigarette 6–25 mg THC enthalten sein.
- Wenn 1%iges Gras vorliegt, dann müßten 600–2500 mg Gras geraucht werden (etwa 1 g/Joint oder: nur 1 Joint pro Gramm).
- Wenn 10%iges Haschisch vorliegt, dann könnten 60–250 mg Haschisch für den intendierten Rausch nötig sein (ca. 4 Joints/g).

Aus Gesprächen mit Patienten aus der Szene ist das hier und jetzt (München, 1999) erhältliche Haschisch in Form von 1 g für ca. 5 Joints gut. Das bedeutet, daß derzeit offenbar relativ hochprozentiges Haschisch zur Verfügung steht. Das Gramm kostet – übrigens auch im Hinblick auf die Legalisierungs-Debatte – derzeit etwa 20 DM.

Geschichte:

- Schon 2737 v. Chr. wurde Haschisch als Heilmittel in China in einer Schrift von Kaiser Shen-Nung über Heilmittel erwähnt. Als Rauschmittel wurde Haschisch im alten China jedoch nicht eingestuft und wahrscheinlich auch nicht mißbraucht.
- Um 900 v. Chr. gebrauchten die Assyrer Haschisch als Weihrauch.
- Um 800 v. Chr. wurde Haschisch in Indien in verschiedenen Schriften nicht nur als Heilmittel, sondern auch als Stoff, der in religiösen Funktionen als Rauschmittel eingebunden war, erwähnt (Moser-Schmitt 1981).

Bei manchen Opferritualen gegenüber indischen Gottheiten (Brahmanen) wurden die Opfer mit Haschisch berauscht.

- 500 v. Chr. war Haschisch vermutlich bereits den Germanen bekannt.
- Ab 500 n. Chr. gelangte Haschisch über die Araber nach Zentraleuropa.
- Gegen 800 war in Ägypten schon ein Abhängigkeitsproblem bekannt, so daß Haschischkonsum bereits mit Zähneausreißen bestraft wurde.
- Um 1500 erfolgte Hanfnutzung in Nord- und Südamerika. In Mexiko spielte Cannabis eine wesentliche Rolle als Rauschmittel und wurde in den Südstaaten Nordamerikas in großen Mengen angebaut.
- 1920 erfolgte in Griechenland ein Verbot des bis dato gestatteten Hanfanbaus.
- 1937 gab es in den USA bereits den „Marihuana Tax Act" als steuerliche Maßnahme, die den Konsum mindern sollte.
- 60er Jahre: in Californien als „Grass" (Marihuana) im „Joint" geraucht als Kultdroge für die Love-and-Peace-Generation
- 90er Jahre: zunehmende Alltagsdroge, über die wenig kritisch geredet wird bei fehlendem „Verbotsbewußtsein" der (vor allem jugendlichen) Konsumenten.

Heroin

Herstellung: Der Grundstoff in der Herstellung von Heroin ist Opium. Opium stammt aus dem geronnenen Saft des Opiummohns *Papaver somniferum L.* Die bedeutendsten Anbaugebiete des Mohns liegen, global gesagt, auf einem geographischen Streifen, der von der Türkei über Indien bis Südostasien reicht. Auch in Südamerika wird wieder Mohn angebaut. In Polen gibt es eine Blaumohnsorte, die als „polnische Suppe" bekannt ist, die als recht direkte Ausgangszubereitung für die Heroinherstellung dient. Gegenwärtig werden in Südostasien („Goldenes Dreieck", zwischen dem ehem. Burma, Laos und Thailand) etwa 2700 t Rohopium geerntet, im Mittleren Osten („Goldener Halbmond", Afghanistan, Pakistan, Indien Iran, Osttürkei) etwa 3100 t und in Mittelamerika über 100 t (Thamm 1998).

Für 1 kg Rohopium wird der Opiumsaft von ca. 20 000 Mohnkapseln benötigt. Der Morphingehalt des Opium beträgt etwa 10–18 %. Das wichtigste Alkaloid des Opiums ist das Morphin. Aus 10 kg Rohopium kann 1 kg Morphinbase gewonnen werden. Morphinbase ist in Chloroform und Amylalkohol löslich. Durch Acetylierung der Morphinbase wird Heroin gewonnen. Dieses Morphinhydrochlorid wird als Heroin Nr. 1 bezeichnet und hat etwa 60–80 % Wirkstoffgehalt. Heroinbase ist ein graues bis weißes Pulver und heißt Heroin Nr. 2. Heroin Nr. 3 ist eine graubraune Substanz und bereits wasserlöslich (brown sugar).

Heroin Nr. 4, ein bräunliches oder weißes kristallines Pulver, kann eine Wirkstoffkonzentration bis über 90 % haben. Das im Straßenhandel erhältliche Heroin setzt sich noch aus weiteren Wirkstoffen (z. B. Codein) zusammen, die z. T. auch hinzugemischt werden.

Für einen „Schuß" Heroin werden meist 10 mg Heroin benötigt, beim Rauchen sind ca. 25 mg erforderlich.

Handels- und Konsumformen: Heroin wird als Straßenheroin in kleinen Päckchen als Pulver angeboten. Das Pulver hat in der Regel eine Wirkstoffkonzentration von 5–30 %. Die intravenöse Verabreichung erfolgt vor allem in Deutschland und der Schweiz. In England und in den Niederlanden wird bereits mehr auf Folie geraucht („chasing the dragon"), oder es wird „gesnifft" (auch: „gesnieft"). Beim Rauchen wird das Heroin in die Zigarette eingegeben. Beim Sniffen wird das Heroin wie das Kokain durch ein Papierröllchen (z. B. Geldschein) in die Nase eingezogen. In den letzten Jahren verbreiten sich auch in Deutschland diese Formen des Konsums, vor allem wegen der Angst vor Infektionen durch kontaminierte Injektionsbestecke. Dieses Konsummuster wird aber je nach der individuellen Drogenkarriere wegen der hohen Kosten oft wieder durch das i. v. Konsummuster abgelöst.

Wirkungen: Zum Teil vom Grundzustand des Konsumenten (Set) und dem aktuellen Umfeld (Setting) abhängig, in der Regel aber beruhigend, entspannend, schmerzlösend, bewußtseinsmindernd und schlafanstoßend.

Nebenwirkungen: Atemdepression und Dämpfung der Darmmotorik (Obstipation), Pupillenverengung.

Pharmakologie: Zur chemischen Struktur siehe Abbildung L-8. Heroin flutet bei intravenöser Injektion rasch im Gehirn an. Es bindet dort vor allem im Bereich des Hirnstamms (ventrales Tegmentum) insbesondere an Nervenzellen mit My-Rezeptoren (es gibt noch Kappa-Rezeptoren und Delta-Rezeptoren). Wird ein solcher Rezeptor von dem Heroin-Molekül besetzt, dann wird die Aktivität der Zelle gehemmt. Das Lusterleben kommt vermutlich so zustande, daß an dieser Stelle im Hirnstamm ein hemmendes neurochemisches System, nämlich das Gamma-Amino-Buttersäure-System (GABA-System) wie beschrieben durch Opiate gehemmt wird. Auf diese Weise entsteht eine Enthemmung des nachgeschalteten Systems, das in diesem Fall das Dopamin-System ist. Dieses System ist, wie viele experimentelle Untersuchungen zeigen, vermutlich für das Lusterleben zuständig.

Abhängigkeit: Das Suchtpotential von Heroin ist sehr hoch, Dosissteigerung und körperliche Abhängigkeit treten oft in wenigen Monaten auf. Die Folgeprobleme akuten Konsums von Heroin sind letal ausgehende Intoxikationen, vor allem wegen der Hemmung des Atemzentrums. Auch Lungenödeme und Embolien treten auf.

Sehr rasch entsteht erfahrungsgemäß die *psychische Heroinabhängigkeit*. Diese kann auch nach Abstinenztherapien und nach jahrelanger Abstinenz sozusagen „im Hinterkopf" bestehen bleiben. Die stille Sehnsucht nach dem Kick, der auf i.v. Injektion folgt, bleibt vielleicht das ganze Leben erhalten.

Bei anhaltendem Heroinkonsum entsteht eine Menge von *Folgestörungen*, die im wesentlichen auf die Umstände der Illegalität des Konsums zurückzuführen sind. Dies kann aber keine wesentliche Veranlassung dafür sein, das Heroin wieder als legal einzustufen.

Heroin

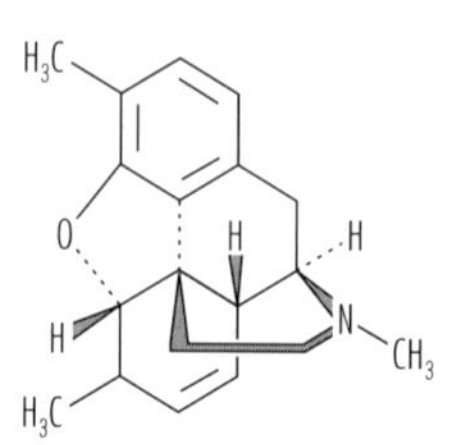

Abb. L-8: Strukturformel von Heroin.

Entzugssymptomatik: Muskelschmerzen, Gliederschmerzen, Erbrechen, Durchfall, Kälteschauer, Schwitzen, Unruhe.

Heroinprogramme: In extremen Problemregionen, wie sie in Zürich durch die offene Drogenszene am Bahnhof Letten und vorher durch den Plattspitz gegeben waren und wo eine maximale Zahl an Drogenabhägngien mit Methadon qualifiziert versorgt war, kann ein ärztlich kontrolliertes Abgabeprogramm hilfreich sein, die Heroinabhängigen allmählich zu stabilisieren und dann ggf. einem Methadonprogramm zuzuführen. In der Tat haben die Studien in Zürich positive Effekte ergeben (Uchtenhagen et al. 1996).

Nachweis: Die Stoffanalyse des Pulvers erfolgt über die Dünnschichtchromatographie bzw. über die Gaschromatographie. Diese Analysen sind für gerichtliche Einordnung der „nicht geringen Menge" wichtig, vor allem, um zwischen den Dealern und den Konsumenten zu unterscheiden.

Opiatkonsum wird über Urinkontrollen nachgewiesen. Auch der Haartest kann vor allem für forensische Zwecke wichtige Hinweise geben. Heroin ist schwer spezifisch nachweisbar. Acetylmorphin kann 6–9 Stunden nachgewiesen werden, Morphin 2–3 Tage, Methadon 3 Tage nach Applikation. Die Nachweisgrenze bei Standardtests liegt bei 100 ng/ml.

Bei intravenöser Verabreichung gibt es Einstichstellen. Hinweise auf den Konsum sind Löffel, Zitronensäure und Binde zum Venenstauen, auch Folien.

Geschichte:

- 1874 C.R.A. Wright fand das 3,6-Diacetylmorphin (Diamorphin).
- 1897 wird Diamorphin von der Fa. Bayer synthetisch durch Kochen von Morphin mit Essigsäureanhydrid gewonnen, 1898 unter dem Namen „Heroin" auf den Markt gebracht. Indikation war neben Hustenstillung unter anderem der Versuch, die Morphiumabhängigkeit zu behandeln.

- 1904 wurde das Abhängigkeitspotential von Heroin erkannt.
- 1921: Im Rahmen des internationalen Opiumabkommens wurde Heroin als verschreibungspflichtiges Betäubungsmittel eingestuft.
- 1924: Verbot von Heroin in den USA. Beginn illegaler Operationen zur Herstellung und zum Vertrieb des Heroins, insbesondere im 2. Weltkreig.
- 1968: Über stationierte US-Soldaten tauchte erstmals Heroin in Deutschland auf. Quelle war die „French Connection" mit Labors in Marseille, wo von der Türkei stammendes Opium als Grundstoff diente. Diese Achse wurde 1972 zerschlagen.
- Dann verlagerte sich der Produktionsschwerpunkt nach Palermo, wo aus Afghanistan, Pakistan und dem Iran stammendes Opium zu Heroin verarbeitet wurde.
- Nachdem in den 70er Jahren in der Türkei der Mohnanbau erheblich eingeschränkt werden mußte, verlagerte sich die Produktion für den Absatzmarkt USA nach Südamerika mit Schwerpunkt Mexiko und Kolumbien.
- 1975: mit dem Abzug der amerikanischen Truppen aus dem „Goldenen Dreieck" (Burma, Laos, Thailand) wurde Heroin in zunehmendem Maß auch in Europa abgesetzt. Die Herstellung des Heroins erfolgte dann gleich in den südostasiatischen Ländern.
- 1979: Der geschätzte Heroinumsatz betrug etwa 730 Mio DM. Bei den damals geschätzten Endverbraucherpreisen muß der Umsatz bei 2 bis 8 Mrd DM gelegen haben.
- Ab den 80er Jahren beherrschen türkische Händler den Markt, aber auch Chinesen haben einen starken Einfluß. Hinzu kommen Schwarzafrikaner und Israelis. Südamerika (Kolumbien) bekommt in den 90er Jahren zunehmend eine wichtige Stellung im Heroinhandel.

Koffein

Pharmakologie: Koffein wird bei oraler Aufnahme schnell resorbiert und erreicht nach etwa 30 Minuten den maximalen Plasmaspiegel mit einer Halbwertzeit von etwa 3–5 Stunden. Die Elimination erfolgt vorwiegend über die Leber und ist nach etwa 7 Stunden abgeschlossen. Zigarettenrauchen beschleunigt die Elimination. Koffein wirkt nicht auf Hirngefäße, aber auf das Herz. Im Gehirn wird vermutlich der Adenosinrezeptor blockiert. Dadurch wird der Turnover von Noradrenalin, Dopamin, Acetylcolin, Glutamat und GABA erhöht. Durch die Hemmung des hemmenden Adenosins wirkt der Kaffee schließlich stimulierend. Nach chronischer Einnahme entsteht eine erhebliche Toleranz.

Klinik: Die seltenen klinisch relevanten Abhängigkeitsformen sind unter dem Kapitel „Andere Süchte" behandelt.

Kokain

Merkmale: Weißes Pulver bzw. Kristalle.

Formel:

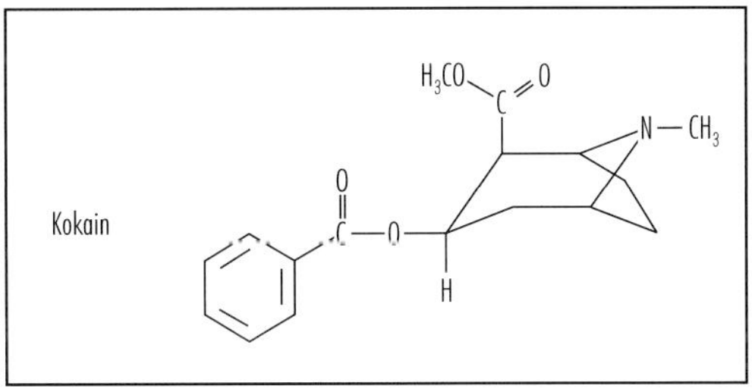

Abb. L-9: Strukturformel von Kokain.

Herstellung: Kokain wird aus den Blättern des in den lateinamerikanischen Ländern beheimateten Kokastrauchs gewonnen. Der *Kokainalkaloidanteil* der Blätter beträgt 0,5–1%. Die höchsten Konzentrationen werden vor allem in Peru festgestellt. Die Verarbeitung der Kokablätter zur Produktion von Kokain erfolgt so, daß die geernteten Blätter am Boden ausgebreitet und zunächst getrocknet und dann immer wieder angefeuchtet und mit den Füssen trockengestampft werden. Zur Kokainextraktion werden dann in Zementbehältern Wasser und Schwefelsäure zugesetzt. Nach etwa 24 Stunden wird dieser Brei gestampft und Kerosin, Kalk u.a. Chemikalien beigemischt. Dadurch entsteht die *Kokapaste* (coca pasta). Dieser Schritt der Produktion wird noch häufig von den Bauern selbst vorgenommen. Aus diesem Produkt wird nun durch Beimischung von Äther, Aceton, Ammoniak u.a. die Kokabase hergestellt. Durch Beigabe von Salzsäure entsteht schließlich das feinflockige Kokain mit einem Reinheitsgrad von über 95% („Schnee"). Bereits bei dem in Südamerika gebräuchlichen Pasta-Konsum treten die akuten Kokainwirkungen und die Nebenwirkungen auf.

Der *Vertrieb* von Kokaprodukten verläuft hauptsächlich über Kolumbien. 1993 lieferte Kolumbien etwa 600 t Kokain von den weltweit geschätzten 1000 t, also 60% der Handelsmenge. Davon kamen 470 t in die USA und 130 t nach Europa. In den letzten Jahren hat diese Aktivität durch verstärkte Repression wieder ein wenig abgenommen. Die Produktionsaktivitäten haben sich nach Bolivien verlagert. Seit Zerschlagung der kriminellen Medellin-Gruppe, die den Drogenhandel in Kolumbien dominierte, tritt nun in Kolumbien die Cali-Gruppe auf, die angeblich 2/3 des US-Marktes kontrollieren soll (Ambos 1994, S. 20). Es sind aber auch viele kleinere Händlergruppen tätig, die im Kokaingeschäft „mitmischen".

Konsumformen: Schnupfen (ca. 300 mg), Rauchen (Crack = freebase Cocaine; zu Klümpchen verbackene Kristalle), Schlucken (Hydrochlorid), Spritzen (ca. 30 mg).

Wirkungen: Kokain ist das potenteste natürlich vorkommende ZNS-Stimulans. Chemisch wird es als Benzoylmethylecgonine bezeichnet und besitzt strukturelle Ähnlichkeiten mit Scopolamin und Atropin. In der psychopharmakologischen Wirkung ist es den synthetisch hergestellten Amphetaminen sehr ähnlich: gesteigertes Selbstwertgefühl, euphorische Stimmung, Produktivität und „Kreativität", es wird viel geredet („Kokolores" reden). Weiterhin finden sich ein geringes Schlafbedürfnis, wenig Appetit und weite Pupillen.

Nebenwirkungen: Kokainpsychose, Gereiztheit, optische Halluzinationen; Depressionen, Angst, Wahnvorstellungen; Apathie, Verwirrtheit, Angetriebenheit, lange Schlafperioden, Schlaf und Appetitlosigkeit, Krämpfe.

Pharmakokinetik und Metabolismus: Es wird gastrointestinal, vaginal, rektal und nasal resorbiert, die freie Base („Crack") ist hitzeresistent, kann geraucht werden und wird dann rasch und vollständig pulmonal resorbiert. Kokain wird schnell und nahezuvollständig durch Plasma- und Lebercholinesterasen zum inaktiven Metaboliten Ecgoninemethylester hydrolisiert. Weniger als 10% werden unverändert im Urin ausgeschieden. Die Plasma-Halbwertszeit beträgt für Kokain 1–1,5 Std.

Geschichte: Die Geschichte des Kokains ist kontrovers und typisch für zivilisationsbezogenen Nutzen und Schaden vieler Drogen. Daher erfolgt hier eine etwas ausführlichere Darstellung.

Koka war bereits ca. 4000 v.Chr. in den Andenregionen bekannt. Im Inkareich (etwa 15. Jhd.) hatte Koka als heilige Pflanze viele rituelle Funktionen. Koka ist im Rahmen eines südamerikanischen Schöpfungsmythos ein göttliches Geschenk, das die Betrübten erheitern soll, den Müden wieder Kraft geben und den Hungrigen sättigen soll. Das sind Effekte, die vielen Kokakauern tatsächlich Lebensmöglichkeiten gegeben haben. Bei Zeremonien wurde Koka gekaut, und auch Toten wurden Kokablätter in die Grabkammern beigelegt. Die Spanier verteufelten zunächst Koka, haben dann aber den vielfältigen ökonomischen Nutzen der Pflanze erkannt und duldeten das Kokakauen: Die Arbeiter brauchten unter Koka weniger Nahrung. Damit war eigentlich durch die Spanier die Grundlage für die Aufwertung des Koka gegeben. So wurde es auch in Europa mit Interesse untersucht und verwertet. Schließlich wurde Kokain synthetisiert und dann medizinisch genutzt. Durch die medizinisch negativen Folgen des Kokains und auch durch objektive, aber nur isoliert medizinisch beobachtete Berichte über den Gesundheitszustand der Coqueros kamen die Substanz und die Pflanze in Verruf. Entscheidend war dann die Single Convention 1961, die die Abschaffung des Kokastrauches in 25 Jahren forderte. Dies beruhte auf einer undifferenzierten Gleichsetzung von Kokain und Koka. Die politische Vertretung der Gruppe der traditionellen Kokakonsumenten stellen dazu immer wieder fest: „Wir essen Koka nicht nur um des bloßen Essens willen ... Nein, wir essen Koka, weil es in unserer Kultur, in unseren Traditionen gerade die Stimme der Koka, der Geist der

Koka ist, der uns lehrt gut zu leben ... Koka essend konnten unsere Großeltern nachdenken und die Probleme dieser Welt lösen. Deshalb hinterließen sie uns Koka, damit wir diese Weisheit empfangen“ (aus einem Eingeborenenführer aus dem kolumbianischen Amazonasgebiet, vgl. Camino 1989, S. 92).

Kulturgeschichte von Koka und Kokain (nach Täschner u. Richtberg 1982):

- 5000 v. Chr., Ecuador: auf jene Zeit rückdatierbare Funde von pulverisiertem Kalk, der für das Koka-Kauen genutzt wurde
- 1500 v. Chr., Peru: in Gräbern Kokablätter als Grabbeigaben
- 1500, Nordosten von Südamerika: Gebrauch von Koka weit verbreitet; Peru: Koka-Kauen bei Inkas, Götterstatuen hielten Koka-Pflanzen in den Händen, kein Genußmittel der breiten Masse
- ca. 1550: zunehmende Ächtung des Koka-Genusses durch die spanischen Eroberer; Zerstörung der Inka-Kultur, Entwicklung vieler Tausender entgleister Konsumenten als Abhängige
- 1860, Deutschland: Synthetisierung von Kokain durch Niemann
- 1862: Von der Firma Merck hergestellt und auf den Markt gebracht.
- 1886: Aufdeckung von Kokainabhängigen
- 1910, Frankreich: in Paris Welle von Kokainismus im Kreise Intellektueller und Literaten

Liquid Ecstasy (Gamma-Hydroxybutyrat, GHB)

Es ist aufgrund des Szene-Jargons nicht klar, welche Substanz damit eigentlich gemeint ist. Am häufigsten wird jedoch Gamma-Hydroxybutyrat damit gemeint. Die Substanz wird auch mit „Liquid E“ oder „Liquid X“ bezeichnet (vgl. Bayerische Akademie für Suchtfragen, 1998c).

Herstellung: GHB ist ein Derivat der Gamma-Aminobuttersäure (GABA). Aus 4-Butyrolakton und Natronlauge wird die gut wasserlösliche Natrium-4-hydroxybuttersäure gewonnen.

Formel: $C_4H_8O_3$

Merkmale: Bei Raumtemperatur flüssig, unter 15° Celsius kristallin, farblos, geruchlos, salzig schmeckend, in der Szene meist in Fläschchen angeboten.

Wirkung: Euphorisierend und sedierend.

Handelsname: Somsanit.

Handelsform: 5 Spritzampullen à 10 ml (41,31 DM), am Schwarzmarkt in 40 ml Trinkfläschchen zu etwa 30 DM, in den USA ca. 2 DM.

Rechtslage: GHB unterliegt nicht dem BtMG, es ist jedoch strafbar aufgrund des Arzneimittelgesetzes.

Quellen: Liquid ecstasy ist auf Rezept in der Apotheke erhältlich, es kann auch über das Internet bezogen werden.

Geschichte:

- Anfang der 80er Jahre entwickelt, ursprünglich als Narkotikum ohne analgetische Wirkung
- Ende der 80er Jahre auch in der Bodybuilding-Szene zum Muskelaufbau (Stimulans des Wachstumshormons).
- Seit Frühjahr 1994 in der britischen Club- und Homosexuellenszene.

LSD (Lysergsäurediaethylamid)

Herstellung: LSD wird aus Indol-Alkaloiden des Mutterkorns gewonnen. Dabei handelt es sich um Sporenkapseln eines Pilzes, der auf Getreide (z. B. Roggen) vorkommt. LSD kann aber auch vollsynthetisch hergestellt werden. Die Synthese gelang 1938 dem Chemiker Dr. Hofmann. Die Substanz ist von der Herkunft dem Ergometrin, das in der Geburtshilfe verwendet wird, verwandt. LSD wird auch in Privatlabors hergestellt.

Formel:

LSD

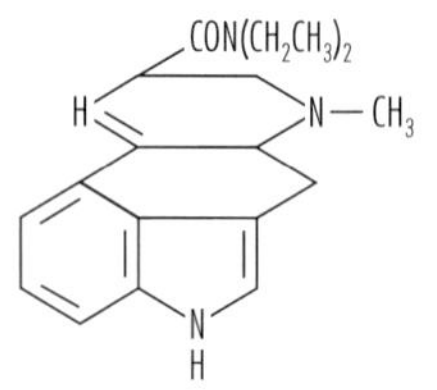

Abb. L-10: Strukturformel von LSD (Lysergsäurediethylester).

Handelsform: Kleine Tabletten, auch „Trips" genannt, mit 20 bis 150 µg Wirkstoffgehalt, manche beinhalten bis zu 300 µg. Es gibt LSD auch in Kapseln und auf Löschpapier aufgetränkt. Der Konsum erfolgt oral, also durch schlucken oder durch Zergehenlassen auf der Zunge. Auch das Eintauchen und Auflösen in Getränken wird beschrieben. Häufig sind Amphetamine oder Tollkirschenextrakte beigemengt. Nach kurzer Zeit ist eine Dosissteigerung erforderlich, um die gleiche Wirkung zu erzielen.

Epidemiologie: Die Anzahl der Konsumenten kann nicht genau angegeben werden. Es wird aber geschätzt, daß seit den späten 60er Jahren, als die Droge aufkam, mehrere 100 000 Pillen jährlich in der BRD umgesetzt werden. Das bedeutet, daß vielleicht 100 000 Konsumenten existieren könnten. Seit den frühen 90er Jahren findet LSD, gemeinsam mit Ecstasy in den Kreisen der Techno-Freaks wieder zunehmendes Interesse.

Wirkung: LSD ist das potenteste Psychodysleptikum – bereits 25 µg können zu intensiven Räuschen führen, üblicherweise sind Mengen von etwa 50 bis 100 µg erforderlich. Veränderungen der optischen Wahrnehmung stehen im Vordergrund mit scheinbar fluoreszierenden Farben, auch taktile Wahrnehmungsstörungen kommen vor, Veränderungen der Körperwahrnehmung treten auf, manchal mit der Folge, daß die Konsumenten glauben fliegen zu können, dieses auch versuchen und dann schwer stürzen. Veränderungen der Raumwahrnehmung mit Deformationen und Bewegungsillusionen treten auf, das Zeiterleben ist beeinträchtigt, akustische Reize scheinen sich in Farben umzuwandeln, das Denken ist hochgradig aufgelockert, weswegen einige Konsumenten das Gefühl haben, „kreativ" zu sein, Stimmungsschwankungen können in rascher Folge auftreten, der Konsument fühlt sich auf einer Reise (Trip).

Nebenwirkungen: Horrortrip, zeitliche und örtliche Desorientierung, schwere Halluzinationen, Wahnvorstellungen (Gefühl fliegen zu können mit tödlichen Abstürzen), Reizbarkeit, Unruhe, Angstpsychose, Verwirrtheit, Antriebssteigerung, Flash-back (Nachhallpsychose), weite Pupillen.

Nicht selten treten angstgeprägte Trips auf, die als „Horrortrips" bezeichnet werden. Dieses Risiko wird gemindert, wenn LSD in einer als angenehm erlebten Gruppe konsumiert wird (positives Setting). Wenn sich der Konsument in einer negativ gefärbten emotionalen Verfassung befindet, steht ebenfalls zu befürchten, daß er in unangenehme Zustände kommt (negativer Set). Besonders gefürchtet sind Wahnbildungen (z. B. „Ich bin Jesus"), die mehrere Tage bis zu Wochen anhalten können und in der Regel einen stationären psychiatrischen Aufenthalt erforderlich machen. Es ist noch ungeklärt, ob eine psychotische Prädisposition beim Konsumenten vorliegen muß, damit er unter LSD psychotisch dekompensiert. Manche Künstler haben Hunderte von LSD-Trips eingenommen, ohne psychotisch zu werden. Manche, die psychotisch wurden, haben nach Absetzen des LSD keine psychotischen Episoden mehr erlebt. Auch mehrere Monate nach dem letzten LSD-Trip können spontan „Nachräusche" (Flash-backs) auftreten.

Abhängigkeitspotential: Sowohl psychisch wie vor allem auch physisch sind keine Abhängigkeiten berichtet worden, die klinisch relevant sind. LSD kann nicht andauernd genommen werden, da dies mit einem einigermaßen geordneten Lebensstil nicht vereinbar ist.

Pharmakokinetik: Nach etwa 15 Min. hat die Organkonzentration ihr Maximum erreicht, 2 h nach der Einnahme sind bereits 90% in der Leber zu wasserlöslichen Abbauprodukten des LSD metabolisiert, die überwiegend über den Stuhl und zum Teil auch über den Urin ausgeschieden werden. Nur 0,01% der Substanz kommen im Gehirn an (Blut-Hirn-Schranke). Interessanterweise treten die psychischen Effekte erst etwa 1 bis 2 Stunden nach der Einnahme auf. Es dürften daher LSD-Metaboliten die entscheidenden Wirkung haben, oder es sind nichtlineare Effekte in anderen neurochemischen Systemen des Gehirns zu betrachten. Die Wirkdauer beträgt etwa 3–6 Stunden.

Pharmakologie: LSD ist sowohl ein Serotonin-Agonist wie auch ein Serotonin-Antagonist, außerdem sind Aktivierungen des noradrenegen Systems (Mydriasis, Puls- und Blutdruckanstieg) beschrieben.

Geschichte:
- 1943: Der Sandoz-Chemiker Hofmann entdeckte LSD-25 und stellte zufällig in einem nicht beabsichtigten Selbstversuch fest, daß dieser Stoff halluzinogene Eigenschaften hat. Seine Entdeckung rief auch beim Militär und bei Geheimdiensten größtes Interesse hervor und wurde dort als „Wahrheitsdroge" erforscht.
- 1952 untersuchte ein Psychiater, Dr. Osmond in Kanada, die psychedelischen Effekte. Aldous Huxley war ein prominenter Proband, bei dem er diese Wirkungen studierte. Huxley befaßte sich danach mit seinen Erfahrungen in dem Buch „The Doors of Perception" (1954, dtsch z.B. 1984). Auch Jack Nicolson und Cary Grant nahmen an Kreativitätsexperimenten unter LSD teil.
- Die Substanz wurde dann als Medikament bei analytischen Psychotherapien verwandt, später kam man davon ab.
- In den 60er Jahren war es insbesondere in Kalifornien die „bewußtseinserweiterende" Droge der Protestkultur und vor allem der Hippies und der Künstler.
- Anfang der 60er Jahre war der Psychologie-Professor Dr. Timothy Leary zunehmend von den Effekten psychodysleptischer Substanzen und insbesondere vom LSD begeistert und baute eine subversiv gedachte Drogenideologie auf („Politik der Ekstase", Leary 1970), der er nahezu sein ganzes Leben treu blieb und daher sukzessive in den Untergrund abtauchte. Das von ihm ausgegebene Motto war: „Turn on, tune in, drop out."
- 1965 errichtete Hollingshead in der Londoner City ein „World Psychedelic Centre", das die dortigen Rockmusiker anzog, aber 1967 bereits wieder schließen mußte.
- 1966 nahm Sandoz das Präparat vom Markt.
- Das National Institute of Mental Health (USA) postulierte 1978, daß LSD kein therapeutisches Potential besitzt.

Meskalin

Diese Substanz ist der Wirkstoff des Peyotl-Kaktus, der bei den Azteken und anderen indianischen Kulturen in religiösen Zusammenhängen verwendet wurde. Aldous Huxley hat in seinem Buch „Die Pforten der Wahrnehmung" (1984) die halluzinogenen Wirkungen beschrieben. Auch diese Substanz hat in den nordamerikanischen subkulturellen Kreisen der 60er Jahre als natürliche bewußtseinserweiternde Droge Furore gemacht.

Sie wird hier wegen ihrer geringen Bedeutung in Europa nicht weiter dargestellt.

Nikotin (bzw. Tabak)

Handelsformen: Wesentliche Handelsformen sind Zigaretten, Zigarren und Zigarillos, Pfeifentabak, Kau- und Schnupftabak.

Wirkungen: Nikotin stimuliert im Gehirn nikotinische Acetylcolinrezeptoren. Sie sind vor allem in der Großhirnrinde lokalisiert. Chronische Nikotinzufuhr führt zu einer erheblichen Toleranz. Bemerkenswert ist die Inhibierung der Monoaminooxidase B (MAO-B) durch Nikotin. Interessanterweise ist daher möglicherweise die Inzidenz von Morbus Parkinson bei Rauchern geringer. Nikotin führt zu:
- Aktivierung des antidiuretischen Hormons (ADH),
- Erhöhung von Noradrenalin und Adrenalin (Sympathikotonie),
- leichter Reduktion des Muskeltonus,
- Reduktion des Hungergefühls,
- Zunahme der Herzfrequenz,
- Anstieg von Blutdruck und Herzkontraktilität.

Für die Toxizität des Zigarettenrauchs sind Kohlenmonoxid und Teerkondensate besonders wichtig.

Nebenwirkungen und Pharmakologie: Beim Verbrennen von Tabak werden insgesamt rund 4000 Verbindungen freigesetzt, insbesondere teerhaltige, die krebserzeugende Effekte haben.

Pathologische Effekte sind
- Erhöhung von Fibronogen,
- HDL-Verminderung,
- erhöhte Blutviskosität und Thrombozytenaggregationsfähigkeit,
- akute Engstellung von arteriellen Blutgefäßen durch Erhöhung des Sympathikotonus,
- und atherosklerotische Gefäßschäden (wichtigste Langzeitschäden).

Eine Zigarette enthält zwischen 0,1 und 1,5 mg Nikotin, wovon ca. 70% tatsächlich inhaliert werden und in die Blutbahn gelangen. Die letale Dosis bei intravenöser Zufuhr wird für Nikotin mit etwa 60 mg angegeben.

Geschichte: Als Beispiel einer zunächst illegalen, dann legalen „kulturfremden" Droge einige Details: Das Tabakrauchen wurde im 16. Jahrhundert von der neuen Welt ausgehend von englischen, portugiesischen und spanischen Seeleuten in die ganze Welt gebracht. Im frühen 17. Jahrhundert war bereits eine weltweite Ausbreitung des Tabakrauchens festzustellen. König Jacob I. von England setzte sich daher bereits 1604 in einer Streitschrift gegen den Tabak, und zwar vor allem gegen den extremen Gebrauch, ein. Die Antitabak-Kampagne König Jacobs I. scheiterte jedoch. Bemerkenswert war der damalige starke Tabak- und Kaffeeimport nach England mit der Folge, daß die einheimische Ökonomie in England (und Deutschland) in Schwierigkeiten kam. Tabak (und auch Kaffee) bekamen allmählich das Image der Konsummittel der sozialkritischen Intellektuellen. So wurde 1633 in der Türkei sogar die Todesstrafe für den Genuß von Tabak verhängt. Durch Anhebung der Importzölle um 4000% (!) versuchte Jacob I. schließlich, den Konsumsitten entgegenzusteuern. Als Folge trat jedoch nur exzessiver Tabakschmuggel auf. Daraufhin errichtete Jacob I. das Tabakmonopol und begann allmählich, den Tabakhandel zu protegieren. Mit einer Preispolitik der mittelhohen Preise versuchte er, sowohl den Konsumanreiz zu dämpfen wie auch den Schmuggel nicht zu lukrativ zu machen.
Auch in Frankreich wurde Anfang des 17. Jahrhunderts der Tabakverkauf monopolisiert. Tabakrauchen ist vor allem seit der Nachkriegszeit in Form des Zigarettenrauchens in Europa verbreitet.

Eckpunkte der Kulturgeschichte des Tabakkonsums (aus Tretter 1998a):
- 1550, Europa: Tabak aus der Neuen Welt, Importmonopol
- 1573, England: Tabakrauchen eingeführt
- 1604: Streitschrift gegen Tabak von Jakob I
- 1619: Jakob I protegiert Tabakanbau in Kolonien
- 1647, Frankreich: Ludwig XIV errichtet Staatsmonopol für Tabak (Staatseinkünfte!)
- 1998, USA: Zigarettenindustrie wird zur Unterstützung der Krebshilfe verurteilt

Opioide (bzw. Opiate)

Der Ausdruck „Opiate" bezeichnet traditionell Opium, während der Ausdruck „Opioide" die halbsynthetischen und synthetischen Derivate von Opiaten bezeichnet. Es müßte daher einen dritten Oberbegriff geben, da es sowohl falsch ist, alle Opiate als Opioide zu bezeichnen, wie auch die Opioide unter Opiate zu subsumieren. Dies wird auch in der ICD 10 („Opioide") wie in der DSM-IV („Opiate") unterschiedlich gehandhabt. Hier wird zur sprachlichen Vereinfachung der Term „Opiate" im weiteren Sinne gewählt. Das besonders problematische Heroin wird unter „Heroin" beschrieben.

Herstellung: Opiate werden aus Mohn gewonnen, es gibt kulturspezifisch unterschiedliche Verfahren der Weiterverarbeitung, Heroin wird synthetisch hergestellt.

Wirkungen: Beruhigend, entspannend, schmerzlösend, schlaffördernd und bewußtseinsmindernd.

Nebenwirkungen: Atemdepression, Mydriasis.

Formeln:

Morphin
Morphium

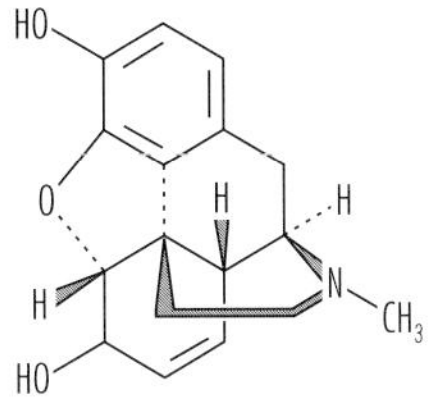

Codein
3-ortho-Methyl-Morphin

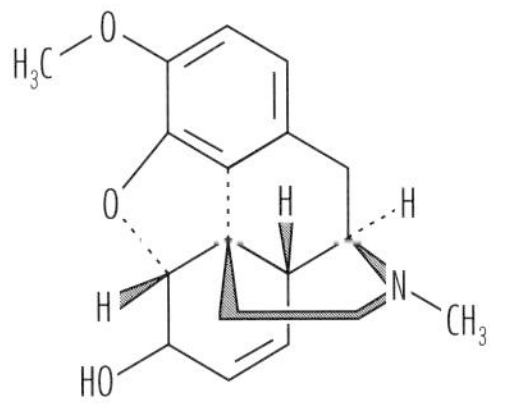

Methadon

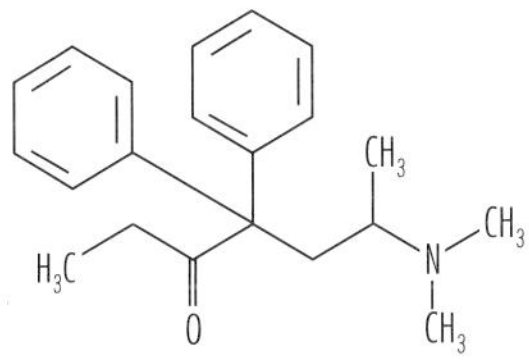

Abb. L-11: Strukturformeln wichtiger Opiate.

Abhängigkeit: Sehr hohes Abhängigkeitspotential, oft sukzessive Dosissteigerung und körperliche Abhängigkeit in wenigen Monaten. Entzugssymptome sind Unruhe, Muskel- und Gliederschmerzen, Erbrechen, Durchfall, Kälteschauer, Schwitzen.

Besonderheiten: Bei intravenöser Verabreichung Einstichstellen sowie Löffel und Zitronensäure als Zubereitungshilfen bei Heroin-Fixern.

Applikationsformen:
- Heroin: Merkmale: weißes oder braunes Pulver. Konsum: Spritzen, Schnupfen, Schlucken, Rauchen (Opium).
- Opium, Rohopium: Merkmale: braune Kugeln. Konsum: Rauchen.
- Morphium: Tabletten, Kapseln, Ampullen oder Klumpen.

Häufige *therapeutisch* verwandte Präparate sind Polamidon R, Methadon, Buprenorphin, Codein und Fentanyl (siehe auch Kap. K. „Medikamentenliste").

Geschichte:
- 4000 v. Chr.: Schlafmohn wird als Heilpflanze und auch als Rauschdroge bei Sumerern und Ägyptern verwendet.
- 2000 v. Chr.: die öligen Samen des Mohns werden in der chinesichen Medizin als Schmerzmittel verwendet.
- 300 v. Chr.: in Griechenland als Schlaftrunk.
- 750 n. Chr.: Araber bringen Mohn von der Türkei nach Persien, Indien und China.
- 1500: Opiumessen im Iran und der Türkei. Tibet: Opiumessen wird zur Gewohnheit. Deutschland: Paracelsus beschreibt Laudanum als Arzneimittel, bestehend aus Alkohol und Opium.
- 1650: China: Opiumrauchen kommt auf.
- 1729, China: Kaiser Yung Ching erläßt Verbot des Opiumrauchens wegen Suchtanzeichen (wenig Erfolg!).
- 1804: Morphium (Morphinbase) als schlafmachender Wirkstoff im Opium identifiziert durch den Apotheker Friedrich Wilhelm Sertürner.
- 1828: als Morphin von der Firma Merck kommerziell verwendet. Anwendung im deutsch-französischen Krieg, mit der Folge der Morphinabhängigkeit vieler Verwundeter.
- 1834–1842: China führt (und verliert) Opiumkrieg mit England, das seine „Handelsfreiheit" verteidigt.
- 1850: Etwa 100 Mio. Opiumkonsumenten in China.
- 1879: suchtbildende Eigenschaft des Morphins von Louis Lewin nachgewiesen.
- 1906: China: Einschränkung des Mohnanbaus und schwerste Strafen bei heimlichem Anbau.
- 1907: Antidrogenkonferenz in Shanghai formuliert Kritik am Opiumkonsum.

PCP (Phencyclidin, „Angel Dust")

Wirkungen: Ca. 30 Minuten nach oraler Aufnahme von etwa 10 mg tritt eine Enthemmung auf, und bald stellen sich Halluzinationen ein. Die Wirkung dauert etwa 6 Stunden lang an.

Nebenwirkungen: Nystagmus, Ptosis, Analgesie, Ataxie, Muskelstarre, Halluzinationen, auch Somnolenz kann vorkommen, innere Unruhe, Magenkrämpfe, Konzentrationsstörungen Desorientierung, nach längerem Gebrauch Depressionen.

Pharmakologie: Etwa 18 Stunden Halbwertzeit, nicht kompetitiver NMDA-Rezeptoren-Antagonist (Glutamat-Unterfunktion)

Geschichte:
- 1926 synthetisiert und als Anästhetikum in der Veterinärmedizin verwandt.
- 1963 als Medikament eingesetzt.
- 1967 als Straßendroge verwandt.
- 1977 in Deutschland als Droge verwendet.
- 1985 unter Betäubungsmittelgesetz subsumiert.

Psilocybin

Es handelt sich hier um eine Flüssigkeit, die aus dem mexikanischen Psilocybe-Pilz extrahiert wird.

Auch diese Substanz ist klinisch kaum relevant, es gibt jedoch in jugendlichen Subkulturen eine gewisse Anzahl experimenteller Konsumenten.

Sprache der Drogenszene

In alphabetischer Reihenfolge sind die gängigsten umgangssprachlichen Ausdrücke aufgezählt, die von Drogenkonsumenten und -abhängigen unterschiedlicher „Szenen“ und Drogenmilieus verwendet werden. Die Kenntnis dieser Vokabeln kann die Kommunikation und insbesondere die Anamneseerhebung – gerade auch bei verbal weniger differenzierten Patienten – erheblich erleichtern. (veränd. nach Gölz und Steffan (1998): Moderne Suchtmedizin. Glossar Drogensprache. 1A6-1998-6-A6)

A

abchecken: überprüfen der Situation oder einer Person
abdröhnen: unter Drogenwirkung stehen
Abflug machen: flüchten
Abgang: Tod
ablinken: betrügen
abrippen: betrügen
abziehen: betrügen
Acid: LSD
Affe: Entzug
Äitsch: Heroin, H. Englisch ausgesprochen
an der Nadel hängen: i.v. drogenabhängig sein
anfixen: auf i.v. (Heroin-)Konsum bringen
Angel Dust: Phencyclidin (PCD)
anschaffen: sich prostitutieren
antesten: die Droge vor Kauf oder vollem Konsum ausprobieren
anturnen: starker, als positiv erlebter, eher aktivierender Drogeneffekt
Apo-Bruch: Apothekeneinbruch
astrein: hochwertig
auf Äitsch sein: unter Heroin stehen bzw. davon abhängig sein
auf Trip sein: unter LSD stehen
aufkochen: Herion verflüssigt auf dem Löffel erhitzen, um es für die Injektion vorzubereiten
aufreißen: Drogen besorgen, Geld für Drogen besorgen, ein Geschäft auftun, eine neue Drogenquelle auftun

B

Bonbon: Papierstückchen, Zuckerwürfel o. ä. mit LSD („ein Bonbon essen")
Bowl: Haschischpfeife
breit sein: Zustand nach höherdosierter Injektion oder Einnahme von Tabletten oder Haschischinhalation
Brief/Briefchen: zusammengefaltetes Papier mit einer Ration pulverisierter Drogen
Brocken: Haschischstück
Brown sugar: Heroinart in brauner Brösel-/Kristallform (der Begriff wurde insbesondere durch ein gleichnamiges Lied der Rockgruppe Rolling Stones bekannt)
Brownies: Haschisch-/Marihuanaplätzchen
Bruch: Einbruch
Bullenparanoia: übertriebene, z. T. grundlose Angst vor polizeilicher Verfolgung (typisch als Folge längeren hochdosierten Amphetamin-/Kokainkonsums)
Bunker: Szenejargon für Drogenversteck
Business: Drogenkauf-/-verkaufaktivitäten
Bust: Razzia, Verhaftung, Durchsuchung, Beschlagnahme von Drogen

C

Cactus: Mescalin, Peyote
Captas, Cappis: Captagontabletten
Cash: Bargeld, Barzahlung
Chappos: Zigeuner;Schlagwerkzeug
Checken: Drogen kaufen/verkaufen; eine Aufgabe erledigen/einer Situation gewachsen sein; etwas schnell begreifen/verstehen; einen Täuschungs-/Betrugsversuch erkennen
Checker: Verkäufer/Vermittler auf der untersten Ebene der (Dealer-)Handelshierarchie
Chemie: Medikamente („Ich fresse keine Chemie")
Chicks: jüngere weibliche Szenenangehörige; allgemein: Mädchen/junge Frauen
Chillum: Haschischpfeife (nicht gebogen, mit konischem Brennraum)
Chipper: Gelegenheitskonsumenten von Heroin, die nicht kontinuierlich Drogen nehmen
clean: frei von Drogen
cleanes Besteck: steriles Spritzbesteck
Cocktail: Mischung mehrerer Drogen, z. B. Heroin und Cocain oder unterschiedlicher Medikamente
Codis: Codeintabletten oder -kapseln
Coffee-Shop: Lokale in Holland, in denen Haschisch/Marihuana legal verkauft und konsumiert wird
Coke: Kokain
Cold turkey: Drogenentzug ohne Ersatzmittel
Connection: Geschäftsbeziehung zwischen Käufer/Verkäufer; Bezugsquelle für Drogen
Cooker: Löffel zum Aufkochen von Heroin
Cookies: Plätzchen mit Marihuana, Haschisch, halluzinogenen Pilzen
cool: ruhig, ungefährlich, vertrauenswürdig, attraktiv, abweisend, unnahbar, zur Szene gehörig
Cop: Polizist
Crack: Cocainbase, wird geraucht/inhaliert

D

Dealer: Drogenhändler
dicht sein: nach Drogenkonsum kaum/nicht ansprechbar sein
Doc: Arzt/Ärztin
Dope: Drogen aller Art
down sein: erschöpft sein, „ausgepowert" sein
Downer: Beruhigungsmittel, meist Benzodiazepine
drauf sein/drauf hängen: drogenabhängig sein
Dreck: stark verschnittenes Rauschgift mit geringer Wirkung; „Ware", die kein Rauschgift enthält, z. B. Milchzucker, pulverisierte Medikamente, Henna
Drobse: Drogenberatungsstelle
Drogis: Drogenkonsumenten/-innen

Dröhnung: akuter, ausgeprägter Rauschzustand („Ich gebe mir eine Dröhnung")
Druck: Drogeninjektion
Dünner: Verdünnung, die als Schnüffelstoff mißbraucht wird
durchziehen: Cannabis rauchen („Einen durchziehen")

E

Ecstasy: auch XTC, Amphetaminderivat (meist Methylendioxymethamphetamin = MDMA), verbreitete Techno- u. Rave-Partydroge
Eigenanbau: selbstangebautes Cannabis („Eigenanbau rauchen")
einfahren: verhaftet werden, ins Gefängnis kommen
einsteigen: mit Handelsaktivitäten beginnen; ein Geschäft machen; Begeisterung für etwas empfinden („Auf die Musik steig ich ein"); mit dem Konsum einer Droge beginnen („Auf H einsteigen")
einwerfen/einschmeißen: Drogen oral applizieren (Medikamente, LSD)
Engelsstaub: Phencyclidin (PCD)
Epi: epileptischer Anfall
Ex-User: ehemaliger Drogenkonsument

F

Farbenflash: farbenprächtige Halluzination insbesondere nach LSD-Konsum
feeling: angenehmes Gefühl durch Drogenwirkung
Fett: Geld
fett sein: Drogenwirkung zeigen; vergleichsweise viel Geld besitzen
Filmen, Film erzählen: die Unwahrheit erzählen, mit einer Geschichte täuschen
Filmriß: Bewußtlosigkeit; fehlendes Erinnerungsvermögen an einen Zeitraum während bzw. nach dem Drogenkonsum
Filter auskochen: Auskochen des Filters auf dem Löffel; der Sud mit Resten, z. B. von Heroin, wird dann injiziert
filtern: um Rückstände nach dem Aufkochen von Heroin zurückzuhalten, wird die Flüssigkeit gefiltert in die Spritze gezogen, z. B. unter Verwendung eines Zigarettenfilters
Fixer: Abhängiger intravenös applizierter Drogen (zumeist Heroin)
Flash: orgiastischer Lustzustand nach Drogeninjektion
Flashback: Echorausch, d. h. plötzliches Wiederauftreten der Drogenwirkung ohne erneute Einnahme (z. B. bei LSD)
Flattermann: entzugstypisches Zittern; Zittern aus Angst
Fliege machen: fliehen; verschwinden
fliegen: unter LSD-Einwirkung stehen
Flocken: Geld
flüssig sein: Bargeld besitzen
Folie rauchen: Inhalation des auf Alufolie erhitzten Heroins
Fotzen schlagen, - zusammenschlagen: Frauen laufen lassen; Frauen auf den Strich schicken
Freak: Drogenkonsument/in; Szeneangehörige
Front loading: Aufziehen des aufgekochten Heroins aus der (blutkontaminierten) Spritze eines anderen; Praxis beim gemeinsamen Aufkochen, um größte Verteilungsgerechtigkeit walten zu lassen

G

Ganja: Marihuana
gebusted werden: Entdeckung von Drogen bei einer Polizeikontrolle oder Hausdurchsuchung
Generalbeichte: umfassende Aussage bei der Polizei bzw. im Strafverfahren über Szenegeschehnisse und andere Drogenkonsumenten
gewogenes Gramm: volles Gramm einer Droge im Gegensatz zum „Straßengramm" (0,7–0,8 g) zum Kauf/Verkauf von Drogen
Giftgeilheit: unstillbares Verlangen nach dem Konsum einer Droge (insbesondere vor einem Rückfall)
Gilb: Gelbsucht, Hepatitis
goldener Schuß: versehentliche oder suizidale intravenöse Injektion einer Überdosis Heroin
Grammdealer: Verkäufer von Mengen im Grammbereich auf der untersten Stufe der Drogenhandelshierarchie
Gras: Marihuana
grüner Türke: Haschisch aus der Türkei
Gummi: Gummi zum Abbinden proximal der Injektionsstelle; Kondom
Gun: Injektionsspritze
gut drauf sein: allgemein: sich gut fühlen; sich nach dem Drogenkonsum angenehm fühlen; in der aktuellen Karrierephase relativ hochdosiert Drogen konsumieren
gute Adresse: zuverlässige Bezugsquelle, die gute Drogenqualität („Stoff") zu einem akzeptablen Preis liefert; Ärzte, die problemlos Medikamente/Ersatzdrogen oder Ausweichmittel verschreiben

H

H: Heroin (gesprochen: Äitsch)
hacken: Zubereiten von Drogen (z. B. Kokain, Amphetamin) zum Schnupfen durch zerhakkendes Pulverisieren der Krümel z. B. mit einer Rasierklinge

Hallus: Halluzinationen
Hanf: Cannabis
hängenbleiben: nachhaltige, längerdauernde Störung der psychischen Verfassung infolge des Konsums halluzinogener Drogen („Auf einem Trip hängenbleiben")
hart drauf sein: stark abhängig sein, insbesondere von Heroin. Amphetamin, Cocain; rücksichtslos, skrupellos sein (auch: heavy drauf sein)
Hasch: Haschisch
Hausdealer: in einem Haus (z. B. in einem Lokal) operierender, tolerierter Stammverkäufer von Drogen
Hawai-Gras: Cannabis aus Hawai
Henna: pflanzliches Haarfärbemittel, das in betrügerischer Absicht als Haschisch verkauft wird
H-geil: unstillbares Verlangen nach dem Konsum von Heroin und dem dadurch bedingten Initialeffekt
high: unter Drogeneinfluß stehend
Hit: von Heroin
homegrown: selbstangebautes Marihuana
Hook: Entzug („hookig sein")
Horror/Horrortrip: durch den Drogenkonsum bewirkte, schlechte, bedrohliche, verängstigte Stimmungslage; vor allem bei Konsum von LSD
Hunderter-Pack/Päckchen: in Papier verpackte pulverisierte Drogen im Wert von 100 DM
Hunderter-Piece: Haschisch im Wert von 100 DM
Hunni: 100 DM
Hupfla: Psychiatrie, in Anlehnung an den früher gebrauchten Begriff Heil- und Pflegeanstalt

J

Jamaika-Gras: Marihuana aus Jamaika
Jumpingjack flash: Initialeffekt bei Heroininjektion (gleichnamiges Lied der Popgruppe Stones)
Junkie: meist für die sozial/körperlich am weitesten heruntergekommenen Heroinabhängigen gebraucht

K

Kanone: Spritze
Kick: Szenejargon für die initiale Euphorie nach der Heroin- oder Cocaininjektion
Kies: Geld
Kiffen: Cannabis rauchen
Kiste: Gefängnis
Kleber: Klebstoff, der geschnüffelt wird
Klinge: Rasierklinge zum Zerhacken und Pulverisieren von Schnupfdrogen; Drogenkonsumenten „mit Stil" benutzen goldene Klingen
Koks: Kokain
Kommission: Überlassen von Drogen an eine andere Person zum Weiterverkauf bei Abrechnung nach erfolgtem Verkauf
Küche: (Heim-)Labor zur Herstellung synthetischer Drogen, insbesondere von Amphetaminen

L

Libanese: roter Haschisch aus dem Libanon
Line/Linie: in dünner Linie auf einem Spiegel angeordnete Portion von Schnupfdrogen (meist Kokain); Vene zur Injektion („mainline"); Linie von Nadelstichen entlang einer Vene („main line")
linken: täuschen, betrügen
linkes Gift: schlechter, verschnittener Stoff mit geringem Wirkstoffgehalt und/oder Nebenwirkungen; Droge, die nicht erwartete unangenehme Wirkungen hervorgerufen hat („linker Trip")
Löffel: Kaffeelöffel zum injektionsvorbereitenden Aufkochen von Drogen (Heroin); kleine (Gold-)Löffelchen zum Portionieren/Schnupfen von Kokain
Löffel abgeben: an einer Überdosis sterben
Lutscher: mieser Typ, Versager

M

magic: halluzinogen, übersinnlich
magic mushrooms: halluzinogen wirkende Pilze
Marokkaner: Haschisch aus Marokko
Meter: Szenejargon für 1 ml Polamidon/Methadon
Methadon: vollsynthetisches Opioidanalgetikum
Milchzucker: mit Milchzucker wird Heroin gestreckt; gelegentlich wird Milchzucker in betrügerischer Absicht als Heroin verkauft
Mohn: Schlafmohnkapseln, aus denen gelegentlich ein Tee gebraut wird
Moos: Geld
Morgendruck: erste Drogeninjektion am Morgen
Munchies: Heißhunger insbesondere auf Süßigkeiten nach dem Haschischrauchen

N

nachdrücken: zweite Injektion nach einer ersten (Test-)Injektion
nachwerfen: erneute Einnahme eines LSD-Trips, wenn die Wirkung des zuerst eingenommenen (Test-)Trips nachläßt
Nadel: Injektionsnadel
Nase: häufig benutzter Ausdruck von Konsumenten von Schnupfmitteln (meist Kokain): „eine Nase ausgeben", „eine Nase nehmen"
Needle sharing: gemeinsames Benutzen von Nadeln und Spritzen bei intravenösem Drogenkonsum

O

O: Opium
Öl: Haschischöl
overdose: Überdosis

P

papers: Papier zum Rollen eines Joints (Spezialpapier)
Paranoia: Angstzustand mit Verfolgungswahn, insbesondere nach dem Konsum halluzinogener Drogen, aber auch von Amphetamin
Peyote: mescalinhaltiger Kaktus
Pfund: 20-Mark-Schein
piece: Haschischstückchen
Pillenfresser: Medikamentenkonsument
Pilze: halluzinogen wirkende Pilze
Pinkelprobe: Urinabgabe für Drogenscreening
Platte: in Plattenform gepreßtes Haschisch; auch: Obdachlosenszene
Pola: Szenejargon für L-Polamidon
Poppies: Schlafmohnkapseln
Pot: Haschisch (Harz)
Privatconnection: Drogen(bezugs)verbindungen
Puder: Drogen in Puderform (Heroin, Kokain, Amphetamin)
Pulver: Drogen, ggf. spezieller in Pulverform (Heroin, Kokain, Amphetamine); Bargeld
Pumpe: Spritze
Pusher: Straßenhändler für Heroin

Q

quatschen: bei polizeilicher oder justizieller Vernehmung belastende Aussagen machen

R

Rakete: große Haschischzigarette
Rasierklinge: Rasierklinge zum Zerhacken und Pulverisieren von Schnupfdrogen wie Amphetamin, Cocain usw.
Ratte: „mieser Typ"
Rauch: Rauchware (Haschisch, Marihuana, auch Opium)
Rauchpiece: Haschischmenge in Form einer Konsumeinheit (1 Joint)
RD: Rauschgiftfahndung/Drogendezernat der Polizei
Reinemachen: Aussage bei der Polizei bzw. vor Gericht, bei der eine Person alle eigenen Drogenaktivitäten bzw. das Wissen über andere Drogenkonsumenten offenbart
reinjagen: hastig, schnell injizieren
reinziehen: Rauchen von Drogen
relaxed: entspannt
Remmis: Remedacenkapseln (Codeinpräparat)
Rezept: Rezept für Medikamente; Herstellungsanleitung für Drogen, z. B. Amphetamine, LSD usw.
Riegel: Verkaufseinheit von Amphetamin/Kokain auf Endverbraucherebene, die pulverförmige Substanz wird z. B. in Strohhalmabschnitte („Riegel") eingeschweißt
rippen: betrügen, bestehlen
Rocks: Heroin in Krümelform
Rohips: Rohypnoltabletten
Rohr: rohrförmig gedrehte Haschisch-/Marihuanazigarette; rohrförmiges Rauchutensil aus Ton, Glas o. ä.
Röhrchen: Utensil von Schnupfdrogenkonsumenten, mit dem die pulverförmige Substanz in die Nase gezogen wird; verwendet werden z. B. gekürzte Strohhalme, zusammengerollte Geldscheine oder Silberröhrchen
runterdrücken: Herunterdosieren einer Spritzdroge in einem Zeitraum
runterkommen: Nachlassen der Drogenwirkung („Ich bin langsam runtergekommen"); nicht mehr runterkommen: nicht aufhören können („Von den Tabletten nicht mehr runterkommen")

S

safe: zuverlässig, vertrauenswürdig, verschwiegen gegenüber der Polizei
safer use: Vorsichtsmaßnahmen bei der Injektion von Drogen, um die Übertragung von HIV und Hepatitis zu verhindern und injektionsbedingte Organschäden sowie lokale Defekte zu vermeiden
sauber sein: keine Drogen konsumieren
Säure: LSD, Zitronensäure
Schleppscheiße: Szenejargon für Impetigo contagiosa, durch Staphylokokken und Streptokokken hervorgerufene Eiterflechte bzw. scharfrandige Geschwüre der Hautoberfläche
Schmier/Schmierlappen: Polizei
Schnalle: Prostituierte
Schnellmacher: Drogen/Medikamente mit aufputschender Wirkung (Amphetamine, Ecstasy)
Schotter: Geld
Schuß/schießen: Szenejargon für intravenöse Injektion
schußgeil: starkes Verlangen nach einer Injektion
Seeds, Samen: Cannabissamen (zum Eigenanbau)
Seuche: AIDS
Shake: allergische Reaktion auf Streckmittel
Shit: Haschisch oder Marihuana
Sieb, Siebchen: kleines Metallsieb, das unter dem Haschisch in einer Haschischpfeife liegt
singen: bei der Polizei oder vor Gericht eine Aussage machen, die andere belastet

sniefen: Kokain, Heroin oder Amphetamin werden durch Röhrchen ins Nasenloch gesogen (auch: „sniffen")

Sonntagsschuß: Gelegenheitskonsum, insbesondere am Wochenende; Injektion, die besonders stark wirkt

Sore (gesprochen: schore): Drogen

space cake: Kuchen, in den Rauschmittel gebacken sind, z. B. Cannabis, halluzinogene Pilze

spaced out: völlig abgetreten sein, d. h. einen schweren Rausch haben, ggf. auch eine Psychose insbes. nach Halluzinogen-Konsum

spacy: halluzinogen wirkend

speed: Aufputschmittel, Amphetamine

Spiegel: kleiner Glasspiegel, auf dem Drogen wie Kokain oder Amphetamin mit einer Klinge pulverisiert und dann linienförmig angeordnet werden: die „Lines" werden dann mit einem Röhrchen in die Nase gesogen

Spitzelparagraph: Kronzeugenregelung § 31 BtMG

Spoon: Löffel zum Aufkochen von Drogen (Heroin); auch kleines Löffelchen zum Schnupfen von pulverisierten Drogen (Kokain, Amphetamin)

stier sein: kein Geld/keine Drogen haben

stoned: unter (starker) Drogenwirkung stehend

straight: gut angezogen, bürgerlich, ehrlich, cool

strange: seltsam, merkwürdig

Straße: linienförmige Einstiche entlang einer Vene

Straßengramm: die auf der Straße als 1 g angebotene Drogenmenge: das Straßengramm liegt mit 0,7–0,8 g unter dem „gewogenen" Gramm (=1 g)

strecken: Vermischen von Drogen mit quantitätssteigernden Beimengungen (z. B. Milchsäure)

Streedes: Streetworker

Streifen: Handelseinheit bei Tabletten, die in viereckiges Plastik eingeschweißt sind

Strich: Ort, an dem sich Prostituierte aufhalten; Maßeinheit auf einer Injektionsspritze

Strumpf: Kondom

Sweets/sweeties: Süßigkeiten (bevorzugt nach dem Cannabisrauchen)

T

Trip: Zustand nach dem Konsum halluzinogener Drogen; eine Konsumeinheit halluzinogener Drogen (z. B. LSD, gepreßt in Tablettenform oder auf Würfelzucker bzw. Papierstückchen aufgeträufelt)

Turkey: Szenejargon für Entzugssymptomatik („cold turkey")

Tüte: konische Haschisch-/Marihuana-Zigarette

U

Uppers: anregende, aufputschende Drogen (insbesondere Amphetamine, Ecstasy) im Gegensatz zu „Downers" (Cannabis, Opiate u.v.m.)

V

voll sein: unter starker Drogenwirkung stehen

Vollballern, Volldröhnen, volldrücken, vollknallen: eine hohe Dosis injizieren

Z

zu sein: unter starker Drogenwirkung stehen

zudröhnen: eine relativ hohe Drogendosis konsumieren

zugeknallt sein: unter starker Drogenwirkung stehen

Verzeichnis von Selbsthilfegruppen, Dachverbänden der Träger der Suchtkrankenhilfe und Forschungsinstituten

Deutschland

Informationszentralen, Selbsthilfegruppen und Beratungsstellen

Freundeskreise für Suchtkrankenhilfe Bundesverband e. V.
Kurt-Schumacher-Str. 2
34117 Kassel
Tel.: 0561-780413
Fax: 0561-711282
E-Mail: mail@freundeskreise-sucht.de
Web: www.freundeskreise-sucht.de

Bundesverband für stationäre Suchtkrankenhilfe e. V.
Kurt-Schumacher-Str. 2
34117 Kassel
Tel.: 0561-779351
Fax: 0561-102883
E-Mail: buss@suchthilfe.de
Web: www.suchthilfe.de

Selbsthilfe junger Abhängiger – bundesweite Koordinationsstelle der Caritas
Große Hamburger Str. 18
10115 Berlin
Tel.: 030-2805112
Fax: 030-2826574

Substituierte – JES-Selbsthilfenetzwerk
c/o Deutsche Aidshilfe (DAH)
Postfach 149
10921 Berlin
Tel.: 030-6900870
Fax: 030-69008742

Alkoholabhängigkeit

Anonyme Alkoholiker Deutschland (AA)
Postfach 460227
80910 München
Tel.: 089-3164343 oder -3169500
Fax: 089-3165100

Blaues Kreuz in Deutschland e. V.
Bundesgeschäftsstelle
Freiligrathstr. 27
42289 Wuppertal
Tel.: 0202-6200341
Fax: 0202-6200381

Blaues Kreuz in der Evangelischen Kirche Deutschland e. V.
Bundesverband
Eiderstr. 68
24768 Rendsburg
Tel.: 04331-593219
Fax: 04331-56015

Deutscher Frauenbund für alkoholfreie Kultur
Kurt-Tucholsky-Str. 7
63329 Egelsbach
Tel.: 06103-42731
Fax: 06103-42731

Deutscher Guttempler Orden (I.O.G.T.) e. V.
Adenauerallee 45
20097 Hamburg
Tel.: 040-245880
Fax: 040-241430

Kreuzbund e. V.
Bundesgeschäftsstelle
Postfach 1867
59008 Hamm
Tel.: 02381-672720
Fax: 02381-6727233

Bund alkoholfrei lebender Kraftfahrer e. V.
Bundesverband
Karlstr. 13
46145 Oberhausen
Tel.: 0208-633147
Fax: 0208-633763

Alkoholselbsthilfe für Angehörige

Al-Anon-Familiengruppen
Emilienstr. 4
45128 Essen
Tel.: 0201-773007
Fax: 0201-773008

Alkoholselbsthilfe für Ärzte

Anonyme Ärzteselbsthilfegruppe der AA
Bahnhofstr. 36
86971 Peiting
Tel.: 08861-6115
Fax: 08861-693241

Fachverbände

Fachverband Sucht e. V.
Adenauerallee 58
53113 Bonn
Tel.: 0228-261555
Fax: 0228-215885

Deutsche Hauptstelle gegen die Suchtgefahren (DHS) e. V.
Westring 2
59065 Hamm
Tel.: 02381-90150
Fax: 02381-901530
E-Mail: info@dhs.de
Web:www.dhs.de

Gesamtverband für Suchtkrankenhilfe im Diakonischen Werk der Evangelischen Kirche Deutschlands e. V.
Kurt-Schumacher-Str. 2
34117 Kassel
Tel.: 0561-109570
Fax: 0561-778351

Verband ambulanter Beratungsstellen für Suchtkranke/Drogenabhängige e. V.
Karlstr. 40
79104 Freiburg
Tel.: 0761-200363
Fax: 0761-200350

Fachverband Drogen und Rauschmittel (FDR) e. V.
Odeonstr. 14
30159 Hannover
Tel.: 0511-1316474
Fax: 0511-18326

Fachverband freier Einrichtungen in der Suchtarbeit (FES) e. V.
Königstr. 12
90402 Nürnberg
Tel.: 0911-206090
Fax: 0911-227722

Forschungsinstitute

Deutsche Gesellschaft für Suchtforschung und Suchttherapie e. V.
Wilhelmstr. 125
59067 Hamm
Tel.: 02381-417998
Fax: 02381-417999

Institut für Therapieforschung
Parzivalstr. 25
80804 München
Tel.: 089-360804 10
Fax: 089-360804 19

Bayerische Akademie für Suchtfragen e. V.
Landwehrstr. 61 – 63
80336 München
Tel.: 089-530730-0
Fax: 089-530730-19

Zentrum für interdisziplinäre Suchtforschung (ZIS) der Universität Hamburg
Martinistr. 52
20246 Hamburg
Tel.: 040-428035121
Fax: 040-428035121

Österreich

Informationszentralen, Selbsthilfegruppen und Beratungsstellen

Fonds Gesundes Österreich
SIGIS - Service- und Informationsstelle für Gesundheitsinitiativen und Selbsthilfegruppen
Laxenburgerstr. 36
A-1100 Wien
Tel.: 0043-1-7 11 72 43 67
Fax: 0043-1-7 11 72 43 98

Anonyme Alkoholiker (AA)
Zentrale Kontaktstelle
Barthgasse 5
A-1030 Wien
Tel.: 0043-1-7 99 55 99

Blaues Kreuz in Österreich
(Alkohol- und Medikamentenabhängigkeit)
Hauptgeschäftsstelle
Seeblick 37
A-9560 Feldkirchen
Tel.: 0043-4276-56 94

Bundesverband Elternkreis Drogengefährdeter und Drogenabhängiger
Münzgasse 1/34
A-5020 Salzburg
Tel.: 0043-662-84 07 34
Fax: 0043-662-84 01 80

Grüner Kreis
Verein zur Rehabilitation und Integration ehemals suchtkranker Personen - Zentralbüro
Nr. 254
A-2872 Mönichkirchen
Tel.: 0043-2649-83 06, 235, 241
Fax: 0043-2649-83 07

Beratungsstelle des Anton-Proksch-Instituts für Alkoholkranke und Medikamentenabhängige
Stiftung Anton-Proksch
Wiedner Hauptstr. 105
A-1050 Wien
Tel.: 0043-1-5 44 43 76
Fax: 0043-1-5 45 63 09

Informationsstelle für Suchtprävention
Alser Str. 20
A-1090 Wien
Tel.: 0043-1-53 11 48 58 10
Fax: 0043-1-53 11 49 98 58 10

Fachverbände

Verein der Österreichischen Drogenfachleute ÖVDF
(Jugend- und Drogenberatungsstelle)
Richard-Wagner-Str. 3
A-4600 Wels
Tel.: 0043-7242-4 52 74

Psychosoziale Dienste in Wien (PDS)
Kuratorium für psychosoziale Dienste
Gonzagagasse 15
A-1010 Wien
Tel.: 0043-1-5 33 37 71
Fax: 0043-1-5 33 37 71 11

Forschungsinstitute

Ludwig-Boltzmann-Institut für Suchtforschung
Mackgasse 7-9
A-1237 Wien
Tel. 0043-1-8 88 25 33/113

Schweiz

Informationszentralen, Selbsthilfegruppen und Beratungsstellen

Blaues Kreuz Basel-Stadt
Beratungs- und Präventionsstelle
Peterskirchplatz 9
CH-4051 Basel
Tel.: 0041-61-2 61 56 13
Fax: 0041-61-2 63 94 70

Alkohol- und Suchtberatung
(Fachstelle für Suchtfragen und Prävention)
Aegeristr. 56
CH-6300 Zug
Tel.: 0041-41-7 28 35 16
Fax: 0041-41-7 28 24 63
E-Mail: asb@zug.ch
Internet: www.zug.ch/fsp

offene tür zürich
Beratungsstelle
Beethovenstr. 45
CH-8002 Zürich
Tel.: 0041-1-2 02 30 00

DAJ Zürich
Angehörigenvereinigung drogenabhängiger Jugendlicher
Seefeldstr. 128
CH-8034 Zürich
Tel.: 0041-1-3 81 32 00
Fax: 0041-1-3 81 37 70

Arbeitsgemeinschaft Tabakprävention AT Schweiz
Effingerstr. 40
CH-3001 Bern
Tel.: 0041-31-3 89 92 46
Fax: 0041-31-3 89 92 60
E-Mail: 106071.1536@compuserve.com

Fachverbände

SAKRAM
Schweizerische Arbeitsgemeinschaft
der Kliniken und Rehabilitationszentren
für Alkohol- und Medikamentenabhängige
Waldrandweg 19
CH-3360 Herzogenbuchsee
Tel.: 0041-62-9 56 23 40
Fax: 0041-62-9 56 23 59

Bundesamt für Gesundheit
Facheinheit Sucht und AIDS
CH-3003 Bern
Tel.: 0041-31-3 23 87 13
Fax: 0041-31-3 23 87 89
E-Mail: drog-int@bag.admin.ch
Internet: www.admin.ch/bag

Die dargebotene Hand
Schweizerischer Verband
Zähringerstr. 53
CH-3012 Bern
Tel.: 0041-31-3 01 91 91
Fax: 0041-31-3 01 91 57
E-Mail: verband@tel-143.ch
Internet: www.tel-143.ch

Forschungsinstitute

Institut für Suchtforschung
Konradstr. 32
Postfach
CH-8031 Zürich
Tel.: 0041-1-27 03 50 28
Fax: 0041-1-27 03 50 23

Suchtmedizinische Weiterbildung (Curriculum)

Die nachfolgenden Inhalte der Weiterbildung „Suchtmedizinische Grundversorgung“ bei der Bayerischen Landesärztekammer entsprechen weitgehend den Regelungen in anderen Bundesländern. Interessenten sollten sich aber in jedem Falle an die zuständige Landesärztekammer bzw. das jeweilige Fortbildungsreferat wenden. Bislang werden die Weiterbildungsnachweise der Länder wechselseitig anerkannt.

Qualifikationsnachweis: „Suchtmedizinische Grundversorgung" (nach Richtlinien der Bayerischen Landesärztekammer)

Voraussetzungen für den Erwerb des Qualifikationsnachweises

1. Nachweis einer mindestens 3jährigen ärztlichen Praxiserfahrung; Tätigkeiten als Arzt/Ärztin im Praktikum sind auf die zweijährige Berufserfahrung anzurechnen.

2. Nachweis von mindestens 50 Stunden von der jeweiligen Landesärztekammer anerkannte Fortbildung über Suchtmedizin (gemäß Anhang 1) auf der Grundlage eines Curriculums „Suchtmedizinische Grundversorgung" der Bundesärztekammer 1999 oder in einer gleichwertigen strukturierten Fortbildung gemäß Anhang 1.

3. Übergangsregelung: Wer innerhalb von 2 Jahren nach Einführung des Qualifikationsnachweises „Suchtmedizinische Grundversorgung" einen von Ziffer 1 und 2 abweichenden Qualifizierungsweg nachweist, erhält auf Antrag den Qualifikationsnachweis „Suchtmedizinische Grundversorgung", wenn die Gleichwertigkeit nachgewiesen wird. Einem Antrag auf Zuerkennung des Qualifikationsnachweises „Suchtmedizinische Grundversorgung" der Bayerischen Landesärztekammer nach diesen Übergangsregelungen sind obligat 20 Verlaufsdokumentationen (tabellarisch; anonymisiert) von Patienten aus der suchtmedizinischen (Grund-)Versorgung beizufügen.

Diese Nachweisführung gilt nicht für Antragsteller, die im Besitz der Anerkennung einer entsprechenden Zusatzbezeichnung der Weiterbildungsordnung einer anderen Landesärztekammer sind bzw. von anderen Ärztekammern einen anderen, aber gleichwertigen Qualifikationsnachweis besitzen. In beiden Fällen erhält der Antragsteller einen Nachweis gemäß § 3 A Absatz 3 der erwähnten Weiterbildungsordnung.

Die Richtlinien „Suchtmedizinische Grundversorgung" in der vorstehenden Fassung treten am 01.09.1999 in Kraft. Gleichzeitig tritt der Qualifikationsnachweis in der Fassung vom 05./06.03.1999 (Bayerisches Ärzteblatt Nr. 94 1999) außer Kraft. Wer nach der Richtlinie in der Fassung vom 05./06.03.99 die Qualifikation nachweislich begonnen hat, kann sie auf dieser vormaligen Grundlage abschließen.

Anhang 1

der Richtlinie zum speziellen Qualifikationsnachweis „Suchtmedizinische Grundversorgung" des Vorstands der Bayerischen Landesärztekammer vom 07.07.1999.

Baustein I (10 Stunden)

Grundlagen 1 (4 Stunden)
- Aufgaben der gesetzlichen Krankenversicherung
- Aufgaben der Rentenversicherung
- Aufgaben des Sozialhilfeträgers
- Auswirkungen der Zuständigkeit verschiedener Kostenträger auf die Versorgung
- Die Versorgungssysteme für Menschen mit Suchtmittelmißbrauch oder -abhängigkeit
  - Primär-, Sekundär- und Tertiärprävention
  - Unterschiedliche Aufgaben der Grundversorgung und der suchtspezifischen Versorgung der Suchtmedizin
  - Aufgaben des Suchtkrankenhilfesystems, betriebliche Suchtkrankenhilfe
  - Komplementäre Hilfen
- Rechtliche Grundlagen der Versorgungs- und Behandlungsangebote incl. Substitution mit Ersatzstoffen, Psych. KG der Länder, § 64 StGB, BtMG

Grundlagen 2 (6 Stunden)
- Kulturgeschichte des Gebrauchs von Suchtmitteln
- Individuelle Entwicklung des problematischen Suchtmittelkonsums (Ursachen, Verlauf, biopsychosoziale Grundlagen)
- Epidemiologie von Suchterkrankungen und riskantem Gebrauch

- Volkswirtschaftliche Bedeutung von Suchterkrankungen
- Prävalenz von problematischem Suchtmittelkonsum (einschließlich riskantem Gebrauch) in medizinischen Versorgungssystemen
- Alkohol, Tabak, Medikamente, illegale Drogen
- Allgemein, geschlechtsspezifisch, altersgruppenspezifisch

* Diagnosekriterien für schädlichen Gebrauch/Mißbrauch und Abhängigkeit
* Nicht stoffgebundene Suchterkrankungen
* Phasenbezogene Motivation von Menschen mit problematischem Suchtmittelkonsum
* Compliance
* Bedeutung der Familie und des sozialen Umfelds (u. a. Co-Abhängigkeit)
* Hierarchie von Behandlungszielen

Baustein II (8 Stunden)

Alkohol, Tabak

Grundlagen

* Möglichkeiten und Grenzen von Ärzten bei der Behandlung von Patienten mit problematischem Alkohol- und Tabakkonsum

Erkennen: Früherkennung/Diagnostik/ Folge- und Begleitprobleme

* Früherkennung, Instrumente, Klinik, Labor
* Diagnostik des riskanten und schädlichen Alkoholkonsums und der Alkoholabhängigkeit
* Diagnostik der Nikotinabhängigkeit
* Körperliche, psychische und soziale Folge- und Begleitprobleme
* Entzugssyndrome
* Kombinierter Alkohol- und Medikamentenkonsum
* Komorbidität von psychischen Störungen und Alkoholmißbrauch bzw. -abhängigkeit

Behandlungsaspekte

* Kontrolliertes Trinken
* Behandlung des Alkoholentzugssyndroms
* Rückfallprophylaxe bei Alkoholabhängigkeit
* Stellenwert der Anticraving-Therapie
* Unterstützung der Raucherentwöhnung

Vermitteln

* Ambulante und (teil-)stationäre Beratungs- und Behandlungsangebote
* Indikationen für Vermittlungen

Baustein III (4 Stunden)

Medikamente

Grundlagen

* Psychosomatische Konzepte vegetativer Funktionsstörungen
* Verschreibungspraxis
* Selbstmedikation
* Chronifizierungsprozesse psychosomatischer Störungen
* Pharmakologie von Medikamenten mit Mißbrauchs- und Abhängigkeitspotential
  - Benzodiazepine
  - Barbiturate und Clomethiazol
  - Amphetamine und andere Aufputschmittel
  - Analgetika
  - Laxantia
  - Anabolika
  - Sonstige psychotrope Substanzen
* Sekundäre Abhängigkeitsentwicklung im Kontext ärztlich geführter medikamentöser Behandlung
  - bei Schlafstörungen
  - bei Schmerzsyndromen
  - bei Depression und anderen psychischen Störungen
* Möglichkeiten und Grenzen von Ärzten und Ärztinnen bei der Behandlung von Patienten und Patientinnen mit problematischem Medikamentenkonsum

Erkennen: Diagnostik, Folge- und Begleitprobleme

* Diagnostik von schädlichem Gebrauch/ Mißbrauch und Abhängigkeit
* Körperliche, psychische und soziale Folge- und Begleitprobleme

Behandlungsaspekte

* Medikamentenentzugssyndrome
* Rückfallprophylaxe bei Medikamentenabhängigkeiten

Vermitteln
- Ambulante und (teil-)stationäre Beratungs- und Behandlungsangebote
- Indikationen für Vermittlungen

Baustein IV (8 Stunden)

Illegale Drogen

Grundfragen
- Illegale Drogen und die Rolle der medizinischen Primärversorgung
- Pharmakologie der am häufigsten gebrauchten illegalen Drogen
  - Opiate, Opioide und ihre Antagonisten
  - Kokain
  - Illegale Amphetamine
  - Halluzinogene
  - Cannabis
  - Sonstige
- Pharmakologie der Substitutionsmedikamente und der Opiatantagonisten
  - Methadon/Levomethadon
  - Levacetylmethadol (LAAM)
  - Dihydrocodein/Codein
  - Buprenorphin
  - Sonstige

Erkennen: Screening/Diagnostik/Folge- und Begleitprobleme
- Verfahren zum Drogenscreening
- Körperliche, psychische und soziale Folge- und Begleitprobleme
- Entzugssyndrome
- Polytoxikomanie
- Komorbidität von psychischen Störungen und Drogenmißbrauch/-abhängigkeit

Behandlungsaspekte
- Drogenentzugssyndrome
- Abstinenzorientierte Behandlung bei Drogenabhängigkeiten
- Substitution
  - Die ambulante Behandlung mit Methadon inkl. Verlaufskontrolle und Labordiagnostik
  - Substitutionsbehandlung bei HIV-Infizierten und AIDS-Erkrankten
  - Schwangerschaft und Substitution
  - Umgang mit Rückfällen und Beigebrauch
  - Organisatorische Probleme bei der Betreuung Drogenkranker in der hausärztlichen Praxis
- Opiatantagonisierung
- Weitere Behandlungsstrategien (zum Beispiel Akupunktur)

Vermitteln
- Ambulante und (teil-)stationäre Beratungs- und Behandlungsangebote
- Indikationen für Vermittlungen

Wahlthema (6 Stunden, bezogen auf Baustein II, III oder IV)

Vertiefung für spezielle Tätigkeitsfelder und/oder Themen (zum Beispiel bei regionalen Problemschwerpunkten, Sucht und helfende Berufe, Sucht und Alter)

Baustein V (14 Stunden)

Motivierende Gesprächsführung, inhaltliche Umsetzung

Beraten I: Arzt-Patient-Beziehung
- Einstellungen gegenüber Patienten mit problematischem Suchtmittelkonsum
- Positive und negative Behandlungserfahrungen

Beraten II: Motivierende Gesprächsführung
- Grundprinzipien motivierender Gesprächsführung
- Strategien motivierender Gesprächsführung
  - Methoden
  - Inhalte
- Kurzinterventionen in der medizinischen Primärversorgung

Praktische Umsetzung
- Früherkennung und Diagnostik im Alltag der Praxis und des Krankenhauses
- Motivierende Gesprächsführung im Alltag der Praxis und des Krankenhauses
- Umgang mit Rückfällen/Wiederaufnahmen von Problemverhalten
- Schwierige Beratungs-/Behandlungssituationen

- Umgang mit Widerstand und „Fallen“ im Beratungsgespräch
- Motivierende Gesprächsführung mit Angehörigen
- Kontinuierliche Zusammenarbeit des Arztes mit dem Suchtkrankenhilfesystem
- Psychosoziale Betreuung im Rahmen der Substitution bei Opiatabhängigkeit
- Unterstützung bei Entzug und Entwöhnung

Literatur

Abraham A. Die psychologischen Beziehungen zwischen Sexualität und Alkoholismus. In: Schriften zur Theorie und Anwendung der Psychoanalyse. Cremerius J, Hrsg. Frankfurt: Fischer 1972; 29–36.

Adam J. Einführung in die medizinische Biometrie. UTB-Fischer. Jena: 1992.

Ärztekammer Berlin, Hrsg. Standards zur methadongestützten psychosozialen Betreuung. Berlin: Ärztekammer Berlin, Clearingstelle für Substitution. 1997.

Agarwal DP. Biologische/genetische Marker des Alkoholismus. In: Biologische Alkoholismusmarker. Soyka M, Hrsg. Weinheim: Chapman und Hall 1995; 9–20.

Alacron R de. The spread of heroin in a community. Bull Narc 1969; 17–22.

Allgen LG, Linberg UH, Ullberg S. Tissue distribution, excretion and metabolism of Heminevrin. Nord psykiat tidskr 1963; 17: 13.

Ambos K. Drogenkrieg in den Anden. München: AG-Spak-Bücher 1994.

Angehörigengruppe. Merkblatt für Angehörige Suchtkranker. Bezirkskrankenhaus Haar: 1994.

Anonyme Alkoholiker. Das Blaue Buch. Marktoberdorf: Eigenverlag 1978.

Antons K. Persönlichkeitsmerkmale des Süchtigen – Ursachen oder Folgen. In: Sucht als Symptom. Keup W, Hrsg. Stuttgart: Thieme 1978; 38–43.

Antons K, Schulz W. Normales Trinken und Suchtentwicklung. Göttingen: Hogrefe 1976.

Arend H. Alkoholismus – Ambulante Therapie und Rückfallprophylaxe. Weinheim: Beltz 1994

Ashby WR. Kybernetik. Frankfurt: Suhrkamp 1974.

Ashley MJ, Olin JS, Harding le Richle W, Kornaczewski A, Schmidt W, Rankin JG. Morbidity in alcoholics. Arch Intern Med 1977; 137: 883–7.

Ashton H. Brain function and psychotropic drugs. New York: Oxford Univ. Press 1992.

Aston-Jones G, Shiekhatter R, Akaoka H, Rajkowski J, Kubiak P. Opiates influence Locus Coeruleus neurons by potent indirect and direct actions. In: The neurobiology of opiates. Hammer RP, ed. Boca Raton: CRC Press 1993; 175–202.

Athen D. Vergleichende Untersuchung von Clomethiazol und Neuroleptika bei der Behandlung des Alkoholdelirs. In: Clomethiazol. Evans JG, Feuerlein W, Glatt MM, Kanowski S, Scott DB, Hrsg. München: Verlag für angewandte Wissenschaften 1986; 140–157.

Backmund M. Somatische und neurologische Folgestörungen bei Drogenabhängigen. In: Drogen- und Medikamentenabhängigkeit. Soyka M, Hrsg. Stuttgart: Wissenschaftliche Verlagsgesellschaft 1998; 115–55.

Balint M. Therapeutische Aspekte der Regression. Stuttgart: Kohlhammer 1970.

Ball JC, Ross A. The Effectiveness of Methadone Maintenance Treatment. New York: Springer 1991.

Ballenger JC, Post RM. Kindling as a model for alcohol withdrawal syndromes. Br J Psychiatry 1978; 133: 1–14.

Bandura A. Social learning theory. Inglewood Cliffs: Prentice Hall 1977.

Barker R. Ecological psychology. Stanford: Stanford Univ. Press 1968.

Bateson G. Die Ökologie des Geistes. Frankfurt: Suhrkamp 1981.

Batra A. Tabakabhängigkeit und moderne Rauchentwöhnungsmethoden. In: Sucht-Grundlagen, Diagnostik, Therapie. Mann K, Buchkremer G, Hrsg. Stuttgart: Fischer 1996; 323–44.

Batra A, Brömer A, Gröninger K, Schupp P, Buchkremer G. Verhaltenstherapeutische Raucherentwöhnung in Arztpraxen. Verhaltensmodifikation und Verhaltensmedizin. 1994; 15: 364–76.

Batschelet E. Introduction to Mathematics for Life Scientists. Berlin: Springer 1975.

Battegay R. Vom Hintergrund der Süchte. Bern: Blaukreuz 1978.

Baumgarten HG. Neuroanatomie und Neurophysiologie des zentralen 5-HT-Systems. In: Serotonin. Heinrich K, Hippius.

H, Pöldinger W, Hrsg. Berlin: Springer 1991; 17–44.

BAS, Bayerische Akademie für Suchtfragen in Forschung und Praxis e.V. Empfehlungen zur Qualitätssicherung bei der Substitutionsbehandlung Opiatabhängiger. München: Bayerische Akademie für Suchtfragen e.V., Eigenverlag 1998a.

BAS, Bayerische Akademie für Suchtfragen in Forschung und

Praxis e.V. Drogentod. München: Bayerische Akademie für Suchtfragen e.V., Eigenverlag 1998b.

BAS, Bayerische Akademie für Suchtfragen. Kurzinformationen zu Gammahydroxybutyrat (GHB) genannt „Liquid Ecstasy". 1.Vers. v.24.9.98. Bayerische Akademie für Suchtfragen e.V., Eigenverlag, München: 1998c.

Beaglehole R, Bonita R, Kjellström T. Einführung in die Epidemiologie. Bern: Huber 1997

Beatie M. Die Sucht gebraucht zu werden. München: Heyne 1996.

Beck AT, Wright FD, Newman CF, Liese BS. Kognitive Therapie der Sucht. Weinheim: Beltz 1997.

Becker K, Leitner N, Schulz W. Soziales Umfeld von Alkoholikern bei Klinikentlassung und sein Einfluß auf den Behandlungserfolg. Psychiatr Prax 1986; 13: 121–7.

Behrend K, Degkwitz P, Trüg E, Hrsg. Schnittstelle Drogenentzug - Strategien, Praxis und Perspektiven vor dem Hintergrund des Paradigmenwechsels in der Drogenhilfe. Freiburg: Lambertus 1995.

Benkert O, Hippius H. Psychiatrische Pharmakotherapie. Berlin: Springer 1996.

Berg L van den, Drewett R, Klaasen LH, Rossi A, Visverberg CHT. Urban Europe - a study of growth and decline. New York: Pergamon 1982.

Berne E. Spiele der Erwachsenen. Reinbek: Rowohlt 1967.

Berner P, Hoff H, Krypsin-Exner K. Zur Psychopathologie der Sucht. Wiener Med Wochenschr 1963; 42/43: 759–65.

Bertalanffy LV. General system theory. New York: Braziller 1968.

Bilitza KW, Hrsg. Suchttherapie und Sozialtherapie. Göttingen: Vandenhoeck und Ruprecht 1993.

Bless R, Korf D, Freemann M. Urban drug policies in Europe. Amsterdam: O&S, Amsterdam Bureau of Social Research & Statistics 1993.

Bode JCh. Klinik und Therapie alkoholischer Leberschäden. In: Handbuch Alkohol, Alkoholismus, Alkoholbedingte Organschäden. Seitz HK, Lieber CS, Simanowski UA, Hrsg. Leipzig: Barth 1995; 237–60.

Böker W, Brenner HD. Schizophrenie als systemische Störung. Bern: Huber 1989.

Böse R, Schiepek G. Systemische Theorie und Therapie. Heidelberg: Asanger 1989.

Bortz J, Döring N. Forschungsmethoden und Evaluation. Berlin: Springer 1995.

Bossel H. Simulation dynamischer Systeme. Braunschweig: Vieweg 1989.

Bossel H. Modellbildung und Simulation. Braunschweig: Vieweg 1992.

Brand-Jacobi J. Die Außenreizabhängigkeit des Alkoholikers: Ein Ansatz zur spezifischen Suchtprävention. Suchtgefahren 1983; 29: 153–9.

Braun J, Preuss R. Klinikleitfaden Intensivtherapie. Stuttgart: Jung-Johann 1991.

Bronfenbrenner U. Die Ökologie der menschlichen Entwicklung. Stuttgart: Klett 1981.

Brown RH. Society as a text. Chicago: Univ. Chicago Press 1987.

Brown RH. Social science as a civic discourse. Chicago: Univ. Chicago Press 1989.

Bruno F. Buspirone in the treatment of alcoholic patients. Psychopathology 1989; 22 (Suppl 1): 49–59.

Buchkremer G, Minneker E, Block M. Smoking cessation treatment combining transdermal nicotine substitution with behavioral therapy. Pharmaco psychiatry 1991; 24: 96–102.

Buchkremer G, Batra A, Opitz A, Tölle R. Tabakabhängigkeit - eine Information für Ärzte. Hamm: Deutsche Hauptstelle gegen die Suchtgefahren, Eigenverlag 1994.

Bühler D. Therapie und Zwang, Stuttgart: Enke 1994.

Bühringer G. Drogenabhängig. Freiburg: Herder 1992.

Bühringer G. Geschichte der Methadonsubstitution in Deutschland, aktuelle Probleme und Lösungsvorschläge. In: 10 Jahre Methadon-Substitution in NRW. Bestandsaufnahme und Ausblick. Ministerium für Arbeit, Gesundheit und Soziales des Landes NRW, Hrsg. Düsseldorf 1997; 35–79.

Bühringer G, Künzel J, Spies G. Methadon-Expertise. Expertise zum Einsatz von Methadon bei der Behandlung von Drogenabhängigen in Deutschland. Baden-Baden: Nomos 1995.

Bühringer G. Ein Lehrstuhl für Suchtforschung. Sucht 1996a; 42(2): 80–1.

Bühringer G. Folgen des schädlichen Gebrauchs von alkoholischen Getränken. In: Alkohol-Konsum und Mißbrauch, Alkohol-Therapie und Hilfe. Deutsche Hauptstelle gegen die Suchtgefahren, Hrsg. Freiburg: Lambertus 1996b; 31–60.

Bühringer G, Künzel J, Spies G. Methadon-Substitution bei Opiatabhängigen. In: Abhängigkeit und Mißbrauch. Watzl H, Rockstroh B, Hrsg. Göttingen: Hogrefe 1997; 249–64.

Bühringer G, Gastpar M, Heinz W, Kova KA, Ladewig D, Naber D, Täschner K-L, Uchtenhagen A, Wanke K. Methadonstandards – Vorschläge zur Qualitätssicherung bei der Methadonsubstitution im Rahmen der Behandlung von Drogenabhängigen. Stuttgart: Enke 1995.

Bundeszentrale für gesundheitliche Aufklärung, Hrsg. Unterrichtsmaterialien zum Thema Abhängigkeit – Sucht – Drogen. Stuttgart: Klett 1985.

Burian W. Psychotherapie des Alkoholismus. Göttingen: Vandenhoeck u. Ruprecht 1984.

Burian W. Die Rituale der Enttäuschung. Wien: Picus 1994.

Burkhardt E. Behandlung des Alkoholentzugssyndroms mit Carbamazepin: Erfahrungen an einem psychiatrischen Landeskrankenhaus. In: Carbamazepin in der Psychiatrie. Müller-Oerlinghausen B, Haas S, Stoll KD, Hrsg. Stuttgart: Thieme 1989; 69–75.

Busch H, Schröder-Rosenstock K. Psychopathometrie des Alkoholentzugssnydroms (AES). In: Therapie von Entzugssyndromen. Tretter F, Bussello-Spieth S, Bender W, Hrsg. Berlin: Springer 1994; 112–23.

Camino A. Coca: Del uso tradicional al narcotrafico. In: Coca, Cocaina y Narcottrafica. Labertino en los Andes. Lima: CAJ 1989; 91–108

Caspari D, Wrappler M, Bellaire W. Zur Behandlung des Delirium tremens – ein Vergleich zwischen Clomethiazol und Clorazepat hinsichtlich Effektivität und Nebenwirkungsrate. Psychiatr Prax 1992; 19: 23–7.

Chari ST, Singer MV. Alkoholinduzierte chronische Pankreatitis – Klinik und Behandlung. In: Handbuch Alkohol, Alkoholismus, Alkoholbedingte Organschäden. Seitz HK, Lieber CS, Simanowski OA, Hrsg. Leipzig: Barth 1995; 261–72.

Christaller W. Die zentralen Orte Süddeutschlands. Darmstadt: Wissenschaftliche Buchgesellschaft 1968.

Churchland P, Sejnowski J. The computational brain. Cambridge (MA): MIT Press 1992.

Ciompi L. Psychoanalyse und Systemtheorie – ein Widerspruch? Psyche 1981; 35: 66–86.

Ciompi L. Affektlogik. Stuttgart: Klett, 1982.

Cloninger C R, Boman M, Sigvardsson S. Inheritance of alcoholabuse: Cross-fostering analysis of adoptemen. Arch Gen Psychiatry 1981; 38: 861–8.

Cloninger CR, Sigvardsson S, Bohmann M. Childhood personality predicts alcohol abuse in young adults. Alcoholism 1988; Vol. 12 N.4: 494–505.

Degkwitz P, Krausz M. Epidemiologie und Dokumentation im Drogenentzug. In: Schnittstelle Drogenentzug – Strategien, Praxis und Perspektiven vor dem Hintergrund des Paradigmenwechsels in der Drogenhilfe. Behrend K, Degkwitz P, Trüg E, Hrsg. Freiburg: Lambertus 1995: 263–75.

Deutscher Bundestag, Hrsg. Bericht über die Lage der Psychiatrie in der BRD. Drucksache 7/4200. Bonn: 1975.

Deutsche Gesellschaft für Drogen- und Suchtmedizin e.V., Hrsg. Leitlinien zur Behandlung der Heroinabhängigkeit mit Opioiden (Substitution). Frankfurt: 1996.

Deutsche Gesellschaft für Suchtforschung und Suchttherapie e.V., Hrsg. Dokumentationsstandards für die Behandlung von Abhängigen. Freiburg: 1992.

Deutsche Hautpstelle gegen die Suchtgefahren, Hrsg. Abhängigkeit bei Männer u. Frauen. Freiburg: Lambertus 1990.

Deutsche Hauptstelle gegen die Suchtgefahren. Medikamentenabhängigkeit. Hamm: Eigenverlag 1993.

Deutsche Hauptstelle gegen die Suchtgefahren. Jahrbuch Sucht 1997. Geesthacht: Neuland 1997.

Deutsche Hauptstelle gegen die Suchtgefahren. Jahrbuch Sucht 1998. Geesthacht: Neuland 1998.

Dienstag JL, Iselbacher KJ. Akute Hepatitis. In: Harrisons's innere Medizin. Schmailzl KJG, Hrsg. Berlin: Blackwell 1995; 1709–30.

Dilling H, Mombour W, Schmidt MH. ICD-10. Internationale Klassifikation psychischer Störungen. Bern: Huber 1991.

Dole VP. Implications of methadone maintenance for theories of narcotic addiction. JAMA 1988; 260: 3025–9.

Dworkin SI, Porrino LJ, Smith JE. Neurobiological Substrates of Opioid Abuse. In: The neurobiology of opiates. Hammer RP, Hrsg. Boca Raton: CRC Press 1993; 33–60.

Edwards G, Hrsg. Alkoholkonsum und Gemeinwohl. Stuttgart: Enke 1997.

Efrat T, Tretter F. A pilot study on visual aesthetic preferences of heroin addicts and alcoholics. In: Proceedings of the 31st International Council on Alcoholism. Tongue A, Tongue E, eds. Lausanne: International Council on alcoholism and addictions 1985; 341–61.

Einhäupl KM. Neurologische Intensivmedizin. In: Therapie und Verlauf neurologischer Erkrankungen. Brandt T, Dichgans J, Diener HC, Hrsg. Stuttgart: Kohlhammer 1988; 415–34.

Ellison RC. Cheers (Editorial). Epidemdiology 1990; 1: 66–78.

Engel GL. The need for a new medical model. A challenge for biomedicine. Science 1977; 196: 129–36.

Estler C-J, Hrsg. Pharmakologie und Toxikologie. Stuttgart, New York: Schattauer 2000.

Evans JG, Feuerlein W, Glatt MM, Kanowski S, Scott DB, Hrsg. Clomethiazol München: Verlag für angewandte Wissenschaften 1986.

Ewing JA. Detecting alcoholism: The cage questionnaire. JAMA 1984; 252: 1905–7.

Fagerström KO, Schneider NG. Measuring nicotine dependence: a review of the Fagerström tolerance questionnaire. J behav med 1989; 12: 159–81.

Feldhege FJ. Selbstkontrolle bei rauschmittelabhängigen Patienten. Berlin: Springer 1980.

Fenichel O. The psychoanalytic theory of neurosis. New York: Norton 1945.

Fenichl O. Perversionen, Psychosen, Charakterstörungen. Darmstadt: Wien Nachdruck wiss.-Buch-Ges. 1931.

Ferenczi S. Alkohol und Neurosen. In: Bausteine zur Psychoanalyse. Ferenczi S, Hrsg. Bd 1. Stuttgart: Klett 1964; 145–151.

Feselmayer S, Beiglböck W. Der Einfluß des sozialen Umfeldes auf die Abhängigkeitsentwicklung von Männern und Frauen. In: Abhängigkeit bei Männern und Frauen. Deutsche Hauptstelle gegen die Suchtgefahren, Hrsg. Freiburg: Lambertus 1990a; 23–37.

Feselmayer S, Beiglböck W. Der systemische Ansatz in der Therapie jugendlicher Abhängiger.TW Neurologie Psychiatrie 1990b; 4: 84–91.

Feuerlein W, Hrsg. Cannabis heute – Bestandsaufnahme zum Haschischproblem. Wiesbaden: Akademische Verlagsgesellschaft 1980.

Feuerlein W. Epidemiologie und volkswirtschaftliche Bedeutung des Alkoholismus. Therapiewoche 1984; 34: 2916 – 2931

Feuerlein W, Hrsg. Theorie der Sucht. Berlin: Springer 1986.

Feuerlein W. Alkoholismus – Mißbrauch und Abhängigkeit. Stuttgart: Thieme 1989.

Feuerlein W. Das Alkoholentzugssyndrom – Diagnose und Therapie. In: Therapie von Entzugssyndromen. Tretter F, Bussello-Spieth S, Bender W, Hrsg. Berlin: Springer 1994; 125–34.

Feuerlein W, Ringer C, Küfner H, Antons K. Diagnose des Alkoholismus. Der Münchener Alkoholismus Test (MALT). M.M.W 1977; 119: 1275–82.

Feuerlein W, Küfner H, Soyka M. Alkoholismus – Mißbrauch und Abhängigkeit. 5. Aufl. Stuttgart: Thieme 1998.

Finkbeiner T, Rösinger C, Gastpar M. Grundlagen und praktische Durchführung der substitutionsgestützten Behandlung der Opiatabhängigkeit. In: Sucht. Mann K, Buchkremer G, Hrsg. Stuttgart: Fischer 1996; 303–16.

Fiore MC, Jorenby DE, Baker TB, Kenford SL. Tobacco dependence and the nicotine path: Clinical guidelines for effective use. JAMA 1992; 268 (19): 2687–94.

Foa B, Foa UG. Ressource theory: Interpersonal behavior as exchange. In: Social exchange – advances in theory and research. Gergen KJ, Greenberg MS, Willis DH, Hsrg. New York: Plenum 1980; 180–8.

Forster B, Rengier R. Alkoholbedingte Schuldunfähigkeit und Rauschbegriff des § 323a StGB aus medizinischer und juristischer Sicht. N J W 1986; 39: 2869 ff.

Freud S. Gesammelte Werke (18 Bände). London: Imago 1964.

Freye E. Kokain, Ecstasy und verwandte Designerdrogen. Leipzig: Barth 1997a.

Freye E. Maßnahmen bei der Akutintoxikation mit Kokain und Amphetaminabkömmlingen (Ecstasy). Psyche 1997b; 4/26: 101–7.

Frick D. The quality of urban life. New York: De Gruyter 1986.

Friedrichs J. Stadtanalyse. Opladen: Westdeutscher Verlag 1981.

Friedrichs J. Stadtsoziologie. Opladen: Leske u. Budrich 1995.

Fritze J. Biologische Psychiatrie. Stuttgart: Fischer 1989.

Funke S. Neuroleptika. In: Therapie von Entzugssyndromen. Tretter F, Bußello-Spieth S, Bender W, Hrsg. Berlin: Springer 1994; 179–86.

García MM, Harlan R. Stimulus-Transcription Coupling at the my-Opiate Rezeptor. In: The neurobiology of Opiates. Hammer RP, ed. Boca Raton: CRC Press 1993; 301–32.

Gazzaniga MS. Nature's Mind. New York: Basic Books 1992.
Geschwinde T. Rauschdrogen. Berlin: Springer 1996.
Gilg T, Deinl I, Grundner H, Soyka M. Stellenwert der Begleitstoffanalytik (Methanol, Isopropanol) und D-Transferrin (CDT) in der Alkoholismusdiagnostik. In: Biologische Alkoholismusmarker. Soyka M, Hrsg. London: Chapman u. Hall 1995; 45–92.
Glaeser B, Hrsg. Humanökologie – Grundlagen präventiver Umweltpolitik. Opladen: Westdeutscher Verlag 1989.
Glaeser B, Teherani-Krönner P, Hrsg. Humanökologie und Kulturökologie. Opladen: Westdeutscher Verlag 1992.
Glaeske G. Suchterzeugende Stoffe – Verbreitung und Mißbrauch. In: Drogensucht. Nowak M, Schifman R, Brinkmann R, Hrsg. Stuttgart: Schattauer 1996; 75–86.
Glass L, Mackey C. From clocks to chaos – the rhythms of life. New Jersey: Princeton Univ. Press 1988.
Glass L, Young R. Structure and dynamics of neural network oscillators. Brain Res 1979; 179: 207–18.
Glower E. Zur Ätiologie der Sucht. Psychoanalyse 1933; 19: 170–97.
Gölz J. HIV-Infektion und Aids. In: Moderne Suchtmedizin. Gölz J, Hrsg. Stuttgart: Thieme 1998a; C4.2.2: 1–21.
Gölz J. Hepatitiden. In: Moderne Suchtmedizin. Gölz J, Hrsg. Stuttgart: Thieme 1998b; C 4.2.1: 1–15.
Gölz J, Hrsg. Der drogenabhängige Patient. München, Wien, Baltimore: Urban & Schwarzenberg 1995.
Goodwin DW, Schulsinger FF, Hermansen L, Guze SB, Winokur G. Alcohol problems in adoptees raised apart from alcoholic biological parents. Arch Gen Psychiatry 1973; 28: 238–43.
Goodwin DW. Adoption studies of alcoholism. In: Genetics and alcoholism. Goede HW, Agardwal DP, eds. New York: Liss 1987; 60–70.
Gouzoulis-Mayfrank E, Hermle L, Kovar KA, Sass H. Die Entaktogene: „Ecstasy"(MDMA). „Eve"(MDE) und andere ring-substituierte Methamphetaminderivate. Eine neue Stoffklasse unter den illeglaen Designer-Drogen? Nervenarzt 1996; 76: 369–80.
Gray JA. The neuropsychology of schizophrenia. Behav Brain Sci 1991; 14: 56–84.
Gross MM, Lewis E, Nararajan M. An improved quantitative system for assessing the acute alcoholic psychoses and related states (TSA and SSA). In: Alcohol intoxication and withdrawal. Gross MM, ed. New York: Plenum 1974; 35: 365–76.
Gross R, Löffler M. Prinzipien der Medizin. Berlin: Springer 1997.
Gruber-Riedl S, Bussello-Spieth S, Tretter F. Entzugstherapie auf einer psychiatrischen Entgiftungsstation. In: Therapie von Entzugssyndromen. Tretter F, Bussello-Spieth S, Bender W, Hrsg. Berlin: Springer 1994; 221–8.
Grünberger J. Psychodiagnostik des Alkoholkranken. Wien: Maudrich 1977.
Guntern G. Die Phasenstruktur des Alkoholismus: Theoretische und praktische Aspekte aus systemischer Sicht. In: Systemische Suchttherapie. Osterhold G., Molter H, Hrsg. Heidelberg: Asanger 1992; 29–62.
Guntern G. Systemtherapie. In: Familientherapie. Schneider K, Hrsg. Paderborn: Jungfermann 1983; 38–77.
Hackenberg K, Hackenberg B, Hinterhuber H, Hrsg. Sucht und Suchttherapie. München: Dustre 154–76.
Hänsel, D. Eß-Störungen. In: Psychiatrie. Faust V, Hrsg. Stuttgart: Fischer 1995; 655 - 664
Haken H. Synergetics. Berlin: Springer 1983.
Hartwig KH, Pies I. Rationale Drogenplitik in der Demokratie. Tübingen: Mohr 1995.
Havemann-Reinecke U, Weyerer S, Fleischmann H, Hrsg. Alkohol und Medikamente, Mißbrauch und Abhängigkeit im Alter. Freiburg: Lambertus 1998
Heiden U an der. Chaos in health and disease – phenomenology and theory. In: Self – organisation and clinical psychology. Tascher W, Schiepek G, Brunner EJ, eds. Berlin: Springer 1992; 55–87.
Heiden U an der, Schwegler H, Tretter F. Patterns of alcoholism – a mathematical model. Mathematical Models and Methods in Applied Sciences 1998; Vol. 8, 3: 521–41.
Heigl-Evers A. Möglichkeiten und Grenzen einer analytisch-orientierten Kurzzeittherapie bei Suchtkranken. Punktereihe 11. Kassel: Nicol 1977.
Heigl-Evers A. Sucht und Alkoholabhängigkeit aus tiefenpsychologischer Sicht. In: Süchtiges Verhalten. Deutsche Hauptstelle gegen die Suchtgefahren, Hrsg. Hamm: Hoheneck 1985; 23–7.
Heigl-Evers A, Standke G. Sachbericht zum Forschungsprojekt Selbsterleben und Objektbeziehungen von Alkoholkranken. Suchtgefahren. 1989; 35: 191–201.

Heigl-Evers A, Schultze-Dierbach E, Standke G. Grundstörungen bei Abhängigkeit und Sucht aus tiefenpsychologischer Sicht. In: Grundstörungen der Sucht. Wanke K, Bühringer G, Hrsg. Berlin: Springer 1991; 37-54.

Hellinger B. Ordnungen der Liebe. Heidelberg: Auer 1995.

Henderson JV. Urban development. New York: Oxford University Press 1988.

Herman K, Rieck H. Christiane F. Wir Kinder vom Bahnhof Zoo. Hamburg: Gruner und Jahr 1981.

Herpetz St, Senf W. Diagnostik, Ätiologie und Epidemiologie der Magersucht und Bulimie. In: Klinik der Eßstörungen: Magersucht und Bulimie. Jannsen PL, Senf W, Meermann R, Hrsg. Stuttgart: Fischer 1997; 8-12.

Herrmann C. Mathematica – Probleme, Beispiele, Lösungen. Bonn: Thomson 1995.

Herz A. Biochemische und pharmakologische Aspekte der Drogensucht. Spektrum der Wissenschaft: Gehirn und Nervensystem. Heidelberg: Spektrum 1988; 194-205.

Herz A. Neurobiologische Grundlagen des Suchtgeschehens. Nervenarzt 1995; 66: 3-14.

Herz A, Shippenberg TS, Bals-Kubik R, Spanagel R. Analysis of Addictive Processes: Neurotransmitter Mechanisms. In: Drug dependence – from the molecular to the social level. Cohèn-Yànez J, Ameccua-Gastèlum J, Villarreal J, Zavala LS, eds. Amsterdam: Elesevier 1992; 81-90.

Herzmann CE. Zum Stellenwert des Carbamazepins bei stationärer Entzugsbehandlung von Alkoholabhängigen. In: Carbamazepin in der Psychiatrie. Müller-Oerlinghausen B, Haas S, Stoll KD, Hrsg. Stuttgart New York: Thieme 1989; 63-8.

Hesse H. Steppenwolf. Frankfurt: Suhrkamp 1976.

Hester RK, Miller WR. Handbook of Alcoholism – Treatment approaches. Boston: Allyn & Bacon 1997.

Hiebler A, Zilker T. Der Drogennotfall. In: Therapie von Entzugssyndromen. Tretter F, Bußello-Spieth S, Bender W, Hrsg. Berlin: Springer 1994; 257-65.

Hirsch D, Tretter F. Ursachen von Therapieabbrüchen beim Drogenentzug. Suchtmedizin in Forschung und Praxis (in Druck) 1999/2000.

Hobson JA. The dreaming brain. New York: Basic Books 1988.

Hofmann A. LSD – mein Sorgenkind. Stuttgart: Klett-Cotta 1979.

Holder HD. Alcoholism treatment and potential health care cost saving. Med Care 1987; 1: 52-71.

Hubel DH, Wiesel TN. Shape and arrangement of columns in cat's striate cortex. J Physiol 1963; 165: 559-68.

Hubel DH, Wiesel TN. Die Verarbeitung visueller Information. Spektrum der Wissenschaft. Gehirn und Nervensystem. Heidelberg: Spektrum 1988: 123-33.

Hurrelmann K. Replik zum Editorial „Lehrstuhl für Suchtforschung!" von Bühringer G. Sucht 1996; 42(3): 205.

Huxley A. Die Pforten der Wahrnehmung. München: Piper 1984.

IFT, ed. Report on methods to estimate the extent of the drug problem in Germany. München: Institut für Therapieforschung 1994.

IFT, Hrsg. Experten-Kommentare zu den Methadon-Standards. IFT-Berichte Band 96. München: Institut für Therapieforschung 1996.

Iversen LL. Die Chemie der Signalübertragung im Gehirn. Spektrum der Wissenschaft. Gehirn und Nervensystem. Heidelberg: Spektrum 1988; 21-31.

Jellinek EM. The disease concept of alcoholism. New Haven: Yale Univ. Press 1960.

Johnson CD, Bernard JP. Pathophysiologie der alkoholinduzierten Pankreatitis. In : Handbuch Alkohol, Alkoholismus, alkoholbedingte Organschäden. Seitz HK, Lieber CS, Simanowski OA, Hrsg. Leipzig: Barth 1995; 261-72.

Jostell KG, Fagan D, Björk M, Broberg F, Mitchell RM, Scott DB, Ulff B. Die Bioverfügbarkeit und Pharmakodynamik von Clomethiazol bei gesunden, jüngeren und älteren Probanden: Vorläufige Untersuchungsergebnisse. In: Clomethiazol. Evans JG, Feuerlein W, Glatt MM, Kanowski S, Scott DB, Hrsg. München: Verlag für angewandte Wissenschaften 1986; 24-25.

Julien RM. Drogen und Psychopharmaka. Heidelberg: Spektrum 1997.

Judsohn BA, Goldstein A. Naltrexone treatment of heroin addiction: one-year-follow-up. Drug Alcohol Depend 1994; 13: 357.

Kanfer FH, Saslow G. Behavioral analysis: an alternative to diagnostic classification. Arch Gen Psychiatry 1965; 12: 529-38.

Kaufmann E, Kaufmann PN. Familientherapie bei Alkohol- und Drogenabhängigkeit. Freiburg: Lambertus 1983.

Kelly JG, Hess RE, eds. The ecology of prevention. New York: Haworth Press 1987.

Kernberg OF. Borderline-Störungen und pathologischer Narzißmus. Frankfurt: Suhrkamp 1978.

Keup W. Durchführung der Entgiftungsbehandlung bei Opiatabhängigen. Drogen und Alkohol 1982; 2(2): 23-4.

Keup W. Mißbrauchsmuster bei Abhängigkeit von Alkohol, Medikamenten und Drogen. Freiburg: Lambertus 1993.

Khantzian EJ. Self-regulation vulnerabilities in substance abusers - treatment implications. In: The psychology and treatment of addictive behaviors. Dowling S, ed. Madison Ct.: Internat. Univ. Press 1995.

Kindermann W, Sickinger R, Hedrich D, Kindermann S. Drogenabhängig. Lebenswelten zwischen Szene, Justiz, Therapie und Drogenfreiheit. Freiburg: Lambertus 1989.

Klaus G, Liebscher H. Systeme, Informationen, Strategien. Berlin: VEB 1974.

Knight RB. Zur Dynamik und Therapie des chronischen Alkoholismus. Psychoanalyse 1937; 23: 429-42.

Koehler K, Sass H. Diagnostisches und Statistisches Manual psychischer Störungen DSM-III. Weinheim: Beltz 1984.

Körkel J, Hrsg. Der Rückfall des Suchtkranken. Berlin: Springer 1988.

Körkel J. Grundlegende Erkenntnisse und Überlegungen für ein Verständnis von Rückfällen. In: Praxis der Rückfallbehandlung. Körkel J, Hrsg. Wuppertal: Blaukreuz 1991a; 13-63.

Körkel J. Der Rückfall während stationärer Therapie. In: Praxis der Rückfallbehandlung. Körkel J, Hrsg. Wuppertal: Blaukreuz 1991b; 145-64.

Körkel J, Kruse G. Mit dem Rückfall leben. Bonn: Psychiatrie 1993.

Körkel J, Kruse G. Ergebnisse der Rückfallforschung - Folgerungen für die Entzugsbehandlung. In: Therapie von Entzugssyndromen. Tretter F, Bussello-Spieth S, Bender W, Hrsg.: Berlin: Springer 1994; 63-83.

Körner HH. Betäubungsmittelgesetz, Arzneimittelgesetz. 4. Aufl. München: Beck 1994.

Kohut H. Narzißmus. Frankfurt: Suhrkamp 1973.

Kolitzus H. Von der Liebe und dem Suff. München: Kösel 1997.

Korf DJ. Drug tourists and drug refugees. In: Between prohibition and legalization - the Dutch experiment in drug policy. Leuw E, Marshall JH, eds. Amsterdam: Kugler 1994; 119-43.

Kozel NJ. Strategies and findings in drug abuse epidemiology and prevention research in the United States. Sucht 1993; 3: 156-68.

Kraemer S. Differentialdiagnostik und Indikation zur Verhaltenstherapie bei Alkoholabhängigkeit. In: Suchttherapie psychoanalytisch verhaltenstherapeutisch. Heigl-Evers A, Helas I, Vollmer HC, Hrsg. Göttingen: Vandenhoeck u. Ruprecht 1991; 57-72.

Krämer G. Carbamazepin: Nebenwirkungen und Toxizität. In: Carbamazepin in der Psychiatrie. Müller-Oerlinghausen B, Haas S, Stoll K-D, Hrsg. Stuttgart: Thieme 1989; 223-43.

Kranzler HR, Burleson J A, Dellbocker FK, Barbor DF, Korner P, Braun J, Bohn MJ. Buspirone treatment on angious alcoholics. A placebo-controlled trial. Arch Gen Psychiatry 1994; 51: 720-31.

Kreek MJ. Drug interactions with methadone in humans. National Inst. Drug Abuse Res Monogr Series 1986; 68: 193-225.

Kreuzer A. Jugend - Drogen - Kriminalität. Neuwied: Luchterhand 1987.

Kreuzer A, Wille R. Drogenkriminologie und Therapie. Heidelberg: Decker und Müller 1988.

Krystal H, Raskin HA. Drogensucht. Göttingen: Van der Hoeck 1983.

Küfner H. Zur Persönlichkeit von Alkoholabhängigen. In: Alkoholismustherapie. Knischewski E, Hrsg. Kassel: Nicol 1981; 23-40.

Küfner H. Bindung und Autonomie als Grundmotivation des Erlebens und Verhaltens. Forum Psychoanalyse 1989; 5: 3-16.

Küfner H, Yassouridis A. Computer-Simulation des Alkoholismus. Drogalkohol 1 1990; 4: 19-40.

Küfner H. Die Zeit danach. München: Röttger 1991.

Küfner H, Feuerlein W, Huber M. Die stationäre Behandlung von Alkoholabhängigen - Ergebnisse der 4-Jahreskatamnesen, mögliche Konsequenzen für Indikationsstellung und Behandlung. Suchtgefahren 1988; 34: 157-271.

Kunze K, Hrsg. Lehrbuch der Neurologie. Stuttgart: Thieme 1992.

Ladewig D. Das Benzodiazepinentzugsyndrom. In: Therapie von Entzugssyndromen. Tretter F, Bußello-Spieth S, Bender W, Hrsg. Berlin: Springer 1994; 158-70.

Ladewig D, Stohler R. Das Opiatentzugssyndrom - Skalierungen und medikamentöse Strategien. In: Therapie von Entzugssyndromen. Tretter F, Bußello-Spieth S, Bender W, Hrsg. Berlin: Springer 1994; 145-57.

Langen D. Autogenes Training für jeden. München: Gräfe und Unzer 1991.

Laux G, Dietmaier O, König W. Pharmakopsychiatrie. Stuttgart: Fischer 1997.

Laux G, König W. Langzeiteinnahme und Abhängigkeit von Benzodiazepinen - Ergebnisse einer epidemiologischen Studie. In: Benzodiazepine. Hippius H, Enke R, Laakmann G, Hrsg. Berlin: Springer 1986; 226-33.

Lassen I, Ingvar DH, Skinhoj E. Hirnfunktion und Hirndurchblutung. Spektrum der Wissenschaft. Gehirn und Nervensystem. Heidelberg: Spektrum 1988; 135-43.

Laureno RB, Karp I. Pontine and extrapontine myelinosis following rapid correction of hyponatriaemia. Lancet 1988; 1: 1439.

Leary T. Politik der Ekstase. Hamburg: Wegener 1970.

Legnaro A. Ansätze zu einer Soziologie des Rausches. In: Rausch und Realität - Drogen im Kulturvergleich. Völger G, Welck K v, Legnaro A, Hrsg. Köln: Rautenstrauch-Jost-Museum 1981; 52-63.

Lelbach WK. Epidemiologie des Alkoholismus. In: Handbuch Alkohol, Alkoholismus, Alkoholbedingte Organschäden. Seitz HK, Lieber CS, Simanowski UA, Hrsg. Leipzig: Barth 1995; 21-72.

Leuwer M, Schürmeyer TH, Trappe H-J, Zusan O. Checkliste interdisziplinäre Intensivmedizin. Stuttgart: Thieme 1999.

Lévi-Strauss C. Strukturale Anthropologie. Frankfurt: Suhrkamp 1967

Lévi-Strauss C. Die elementaren Strukturen der Verwandtschaft. Frankfurt: Suhrkamp 1981

Lewin K. Principles of topological psychology. New York: McGraw-Hill 1936; deutsch Bern: Huber 1969.

Lipha, Hrsg. Campral - wissenschaftliche Informationsbroschüre. Darmstadt: Merck 1996.

Littleton J, al Quari M, Little H. The neurobiology of craving - potential mechanisms for Acamprosate. In: Acamprosate in relapse prevention of alcoholism. Soyka M, ed. Berlin: Springer 1996; 27-46.

Loimer N, Lenz K, Presslich O, Schmid R. Rapid transition from methadone maintenance to Naltrexone. Lancet 1988; 335: 111.

Loimer N, Linzmayer I, Grünberger J. Comparison between observe assessment and self rating of withdrawal distress during opiate detoxification. Drug Alcohol Depend 1991; 28: 265-8.

London J. König Alkohol. München: DTV 1999.

Lürssen E. Das Suchtproblem in neuerer psychoanalytischer Sicht. In: Psychologie des 20. Jahrhunderts. Eicke D, Hrsg. Bd. 2. München: Kindler 1976; 838-67.

Luhmann N. Soziale Systeme. Frankfurt: Suhrkamp 1984.

Lyotard F. Das postmoderne Wissen. Wien: Böhlau 1986.

Lyotard F. Der Widerstreit. München: Fruh 1987.

Mackey MC, An der Heiden U. Dynamical diseases. Funkt Biol Med 1982; 1: 156-64.

Mäulen B, Irons RR. Süchtige Verhaltensweisen im Bereich der Sexualität. In: Moderne Suchtmedizin. Gölz J, Hrsg. Stuttgart: Thieme 1998; B6.4-1-B6.4-15.

Maffli E, Wacker HR, Mathey MC. 7-Jahres-Katamnese von stationär behandelten Alkoholabhängigen in der deutschen Schweiz. Forschungsbericht Nr. 26. Lausanne: Schweizerische Fachstelle für Alkohol- und andere Drogenprobleme 1995.

Maier W. Genetik von Alkoholabusus bei Alkoholabhängigkeit. In: Sucht. Mann K, Buchkremer G, Hrsg. Stuttgart: Fischer 1996; 85-98.

Majewski F, Majewski B. Über die Folgen süchtigen Verhaltens für die Nachkommen. In: Sucht und Suchttherapie. Hackenberg K, Hackenberg B, Hinterhuber H, Hrsg. München: Dustri 1992; 154-76.

Mann K. Alkohol und Gehirn. Berlin: Springer 1992.

Mariategui J. Concepción del hombre y alcoolismo en el antiguo Perú. Acta Psyciatrica de América Latina 1985; 253-67.

Marlatt GA, Gordon JR. Relapse prevention maintenance strategies in treatment of addictive behaviors. New York: Guilford 1985.

Mattern C. Carbamazepin In: Therapie von Entzugssyndromen. Tretter F, Bussello-Spieth S, Bender W, Hrsg. Berlin Heidelberg New York: Springer 1994; 194-206.

Maurer DW. Narcotic Addiction. Springfield: Thomas 1973.

McClelland DC, Davis RK, Wanner E. The drinking man. New York: Free Press 1972.

McCornell C, Brue SL. Economics. New York: McGraw Hill 1996.

Meissner A, Burkhardt D, Donath E, Tretter F. Erfahrungen der Münchner Methadonambulanzen. Psychiatr Prax 1997; 24: 291-5.

Miller JG. The nature of living systems. Behav Sci 1976; 21: 295-319.

Miller R. Überlegungen zur Ökopsychologie des Lokals. Gruppendynamik 1985; 4: 317-31.

Miller WR, Tonigan JS. Assessing drinkers motivation for change: A stages of change readiness and treatment eagerness scale (socrates). Psychol Addictive behaviors 1996; 10: 81-9.

Ministerium für Arbeit, Gesundheit und Soziales Nordrhein-Westfalen, Hrsg. Medikamentengestützte Rehabilitation bei intravenösen Opiatabhängigen. Köln 1993.

Möller HJ. Psychiatrie. Bern: Huber 1991.

Moles A. Vers un modèle systemique du pessage du l'us a l'abus dans la consommation de l'alcool consideré comme un psychotrope. Humankybernetik 1986; 27: 33-43.

Moser-Schmitt E. Soziokultureller Gebrauch von Cannabis in Indien. In: Rausch und Realität – Drogen im Kulturvergleich. Völger G, Welck K v, Legnaro A, Hrsg. Köln: Rautenstrauch-Jost-Museum 1981; 542-5.

Mühlum A, Oppl H, Hrsg Handbuch der Rehabilitation. Neuwied: Luchterhand 1992.

Mutschler E, Schuster HB, Schölmerich P. Akute exogene Vergiftungen. In: Die Innere Medizin. Gross, R., Schölmerich, P., Gerock, W, Hrsg. 9. Aufl. Stuttgart: Schattauer 1996; 1251-68.

Neuendorff S, Schiel J. Die Anonymen Alkoholiker. Basel: Beltz 1982.

Nowak M, Schifman R, Brinkmann R, Hrsg, Drogensucht. 2. Aufl. Stuttgart: Schattauer 1996.

O'Brian JE. Psychologische Faktoren der Sucht. Vortrag am Europäischen Kongreß „Theorie der Sucht". Zürich 1998.

O'Malley SS, Jaffe AJ, Chang G, Schottenfeld RS, Meyer RE, Rounsaville B. Naltrexone and coping skills therapy for alcohol dependence. A controlled study. Arch Gen Psychiatry 1992; 49: 881-7.

Ögren S. Wirkungsweise des Clomethiazol. In: Clomethiazol. Evans JG, Feuerlein W, Glatt MM, Kanowski S, Scott DB, Hrsg. München: Verlag für angewandte Wissenschaften 1986; 3-19.

Olds ME, Olds J. Emotional and associative mechanisms in the rat brain. J Comp Physiol Psychol 1961; 54: 120-6.

Palsson, A. Die Wirksamkeit frühzeitiger Clomethiazol-Medikation zur Prävention des Delirium tremens. In: Clomethiazol. Evans JG, Feuerlein W, Glatt MM, Kanowski S, Scott DB, Hrsg. München: Verlag für angewandte Wissenschaften 1986; 114-9.

Patzak G. Systemtechnik. Berlin: Springer 1982.

Pelc I, Le Bon O, Verbanck P. Acamprosate in the treatment of alcohol dependence – a 6-month postdetoxification study. In: Acamprosate in relapse prevention of alcoholism. Soyka M, Hrsg. Berlin: Springer 1996; 133-42.

Petry J. Alkoholismustherapie: Vom Einstellungswandel zur kognitiven Therapie. München: Urban & Schwarzenberg 1985.

Plänkers T. Zum Verhältnis von Psychoanalyse und Systemtheorie. Psyche 1986; 40: 678-708.

Pollaczk-Konecki T, Zelazny T, Walczak Z, Dendura S. Experimentelle Untersuchungen über den Todesmechansimus bei akuter Alkoholvergiftung – die Rolle der Ateminsuffizienz. Anaesthesist 1972; 21: 266.

Prigogine E. Vom Sein zum Werden. München: Piper 1985.

Price D. P. The economic cost of alcohol abuse and alcohol dependence 1990. Alcohol Health and Research 1993, 17: 10-11.

Probst GJB. Selbstorganisation. Berlin: Parey 1987.

Probst GJB, Gomez P, Hrsg. Vernetztes Denken. Wiesbaden: Gabler 1991.

Prohaska JO , Di Clemente CC. Stages and processes of self change of smoking.: toward an integrative model of change. J Consult Psychol 1983; 51: 390-5.

Prohaska JO, Di Clemente CC. Towards a comprehensive model of change. In: Treating addictive behaviors. Miller WR, Heather N, eds. New York: Plenum 1985; 3-27.

Rádo S. Die psychischen Wirkungen der Rauschgifte. Internationale Zeitschrift „Psychoanalyse"1926; 12: 540-56. Abdruck in: Psyche 1971; 4: 360-76.

Raschke P. Substitutionstherapie. Ergebnisse langfristiger Behandlung von Opiatabhängigen. Freiburg: Lambertus 1994.

Rauchfleisch U. Zur Psychodynamik der Sucht. Prax Psychother 1971; 16: 1-8.

Rauchfleisch U. Vergleichend-experimentelle Untersuchung zur Persönlichkeitsstruktur von Suchtkranken. Psychiat Clin 1972; 5: 27-40.

Reiter L, Brunner E, Reiter-Theil S, Hrsg. Von der Familientherapie zur systemischen Perspektive. Berlin: Springer 1988.

Reuband KH. Drug use and drug policy in Western Europe. Eur Addiction Res 1995; 1: 32-41.

Revenstorf D, Metsch H. Lerntheoretische Grundlagen der Sucht. In: Theorie der Sucht. Feuerlein W, Hrsg. Heidelberg: Springer 1986; 121-50.

Richter G. Alkoholismusdiagnostik in der medizinischen Grundbetreuung. In: Moderne Suchtmedizin. Gölz J, Hrsg. Stuttgart: Thieme 1998; C 2.2.1-1-2.2.1-17.

Rodvold KA, Meyer J. Drug-food interactions with grapefruit juice. Practical Pharmacology. Medscape 1996

Rommelspacher H. Replik zum Editorial „Ein Lehrstuhl für Suchtforschung!" von Gerhard Bühringer. Sucht 1996; 42(3): 204.

Rommelspacher H, Schmidt LG, Helmchen H. Pathobiochemie und Pharmakotherapie des Alkoholentzugssyndroms. Nervenarzt 1991; 62: 649-57.

Rommelspacher H, Schmidt LG. Pathobiochemische und pharmakologische Aspekte der Abhängigkeit. In: Therapie von Entzugssyndromen. Tretter F, Busello-Spieth S, Bender W, Hrsg. Berlin: Springer 1994; 28–46.

Rost WD. Psychoanalyse des Alkoholismus. Stuttgart: Klett 1986.

Rote Liste Service, Hrsg. Rote Liste. Aulendorf: Editio Cantor 1999.

Routtenberg A. Das Belohnungssystem des Gehirns. In: Spektrum der Wissenschaft Gehirn und Nervensystem: Woraus sie bestehen, wie sie funktionieren, was sie leisten. Verständliche Forschung. 9. Aufl. Heidelberg: Spektrum 1988; 161–67.

Saint Exupéry A de. Der kleine Prinz. Düsseldorf: Rauch 1980.

Salomma J. Alkoholin käytön haittakustannukset ja verotaso Suomessa (The costs of harm due to alcohol use and the level of taxation in Finland). Helsinki: ALKO 1993.

Samuelson PA, Nordhaus WD. Economics. New York: McGraw Hill 1995.

Sass H, Soyka M, Mann K, Ziegelgaensberger W. Relapse prevention by acamprosate: Results from a placebo-controlled study on alcohol dependence. Arch Gen Psychiatry 1996; 53: 673–80.

Sass A, Wittchen HU, Staude M, Houber I. DSM IV. Göttingen: Hogrefe 1998.

Saunders PT. Katastrophentheorie. Braunschweig: Vieweg 1986.

Scott DB. Wirkungen von Clomethiazol auf Herz, Kreislauf und Atemwege. In: Clomethiazol. Evans JG, Feuerlein W, Glatt MM, Kanowski S, Scott DB Hrsg. München: Verlag für angewandte Wissenschaften 1986; 20–3.

Selbmann HK. Qualitätssicherung – ein Thema für Suchttherapeuten? In: Sucht. Mann K, Buchkremer G. Hrsg. Stuttgart: Fischer 1996; 333–44.

Sellers EM, Naranjo CA, Harrison M, Devenyi P, Roach C, Sykora K. Diazepam loading: simplified treatment of alcohol withdrawal. Clin Pharmacol Ther 1983; 34: 822–26.

Sellers EM, Sulivan JD, Sommer G, Sykora K Characterization of DSM-III-R criteria for uncomplicated alcohol withdrawal provides an empirical basis for DSM-IV. Arch Gen Psychiatry 1991; 48: 442–47.

Scharfetter C. Allgemeine Psychopathologie. Stuttgart: Thieme 1991.

Scheidt J. von. Der falsche Weg zum Selbst. München: Kindler 1976.

Scherbaum N, Bender S. Der Stellenwert der Psychotherapie im Rahmen der Substitutionsbehandlung mit Methadon. Sucht 1995; 41/1: 18–24.

Scherer J, Tretter F Systemische Psychopharmakologie-Einführung und Beispiele. Vortrag. Workshop Systemische Psychopharmakologie. Bezirkskrankenhaus Haar 1995.

Scherer J, Tasch K, Schwarz J, Gertel WH, Konjarczyk M, Albus M. D2-dopamine receptor occupancy differs between patients with and without extrapyramidal side effects. Acta psychiatr Scand 1994a; 90: 266–68.

Scherer J, Tatsch K, Schwarz J, Oertel W, Kirsch MC, Albus M. Striatal D2-dopamine receptor occupancy during treatment with typical and atypical neuroleptics. Biol Psychiatry 1994b; 36: 627–29.

Schiepek G. Systemtheorie der klinischen Psychologie. Braunschweig: Vieweg 1991.

Schiepek G. Zum Selbstverständnis ökologischer Psychiatrie im Kontext der Postmoderne. In: Mensch-Psychiatrie-Umwelt. Andresen B, Stark FM, Gross J, Hrsg. Bonn: Psychiatrie Verlag 1992; 47–69.

Schmid G. Sucht-„Krankheit“ und/oder Sucht(t)-Kompetenzen-Lösungsorientierte systemische Therapiekonzepte für eine gleichrangig-partnerschaftliche Umgestaltung von „Sucht“ in Beziehungs- und Lebensressourcen. In: Süchte und Systeme. Richelshagen K, Freiburg: Lambertus 1992; 27–71.

Schmidbauer W, Scheidt J.v. Handbuch der Rauschdrogen. München: Nymphenburger 1998.

Schmidt RF, Thews G, Hrsg. Physiologie des Menschen. Berlin: Springer 1990.

Schneider R. Grundlagen für die Verhaltenstherapie der Abhängigkeit. In: Stationäre Behandlung von Alkoholabhängigen. Schneider R, Hrsg. München: Höttger 1982; 1–52.

Schneider R. Suchtverhalten aus lerntheoretischer und verhaltenstheoretischer Sicht. In: Süchtiges Verhalten. Deutsche Hauptstelle gegen die Suchtgefahren, Hrsg. Hamm: Hoheneck 1985; 48–65.

Schneider R. Die Suchtfiebel. Baltmannsweiler: Schneider 1996.

Schochow R. Wenn Arbeit zur Sucht wird. Frankfurt: Fischer Taschenbuch 1999

Schreyögg A. Supervision. Bonn: Jungfermann 1991.

Schuchardt V, Hacke W. Klinik und Therapie alkoholassoziierter ZNS-Schäden und periphere Neuropathie. In: Handbuch Alkohol, Alkoholismus, alkoholbedingte Organschäden. Seitz HK, Lieber CS, Simanowski UA, Hrsg. Leipzig: Barth; 493–516.

Schuster HG. Deterministic Chaos. Weinheim: VCH 1988.
Schuster HG. Internistische Notfälle. In: Die innere Medizin. Groß R, Schölmerich P, Gerock W, Hrsg. Stuttgart: Schattauer 1996; 1221-33.
Schwegler H, An der Heiden U, Tretter F. Die Mathematik des Trinkers im „Kleinen Prinzen". Vortrag, Diskussion und Nachlese der Tagung „Sucht systemisch betrachtet". Bad Homburg: Werner-Reimers-Stiftung November 1991.
Schwoon DR, Krausz M, Hrsg. Suchtkranke – ungeliebten Kinder der Psychiatrie. Stuttgart: Enke 1990.
Schwoon DR, Krausz M, Hrsg. Psychose und Sucht. Freiburg: Lambertus 1992
Schwoon DR. Bekehren – Heilen – Ausmerzen – Begleiten: Wiederkehrende Interaktionsfiguren im Umgang mit Alkoholikern. In: Psychiatrie und Zivilisation. Andresen B, Stark FM, Gross J, Hrsg. Humanistische Psychologie-Verlag, Köln 1993; 213–28.
Seidenberg A, Honegger U. Methadon, Heroin und andere Opiate. Medizinisches Manual für die ambulante opioidgestützte Behandlung. Bern: Huber 1998.
Seitz HK, Egerer G, Osswald BR, Simanowski UA. Alkohol und Gastrointestinaltrakt. In: Handbuch Alkohol, Alkoholismus, alkoholbedingte Organschäden. Seitz HK, Lieber CS, Simanowski UA, Hrsg. Leipzig: Barth 1995; 293–324.
Shapiro H. Drugs & Rock'n Roll – Rauschgift und Popmusik. Wien: Hannibal 1989.
Shaw GK. Clomethiazol in der Durchführung des Alkohol-Entzugs. In: Clomethiazol. Evans JG, Feuerlein W, Glatt MM, Kanowski S, Scott DB, Hrsg München: Verlag für angewandte Wissenschaften 1986; 132–36.
Shazer S de. Muster familientherapeutischer Kurzzeit-Therapie. Paderborn: Jungjohann 1992.
Shepherd GM. Neurobiology. New York: Oxford University Press 1994.
Shippenberg TS. Neurobiologie der Sucht. Vortrag, Systemwissenschaft und Medizin. Bad Homburg: Workshop Werner Reimers Stiftung 1992.
Simmel E. Alcoholism and addiction. Psychoanal Quart 1948; 17: 6–31.
Simon R, Tauscher M, Gessler A. Suchtbericht Deutschland 1997. Hohengehren: Schneider 1997.
Solms H. Psychodynamik des Alkoholismus. In: Psychiatrie der Gegenwart. Forschung und Praxis. Kisker KP, Meyer JE, Müller M, Strömgren E, Hrsg. BdII/2. Berlin: Springer 1972; 399-406.
Solomon RL. An opponent-process theory of aquired motivation – the costs of pleasure and pain. Am Psychol 1980; 35/8: 691–712.
Soyka M. Die Alkoholhalluzinose – einige Überlegungen zu Ätiologie, Verlauf und Therapie. Nervenheilkunde 1989; 8: 9–13.
Soyka M. Die Alkoholkrankheit – Diagnose und Therapie.
Weinheim: Chapman & Hall 1995.
Soyka M, Hrsg. Acamprosate in Relapse Prevention of Alcoholism. Berlin: Springer 1996.
Soyka M. Alkoholismus – eine Krankheit und ihre Therapie. Stuttgart: Wissenschaftliche Verlagsgesellschaft 1997; 43–73.
Soyka M. Drogen- und Medikamentenabhängigkeit. Stuttgart: Wissenschaftliche Verlagsgesellschaft 1998.
Soyka M, Sass H, Völcker A. Der alkoholische Eifersuchtswahn – psychopathologische Charakteristika und Versuch der Differenzierung verschiedener Verlaufstypen. Psychiatr Praxis 1989; 16: 189–93.
Soyka M, Naber G, Völker A. Prevalence of delusional jealousy in different psychiatric disorders. Br J Psychiatry 1991; 158: 549–53.
Statistisches Bundesamt, Hrsg. Länderbericht 1993 für die Bundesrepublik Deutschland. Wiesbaden: Metzler/Poeschel 1993a.
Statistisches Bundesamt, Hrsg. Statistisches Jahrbuch 1993 für die Bundesrepublik Deutschland. Wiesbaden: Metzler/Poeschel 1993b.
Strasser RH, Rauch B, Kübler W. Alkohol und kardiovaskuläres System. In: Handbuch Alkohol, Alkoholismus, alkoholbedingte Organschäden. Seitz HK, Lieber CS, Simanowski UA, Hrsg. Leipzig: Barth 1995; 407–26.
Strohmeyer KP. Quartier und soziale Netzwerke. Frankfurt: Campus 1983.
Swan GE, Jack LM, Wart MM. Subgroups of smokers with different success rates after use of transdermal nicotine. Addiction 1997; 92: 207–218.
Täschner KL. Das Cannabisproblem – Haschisch und seine Wirkungen. Köln: Deutscher Ärzte-Verlag 1986.
Täschner KL, Richtberg W. Kokain-Report. Wiesbaden: Akademische Verlagsgesellschaft 1982.
Thamm BG. Weltdrogenhandel. In: Moderne Suchtmedizin. Gölz J, Hrsg. Stuttgart: Thieme 1998; F 2.3.1–1–10.
Thier P. Alkoholfolgekrankheiten. In: Therapie und Verlauf neurologischer Erkrankungen. Brandt T, Dichgans J, Diener HC, Hrsg. Stuttgart: Kohlhammer 1988; 621–34.

Thomasius R, Hrsg. Ecstasy - Wirkungen, Risiken, Interventionen. Stuttgart: Enke 1999.
Thomasius R, Jarchow C. Ecstasy: Psychotrope Effekte, Komplikationen, Folgewirkungen. Deutsches Ärzteblatt 1997; 94A: 372-76.
Tollefson GD, Montague-Clouse J, Tollefson SL. Treatment of comorbid generalized anciety in a recently detoxified alcoholic population with a selective serotonergic drug (buspirone). J Clin Psychopharmacol 1992; 12: 19-26.
Tretter F. Die kortikalen Detektoren des visuellen Systems. Diss. Univ. Wien 1974.
Tretter F. Medizinsystem und Umwelt. Diss. Universität München 1978.
Tretter F. Cybernetics - a revised conception and its relevance for theoretical human ecology. In: Proceedings of the second international meeting on human ecology. Vienna 1977. Knötig H, Hrsg. St. Saphorin: Georgi 1979; 209-32.
Tretter F. Filmgenie Fassbinder: Kreativität durch Drogen? Deutsches Ärzteblatt 1983; 22: 52-58 u. 23: 56-59.
Tretter F. Die Sehnsucht der Veronika Voss - ein Film zur Sucht oder für Cineasten? In: Wulf HJ, Hrsg. Filmbeschreibungen. Münster: MaKS 1985; 173-95.
Tretter F. Umwelt und Gesundheit: Ansätze einer ökologischen Medizin. Deutsches Ärzteblatt 1986; 17: 1192-96.
Tretter F. Perspektiven einer psychiatrischen Ökologie der Sucht. In: Neue Praxis braucht neue Theorie. Dörner K, Hrsg. Gütersloh: Van Hoddis 1987; 144-71.
Tretter F. Humanökologie. Psychosozial 1988b; 35: 22-9.
Tretter F. Systemwissenschaft in der Medizin. Deutsches Ärzteblatt 1989a; 43: 3198-209.
Tretter F. Grundprobleme des Begriffs „Umwelt". In: Natur- und Ganzheitsmedizin 1989b; 7: 193-201.
Tretter F. Humanökologische Medizin. In: Humanökologie. Glaeser B, Hrsg. Opladen: Westdeutscher Verlag 1989c; 209-24
Tretter F. Systemische und ökologische Konzepte - Konsequenzen für Forschung und Praxis in der Suchtkrankenhilfe. Suchtgefahren 1990; 36: 43-8.
Tretter F. Zur Psychopathometrie des Delirium tremens - Evaluation eines Fragebogens; Diss. Medizin. Fak. Univ. München 1991.
Tretter F. Wissenschaftstheoretische Probleme der Umweltmedizin. Deutsches Ärzteblatt 1992a; 1/2A: 31-2.
Tretter F. Zur sozialen und kulturellen Ökologie der Drogenepidemie. In: Humanökologie und Kulturökologie. Glaeser B, Teherani-Krönner P, Hrsg. Opladen: Westdeutscher Verlag 1992b; 406-22.
Tretter F. Skizze einer systemischen Psychopathologie. In: Computer in der Psychiatrie. Tretter F, Goldhorn F, Hrsg. Heidelberg: Asanger 1993a; 355-93.
Tretter F. Skizze einer „Ökologie der Person" als Denkrahmen der Psychiatrie. Forum für interdisziplinäre Forschung 1993b; 10: 21-47.
Tretter F. Sehnsucht als Basis von Abhängigkeitskrankheiten: Evidenzen aus Kunst und Literatur. In: Sehnsucht. Heuser M, Hinterhuber H, Kühne GE, Pöldinger W, Hrsg. Innsbruck: VIP-Verlag 1994a; 114-28
Tretter F. Psychosoziale Aspekte der Entzugstherapie. In: Therapie von Entzugssyndromen Tretter F, Bussello-Spieth S, Bender W, Hrsg. Berlin: Springer 1994b; 47-62.
Tretter F. How to understand the „feeling" of heroin addicts? Curare 1995a; 1/2: 405-8.
Tretter F. The Social Ecology of the Drug Problem. In: Human Ecology - progress through integrative perspectives. Wright S, Borden R, Bubolz M, Hens L, Taylor J, Webler T, Meeker D, Griffore R, Hrsg., Bar Harbour: Society for Human Ecology 1995b; 338-56.
Tretter F. Begleiterkrankungen der Polytoxikomanie. In: Drogensucht. Nowak M, Schifman R, Brinkmann R, Hrsg. Stuttgart: Schattauer 1996a; 187-95
Tretter F. Umweltmedizin: Beschreibungen sind derzeit wichtiger als Erklärungen. Deutsches Ärzteblatt 1996b; 93: 34-35: A2136-A2139.
Tretter F. Lehrstühle für Suchtforschung. Sucht 1996c; 42(4):277.
Tretter F. Humanökologie und Gesundheitsförderung. In: Humanökologie und Gesundheitsförderung. Hazard B, Hrsg. Opladen: Westdeutscher Verlag 1997a; 37-55.
Tretter F. Kommentar zum Beitrag von E. Gouzoulis-Mayfrank et al. Nervenarzt 1997b; 11: 922.
Tretter F. Gibt es eine „rationale" Haltung zum Cannabis-Problem? Psychomed 1997c; 9/1: 51-4.
Tretter F. Ökologie der Sucht. Göttingen: Hogrefe 1998a.
Tretter F. Antagonisteninduizierter Opiatentzug unter Narkose. In: Moderne Suchtmedizin. Gölz J, Hrsg. Stuttgart: Thieme 1998b; C 3.4.2-1 - C 3.4.2-9.
Tretter F. Folgeerkrankungen der Alkoholabhängigkeit. In: Moderne Suchtmedizin. Gölz J, Hrsg. Stuttgart: Thieme 1998c; C 4.1-1 - C 4.2-15.

Tretter F, Schmid J. On the development of a new conception of social ecology. In: Proceedings of the second international meeting on human ecology. Knötig H, Hrsg. Vienna: St. Saphorin Georgi 1977; 233–42.

Tretter F, Küfner H. Netzwerke der Sucht. Psycho 1992; Supplement 1/1992: 2–10.

Tretter F, Bender W, Hrsg. Kunsttherapie in der Psychiatrie. Köln: Richter 1995.

Tretter F, Kolitzus H, Wille R, Hrsg. Sucht im Film. Sonderheft Medien 1983; 4–5.

Tretter F, Lehmann A, Aurin O, Merfert-Diete C, Schneider K. Sucht und Literatur. Freiburg: Lambertus 1989.

Tretter F, Goldhorn F, Passenheim S. Computereinsatz bei Suchtpatienten. In: Tretter F, Goldhorn F, Hrsg. Computer in der Psychiatrie. Heidelberg: Asanger 1993; 81–90.

Tretter F, Bussello-Spieth S, Bender W. Diagnostik bei der Entzugsbehandlung. In: Tretter F, Bussello-Spieth S, Bender W, Hrsg. Therapie von Entzugssyndromen. Berlin: Springer 1994a; 87–96.

Tretter F, Bussello-Spieth S, Bender W. Differentielle Entzugstherapie. In: Therapie von Entzugssyndromen. Tretter F, Bussello-Spieth S, Bender W, Hrsg. Berlin: Springer 1994b. 97–111.

Tretter F, Brinkmann R, Von Roemer W. Empfehlungen zur Behandlung von Opiod-Abhängigen mit Dihydrocodein oder Codein. Bayerisches Ärzteblatt; 8: 1996a; 374–76.

Tretter F, Burkhardt D, Bussello-Spieth S, Reiss J, Walcher S, Büchele W. Anwendungserfahrungen mit dem forcierten Opiatentzug unter Narkose. Münch Med Wschr 1996b; 138: 47: 787–91.

Tretter F, Burkhardt D, Bussello-Spieth S, Reiss J, Walcher S, Büchele W. Soziale Aspekte des Antagonisten-induzierten Opiatentzugs unter Narkose. Sozialpsychiatrische Informationen 1997; 2: 23–8.

Uchtenhagen A, Zimmer-Höfler D. Heroinabhängige und ihre „normalen“ Altersgenossen. Bern: Huber 1982.

Uchtenhagen A, Gutzwiller F, Dobler-Mikola A, Hrsg. Versuche für eine ärztliche Verschreibung von Betäubungsmitteln. Zürich: Institut für Suchtforschung, Eigenverlag 1996.

Ulmer A. Substitution unter neuer Rechtslage. Stuttgart: Thieme 1998.

Ulmer A. Die Dihydrocodein-Substitution. Stuttgart: Thieme 1997.

Ulrich H, Probst GJB. Anleitung zum ganzheitlichen Denken. Bern: Haupt 1988.

Vaillant GE. The natural history of alcoholism. Cambridge (MA): Harvard Univ. Press 1983.

Verner L, Hartmann M, Seitz W, Hrsg. Delir und Delirprophylaxe in der Intensivmedizin. Darmstadt: Steinkopff 1991.

Vester F. Neuland des Denkens. Stuttgart: DTV 1980.

Vester F. Ballungsgebiete in der Krise. München: DTV 1983.

Victor M, Adams RD, Collins GH. The Wernicke-Korsakow-Syndrome. Philadelphia: Davis 1971.

Villiez T. Sucht und Familie. Heidelberg: Springer 1986.

Vogel A. Differentialdiagnose der medizinisch-klinischen Symptome. München: UTB 1978.

Völger G, Welck K v, Legnaro A, Hrsg. Rausch und Realität – Drogen im Kulturvergleich. Köln: Rautenstrauch-Jost-Museum 1981.

Volpicelli JR, Alterman AI, Hayashida M, O'Brien CP. Naltrexone in the treatment of alcohol dependence. Arch Gen Psychiatry 1992; 49: 876–80.

Volterra V. Leçons sur la théorie mathematique de la lutte pour la vie. Paris: Gauthier Vilars 1931.

Vogt I. Alkoholkonsum, Industrialisierung und Klassenkonflikte. In: Rausch und Realität. Völger et al, Hrsg. Köln: Rautenstrauch-Jost-Museum 1981; 112–17.

Vogt R. Systemwissenschaften. Frankfurt: Haagen-Herden 1983.

Wanke K. Normal – abhängig – süchtig: Zur Klärung des Suchtbegriffs. In: Süchtiges Verhalten. Deutsche Hauptstelle gegen die Suchtgefahren, Hrsg. Hoheneck: Neuland, 1985; 11–22.

Wanke K. Zur Psychologie der Sucht. In: Abhängigkeit und Sucht. Psychiatrie der Gegenwart. Kisker KP, Lauter H, Meyer JE, Müller C, Strömgren E, Hrsg. Berlin: Springer 1987; 19–52.

Wanke K, Täschner KL. Rauschmittel. Drogen – Medikamente – Alkohol. Stuttgart: Enke 1985.

Weiss G. Diagnostische Bewertung von Laborbefunden. München: Lehmanns 1976.

Welter-Enderlin R. Alkoholismus und Familie. In: Systemische Suchttherapie. Osterhold G, Molter H, Hrsg. Heidelberg: Asanger 1992; 13–28.

Welz R. Epidemiologie des Drogenmißbrauchs. In: Psychiatrie der Gegenwart, Bd. 3: Abhängigkeit und Sucht. Kisker KP, Lauter H, Heyer JE, Müller C, Strömgen E, Hrsg. Berlin: Springer 1987; 105–25.

Wetterling T, Veltrup C. Diagnostik und Therapie von Alkoholproblemen. Berlin: Springer 1997.

Wetterling T, Veltrup C, Junghanns K. Craving – ein ausreichend fundiertes Konzept? Fortschr. Neurol Psychiatr 1996; 64:142–52.

Wetterling T, Veltrup C, Junghanns K. Medikamentöse Behandlung von Alkoholikern. C F Allgemeinmedizin 1996; 72: 570.

Weyerer S. Epidemiologie psychischer Störungen. In: Psychiatrie. Faust V, Hrsg. Stuttgart: Fischer 1995; 83–92.

Wittchen HU, Saß H, Zaudig M, Koehler K. Diagnostisches und statistisches Manual psychischer Störungen. DSM-III-R. Weinheim: Beltz 1989.

WHO. Expert committee on drug dependence. Twenty-fourth Report. Genf: WHO 1988.

WHO. The economics of alcohol policy. Copenhagen: WHO Regional Publications, European Series No. 61 1995.

Willke H. Systemtheorie. München: UTB 1982.

Witter H. Die Beurteilung Erwachsener im Strafrecht. In: Handbuch der forensischen Psychiatrie. Bd. II. Göppinger H, Witter H. Hrsg. Berlin: Springer 1972.

Wittgenstein L. Werkausgabe in 8 Bänden. Frankfurt: Suhrkamp 1984.

Wolff HP, Weihrauch TR, Hrsg. Internistische Therapie. München: Urban und Schwarzenberg 1996.

Wrobel N, Thalhofer S, Köppel C. Clonidintherapie beim Alkoholentzugssyndrom bei Intensivpatienten. Intensiv-und Notfallbehandlung 1991; 16/3: 113–16.

Wurmser L. Flucht vor dem Gewissen. Berlin: Springer 1987.

Wurmser L. Die verborgene Dimension – Psychodynamik des Drogenzwanges. Göttingen: Vandenhoeck und Ruprecht 1997.

Yalom I. Gruppenpsychotherapie. München: Kindler 1974.

Young GL. Origins of human ecology. Stroudsburg: Hutchinson 1983.

Zeigler BP. Theory of modelling and simulation. Matabar: Kreiger 1985.

Zentralstelle für die Bekämpfung der Betäubungsmittelkriminalität, Hrsg. Betäubungsmittelrechtlicher Leitfaden bei der Substitutionsbehandlung. Frankfurt 1994.

Zerbin-Rüdin E. Allgemeine humangenetische Gesichtspunkte der Sucht. In: Biologie der Sucht. Keup W, Hrsg. Heidelberg: Springer 1985; 1–14.

Zutt J. Zur Anthropologie der Sucht. Nervenarzt 1958; 10: 439–45.

Sachverzeichnis

Q

R

S